2e édition

PRATIQUES EN SANTÉ COMMUNAUTAIRE

Sous la direction de

Gisèle Carroll • Lucie Couturier • Isabelle St-Pierre

Achetez
en ligne ou
en librairie
En tout temps,
simple et rapide!
www.chenelière.ca

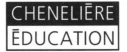

CHENELIÈRE
ÉDUCATION

Pratiques en santé communautaire
2ᵉ édition

Sous la direction de Gisèle Carroll, Lucie Couturier et Isabelle St-Pierre

© 2015, 2006 TC Média Livres Inc.

Conception éditoriale : Dominique Hovington
Édition : Maxime Forcier
Coordination : Sophie Jama
Révision linguistique : Sylvie Bernard
Correction d'épreuves : Jean Boilard
Conception graphique : Christian L'Heureux
Adaptation de la conception graphique originale : Christian Campana
Conception de la couverture : Marie Roques

Sources iconographiques

Couverture : jaroslava V/Shutterstock.com ;
p. 75 : Agence de la santé publique du Canada, 2014 ;
p. 213 gauche : Michael D Brown/Shutterstock.com ;
p. 213 droite : Sergey Nivens/Shutterstock.com..

Le matériel complémentaire mis en ligne dans notre site Web est réservé aux résidants du Canada, et ce, à des fins d'enseignement uniquement.

L'achat en ligne est réservé aux résidants du Canada.

**Catalogage avant publication
de Bibliothèque et Archives nationales du Québec
et Bibliothèque et Archives Canada**

Vedette principale au titre :

Pratiques en santé communautaire

2e édition.

Comprend des références bibliographiques et un index.

ISBN 978-2-7650-4775-9

1. Santé publique – Canada. 2. Services communautaires de santé – Canada. 3. Soins médicaux préventifs – Canada. 4. Promotion de la santé – Canada. 5. Santé publique. I. Carroll, Gisèle. II. Couturier, Lucie, 1952- . III. St-Pierre, Isabelle, 1969- .

RA449.P72 2015   362.10971   C2014-942603-8

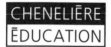

CHENELIĒRE
ĒDUCATION

5800, rue Saint-Denis, bureau 900
Montréal (Québec) H2S 3L5 Canada
Téléphone : 514 273-1066
Télécopieur : 514 276-0324 ou 1 800 814-0324
info@cheneliere.ca

ISBN 978-2-7650-4775-9

Dépôt légal : 1ᵉʳ trimestre 2015
Bibliothèque et Archives nationales du Québec
Bibliothèque et Archives Canada

Imprimé au Canada

1 2 3 4 5 M 19 18 17 16 15

Nous reconnaissons l'aide financière du gouvernement du Canada par l'entremise du Fonds du livre du Canada (FLC) pour nos activités d'édition.

Gouvernement du Québec – Programme de crédit d'impôt pour l'édition de livres – Gestion SODEC.

Notes biographiques

Diane Alain

Diane Alain est diplômée de l'Université de Montréal en sciences infirmières et enseigne cette discipline à La Cité collégiale, à Ottawa. Elle détient une maîtrise en éducation de l'Université du Québec en Outaouais (UQO) ainsi qu'un diplôme d'études supérieures spécialisées en andragogie. Elle a pratiqué comme infirmière à l'Hôpital Maisonneuve-Rosemont. Elle a, par la suite, enseigné dans plusieurs établissements, dont l'Université de Montréal, le Collège algonquin et La Cité collégiale, et elle a également fait partie du projet de collaboration entre l'Université d'Ottawa et La Cité collégiale.

Elle a participé à la révision des lignes directrices des pratiques cliniques sur la dépression *post-partum*. De plus, elle a contribué à l'élaboration du manuel d'accompagnement du film *L'évaluation physique et psychosociale en post-partum* ainsi qu'à la révision du document cinématographique. Elle est également adaptatrice de la deuxième édition française de *L'examen clinique et l'évaluation de la santé*, de Carolyn Jarvis.

Avant de prendre sa retraite, elle a mis sur pied et coordonné le Centre d'innovation en enseignement et en simulation de la pratique infirmière (CIESPI) de l'Université d'Ottawa. Elle est toujours membre du comité de recherche sur les soins palliatifs à l'École des sciences infirmières de l'Université d'Ottawa.

Dans toutes ses activités professionnelles, la famille a toujours occupé une place centrale, que ce soit en simulation, en périnatalité, en oncologie, ou en soins de médecine générale ou de chirurgie.

Hélène Albert

Hélène Albert est professeure à l'École de travail social de l'Université de Moncton depuis 1998. Elle assure la direction de cette école depuis janvier 2010. Détentrice d'un baccalauréat et d'une maîtrise en service social de l'Université de Moncton, elle a obtenu un doctorat en service social de l'Université Laval en 2006. Avant de devenir professeure, elle a œuvré comme travailleuse sociale, principalement auprès d'enfants à besoins spéciaux et leur famille, ainsi qu'en milieu scolaire. Elle s'intéresse particulièrement aux populations vulnérables ainsi qu'aux questions de pauvreté et à la collaboration interprofessionnelle. Ses principaux champs d'enseignement sont la protection de l'enfance ainsi que l'éthique du travail social. Elle donne également des cours d'éthique à des groupes d'étudiants en médecine.

Malek Batal

Malek Batal est professeur de nutrition publique au département de nutrition de la Faculté de médecine de l'Université de Montréal. Il a obtenu son baccalauréat en nutrition humaine et diététique à l'Université américaine de Beyrouth et sa maîtrise en sciences des aliments à la même université. Il a ensuite achevé des études doctorales en nutrition humaine à l'Université McGill. Ses recherches portent sur les déterminants environnementaux, sociaux, économiques et culturels des choix alimentaires et leurs relations avec la santé des individus et de l'écosystème chez plusieurs populations, notamment les Premières Nations au Canada. Malek Batal est directeur de TRANSNUT, Centre collaborateur de l'Organisation mondiale de la santé (OMS) qui se préoccupe de la transition nutritionnelle et du double fardeau de la malnutrition qui en résulte dans les pays à faible revenu, à savoir la coexistence de troubles de carences nutritionnelles et de surcharge comme l'obésité et le diabète.

Marie-Josée Carignan

Marie-Josée Carignan détient une maîtrise en sciences infirmières sur la promotion de la santé sexuelle chez les adolescents, maîtrise obtenue à l'Université du Québec en Outaouais (UQO) en 2004. Elle a de l'expérience comme superviseure de stages en sciences infirmières pour l'UQO, assistante de recherche auprès de doctorantes, coordinatrice de recherches en sclérose en plaques et comme infirmière en clinique. Elle s'intéresse à la santé communautaire et à la promotion de la santé auprès de différentes clientèles.

Gisèle Carroll

Gisèle Carroll est professeure retraitée. Durant sa longue carrière consacrée à l'éducation, elle a passé de nombreuses années à travailler à titre de professeure agrégée à la Faculté des sciences de la santé de l'Université d'Ottawa, où elle a également joué le rôle de vice-doyenne aux études. Outre ces fonctions, elle a occupé un poste au sein du Service aux citoyens (section santé publique) de la ville d'Ottawa.

Sa carrière en enseignement a débuté en Tunisie, à l'École de santé d'Avicenne, où elle a enseigné les soins pédiatriques ainsi que les soins en santé maternelle et infantile. Son intérêt pour la santé internationale s'est aussi manifesté par la création et l'enseignement d'un cours en santé internationale, l'implantation de projets d'échanges d'étudiants entre le Canada et des pays en développement et, plus récemment, par son travail bénévole à titre de professeure invitée à la Great Lake University of Kisumu, au Kenya.

Lucie Couturier

Lucie Couturier a obtenu son diplôme d'infirmière au Nouveau-Brunswick en 1972. L'Université de Moncton lui a décerné deux baccalauréats, l'un en sciences infirmières (1975) et l'autre en éducation (1989). De plus, elle détient une maîtrise en sciences infirmières de l'Université de Montréal depuis 1996.

En plus d'avoir été infirmière clinicienne spécialisée en milieu hospitalier, Lucie Couturier a de l'expérience en tant qu'infirmière aux soins intensifs, en médecine-oncologie et en santé publique. Elle a travaillé en gestion et en formation continue en milieu hospitalier, puis à titre de chargée de cours à l'université pendant 15 ans. Elle a acquis son expérience en santé publique à Ottawa dans le programme de prévention des traumatismes liés à la consommation d'alcool et de drogues et, ensuite, dans une clinique de santé-sexualité. Elle a animé des groupes d'entraide pour les personnes en deuil pendant plusieurs années.

Clémence Dallaire

Détentrice d'une maîtrise et d'un doctorat en sciences infirmières, Clémence Dallaire est actuellement professeure titulaire à la Faculté des sciences infirmières de l'Université Laval. Elle y enseigne notamment le savoir infirmier, au troisième cycle, et est directrice du programme de doctorat en sciences infirmières. Sur le plan de la recherche, elle est impliquée dans plusieurs programmes, dont un sur l'organisation des soins et des services, et d'autres sur les fonctions et les interventions des infirmières. Elle a été une des coresponsables d'un centre de formation et d'expertise à la recherche appliquée à l'administration des services infirmiers (FERASI), consortium de quatre universités québécoises financé conjointement par les organismes subventionnaires. Elle est l'auteure d'articles de vulgarisation et de chapitres de livres, a contribué à la direction scientifique de l'adaptation québécoise de volumes en plus d'avoir été auteure et coauteure d'ouvrages sur les soins infirmiers.

Anik Dubé

Anik Dubé est professeure adjointe à l'École de science infirmière de l'Université de Moncton. Elle a obtenu son baccalauréat et sa maîtrise en science infirmière à l'Université de Moncton, ainsi que son doctorat en études interdisciplinaires à l'Université du Nouveau-Brunswick. Ses domaines d'intérêt sont l'approche populationnelle, la promotion de la santé, la prévention des maladies, la santé des Premières Nations, les inégalités en matière de santé,

l'interprofessionnalisme en santé et la santé sexuelle. Elle est infirmière depuis environ 20 ans et, pendant plusieurs de ces années, a œuvré comme infirmière en santé publique dans le domaine de la promotion de la santé et de la prévention des maladies.

Sonia Dubé

Sonia Dubé est détentrice d'une maîtrise en sciences infirmières et doctorante en psychologie. Dans le cadre de ses études graduées à la maîtrise, elle s'est spécialisée dans les soins offerts aux familles dont un enfant est atteint d'asthme. Au doctorat, elle cherche à établir les relations transactionnelles entre le contexte des soins intensifs pédiatriques, les conduites parentales et les comportements chez l'enfant après une hospitalisation aux soins intensifs. Elle a œuvré quelques années comme infirmière en pédiatrie avant d'occuper le poste de professeure au département des sciences infirmières de l'Université du Québec à Rimouski. Elle y enseigne la santé communautaire et les soins infirmiers auprès des familles au premier cycle.

Roseline Galipeau

Détentrice d'un doctorat en sciences infirmières de l'Université de Montréal, Roseline Galipeau est professeure au département des sciences infirmières de l'Université du Québec en Outaouais, au campus de Gatineau. Elle a agi à titre de cadre-conseil en sciences infirmières en santé de la mère et de l'enfant dans différents milieux cliniques de la région montréalaise, et ce, pendant de nombreuses années. Elle est également consultante en lactation de la IBCLCE depuis plus de 20 ans. Ses domaines d'intérêt et de recherche portent sur la périnatalité, plus particulièrement sur l'allaitement, notamment la perception maternelle d'une production lactée insuffisante.

Gaston Godin

Gaston Godin a obtenu un doctorat en santé communautaire spécialisé en sciences du comportement de l'Université de Toronto en 1983. Depuis ce temps, son domaine de recherche est celui de la promotion de la santé et, plus spécifiquement, celui des comportements liés à la santé.

M. Godin est professeur à l'Université Laval depuis 1976 et titulaire d'une chaire de recherche (financée par les Instituts de recherche en santé du Canada [IRSC]) sur les comportements dans le domaine de la santé. Il a enseigné dans diverses universités à titre de professeur invité. Parmi ces institutions, mentionnons l'Université Harvard et les universités de Maastricht, de Sheffield et de Leeds.

Très actif dans divers regroupements de recherche, il a été président de l'International Society for Behavioral

Nutrition and Physical Activity pour l'année 2005-2006. Il est membre de la direction du Réseau SIDA/MI du Fonds de recherche en santé du Québec (FRSQ) à titre de responsable de l'axe prévention. Enfin, il est directeur scientifique d'une équipe de recherche en prévention du sida et de l'hépatite C.

M. Godin est auteur ou coauteur de plus de 150 articles dans divers périodiques spécialisés. Il a donné de nombreuses conférences au Québec et à l'étranger. Il a été membre de plusieurs comités d'évaluation de programmes ou de demandes de subvention pour le compte de divers organismes. Il a aussi été juge pour de nombreuses publications scientifiques. Enfin, il a dirigé plusieurs étudiants à la maîtrise et au doctorat, et a fait partie de comités d'évaluation d'études supérieures dans diverses universités canadiennes et européennes.

Laurence Guillaumie

Laurence Guillaumie est professeure à la faculté de sciences infirmières de l'Université Laval. Elle est pédagogue spécialisée en éducation pour la santé, ainsi qu'en enseignement et counseling du patient. Elle détient une maîtrise en sciences de l'éducation, un doctorat en santé communautaire et un stage postdoctoral en pédagogie de la santé de l'Université Laval. Ses domaines d'intérêt et de recherche sont principalement la compréhension des raisons pour lesquelles les personnes adoptent ou non des comportements favorables à leur santé, la compréhension de leurs expériences de santé et le développement de programmes d'accompagnement mis en œuvre par les infirmières visant à les soutenir. Ses expériences l'ont conduite à élaborer des projets sur des thèmes aussi variés que la nutrition, l'activité physique, l'adhésion aux traitements ou encore la santé mentale.

Renée Guimond Plourde

Renée Guimond Plourde est professeure-chercheuse au Secteur éducation, kinésiologie et récréologie de l'Université de Moncton, campus d'Edmundston. Elle possède une double formation universitaire : elle est détentrice d'un doctorat en éducation (Université du Québec à Montréal, en association avec l'Université du Québec à Rimouski, 2004), d'une maîtrise en éducation (UQAR, 1999), d'un baccalauréat en éducation postsecondaire (Université de Moncton, 1995), d'un baccalauréat en sciences infirmières (Université d'Ottawa, 1979) et d'un diplôme d'infirmière (École de formation infirmière d'Edmundston, 1975). À titre de chercheuse, elle s'est inspirée de sa formation et de sa pratique en santé scolaire pour élaborer un programme de recherche qui est financé par le Conseil de recherches en sciences humaines du Canada (CRSH) et qui touche à la gestion du stress dans une perspective d'éducation pour la santé.

Elle a collaboré à des chapitres d'ouvrages collectifs et publié des articles scientifiques et professionnels, en plus de présenter ses résultats de recherche sur la scène mondiale.

Alain Hébert

Alain Hébert est travailleur social et détenteur d'une maîtrise en service social de l'Université de Montréal. Après avoir œuvré en milieu communautaire auprès des jeunes, il a exercé pendant 17 ans des fonctions d'intervenant, de coordonnateur et de gestionnaire de programmes de prévention-promotion, de services psychosociaux et d'organisation communautaire en CLSC. Il occupe depuis 2010 un poste de chargé d'affaires professionnelles à l'Ordre des travailleurs sociaux et des thérapeutes conjugaux et familiaux du Québec. Les déterminants sociaux de la santé, le développement des communautés, les politiques publiques ainsi que l'éthique sociale et économique font partie de ses champs d'intérêt privilégiés.

Dave Holmes

Dave Holmes est professeur titulaire et aussi titulaire de la Chaire de recherche universitaire en soins infirmiers médicolégaux. À ce jour, le professeur Holmes a reçu des subventions de recherche des IRSC et du CRSH à titre de chercheur principal, afin de travailler sur son programme de recherche axé sur la gestion des risques en soins infirmiers médicolégaux ainsi qu'en santé publique. La plupart de ses travaux de recherche, essais, commentaires et analyses reposent sur une perspective poststructuraliste basée sur les travaux de Deleuze et Guattari et de Michel Foucault. Ses travaux ont été publiés dans des revues reconnues en sciences infirmières, en criminologie, en sociologie et en médecine. Le professeur Holmes a publié plus de 109 articles dans des revues scientifiques arbitrées et 32 chapitres de livres. Il est coéditeur des livres *Critical Interventions in the Ethics of Health Care* (Surrey, Ashgate – avril 2009), *Abjectly Boundless: Boundaries, Bodies and Health Work* (Surrey, Ashgate – janvier 2010), et *(Re)Thinking Violence in Health Care Settings: A Critical Approach* (Surrey, Ashgate – décembre 2011). Il a participé à de nombreuses conférences nationales et internationales. Il a travaillé en Australie, aux États-Unis et au Royaume-Uni à titre de professeur invité.

Elena Hunt

Elena Hunt (Popiea) est diplômée des universités de Bucarest, d'Ottawa et du Québec à Trois-Rivières. Détentrice de baccalauréats en sciences sociales et en sciences infirmières, d'une maîtrise en soins de santé primaires et d'un doctorat en psychologie, elle a œuvré auprès de clientèles diverses atteintes de pathologies complexes physiques et mentales, en soins aigus, critiques, de longue durée ou de maintien à domicile. En 1996, Mme Hunt a commencé à enseigner à l'Université d'Ottawa. Elle est actuellement professeure agrégée à l'Université Laurentienne, où elle a déjà occupé le poste de doyenne associée de la Faculté de santé et de la Faculté d'éducation. Ses champs d'intérêt gravitent autour de la santé mentale, de la santé transculturelle, du soutien social et son influence sur la santé, ainsi que de la gestion en soins de santé.

Monique Labrecque

Monique Labrecque est professeure en santé communautaire à l'UQO. Elle détient un doctorat en éducation (mesure et évaluation), une maîtrise en éducation, une autre en sciences infirmières et un baccalauréat en santé publique. Ses champs d'intérêt et de recherche sont la santé communautaire, l'évaluation de programmes ainsi que la qualité de vie des personnes âgées, l'évaluation de la mise en application et de l'impact des transports collectifs sur la qualité de vie des usagers en milieu rural et l'évaluation de la qualité de vie des personnes âgées en milieu rural. Elle est membre du comité des soins de santé de la coopérative de santé de Cantley.

François Lagarde

François Lagarde, M.A., occupe le poste de vice-président, Communications, à la Fondation Lucie et André Chagnon depuis juin 2012. Il a été vice-président de ParticipACTION dans les années 1980. Depuis, il a agi à titre d'expert-conseil en marketing social et en communications pour plus de 170 organismes communautaires, publics et philanthropiques, à tous les paliers. Il a ainsi contribué à la conception, à la mise en œuvre et à l'évaluation de multiples initiatives de changement social et comportemental. François Lagarde est aussi professeur associé à l'École de santé publique de l'Université de Montréal. Conférencier et formateur recherché, il a enseigné dans toutes les provinces canadiennes et dans 12 autres pays. Il a également signé des dizaines de publications sur le marketing social et la promotion de la santé. Il est rédacteur en chef adjoint de la revue *Social Marketing Quarterly*.

Véronique Landry

Véronique Landry est infirmière praticienne spécialisée en soins de première ligne (IPS-SPL). Elle est chargée d'enseignement clinique à l'École de science infirmière de l'Université de Moncton et responsable du programme d'infirmière et infirmier praticien (IP). À l'heure actuelle, elle donne quelques cours dans le programme IP, dont la physiopathologie. Elle maintient également sa pratique clinique au service de santé de l'Université de Moncton. Elle possède une maîtrise en sciences infirmières et un diplôme d'études supérieures spécialisées en sciences infirmières en soins de première ligne. À titre de chercheuse, elle s'intéresse plus particulièrement à la pratique infirmière avancée, à l'interprofessionnalisme ainsi qu'à la promotion de la santé et à la prévention des maladies.

Mario Lepage

Mario Lepage, Ph. D., est infirmier depuis 1985. Il est professeur-chercheur au département des sciences infirmières à l'Université du Québec en Outaouais depuis 2004. Il occupe actuellement les fonctions de directeur du département. Il a obtenu son doctorat en santé publique, option promotion de la santé, de l'Université de Montréal et une maîtrise en sciences infirmières, option soins de santé primaire, de l'Université d'Ottawa. Il enseigne la santé de l'adulte, la méthodologie de la recherche quantitative et les méthodes statistiques. Ses domaines d'intérêt et de recherche sont surtout l'abandon du tabac, la promotion de la santé, les interventions éducatives des professionnels de la santé, les déterminants de la santé et les saines habitudes de vie. Il a également un grand intérêt pour l'épidémiologie et les maladies chroniques. Finalement, il est membre des groupes de recherche ComSanté, SAVIE, CERIF et du GIRESSS.

Nicole Ouellet

Nicole Ouellet a obtenu un doctorat en sciences infirmières à la Frances Payne Bolton School of Nursing, de l'Université Case Western Reserve, à Cleveland, en Ohio. À titre d'infirmière, elle a travaillé principalement en santé communautaire dans divers secteurs d'activité en CLSC (soins à domicile, santé scolaire, périnatalité). Depuis son embauche comme professeure au département des sciences infirmières à l'UQAR, elle a assumé la direction du Module des sciences de la santé, la direction des programmes de deuxième cycle et la direction du département. Ses activités d'enseignement se rapportent principalement à la santé communautaire, à la gérontologie ainsi qu'aux méthodologies de recherche en sciences infirmières. Ses travaux de recherche touchent entre autres le sommeil et les facteurs associés à la consommation de somnifères chez les personnes âgées.

Amélie Perron

Amélie Perron est professeure agrégée à l'École des sciences infirmières, Faculté des sciences de la santé de l'Université d'Ottawa. Outre sa recherche doctorale portant sur les soins infirmiers psychiatriques en milieu correctionnel, elle a travaillé sur de nombreux projets en soins psychiatriques et en soins psycholégaux au Canada, en France et en Australie. Ses travaux de doctorat ont été subventionnés par les Instituts de recherche en santé du Canada. Ses axes de recherche comprennent les soins infirmiers prodigués à des populations captives et marginalisées, les soins psychiatriques et les soins psycholégaux, les relations de pouvoir entre les professionnels de la santé et les patients, de même que les questions liées au discours, au risque et à l'éthique. Elle publie également des travaux portant sur les aspects sociopolitiques de l'éducation infirmière, l'état des connaissances et l'épistémologie en sciences infirmières. Sa pratique clinique se situe en psychiatrie communautaire et en intervention de crise. Elle a publié de nombreux articles dans des revues arbitrées et est éditrice de la revue *Aporia*.

Marie-Douce Primeau

Marie-Douce Primeau est consultante en développement international pour la compagnie Setym. Elle possède un doctorat en santé publique, option administration, ainsi qu'un diplôme complémentaire de troisième cycle en évaluation et analyse des initiatives et politiques de santé. Ses champs d'intérêt sont l'évaluation et l'organisation des services et soins de santé, en particulier à ce qui a trait aux soins infirmiers.

Olivier Receveur

Olivier Receveur, natif de France, a fait ses études universitaires en Californie (UC Berkeley), où il a obtenu son B. Sc. (nutrition clinique, 1986), un M.P.H. (épidémiologie, 1991) et un Ph. D. (nutrition internationale, 1993). Membre fondateur du Centre pour la nutrition et l'environnement des peuples autochtones (CINE) à l'Université McGill, le Dr Receveur est depuis 1999 professeur au département de nutrition de l'Université de Montréal.

Sa recherche, axée sur la santé des populations, l'a impliqué dans plus d'une centaine de communautés autochtones au Canada et dans de nombreux pays d'Afrique et d'Amérique latine. Spécialiste de l'évaluation de l'état nutritionnel des populations, sa recherche vise à mieux comprendre les liens entre les apports alimentaires, leurs déterminants et leurs conséquences sur la santé.

Membre de l'Ordre professionnel des diététistes du Québec (OPDQ) et responsable pendant une dizaine d'années des études supérieures au département de nutrition de l'Université de Montréal, le Dr Receveur s'est aussi intéressé à la formation des étudiants en fonction de l'évolution de la profession de nutritionniste.

Stéphane Richard

Stéphane Richard détient un baccalauréat en travail social de l'Université du Québec à Montréal, une maîtrise en éthique de l'Université du Québec à Rimouski et un doctorat en sciences humaines de l'Université Laurentienne. Il enseigne actuellement à l'École de service social de l'Université Laurentienne. Comme professionnel, Stéphane Richard possède également une expérience de terrain

riche et variée. Il a travaillé dans plusieurs organismes sociosanitaires, en centre hospitalier et en centre de réadaptation. Dans le cadre de ses expériences professionnelles, il a pu acquérir une expérience pratique qu'il sait mettre à contribution lors de conférences ou de formations. Ses centres d'intérêt et de recherche sont la déontologie et l'éthique professionnelle en travail social, les théories, principes, valeurs et finalités en travail social, l'organisation communautaire et le développement des communautés, les déterminants structuro-organisationnels de la souffrance psychique et morale au travail, les effets ou répercussions chez les professionnels (le stress, la détresse morale/éthique, la fatigue de compassion, l'épuisement professionnel, le suicide) et les moyens d'y faire face au plan individuel, groupal, organisationnel et social.

Jacqueline Roy

Jacqueline Roy est infirmière autorisée depuis 30 ans et détient une maîtrise en sciences infirmières. Elle travaille en santé publique, notamment en santé des adultes et des aînés, après avoir œuvré plus de 20 ans en santé d'enfants d'âge scolaire et en santé mère-enfant. Elle est une pionnière dans la création des partenariats avec les écoles pour la promotion de la santé et l'initiative des pairs aidants. Ses projets ont traité de divers sujets tels que l'alimentation saine, l'activité physique et la prévention de la violence.

Mme Roy est gestionnaire de programmes à Santé publique Ottawa. Elle est auteure et conférencière en matière de santé publique et de promotion de la santé.

Jocelyne Saint-Arnaud

Jocelyne Saint-Arnaud est philosophe de formation. Retraitée de la Faculté des sciences infirmières de l'Université de Montréal à titre de professeure titulaire, elle est professeure associée au département de médecine sociale et préventive de l'École de santé publique de la même université, où elle enseigne l'éthique de la santé. Elle est aussi chercheuse associée au Centre de recherche en éthique (CRÉ) et préside le Comité d'éthique clinique de l'Hôpital du Sacré-Cœur de Montréal. Au cours de sa carrière, elle a mené plusieurs études empiriques et théoriques sur la limite des ressources en santé, notamment en transplantation d'organes et en dialyse. Elle a publié de nombreux articles et des livres sur les enjeux éthiques liés à l'utilisation des technologies de maintien des fonctions vitales et à la fin de la vie, de même que sur les critères et les processus décisionnels qui doivent guider la réflexion sur les enjeux éthiques dans le domaine de la santé, y compris la santé publique. Parmi ses nombreuses publications, citons *Enjeux éthiques et technologies biomédicales : contribution à la recherche en bioéthique,* paru aux Presses de l'Université de Montréal en 1999 et *L'éthique de la santé : guide pour l'intégration de l'éthique dans les pratiques infirmières,* paru chez Gaëtan Morin/Chenelière Éducation en 2009. Étant donné son expertise, elle a présenté plusieurs mémoires à des organismes gouvernementaux, notamment sur le fait de mourir dans la dignité et le défraiement des coûts en matière de fertilisation *in vitro* et de transfert d'embryons.

Elda Savoie

Elda Savoie est professeure à l'École de travail social de l'Université de Moncton depuis 2007. Elle détient un baccalauréat en travail social de cette même université. Elle a obtenu sa maîtrise en travail social de l'Université d'Ottawa et est actuellement doctorante en études interdisciplinaires à l'University of New Brunswick (Fredericton, N.-B.). Elda Savoie possède un vif intérêt pour le travail social communautaire. Elle a pratiqué dans ce champ d'intervention pendant 20 ans, où elle a travaillé auprès des communautés francophones et acadiennes du pays. Ses études doctorales portent sur le phénomène du vieillissement en régions rurales francophones. Elle pose un regard sur les dimensions communautaires qui soutiennent le quotidien des femmes francophones et acadiennes âgées de 75 ans et plus.

Halina Siedlikowski

Halina Siedlikowski a obtenu sa maîtrise en sciences infirmières de l'Université McGill en 1986 et sa certification en soins psychiatriques et santé mentale de l'AIIC en 1997. Depuis 1987, elle a travaillé pendant six ans aux États-Unis auprès de familles dont les enfants étaient à risque en raison de troubles émotionnels. En 1994, elle a fondé et coordonné pendant 11 ans un programme de soins aux survivantes et aux survivants d'agression sexuelle et de violence par partenaire à Ottawa. Elle enseigne depuis 2006 à l'École des sciences infirmières de l'Université d'Ottawa, où elle est professeure de stage en santé mentale et santé communautaire, anime des groupes de discussion en éthique et professionnalisme, a coordonné le cours de pratique interprofessionnelle et donne un cours d'interaction thérapeutique. Son travail de bénévolat est axé sur son implication active dans la Coalition d'Ottawa pour contrer la violence faite aux femmes.

Isabelle St-Pierre

Isabelle St-Pierre est professeure au département des sciences infirmières à l'Université du Québec en Outaouais (UQO). Elle a travaillé longtemps à titre d'infirmière en santé au travail, comme infirmière hygiéniste et comme infirmière aux soins intensifs et à l'urgence. Mᵐᵉ St-Pierre détient une maîtrise et un doctorat en sciences infirmières de l'Université d'Ottawa, un diplôme de deuxième cycle en andragogie ainsi qu'un certificat en santé et sécurité au travail de l'UQO.

Ses champs d'intérêt ont trait à la main-d'œuvre infirmière et, plus particulièrement, à la violence au travail. Elle s'intéresse aussi à la santé au travail, à la santé publique et communautaire ainsi qu'aux aspects sociopolitiques en sciences infirmières. Elle est de plus chercheuse avec le Groupe interdisciplinaire de recherche en sciences de la santé et milieux favorables de l'UQO, avec la Chaire de recherche en psychiatrie légale de l'Université d'Ottawa et éditrice pour la revue en sciences infirmières *APORIA*.

Avant-propos

La santé publique au Canada a beaucoup évolué quant aux approches et aux stratégies utilisées afin de promouvoir la santé de la population. L'émergence de pandémies, la recrudescence de maladies graves et l'augmentation significative de personnes souffrant de maladies chroniques sont des défis de santé publique qui ont poussé les gouvernements à mettre en place de nouvelles politiques, des programmes et des mesures de protection et de promotion de la santé, et de prévention de la maladie.

La santé est grandement influencée par les facteurs sociaux, économiques, culturels et environnementaux. D'où la nécessité de continuer d'agir sur les déterminants de la santé afin de réduire autant les taux de morbidité et de mortalité liés aux maladies chroniques que les iniquités en matière de santé.

Les infirmières jouent un rôle clé en santé communautaire, tout en collaborant avec d'autres professionnels, en vue de concevoir des programmes visant à combler les besoins définis.

Mise à jour en profondeur, cette nouvelle édition de *Pratiques en santé communautaire* contient une boîte à outils qui rend plus accessibles les instruments, modèles et autres outils fréquemment utilisés par les infirmières travaillant au sein de la communauté. Chaque chapitre présente plus d'exemples concrets afin de faciliter la compréhension des concepts et la mise en œuvre des stratégies individuelles et populationnelles proposées.

La nouvelle édition est divisée en quatre parties : les fondements de la santé communautaire (chapitres 1, 2 et 3) ; la promotion et la protection de la santé, et la prévention de la maladie (chapitres 4 à 11) ; les interventions en santé communautaire (chapitres 12 à 19) ; et la trajectoire de vie (chapitres 20 à 25). En plus de revoir l'historique de la santé publique et communautaire, le premier chapitre jette un regard sur le rôle des CLSC au Québec. Le deuxième chapitre offre une vue d'ensemble des concepts de base ainsi que les compétences, les normes et les rôles des infirmières en santé communautaire. Le troisième chapitre est consacré à la santé transculturelle.

La deuxième partie offre une discussion sur les concepts de promotion de la santé, de santé de la population, et d'autres concepts connexes. Elle contient également un chapitre sur la nutrition en milieu communautaire, un sur l'épidémiologie et un sur la santé mentale communautaire. Les autres chapitres traitent de la prévention des maladies infectieuses et transmissibles, des maladies chroniques ainsi que de la violence et des problèmes de santé liés à l'environnement.

Les interventions essentielles à la pratique en santé communautaire sont discutées dans la troisième partie, qui traite de l'élaboration de programmes, d'éducation pour la santé, de marketing social, de développement communautaire, de soutien social et de changement de comportement. Cette partie présente aussi les problèmes éthiques les plus fréquemment rencontrés en santé communautaire, ainsi que le processus décisionnel et les choix pertinents selon la problématique éthique à traiter.

La dernière partie présente les différents défis auxquels font face les individus et les familles au cours de leur trajectoire de vie. Chaque chapitre propose des interventions propres à chaque groupe en prévention de la maladie, en protection et en promotion de la santé, selon les besoins et les déterminants menaçant la santé et le bien-être.

Nos remerciements

Nous désirons remercier tous les auteurs pour leur contribution à la réalisation de cette nouvelle édition du livre. Leurs connaissances et leur expertise constituent la richesse de cet ouvrage.

Nous sommes profondément reconnaissantes envers les relecteurs pour leurs critiques constructives et leurs suggestions pertinentes, qui ont permis d'améliorer la qualité des textes. Pour ce travail, nous désirons remercier Ginette Asselin, Hélène Carrière, France Chassé, Rolande D'Amours, Nicole Frappier, Claudette Gatien, Anik Guertin, Denise Hébert, Jean-Daniel Jacob, Paul Lavigne, Mariette LeBlanc, Lucie Lemelin, Mario Lepage, Pierre Pariseau-Legault, Diane Prud'homme-Brisson et Jacqueline Roy. Enfin, nous remercions toutes les personnes impliquées dans l'édition de cet ouvrage, que nous aurions pu oublier de nommer, et celles qui y ont travaillé dans l'anonymat.

Nous désirons exprimer notre gratitude à Mme Dominique Hovington, M. Maxime Forcier et Mme Sophie Jama, de la maison d'édition Chenelière Éducation, pour leurs précieux conseils et leur collaboration.

En terminant, nous tenons à remercier tous les membres de nos familles pour leur encouragement, leur patience et leur soutien, en particulier Mèlika Carroll, Benoit et Marie-France Bérubé, ainsi que Gislain, Alexandre et Philippe Chevrette.

Table des matières

PARTIE 1

Les fondements de la santé communautaire

Un historique de la santé publique et de la santé communautaire

Gisèle Carroll et Jacqueline Roy

Objectifs

À la fin de ce chapitre, vous serez en mesure :

1. de discuter de l'évolution des services de santé publique au Canada et au Québec depuis la colonisation ;

2. de décrire les mesures mises en place au Canada à la suite de l'émergence de nouvelles maladies transmissibles depuis les années 1980 ;

3. de définir les concepts de « promotion de la santé », « santé globale » et « santé de la population » ;

4. d'expliquer la différence entre les termes « santé publique » et « santé communautaire » ;

5. de discuter des principaux défis actuels en santé publique.

Introduction

Au Canada, l'état de santé de la population s'est nettement amélioré depuis l'époque coloniale. L'augmentation importante de l'espérance de vie des Canadiens indique clairement que les efforts soutenus pour améliorer les soins de santé curatifs et préventifs ainsi que les conditions de vie ont porté des fruits. Malgré ces gains, les défis demeurent importants si nous voulons atteindre notre objectif national de la santé pour tous. Les maladies prioritaires changent au fil du temps, ainsi que la complexité et la variété des solutions proposées, mais il est possible de prévenir bon nombre de maladies et de décès prématurés. L'arrivée de nouvelles maladies infectieuses et contagieuses ainsi que la résistance de certaines maladies infectieuses aux antibiotiques sont de nouveaux défis à surmonter.

Dans le présent chapitre, nous examinons les principaux changements qui ont contribué à l'évolution des pratiques en santé communautaire au Canada. Ce survol des événements passés a pour but de mieux comprendre l'idéologie contemporaine dans le domaine de la santé et de prévoir les tendances futures.

1.1 Le début de la colonie : le Régime français

Au début de la colonie, les services de santé publique consistent principalement en des activités essentielles à la protection de la population contre la propagation des maladies contagieuses. Les maladies contagieuses omniprésentes à cette époque sont la variole, la typhoïde et la fièvre jaune, propagées par des colons européens malades nouvellement arrivés. Plusieurs maladies d'origine européenne, dont le typhus, la variole et la rougeole, font aussi leur apparition en 1536 (après l'arrivée de Jacques Cartier et des colons) dans les communautés amérindiennes présentes sur le territoire (Canadian Public Health Association [CPHA], 1984 ; Harding le Riche, 1979). Les Iroquois, ennemis des Français, sont les moins affectés par ces maladies (CPHA, 1984).

Au cours des premières années, les soins sont donnés à domicile, essentiellement par des femmes animées par des valeurs de charité chrétienne (Allemang, 2000 ; Duncan, Leipert et Mill, 1999). Le premier hôpital, L'Hôtel-Dieu de Québec, est fondé en 1639 par la duchesse d'Aiguillon (Allemang, 2000 ; Amyot, 1967). Cet hôpital est administré par les Sœurs hospitalières de la Miséricorde. Ce sont les religieuses qui visitent les familles dans les villages environnants et qui supervisent les soins dispensés à domicile. Quelques années plus tard, soit en 1642, Jeanne Mance (1606-1673) fonde L'Hôtel-Dieu de Ville-Marie (Montréal) avec Paul de Chomedey de Maisonneuve (Allemang, 2000 ; Duncan et collab., 1999). Elle gère l'hôpital jusqu'à sa mort, en plus de jouer les rôles d'infirmière, de pharmacienne, de médecin et de chirurgienne. Dans toutes ses activités, elle fait preuve de leadership en se préoccupant de la survie et de la qualité de vie des autochtones et des colons (Duncan et collab., 1999). De ce fait, L'Hôtel-Dieu est plus qu'un hôpital : c'est un lieu d'hébergement temporaire où les nouveaux arrivants sont logés, nourris et préparés à leur nouvelle vie dans la colonie.

Les ordres religieux continueront ainsi à jouer un rôle important dans les services de soins aux malades durant de nombreuses années. En 1738, un premier ordre religieux, les Sœurs Grises de Montréal, est fondé en Nouvelle-France par Marguerite d'Youville (1701-1771). Le défi que ces religieuses doivent relever n'est pas une mince affaire : leurs fonctions consistent à visiter les malades à domicile, à donner des soins et à administrer des traitements, à enseigner ainsi qu'à établir des maisons de refuge pour les personnes âgées et les infirmes et des hôpitaux pour les malades (Allemang, 2000).

1.2 Du début du Régime britannique (1763) à la fin du XIXᵉ siècle

En 1757, deux ans avant la bataille des plaines d'Abraham, Montcalm note que de 2500 à 2600 personnes ont contracté la variole à Québec. Au moment de la bataille, en 1759, les Français possèdent une armée de 8000 hommes. On estime que sans les épidémies de variole et de typhoïde, l'armée française aurait été composée d'environ 50 000 soldats, ce qui aurait pu changer le cours de l'histoire du Canada (CPHA, 1984 ; Harding le Riche, 1979 ; MacDermot, 1968).

Dès le début du Régime britannique, les mesures sanitaires et le contrôle des épidémies continuent d'être le but des interventions des autorités gouvernementales. En 1794, la *Loi sur la quarantaine* autorise l'établissement d'hôpitaux de quarantaine et de centres de dépistage dans le pays (Amyot, 1967). Puis, en 1802, un vaccin contre la variole est introduit en Nouvelle-Écosse par le Dʳ Joseph Norman Bond, malgré une résistance des habitants à la vaccination (CPHA, 1984 ; Harding le Riche, 1979).

Entre 1820 et 1850, le Canada connaît une importante vague d'immigration, ce qui fait qu'en 1850, on compte plus d'un million d'habitants dans le Haut-Canada (Allemang, 2000). Au cours du XIXᵉ siècle, les épidémies de maladies contagieuses continuent à faire des ravages parmi la population. Ce sont la variole, la rougeole, l'influenza, la scarlatine et d'autres fièvres d'origine inconnue (Allemang, 2000). Les Amérindiens sont les plus touchés, perdant au moins la moitié de leur population à chaque épidémie de variole (CPHA, 1984). En 1832, dans le Haut-Canada (Ontario), où l'on pratique la vaccination contre la variole en plus de la quarantaine, seulement 21 décès dus à la variole sont déclarés, tandis qu'on en compte 7000 dans le Bas-Canada (Québec), où l'opposition à la vaccination est plus forte. Durant cette même année, un acte du gouvernement fédéral établit au Canada quatre stations maritimes de quarantaine dans le but d'empêcher la transmission de la peste, du choléra, de la fièvre jaune et du typhus au Canada (Allemang, 2000). Suivra l'ouverture de quatre centres de quarantaine sur les îles dans les colonies britanniques : Grosse-Île dans le Saint-Laurent, William Head sur l'île de Vancouver, l'île Lawlor près de Halifax et l'île Partrige près de Saint-Jean, au Nouveau-Brunswick (Vekeman Masson, 1993). Malgré tout, 51 000 immigrants britanniques meurent du choléra (CPHA, 1984). Bien que la quarantaine imposée aide à contrôler le choléra, les déchets de Grosse-Île sont jetés dans le Saint-Laurent, ce qui contamine le réservoir des colons qui puisent leur eau dans le fleuve (CPHA, 1984). Ainsi, le choléra fait plusieurs morts à Montréal (1/7 de la population) et à Québec (1/10 de la population) [CPHA, 1984]. Selon Amyot (1967), 98 106 immigrants arrivent à Québec en 1847 ; 8691 sont mis en quarantaine à Grosse-Île, où 3226 personnes meurent de la fièvre typhoïde. Un autre groupe de 2198 immigrants sont gardés en quarantaine sur les bateaux. Selon l'Association canadienne de santé publique (CPHA, 1984), 20 000 passagers mourront, au fil des ans, à bord de ces bateaux.

Au XIXe siècle, le Canada suit le mouvement sanitaire britannique, qui accepte les nouvelles théories sur la maladie. On discute de la prévention des maladies contagieuses. La loi de 1831 sur la protection de la santé des populations comprend des règlements au sujet de l'hygiène personnelle et de l'environnement (surtout en ce qui a trait à l'eau), de la quarantaine des personnes infectées, de la stérilisation des vêtements contaminés (on doit les faire bouillir, chauffer ou brûler) et de l'enterrement immédiat des morts (Allemang, 2000).

Les épidémies de choléra, entre 1832 et 1834, incitent aussi le gouvernement du Haut-Canada à établir un conseil de santé (Amyot, 1967 ; MacDermot, 1968). Ce conseil est plus ou moins efficace, aucun personnel n'y étant affecté de façon permanente, et il cesse d'exister une fois la crise épidémique terminée (Cassel, 1994 ; MacDermot, 1968). Ce n'est qu'en 1867 que la planification de la santé devient une réalité, quoique le terme « santé publique » ne soit pas encore utilisé (Harding le Riche, 1979). Les provinces sont maintenant responsables de la protection de leurs citoyens et elles allouent temps et argent aux conseils de santé. En 1882, l'Ontario adopte une loi afin d'établir un conseil de santé permanent, qui donnera naissance au *Public Health Act,* en 1884 (Allemang, 2000 ; MacDermot, 1968). Cette loi autorise la province à établir des règlements relatifs à la prévention de la maladie en définissant les responsabilités des conseils de santé municipaux. Les municipalités deviennent alors responsables des enquêtes sur l'origine des maladies, du renforcement de la quarantaine, de la désinfection, de la vaccination obligatoire et de l'obtention de vaccins. S'ajoutera, plus tard, l'inspection de la viande et du lait (Gough, 1967). Une à une, les autres provinces canadiennes suivent ce mouvement (*voir l'encadré 1.1*).

En 1861, le vaccin contre la variole devient obligatoire pour tout le Haut-Canada, tandis que le Bas-Canada s'y oppose jusqu'en 1885. Cette opposition se fait sentir alors que 200 Canadiens français meurent de cette maladie à Montréal en moins d'une semaine. Au total, cette épidémie tuera 3164 personnes à Montréal, comparativement à 30 en Ontario où, en plus de la vaccination, les pratiques d'isolement des personnes infectées sont appliquées (Ostry, 1995).

De l'autre côté de l'Atlantique, la Britannique Florence Nightingale publie, en 1850, *Notes on Nursing,* un texte révolutionnaire qui traite de soins infirmiers. Elle parle de façon détaillée des soins à apporter aux malades au cours de leur rétablissement. Les thèmes abordés sont la

---

ENCADRÉ 1.1   Les organismes et les règlements de santé publique au Canada

Terre-Neuve :
Conseil de santé, 1929
Public Health Act, 1931

Île-du-Prince-Édouard
First Health Officer, 1851
Vaccination Act, 1862
Public Health Act, 1908, révisée en 1927
Provincial Health Service, 1927

Nouvelle-Écosse
Département provincial de santé publique, 1907

Nouveau-Brunswick
Conseil de santé provincial, 1887
Public Health Act, 1918

Québec
Conseil de santé, 1887-1922
Bureau provincial de la santé, 1922-1936
Ministère de la Santé, 1936

Ontario
Public Health Act, 1882, révisée en 1884
Conseil de santé, 1882

Manitoba
Conseil de santé, 1893

Saskatchewan
Public Health Act, 1909
Chaque municipalité devient un district doté d'un comité de santé et d'un conseil de santé.

Alberta
Public Health Act, 1906, révisée en 1910
Conseil de santé, 1907

Colombie-Britannique
Le conseil de santé est intégré au Secretary's Department, 1907.

---

ventilation et la climatisation, la gestion du bruit, l'alimentation, l'hygiène personnelle et celle du milieu, l'éclairage, la conversation, le divertissement, ainsi que l'observation du malade. En outre, Florence Nightingale aborde un thème avant-gardiste pour l'époque, celui de la prévention de la maladie, et soutient qu'on devrait améliorer les conditions environnementales (Skretkowicz, 1992).

En 1867, le Canada devient un pays à la suite de la signature de l'Acte de l'Amérique du Nord britannique. Selon la Constitution, le gouvernement fédéral détient l'autorité sur la taxation, le recensement et la protection contre les épidémies. Les provinces sont quant à elles responsables des services de soins de santé, c'est-à-dire des hôpitaux, des asiles, des services caritatifs et d'autres services de santé et sociaux (Allemang, 2000 ; Amyot, 1967 ; Cassel, 1994 ; Gough, 1967). À la fin du XIXe siècle, les maladies infectieuses sont la variole, la rougeole, la fièvre typhoïde, la diphtérie, la tuberculose, la fièvre scarlatine et l'influenza. On remarque un déclin des cas de choléra en raison des mesures préventives mises en place, de l'attention particulière prêtée aux cas signalés, de la diminution du taux d'immigration et du remplacement des bateaux à voile par des bateaux à vapeur. La théorie du microbe proposée par Pasteur dans les années 1870 et les méthodes précises pour étudier les microorganismes de Koch (1892) permettent aux autorités de formuler des recommandations plus précises concernant les mesures sanitaires (Allemang, 2000 ; Gough, 1967). En 1885, on assiste à la découverte du bacille de Koch, agent causal de la tuberculose.

L'année 1893 marque le début des sanatoriums et du traitement de la tuberculose (Harding le Riche, 1979). Il s'agit d'une prescription d'air frais, de repos, d'une diète et d'exercices. À la fin du siècle apparaissent l'inspection du lait en Ontario, la déclaration des maladies infectieuses, l'inspection systématique dans les écoles, le traitement de l'eau, la mise en place du réseau d'égout, ainsi que l'inspection des abattoirs, des boulangeries, des boucheries et des restaurants (Amyot, 1967 ; Cassel, 1994 ; CPHA, 1984 ; Harding le Riche, 1979). C'est en 1874 que les infirmières reçoivent une formation à la première école de sciences infirmières, établie à St. Catharines (Ontario). Les hôpitaux sont organisés en différents services et comprennent une maternité, des sections d'isolement et des salles d'opération (Gough, 1967).

À la fin du XIXe siècle, lady Aberdeen (1857-1939), épouse du gouverneur général du Canada, Earl of Aberdeen, et présidente du Conseil national des femmes, s'intéresse à la problématique de la santé mère-enfant et aux besoins en matière de santé des travailleurs du chemin de fer et des mines de la Colombie-Britannique. Elle participe en 1897 à la fondation des Infirmières de l'Ordre de Victoria du Canada (VON) ; Charlotte MacLeod en devient la directrice. Durant la première année, quatre agences voient le jour, à Ottawa, Toronto, Montréal et Halifax. Les infirmières qui y travaillent doivent être diplômées. Elles s'occupent de prévention dans les écoles et visitent les mères de famille tout en mettant en place des programmes de distribution de lait, des cliniques de santé mère-enfant et des classes prénatales (CPHA, 1984 ; Duncan et collab., 1999). Elles acquièrent ainsi peu à peu une expertise dans le domaine de la prévention des maladies et de l'éducation en matière de santé.

En plus des maladies infectieuses du XIXe siècle, d'autres problèmes de santé deviennent omniprésents. Parmi les plus importants, notons les désordres nutritionnels, les traumatismes, les tumeurs, les complications *post-partum,* les problèmes de santé chez les enfants et les blessures au travail dans les domaines de la construction, de la drave, de la coupe du bois et de la construction des chemins de fer. De plus, le taux de mortalité demeure très élevé, surtout en ville, en raison des conditions de vie insalubres des pauvres, de la malnutrition, de l'eau et de la nourriture contaminée (Allemang, 2000).

1.3 Le XXe siècle et le début du XXIe

Au début du XXe siècle, des efforts continus sont déployés pour soigner les maladies infectieuses tout en travaillant à la prévention des maladies. En 1901, la première cause de mortalité dans les villes et chez les pauvres est la tuberculose, dont le taux s'élève à 180 décès par 100 000 habitants (Allemang, 2000 ; MacDermot, 1968). Les Amérindiens sont aussi affectés par les maladies contagieuses. Ceux qui vivent dans les réserves sont victimes de fièvre typhoïde, de rougeole, de variole et de tuberculose. Les soixante prochaines années seront consacrées à combattre cette maladie et, lorsque le taux de tuberculose aura diminué à 5 décès par 100 000, les sanatoriums seront fermés. Par ailleurs, en plus de tenter de contrôler des maladies infectieuses, le domaine de la santé s'intéresse à d'autres problèmes, dont l'alcoolisme, c'est-à-dire l'usage de l'alcool et ses effets sur la santé de l'individu, sa famille et la collectivité (Cassel, 1994).

Un programme de vaccination contre la diphtérie débute en 1900 au Québec. Entre 1900 et 1938, on réussit à réduire le taux de mortalité associé à cette maladie, qui passe de 144,6 à 9,5 décès par 100 000 habitants (Harding le Riche, 1979). En Ontario, à partir de 1914, le conseil de santé distribue des vaccins contre la diphtérie, la fièvre typhoïde, la variole et le tétanos à peu de frais et, éventuellement, gratuitement (Harding le Riche, 1979). Toutefois, la population résiste toujours à la vaccination. Une campagne de vaccination des écoliers, commencée en Ontario en 1927, est annulée en 1929 à la suite de l'opposition des médecins.

Au moment de la Première Guerre mondiale, la santé des Canadiens suscite un nouveau questionnement. L'examen physique de jeunes hommes, dans le cadre du service militaire, révèle que près du tiers d'entre eux souffrent de problèmes d'ordre physique ou mental (Amyot, 1967 ; Cassel, 1994). Ce phénomène alarmant pousse le gouvernement à adopter une nouvelle approche, celle de la prévention des maladies, et à prêter une attention particulière à la souffrance des malades et aux décès prématurés (Duncan et collab., 1999). Parmi les 400 000 soldats partis à la guerre, 50 000 meurent, et ceux qui en reviennent rapportent de l'Europe des maladies vénériennes, la tuberculose et la grippe espagnole. En 1918, le gouvernement de l'Ontario adopte une loi sur la prévention des maladies vénériennes, permettant la mise sur pied de cliniques gratuites de dépistage et de traitement, tout en menant des campagnes d'éducation (Cassel, 1994). Le Québec emboîte le pas en 1922, avec plus de huit cliniques gratuites pour le traitement des maladies vénériennes, mais les traitements proposés sont peu efficaces. On doit attendre la découverte de la pénicilline, après la Deuxième Guerre mondiale, pour obtenir des résultats positifs (Harding le Riche, 1979). À cette époque, plusieurs services de santé offrent également un examen et un test à la tuberculine gratuits (Cassel, 1994).

La grippe espagnole apparaît aussi au Canada en 1918, affectant le sixième de la population canadienne, et fait 30 000 victimes. Au Québec seulement, le nombre de cas atteint un demi-million et on enregistre 13 880 décès (CPHA, 1984 ; Harding le Riche, 1979).

La popularité des questions de santé dans l'arène politique devient plus évidente en 1918, d'abord au Nouveau-Brunswick, lorsque les conseils de santé s'élargissent pour devenir des ministères de la Santé. Dès le début des années 1920, les conseils de santé sont mieux organisés ; ils comprennent des départements chargés de l'administration, des maladies infectieuses, des laboratoires, des soins infirmiers, du bien-être des enfants, des infections transmises sexuellement (autrefois appelées « maladies vénériennes », puis « maladies transmises sexuellement » ou « maladies sexuellement transmises »), de la tuberculose, de la technique sanitaire, des statistiques et de l'épidémiologie, ainsi que le département responsable de l'éducation relative à la santé (Cassel, 1994). En 1919, les épidémies et les pressions exercées par l'Association médicale canadienne, créée en 1867, amènent la création, à Ottawa, du ministère de la Santé et du Conseil de santé du Dominion, l'agence qui coordonne les efforts fédéraux et provinciaux en matière de santé (Amyot, 1967 ; CPHA, 1984 ; Gough, 1967 ; Harding le Riche, 1979). L'adoption de la loi fédérale sur les services de santé (*The Federal Health Bill*) a pour but d'orienter la coordination dans la lutte contre les épidémies.

Le rôle de l'infirmière, au regard des maladies infectieuses, en est un d'enseignement, de reconnaissance des cas et de prévention dans la communauté. Les soins infirmiers sont d'abord dispensés dans les organismes de lutte contre la tuberculose, en 1905 à Toronto et en 1909 en Nouvelle-Écosse (Cassel, 1994). En 1906, on commence aussi à examiner les enfants dans les écoles de Montréal et, plus tard, ce sont les infirmières de l'Ordre de Victoria qui travaillent dans les écoles et visitent les mères et leurs nouveau-nés à domicile (Duncan et collab., 1999). En Ontario, les premières infirmières scolaires font leur apparition, à Hamilton en 1909, puis à Toronto en 1910 (Duncan et collab., 1999). En 1911, on commence à employer des infirmières de Toronto dans les services de santé publique (Cassel, 1994). Leurs tâches comprennent l'éducation relative à la santé, la reconnaissance des cas de maladie et les soins préventifs dans un cadre communautaire. Les infirmières exercent aussi leurs activités dans les écoles, où elles donnent des soins aux enfants ; elles remplissent également une mission éducative auprès des enfants et des familles, et font des visites à domicile.

Tout de suite après la Première Guerre mondiale, la Croix-Rouge met en place des services infirmiers communautaires, à la fois dans les régions urbaines et dans les régions isolées (Amyot, 1967). On attribue également à la Croix-Rouge le mérite d'avoir établi des services de santé publique, y compris des soins infirmiers, et d'avoir formé des professionnels pour œuvrer dans ce domaine (Duncan et collab., 1999).

Les infirmières acquièrent dans les hôpitaux leurs compétences quant aux soins à donner aux malades, mais peuvent ensuite poursuivre des études à l'université pour obtenir un certificat en santé publique. En 1918, l'Université de l'Alberta est la première à offrir un cours de soins infirmiers en santé publique. Malgré tout, le travail en santé publique n'est pas populaire parmi les infirmières. Les conditions de travail, les difficultés éprouvées dans l'exercice de leurs fonctions, le peu d'intérêt de la part des villes et l'absence de respect pour le travail auprès des populations pauvres ne rendent pas ce genre de travail attrayant (Cassel, 1994). En 1919, l'Université de la Colombie-Britannique offre un programme de baccalauréat en sciences infirmières (Allemang, 2000 ; Harding le Riche, 1979). Les thèmes abordés dans le cadre des cours de santé publique comprennent les lois provinciales, les problèmes sociaux modernes, l'enseignement, l'hygiène scolaire, la tuberculose et l'histoire de la formation en soins infirmiers (Duncan et collab., 1999). Au Canada, la formation infirmière en santé publique commence à être offerte : en 1916 au Manitoba, en 1917 en Colombie-Britannique, en 1920 à l'Île-du-Prince-Édouard, en 1932 en Nouvelle-Écosse et en 1948 en Alberta (Harding le Riche, 1979). Sur le plan de l'organisation professionnelle, une section de santé publique existe à l'époque au sein de la Canadian National Association of Trained Nurses, fondée en 1908, qui deviendra, en 1924, la Canadian Nurses Association (Emory, 1953). D'ailleurs, entre les années 1920 et 1940, la revue *L'infirmière canadienne* consacre une page entière à la santé publique dans chacun de ses numéros.

Malgré tout, c'est insuffisant. En 1932, Weir publie un rapport sur la formation infirmière où il conclut à la nécessité d'inclure plus de cours théoriques et pratiques sur la santé publique dans les programmes de formation. Le rapport indique que le nombre d'infirmières en santé publique devrait doubler au cours des 5 à 10 années suivantes, tout en recommandant, entre autres, d'augmenter leur salaire (Duncan et collab., 1999).

L'examen des écoliers est instauré à Montréal en 1907, et à Toronto en 1910, un mouvement auquel s'opposent certains médecins craignant des pertes d'honoraires. Ces inspections révèlent de la malnutrition chez les enfants, ce qui permet de mettre sur pied des programmes de distribution de lait et de saine alimentation dans les écoles

(Cassel, 1994). L'éducation relative à la santé prend également de l'ampleur, traitant aussi la maternité, la sexualité, les infections transmissibles sexuellement, l'hygiène personnelle et la tuberculose. La santé mentale fait en outre l'objet d'une attention particulière. En plus de traiter les gens qui souffrent de maladie mentale, on fait du dépistage précoce et de l'éducation des enfants atteints de retards mentaux une priorité.

On s'intéresse aussi à la santé mère-enfant, qui continue de prendre de l'importance à cause du taux de mortalité infantile et du déclin du taux de natalité. Ainsi, entre 1914 et 1929, les gouvernements provinciaux et locaux, dans le cadre de leurs services de santé, mettent en place des unités de santé et de bien-être à l'intention des enfants. Naissent ainsi un peu partout des cliniques de santé pour les mères et leurs enfants (Cassel, 1994; Duncan et collab., 1999).

Après le krach de 1929, la pauvreté généralisée aggrave les maladies et la population est incapable de défrayer le coût lié aux soins de santé. Les provinces sont contraintes à réduire leurs services à l'essentiel, c'est-à-dire au dépistage et au traitement de la tuberculose et des maladies transmissibles sexuellement. La découverte de la pénicilline, dans les années 1940, est très prometteuse pour le traitement de la syphilis, de la gonorrhée et de la tuberculose (Cassel, 1994).

Dans les années 1930, deux maladies suscitent l'intérêt des professionnels de la santé: le cancer et la poliomyélite (Gough, 1967). En 1931, l'Ontario crée une commission royale d'enquête pour étudier les méthodes de traitement du cancer. C'est le début de la radiothérapie (Harding le Riche, 1979).

Vers le début des années 1940, on note une augmentation de la préoccupation pour la qualité de l'eau et de l'air. La javellisation de l'eau avait commencé à Ottawa, à la suite de l'épidémie de 1912, pour contrer les effets de la typhoïde. D'autres villes avaient adopté cette méthode de traitement de l'eau entre 1915 et 1925. Toronto emboîte le pas en 1940 (Cassel, 1994). La pasteurisation du lait, commencée en 1927 à Montréal, s'avère une stratégie efficace de lutte contre la typhoïde, la diphtérie et la tuberculose (CPHA, 1984). En 1938, on rapporte 11 cas de diphtérie en Ontario; une loi sur la pasteurisation obligatoire du lait est alors adoptée (Harding le Riche, 1979). En outre, des programmes de vaccination dans les autres provinces sont élaborés. De plus, les épais brouillards survenus dans les années 1940, à Londres (Angleterre) et ailleurs, amènent plusieurs villes canadiennes à réviser les règlements visant l'émission de fumée ainsi que leur programme d'évaluation de la qualité de l'air (Cassel, 1994).

Les années 1950 sont marquées par une épidémie de poliomyélite au Canada. Le laboratoire Connaught, à Toronto, développe le vaccin Sabin, qui est approuvé en 1955. On s'intéresse toujours au contrôle des maladies infectieuses, mais aussi, dorénavant, à la chronicité, soit la santé mentale et l'invalidité (Gough, 1967).

La Saskatchewan est la première province à s'intéresser aux effets de la pauvreté sur l'état de santé des citoyens au cours de la Grande dépression des années 1930. La province met en place un régime d'assurance hospitalisation en 1947. En 1957, le *Hospital Insurance and Diagnostic Services Act* amène l'adoption d'un régime similaire dans toutes les autres provinces canadiennes (CPHA, 1969; Gough, 1967). Selon cette loi, le Parlement du Canada rembourse 50% des coûts des soins médicaux et des services diagnostics couverts par les programmes de santé des provinces et des territoires canadiens (Health Canada, 2012). En 1961, la Saskatchewan adopte l'assurance maladie universelle, qui devient en 1966 le *Medical Care Act,* et qui permet à tous les Canadiens de recevoir des soins de santé (Cassel, 1994; CPHA, 1984). La santé publique incite les citoyens à se rendre régulièrement chez leur médecin et leur dentiste à titre préventif. Une formation à la manipulation des aliments est aussi offerte aux préposés. Les campagnes de vaccination se poursuivent dans les années 1950, incluant le vaccin de Sabin. À cette époque, les infirmières en santé publique travaillent dans le domaine de la santé mère-enfant, de la santé des enfants d'âge préscolaire et scolaire, et en hygiène industrielle. Elles visitent les familles dans leurs foyers et les enfants dans les écoles. L'infirmière joue un rôle important dans le contrôle des maladies infectieuses sur divers plans: immunisation, éducation relative à la santé, suivi et gestion des cas (Emory, 1953).

Durant cette même période, le gouvernement fédéral introduit le *Health Grants Program* (1948) pour soutenir financièrement les efforts faits par les provinces pour améliorer la santé des Canadiens. Ce programme verse des subventions dans 10 catégories: sondages portant sur la santé, construction d'hôpitaux, formation du personnel, recherche en santé publique, santé publique en général, santé mentale, tuberculose, cancer, maladies vénériennes et maladies entraînant des déformations infantiles. En 1953, on ajoute les catégories suivantes: santé mère-enfant, réadaptation, services de laboratoire et services diagnostiques (Gough, 1967). Le *Health Grants Program* permet l'usage de l'antigène triple (coqueluche, tétanos, diphtérie) partout au Canada, en 1957.

Durant les années 1945-1950, les efforts dans le domaine de la santé portent plutôt sur le curatif que sur la prévention. Dès que l'incidence de ces maladies diminue, les budgets sont également réduits. À la fin des années 1960, une croissance des taux de maladies vénériennes entraîne la tenue de campagnes de sensibilisation à l'importance de leur prévention. Malgré cela, l'éducation sexuelle demeure inadéquate jusque vers les années 1970. Même si les infirmières en santé communautaire discutent de sexualité au cours de leurs visites à domicile, ce n'est qu'à partir de 1969 que la loi permet aux services de santé publique d'ouvrir des cliniques de planification familiale (Cassel, 1994).

1.3.1 La promotion de la santé et la santé de la population

Après l'adoption du *Hospital Insurance and Diagnostic Services Act* en 1957, les services de santé continuent à progresser dans leur ensemble, mais les coûts du système augmentent sans cesse au fil des ans. Cette hausse des coûts, la désillusion devant l'inefficacité des soins de santé et plusieurs autres grandes tendances de l'époque poussent le gouvernement fédéral à revoir ses politiques en matière de santé. Parmi ces tendances, mentionnons l'accroissement de la population totale, qui laisse entrevoir une demande grandissante de soins de santé, une augmentation de la durée de vie, qui se traduit par une plus grande proportion de personnes âgées vivant au Canada, ainsi qu'une augmentation de l'incidence des maladies chroniques et du besoin de traitements. L'urbanisation accélérée est accompagnée d'une plus grande instabilité dans la vie conjugale et d'une augmentation des problèmes de santé mentale et émotionnelle. Parmi les tendances de l'heure, ajoutons une sorte d'éveil de la conscience sociale, l'acceptation d'une définition positive de la santé et l'exigence d'un consentement éclairé dans les cas d'intervention. En général, un public mieux informé exige des services de meilleure qualité. Dans ce contexte, un nouvel intérêt se dessine pour la prévention de la maladie et la promotion de la santé.

Au début des années 1970, le climat social et les résultats de plusieurs études confirment le besoin de changements dans le système de santé canadien (Lalonde, 1974b). Laframboise (1973) dénonce le manque de cadre conceptuel qui permettrait de subdiviser le domaine de la santé en ses principaux éléments. Selon cet auteur, ce cadre est nécessaire pour faciliter l'analyse des différents champs de la santé et pour proposer des solutions. Le cadre conceptuel proposé par Laframboise, et repris dans le rapport Lalonde sous le nom de « Conception globale de la santé », repose sur quatre principaux éléments : la biologie humaine, l'environnement, les habitudes de vie et le système de santé. La biologie humaine englobe tous les aspects de la santé relevant de la structure biologique de l'homme et de la constitution organique de l'individu (Lalonde, 1974b). Ce sont des éléments de la santé qui ont leur origine à l'intérieur de l'organisme humain ; ils comprennent, entre autres, les maladies génétiques. L'environnement, qui « comprend l'ensemble des conditions où une personne évolue et auxquelles elle ne peut que rarement se soustraire » (Lalonde, 1974b, p. 34), est perçu principalement en

fonction de ses aspects physique, bactériologique et viral, qui comportent notamment la pollution de l'eau, de l'air et par le bruit (Laframboise, 1973). Les habitudes de vie d'une personne sont constituées de « l'ensemble des décisions qu'elle prend et qui influent sur sa propre santé ; ce sont les facteurs sur lesquels elle peut exercer un certain contrôle, y compris les maladies provoquées par les risques qu'elle prend en pleine connaissance de cause » (Lalonde, 1974b, p. 34). Les habitudes de vie reconnues comme ayant un impact sur la santé comprennent la nutrition, l'exercice physique, l'usage du tabac, de l'alcool et d'autres « drogues », ainsi que le sommeil. Les décisions relatives aux habitudes de vie sont influencées par les valeurs sociales traditionnelles et contemporaines (Laframboise, 1973).

Le dernier élément, « le système de soins de santé », comprend, entre autres, les soins médicaux et infirmiers, et ceux offerts dans les établissements de soins de longue durée, les médicaments, les services de santé publique, la santé communautaire et les services ambulanciers. Cette composante inclut donc l'ensemble des services de santé offerts.

Jusqu'en 1974, les efforts pour améliorer la santé avaient porté principalement sur les soins médicaux, les soins hospitaliers et les soins spécialisés (Lalonde, 1974a). Dans le rapport Lalonde, on avance que les services de santé ne sont pas le déterminant de la santé le plus important et on propose une autre façon d'améliorer la santé (Lalonde, 1974b). Le but est de démontrer que plusieurs facteurs autres que « les soins de santé » influent sur l'état de santé d'une population. En utilisant les causes sous-jacentes de mortalité, Lalonde démontre que si l'on veut réduire le taux de mortalité chez les personnes de moins de 70 ans, le système de santé doit s'attaquer au milieu, aux risques auxquels l'individu s'expose en pleine connaissance de cause, aux facteurs de comportements et aux habitudes de vie.

Le modèle « Conception globale de la santé » permet d'examiner toute question liée à la santé selon les quatre éléments proposés, et de mieux illustrer les liens entre les maladies et leurs causes sous-jacentes. « La médecine traditionnelle s'intéresse d'abord aux questions relatives à la morbidité et la mortalité » (Lalonde, 1974b, p. 31), tandis que le modèle de « Conception globale de la santé » permet de s'attaquer à l'ensemble des déterminants de la santé. Dans le rapport Lalonde, il est proposé de passer d'une orientation centrée sur la guérison à une autre, axée sur la promotion de la santé (Lalonde, 1974b).

Le document *Nouvelles perspectives de la santé des Canadiens,* dans lequel est décrit le modèle de « Conception globale de la santé » et où sont proposées les orientations futures des soins de santé au Canada, a reçu beaucoup d'attention, non seulement au Canada, mais aussi sur la scène internationale. Selon Terris (1984), ce rapport a donné une nouvelle vision de la santé communautaire. Cette politique est la reconnaissance du début d'une nouvelle ère en santé publique et, au cours des décennies qui suivront, cette deuxième révolution épidémiologique aura raison de plusieurs des plus importantes maladies non infectieuses (Terris, 1984).

La principale critique que suscite ce modèle concerne l'importance qu'il accorde aux risques auto-imposés (Hancock, 1986). En effet, selon Laframboise (1973), parmi les éléments ciblés dans le modèle, «les habitudes de vie sont les plus négligées et plusieurs de nos problèmes de santé, sans égard à l'âge, sont reliés aux habitudes de vie» (p. 1132). Cette idée de responsabilité individuelle est aussi évidente dans le rapport Lalonde: «Outre le système de distribution des soins et l'ensemble de la collectivité, les individus eux-mêmes doivent porter le blâme pour bon nombre de conséquences néfastes que leurs habitudes de vie occasionnent à leur santé.» (Lalonde, 1974b, p. 27) Cette insistance sur les habitudes de vie est perçue par plusieurs comme une façon de «blâmer les victimes» (Hancock, 1986) et mène à des analyses détaillées des facteurs de risque (Evans, Barer et Marmor, 1994). L'importance accordée aux facteurs de risque et aux maladies visées contribue toutefois à maintenir les efforts sur le volet curatif plutôt que sur la promotion de la santé (Evans et collab., 1994). Selon Hancock (1986), la faiblesse de ce rapport est l'absence de mécanismes pour mettre en œuvre des stratégies proposées.

L'évidence croissante que plusieurs facteurs difficiles à inclure dans le modèle de «Conception globale de la santé» tel qu'il est présenté dans le rapport Lalonde ont une influence importante sur la santé amène Evans et ses collaborateurs à proposer l'élargissement du modèle. Le cadre conceptuel suggéré par Evans conserve les catégories de déterminants de la santé déjà proposées, soit la biologie humaine (réponse individuelle), le comportement humain, la génétique, l'environnement social, l'environnement physique et les services de santé, et en ajoute une autre: la prospérité.

Un autre ajout important est celui du concept de «réponses individuelles» dans la catégorie «biologie humaine». Cette catégorie comprend non seulement les habitudes de vie (comportements), mais aussi les réponses du corps aux environnements physique et psychologique (biologie). La distinction entre les «réponses individuelles» et l'«environnement social» permet d'inclure des facteurs tels que le stress, la pauvreté, le rang social et d'autres facteurs sociaux qui influent sur la santé et l'apparition de la maladie (Evans et collab., 1994). On met également l'accent sur le «patrimoine génétique», une autre dimension du déterminant «génétique». Il semble de plus en plus clair qu'une combinaison de gènes peut prédisposer

à certaines maladies (Evans et collab., 1994). L'apparition de ces maladies peut être influencée par une variété de facteurs physiques, sociaux ou environnementaux (Evans et collab., 1994).

La prospérité est aussi vue comme un déterminant important de la santé. Les auteurs laissent entendre que les coûts engagés pour les soins de santé peuvent influer sur la santé de la population. Selon eux, notre système de santé a un effet positif sur la santé lorsqu'il permet aux personnes de retrouver la santé, de devenir productives ou de reprendre leurs fonctions. Toutefois, les services de santé sont utilisés principalement par les personnes sans emploi, les personnes âgées ou celles qui souffrent de maladies chroniques. Dans ce cas, les ressources mobilisées pour donner les soins sont une ponction directe dans la richesse de la communauté (Evans et collab., 1994). Le «bien-être» et le progrès économique sont donc négativement touchés par le système de santé actuel. Toujours selon Evans et ses collaborateurs (1994), si une communauté utilise trop de ses ressources pour les services de santé, moins de fonds sont disponibles pour d'autres activités qui pourraient améliorer la santé de la population.

Parmi les nombreux facteurs qui ont influé sur le développement du mouvement de promotion de la santé au Canada, notons la publication de deux documents: la *Charte d'Ottawa pour la promotion de la santé* (Organisation mondiale de la santé [OMS], 1986) et *La santé pour tous: plan d'ensemble pour la promotion de la santé* (Epp, 1986).

La *Charte d'Ottawa* (1986) est élaborée et adoptée lors d'une conférence internationale organisée conjointement par l'Organisation mondiale de la santé, le ministère de la Santé et du Bien-être social et l'Association canadienne de santé publique. Selon cette charte, cinq axes définissent l'intervention en promotion de la santé: «élaborer une politique publique saine, créer des milieux favorables, renforcer l'action communautaire, acquérir des aptitudes individuelles et réorienter les services de santé» (OMS, 1986).

Dans le document intitulé *La santé pour tous: plan d'ensemble pour la promotion de la santé,* la promotion de la santé est reconnue comme une stratégie importante pour l'amélioration de la santé de la population. Selon Epp (1986), les défis que pose la santé pour la nation signifient qu'il faut, entre autres, «réduire les inégalités, augmenter les efforts de prévention et augmenter la capacité des gens de se tirer d'affaire» (p. 4-5). Parallèlement, au gouvernement fédéral, le ministère de la Santé établit la Direction de la promotion de la santé (O'Neill et Cardinal, 1994) et toutes les provinces mettent en place des programmes de promotion de la santé.

Puis, au début des années 1990, « la santé de la population » devient le terme à la mode dans les milieux de la politique et de la recherche. Ce concept a été mis de l'avant par l'Institut canadien des recherches avancées (ICRA) en 1989. Selon ce groupe, les déterminants de la santé n'agissent pas seuls ; l'interaction complexe de ces déterminants aurait un effet encore plus important sur la santé (Santé Canada, 1996) :

> L'approche axée sur la santé de la population met l'accent sur l'éventail complet des facteurs individuels et collectifs qui déterminent la santé et le bien-être des Canadiennes et des Canadiens, de même que sur leurs interactions. Ces stratégies se fondent sur une évaluation des conditions de risque auxquelles peut être exposée la population dans son ensemble ou certains sous-groupes particuliers de la population et des avantages qu'on peut tirer d'une intervention à ce niveau. (p. 4)

Ce concept a beaucoup évolué depuis les 20 dernières années, mais malgré sa popularité, il demeure toujours mal défini. Pour certains (McKenzie, Pinger et Kotecki, 2002), la santé de la population est définie comme l'état de santé des personnes qui ne sont pas organisées, qui n'ont pas d'identité en tant que groupe ou localité et qui ne mènent pas d'actions ni ne jouissent de conditions pour promouvoir, protéger et maintenir leur état de santé. Il est aussi défini comme

> la santé de la population telle que mesurée par des indicateurs de santé et influencée par les environnements social et économique, les comportements santé, les capacités individuelles relatives à la santé, l'habileté de faire face aux stress, la biologie humaine, le développement de l'enfant et les services de santé (traduction libre, Frankish, Veenstra et Moulton, 1999, p. 715).

1.3.2 Les soins de santé primaires

Le mouvement des « soins de santé primaires » débute en 1977, lors de la trentième assemblée de l'Organisation mondiale de la santé (OMS, 1978). Lors de cette réunion, la résolution nommée « La santé pour tous » est adoptée. Elle stipule que « [le] principal objectif social des gouvernements et de l'OMS dans les prochaines années devrait être de faire accéder, d'ici l'an 2000, tous les habitants du monde à un niveau de santé qui leur permette de mener une vie socialement et économiquement productive » (OMS, 1978, p. 3). Puis, à la Conférence internationale sur les soins de santé primaires, qui se tient à Alma-Ata, en URSS, en 1978, il est affirmé que ce but peut être atteint par les « soins de santé primaires » (OMS, 1978). Cette résolution est connue sous l'appellation « La santé pour tous d'ici l'an 2000 ».

Selon les auteurs, bien que la médecine soit reconnue pour son rôle dans le contrôle et l'éradication de plusieurs maladies contagieuses, « les plus importantes diminutions dans les taux de mortalité et de morbidité ont été atteintes par des solutions simples, locales et peu coûteuses » (OMS, 1978, p. 41). Les soins de santé primaires en sont un bel exemple. Dans la déclaration d'Alma-Ata, on trouve la définition suivante : « On entend par *soins de santé primaires*, les soins de santé essentiels, universellement accessibles à tous les individus, à toutes les familles de la communauté, par des moyens qui sont accessibles et à un prix abordable » (OMS, 1978, p. 3). Dans ce modèle, l'accent est mis sur la promotion de la santé et la participation de la communauté.

La participation active de la communauté, un des cinq principes des soins de santé primaires, répond au désir des personnes de se responsabiliser au regard de leur santé et au souhait de nombreux citoyens de garder une certaine autonomie par rapport aux professionnels de la santé. Il est donc important que les professionnels de la santé saisissent cette occasion pour favoriser la participation des citoyens à la prise de décisions liées à leur santé.

La survenue de plusieurs épidémies de maladies transmissibles, telles que le VIH-SIDA au début des années 1980, puis celle du syndrome respiratoire aigu sévère (SRAS) en 2003, rappelle aux autorités en santé qu'elles ne peuvent négliger leur rôle de « protection » de la santé des citoyens. Avant 2005, « le système de santé publique au Canada était décentralisé » (Fierlberk, 2012, p. 108). Afin de rendre le système de santé publique plus efficace, le gouvernement crée l'Agence de la santé publique du Canada, qui a pour mission de « promouvoir et [de] protéger la santé des Canadiens au moyen du leadership, de partenariats, de l'innovation et de la prise de mesures dans le domaine de la santé publique » (Agence de la santé publique du Canada, 2014). La coordination entre les provinces et le fédéral en santé publique est alors assurée par le Réseau pancanadien de santé publique, établi en même temps que l'Agence de santé publique du Canada (Fielberk, 2012).

Le Réseau pancanadien de santé publique, créé en 2005 par les ministres fédéral, provinciaux et territoriaux (FPT) de la santé, constitue un mécanisme intergouvernemental servant à renforcer et à améliorer la capacité du Canada en matière de santé publique ; à permettre aux gouvernements FPT de mieux travailler ensemble dans le cadre des activités quotidiennes en matière de santé publique ; à prévoir les événements et les menaces relatives à la santé publique, à s'y préparer et à intervenir.

Source : Adapté de *Réseau pancanadien de santé publique*, 2013.

1.4 Les concepts de santé publique et de santé communautaire

Avant le XXᵉ siècle, les programmes de santé publique sont élaborés principalement dans le but de protéger la population des épidémies de maladies infectieuses et d'améliorer les conditions sanitaires. Le domaine de la santé publique s'élargit ensuite pour inclure l'éducation portant sur la santé, les soins prénatals et postnatals ainsi que les soins aux plus démunis, mais les efforts déployés portent encore sur la prévention primaire. Puis, le début du mouvement de promotion de la santé est, pour certains, l'avènement d'une « nouvelle » santé publique (Horton, 1998 ; O'Neill et Cardinal, 1994).

En général, la promotion, le maintien et la protection de la santé font maintenant partie de la plupart des définitions de la santé publique (Last, 1983 ; Stanhope et Lancaster, 1999). Selon Last (1983),

la santé publique est un ensemble d'efforts organisés par la société pour protéger, promouvoir et rétablir la santé des populations. C'est un ensemble de sciences, d'habiletés et de croyances visant à maintenir et à améliorer la santé de toutes les personnes par des actions collectives et sociales (traduction libre, p. 84).

Cette définition rejoint essentiellement celle adoptée au Québec : « l'action sur les déterminants de la santé et du bien-être, au niveau de la population et des systèmes qui la régissent. » (Ministère de la Santé et des Services sociaux [MSSS], 1997, p. 18) Il est important de noter qu'au début des années 1990, le terme « santé publique » remplace, au Québec, le terme « santé communautaire » (Colin, 2004). Toutefois, la dimension communautaire demeure très présente malgré l'intérêt grandissant accordé au rôle de protection (Colin, 2004). Les principales fonctions de la pratique en santé publique et en santé communautaire comprennent la surveillance de la santé de la population et des déterminants de la santé, le contrôle des maladies, des blessures et des incapacités, la promotion de la santé et la protection de l'environnement (Bettcher, Sapirie et Goon, 1998).

Toutefois, certains préfèrent s'en tenir à une définition plus restreinte (Garrett, 2001 ; Rothstein, 2002). Selon Rothstein, le terme « santé publique » est un terme juridique de la pratique ayant trait à des pouvoirs, à des responsabilités et à des devoirs particuliers. Ce terme s'applique aussi à des institutions précises comme les services de santé. La santé publique relève des gouvernements, dont le rôle est de protéger la santé de la population. Selon Schwenger (1973), la « santé publique » représente, pour la plupart des gens, une activité gouvernementale plus restreinte que la « santé communautaire ».

La nouvelle tendance, qui consiste à inclure des activités telles que le développement, la participation et l'action communautaires, amène plusieurs groupes de professionnels et d'organisations communautaires à utiliser le terme « santé communautaire ». Selon McKenzie et ses collaborateurs (2002), la santé communautaire a trait à l'état de santé d'un groupe défini de personnes, ainsi qu'à des actions et à des conditions, d'ordre privé ou public, liées à la promotion, à la protection et au maintien de la santé. En général, on s'accorde pour dire que la « santé communautaire » réfère aux activités dans lesquelles les citoyens sont impliqués. Certains suggèrent que la participation des citoyens doit avoir lieu à toutes les étapes du développement et de la mise en œuvre des activités ou des programmes. Souvent, les programmes en santé communautaire sont mis en œuvre par les citoyens et répondent à un besoin en promotion de la santé.

1.5 La santé publique et la santé communautaire au Québec

Avant les années 1960, au Québec, tout comme dans l'ensemble du Canada, l'accent est mis sur les services de santé curatifs plutôt que préventifs. Ces derniers sont offerts principalement par « les unités sanitaires, les services de santé municipaux, l'hygiène industrielle ou la santé au travail et l'hygiène ou la médecine scolaire » (CESBES, 1970, p. 103). Le terme « hygiène publique » est alors généralement utilisé pour désigner les services de santé préventifs.

À la fin des années 1960, lors de la Commission d'enquête sur la santé et le bien-être social (commission Castonguay-Nepveu), on constate que « les services de santé publique étaient fragmentés et que la prévention était complètement déconnectée de la médecine curative » (Fleury et collab., 2007, p. 54). Des départements de santé communautaire (DSC) sont alors créés dans un effort visant à intégrer les soins préventifs dans le cadre du nouveau système de soins de santé. Parmi les responsabilités confiées aux DSC, on note, entre autres,

étudier les besoins de santé de la population desservie, [...] s'assurer que la population bénéficie pleinement des services préventifs prescrits par le Ministère [et] participer au développement du réseau de Centre local de services communautaires (Comité d'étude sur la prévention sanitaire, 1971, cité dans Fleury et collab., 2007, p. 27-28).

Plusieurs raisons motivent la mise en place des centres locaux de services communautaires (CLSC), entre autres, la nouvelle orientation des services de santé vers une médecine globale (*comprehensive health care*), une conception selon laquelle il faut grouper les soins préventifs, le traitement des maladies aiguës, physiques ou mentales, la réadaptation, y compris la réintégration dans le milieu de travail ou le milieu social en général (Comité d'étude sur la prévention sanitaire, 1971, cité dans Fleury et collab., 2007, p. 54-55),

la nécessité de ralentir l'expansion des hôpitaux et de modérer les coûts des services de santé, le désir de décentraliser les soins et le besoin d'augmenter la participation locale des citoyens.

La mission des CLSC

En 1991 (Loi sur l'organisation des services de santé et de services sociaux ou chapitre 42)

« La mission d'un centre local de services communautaires est d'offrir en première ligne à la population qu'il dessert, des services de santé et des services sociaux courants de nature préventive et curative, de réadaptation ou de réinsertion. À cette fin, l'établissement qui exploite un tel centre s'assure que les personnes qui requièrent de tels services pour elles-mêmes ou pour leurs familles soient rejointes, que leurs besoins soient évalués et que les services requis leur soient offerts à l'intérieur de ses installations ou dans leur milieu de vie, à l'école, au travail ou à domicile ou, si nécessaire, s'assure qu'elles soient dirigées vers les centres, les organismes ou les personnes les plus aptes à leur venir en aide. » (p. 67)

Source : Gaumer et Desrosiers, 2004.

Dans ce contexte de services axés sur la participation des citoyens, les CLSC, créés au début des années 1970, intègrent l'organisateur communautaire à l'équipe de soins (Gaumer et Fleury, 2008). L'intégration de ce professionnel à l'équipe multidisciplinaire a une influence considérable sur l'orientation des services offerts par plusieurs CLSC. De nombreux programmes sont axés sur les déterminants socioéconomiques de la santé tels que le logement, l'éducation, le chômage et la réduction des inégalités. Les intervenants sont à l'écoute des citoyens et appuient leurs efforts pour améliorer leur santé et celle de leur communauté. Dans ce contexte, le terme « hygiène publique », jugé désuet, est remplacé par celui de « santé communautaire » pour désigner les soins préventifs offerts dans les communautés (Desrosiers, 1996). Le terme « santé communautaire » représente mieux la nouvelle tendance vers l'implication des communautés et des citoyens dans les programmes locaux relatifs aux services médicaux et sociaux.

En 1975, lors de l'évaluation des services offerts par ces centres, on constate que trois types de CLSC ont été développés (Gaumer et Fleury, 2008). Certains offraient presque exclusivement des services curatifs, d'autres, des services orientés en fonction du développement communautaire, tandis que d'autres encore offraient principalement des services de soins curatifs, mais avaient aussi une composante importante de soins préventifs (Gaumer et Fleury, 2008).

À la suite de cette évaluation, et à l'arrivée d'un nouveau gouvernement, leurs rôles et fonctions sont définis par le ministère des Affaires sociales (MAS), en collaboration avec la Fédération des CLSC, établie en 1975, afin d'assurer une certaine homogénéité dans l'offre des services à travers le Québec. Il est important de préciser que les trois dimensions des services offerts par les CLSC, soit la santé, le social et le développement communautaire, ont été maintenues (*voir l'encadré 1.2*).

Depuis, d'autres évaluations et réorganisations administratives ont suivi et certains services ont été ajoutés (par exemple, les soins de longue durée) tandis que d'autres ont été éliminés (par exemple, la vaccination des voyageurs). Les CLSC font maintenant partie des Centres de santé et services sociaux (CSSS) créés en 2004. « Le CSSS agit comme assise du réseau local de services assurant l'accessibilité, la continuité et la qualité des services destinés à la population de son territoire local » (MSSS, 2014). En tant que composantes sous-régionales des CSSS, les CLSC offrent la presque totalité des services en prévention et en promotion de la santé (Beaudet et collab., 2001). Ils ont des responsabilités en matière de protection, de prévention et de promotion. Les services sont assurés par une équipe multidisciplinaire afin d'offrir aux citoyens québécois des soins les mieux adaptés à leurs besoins.

ENCADRÉ 1.2 Les services actuellement offerts dans les CLSC

Le tronc commun

- **Programme enfance-famille :** Cours prénataux, visites prénatales et postnatales, clinique de surveillance du développement psychomoteur, vaccination, santé scolaire, etc.
- **Programme jeunesse :** Santé scolaire collégiale, clinique psychosociale, clinique de planification familiale
- **Programme de services courants :** Services médicaux, infirmiers, psychosociaux pour la clientèle générale et certains programmes de suivi de groupes selon les besoins (par exemple : diabète, obésité)
- **Programme de soutien à domicile :** Service de suivi à domicile pour les clientèles en perte d'autonomie (services médicaux, infirmiers, psychosociaux, réadaptation, aide)
- **Programme de prévention :** Campagnes de vaccination spéciales, enquêtes épidémiologiques, programmes de prévention adaptés aux besoins de la population desservie

Autres programmes : Offerts par certains CLSC selon les besoins propres à la population ou en fonction de certains mandats régionaux, par exemple : programme d'interruption de grossesse, programme d'itinérance, programme de santé mentale

Conclusion

Les approches introduites durant la deuxième partie du XXᵉ siècle, principalement les soins de santé primaires et la promotion de la santé, sont à la base de la nouvelle santé publique. On reconnaît les liens étroits entre la prévention de la maladie, les soins individuels, la promotion de la santé, les conditions sociales et la santé de la population.

Parmi les divers déterminants de la santé, ceux présentant un défi particulier en santé publique incluent l'environnement social, l'environnement physique et l'environnement économique. Les déterminants sociaux de la santé, dont le revenu, l'éducation, l'emploi et le logement, sont reconnus comme ayant une incidence majeure sur les inégalités en matière de santé au Canada (Mikkonen et Raphael, 2011). Les divers paliers de gouvernements ont un rôle important à jouer pour améliorer les conditions de vie des citoyens en mettant en place des lois et des règlements capables de réduire les inégalités en santé (Mikkonen et Raphael, 2011).

Le maintien et l'amélioration d'un environnement physique de qualité sont également un défi important pour les intervenants et les gouvernements. Les principaux facteurs environnementaux susceptibles d'affecter la santé comprennent la croissance démographique, la croissance urbaine, le réchauffement climatique, la destruction de la couche d'ozone stratosphérique ainsi que la pollution de l'air, de l'eau et du sol (Chevalier et Gosselin, 2003).

> Si les tendances actuelles sont maintenues sans aucun correctif, il est possible que la qualité de vie et la santé publique soient gravement menacées au cours des prochaines décennies à cause de conflits et de migration pour l'accès aux ressources, l'accroissement des catastrophes naturelles, la présence de plus en plus importante de substances toxiques dans l'air, l'eau et le sol ainsi que la prolifération de maladies infectieuses nouvelles ou hors de leur répartition géographique habituelle. (Chevalier et Gosselin, 2003, p. 34)

En ce qui a trait à l'environnement économique, ce dernier est de plus en plus influencé par la mondialisation. Selon McMichael et Beaglehole (2000), la mondialisation a des effets mitigés sur la santé de la population. D'une part, la croissance économique accélérée et les progrès technologiques ont amélioré la santé et l'espérance de vie de la plupart des populations, mais d'autres aspects de la mondialisation mettent en danger la santé de la population, entre autres l'érosion sociale, les conditions environnementales, la division globale du travail, l'accroissement des écarts entre les riches et les pauvres et entre les pays eux-mêmes, et l'augmentation de la consommation. Selon Hancock 1999, « la plus grande menace qui pèse sur la santé de la population est peut-être la croissance économique puisqu'elle mine le développement durable, environnemental et social ». (p. S68)

À retenir

- Les pratiques en santé publique et en santé communautaire ont beaucoup évolué depuis l'arrivée des colons au Canada, allant de la quarantaine aux mesures sanitaires, à la vaccination, à l'usage des antibiotiques, aux pratiques d'hygiène et de prévention, aux interventions en promotion de la santé et à la santé de la population.

- Les épidémies survenues depuis les années 1980, telles que le VIH-SIDA, le SRAS et la grippe H1N1, ont rappelé l'importance du contrôle des maladies infectieuses ainsi que le rôle des gouvernements dans la protection des citoyens. Aussi, au Canada, l'Agence de la santé publique et le réseau pancanadien de la santé publique ont été créés dans le but de promouvoir et de protéger la santé de tous les Canadiens.

- Durant les années 1970 et 1980, les trois concepts suivants ont une influence considérable sur les pratiques de santé publique et de santé communautaire : la santé globale, une approche axée sur les déterminants de la santé ; la promotion de la santé, une stratégie importante pour améliorer la santé de la population (elle définit les cinq axes d'intervention, soit l'élaboration d'une politique saine, la création de milieux favorables, le renforcement de l'action communautaire, l'acquisition d'aptitudes individuelles et la réorientation des services de santé), ainsi que le concept de « santé de la population », une approche qui met l'accent sur l'ensemble des facteurs individuels et collectifs qui influent sur la santé ainsi que les interactions entre ces derniers.

- La « santé publique » est un concept élargi, englobant la protection, la prévention des maladies, le maintien et la promotion de la santé, favorisant les interventions de plusieurs groupes de professionnels et sous la responsabilité gouvernementale. Bien que la « santé communautaire » aborde les mêmes dimensions des services (protection, prévention, maintien et promotion), ce concept réfère aux activités dans lesquelles les citoyens sont impliqués.

- Les intervenants en santé publique et les divers piliers de gouvernement doivent travailler à améliorer l'environnement social, en particulier les conditions de vie, afin de réduire les inégalités en santé et promouvoir la qualité de l'environnement physique, entre autres par la réduction de la pollution et des gaz à effet de serre ainsi que par l'optimisation de la qualité de l'air, de l'eau et du sol. Ils doivent aussi participer aux efforts internationaux afin de contrer les effets négatifs potentiels de la mondialisation, tels que la survenue de pandémies, l'érosion sociale et l'inégalité des revenus.

Activités d'apprentissage

1. Discutez avec des travailleurs de la santé publique ou en santé communautaire (par exemple, des services de santé en Ontario ou des CLSC au Québec) de leur conception de la santé publique et de la santé communautaire. Lors d'un cours, présentez les diverses conceptions obtenues des travailleurs de la santé publique et comparez-les à celles présentes dans la littérature. Quel est l'impact de ces différentes perceptions sur les interventions, par exemple, sur les efforts faits pour encourager la participation des citoyens ?

2. Visionnez le film (en anglais seulement) *Canada Amazing Health History : Let's Murder the Medical Officer of Health* (1984). Ce film traite de l'introduction des vaccins et de leur effet sur la prévention des maladies infectieuses et le système de santé. Discutez ensuite du film en classe.

3. En 2010, l'Association canadienne en santé publique (ACSP) a fêté son centenaire. Visitez son site Internet (www.cpha.ca) pour en connaître davantage sur le passé de la santé publique et les réalisations de l'ACSP, lisez son cyberlivre historique et visitez son exposition virtuelle. Discutez ensuite de ces questions en classe.

Pour en savoir plus

Ahmed, F. (2011). Defining public health. *Indian Journal of Public Health, 55*, p. 241-245.

Beaglehole, R. (2003). *Global public health: A new era.* Oxford, Royaume-Uni : Oxford University Press.

Bircher, J. (2005). Towards a dynamic definition of health and disease. *Medicine, Health Care and Philosophy, 8*, p. 335-341.

Bourque, D. (1988). Les CLSC à la croisée des chemins : la mise au pas tranquille des CLSC. *Nouvelles pratiques sociales, 1*(1), p. 43-58. Repéré sur le site d'Érudit : http://id.erudit.org

Direction de la politique stratégique de la Direction générale de la santé de la population et de la santé publique – Santé Canada. (2001, juillet). Le modèle de promotion de la santé de la population : éléments clés et mesures qui caractérisent une approche axée sur la santé de la population. Repéré sur le site de l'Agence de la santé publique du Canada (document archivé) : www.phac-aspc.gc.ca

Doré, G. (1992). L'organisation communautaire et les mutations dans les services sociaux au Québec, 1961-1991. *Service social, 41*(2), p. 132-162.

Gaumer, B. (1995). Évolution du concept de santé publique dans les pays industrialisés du bloc occidental de la fin du XVIIIᵉ siècle aux années 1970. *Ruptures – revue transdisciplinaire en santé, 2*(1), p. 37-55.

Gaumer, B. et Desrosiers, G. (2004). L'histoire des CLSC au Québec : reflet des contradictions et des luttes à l'intérieur du système. *Ruptures – revue transdisciplinaire en santé, 10*(1), p. 52-70.

Lévesque, J-F. et Bergeron, P. (2003). De l'individuel au collectif : une vision décloisonnée de la santé publique et des soins. *Ruptures – revue transdisciplinaire en santé, 9*(2), p. 73-89.

Massé, R. et Gilbert, L. (dir.). (2012). Programme national de santé publique 2003-2012. Repéré sur le site du Ministère de la Santé et des Services sociaux : http://publications.msss.gouv.qc.ca

Shomaker, T. S., Green, E. et Yankow, S. (2013). One health: A compelling convergence. *Academic Medicine, 88*(1), p. 49-55.

CHAPITRE 2

Les savoirs et les savoir-faire essentiels en santé communautaire

Lucie Couturier

Objectifs

À la fin de ce chapitre, vous serez en mesure :

1. de décrire la promotion de la santé, la prévention de la maladie, la protection de la santé et l'intervention en amont ;

2. d'expliquer divers concepts de base de la pratique en santé communautaire, y compris les inégalités en santé ;

3. de discuter de la participation citoyenne en lien avec l'*empowerment* et l'approche ascendante en promotion de la santé ;

4. de faire la différence entre les normes de pratique, les compétences essentielles et les rôles et activités de l'infirmière en vue d'accomplir les fonctions essentielles en santé publique et communautaire.

Introduction

Ce chapitre fait d'abord ressortir, à partir d'analyses scientifiques, les savoirs essentiels en santé communautaire, soit plusieurs concepts généraux tels que la santé publique et la santé communautaire, la promotion et la protection de la santé ainsi que la prévention de la maladie. La liste n'est pas exhaustive, car d'autres concepts sont présentés dans des chapitres thématiques de cet ouvrage. Nous décrivons ensuite les savoir-faire essentiels en santé communautaire, à savoir les normes de pratique, les compétences essentielles ainsi que les rôles et activités de l'infirmière et d'autres intervenants communautaires.

2.1 Les savoirs essentiels

Nous commençons par des concepts essentiels de la base théorique et de la pratique de la santé communautaire.

2.1.1 La santé publique et la santé communautaire

Selon McKay (2012), le vocable pour désigner le domaine de pratique d'un intervenant dont les soins et les services de santé sont orientés vers les communautés varie d'un pays à l'autre. La santé publique a développé ses diverses fonctions, l'une après l'autre, de façon superposée. La protection contre les épidémies de maladies infectieuses s'est d'abord imposée. Se sont ensuite ajoutées la surveillance de ces maladies infectieuses, puis la prévention des maladies infectieuses et chroniques. Enfin, les intervenants en santé publique se sont intéressés à la promotion de la santé (O'Neill et Stirling, 2006). La nouvelle santé publique repose sur une bonne compréhension des déterminants de la santé et l'investissement dans des politiques, des programmes et des services qui favorisent des modes de vie sains et des milieux favorables à la santé (Organisation mondiale de la santé [OMS], 1999). Historiquement, la santé publique a utilisé une approche descendante, en déterminant les priorités et en mettant en œuvre les programmes.

La santé communautaire consiste en un processus de participation citoyenne dans le but de promouvoir, de maintenir et de protéger la santé et le bien-être de ses membres (Stanhopeet collab, 2008). Selon l'approche ascendante utilisée en santé communautaire, la participation citoyenne est au cœur de toutes les étapes de la planification et de la mise en œuvre des programmes.

Le tableau 2.1 résume quelques écoles de pensée en ce qui a trait à la conception de la santé publique et de la santé communautaire. Il fait ressortir le mouvement de la santé publique vers une santé communautaire, pour revenir à une santé publique qui inclut la santé communautaire.

2.1.2 La promotion, la prévention et la protection

Nous abordons en parallèle trois fonctions essentielles en santé communautaire : la promotion de la santé (*voir le chapitre 4*), la prévention de la maladie et la protection de la santé.

Les interventions en amont

Le système de santé déploie des efforts qui n'ont pas donné le succès espéré en matière de santé, considérant les ressources budgétaires allouées dans ce secteur (Santé Canada, 2002). Il importe alors d'aller en amont dans le continuum, c'est-à-dire de remonter aux autres déterminants de la santé ou d'autres facteurs (*voir la figure 2.1, page suivante*).

TABLEAU 2.1 **Des points de comparaison entre la santé publique et la santé communautaire**

Points de comparaison	Santé publique	Santé communautaire

Éléments clés de définitions (noter le rôle du citoyen)	• Science et art de favoriser la santé, de prévenir la maladie et de prolonger la vie
	• Efforts faits et activités organisées par les intervenants
	• Programmes basés sur des données statistiques et centrés sur les personnes, les groupes ou la population entière
		• Travail dans et avec la communauté (participation des citoyens)
		• Programmes planifiés avec les citoyens
		  – Basés sur des données probantes
		  – Centrés sur les individus, les familles et les communautés

Fonctions (noter l'ordre des fonctions)	• Protection de la santé • Évaluation de l'état de santé de la population • Surveillance de l'état de santé • Prévention des maladies • Promotion de la santé • Mesures et interventions d'urgence	• Promotion de la santé • Protection de la santé • Maintien de la santé • Prévention de la maladie (primaire)
Approches (noter le point de départ et la direction des approches)	• Approche administrative descendante dans l'élaboration de programmes et de services • Communication de masse pour les campagnes de sensibilisation • Compréhension des déterminants de la santé	• Approche ascendante locale et socioenvironnementale pour décider des actions sur les déterminants de la santé • Participation citoyenne à toutes les étapes d'élaboration de programmes • Développement et action communautaires
Acteurs (noter la participation des citoyens)	• Divers intervenants, dont les infirmières, médecins, épidémiologistes, etc. • Accent sur le rôle des intervenants	• Divers intervenants (infirmières, intervenants sociaux et communautaires, diététistes, etc.) ainsi que les citoyens ou la communauté

Sources : Agence de la santé publique du Canada (ASPC), 2008 ; ASPC, 2010 ; Association pour la santé publique du Québec (ASPQ), n.d. ; Bartfay, 2010a ; Butler-Jones, 2009 ; Cohen, 2012 ; Infirmières et infirmiers en santé communautaire du Canada (IISCC), 2009b ; McKay, 2012 ; O'Neill et Stirling, 2006 ; OMS, 1999 ; Yiu, 2012.

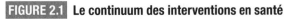

FIGURE 2.1   **Le continuum des interventions en santé**

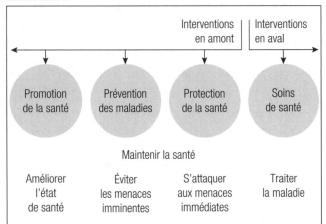

Source : Santé Canada, 2002.

Les interventions en amont incluent la promotion et la protection de la santé ainsi que la prévention des maladies (Santé Canada, 2002). Selon Blais (2006), la promotion de la santé cherche à produire en amont les conditions sociales indispensables à la santé, dont l'élaboration de politiques publiques saines. Le contrôle du tabagisme, par des taxes, des lois, de la publicité, des programmes de non-initiation ou de cessation, etc., est un exemple réussi d'interventions en amont et en intermédiaire (*midstream*) utilisées en promotion de la santé (Frolich et Poland, 2006). La hausse du taux de prévalence du diabète met par ailleurs en évidence la nécessité d'intervenir à plusieurs niveaux : en amont par des politiques publiques, en intermédiaire par des programmes de prévention et en aval par la gestion des services (Fry, Gleeson et Rissel, 2010). Les interventions en matière de diabète de type 2 requièrent une approche à plusieurs niveaux : en amont par des politiques publiques, en intermédiaire par des programmes de prévention et en aval par la gestion des services.

La promotion de la santé

Le concept de promotion de la santé est apparu vers la seconde moitié du XXe siècle (Breslow, 1999). Comme les gens bénéficiaient d'une plus longue espérance de vie, la promotion de la santé a d'abord signifié d'éduquer la population à adopter de saines habitudes de vie. Toutefois, les comportements individuels ne changent pas nécessairement en faveur de la santé (O'Neill et collab, 2006). Selon les experts, il importe de faire autrement en tenant compte des conditions de vie et du milieu de vie des personnes. Autrement dit, il s'agit d'utiliser une approche écologique ou socioenvironnementale, ce qui inclut la participation des citoyens afin de leur permettre de mieux maîtriser les déterminants de la santé et d'améliorer leur santé (OMS, 1999 ; O'Neill et Stirling, 2006).

Faire la promotion de la santé consiste essentiellement à donner aux citoyens le contrôle de leur santé et à planifier des changements d'habitudes et de conditions de vie par l'utilisation d'une large gamme de stratégies spécifiques. Il existe plusieurs exemples de projets de promotion de la santé réalisés dans les communautés, notamment des projets communautaires qui favorisent de bonnes habitudes de vie (des jardins communautaires, des cuisines collectives, des centres d'art, des périodes obligatoires de 20 minutes d'activité physique par jour au secondaire ou une politique sur les aliments sains et les boissons santé vendus dans toutes les écoles) [Bisaillon et collab., 2010].

Dans son rapport, Butler-Jones (2009) précise que l'exposition à différents facteurs et les expériences vécues au cours de la vie peuvent influer de façon positive ou négative sur l'évolution de la santé. C'est pourquoi il précise l'importance d'utiliser une approche basée sur la trajectoire de vie et d'intervenir tout au long de celle-ci.

Cohen (2012) propose cinq lignes directrices afin de diminuer l'écart entre la théorie relative à la promotion de la santé et la réalité dans le cadre de sa pratique : centrer ses actions sur le développement des capacités pour la santé, penser en amont, organiser des activités accessibles à toute la communauté, chercher des partenariats et ... être patient !

La prévention de la maladie

La prévention de la maladie se décline en trois niveaux d'actions : primaire, secondaire et tertiaire. La prévention primaire, confondue à tort avec la promotion de la santé, vise à prévenir les situations ou les actions qui pourraient menacer la santé (Schubert et Bartfay, 2010 ; Stanhope et collab., 2008). Les interventions s'adressent à une clientèle à risque et s'attaquent aux facteurs de risque dans le but d'empêcher l'apparition de la maladie, voire de limiter le nombre de nouveaux cas (Bisaillon et collab., 2010 ; Blais, 2006 ; OMS, 1999 ; Stanhope et collab., 2008). L'évaluation des sièges d'auto pour bébés et enfants, les campagnes de vaccination, la gestion du stress, l'éducation sur une alimentation saine chez les enfants, le programme OLO au Québec (aide alimentaire aux femmes enceintes à faible revenu) ne sont que quelques exemples de ces interventions (Shah, 2003, cité dans Blais, 2006).

La prévention secondaire vise quant à elle à enrayer les manifestations réversibles ou à les retarder, par le dépistage précoce, c'est-à-dire par la détection rapide des symptômes et l'amorce immédiate d'une action ou d'un traitement approprié avant l'apparition de problèmes irréversibles (Fry et collab., 2010 ; OMS, 1999). Elle peut ainsi réduire le nombre total de cas (Stanhope et collab., 2008).

L'examen des yeux, les divers tests de dépistage, l'évaluation du niveau de littératie de la population et un programme de perte de poids sont autant d'exemples de prévention secondaire (Stanhope et collab., 2008).

La prévention tertiaire vise enfin à ralentir le cours de la maladie, à prévenir les incapacités, à diminuer les détériorations ainsi qu'à éviter les complications ou les risques de rechute et de chronicité par une réadaptation efficace (OMS, 1999; Stanhope et collab., 2008). Elle diminue les répercussions de la maladie sur la qualité de vie et aide la personne à vivre avec ses limites tout en demeurant productive. Voici quelques exemples: aider une personne à s'adapter aux séquelles d'un accident vasculaire cérébral (AVC) par l'éducation, créer un groupe de soutien pour les enfants victimes de mauvais traitements, offrir un programme de réadaptation cardiaque ou de réinsertion au travail (Gallagher et Dallaire, 2010; Stanhope et collab., 2008).

Toute intervention en prévention exige de comprendre ce qu'est un facteur de risque. Le risque en soi est une probabilité qu'un événement survienne dans un espace de temps donné (Stanhope et collab., 2008). Selon l'OMS (1999), le facteur de risque consiste en une variété de conditions (sociales, économiques, biologiques, comportementales ou environnementales) pouvant être liées à une vulnérabilité accrue à un problème de santé. Le facteur de risque crée un stress chez l'individu et peut menacer sa santé (Stanhope et collab., 2008).

Le facteur de protection est aussi une variable à prendre en compte, car il influe favorablement sur l'individu dans la gestion du stress lié au fait d'être en situation de risque (Stanhope et collab., 2008). Se confier, chercher de l'information sur un problème, posséder un niveau de littératie suffisant pour comprendre les renseignements en matière de santé, avoir un réseau de soutien social efficace en période postnatale ou de rupture amoureuse et faire preuve d'*empowerment* communautaire (appropriation de son pouvoir), voilà autant d'exemples de facteurs de protection.

Lors de l'évaluation des facteurs de risque, il importe de déterminer la présence de facteurs de protection ou la possibilité d'en créer: une clinique locale sans rendez-vous (facteur de protection) pour une communauté qui n'a pas souvent accès à un médecin (facteur de risque); une coalition entre la communauté, le corps policier et les professionnels de la santé pour atténuer la violence liée aux gangs de rue (OMS, 1999).

La protection de la santé

La protection de la santé est une des fonctions essentielles en santé publique, car elle agit sur les risques immédiats. Il appartient à Santé Canada de protéger la santé des Canadiens, par l'intermédiaire de ses bureaux régionaux

et en agissant dans les domaines suivants: la surveillance, la prévention, la législation, l'éclosion de maladies, les médicaments et la sécurité alimentaire (Stanhope et collab., 2008).

La protection de la santé comprend le contrôle des maladies infectieuses (Association canadienne de santé publique [ACSP], 2010), «les domaines de l'hygiène alimentaire, de la purification de l'eau, de l'assainissement de l'environnement et de l'innocuité des médicaments [...]» (Last, 2007 et OMS, 1998, cités dans Agence de la santé publique du Canada [ASPC], 2010, section «P», paragr. 11). L'inspection des garderies, des résidences pour personnes âgées et des restaurants ainsi que le monitorage et l'application des normes de qualité de l'air et de l'eau sont des exemples de protection de la santé (Bartfay, 2010b).

Les lois ou les programmes obligatoires en protection de la santé peuvent créer un dommage moral potentiel (par exemple, brimer la liberté de choix) [Peter, Sweatman et Carlin, 2012]. Les programmes de vaccination en sont de très bons exemples, car de plus en plus de parents s'y opposent, d'où l'importance pour les infirmières d'utiliser les mesures les moins coercitives. Le chapitre 19 jette un éclairage pertinent sur le sujet en traitant des enjeux éthiques en santé communautaire.

Lors de désastres ou d'accidents majeurs, la santé publique participe à la mise en œuvre du plan d'urgence afin de protéger la santé des individus touchés, en particulier en les aidant à se reloger temporairement, en s'assurant qu'ils reçoivent les soins d'urgence et les soins réguliers nécessaires jusqu'à une nouvelle évaluation, etc. (Bartfay, 2010b; Stanhope et collab., 2008). Le chapitre 10 traite des risques liés à l'environnement.

Dans le milieu de travail, la protection de la santé chez les travailleurs consiste à éviter les blessures physiques ou psychologiques et les accidents du travail de diverses façons: l'éducation, l'aménagement d'un lieu de travail sécuritaire, l'organisation des tâches, le respect des normes de sécurité au travail et des politiques régissant les cas de harcèlement.

Le tableau 2.2, à la page suivante, présente en parallèle les trois fonctions de promotion, de prévention et de protection.

2.1.3 La réduction des méfaits

La réduction des méfaits (*harm reduction*) relève de la prévention et de la protection de la santé. Elle englobe une gamme de stratégies ou de politiques visant à contrer les effets néfastes sur la santé de la surconsommation de substances telles que la caféine, la nicotine, les boissons énergisantes et autres stimulants, la marijuana, les hallucinogènes et les boissons alcoolisées. L'abstinence n'est

TABLEAU 2.2 La promotion de la santé, la prévention des maladies et la protection de la santé

Points de comparaison	Promotion de la santé	Prévention de la maladie	Protection de la santé
Éléments clés de la définition	• Changement planifié • Création d'un potentiel pour la santé • *Empowerment* • Participation citoyenne • Éducation pour la santé • Modes et conditions de vie • Santé : concept positif et multidimensionnel	• Arrêt ou obstacle aux conditions propices au développement de la maladie • Obstacle à l'apparition de la maladie, arrêt de l'évolution et diminution des conséquences • Santé : absence de la maladie (sauf en prévention tertiaire)	• Efforts pour éviter la maladie ou rétablir la santé après une menace • Action sur les risques immédiats
Objectifs	• Agir sur les déterminants de la santé (fondement de la promotion de la santé) et les facteurs de risque • Créer en amont les conditions sociales qui favorisent la santé	• Agir sur les facteurs de risque ou les éliminer • Cibler les individus ou groupes à risque en s'appuyant sur une preuve scientifique de cause à effet et modifier leurs comportements • Renforcer les facteurs de protection	• Protéger la santé de la population • Agir sur les facteurs de risque • Faire respecter les lois, les règlements et les normes régissant les conditions favorables à la santé de la population
Stratégies	• Approche ascendante et écologique • Les cinq actions de la *Charte d'Ottawa pour la promotion de la santé* • Stratégies multiples et complémentaires, impliquant la communauté	• Approche descendante • Stratégies essentiellement orientées vers des facteurs de risque • Stratégies ponctuelles, directives et persuasives	• Surveillance des maladies et des facteurs de risque • Dépistage de maladies • Investigation en cas d'éclosion de la maladie • Législation • Inspection de lieux ciblés
Clientèle ciblée	• Population en général	• Population à risque	• Population en général

Sources: Bartfay, 2010b ; Blais, 2006 ; Fry et collab., 2010 ; Green et Kreuter, 2005 ; Kickbush, 1994, cité dans Blais, 2006 ; OMS, 1986 ; OMS, 1999 ; Stanhope et collab., 2008.

pas une condition préalable, mais elle peut constituer un but à long terme (Centre pour la toxicomanie et la santé mentale, 2006, et Santé Canada, 2005, cités dans Stanhope et collab., 2008). L'approche vise une utilisation plus sécuritaire des substances pour la personne et le public. L'intervenant détermine ses actions en fonction de paramètres tels la fréquence de la consommation, les déterminants de la santé, les services requis et l'accès aux services et aux réunions (Santé publique Ottawa, 2009).

Une étude sur la minimisation des risques (une variante de la réduction des risques) a été menée en Nouvelle-Écosse auprès de jeunes du secondaire. La réalisation d'un partenariat et d'un programme d'éducation sur les drogues a permis d'observer des résultats favorables chez les élèves en fin de secondaire, alors que les jeunes du début du secondaire ont présenté des dangers associés à la consommation (Poulin et Nicholson, cités dans Stanhope et collab., 2008).

2.1.4 Les soins de santé primaires

Les soins de santé primaires (SSP) se composent des soins de santé essentiels favorisant la participation et l'implication des individus et de la communauté dans la prise de décision, universellement accessibles à tous par des moyens socialement abordables (le coût) à tous les stades de la vie, acceptables (selon des méthodes et technologies pratiques, simples et adaptées) et basés sur des preuves scientifiques (OMS, 1978).

Les SSP comprennent une gamme de soins complets, soit la promotion de la santé, la prévention des maladies et des blessures, les traitements et la réadaptation. Les soins sont offerts dans un cadre de collaboration intersectorielle et selon une approche ascendante. Ils ont pour but d'améliorer la santé et de réduire les inégalités à ce titre (Association des infirmières et infirmiers du Canada [AIIC], 2005 ; OMS, 1978 ; Smith, van Herk et Rahaman, 2012). Les actions des infirmières en santé communautaire s'appuient sur les fondements théoriques des soins de santé primaires (Infirmières et infirmiers en santé communautaire du Canada [IISCC], 2009a).

Les SSP sont à la fois différents et complémentaires des soins primaires. La figure 2.2 illustre cette relation de complémentarité.

2.1.5 La communauté

Dans le domaine de la santé publique, la communauté est définie en fonction de la situation géographique ou des champs d'intérêt communs des personnes (Rifkin, Muller

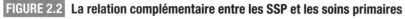

FIGURE 2.2 **La relation complémentaire entre les SSP et les soins primaires**

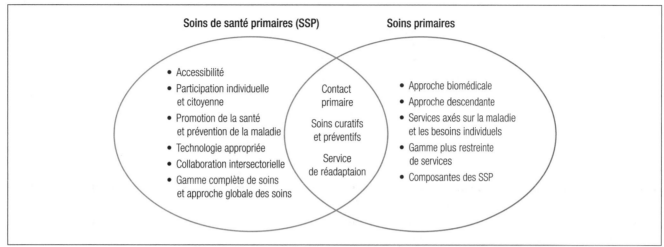

Sources : AIIC, 2005 ; OMS, 1978 ; Smith et collab., 2012.

et Bichmann, 1988). L'OMS (1999) propose une définition plus large de la communauté :

> Groupe de personnes, qui vivent souvent dans une zone géographique bien définie, partagent une culture, des valeurs et des normes, et ont une place dans une structure sociale qui est conforme à des relations que la communauté a créées au cours d'une certaine période. (p. 6)

Une communauté doit présenter suffisamment d'interactions sociales, de structures et de permanence pour qu'un individu puisse s'identifier comme l'un de ses membres (Ragin et collab., 2008).

Les communautés d'intérêts naissent de valeurs et de projets partagés entre plusieurs personnes, créant ainsi un sentiment d'interdépendance. Par exemple, les professionnels de la santé peuvent travailler en collaboration avec un groupe religieux, une paroisse, ou un groupe d'homosexuels pour améliorer la santé de ses membres. Les écrits mentionnent de plus en plus les communautés virtuelles, soit les groupes sociaux qui partagent des centres d'intérêt par Internet, sur les sites de clavardage, les blogues ou les réseaux sociaux, dont Twitter et Facebook (Yiu, 2012).

Trois autres termes spécifiques sont également utilisés pour désigner d'autres groupes de personnes, soit « agrégat », « quartier » et « population ». L'agrégat, ou collectivité, représente un groupe d'individus ayant une ou plusieurs caractéristiques personnelles ou environnementales, dont des centres d'intérêt, un niveau de scolarité, une culture, des croyances ou des buts, en commun (McGuire, 2002 ; Yiu, 2012). C'est le cas d'élèves d'une classe de sixième année dans une école primaire, au même stade de développement et au même âge. Certaines actions en promotion de la santé, par exemple des pro-

grammes d'éducation sexuelle, sont conçues pour un tel agrégat.

Le terme « quartier » désigne « une partie d'une agglomération ayant une certaine unité et des caractéristiques propres » (Office québécois de la langue française, 2011). Le quartier est donc plus petit qu'une communauté et il s'autodéfinit, sans nécessairement avoir de frontières précises (McGuire, 2002). Un peu partout au Canada, certains groupes ethniques s'établissent parfois dans un secteur d'une grande ville. On y retrouvera, par exemple, un quartier chinois ou un quartier italien.

Selon Young (2005), le mot « population » fait référence à un ensemble de personnes dans un contexte donné, par exemple un contexte géographique ou politique (un pays), sans toutefois qu'il y ait de frontières géographiques. Une population peut regrouper plusieurs communautés. Elle peut aussi être définie comme un groupe de personnes ayant en commun des caractéristiques telles que l'ethnicité, la religion ou la langue, par exemple la population canadienne-française (Young, 2005).

2.1.6 La participation

On peut affirmer que la participation « implique un engagement au dialogue et un certain partage du pouvoir » (André, Martin et Lanmafankpotin, 2012, p. 1). La participation citoyenne est devenue très importante puisque les gens affirment de plus en plus leur droit de donner leur opinion concernant les décisions qui touchent leur vie (World Health Organisation [WHO], 2002). Cette participation se définit comme un processus d'engagement authentique d'une personne, d'un organisme ou d'une communauté dans diverses actions qui favorisent la santé et le bien-être. Le fait pour les individus de déterminer leurs besoins et leurs préoccupations, de formuler les politiques et de les appliquer, ainsi que de planifier, de développer et d'assurer la livraison de services sont quelques exemples de la participation citoyenne (WHO, 2002).

Selon Zakus et Lysack (1998), le degré de participation peut varier considérablement. Il est plutôt faible chez les individus qui reçoivent seulement de l'information ou participent à des activités prédéterminées. Par contre, le pouvoir est entièrement délégué aux citoyens qui cherchent à trouver des solutions à leur problème et qui gèrent complètement un projet.

Le succès de la participation communautaire à un projet dépend de plusieurs facteurs : l'engagement des professionnels de la santé, une bonne connaissance de la communauté (son histoire, ses ressources, etc.), une sincérité dans l'intention d'inclure les citoyens, la clarification du rôle des participants et des limites de l'autorité qui leur est conférée, l'utilisation de stratégies de résolution de conflits en cas de difficultés, et des mécanismes de renforcement pour les petites réussites.

2.1.7 L'*empowerment*

La signification de l'***empowerment*** en promotion de la santé n'est pas toujours claire (Rissel, 1994). On décrit habituellement l'*empowerment* comme un processus par lequel les personnes ou les communautés acquièrent davantage d'emprise sur les facteurs qui influent sur leur santé et sur leur vie (Laverack et Labonte, 2000). Il s'agit donc d'un processus actif dans lequel la communauté, les individus ou les groupes précisent leurs besoins en matière de santé, s'impliquent, décident et mettent en place les moyens pour y répondre et améliorer leur santé (Stanhope et collab., 2008). Selon Rodwell (1996), l'*empowerment* est un processus par lequel les personnes ou les communautés peuvent changer une situation.

C'est par l'*empowerment* que la promotion de la santé contribuera à améliorer la santé. Ce concept comprend le partage des pouvoirs ainsi que le respect de soi et d'autrui. De plus, il permet aux personnes de reconnaître leurs forces, leurs habiletés et leur pouvoir personnel (Masson, Barker et Georges, 1991). L'*empowerment* s'appuie sur les partenariats qui valorisent toutes les personnes impliquées, les prises de décisions relatives à l'utilisation des ressources et la liberté de faire des choix et de les assumer.

2.1.8 La littératie en santé

La littératie en matière de santé désigne « la capacité d'une personne d'obtenir des renseignements sur la santé, de les comprendre et de les utiliser » pour faire des choix

sains ; bref, il s'agit de la capacité de prendre les décisions appropriées pour rester en santé (Conseil canadien sur l'apprentissage [CCA], 2007 ; Rootman et collab., 2007, cité dans Simich, 2009, p. 3).

Les enquêtes démontrent que 60 % des adultes canadiens éprouvent des difficultés à obtenir des renseignements concernant la santé, à les comprendre et à agir en conséquence (CCA, 2007). Les chômeurs, les aînés et la population immigrante, en particulier les femmes, seraient les plus touchés par ces difficultés de compréhension (CCA, 2007 ; Simich, 2009).

Selon des études réalisées entre 1970 et 2006, le niveau de littératie requis pour comprendre la plupart des documents portant sur la santé dépasse celui d'un diplômé d'études secondaires (CCA, 2007). Cette situation est problématique puisqu'une grande partie de l'information en santé est transmise par écrit : tableaux nutritionnels, étiquettes des médicaments prescrits ou en vente libre à la pharmacie, dépliants, textes dans Internet et autres. (*Voir une mesure du niveau de lisibilité d'un texte dans la boîte à outils, page 327.*)

La lecture quotidienne peut cependant entraîner une amélioration de la littératie en santé de 38 % chez les personnes âgées de 16 à 65 ans et de 52 % chez les 66 ans et plus (CCA, 2008). Considérant ce résultat, l'infirmière pourrait créer un partenariat avec un organisme d'alphabétisation pour former des groupes de lecture ou proposer des livres correspondant au niveau de littératie de la personne.

2.1.9 La justice sociale et les inégalités en santé

Selon Smith et ses collaborateurs (2012), la justice sociale est le degré d'égalité des chances de santé rendu possible par les structures politiques, sociales et économiques. Les inégalités en santé font de plus en plus l'objet de travaux de recherche et de publications dans ce domaine, qui les posent comme étant une conséquence des conditions socioéconomiques (ASPC, 2010 ; OMS, 2008 ; Ridde, Guichard et Houeto, 2007). Les inégalités en santé « tiennent aux circonstances dans lesquelles les individus grandissent, vivent, travaillent et vieillissent ainsi qu'aux systèmes de soins qui leur sont offerts » (OMS, 2008, page d'introduction). Les études confirment que ce sont les conditions socioéconomiques qui ont la plus grande incidence sur la santé (Raphael, 2009). Ces conditions sont modelées par diverses forces, dont les choix politiques (Fry et collab., 2010). Parmi les inégalités observées, mentionnons la mortalité liée aux problèmes de santé mentale, l'insécurité alimentaire et le manque d'accès aux services de santé (Raphael, 2006).

Empowerment Acquérir davantage d'emprise sur les facteurs qui influent sur la santé et la vie.

Ces inégalités en santé seraient la conséquence de facteurs qu'on appelle « déterminants sociaux de la santé ».

Les déterminants sociaux de la santé retenus au Canada (Raphael, 2009) comprennent sensiblement les mêmes facteurs que ceux qui sont décrits au chapitre 4. Cependant, cinq facteurs font l'objet d'une nomenclature différente pour préciser leur nature socioéconomique: la sécurité alimentaire, la pénurie de logements, la répartition équitable des richesses, l'exclusion sociale et le chômage.

Dans son rapport final, la Commission sur les déterminants sociaux de la santé met la communauté internationale au défi d'«instaurer l'équité en santé en agissant sur les déterminants sociaux de la santé» (OMS, 2008, page titre). Whitehead (cité dans Raphael, 2006) insiste sur l'importance de se pencher sur les conditions de vie, de reconnaître qu'il y a un problème et d'entreprendre des démarches de sensibilisation pour ensuite élaborer des projets en vue de diminuer ces inégalités.

L'inégalité d'accès aux déterminants sociaux de la santé crée les inégalités en santé entre les groupes les plus défavorisés et les plus favorisés (Butler-Jones, 2009). L'exemple de la communauté de l'île de Lamèque, au Nouveau-Brunswick, illustre l'importance de la participation citoyenne dans la lutte pour l'accès aux services et aux soins de santé. Cette communauté a réussi à relever les défis en matière de services et de soins de santé, y compris en ce qui a trait aux programmes de promotion de la santé, ce qui a donné naissance à un centre de santé communautaire (Bouchard et Vézina, 2009).

2.1.10 Les modes de vie

Les saines habitudes de vie sont, depuis longtemps, le point d'intérêt des interventions de la part des infirmières en santé communautaire (Cohen, 2012). Le mode de vie représente un ensemble de comportements ou de pratiques, chez une personne ou un groupe, maintenus avec un certain degré de constance dans le temps. Des exemples de saines habitudes de vie comprennent l'activité physique, l'absence de tabagisme, les rencontres sociales régulières, un sommeil d'une durée suffisante, etc.

Les individus ayant un faible niveau de littératie sont plus susceptibles d'adopter des habitudes de vie malsaines, par exemple fumer, mal s'alimenter, être sédentaire, ne pas porter la ceinture de sécurité en voiture ou ignorer les rappels de dépistage (Petch, Ronson et Rootman, 2004).

Selon Lyons et Langille (cités dans Stanhope et collab., 2008), le mode de vie sain serait une ressource pour la qualité de vie et l'adaptation (*coping*). Le maintien de saines habitudes de vie dépend d'un équilibre entre la responsabilité individuelle (ce que je choisis), sociale (ce que nous faisons ensemble et pouvons faire pour les autres) et gouvernementale (ce qui est fait pour promouvoir la santé, un environnement sain, des politiques publiques

de santé, et pour réduire les inégalités en santé). Selon ces auteurs, il importe de tenir compte des conditions sociales et des déterminants de la santé lors de l'évaluation des modes de vie.

2.2 Les savoir-faire essentiels

Dans cette seconde partie du chapitre, nous présentons d'abord les normes de pratique, puis les compétences et, enfin, les rôles et activités essentiels en santé communautaire.

2.2.1 Les normes de pratique en santé communautaire

Le contenu de cette sous-section tire ses sources du document intitulé *Modèle et normes de pratique des soins infirmiers en santé communautaire au Canada* (IISCC, 2011). Les infirmières débutantes auront «besoin d'au moins deux ans de pratique pour satisfaire aux attentes de ces normes spécialisées» (p. 8).

Les normes définissent l'étendue de la pratique des soins infirmiers en santé communautaire et «représentent les niveaux souhaitables et atteignables de rendement attendu des infirmières dans leur pratique» (IISCC, 2011, p. 5).

En plus de former la base de la pratique, ces normes sont interdépendantes et suffisamment inclusives pour tenir compte de l'étendue de la pratique en santé communautaire (Warren et collab, 2012). Elles comprennent: 1. la promotion de la santé; 2. la prévention de la maladie et la protection de la santé; 3. le maintien de la santé, le rétablissement et les soins palliatifs; 4. les relations professionnelles; 5. le renforcement des capacités; 6. l'accès et l'équité; 7. les responsabilités professionnelles.

2.2.2 Les compétences en santé communautaire

Le contenu de cette sous-section tire ses sources du document *Compétences essentielles en santé publique au Canada, version 1.0* (ASPC, 2008). Les compétences désignent l'ensemble des savoirs (connaissances, habiletés et attitudes) essentiels à la pratique en santé publique au Canada. Ces compétences génériques constituent la base de la pratique et s'appliquent à tous les intervenants en santé publique, sans égard à leur profession ou discipline, sauf certains travailleurs non réglementés qui ne sont pas tenus de les avoir toutes acquises.

Les 36 compétences essentielles sont divisées en 7 catégories représentant les fonctions de la santé publique. Ces catégories sont: 1. les sciences de la santé publique; 2. l'évaluation et l'analyse; 3. la planification, la mise en œuvre et l'évaluation de politiques et de programmes ; 4. les partenariats, les collaborations et la promotion ; 5. la diversité et l'inclusion ; 6. la communication ; 7. le leadership. Le document des compétences fournit des exemples concrets de leur application par les travailleurs de première ligne, les gestionnaires ainsi que les consultants ou les spécialistes.

Des compétences propres aux soins infirmiers

Considérant la contribution unique des infirmières en santé communautaire et l'importance de développer des compétences spécifiques pour la pratique des soins infirmiers en santé publique, Infirmières et infirmiers en santé communautaire du Canada (IISCC) (2009b) a publié un document à cet effet. On y trouve 66 compétences divisées en 8 domaines, les 7 premiers étant les mêmes que ceux des compétences génériques essentielles en santé publique au Canada. Le dernier domaine, intitulé « Responsabilité et obligations professionnelles », met en évidence le travail autonome et indépendant de l'infirmière. Il vise à s'assurer que l'infirmière met en place les conditions nécessaires (connaissances et compétences) pour garantir des « soins sécuritaires, compatissants, compétents et conformes à l'éthique » (IISCC, 2009b, p. 11).

Des compétences pour les étudiantes en sciences infirmières

L'Association canadienne des écoles de sciences infirmières (ACESI, 2014) a publié des compétences à développer par les étudiantes en sciences infirmières lors de leur stage en santé publique. Au nombre de cinq, les catégories de compétences sont quelque peu différentes de celles mentionnées précédemment. Chaque catégorie fournit des indicateurs « observables des apprentissages critiques nécessaires pour développer la compétence » (Tardif, cité dans ACESI, 2014, p. 3).

2.2.3 Les rôles et activités en santé communautaire

Le document intitulé *La pratique infirmière en santé publique – en santé communautaire au Canada. Rôles et activités* (ACSP, 2010) sert de base à cette sous-section. Il décrit les rôles et les activités pour accomplir les fonctions essentielles en santé publique dans divers programmes et milieux de travail.

L'infirmière en santé communautaire doit posséder des savoirs fondamentaux préalables à la pratique infirmière en santé publique et en santé communautaire pour bien accomplir ces rôles. Certains savoirs de base figurent dans le métaparadigme infirmier, soit : 1. la personne (groupe, communauté, population ; par exemple, leur pouvoir d'agir) ; 2. la santé (une ressource ; par exemple, les SSP et l'accès aux services) ; 3. l'environnement (y compris la culture) ; 4. les soins infirmiers ; 5. la justice sociale (comprenant l'équité).

TABLEAU 2.3 **La démarche de santé publique et la démarche de soins**

Démarche de santé publique	Démarche de soins
• Évaluer : collecter des données sur la communauté (en collaboration) [préoccupations, besoins, épidémiologie, milieu de vie, état de santé, ressources] • Analyser les données, définir le besoin (problème, facteurs de risque, diagnostic*) et établir des priorités (selon des critères, contraintes ou circonstances) • Planifier : déterminer les objectifs et planifier l'action (moyens, ressources, stratégies ou interventions) • Mettre en œuvre (stratégies, actions) • Évaluer les résultats et adapter l'action au besoin	• Collecter des données sur l'individu (cliniques, biologiques, sociales, satisfaction des besoins) • Analyser les problèmes de santé (médicaux, sociaux, diagnostic infirmier) • Planifier : déterminer la stratégie de soins (rôle dépendant et autonome) • Mettre en œuvre (interventions) • Évaluer les résultats et adapter les interventions au besoin

*Le problème est défini en termes de diagnostic ou en précisant le facteur de risque, les personnes touchées et les conditions sociales à l'origine des préoccupations de santé (Stanhope et collab., 2008).

Source : Marteau, Peltier et Thomas, 2010.

De plus, l'infirmière doit pouvoir appliquer la démarche de soins communautaires. Le tableau 2.3 montre en parallèle la démarche de santé publique et celle des soins en général.

D'après Cohen (2012), l'infirmière en santé communautaire doit pouvoir utiliser l'approche socioenvironnementale en promotion de la santé, ainsi que l'habileté de penser et d'intervenir en amont. En collaboration avec l'équipe d'intervenants en santé, l'infirmière est aussi appelée à utiliser l'approche populationnelle. Cette approche s'intéresse à tous les déterminants de la santé et prend « en considération l'ensemble des besoins de la population » (Bisaillon et collab., 2010, p. 59) ou des sous-groupes, ce qui est beaucoup plus inclusif que les seuls besoins des usagers du système. Il s'agit d'une approche qui intègre la prévention de la maladie, la promotion de la santé et les soins de santé dans le continuum des interventions.

Par ailleurs, tous les documents portant sur les normes, les compétences et les rôles en santé communautaire précisent que l'infirmière doit travailler en collaboration interprofessionnelle. Par exemple, un programme d'activité physique chez les aînés nécessite la participation de la communauté concernée et celle de divers intervenants tels que l'infirmière, le spécialiste en activité physique, le club d'âge d'or, l'intervenant communautaire et le travailleur social (*voir le chapitre 4 pour d'autres exemples*).

Le tableau 2.4 résume les rôles principaux avec des exemples et présente les activités primordiales pour assumer ces rôles. Les activités de communication et d'évaluation

TABLEAU 2.4 **Les principaux rôles et les activités essentielles de l'infirmière en santé communautaire**

Principaux rôles	Activités essentielles	Exemples d'applications
Défenseur des intérêts	• Plaidoyer	• Informer la communauté des services et des ressources disponibles • Décrire les conditions de vie des personnes en leur nom aux preneurs de décisions (par exemple, logement insalubre) • Plaider pour des politiques en milieu scolaire (par exemple, boissons santé)
Collaborateur	• Promotion du travail d'équipe • Création de coalitions et de réseaux • Développement communautaire • Leadership • Renforcement des capacités	• Travailler en équipe multidisciplinaire avec la communauté, étant donné la complexité des besoins (par exemple, organismes communautaires, agences de service social, système judiciaire, organismes religieux, réseaux de bénévoles, écoles, divers services gouvernementaux) • Collaborer avec le centre de santé communautaire pour mettre en place un service de gardiennage pendant l'activité de marche des femmes nouvellement immigrées
Consultant	• Consultation • Élaboration et mise en œuvre de politiques • Gestion • Planification et coordination des ressources	• Offrir des renseignements et des choix pertinents sur la cessation du tabagisme, aider le groupe visé à comprendre le problème et à se fixer des objectifs réalistes à atteindre • Jouer le rôle de consultant auprès des collègues de travail
Conseiller	• Soins • Counseling	• Soutenir les personnes dans leur décision en explorant leurs sentiments vis-à-vis de la situation et en proposant des choix pertinents (par exemple, placement d'un parent âgé)
Éducateur	• Animation • Éducation sanitaire	• Jouer un rôle essentiel en promotion de la santé, historiquement appliqué dans le but de changer des comportements • Aider les personnes à prendre des décisions éclairées concernant leur santé (par exemple, classes prénatales, soins du dos, gestion du stress)
Gestionnaire de cas	• Gestion de cas	• Coordonner et distribuer les services appropriés (par exemple, services sociaux ou de transport) aux personnes qui ne peuvent pas s'occuper de leurs soins ou s'orienter dans le système de santé (par exemple, les personnes atteintes du sida, de la maladie d'Alzheimer)
Clinicien ou infirmier de première ligne	• Dépistage • Réaction aux menaces à la santé • Recherche et évaluation • Orientation • Sensibilisation • Soins et counseling • Surveillance et suivi	• Discuter avec un groupe d'adolescents au sujet des rapports sexuels protégés • Participer au dépistage de l'hypertension artérielle • Observer l'humidité qui suinte sur les murs d'une petite maison mal isolée et informer l'inspecteur sanitaire de la menace pour la santé • Discuter des services offerts aux jeunes et les inviter à s'impliquer afin de créer un lieu de rencontre pour des activités de loisirs

Sources: ACSP, 2010; Stafanson et Bartfay, 2010.

des résultats ne figurent pas dans le tableau, puisqu'elles transcendent tous les rôles et, par conséquent, ne se limitent pas à quelques-uns d'entre eux.

L'infirmière en santé communautaire peut jouer son rôle dans divers secteurs et milieux, notamment en santé publique, en santé communautaire, en santé mentale communautaire, en santé des militaires, en santé au travail, en milieu paroissial, en milieu scolaire, en soins primaires, en milieu rural, en région éloignée ou dans les dispensaires (*outpost*) [Warren et collab., 2012]. Par ailleurs, les spécialités en santé communautaire comprennent la pratique en milieu carcéral, en situation d'urgence et de désastre, le travail de proximité (*street nurse, outreach*), la pratique infirmière médicolégale (*forensic*), la ligne

téléphonique d'information, l'infirmière praticienne, les soins à domicile, y compris les soins palliatifs (Stafanson et Bartfay, 2010; Stanhope et collab., 2008).

Nous décrivons ici les soins à domicile, la spécialité qui a connu la plus grande expansion, et une autre de plus en plus nécessaire, mais plutôt méconnue, le travail de proximité. Les soins à domicile intègrent des soins infirmiers cliniques et ponctuels aux individus dans leur résidence (y compris l'école et le lieu de travail), la prévention, l'éducation pour la santé, la protection et le rétablissement de la santé (IISCC, 2010; Ordre des infirmières et infirmiers du Québec [OIIQ], 2010; Stanhope et collab., 2008). Ils comprennent aussi les soins palliatifs ou de fin de vie, lorsqu'une personne souffre d'une maladie en phase terminale. L'infirmière y exerce ses « fonctions de manière hautement indépendante et autonome » (IISCC, 2010, p. 7 ; OIIQ, 2010).

On trouve plus spécifiquement, dans les activités en soins à domicile, une combinaison de soins directs (par exemple, pansement, soins de stomie, médicaments, gestion de la douleur) et d'éducation pour la santé, ainsi que la réadaptation, le soutien à la famille, l'adaptation sociale et l'intégration des personnes dans leur milieu de vie (OIIQ, 2010 ; Warren et collab., 2012). Dans ce contexte, l'infirmière encourage les autosoins. Elle tente de prévenir les complications et de minimiser les conséquences de la maladie sur les capacités fonctionnelles. De plus, elle organise les services communautaires convenus avec la personne et sa famille (Stanhope et collab., 2008).

La naissance d'un bébé peut créer beaucoup de stress au sein de la famille. C'est pourquoi cet événement fait l'objet de soins à domicile. L'infirmière rend ainsi visite à la famille et évalue sa situation, la communication, etc. Elle peut intervenir pour rassurer les parents, les soutenir dans les soins au nouveau-né et l'allaitement, discuter avec eux de l'adaptation aux changements, dont la dynamique familiale (Warren et collab., 2012).

Notons que le Québec s'est doté de standards de pratique pour l'infirmière en milieu scolaire (OIIQ, 2012). L'infirmière travaille en partenariat avec le milieu scolaire, selon les standards relatifs : 1. aux activités de promotion de la santé ; 2. à la prévention et la protection de la santé ; 3. aux activités liées au maintien et au rétablissement de la santé ; 4. à la qualité des services professionnels.

Quant au travail de proximité (*street nurse, outreach*), il s'effectue plutôt dans les rues des milieux urbains auprès de personnes qui éprouvent des difficultés d'accès aux services de santé. Ces personnes vulnérables sont habituellement sans abri, toxicomanes ou aux prises avec des problèmes de santé mentale. Les soins infirmiers, dans ce contexte, englobent les premiers soins, du counseling, le dépistage d'infections transmissibles sexuellement et par le sang (ITSS), l'éducation pour la santé et la provision de moyens de contraception ou de seringues propres, (Stanhope et collab., 2008).

Conclusion

Les concepts décrits dans ce chapitre constituent une base essentielle à la pratique en santé communautaire. Il importe de se rappeler qu'ils ne sont toutefois pas statiques. Plusieurs d'entre eux, par exemple la santé publique et les inégalités en santé, ont évolué avec le temps pour tenir compte des besoins de la population en matière de promotion de la santé et de prévention des maladies.

Par ailleurs, les recherches confirment l'importance croissante d'une approche ascendante en santé publique. De plus en plus, la participation citoyenne et l'*empowerment* se retrouvent au cœur de la promotion de la santé.

La santé publique doit favoriser les interventions en amont afin de mieux saisir les conditions de vie ou les causes réelles des problèmes de santé. C'est ce qui permet de cibler les populations à risque et de déterminer les mesures préventives et les politiques publiques de santé appropriées. Une bonne compréhension de ces concepts est essentielle pour les infirmières qui œuvrent en santé communautaire et désirent travailler étroitement avec les communautés pour les aider à s'organiser et à mettre en place des conditions favorables à la santé.

À retenir

- Les actions en promotion de la santé se situent sur différents plans, par exemple en amont et en partenariat. La prévention de la maladie se décline en trois niveaux : primaire, secondaire et tertiaire. Quant aux domaines d'action en matière de protection de la santé, ils comprennent entre autres la surveillance, la législation et l'éclosion des maladies.

- Les inégalités en santé résultent inévitablement des conditions socioéconomiques et politiques qui influent sur la santé de la population.

- La participation citoyenne à toutes les étapes du processus d'intervention constitue l'approche ascendante. Celle-ci implique un engagement et un certain partage du pouvoir en plus de favoriser l'*empowerment*.

- Les normes de pratique définissent les attentes par rapport au niveau souhaitable de rendement des infirmières, alors que les compétences établissent ce que l'infirmière doit mettre en place comme conditions nécessaires à une pratique professionnelle sécuritaire. En ce qui concerne les rôles, l'infirmière est appelé à jouer, entre autres, celui d'éducateur, de collaborateur et de défenseur des intérêts de la communauté.

Activités d'apprentissage

1. Que savez-vous des actions de promotion de la santé réalisées dans votre milieu de vie et des groupes qu'elles visent?

2. Lors d'une présentation aux nouvelles infirmières, donnez un exemple de la façon d'aborder la discussion avec des parents qui s'opposent à la vaccination de leur enfant.

3. Discutez avec vos collègues d'interventions que vous avez pu observer au cours de votre vie et qui visent la prévention à divers niveaux. Déterminez le but et le niveau de prévention de ces interventions.

4. Consultez les nouvelles du jour afin de trouver une histoire ou des faits indiquant des inégalités en santé. Analysez cette nouvelle afin de déterminer des facteurs qui influent sur la santé des personnes concernées.

Pour en savoir plus

Association des infirmières et infirmiers du Canada. (2006). *Déontologie pratique pour infirmières et infirmiers : les défis éthiques de la pratique infirmière en santé publique.* Repéré à www.cna-aiic.ca

Association des infirmières et infirmiers du Canada. (2009, avril). La justice sociale en pratique. *Déontologie pratique pour infirmières et infirmiers.* Repéré à www.cna-aiic.ca

Bisailllon, A. et collab. (2010). L'approche populationnelle au quotidien. *Perspective infirmière, 7*(1), p. 58-62.

Centre de recherche Léa-Roback. (2007, sept.). Mieux comprendre le lien entre le quartier et la santé. *Le point sur… l'effet de quartier,* (1), p. 1-8.

Infirmières et infirmiers en santé communautaire du Canada. (2010, mars). *Compétences en soins infirmiers à domicile,* version 1.0. Repéré à www.iiscc.ca

Nexus Santé et Alliance pour la prévention des maladies chroniques de l'Ontario. (2008). *Prêt pour l'action : les déterminants sociaux de la santé* (éd. rév.). Repéré à http://fr.nexussante.ca

CHAPITRE 3

La santé transculturelle

Elena Hunt

Objectifs

À la fin de ce chapitre, vous serez en mesure :

1. de décrire la composition et les structures démographiques au Canada ;

2. d'expliquer la diversité culturelle et son impact sur la santé ;

3. d'expliquer les modèles de soins transculturels et leur utilisation ;

4. d'expliquer la compétence culturelle dans les soins de santé, y compris les principes de la communication transculturelle ;

5. de démontrer la capacité de faire une évaluation culturelle de soi-même, ainsi que d'une personne ou d'un groupe appartenant à une culture différente de la sienne.

Introduction

Au-delà de 100 regroupements linguistiques et culturels coexistent au Canada. Le gouvernement canadien s'engage à maintenir le multiculturalisme en reconnaissant tant les différentes entités culturelles distinctes composées de Canadiens français, anglais et autochtones, que les autres composantes de la mosaïque canadienne, constituées de personnes provenant des quatre coins du monde. Dans ce contexte, les professionnels de la santé doivent intervenir auprès d'individus, de groupes et de communautés multiculturelles dynamiques, dont la structure démographique et culturelle est en évolution constante. Pour répondre à la nécessité d'adapter la pratique aux besoins des communautés multiculturelles canadiennes, la formation initiale en soins infirmiers doit favoriser le développement des connaissances et des habiletés en lien avec la compétence culturelle.

La compétence culturelle fait partie intégrante de l'ensemble des compétences exigées pour la réussite à l'examen d'autorisation infirmière. Elle est également l'une des exigences d'une pratique infirmière de qualité auprès d'individus, de familles et de communautés, une pratique dont l'objectif est de satisfaire les attentes culturelles des clients qui ont besoin de soins. Ainsi, cette compétence est une composante importante du programme en sciences infirmières. D'ailleurs, la santé transculturelle bénéficie aujourd'hui de l'attention méritée, et bon nombre de programmes, comme la médecine, la psychologie ou d'autres disciplines du domaine de la santé, incluent cette composante dans leur cursus obligatoire. Malgré ces progrès notables, le développement de la capacité à comprendre autrui, à intégrer ses coutumes et valeurs et à le soigner à sa satisfaction demande une certaine maturité et une compréhension approfondie de soi et de l'autre.

La culture se définit comme un tout complexe qui inclut le savoir, les croyances, l'art, la morale, la religion, l'éthique, l'esthétique, les coutumes et toutes les habilités, habitudes et réponses comportementales d'un peuple, d'un regroupement de personnes ou d'une personne comme membre d'une société. La culture est transmise d'une personne à une autre et de génération en génération, à travers le processus de socialisation sous toutes ses formes. Il n'est pas facile de circonscrire le concept de culture, ni de le définir, compte tenu de sa complexité et de la myriade de composantes et de sous-dimensions qui en font partie. Nul n'échappe à sa culture puisqu'elle est indissociablement liée aux autres caractéristiques de l'être humain. L'encadré 3.1 présente les principes de base liés à la culture, selon l'Ordre des infirmières et infirmiers de l'Ontario.

Plusieurs concepts sont essentiels à la compréhension et à la conceptualisation du domaine de la santé transculturelle. Le tableau 3.1, à la page suivante, illustre les concepts les plus couramment employés, qui doivent faire partie du vocabulaire de l'infirmière soucieuse de comprendre les enjeux du travail auprès des communautés multiculturelles et de développer des compétences sur ce plan pendant sa formation.

ENCADRÉ 3.1 **Les principes de la prestation des soins adaptés à la culture**

- Chacun et chacune d'entre nous appartient à une culture.
- La culture est personnelle. Des évaluations personnalisées sont donc nécessaires afin de cerner les facteurs culturels pertinents selon la situation et selon le client.
- La culture d'une personne est influencée par plusieurs facteurs, dont le sexe, la religion, l'origine ethnique, le statut socioéconomique, l'orientation sexuelle et l'expérience de la vie. Le degré d'influence de chacun de ces facteurs varie d'un individu à l'autre.
- La culture est dynamique. Elle évolue et se transforme au fil du temps, tout comme les personnes.
- Les réactions aux différences culturelles sont instinctives et agissent sur la dynamique d'une relation.
- La culture d'une infirmière est influencée par ses croyances personnelles et par les valeurs propres à la profession d'infirmière, valeurs que doivent respecter toutes les infirmières.
- L'infirmière est responsable d'évaluer les attentes et les besoins culturels du client.

Source : Ordre des infirmières et infirmiers de l'Ontario, 2009.

3.1 La culture comme déterminant de la santé

En général, une bonne situation sociale et économique est associée à une bonne santé. Toutefois, la santé n'est pas seulement influencée par le contexte social ou économique. Bon nombre de données probantes soutiennent l'existence de 12 facteurs déterminant la santé des Canadiens (Agence de la santé publique du Canada [ASPC], 2013). La culture se trouve parmi ces 12 facteurs, en plus d'influer sur d'autres déterminants de la santé, tels que le réseau et l'environnement sociaux, ou les habitudes de santé. Ainsi, certains troubles et certaines maladies, dysfonctions ou atteintes à la santé sont propres à certaines cultures, ethnies ou lieux géographiques.

L'appartenance à une culture donnée semble pouvoir offrir également une certaine protection conduisant vers une meilleure santé. Des habitudes alimentaires liées à la culture, par exemple la préparation de la nourriture cuite au four chez les Pakistanais ou l'utilisation de l'huile de noix de coco chez certains groupes de descendance africaine, promeuvent la santé. Un autre exemple relève du fait qu'un réseau social et d'entraide solide peut mieux soutenir et encadrer les jeunes adolescents de certaines origines, selon leurs valeurs propres, tout en promouvant une meilleure santé mentale et en prévenant la consommation de drogue.

Par ailleurs, la vie dans un endroit pauvre ou insalubre peut avoir des conséquences néfastes sur la santé des enfants. De plus, certaines cultures, régions géographiques et zones climatiques sont associées à des taux plus élevés de suicide.

!

Une enquête longitudinale nationale sur les enfants a permis de constater que de nombreux enfants d'immigrants et de réfugiés obtiennent de meilleurs résultats dans les domaines affectif et scolaire que les enfants nés de parents canadiens, même si une proportion plus élevée d'entre eux vivent dans des familles à plus faible revenu. Cette étude laisse entendre que la pauvreté peut avoir une signification différente pour la population née au Canada et pour les immigrants nouvellement arrivés au pays. L'espoir d'un avenir meilleur pour les immigrants réduit les effets de la pauvreté ; le désespoir ressenti par les pauvres de la culture majoritaire accentue ces effets.

Source : ASPC, 2013.

3.2 La diversité ethnique et culturelle au Canada

Le Canada est une mosaïque composée de plus de 200 origines ethniques, principalement de souche anglaise, française, écossaise, irlandaise et allemande. Près de 21 %

TABLEAU 3.1 Les concepts en santé transculturelle

Concept	Signification
Acculturation	Processus d'adaptation d'un groupe aux coutumes et traditions d'un autre groupe ; adaptation d'un individu à une culture étrangère.
Allophones	Personne dont la langue maternelle est une langue étrangère dans la communauté où elle se trouve.
Assimilation	Intégration sociale, économique et politique d'un groupe culturel dans la société où ce groupe a émigré ou s'est réfugié. Pour certains, l'assimilation peut être forcée.
Compétence culturelle	Capacité à soigner convenablement des personnes et des groupes de diverses cultures.
Égocentrisme	Croyance d'un individu de sa supériorité à l'égard des autres individus.
Ethnie	Souvent synonyme de culture, l'ethnie se définit en regard d'un lien géographique ou territorial. C'est également le sens de l'identité qu'un individu a formée à partir de ses ancêtres, et de ses origines religieuses, tribales, linguistiques ou culturelles.
Ethnocentrisme	Perception que sa culture ou ses propres valeurs culturelles sont les meilleures.
Groupe ethnique	Regroupement de personnes unifiées par une même langue et une même culture, et qui possèdent une structure familiale, économique et sociale homogène.
Immigrant	Nouvel arrivant qui choisit de venir s'établir dans un pays d'adoption à cause de l'intérêt qu'il a pour ce pays, des conditions de vie et d'emploi qui s'y trouvent ou pour toute autre raison.
Minorité ethnique	Groupe ethnique qui constitue moins que la majorité de la population, dans une zone géographique donnée.
Minorité visible	Population minoritaire nationale dont les membres sont facilement reconnaissables.
Racisme	Croyance que les membres d'une ethnie sont supérieurs à ceux d'une autre ethnie. Concept souvent incorporé dans la discrimination de toute sorte (discrimination de la femme, des personnes handicapées, des aînés, etc.), peu importe l'ethnie.
Réfugié	Personne qui a dû fuir son pays par peur de l'oppression, de la persécution ou de la misère. Cette personne se retrouve parfois dans un pays qu'elle a plus ou moins choisi et ne réunit pas nécessairement les conditions requises pour s'y établir et se bâtir une vie heureuse pour elle et sa famille.
Santé transculturelle (santé multiculturelle, santé interculturelle ou santé ethnique)	Domaine qui traite des soins comparatifs de différentes cultures et sous-cultures. Selon Leininger (1995), la santé transculturelle transcende et traverse les cultures pour retrouver et conserver l'essence des soins infirmiers, dans le but d'obtenir une connaissance sur ce qui est spécifique et universel dans les soins.
Sexisme	Croyance que les personnes d'un sexe sont supérieurs aux individus de l'autre sexe.
Socialisation	Processus par lequel l'enfant intériorise les divers éléments de la culture environnante (valeurs, normes, codes symboliques et règles de conduite) et s'intègre dans la vie de la société.
Stéréotype (préjugés ou idées préconçues)	Généralisation conventionnelle d'une idée, d'une image, d'une caractéristique ou du comportement d'une personne, sans considération pour l'individualité.
Traduction *versus* interprétation	La traduction assure la conversion de mots ou de textes dans une autre langue, tandis que l'interprétation assure une traduction qui exprime le même message dans une autre langue, d'une même signification que dans la langue d'origine.
Valeurs culturelles	Expressions d'un peuple qui guident les actions et la prise de décisions, et qui facilitent la dignité individuelle et l'estime de soi.

de la population totale est composée de personnes nées à l'étranger ; une personne sur 5 appartient à une minorité visible ; presque 1 400 000 personnes déclarent une ascendance liée aux Premières Nations, Métis ou Inuits (Statistique Canada, 2013a).

Le défi de l'enseignement et de l'apprentissage des soins transculturels réside dans la grande diversité culturelle et ethnique de la population et du degré d'acculturation individuelle, qui peut varier significativement d'une personne à l'autre. Cependant, le développement continu d'habiletés en évaluation culturelle de la santé, d'un bon jugement clinique et d'une pensée critique aiguisée saura offrir les outils nécessaires à une pratique infirmière transculturelle saine. Suivant une approche congruente à la philosophie humaniste, l'infirmière est en mesure de considérer l'individu, les groupes et les communautés comme des entités qui vivent à un certain moment de leur évolution culturelle et dans un certain contexte ethnique, culturellement unique et significatif. L'intervention infirmière doit alors tenir compte de cette évaluation et être individualisée et adaptée aux besoins du moment.

Cette approche d'enseignement et d'apprentissage, tout comme la démarche de soins qui en découle, est plus efficace que l'approche ésotérique qui consiste à inculquer une somme de croyances et de pratiques culturelles en matière de santé propres à un éventail de cultures et d'individus à différents degrés d'acculturation et à divers stades de leur évolution. De toute manière, il serait impensable, voire impossible d'absorber une telle information.

La diversité culturelle canadienne oblige l'acquisition d'une certaine compétence culturelle, sans quoi les soins risquent de ne jamais atteindre le degré de qualité et de sécurité requis.

- En 2011, la population du Canada née à l'étranger comptait environ 6 775 800 personnes. Elle représentait 20,6 % de la population totale, soit la plus forte proportion des pays du G8.
- Entre 2006 et 2011, environ 1 162 900 personnes nées à l'étranger ont immigré au Canada. Ces immigrants récents constituaient 17,2 % de la population née à l'étranger et 3,5 % de la population totale du Canada.
- L'Asie (y compris le Moyen-Orient) était la principale source d'immigrants au Canada au cours des cinq dernières années, bien que la part de l'immigration provenant d'Afrique, des Antilles, d'Amérique centrale et d'Amérique du Sud ait augmenté légèrement.
- La grande majorité des personnes nées à l'étranger vivaient dans quatre provinces : en Ontario, en Colombie-Britannique, au Québec et en Alberta ; la plupart d'entre elles résidaient dans les plus grands centres urbains du pays.

Source : Statistique Canada, 2013b.

Il n'existe pas de recettes à appliquer lorsqu'on offre des soins à des personnes de différentes origines ethniques, car il y a autant de variations intraculturelles qu'interculturelles. Il importe de prendre conscience de la diversité culturelle et de l'effet de la spécificité culturelle sur les soins de santé, et de garder ensuite l'esprit ouvert en appliquant ses connaissances à chaque personne ou groupe de personnes d'une manière adaptée. Le guide présenté dans l'encadré 3.2, à la page suivante, peut vous aider à évaluer la santé d'individus et de groupes de cultures différentes et à intervenir auprès d'eux.

Les immigrants et nouveaux arrivants ont tendance à s'établir dans les grands centres urbains et métropolitains. Parmi eux, on peut retrouver des gens qui montrent différents niveaux d'acculturation, puisque l'acculturation est dimensionnelle, et non dichotomique. Par exemple,

la deuxième génération d'immigrants et les générations suivantes, plus particulièrement les personnes nées au pays d'adoption, sont susceptibles d'être plus acculturées que les premiers arrivants. On peut aussi dire que le niveau d'acculturation est en corrélation directe avec le nombre d'années passées depuis l'arrivée de l'individu au pays d'adoption.

3.3 Les modèles en santé transculturelle

La démarche de soins se prête aux interventions infirmières auprès d'individus et de groupes dans la communauté, bien qu'un certain défi lié à la collecte des données quant aux clients de diverses cultures, différentes de celle de l'infirmière, se présente parfois. Plusieurs questions se posent lors des étapes de l'évaluation, de l'analyse, de l'intervention et même de l'évaluation :

- Que doit-on évaluer pour mieux comprendre les besoins d'une communauté d'origine ethnique différente ?
- Comment peut-on formuler des objectifs significatifs pour une population qui nous ressemble peu sur le plan culturel ?
- Comment peut-on impliquer le client, sa famille ou sa communauté dans le plan de soins ?
- Peut-on intervenir de la même manière auprès de personnes d'une autre culture ?
- Comment peut-on communiquer si la langue de l'infirmière est différente de celle des clients ?

Plusieurs théoriciens ont consacré leur carrière à circonscrire la pratique par la conception de modèles applicables à la réalité de diverses cultures. Les modèles de soins en santé transculturelle peuvent servir d'outils d'appoint à différentes étapes de la démarche de soins. Il existe plusieurs modèles pour guider la pratique, dont certains sont proposés ici, notamment celui de Leininger (Leininger et McFarland, 2002) et celui de Giger et Davidhizar (2004).

3.3.1 Le modèle de Leininger

Les humains ont des caractéristiques communes, voire universelles, et d'autres, individuelles, qui assurent l'unicité de la personne et rendent l'univers humain varié. La diversité et l'universalité représentent deux concepts centraux à la base de la théorie de soins transculturels de Madeleine Leininger (1995). Cette théorie explique et prédit les facteurs qui influent sur la santé et les soins infirmiers, en plus de déterminer et d'expliquer les valeurs, croyances et pratiques des soins infirmiers traditionnels et professionnels.

En 2001, Leininger, la fondatrice des soins transculturels, a élaboré un modèle d'évaluation, d'intervention et de

ENCADRÉ 3.2   **Un bref guide d'approche de personnes et de groupes de différentes cultures**

1. Définissez vos valeurs vis-à-vis des personnes appartenant à d'autres cultures.
   a) Analysez vos expériences personnelles et vos croyances.
   b) Tenez-vous loin des jugements de valeur, préjugés, idées et attitudes qui peuvent influer sur vos soins.

2. Évaluez les facteurs culturels pouvant influer sur la communication.
   a) Déterminez les origines ethniques du client et le nombre de générations ayant vécu au Canada.
   b) Considérez le client comme la meilleure source possible pour obtenir des renseignements.
   c) Relevez des aspects culturels qui pourraient influer sur votre relation avec le client et les aborder de manière convenable.

3. Rédigez un plan de soins selon les besoins communiqués et la culture du client.
   a) Renseignez-vous au sujet des croyances et des coutumes du client.
      • Encouragez le client à communiquer son interprétation culturelle de la santé, de la maladie et des soins de santé.
   b) Communiquez efficacement selon le niveau de développement du client.
   c) Évaluez les résultats de vos interventions et modifiez le plan de soins au besoin.

4. Modifiez vos approches communicatives afin de répondre aux besoins culturels du client.
   a) Prêtez attention aux signes de peur, d'anxiété ou de confusion du client.
   b) Répondez d'une manière rassurante en accord avec la culture du client.
   c) Prêtez attention au fait que, dans certaines cultures, discuter avec d'autres au sujet du client peut insulter celui-ci et nuire à la démarche de soins.

5. Le respect du client et de ses besoins est primordial pour une relation thérapeutique réussie.
   a) Démontrez du respect en adoptant une approche attentionnée.
   b) Apprenez comment l'écoute est démontrée dans la culture du client.
   c) Utilisez des techniques appropriées d'écoute active.
   d) Adoptez une attitude d'intérêt, de respect et de flexibilité afin de contourner les barrières culturelles.

6. Communiquez d'une manière non menaçante.
   a) Ne semblez pas pressée lors de l'entrevue.
   b) Utilisez des fournitures et de l'équipement socialement et culturellement acceptables.
   c) Posez des questions générales durant la collecte d'information.
   d) Soyez patiente avec le client qui offre de l'information apparemment sans lien avec l'atteinte à la santé.
   e) Développez un lien de confiance en écoutant attentivement et sans empressement le client.

7. Utilisez des techniques de validation dans la communication.
   a) Relevez les situations où la rétroaction n'est pas comprise par le client.
   b) Rappelez-vous que le client peut interpréter différemment des gestes et des mots.

8. Respectez la réticence du client à parler de sujets touchant des aspects sexuels. Sachez que dans certaines cultures, les sujets sexuels ne sont pas discutés librement avec les personnes de l'autre sexe.

9. Adaptez votre approche lorsque la première langue du client est différente de la vôtre.
   a) Utilisez un ton de voix et des expressions faciales qui mettent le client à l'aise.
   b) Parlez lentement et clairement, sans élever la voix.
   c) Utilisez des gestes, des photos et des jeux de rôle pour aider le client à mieux comprendre.
   d) Au besoin, répétez votre message d'une autre manière.
   e) Détectez des mots que le client semble comprendre et utiliser souvent.
   f) Conservez la simplicité du message et répétez-le fréquemment.
   g) Évitez la terminologie médicale et les abréviations que le client aurait de la difficulté à interpréter.
   h) Utilisez des dictionnaires.

10. Utilisez les services d'interprètes pour améliorer la communication.
    a) Demandez à l'interprète de traduire le message, pas seulement des mots.
    b) Demandez une rétroaction afin de vérifier la compréhension du message.
    c) Utilisez les services d'un interprète sensible à la culture du client.

Source : Traduit et adapté de Giger, 2013.

recherche suivant sa théorie de la diversité et de l'universalité dans les soins culturels. Le modèle émerge du but de la santé transculturelle, qui est de découvrir, d'établir et de maintenir un corps de connaissances et d'habiletés propres aux soins compétents, sécuritaires, significatifs et congruents aux besoins des gens de diverses cultures à travers le monde, autant en état de santé qu'en état de maladie. Les soins transculturels compétents peuvent être offerts seulement si les valeurs culturelles sont connues et servent de fondation pour satisfaire les besoins des humains, qui sont tous des êtres culturels.

À la fois complet et complexe, le modèle de Leininger est un modèle d'enseignement, d'évaluation, d'intervention et de recherche. Contrairement à d'autres modèles de soins transculturels, celui-ci propose une section d'interventions possibles de la part de l'infirmière. Les interventions infirmières suivantes sont susceptibles de diminuer les tensions culturelles entre les clients et les soignants ainsi que de procurer des soins culturels cohérents et bénéfiques pour les partenaires.

- Maintenir les soins culturels: Le maintien des soins culturels renvoie aux activités d'assistance, de soutien et de facilitation basées sur la culture de la personne et qui maintiennent sa santé et son style de vie à un niveau adéquat.
- Adapter (négocier) les soins culturels: L'adaptation des soins culturels renvoie aux activités d'assistance, de soutien et de facilitation négociées ou adaptées selon les besoins de santé et le style de vie de la personne.
- Restructurer (réorienter) les soins culturels: La restructuration des soins culturels renvoie aux activités visant à aider la personne à changer ses habitudes de vie de manière à ce que les nouvelles habitudes soient significatives pour elle.

Le modèle générique de Leininger sert de fondement pour le développement d'autres modèles de soins propres à certaines cultures ou visant une évaluation susceptible d'offrir un éventail de possibilités pour la résolution de problèmes culturels. L'encadré 3.3 présente l'application du modèle de Leininger aux soins de la femme ayant subi une mutilation génitale féminine.

3.3.2 Le modèle d'évaluation transculturelle de Giger et Davidhizar

En réponse au besoin de soins transculturels adéquats, en 1988, Giger et Davidhizar ont élaboré un modèle d'évaluation regroupant six phénomènes culturels: la communication, l'espace, l'organisation sociale, le temps, le contrôle de l'environnement et les variations biologiques. Chaque phénomène culturel souligne des aspects uniques du comportement tels que le ton de voix, le toucher, l'interprétation du temps ou les caractéristiques physiques ethniques.

Le modèle offre un cadre conceptuel particulier, qui souligne l'unicité de l'individu à l'intérieur même de sa propre culture. Cette perspective est importante, puisqu'elle amène l'infirmière à prendre conscience du fait que l'individu ne peut pas être considéré obligatoirement comme les autres membres de son groupe culturel, qu'il est influencé par les événements et ses expériences

---

ENCADRÉ 3.3 **L'application du modèle de Leininger aux soins de la femme ayant subi une mutilation génitale féminine**

La circoncision féminine est une pratique remontant à quelque 4000 ans. Les raisons invoquées pour la justifier sont nombreuses et relèvent généralement de l'idéologie et des traditions historiques des sociétés qui la pratiquent. On estime à plus de 125 millions le nombre de jeunes filles et de femmes ayant été génitalement mutilées, la plupart dans 29 pays africains et du Moyen Orient (OMS, 2014). L'infibulation, la forme de mutilation la plus radicale, est pratiquée le plus fréquemment en Somalie, au Mali et au Soudan. Les effets néfastes de ces pratiques sur la santé des femmes et de leurs enfants lancent un défi sérieux pour soigner les femmes ayant subi de telles modifications.

Les mutilations génitales féminines (MGF) désignent toutes les interventions qui aboutissent à une ablation partielle ou totale des organes génitaux externes de la femme ou toute autre lésion des organes génitaux féminins pratiquées à des fins non thérapeutiques. Les complications physiques et infectieuses à court terme, les problèmes d'élimination urinaire, de vie sexuelle et d'accouchement, ainsi que les effets traumatiques des MGF ont provoqué un mouvement mondial contre ces pratiques, soutenu par l'Organisation mondiale de la santé.

Les infirmières canadiennes sont appelées à soigner les femmes immigrantes de provenance africaine ayant subi des MGF. Afin d'offrir des soins culturellement congruents, Leininger (1995) suggère trois façons d'intervenir: le maintien des soins culturels, la négociation ou l'adaptation des soins culturels, et la restructuration des soins culturels.

Le maintien des soins culturels fait référence à l'acceptation de certaines pratiques de soins significatives pour un groupe culturel donné, comme une coutume représentant le passage à l'âge adulte de la jeune fille qui devient femme. Pour être acceptables, ces pratiques doivent être inoffensives pour la santé physique, mentale et sociale des clientes.

La négociation ou l'adaptation des soins culturels implique un changement dans la pratique existante. Ce changement doit recueillir l'adhésion tant de la cliente que de l'infirmière. Il s'agit de trouver une alternative acceptable à la MGF. À titre d'exemple, mentionnons une nouvelle approche qui a été utilisée pour la première fois au Kenya en 1996: il s'agit de la circoncision par les mots ou *Ntanira Na Mugambo*, un rite de passage de rechange préconisé par un organisme communautaire local. Cette approche repose sur un programme d'information, d'éducation et de consultation pour les jeunes filles en âge de subir la circoncision, et remplace la circoncision traditionnelle par une procédure de consultation et des célébrations communautaires. L'objectif de cette méthode douce est de permettre l'expression culturelle du passage de la jeune fille à l'âge adulte (Affara, 2000).

Enfin, il est question de restructuration des soins culturels lorsqu'un changement radical ou l'éradication d'une pratique s'imposent. Par exemple, une cliente peut avoir une ou plusieurs filles pour lesquelles elle envisage la circoncision, ou encore une femme enceinte infibulée peut exiger une réinfibulation après l'accouchement et éprouver des difficultés à comprendre pourquoi on la lui refuse. L'infirmière se trouve alors dans une position privilégiée pour informer la cliente à propos des conséquences de la MGF sur la santé des femmes et de la législation canadienne concernant les MGF. Au Canada, ces mutilations sont interdites et les professionnels de la santé ont l'obligation de rapporter toute forme de mutilation génitale pratiquée chez des jeunes filles de moins de 18 ans, ces pratiques étant considérées comme une forme de mauvais traitement physique et psychologique. L'infirmière offrira du soutien autant à la mère qu'à la fille infibulée ou risquant de l'être.

Source: Mis à jour et adapté de Popiea et Moreau, 2004.

personnelles et qu'il peut se trouver à différents niveaux d'acculturation.

Ce modèle s'avère particulièrement utile pour l'enseignement, étant facile à incorporer à une matière d'introduction pour les professionnels débutants et à utiliser en pratique par la suite.

L'encadré 3.4 offre des exemples de coutumes alimentaires caractéristiques de certains groupes culturels. Il est important de noter qu'une coutume n'est pas toujours adoptée par tous les membres à tout moment, suivant les traits particuliers de l'individu.

3.4 Les stéréotypes et la compétence culturelle

Le développement de la compétence culturelle est essentiel pour assurer la qualité des soins auprès de personnes de diverses cultures. La compétence culturelle s'améliore avec l'acquisition des connaissances au sujet de cultures diverses. Toutefois, le processus d'apprentissage se base sur une organisation des notions et des concepts qui risquent d'induire des stéréotypes. En fait, la barrière principale à la compétence culturelle est l'utilisation de stéréotypes à outrance.

Le danger dans la formation en santé transculturelle, surtout avec l'utilisation des théories et des modèles, est d'adopter une manière de catégoriser plutôt que d'individualiser. C'est le début de la formation des stéréotypes. Certaines tendances générales peuvent être reconnues, mais toute généralisation peut s'avérer dangereuse; il est ainsi nécessaire de recueillir plus d'information pour établir si une certaine généralité s'applique à un individu en particulier.

L'apprentissage de la santé transculturelle exige une certaine sensibilité et une bonne ouverture d'esprit, ainsi qu'une compréhension de la signification intrinsèque de la culture pour chaque être humain et une certaine acceptation des valeurs d'autrui. Il est entendu que ces qualités font partie, de manière plus ou moins importante, du profil de l'infirmière, comme de l'infirmière en devenir, et qu'elles influent sur sa conscience professionnelle.

Dans la littérature scientifique, les problèmes liés à la santé transculturelle renvoient souvent à certaines cultures particulières, des ethnies politiquement ou socialement identifiées (par exemple, population autochtone, franco-ontarienne ou haïtienne de la région de Montréal). Ces dénominations ont un impact considérable sur la conceptualisation de la composition de notre société. Elles risquent toutefois de porter à la formation de stéréotypes, tout en négligeant les caractéristiques individuelles uniques à chaque personne et le niveau personnel d'acculturation. Ainsi, la reconnaissance d'une multitude de

ENCADRÉ 3.4 Des exemples de coutumes alimentaires diverses

- À l'échelle universelle, la nourriture n'est pas seulement nécessaire à la survie, elle joue aussi un rôle important dans la socialisation. La nourriture incite également à la guérison, peut indiquer la compassion, l'intimité et la solidarité, et peut être utilisée pour démontrer de l'amour.
- Dans certaines cultures, il y a des rites plus ou moins connus, par exemple la pause-café du matin chez les Nord-Américains et le thé de l'après-midi chez les Anglais. Les heures des repas peuvent varier dans les différentes cultures. Par exemple, les pays méditerranéens servent le dîner vers 14 h et le souper vers 19 ou 20 h.
- Certains aliments sont associés à des occasions spéciales ou des fêtes, selon la culture. Par exemple, en Amérique du Nord, les hot-dogs sont servis à des événements sportifs, et la dinde à l'Action de grâce et à Noël, tandis que l'agneau est servi à Pâques chez les orthodoxes grecs.
- Chaque culture a ses propres théories quant à la sélection de la nourriture pour le maintien d'une santé optimale. Par exemple, les Chinois et les Vietnamiens suivent la théorie du froid et du chaud pour prévenir la maladie et maintenir la santé. Ils croient que le corps a besoin d'un apport équivalent d'éléments opposés.
- Les changements d'habitudes alimentaires chez les immigrants peuvent provoquer des problèmes de santé, car ils ne savent pas comment équilibrer leur repas avec les nouveaux aliments. Par exemple, certains immigrants dans un pays d'adoption nord-américain deviennent obèses en suivant une nouvelle diète riche en sucre.
- Plusieurs Asiatiques sont intolérants au lactose en raison d'un manque de lactase nécessaire à la digestion. Ils ne consomment alors pas ou presque pas de produits laitiers et leur apport quotidien en calcium peut être déficitaire.
- Les autochtones suivent une diète riche en protéines et, plus récemment, en glucides. Ils risquent ainsi de manquer des vitamines et des minéraux habituellement fournis par les fruits et légumes.

facteurs qui peuvent influencer les croyances, les pratiques et les valeurs liées à la santé sur le plan individuel à l'intérieur de chaque regroupement culturel a une importance primordiale. L'infirmière se doit de prendre en considération tant les similitudes qui définissent un groupe culturel que les différences individuelles qui rendent la personne unique dans le contexte de sa culture. Faute de considérer l'individu comme un être unique dans son contexte culturel particulier, l'infirmière risque de mal comprendre les besoins de son client et, conséquemment, de ne pas intervenir de manière appropriée.

Malgré une certaine volonté d'éviter les généralisations subjectives, il demeure important de noter que l'organisation des connaissances s'appuie sur l'induction, la généralisation et la formation de concepts particulièrement raisonnables durant la formation de base de l'infirmière. Cette étape est importante pour l'intégration des connaissances et des expériences dans un tout géré par la logique, le bon sens et le jugement, la pensée critique et l'intuition.

Par exemple, les symptômes les plus courants d'une maladie sont regroupés autour d'un nom de diagnostic, un concept développé au moyen d'une généralisation. Il en est ainsi également lors du regroupement des caractéristiques principales d'un peuple pour former un tableau précis de sa culture. Toutefois, une dose de pensée critique est nécessaire dans la manipulation de stéréotypes, sinon ceux-ci risquent d'entraver la démarche de soins. Il faut par conséquent se méfier de la généralisation, qui peut simplifier à outrance la complexité de la personne soignée et négliger les particularités individuelles.

Habituellement, l'investigation d'une culture se fait au moyen de questions et d'outils qui reflètent la culture de l'observateur. Cela comprend le risque de passer à côté d'une information cruciale, peut-être riche, significative, multidimensionnelle, qui cache des perspectives uniques importantes. Par exemple, des caractéristiques telles que l'ethnicité, le sexe ou l'orientation sexuelle sont classifiées selon leur définition taxonomique précise, souvent d'une manière dichotomique (par exemple : noir ou blanc, hétérosexuel ou homosexuel). Cependant, certaines cultures distinguent des nuances particulières plus subtiles d'un phénomène (par exemple : blanc, noir, mulâtre ou métis). Pour désigner la neige, les Canadiens et les Amérindiens ont un vocabulaire plus riche, plus diversifié que celui des Italiens ou des Brésiliens. Une acuité perceptuelle propre à l'environnement des Amérindiens du nord du Canada s'est développée au fil du temps. Leur expérience a modelé leur langage et a généré de nouveaux concepts ; ainsi, leur réalité peut être différente de celle de l'observateur externe (Machado, 2001).

Les croyances généralisées peuvent devenir des stéréotypes. Un stéréotype désigne une idée préconçue, appliquée *a priori*, à tout représentant d'un groupe ; c'est un préjugé positif ou négatif qui influe sur l'image de la personne devant nous. Les observations avancées à son égard sont-elles dans tous les cas analysées ? Leurs prémisses sont-elles factuelles ou issues d'une croyance donnée ?

L'image stéréotypée obtenue peut ne pas refléter la réalité et se traduire en attitudes dommageables ou favorables qui ne répondent pas aux besoins de soins réels. Il s'agit d'éviter d'induire des caractéristiques culturelles d'un groupe à l'ensemble d'un peuple, ou de déduire qu'un représentant de ce peuple emprunte toutes les caractéristiques faisant partie du portrait dressé dans le processus de généralisation, car les généralisations trop hâtives risquent d'entraîner, au-delà de l'évaluation, une incohérence entre les soins prodigués et les soins souhaitables ou nécessaires. Par exemple, il existe une croyance à l'égard du fait que le geste d'acquiescement chez les Asiatiques n'est pas nécessairement un signe de compréhension ou d'appui. Pour l'étudiante ou l'infirmière novice, ce genre de message peut suggérer l'existence de regroupements culturels clairement divisés, marquant une différence nette entre les Asiatiques et les Européens, par exemple. La situation n'est pas aussi simple puisque, en réalité, les individus appartenant à un certain groupe culturel ne réagissent pas tous de manière prévisible selon des principes formulés et inculqués artificiellement. De la sorte, l'utilisation du stéréotype peut mener à des conclusions hâtives et à une incompréhension du comportement, des attitudes et des croyances de la personne soignée. En effet, beaucoup de personnes de descendance asiatique acquiescent pour signaler qu'ils ont compris clairement le traitement à suivre (Hunt et Muray, 2009).

3.5 La réfutation complète des stéréotypes ?

Les concepts de santé transculturelle ne doivent que tracer un portrait général servant de guide au soignant, qui doit garder un esprit ouvert et se souvenir que le portrait est influencé par la culture de son auteur. Par exemple, la population autochtone du Québec croit à la roue médicinale et aux shamans guérisseurs. Toutefois, beaucoup d'Amérindiens préfèrent se faire traiter par la médecine moderne. Par ailleurs, l'immigration massive depuis plusieurs décennies a donné lieu à la constitution de familles multiculturelles et multiethniques. Les enfants issus de ces unions peuvent être porteurs de certains signes visibles qui risquent de les placer dans les mêmes groupes stéréotypés que leurs parents. Cependant, la deuxième génération d'une famille d'immigrants ou d'une famille biethnique ou multiethnique est influencée par le nouvel environnement culturel et n'a pas toujours les mêmes croyances et valeurs que la première génération.

L'infirmière compétente en soins transculturels manipule les généralisations avec sagesse, sans faire de tort au patient. Les préjugés ne doivent pas devenir des partis pris et chaque individu doit être compris dans le contexte de sa propre culture. La personne soignée doit être évaluée de manière personnalisée ; elle se définit par elle-même, en tant qu'individu unique. Nous sommes tous des êtres humains avec des caractéristiques communes, mais chacun de nous appartient à une culture qui ajoute des caractéristiques de groupe, et chaque personne a des traits personnels qui la distinguent de tous les autres êtres humains.

3.6 La communication en santé transculturelle

Idéalement, l'infirmière sera en mesure par elle-même d'obtenir les données nécessaires pour une évaluation de la santé d'un client d'une culture différente de la sienne. Recueillir des données d'individus de cultures différentes, plus particulièrement dans leur propre entourage, stimule la prise de conscience par l'infirmière de ses propres croyances et de ses limites. L'infirmière doit demeurer authentique et sincère, tout en respectant sa propre culture et ses valeurs personnelles.

Afin d'établir une relation thérapeutique aidante, il est fondamental de témoigner du respect pour le client, ses valeurs et ses points de vue, ainsi que pour les besoins communiqués. Les techniques de la communication thérapeutique en soins infirmiers s'appliquent à la communication avec les personnes de diverses cultures. Entre autres, les techniques de validation et de reformulation peuvent limiter la mauvaise compréhension et le doute.

Par exemple, l'infirmière s'aperçoit qu'elle a mal interprété ou traité le propos d'un client, puisque le client est devenu tout à coup réticent à continuer de partager les renseignements nécessaires à l'évaluation de son bilan de santé. L'infirmière peut maintenant clarifier le malentendu en expliquant ses bonnes intentions et en précisant que, malgré sa méconnaissance de la culture du client, elle est prête à en discuter pour en apprendre davantage au sujet de sa culture afin de mieux le comprendre et l'aider.

L'infirmière doit communiquer de façon non menaçante et non hâtive. Commencer l'entretien en tenant compte des règles sociales et culturelles peut l'aider à instaurer un climat de confiance. Pendant l'étape de la collecte de données, il est sage de poser d'abord les questions d'ordre général avant celles plus spécifiques. Cela permet à la relation de s'établir avant d'aborder des sujets personnels, car les questions directes peuvent sembler impolies pour bien des gens. Il faut aussi tenir compte des réticences du client à parler lorsque le sujet touche des thèmes sexuels. Il faut se rappeler que plusieurs clients (par exemple, les clients autochtones ou asiatiques) peuvent parler plus librement de la sexualité avec des soignants du même sexe. Le comportement non verbal (par exemple, acquiescer ou baisser le regard) peut avoir des significations variées dans différentes cultures ; il demeure important de vérifier sa compréhension de ces gestes et expressions non verbales.

Par exemple, un client d'origine autochtone baisse la tête plutôt que de répondre à une question. L'infirmière doit vérifier sa compréhension du geste posé. Elle peut dire : « Je vois que vous avez baissé la tête lorsque je vous ai posé cette dernière question. J'ai du mal à vous comprendre. Pouvez-vous m'expliquer la signification de votre geste ? »

Selon Giger (2013, p. 48), la communication, plus particulièrement la communication non verbale, peut s'exprimer également au moyen du comportement dans l'espace partagé. Dans la culture occidentale, il y a la zone intime (0-45 cm) destinée à la protection, au réconfort et aux soins, réservée aux personnes qui se sentent proches les unes des autres ; la zone personnelle (45 cm-1 m) est réservée aux amis et à certaines interactions thérapeutiques ; la zone sociale ou publique (1-3 m) est utilisée entre les personnes qui travaillent ensemble.

Ce qui est perçu par certains comme un comportement amical (par exemple, se tenir tout près de la personne) peut être perçu par d'autres comme une invasion menaçante de leur espace personnel. Lors d'une interaction infirmière-client, la personne qui désire protéger son espace personnel l'indiquera par le langage corporel : elle recule, ne regarde pas l'infirmière directement ou repousse sa chaise. La réponse de l'infirmière à ce besoin d'espace est un facteur important de confort émotionnel pour le client. Par exemple, les Américains, les Canadiens et les Anglais sont ceux qui demandent un plus grand espace personnel. Les Sud-Américains, les Japonais et les Arabes sont ceux qui en demandent le moins.

Plusieurs éléments de la communication peuvent constituer un défi dans la relation entre l'infirmière et les clients : la langue, le dialecte, le volume et le ton de voix, la volonté de partager les sentiments et les pensées, le contact visuel, l'expression faciale, le toucher, le langage corporel, la distance entre les personnes, les salutations formelles et informelles, l'expression du temps, les formalités avec les noms, et bien d'autres. La religion d'appartenance, le sexe de la personne ainsi que la hiérarchie entre les personnes peuvent également jouer un rôle dans la communication.

Par exemple, les Européens ont un plus haut volume de voix et peuvent être perçus comme étant en colère par les Chinois ou les Indiens ; les Européens sont plus aptes à partager leurs pensées et sentiments sur tous les sujets, même avec des étrangers ; les Japonais paraissent gênés et réservés en public ; les Égyptiens n'acceptent pas facilement le toucher par des étrangers ; les Canadiens gardent habituellement 45 cm entre eux ; les Arabes requièrent peu d'espace, la proximité physique représentant pour eux l'attachement émotionnel ; pour les Allemands, l'espace est sacré ; en Bolivie, le maintien d'un contact visuel est considéré comme étant impoli ; au Vietnam, ceux de classe sociale inférieure évitent le contact visuel avec une personne de classe supérieure ou avec des interlocuteurs qui détiennent un certain pouvoir ; les Italiens sourient plus souvent que d'autres groupes ethniques ; en Finlande et dans d'autres pays, il est considéré comme impoli de parler en ayant les mains dans les poches.

Les soins doivent être cohérents en regard des renseignements recueillis sur le mode de vie et sur les besoins particuliers tels qu'ils ont été communiqués par le client et sur lesquels lui et l'infirmière se sont mis d'accord. L'infirmière doit savoir modifier les formes de communication pour se rapprocher des besoins culturels du client. Dans la communauté, il est possible de désigner des besoins fréquents de services dans des langues plus communes, suivant les cultures les plus présentes. Les infirmières peuvent apprendre quelques mots élémentaires afin d'éviter des coûts de traduction ou d'interprétation; les membres de la famille ou de la communauté de la culture respective peuvent aussi être utiles pour faciliter la communication lors des phases cruciales, telles que l'évaluation de la santé, l'enseignement au traitement, la préparation à une intervention chirurgicale, le consentement au traitement ou lors de conflits. Si le besoin se fait sentir auprès de groupes plus larges, des services peuvent être proposés dans leur langue.

L'utilisation d'approches particulières lorsqu'il s'agit de patients parlant une langue différente est de mise. Un ton de voix et une expression faciale adéquats peuvent soulager l'anxiété du client; des images peuvent illustrer le message et un geste peut le clarifier. Pour améliorer la communication, les messages devraient rester simples et formulés phrase par phrase; les services d'un interprète peuvent être utilisés au besoin.

Le recours aux interprètes doit être bien réfléchi puisque l'organisation des rencontres et des séances d'interprétation peut prendre du temps et engager des ressources importantes. De plus, des membres de la famille peuvent avoir des préjugés; l'âge et le sexe de l'interprète, la religion, le statut social ou les risques liés à la confidentialité peuvent aussi compliquer l'interaction et l'interprétation. Enfin, avant même de solliciter l'aide d'un interprète, on doit obtenir le consentement du client. À la fin de la séance, il ne faut pas oublier de demander au client s'il a des questions ou des commentaires et lui assurer que la confidentialité sera respectée. Pendant la séance d'interprétation, les consignes suivantes sont de mise:

- Regardez le client directement.
- Adressez-vous directement au client.
- Présentez-vous et présentez l'interprète au client.
- Expliquez votre rôle et le but de la séance.
- Parlez lentement, clairement et directement au client, pas à l'interprète.
- Pendant que l'interprète parle, observez la communication non verbale du client.
- Vérifiez la signification du comportement non verbal du client à l'aide de l'interprète.
- Utilisez un langage simple et des phrases courtes et directes.
- Soyez patiente; souvenez-vous que l'interprète peut mettre plus de temps à interpréter un passage qui vous a demandé moins de temps à formuler dans votre langue.
- Posez des questions ouvertes, au besoin, afin de clarifier les propos du client ou le message qu'il veut transmettre.

- Observez et évaluez les interactions avant d'interrompre l'interprète.
- Demandez toujours au client de répéter les instructions données.
- Offrez une information écrite, idéalement dans la langue du client, contenant les consignes, les rendez-vous et les coordonnées des soignants.
- Offrez les coordonnées de l'interprète, idéalement du même interprète, pour des besoins futurs. (Traduit et adapté de Srivastava, 2007, p. 140)

L'utilisation des techniques de communication verbale et non verbale peut déterminer la qualité de la relation avec le client, et même le déroulement et le succès du plan de soins. D'autres techniques, telles que le toucher, font partie du coffre à outils de l'infirmière. Il faut toutefois savoir que le toucher peut être interprété différemment dans diverses cultures. Par exemple, les Anglais, les Allemands et même les Américains sont moins tolérants au toucher, tandis que les Italiens, les Arabes, les Sud-Américains ou les Français l'acceptent bien. Les Canadiens autochtones demeurent plus tactiles entre eux. Ils le sont cependant moins avec d'autres cultures.

Le toucher peut rapprocher et rassurer le client comme il peut communiquer la frustration, l'agressivité ou être considéré comme un envahissement de l'espace personnel. Il peut aussi être interprété différemment en fonction du sexe de l'infirmière et du client. Par conséquent, l'utilisation du toucher doit se faire de manière judicieuse, toujours accompagnée d'empathie et en considérant les réactions de la personne aidée. L'infirmière doit bien comprendre les enjeux de ce geste et l'utiliser avec la plus grande sagesse.

3.7 L'examen physique transculturel

L'examen physique peut poser un défi de taille à l'infirmière novice, plus particulièrement dans le cas où son client est d'une autre ethnie ou lorsque la communication est restreinte en raison du fait que le client ne parle pas la même langue que l'infirmière.

Il existe des différences physiques et physiologiques notables entre les diverses ethnies (par exemple, la couleur de la peau, la génétique, l'hérédité, le métabolisme des substances et des médicaments dans l'organisme). Ces variations influent sur la façon dont l'infirmière doit s'y prendre pour effectuer l'évaluation de chaque individu. À titre d'exemple, pour évaluer la présence d'anémie chez les personnes ayant la peau foncée, l'infirmière doit observer la muqueuse buccale et le retour capillaire sous les ongles.

Voici quelques différences liées à l'ethnie dans la structure biologique et la physiologie:

- La forme et la taille du corps varient d'une ethnie à l'autre, par exemple les paupières, les lobes d'oreille, le nez ou les dents. Les autochtones d'Australie ont les plus grandes dents du monde et quatre molaires supplémentaires; les Africains ont de grandes dents également, ainsi qu'une plus grande taille et une masse musculaire plus importante. Certains muscles sont complètement absents chez certaines ethnies.

- Plus la couleur de peau est foncée, plus il est difficile d'évaluer les changements. Dans ces cas, il est recommandé d'évaluer la face interne des avant-bras, la paume des mains, la plante des pieds, l'abdomen, les fesses, les muqueuses buccales, les conjonctives ou les lunules des ongles pour détecter la cyanose. À noter que les lèvres de certaines personnes ayant la peau foncée ont une teinte bleuâtre naturelle. Des taches mongoliennes peuvent se trouver sur la peau de nouveau-nés noirs, asiatiques ou autochtones, et peuvent être rapportées comment étant des ecchymoses.

- Les médicaments et certaines autres substances sont métabolisés de façon différente et à des vitesses variables selon les ethnies. Par exemple, l'alcool est métabolisé plus lentement par les autochtones canadiens.

- Chez les personnes ayant la peau foncée, il y a souvent une inversion des ondes T de l'électrocardiogramme, ce qui n'est pas anormal, quoiqu'une telle observation soit considérée comme pathologique chez les autres groupes ethniques.

- Certains groupes ethniques sont plus susceptibles de contracter certaines maladies. Par exemple, l'incidence

ENCADRÉ 3.5   Le guide d'examen physique

- Structure physique (petite, moyenne, grande)
- Couleur de la peau, qualité de la peau, taches inhabituelles
- Couleur des cheveux, consistance et distribution
- Autres caractéristiques physiques
- Taille
- Poids
- Variations de l'hémoglobine, hématocrite, structure des globules rouges (surtout chez les personnes à la peau noire ou provenant de la zone méditerranéenne)
- Atteintes à la santé les plus fréquentes dans la famille
- Troubles génétiques dans la famille
- Comportements de la famille quand un de ses membres est malade
- Comportement quand on ressent de la colère
- Qu'est-ce qui vous aide à composer avec la maladie?
- Quels sont vos aliments préférés?
- Quel type d'aliments mangiez-vous durant votre enfance?
- Quels sont les aliments traditionnels que votre famille aime?

Source: Adapté de Giger, 2013, p. 9.

de la tuberculose est beaucoup plus élevée chez les autochtones de l'Amérique du Nord, bien qu'elle puisse être influencée également par les conditions de vie.

Le guide présenté dans l'encadré 3.5 peut guider l'infirmière dans le processus d'évaluation physique transculturelle.

3.8 La douleur à travers les cultures

Les croyances, la perception et les réactions à l'égard de la douleur sont influencées, entre autres, par la culture, le statut socioéconomique, l'éducation et le sexe. La culture influe sur la manière d'exprimer et de réagir à la douleur, d'évaluer et de rapporter la douleur, ainsi que sur la façon de traiter la douleur et de répondre au traitement. Selon les croyances propres aux divers groupes ethniques, l'interprétation de la douleur varie, adoptant une signification unique et congruente à un système de valeurs propre. Une douleur morale ou psychique est parfois ressentie comme un malaise physique. En fait, la somatisation de troubles mentaux est monnaie courante dans les pays de l'Asie et de l'Europe.

Selon l'expérience individuelle de la douleur de son client, l'infirmière est responsable de son évaluation et de sa gestion, toujours en collaboration avec le partenaire de soins. Lorsque l'infirmière évalue la douleur, elle doit demeurer sensible, empathique, savoir s'adapter à la culture du client et vérifier le niveau d'acculturation de la personne, ainsi que les signes objectifs et subjectifs observés ou mesurés.

Les gens de certaines cultures expriment leur douleur à l'aide de paroles et de gestes, tandis que d'autres sont plus réservées. Certaines cultures réagissent vocalement à la douleur (par exemple, les Italiens ou les Arabes), alors que d'autres la cachent ou y réagissent de manière plus stoïque (par exemple, les Asiatiques) ou ils la perçoivent moins intensément.

Voici quelques exemples de comportements culturels de réponse à la douleur:

- Par crainte de développer une dépendance aux narcotiques, certaines personnes préfèrent endurer la douleur. Il peut s'avérer nécessaire d'expliquer aux clients l'importance de diminuer ou de supprimer la douleur; il est possible également de négocier avec eux divers moyens de contrôler la douleur.

- Certaines personnes craignent de déranger le personnel, pensant que l'infirmière a des choses plus urgentes à faire. Il est alors important d'expliquer le rôle de l'infirmière, rôle qui comprend, en premier lieu, d'intervenir dans le but d'accroître le confort et le bien-être des clients.

- Certains patients considèrent qu'il est impoli d'accepter un médicament ou un service la première fois qu'on le lui offre. Par exemple, si un client souffre, mais refuse l'analgésique, l'infirmière peut soit répéter l'offre, ou simplement se présenter devant le client, munie de la dose suggérée. Si, toutefois, le patient continue à refuser, son choix doit être respecté.

Puisque les personnes provenant d'autres cultures peuvent se trouver à différents niveaux d'acculturation, leurs comportements de santé et d'expression de la douleur ont pu subir des changements durant le processus d'adaptation à la nouvelle culture du pays d'accueil. Ces personnes peuvent alors réagir à la douleur plutôt à la manière « canadienne ».

3.9 La santé mentale transculturelle

Si l'évaluation de la santé physique de personnes de diverses cultures peut poser des défis à l'infirmière, l'évaluation de la santé mentale se complexifie d'autant plus.

Dans certaines sociétés, la santé mentale n'est pas aussi importante que la santé physique ; la maladie mentale est aussi culturellement perçue de différentes façons. La symptomatologie ainsi que son interprétation et le traitement qui suit peuvent également être différents. Les concepts et les définitions mêmes qui servent de fondation en santé mentale varient selon les différents continents et les diverses ethnies.

La santé mentale transculturelle constitue une spécialité en soi et plusieurs pays comme l'Australie et le Canada portent son drapeau. Pour avoir plus d'information à ce sujet, visitez les sites Internet proposés dans la section « Pour en savoir plus ».

3.10 La santé des autochtones du Canada

Les autochtones sont les premiers habitants du territoire canadien ; ils y habitent depuis plus de 10 000 ans. Leur évolution précoloniale et postcoloniale a créé une histoire distincte, qui se veut unique et qui reflète les progrès et les défis des peuples autochtones qui comptent les Premières Nations, les Inuits et les Métis.

L'infirmière qui œuvre auprès des autochtones peut observer une certaine méfiance qu'ils affichent envers les professionnels de la santé, surtout envers les non-autochtones, ainsi qu'envers la médecine moderne.

Cette méfiance peut s'expliquer par les différences fondamentales entre la façon de concevoir et d'expliquer le monde par les Européens et les Nord-Américains, et celle des peuples autochtones. Une autre explication tient au manque de confiance développé en réponse aux processus historiques de colonisation et d'assimilation. À titre d'exemple, on n'a qu'à penser aux traités qui sont qualifiés d'injustes par les autochtones, à certaines lois qui touchent les autochtones en particulier, actuelles ou passées, et aux écoles résidentielles, qui ont traumatisé beaucoup d'enfants, de familles et de communautés autochtones.

Malgré cette réticence face au système de santé, il existe une affinité entre la conception holistique à la base de la science infirmière et celle du bien-être des autochtones. Les peuples autochtones tendent vers un état de bien-être, d'équilibre et d'harmonie avec eux-mêmes et les autres, incluant l'environnement, la flore et la faune. Ils ont une perspective intégrée et équilibrée de leurs besoins physiques, spirituels, intellectuels et émotionnels, une perspective familière aux infirmières. La proximité des assises philosophiques entre la vision autochtone et la science infirmière peut être communiquée et partagée dans le but de se rapprocher et de mieux se comprendre réciproquement. Cela peut aider l'infirmière à obtenir la collaboration nécessaire à l'atteinte des objectifs de soins.

Plusieurs communautés canadiennes sont marquées par des inégalités en ce qui a trait à l'état de santé des peuples autochtones comparativement à celui des non-autochtones. Les services sociaux sont en outre beaucoup plus utilisés par les autochtones, qui doivent faire face de façon plus soutenue aux défis de la vie. L'infirmière doit être en mesure de reconnaître le racisme à leur égard, encore présent dans la société, et pourvoir des soins adaptés et empathiques. Elle doit militer contre le racisme et en faveur de l'éthique dans les milieux de soins. Pendant le dialogue de réconciliation porté au niveau politique, l'infirmière doit reconnaître les sentiments de culpabilité et les malaises pouvant être ressentis en tant que descendante des premières personnes qui ont colonisé le pays. Ces sentiments peuvent être gérés de façon plus personnelle ou en faisant appel aux autres professionnels, tout en conservant sa dignité et ses propres croyances et valeurs, et en s'assurant de ne pas nuire à la qualité de son travail auprès des individus, des familles, des groupes ou des communautés autochtones.

Les professionnels de la santé se trouvent en position privilégiée pour enseigner les bonnes habitudes de santé et les traitements à suivre. Quant au style d'apprentissage, les autochtones canadiens ont un modèle de pensée circulaire et en spirale, qui va de concept en concept, sans être linéaire ni séquentiel. Ils ont alors de la difficulté à organiser l'information de façon systématique et méthodique. Pour cette raison, certaines personnes peuvent percevoir les autochtones comme étant désorganisés.

Prenant en considération la spécificité de la culture autochtone canadienne, l'infirmière se sert judicieusement de ses connaissances, de son attitude et de ses habiletés professionnelles dans toutes les interventions auprès de cette clientèle. Sa communication, la clé de son approche, doit tenir compte de ses particularités et coutumes. Par exemple, les personnes indigènes peuvent avoir de la difficulté à regarder leur interlocuteur dans les yeux, par respect. Elles peuvent être réservées et s'abstenir de communiquer leur opinion de manière hâtive, en prenant leur temps et en s'assurant de la justesse de leur propos avant de s'exprimer. Les autochtones canadiens ne se confient pas facilement à des inconnus et n'aiment pas parler au nom des autres ; ils ont tendance à ne pas exprimer d'émotions fortes publiquement. Ils prennent plus de temps pour réfléchir aux sujets discutés, en silence.

Entre autres valeurs, l'infirmière doit aussi démontrer de l'empathie, du respect et de l'authenticité dans les soins à donner à la clientèle autochtone. La multitude de peuples autochtones, de traditions et de langues autochtones au Canada oblige à une compréhension de l'unicité de chaque culture, ethnie et individu, sans supposer qu'un certain principe s'applique à tous les autochtones ou à tous les membres d'un peuple autochtone donné. Vérifier l'information auprès de chaque client, dans chaque situation, demeure l'outil universel de l'infirmière soucieuse de garder la personne qui a besoin d'aide au centre de ses préoccupations professionnelles.

Conclusion

Bien que les concepts de soins adaptés à la culture soient utiles dans l'organisation de la connaissance au sujet de différentes cultures, ils risquent d'induire la formation de préjugés. Les généralités doivent être utilisées avec prudence en évaluant tout autant les caractéristiques, les valeurs et les croyances individuelles. Selon Machado (2001), une telle approche accorde à chaque individu le droit de se définir par lui-même et favorise le regard multidimensionnel qui s'avère absolument nécessaire chez le soignant. Un mélange judicieux et réfléchi de généralités et d'individualités vérifiées auprès de la personne soignée, englobées dans la pratique de l'infirmière, aideront cette dernière à devenir une professionnelle compétente en soins infirmiers transculturels.

La compétence culturelle fait partie de l'ensemble des compétences requises pour une pratique réglementaire qui vise l'excellence dans les soins. Bien que certains théoriciens s'opposent à ce concept, il demeure important que l'infirmière soit capable de soigner une clientèle de plus en plus diversifiée sur le plan culturel et d'intervenir auprès d'elle. En plus de sensibiliser les candidats aux professions en soins de santé aux autres cultures et au respect qui leur est dû, il incombe aux éducateurs et aux formateurs d'enseigner, et aux étudiants de se former pour que tous puissent recevoir des soins de qualité, peu importe leur origine. C'est un processus d'apprentissage qui demande de travailler avec un esprit ouvert dans un domaine complexe et d'appliquer les connaissances, le jugement clinique et la pensée critique déjà acquis ou en apprentissage. C'est également un devoir professionnel, civique et éthique.

À retenir

- Le Canada est habité par une population variée sur les plans culturel et ethnique, provenant de différentes parties du monde, en plus de la population autochtone qui se trouve sur ce territoire depuis très longtemps. Il est important de bien comprendre les différents besoins des personnes selon leur unicité culturelle afin d'intervenir auprès de chacun de manière adéquate.

- La culture est un déterminant de la santé ; les habitudes et les comportements de santé diffèrent selon les origines ethniques et le niveau d'acculturation. Une vaste gamme de facteurs biologiques, psychologiques, culturels, spirituels et sociaux influent sur la santé.

- Plusieurs modèles de soins infirmiers transculturels sont utiles dans l'acquisition de connaissances et à travers les étapes de la démarche de soins auprès d'une population diversifiée sur le plan culturel. Ils incitent à la réflexion et rendent compte de la complexité des phénomènes culturels et de leur influence sur la santé des individus, des communautés et des populations.

- La pratique en santé transculturelle requiert une habileté à évaluer la santé physique et mentale de la personne à la lumière de la culture et de la spiritualité. L'infirmière doit savoir se situer à l'intérieur de sa propre culture, pour ensuite situer l'autre dans son contexte culturel. Elle saura déterminer les éléments communs aux êtres humains de toutes les cultures, ceux qui les lient à un certain groupe, selon des caractéristiques communes, ainsi que ceux qui les rendent uniques.

- La compétence culturelle s'acquiert à l'aide d'une connaissance solide de soi-même et de l'autre. L'infirmière dispose d'un éventail d'outils pouvant l'aider à s'instruire pour œuvrer dans un milieu multiculturel. Les techniques de communication, dont la validation, sont utiles à l'infirmière authentique qui utilise les stéréotypes avec justesse et accompagne l'individu au jour le jour.

Activités d'apprentissage

1. Qu'est-ce qui vous rend unique en tant qu'individu à l'intérieur de votre groupe ethnique ? Nommez 10 éléments culturels propres à votre culture. Donnez des exemples de valeurs, de croyances et de préjugés associés à votre culture. Énoncez des comportements propres à votre culture, à votre ethnie et à votre pays qui sont susceptibles de promouvoir la santé.

2. Nommez une personne ou un groupe d'une autre culture que vous connaissez. Donnez cinq comportements ou manières de penser qui distinguent cette personne ou ce groupe de vous-même.

3. L'infirmière peut croire faussement que, lorsqu'elle soigne un client de sa propre culture, elle sait ce qui lui convient. Comment peut-elle prendre conscience d'une telle situation et s'empêcher d'imposer ses propres valeurs ?

4. Trouvez au moins cinq caractéristiques ou traits universels des humains, cinq autres qui sont communs à certains groupes ethniques ou culturels, et cinq autres qui sont propres à l'individu.

5. Pensez-vous pouvoir offrir des soins de qualité à une clientèle diversifiée sur le plan culturel ? Comment ? Quels sont les éléments, caractéristiques ou traits personnels qui pourraient vous aider à développer votre compétence sur ce plan ?

Pour en savoir plus

Sites Web

National Aboriginal Health Organisation : www.naho.ca

Four Directions Teachings.com : www.fourdirectionsteachings.com

Transcultural Nursing Society : www.tcns.org

Vidéos

Sur le site www.youtube.com

- *Overcoming Cultural Stereotypes*
- *Aboriginal Cultural Safety : An Overview*
- *The Do's and Dont's of Cultural Sensitivity*
- *Culturally Competent Healthcare – SickKids Journey to Cultural Competence*
- *Cross Cultural Patient Care Panel : Islam and Muslim Patients*

PARTIE 2

La promotion et la protection de la santé. La prévention de la maladie

CHAPITRE 4

La promotion de la santé

Gisèle Carroll et Lucie Couturier

Objectifs

À la fin de ce chapitre, vous serez en mesure :

1. d'expliquer le concept de santé et ses diverses interprétations.

2. de décrire le concept de promotion de la santé et le modèle de la santé de la population, ainsi que la relation entre les deux ;

3. de discuter de la manière dont les déterminants de la santé influent sur la santé, en particulier de leurs effets néfastes.

4. de discuter des éléments essentiels à intégrer dans toutes les interventions pour améliorer la santé et le bien-être des populations.

Introduction

La promotion de la santé figure parmi les fonctions essentielles de la santé publique. Elle constitue une « troisième révolution de la santé publique », faisant suite à celles de la prévention des maladies infectieuses et de la prévention des maladies chroniques (Breslow, 1999). Cette révolution découle de la *Charte d'Ottawa pour la promotion de la santé* (Organisation mondiale de la santé [OMS], 1986) et de sa nouvelle conception de la santé comme une ressource pour vivre. Selon O'Neill et Stirling (2006), la promotion de la santé consiste à travailler pour la santé, et non contre la maladie.

Le concept de promotion de la santé a beaucoup évolué au cours des deux dernières décennies. Dans le sillage du rapport *Nouvelles perspectives de la santé des Canadiens* (Lalonde, 1974), les stratégies de promotion de la santé suggérées visaient principalement le changement des habitudes de vie. Par la suite, des études ont permis d'acquérir de nouvelles connaissances sur les déterminants de la santé, notamment sur l'effet de l'environnement social et de l'environnement physique sur la santé.

Dans le présent chapitre, nous examinons d'abord diverses définitions de la santé. Selon Evans et Stoddart (1994), la façon dont la santé est définie guide la désignation des déterminants qui influent sur le maintien et la promotion de la santé. Nous traitons ensuite des déterminants de la santé ainsi que de l'évolution du concept de promotion de la santé et de son lien avec celui de la santé de la population. Le chapitre se termine par une discussion sur l'intégration d'éléments essentiels dans les interventions en matière de promotion de la santé.

4.1 La santé

Au cours des dernières années, la définition de la santé a évolué. Parmi les nombreuses définitions proposées au fil du temps, certaines ont une connotation négative, mais la plupart du temps, la description est positive. En général, on reconnaît les aspects biologiques, psychologiques et sociaux de la santé. Toutefois, la tendance actuelle est axée sur une définition sociale plutôt que médicale de la santé. Selon Larson (1999), ces différentes définitions peuvent être classées dans quatre catégories de modèles : le modèle médical, le modèle proposé par l'Organisation mondiale de la santé (OMS), le modèle de bien-être et le modèle environnemental.

Dans le modèle médical, la santé signifie l'absence de maladie ou d'infirmité (Young et Higgins, 2012). L'accent est mis sur les causes et le traitement des maladies ainsi que sur leur prévention. Ce modèle ne tient pas compte des facteurs sociaux et économiques (Larson, 1999) et accorde peu d'attention à la promotion de la santé.

En 1946, l'OMS proposait une définition plus holistique de la santé : « La santé est un état de complet bien-être physique, mental et social et ne consiste pas seulement en une absence de maladie ou d'infirmité. » (OMS, 2003, 1er paragr.). Cette définition n'a pas été modifiée depuis. Selon Saracci (1997), l'« état » décrit par l'OMS s'apparente plutôt au bonheur qu'à la santé. D'autres jugent cette conception de la santé trop vague et difficilement mesurable. Selon Huber et ses collaborateurs (2011), la plus grande critique est liée au qualificatif « complet » pour décrire le bien-être. Un bien-être complet signifierait que tout le monde est malade, médicalisant ainsi la société (Huber et collab., 2011). Lors d'une conférence internationale dont le but était d'étudier le concept de santé, les experts ont proposé de remplacer la définition par des mots plus signifiants, suggérant que la santé consiste en l'habileté à s'adapter et à s'autogérer (Huber et collab., 2011).

Ce concept devrait refléter « les trois domaines de la santé : physique, mental et social » (Huber et collab., 2011, non paginé). Malgré les nombreuses critiques que la définition de l'OMS a suscitées, elle est toutefois de plus en plus acceptée et utilisée.

Par ailleurs, la définition inscrite dans la *Charte d'Ottawa pour la promotion de la santé* (OMS, 1986) appuie le concept de promotion de la santé. En effet, la santé y est définie comme « la mesure dans laquelle un groupe ou un individu peut, d'une part, réaliser ses ambitions et satisfaire ses besoins et, d'autre part, évoluer avec le milieu ou s'adapter à celui-ci » (p. 1). La santé est donc perçue comme une ressource de la vie quotidienne, et non comme le but de la vie ; il s'agit d'un concept positif mettant en valeur les ressources sociales et individuelles, ainsi que les capacités physiques.

Le modèle de bien-être met en évidence le lien entre le corps, l'esprit et le mental. La santé représente la force et l'habileté à résister à la maladie, sans toutefois être à l'opposé de celle-ci.

Dans le modèle environnemental, la santé de l'individu se caractérise par l'adaptation à son environnement physique et social, c'est-à-dire l'habileté à être en harmonie avec les divers aspects de son milieu de vie (Larson, 1999). Selon Breslow (1989), la santé est plus qu'un ensemble d'éléments biologiques ou une performance de rôles sociaux : elle constitue un équilibre dynamique avec l'environnement.

Il importe de prendre en considération la signification du mot « santé » pour les individus en général, de même que plusieurs autres facteurs comme la culture, la classe sociale et l'âge, lors de la planification d'interventions en matière de santé ou de programmes de promotion de la santé. À titre d'exemple, mentionnons la médecine traditionnelle chinoise, qui est fondée sur l'opposition entre le yin (la passivité) et le yang (l'activité), le chaud et le froid (Huff et Kline, 1999). Plus près de nous, il apparaît que la classe moyenne a souvent tendance à avoir une vision positive de la santé, tandis que pour la classe ouvrière, la santé revêt un caractère plus fonctionnel, c'est-à-dire qu'elle signifie ne pas être malade et être capable d'accomplir ses tâches quotidiennes (Naidoo et Wills, 2005). Quant aux jeunes, ils ont tendance à définir la santé en fonction de la force, de l'énergie et de la forme physique (Blaxter, 1990).

Toutefois, la plupart des gens ne cherchent pas à définir la santé ; ils essaient plutôt de comprendre pourquoi on est malade, ce que chacun veut éviter à tout prix. Selon Helman (2007), les explications des causes de la maladie, du point de vue d'un profane, peuvent être regroupées selon quatre aspects : la maladie est attribuable à la personne elle-même, à l'environnement physique, à l'environnement social ou au monde spirituel. Certaines personnes relient les causes de la maladie à l'individu lui-même en l'attribuant au mauvais fonctionnement du corps, en raison des actions sur lesquelles l'individu peut exercer un certain contrôle, par exemple l'alimentation et d'autres comportements (Helman, 2007). Selon cette perspective, la personne est responsable de son problème de santé.

D'autres attribuent la maladie à des causes liées à l'individu, mais pour lesquelles il ne peut rien. À leurs yeux, ces causes sont associées à la vulnérabilité de la personne ou à des facteurs individuels sur le plan psychologique ou physique (par exemple, mal résister à la maladie) ou encore à des facteurs héréditaires (Helman, 2007). Les facteurs psychologiques comprennent l'anxiété ou l'inquiétude, tandis que les facteurs physiques relèvent des notions de force et de faiblesse (Helman, 2007). Quant à l'hérédité, elle a trait à la transmission de certaines caractéristiques, de génération en génération, prédisposant les personnes à souffrir de problèmes de santé particuliers.

Les causes de la maladie liées à l'environnement physique concernent l'ensemble des conditions atmosphériques ainsi que les créatures vivantes ou les objets qu'on trouve dans notre environnement. Au Canada, on entend souvent des personnes affirmer qu'elles ont la grippe parce qu'elles ont pris froid (condition atmosphérique). Certaines personnes peuvent aussi être malades après avoir été piquées par un moustique (entité animée) ou souffrir d'allergie en raison d'une exposition au pollen des arbres (entité inanimée). D'autres causes sont associées au milieu social, par exemple les blessures imputables à diverses formes de violence. Dans certaines cultures, on attribue parfois la maladie à un mauvais sort jeté par les sorcières ou d'autres créatures aux pouvoirs maléfiques (Helman, 2007). Certaines personnes s'appuient sur le monde surnaturel pour expliquer la maladie et la perçoivent comme un acte de Dieu, des esprits ou des fantômes (Helman, 2007). D'autres prient Dieu de les exempter de la maladie tandis que d'autres encore croient aux esprits malveillants.

4.2 La promotion de la santé

L'expression « promotion de la santé » est apparue dans la seconde moitié du XXᵉ siècle (Breslow, 1989). Elle prend son origine dans le document intitulé *Nouvelles perspectives de la santé des Canadiens* (Lalonde, 1974). Dans ce rapport, on discute, pour la première fois de façon officielle, des déterminants de la santé autres que les services de santé et des stratégies visant à l'améliorer. L'accent est mis sur les habitudes de vie et l'expression « promotion de la santé » est utilisée pour désigner des stratégies d'éducation et de communication de masse servant à expliquer aux gens comment leurs habitudes de vie les exposent à de graves problèmes de santé.

Selon O'Neill et Pederson (1994), la promotion de la santé est née d'une fusion entre deux courants : celui de l'éducation pour la santé et celui de l'intervention sur les politiques publiques. L'éducation pour la santé vise principalement à aider les gens à modifier leurs habitudes de vie (Green et Kreuter, 1991), tandis que les interventions sur les politiques publiques ont pour but d'améliorer les conditions de vie, par exemple l'habitation, le transport, l'éducation et les services sociaux (Milio, 2001).

Les deux définitions les plus courantes de la **promotion de la santé** sont celle de la *Charte d'Ottawa pour la promotion de la santé* (OMS, 1986, p. 1) : « Un processus qui confère aux populations les moyens d'assurer un plus grand contrôle sur leur propre santé et d'améliorer celle-ci », et celle proposée par Green et Kreuter (1991, p. 432, adaptée par O'Neill, 1997) : « Toute combinaison d'actions planifiées de type éducatif, politique, législatif ou organisationnel appuyant des habitudes de vie et des conditions de vie favorables à la santé d'individus, de groupes ou de collectivités. »

La promotion de la santé est un sous-secteur spécialisé de la santé publique, dont « la spécificité est le changement planifié des modes de vie et des conditions de vie ayant un impact sur la santé, utilisant une large gamme de stratégies spécifiques [...] » (O'Neill et Stirling, 2006, p. 56).

Par ailleurs, les membres de l'Organisation panaméricaine de la santé (PAHO, en anglais) ont atteint un consensus pour décrire la promotion de la santé comme une approche favorisant le changement des conditions environnementales et des habitudes de vie en vue de développer une culture de la santé (O'Neill et Stirling, 2006).

Durant les années 1990, les fonds alloués au secteur de la santé – y compris la promotion de la santé – ont diminué, alors que le gouvernement cherchait à réduire le déficit (O'Neill, Pederson et Rootman, 2001). Dans ce contexte de contraintes budgétaires, « la promotion de la santé n'a pas toujours su faire preuve de son efficacité », en particulier sur le plan financier (O'Neill et collab., 2001, p. 53). Pendant ce temps, l'approche de la santé de la population proposée par le Canadian Institute of Advanced Research évoluait et le gouvernement canadien allait y adhérer.

Promotion de la santé Processus qui confère aux populations les moyens d'assurer un plus grand contrôle sur leur propre santé et d'améliorer celle-ci (OMS).

4.3 La santé de la population

L'approche de la santé de la population met l'accent sur l'utilisation des données épidémiologiques pour mieux comprendre les causes des maladies et les facteurs qui influent sur la santé (Young, 2005). Cette approche tient compte de tous les déterminants de la santé et de leurs interactions, visant ainsi l'amélioration de la santé de la population (Santé Canada, 1996). Les mesures préventives proposées pour éviter les problèmes de santé potentiels exigent une collaboration entre les différents secteurs. Ce modèle prend en considération les aspects économique et social de la santé de façon plus évidente. Toutefois, il a été critiqué parce qu'il met l'accent sur l'augmentation des richesses plutôt que sur leur redistribution (O'Neill et collab., 2001). Néanmoins, les partisans du modèle de la santé de la population peuvent être considérés « comme des alliés dans l'évolution vers la nouvelle santé publique » (O'Neill et collab., 2001, p. 54).

4.4 Les déterminants de la santé

Les **déterminants de la santé** consistent en des facteurs qui influent sur l'état de santé des personnes et de la population en général. Tous ces facteurs sont interdépendants ; ils n'agissent donc pas isolément, mais par rapport aux autres. Ce sont les interactions complexes entre eux qui entraînent les effets les plus percutants sur la santé (Agence de la santé publique du Canada [ASPC], 2013). Combinés avec les conditions de vie et les comportements individuels, ces facteurs d'ordre socioéconomique déterminent pourquoi des personnes sont en santé, et d'autres non (ASPC, 2011 ; Institut national de prévention et d'éducation pour la santé, 2012).

Dans le rapport Lalonde (1974), l'auteur désigne quatre principaux déterminants : la biologie humaine, le système de santé, l'environnement et le mode de vie. À la suite des critiques suscitées par l'accent mis sur le mode de vie, une plus grande attention a été accordée à l'environnement social, maintenant dissocié de l'environnement physique dans la définition (Glouberman et Millar, 2003). La *Charte d'Ottawa* (OMS, 1986) et le rapport Epp (1986) ont contribué à attirer l'attention sur l'environnement social et, en particulier, sur les facteurs politiques, économiques et culturels.

Il existe plusieurs versions différentes des déterminants de la santé, au Canada comme ailleurs dans le monde. Les déterminants de la santé présentés dans les sous-sections suivantes constituent la dernière version proposée par

---

Déterminants de la santé Facteurs qui influent sur la santé des personnes et de la population en général.

ENCADRÉ 4.1 **Les déterminants de la santé**

- Le revenu et le statut social
- Les réseaux de soutien social
- L'éducation et l'alphabétisme
- L'emploi et les conditions de travail
- Les environnements physiques
- Le patrimoine biologique et génétique

- Les habitudes de vie et les capacités d'adaptation personnelles
- Le développement de la petite enfance
- Les services de santé
- Le sexe et le genre
- La culture
- Les environnements sociaux

Source : ASPC, 2011.

l'Agence de la santé publique du Canada et sont ceux visés par les programmes élaborés par tous les paliers de gouvernement (*voir l'encadré 4.1*).

4.4.1 Le revenu et le statut social

Le revenu et le statut social sont les plus importants déterminants de la santé. En effet, il y a une étroite association entre la position qu'occupe un individu dans la hiérarchie sociale et son état de santé. Plus la condition socioéconomique se détériore, moins la santé est bonne (OMS, 2008). Les données montrent que les taux de mortalité et de morbidité varient en fonction du niveau de revenu. Les Canadiens dont le revenu est peu élevé sont plus susceptibles de souffrir de maladies chroniques que ceux qui jouissent d'un revenu élevé (ASPC, 2013). De plus, l'espérance de vie est moins élevée chez les personnes à faible revenu. En effet, celle des hommes canadiens dont le revenu se situe dans le quart supérieur est de quatre années de plus que celle des hommes qui se situent dans le quart inférieur (Wilkins, 2007, cité dans Mikkonen et Raphael, 2011). Les études ont démontré que plus les salaires sont équitables, plus le niveau de santé de la population est élevé (Wilkinson, 1997).

La pauvreté entraîne une privation matérielle, en particulier l'accès aux nécessités de la vie (la nourriture, le logement et les vêtements), en plus de créer de l'anxiété et du stress (Mikkonnen et Raphael, 2011). Les personnes pauvres sont plus vulnérables et ont moins de contrôle sur les événements de la vie.

4.4.2 Les réseaux de soutien social

Selon Berkman, Glass, Brissette et Seeman (2000), les réseaux de soutien social influent sur les comportements de diverses façons, notamment en répondant aux besoins de soutien en cette matière, en exerçant une influence sociale à travers les normes et les contrôles sociaux, en facilitant l'engagement social et en améliorant l'accès aux ressources disponibles. Ces réseaux offrent également l'occasion de partager l'information concernant la santé et d'augmenter les niveaux d'efficacité personnelle (Fadia et collab., 2013). Plusieurs comportements tels que le tabagisme, la sédentarité, la consommation d'alcool et les habitudes alimentaires peuvent être influencés par des personnes faisant partie du réseau de soutien social (Smith et Chritsakis, 2008). Le soutien de la famille, des amis ainsi que d'autres membres du réseau favorisent l'adoption d'un mode de vie plus sain, en particulier chez les enfants et les adolescents.

Le soutien social a aussi des effets bénéfiques sur la santé mentale, la gestion du stress et la prévention de l'isolement social (Cohen et Wills, 1985 ; Kawachi et Berkman, 2001). Par contre, l'isolement social et l'exclusion sont associés à des niveaux élevés de problèmes de santé (Tones et Green, 2004). Une discussion approfondie sur le lien entre le soutien social et la santé est présentée dans le chapitre 17.

4.4.3 L'éducation et l'alphabétisme

Le niveau de scolarité agit de plusieurs façons sur le maintien de la santé. Il existe un lien étroit entre le niveau atteint et le revenu ; il est bien connu que les personnes ayant un niveau d'études peu élevé risquent de vivre dans la pauvreté. Or, comme nous l'avons déjà mentionné, la pauvreté influe de façon importante sur l'état de santé des individus et de la population. En outre, les personnes dont le niveau de scolarité est peu élevé sont désavantagées à divers points de vue. Selon Gallagher et Dallaire (2010), la scolarité et l'alphabétisation ouvrent la voie à l'information sur la santé. En outre, l'éducation permet aux individus de développer des habiletés à résoudre leurs problèmes et d'acquérir le sentiment d'avoir du contrôle sur leur vie. En plus de faciliter l'accès à un emploi mieux rémunéré, un niveau de scolarité plus élevé permet « de s'adapter plus facilement aux changements technologiques et à l'évolution des divers emplois » (Mikkonen et Raphael, 2011, p. 15). Le niveau d'études a également été associé à de plus grandes capacités d'adaptation, de meilleures stratégies de réduction du stress et des réseaux de soutien élargis (Yaya, 2010).

En outre, l'éducation permet de monter dans l'échelle socioéconomique, d'avoir un meilleur niveau de vie et plus de contrôle sur sa vie (Yaya, 2010). Aussi,

> avec une éducation supérieure, les gens développent des compétences plus fines leur permettant d'évaluer comment leurs habitudes de vie peuvent nuire à leur santé ou la favoriser, ils acquièrent de meilleures habiletés et de meilleurs outils les menant à des styles de vie plus sains (Mikkonen et Raphael, 2011, p. 15).

Il a été démontré que le taux de morbidité des maladies chroniques et aiguës les plus fréquentes est moins élevé chez les personnes ayant un niveau élevé d'éducation (The National Bureau of Economic Research, 2014).

Enfin, l'éducation est étroitement liée à l'alphabétisme, lequel est reconnu comme étant un déterminant important de la santé. Selon Sudore et ses collaborateurs (2006), les personnes souffrant de maladies chroniques et dont le niveau d'alphabétisme est faible sont plus à risque d'avoir une compréhension restreinte de leur maladie et moins d'habiletés à l'autogérer. Aussi, les personnes ayant un faible niveau de littératie sont plus susceptibles que les autres d'adopter des habitudes malsaines, par exemple de fumer, de mal s'alimenter, de ne pas faire d'activité physique, de ne pas effectuer de suivi de leur pression artérielle (Petch, Ronson et Rootman, 2004).

Le niveau d'alphabétisme peut également avoir un impact sur d'autres déterminants de la santé, dont le revenu et le travail. Près de la moitié (48 %) des Canadiens n'ont pas le niveau d'alphabétisme jugé nécessaire pour pouvoir fonctionner dans un emploi et dans les activités de tous les jours (Rootman et Gordon-El-Bihbety, 2008).

4.4.4 L'emploi et les conditions de travail

Plusieurs conditions de travail, dont le chômage, le sous-emploi et un travail stressant ou dangereux, sont associées à une mauvaise santé (ASPC, 2013). D'un autre côté, les individus qui ont plus de pouvoir sur leurs conditions de travail sont soumis à moins de stress et sont en meilleure santé physique et affective.

Le fait de détenir un emploi améliore la santé physique, mentale et sociale ainsi qu'une meilleure organisation du quotidien, alors qu'à l'inverse, la précarité des emplois, les pauvres avantages sociaux aux travailleurs temporaires et le chômage sont associés à un niveau élevé de stress et à plus de problèmes de santé entraînant des habitudes compensatoires nuisibles à la santé (Mikkonen et Raphael, 2011). L'emploi procure à la fois un revenu, un sentiment d'identité et d'utilité, et des contacts sociaux (ASPC, 2013 ; Mikkonen et Raphael, 2011). Une importante étude pour le compte de l'OMS révèle que l'instabilité économique et le niveau élevé de chômage sont à l'origine d'importants problèmes de santé mentale et d'effets néfastes sur la santé physique (ASPC, 2013).

4.4.5 Les environnements physiques

Plusieurs facteurs environnementaux, notamment la qualité de l'air, de l'eau et du sol, influent sur la santé des individus et de la population. Bien que le rôle de l'environnement dans la propagation des maladies infectieuses soit connu depuis longtemps, l'attention accordée aux dangers tels que la contamination de l'eau, les pesticides sur les fruits et les légumes ou encore la pollution de l'air est plus récente (Clark, 2003). Certains éléments de l'environnement sont de plus en plus perçus comme un risque pour des maladies congénitales des systèmes respiratoire et gastro-intestinal. Il se pourrait, par exemple, que la pollution de l'air augmente la morbidité chez les enfants souffrant d'asthme (Esposito et collab., 2014). Compte tenu de l'importance de l'impact de l'environnement sur la santé, un chapitre complet lui est consacré (*voir le chapitre 10*).

4.4.6 Le patrimoine biologique et génétique

La composition biologique et l'hérédité sont reconnues comme des déterminants importants pour certaines maladies. La masse corporelle, l'âge, la taille et le poids sont des facteurs biologiques qui influent sur la santé. Certaines maladies telles que la rougeole et la coqueluche présentent une incidence plus élevée durant la petite enfance, tandis que d'autres (la maladie d'Alzheimer, la maladie de Parkinson) sont liées au vieillissement.

Les gènes sont responsables de certains problèmes de santé, entre autres de la trisomie 21, de la maladie de Williams et de la maladie de Huntington. Les gènes peuvent aussi agir en interaction avec d'autres déterminants de la santé, par exemple le style de vie ainsi que l'environnement social et physique. Selon De Grève, Sermijn, De Brakeleer, Ren et Teugels (2008), environ 25 % de tous les cas de cancer du sein pourraient avoir un lien génétique.

Selon Baird (1994), bien que la génétique soit un déterminant important de la santé, son rôle dans l'apparition des maladies est souvent difficile à déterminer; une évaluation en profondeur des facteurs génétiques et de leurs interactions avec les facteurs de l'environnement s'avère ainsi nécessaire avant d'établir des programmes de dépistage. Une connaissance approfondie des facteurs génétiques permettra également d'améliorer la santé des individus et de la population.

4.4.7 Les habitudes de vie et les capacités d'adaptation personnelles

On entend par «habitudes de vie» les comportements que l'individu adopte et maintient dans le temps. Même si les modes de vie ont trait aux choix personnels, ce sont les facteurs socioéconomiques, culturels et environnementaux qui influent davantage sur les décisions que prend la personne au regard de sa santé. Ces comportements ne peuvent donc être modifiés sans prendre en considération les circonstances dans lesquelles l'individu adopte ces habitudes (Tones et Green, 2004). Le modèle transthéorique peut servir de guide pour accompagner une personne vers l'adoption d'un comportement sain (*voir la boîte à outils, page 327*).

Les compétences d'adaptation sont essentielles pour favoriser des changements de mode de vie positifs et favorables à la santé (ASPC, 2013). Il s'agit des habiletés permettant de faire face à la vie en général et au stress quotidien. En plus de donner confiance en soi, les habiletés personnelles aident à affronter les défis de la vie sans avoir recours aux médicaments et autres substances, y compris l'alcool. Bref, ces habiletés favorisent la résolution de problèmes et la capacité de faire des choix pour améliorer sa santé (par exemple les choix alimentaires) [ASPC, 2013]. Le chapitre 18 aborde le changement planifié des habitudes de vie.

4.4.8 Le développement de la petite enfance

Les premières années de vie ont une influence majeure, immédiate et prolongée sur le développement physique, mental, émotionnel et social de l'enfant, voire sur son état de santé (Mikkonen et Raphael, 2011). Les recherches en nutrition ont démontré que les 1000 premiers jours sont déterminants pour le reste de la vie sur le plan de la santé physique, cognitive et économique (Victora et collab., 2009, cités dans Headey, 2013). Le développement sain de l'enfant commence même avant la naissance, notamment par un soutien à une bonne nutrition de la mère (OMS, 2008) [par exemple, le programme OLO au Québec]. Selon l'OMS (2008), «les programmes d'éducation préscolaires et l'école font partie de l'environnement général contribuant au développement de l'enfant» (p. 4).

Le soutien financier et social offert aux parents peut avoir des effets positifs sur le développement des enfants. Aussi, les enfants qui reçoivent des soins préventifs et développent de saines habitudes de vie risquent moins d'avoir des problèmes de santé. Il est donc important d'offrir aux enfants un environnement social, économique et physique propice à leur épanouissement et à l'adoption d'un mode de vie sain.

4.4.9 Les services de santé

Le système de santé, principalement l'accès, la répartition et le recours aux soins de santé, figure parmi les conditions sociales qui contribuent à la santé (OMS, 2008). L'accès implique la disponibilité de services adéquats (sans différence par rapport à la situation sociale, à l'orientation sexuelle, etc.), mais aussi la façon dont ils sont donnés (par exemple, la compétence culturelle ou l'évaluation incomplète ou discriminatoire du client) [McGibbon, Etowa et McPherson, 2008]. Quant à la répartition des services, les chercheurs observent depuis longtemps que certaines populations sont en moins bonne santé en raison de la non-disponibilité de services dans leur langue, comme c'est historiquement le cas pour les Canadiens francophones en situation minoritaire. D'après l'OMS (2008), un système de santé qui s'appuie sur les soins de santé primaires (basés sur un équilibre entre les soins curatifs, la prévention et la promotion de la santé) obtient de meilleurs résultats sanitaires.

Par ailleurs, les services de santé préventifs jouent un rôle important dans le maintien de la santé de la population. Les tests de dépistage, tels la mammographie ou le test de Pap, contribuent à déceler la maladie de façon précoce et à amorcer rapidement un traitement. L'efficacité de l'immunisation pour prévenir plusieurs maladies infectieuses est clairement établie. On note toutefois un large fossé entre les sommes plus importantes allouées aux services de santé comparativement aux fonds destinés aux autres déterminants de la santé.

4.4.10 Le sexe et le genre

On reconnaît de plus en plus que le sexe et le genre ont une influence importante sur la santé. Le « "sexe biologique" ou "sexe" renvoie aux caractéristiques biologiques comme l'anatomie (par ex. la taille, la constitution corporelle) et la physiologie (par ex. l'activité hormonale et le fonctionnement des organes) qui distinguent les femmes des hommes » (Santé Canada, 2011, paragr. 2).

Les études démontrent que les hormones sexuelles contribuent aux différences observées entre les hommes et les femmes en ce qui a trait à l'âge auquel se manifestent le plus souvent les nouveaux cas d'hypertension artérielle, c'est-à-dire chez les hommes de moins de 70 ans et chez les femmes de 70 ans et plus (ASPC, 2012). On peut également observer certaines maladies chroniques telles que le cancer du sein chez la femme et le cancer de la prostate chez l'homme. L'œstrogène pourrait être un facteur important pour expliquer la prévalence plus élevée de troubles dépressifs majeurs chez les femmes que chez les hommes (Mendrek, 2012). Les hormones sexuelles pourraient jouer un rôle important dans les taux de dépression (ASPC, 2012 ; Freeman et collab., 2004). De plus, « les différences anatomiques et physiologiques entre les hommes et les femmes peuvent influer sur la façon dont les médicaments ou d'autres produits chimiques agissent sur le corps » (Santé Canada, 2010).

En général, le terme « genre » est associé « aux rôles sociaux, aux relations, aux comportements, à la répartition du pouvoir et aux autres différences sociales entre les femmes et les hommes et les gens de différentes identités de genre » (Instituts de recherche en santé du Canada, 2012). Au Canada, l'inégalité entre les deux sexes se manifeste de plusieurs façons. Mentionnons les écarts importants qui existent toujours sur le plan du revenu : même

à travail égal, les femmes touchent un revenu inférieur à celui des hommes et souffrent davantage de pauvreté. En outre, les mères monoparentales et les femmes de plus de 65 ans ont une probabilité plus élevée d'avoir des revenus faibles (Mikkonen et Raphael, 2011).

L'espérance de vie des femmes est plus élevée (79 ans) que celle des hommes (ASPC, 2012). Selon Mikkonen et Raphael (2011, p. 44), « les hommes sont davantage disposés aux accidents et à des formes d'exclusion sociale plus graves, ce qui réduit globalement leur espérance de vie ». Les différences psychologiques comprennent également l'attitude des hommes et des femmes vis-à-vis des comportements en matière de santé, l'adaptation aux situations stressantes et le concept de soi (Keleher, 2004).

4.4.11 La culture

La culture constitue un ensemble de modes de pensée et d'actions qui orientent nos décisions et nos choix quotidiens, notamment par rapport à la santé (Philibert et Kulwicki, 2010). La culture peut influer sur divers déterminants de la santé comme les réseaux de soutien social (appartenance à un groupe ou exclusion sociale), l'éducation (diplomation ou faible niveau de littératie) et l'emploi (revenu adéquat ou faible revenu) [Mikkonen et Raphael, 2011].

D'ailleurs, les études révèlent que la santé des immigrants de couleur s'est détériorée avec le temps comparativement aux citoyens de souche ou aux immigrants européens (Mikkonen et Raphael, 2011). On observe plus souvent des problèmes de santé mentale, de logement et d'insécurité alimentaire chez les nouveaux immigrants. C'est pourquoi il est important de tenir compte des facteurs culturels dans l'élaboration des programmes de promotion de la santé. Le chapitre 3 porte spécifiquement sur l'aspect culturel et la santé.

4.4.12 Les environnements sociaux

L'environnement social est directement et indirectement relié à l'emploi, le revenu, l'éducation et influe sur la santé des gens. Yen et Syme (1999) soulignent que « l'environnement social inclut les groupes auxquels les personnes appartiennent, les quartiers où elles vivent, l'organisation dans le milieu de travail et les politiques adoptées pour maintenir l'ordre » (traduction libre, p. 288). Dans une perspective plus large, il comprend les processus sociaux et économiques, la richesse, les relations de pouvoir, les relations ethniques, le gouvernement, les iniquités sociales, les pratiques culturelles ainsi que les croyances et les institutions religieuses (Barnett et Casper, 2001). Les relations sociales et le soutien social sont parmi les facteurs de l'environnement social qui influent le plus sur les comportements et l'état de santé (Stahl et collab., 2001).

Les preuves scientifiques révèlent l'incidence croissante sur la santé de certains facteurs, dont les conditions de vie et de travail (par exemple, un logement inadéquat, l'exclusion sociale, l'insécurité alimentaire) [Ministère des Approvisionnements et Services, 1994 ; Raphael, 2009]. Les conditions sociales constituent les principaux facteurs à l'origine de ces inégalités de santé (OMS, 2014 ; Potvin, Fayard et Géry, 2010).

4.5 Un modèle d'intégration de « la santé de la population » et de « la promotion de la santé »

Hamilton et Bhatti (1996) ont créé un modèle de promotion de la santé de la population dans un effort d'intégrer la promotion de la santé et la « santé de la population », et de guider les actions vers l'amélioration de la santé. Ce modèle tridimensionnel utilise une approche centrée sur les conditions socioenvironnementales et les facteurs psychosociaux qui influent sur la santé (Cohen, 2012 ; Hamilton et Bhatti, 1996).

Ce modèle, fondé sur les neuf déterminants de la santé approuvés en 1994, précise les niveaux d'intervention et propose un ensemble de stratégies pour apporter les changements nécessaires au maintien et à l'amélioration de la santé (*voir la figure 4.1*).

Les niveaux d'intervention indiqués comprennent notamment l'individu, la famille, les agrégats (école, lieu de travail), les quartiers, la communauté et la société (Hamilton et Bhatti, 1996). Bien que les professionnels de la santé interviennent depuis longtemps auprès des individus, de la famille, dans les quartiers et la communauté, ce modèle suggère que les interventions s'adressent plutôt à la société en général. Il faudrait accorder plus d'attention aux divers secteurs ou systèmes tels que l'éducation, le revenu et le logement, lesquels influent sur l'état de santé de la population (Hamilton et Bhatti, 1996). Les actions proposées pour agir de façon positive sur les déterminants de la santé et promouvoir la santé correspondent aux stratégies d'actions de la *Charte d'Ottawa*.

FIGURE 4.1   **Le modèle de promotion de la santé de la population**

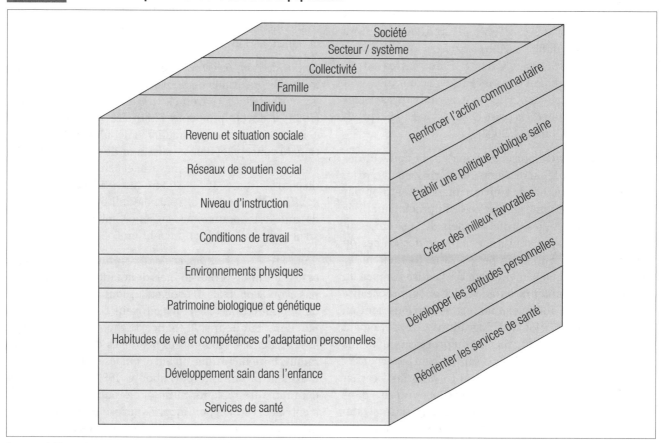

Source : ASPC, 2001.

4.6 Les interventions en promotion de la santé

O'Neill et Cardinal (1994, cités dans O'Neill et Stirling, 2006) suggèrent cinq grandes stratégies d'intervention de promotion de la santé, qui s'apparentent à celles de la *Charte d'Ottawa*, et qui sont traitées dans quelques chapitres de cet ouvrage. Elles comprennent l'éducation pour la santé et la communication de masse (*voir le chapitre 13*), le marketing social (*voir le chapitre 14*), l'action politique (*voir le chapitre 15*) et le développement communautaire (*voir le chapitre 16*). L'application de ces interventions requiert l'intégration d'éléments primordiaux, dont l'*empowerment*, la participation, la collaboration et l'action intersectorielle. Ces concepts sont décrits dans les sous-sections suivantes.

Malgré les nombreux discours sur l'importance des environnements social et physique pour la santé, les interventions visent encore principalement les changements de comportement, en particulier les habitudes de vie et la prévention des maladies (Raphael, 2003). Selon Laverack et Labonte (2000), les autorités de la santé publique n'abordent pas suffisamment les déterminants de la santé qui sont de nature plus structurelle, telles les inégalités économiques, la discrimination sociale et la dégradation de l'environnement. Pourtant, les facteurs importants à considérer, si l'on veut par exemple réduire l'incidence des maladies cardiovasculaires – une des principales causes de décès au Canada –, sont, entres autres, les revenus insuffisants, les inégalités économiques et sociales, l'incapacité à participer à des activités sociales ainsi que l'exclusion de la prise de décision et de la participation civique (Raphael, 2003).

Les programmes en santé publique visent souvent des problèmes de santé ou des facteurs de risque jugés prioritaires par les instances gouvernementales, et non par les citoyens eux-mêmes. Dans cette approche qualifiée de « descendante », les professionnels de la santé assument seuls la responsabilité à chacune des étapes du processus d'élaboration du programme. Ils invitent les citoyens à participer seulement après la mise sur pied du programme. Par ailleurs, dans le cadre de l'approche dite « démocratique » (ou ascendante), les citoyens sont au cœur de la planification des programmes. Ils participent à la prise de décision tout au long du processus au même titre que les professionnels de la santé. Selon Lavernack et Labonte (2000), ces derniers aident les citoyens à cerner les questions de santé qui pourraient jouer un rôle dans l'amélioration de leur qualité de vie et à adopter des stratégies pour y arriver. Les deux auteurs soulignent aussi que l'objectif de l'approche fondée sur l'*empowerment* pourrait être intégré aux programmes gérés selon l'approche descendante.

4.6.1 L'*empowerment*

En s'appuyant sur le concept d'*empowerment* dans un sens d'appropriation de son pouvoir, Kieffer (1984) affirme que sur le plan individuel, il s'acquiert de façon progressive, le processus comprenant quatre étapes : l'entrée, l'avancement, l'incorporation et l'engagement. À la première étape, soit celle de l'entrée, la personne démythifie l'autorité et la structure du pouvoir. Sa participation est exploratoire et incertaine. À la deuxième étape, celle de l'avancement, la personne commence à développer des mécanismes pour l'action et assume la responsabilité de ses choix. À la troisième étape, celle de l'incorporation, la personne s'affirme ; elle est capable de combattre les barrières structurelles ou institutionnelles pour arriver à l'autodétermination, et développe des habiletés sur les plans organisationnel et politique. Enfin, à la dernière étape, elle est prête à s'engager et à prendre la responsabilité de cet engagement ; elle utilise alors ses nouvelles connaissances et habiletés dans sa réalité de tous les jours.

L'*empowerment* communautaire est généralement défini comme un continuum, allant de l'*empowerment* individuel au développement de groupes d'entraide ou de soutien, en passant par l'organisation communautaire, les partenariats et l'action sociale et politique (Rissel, 1994). Cette définition permet de déterminer les différentes façons par lesquelles les personnes peuvent passer de l'action individuelle (l'*empowerment* individuel) à l'action sociale et politique (Laverack et Wallerstein, 2001).

Le but de l'*empowerment* communautaire est de transformer les relations de pouvoir et de favoriser les changements sociaux (Laverack et Wallerstein, 2001). Rissel (1994) a décelé plusieurs obstacles à l'*empowerment* communautaire, en particulier la nébulosité de la définition du concept, la méconnaissance de ses éléments clés, ainsi que la difficulté à le mesurer et celle liée au transfert du pouvoir (Rissel, 1994). Malgré ces difficultés, l'*empowerment* communautaire offre la possibilité d'améliorer l'état de santé de la communauté en apportant des changements structurels grâce à l'action politique.

Pour favoriser l'*empowerment* communautaire, il est essentiel que les professionnels de la santé acceptent de ne pas avoir le contrôle. Ils doivent reconnaître que la santé de la population relève des citoyens (Labonte, 1994). Il faut donc leur donner la chance de choisir leurs solutions et les aider à surmonter les obstacles de nature économique, bureaucratique ou autre qui les empêchent d'agir dans leur propre intérêt (Labonte, 1994). L'organisation communautaire, la formation de groupes de soutien ou d'entraide, l'action politique, les autosoins, la coalition et le rôle de défenseur des droits des citoyens comptent au nombre des stratégies proposées pour aider les citoyens à enrayer ou à améliorer les conditions sociales inéquitables (Labonte, 1994).

4.6.2 La participation

La **participation citoyenne** est une des stratégies fondamentales proposées dans le rapport Epp (1986): «Encourager la participation du public, c'est aider les gens à exercer un contrôle sur les facteurs qui influent sur leur santé. Nous devons outiller les gens et les rendre capables de poser des gestes pour conserver ou améliorer leur santé.» (paragr. 47)

4.6.3 La collaboration

Les divers intervenants ont recours à plusieurs approches communautaires pour aborder les grands problèmes associés aux déterminants sociaux et environnementaux. Ils peuvent stimuler la participation citoyenne par la création d'alliances ou de partenariats ou proposer d'autres formes de collaboration.

Une **alliance** est une forme de collaboration entre deux ou plusieurs personnes ou agences dans le but de promouvoir la santé, sans nécessairement préciser des objectifs (Gillies, 1998).

Un **partenariat** est un accord entre deux ou plusieurs partenaires qui consentent à travailler ensemble pour atteindre des buts communs en santé (Gillies, 1998). Le partenariat est une façon formelle et structurée d'amener les personnes à travailler ensemble afin de planifier des activités ou des programmes, de trouver des solutions différentes et de réaliser la mise en œuvre de ces solutions (Bourque, 2009), alors que la collaboration est une façon informelle de le faire.

En effet, dans un contexte de collaboration, les relations sont peu structurées et formalisées entre deux organisations pour répondre à des besoins précis (par exemple, le CSSS dirige quelqu'un vers une banque alimentaire) [Bourque, 2009]. Les principales difficultés liées à l'établissement d'un partenariat se situent dans le partage du pouvoir, le manque d'engagement des personnes à la base (les citoyens ou les professionnels offrant les services) et les conflits de personnalités.

Participation citoyenne Processus social par lequel les membres, habitant une même région et partageant les mêmes besoins travaillent ensemble à la recherche de solutions et acquièrent des habiletés (Rifkin, Muller et Bichmann, 1988).

Alliance Forme de collaboration où les relations sont peu structurées et formalisées.

Partenariat Façon formelle et structurée d'amener les personnes à travailler ensemble pour planifier les activités ou les programmes, trouver des solutions différentes et réaliser la mise en œuvre de ces solutions.

4.6.4 L'action intersectorielle

Le secteur de la santé doit travailler en collaboration avec d'autres secteurs, tels le transport, l'agriculture et l'habitation, pour améliorer la santé de la population. Sept des huit principaux rapports sur les déterminants de la santé et les équités recommandent de favoriser les mesures intersectorielles (Centre de collaboration nationale des déterminants de la santé, 2010).

L'action intersectorielle exige que les divers secteurs saisissent mieux les déterminants de la santé et appuient l'approche axée sur l'amélioration de la santé de la population afin de travailler ensemble pour répondre aux besoins de santé de la communauté (Comité consultatif fédéral-provincial-territorial sur la santé de la population, 1999; Haggart, 2000). Par exemple, une activité de sensibilisation à la conduite avec facultés affaiblies peut réunir des représentants de divers secteurs, dont la santé publique, le corps policier, le ministère des Transports, le centre de toxicomanie et de santé mentale, une enseignante du secondaire, le réseau de transport en commun, l'organisme MADD, le CAA, etc.

Cette action intersectorielle offre l'avantage d'une vision plus holistique, ce qui favorise l'analyse du problème sous plusieurs angles et permet d'adopter des solutions mieux adaptées aux besoins de la population visée.

Conclusion

En conclusion, nous observons que, malgré les discours sur l'importance des facteurs des environnements social et physique, les efforts pour aider les individus à maintenir et à promouvoir la santé visent principalement les changements de comportement. Pour apporter des améliorations significatives à la santé de la population, il faut aller au-delà des changements de comportement. Il est nécessaire d'élaborer des programmes et des politiques qui répondent aux problèmes de la pauvreté et des iniquités sociales et économiques, de même qu'aux risques que représente l'environnement physique pour la santé. Les approches communautaires telles que les partenariats, les alliances et d'autres formes de collaboration sont des moyens efficaces pour favoriser l'*empowerment* et la participation citoyenne. Les professionnels de la santé doivent travailler en équipe interdisciplinaire et en collaboration avec les citoyens et les autres secteurs pour apporter des changements durables dans les environnements social et physique. Selon Hancock (1999), au cours des 10 à 25 années à venir, les changements majeurs dans l'environnement physique et les forces économiques constitueront les principaux défis à relever en matière de santé.

À retenir

- La santé est un concept qui a beaucoup évolué au cours des années. Considérée d'abord comme l'absence de maladie, la santé est maintenant perçue de façon positive, comme un état de bien-être, une ressource pour la vie, un degré de résilience ou une capacité d'adaptation. Malgré les nombreuses définitions proposées, celle de l'OMS (2003) reste la plus utilisée.

- L'approche de la santé de la population met l'accent sur l'utilisation de données épidémiologiques pour mieux comprendre les causes des maladies et les facteurs qui influent sur la santé, alors que la promotion de la santé favorise les moyens mis à la disposition des citoyens afin qu'ils assument un plus grand contrôle sur leur propre santé. Le modèle de promotion de la santé de la population vise l'intégration de ces deux concepts; il utilise une approche centrée sur les conditions socioenvironnementales et les facteurs psychosociaux qui influent sur la santé.

- Les déterminants de la santé représentent l'ensemble des facteurs ou des conditions qui influent sur la santé, c'est-à-dire qui permettent de comprendre pourquoi des personnes sont en santé et d'autres non. Les interactions complexes entre ces facteurs entraînent des effets percutants sur la santé. Les divers paliers de gouvernement ciblent les déterminants de la santé qu'ils jugent prioritaires lors de l'élaboration de nouveaux programmes.

- Les interventions en santé communautaire favorisent le développement de l'*empowerment* (l'appropriation de son pouvoir) et stimulent la participation communautaire, la collaboration entre la communauté et les divers secteurs et l'action intersectorielle, c'est-à-dire l'implication de tous les secteurs touchés par le problème.

Activités d'apprentissage

1. Demandez à des personnes de divers âges et différentes ethnies, hommes et femmes, ce que signifie pour eux « être en santé ».

2. Les gouvernements (locaux et provinciaux) font-ils suffisamment d'efforts pour développer des politiques publiques en matière de promotion de la santé, dans le but d'amener des changements favorables à la santé dans les écoles (par exemple, la vente de boissons sucrées, la consommation de boissons énergisantes au secondaire)?

3. De quelle façon pourrait-on encourager les gens à faire de l'activité physique (par exemple, un règlement qui s'appliquerait à tout le monde)?

4. Comment les rôles sociaux pourraient-ils être redéfinis afin que le genre soit moins important dans les actions de promotion de la santé?

Pour en savoir plus

Déterminants sociaux de la santé

Agence de la santé publique et des services sociaux de la Montérégie. (2007, octobre). *Pour des communautés en santé: des environnements sociaux solidaires. Rapport de la Directrice de santé publique 2007*. Repéré à http://extranet.santemonteregie.qc.ca

Agence de la santé publique du Canada. (2012). *Conférence mondiale sur les déterminants sociaux de la santé*. Repéré à www.phac-aspc.gc.ca

Centre de collaboration nationale des déterminants de la santé (CCNDS). (2011, mars). *L'intégration des déterminants sociaux de la santé et de l'équité en santé dans les pratiques de santé publique au Canada: analyse du contexte en 2010*. Repéré à http://nccdh.ca

Réflexion sur la Charte d'Ottawa et ses répercussions sur la santé publique

Kickbusch, I. (2007). The move towards a new public health. *Promotion & Education*, Hors-série, *2*(9).

La nutrition publique : une pratique en expansion

Malek Batal et Olivier Receveur

Objectifs

À la fin de ce chapitre, vous serez en mesure :

1. de survoler l'histoire de la science de la nutrition ;

2. de dégager les particularités de la nutrition publique ;

3. de déterminer les groupes vulnérables en matière de nutrition au Canada ;

4. de présenter quelques défis posés par la recherche et la pratique de la nutrition publique ;

5. de considérer le futur de la recherche et de la pratique en nutrition publique.

Introduction

Les préoccupations des humains par rapport à la nutrition et son lien avec la santé remontent à très loin dans l'histoire humaine. Ceci est reflété dans bon nombre de préceptes nutritionnels issus de textes anciens, autant sacrés que profanes. Au cours des deux derniers siècles, la science de la nutrition a connu une évolution qui a trouvé son aboutissement dans l'intérêt grandissant pour les facteurs environnementaux, culturels, sociaux, économiques et politiques de la nutrition des populations, et pour les répercussions de la nutrition sur l'état de santé des individus et des groupes ; on parle alors de nutrition publique. Cette science émergente fait face à certains défis, notamment une formation en nutrition encore trop concentrée sur l'alimentation des individus et les effets biologiques du comportement alimentaire. Toutefois, plusieurs développements récents annoncent une meilleure compréhension des défis systémiques en matière de bonne alimentation pour les individus et les groupes. Ces développements laissent présager une meilleure gestion des problèmes d'insécurité alimentaire et d'alimentation inadéquate, particulièrement parmi les groupes vulnérables. Nous remarquons d'ailleurs un intérêt grandissant des nutritionnistes pour la nutrition publique, une reconnaissance par la recherche de la complexité de l'acte de se nourrir et une multiplication des acteurs œuvrant pour une alimentation saine, juste, durable et culturellement adéquate, reflétant ainsi le caractère multidimensionnel de cette science qu'est la nutrition.

5.1 La science de la nutrition : un historique

Des préceptes d'ordre nutritionnel sont aussi anciens que notre histoire. Ils sont présents dans bien des traditions orales, et Cannon (2005) les retrace en partie dans des écrits égyptiens, 6000 ans av. J.-C., puis dans des textes indiens ayurvédiques, chinois, tels ceux de l'empereur Huang Ti (2500 ans av. J.-C), et bien sûr grecs, dans l'Antiquité ; les civilisations hébraïques et arabes les ont développés avant qu'ils soient synthétisés, vers l'an 1100, dans les premières facultés de médecine européennes. Dans ces conceptions, la diète faisait partie d'une façon de vivre inspirée d'une certaine philosophie de vie, écologique de nature, en opposition à la vision mécanistique qui a émergé aux XVIIe et XVIIIe siècles et qui a fourni une structure à la démarche de conquête de la nature caractéristique de notre histoire depuis.

C'est en effet à la moitié du XVIIIe siècle que l'on doit remonter pour retrouver l'origine de la science de la nutrition telle qu'on la connaît, à Lavoisier en particulier, qui a alors élucidé, par l'expérimentation, le principe d'oxydation des aliments qui, comme dans une chaudière, disait-il, sont ainsi transformés en chaleur dans le corps humain. De là, ainsi que le décrit si bien Carpenter (2003), l'évolution de la nutrition est une suite d'expériences en chimie et en physiologie, complétées par des observations cliniques qui ont permis d'identifier les macronutriments, puis les micronutriments – minéraux d'abord, puis vitamines au XXe siècle –, jusqu'au développement de solutions d'alimentation artificielle, définies chimiquement, contenant la quarantaine d'éléments essentiels au fonctionnement du corps humain. De cette quarantaine de molécules, avec de l'eau et de l'oxygène, l'organisme synthétise les milliers de molécules qui assurent son fonctionnement.

La compréhension de ce qui est nécessaire à l'être humain pour survivre a été utilisée dès la fin du XIXe siècle pour « éduquer les masses à acheter et à cuisiner de manière économique » (Aronson, 1982). Cela se traduit, dans les années 1940, par la parution des premiers apports nutritionnels recommandés (Recommended Dietary Allowances [RDA]) aux États-Unis, en 1941, suivis des premiers guides alimentaires ciblant les individus : *Le guide alimentaire canadien*, en 1942, et le *Basic 7*, aux États-Unis, en 1943, tant et si bien qu'il a semblé, pour certains, qu'il n'y avait plus d'autres problèmes liés à la nutrition et qu'il suffisait d'avoir une diète bien variée.

Toutefois, la façon de se donner une alimentation saine a commencé, dès la création des premiers guides alimentaires, à faire l'objet d'intenses recherches aux États-Unis, qui visaient à mieux comprendre les déterminants des choix alimentaires (Montgomery, 1978). Cela a ouvert la voie à de nouvelles avenues de recherche, y compris des perspectives et des méthodes provenant de l'anthropologie, de l'économie, de la sociologie, puis des sciences du comportement. Le potentiel de l'éducation nutritionnelle, rôle clé des nutritionnistes, est devenu, à compter des années 1980, le point de rencontre de ces différentes perspectives et n'a cessé de se préciser depuis[1].

Mais, au-delà d'éviter toute carence, il est apparu, à partir des années 1950 avec les premières grandes études épidémiologiques telles que le travail d'Ancel Keys dans l'Étude des sept pays (*Seven Countries Study*), que l'alimentation avait aussi un rôle dans la prévention des maladies chroniques. Dans les maladies cardiovasculaires, par exemple, les non-nutriments tels que les fibres et de nombreuses molécules non essentielles (phytostérols, resvératrols, etc.) semblaient avoir un effet protecteur, tandis que de nouvelles molécules issues de procédés industriels tels que les acides gras trans étaient reconnues comme extrêmement néfastes, venant ainsi compliquer notre compréhension de ce qui constitue une alimentation saine.

Enfin, dès les années 1970, des ouvrages tels que *Diet for a small planet,* de Frances Moore Lappé (1971), ou les travaux savants à l'Université Cornell (É.-U.) sur le coût énergétique de la production et de la transformation des aliments (Pimentel et Pimentel, 1985) sont venus ajouter aux nouvelles questions celle qui consiste à déterminer par rapport à quoi il est possible de définir une alimentation saine : non seulement par rapport à la santé humaine, mais aussi, nécessairement, au regard de celle de la planète (Gussow et Clancy, 1986).

C'est ainsi qu'à la fin du XXe siècle apparaît la nutrition publique, expression d'une volonté de traiter des questions nutritionnelles dans un cadre ancré dans les sciences biologiques, mais en incluant les perspectives et réalisations d'autres disciplines afin de pouvoir relever les défis rencontrés dans la pratique professionnelle (Habicht, 1999). Comme Beaudry et Delisle (2005) l'ont définie, la nutrition publique s'intéresse aux systèmes de production et de distribution des aliments et, donc, pas seulement à la santé publique ; elle s'intéresse aussi à la nutrition, sans distinguer la nutrition nationale de la nutrition internationale, consciente du caractère commun de bien des questions. La nutrition publique s'intéresse aussi aux questions et aux

---

1. Voir Contento, 2011, pour un récent ouvrage à ce sujet.

initiatives locales, tout en travaillant à une échelle plus globale des politiques. Dans tous les cas, elle se penche sur l'analyse des déterminants des choix alimentaires pour faciliter l'action concertée afin de résoudre les problèmes nutritionnels de manière socialement responsable, équitable et durable. Le développement de politiques publiques cohérentes est un exemple d'action concertée dans laquelle la nutritionniste est appelée à participer afin de promouvoir des choix alimentaires qui assurent la santé humaine ainsi que, plus globalement, la sécurité alimentaire, la responsabilité dans l'utilisation des ressources et la santé de l'environnement. L'émergence de la nutrition publique peut donc être comprise comme un désir d'intégration de connaissances issues de nombreuses disciplines, une occasion de développer de nouvelles connaissances de façon transdisciplinaire et, surtout, un moyen d'aider la nutritionniste à mieux répondre aux attentes de ses clients au travers des nombreux programmes, activités et politiques mis en place et à venir.

La pertinence de relever ces défis, qui impliquent la nécessité d'allier la dimension biologique aux dimensions sociale et environnementale dans une démarche de réflexion éthique basée sur un sens des responsabilités sociétales de chacun, a été l'objet de discussions avant de faire consensus dans la Déclaration de Giessen (The Giessen Declaration, 2005).

5.2 Les déterminants sociaux de la santé et leur implication en nutrition publique

La nutrition publique présuppose donc une vision englobante de la nutrition et ne se limite pas à l'étude de l'état nutritionnel des individus et de leurs choix alimentaires, lesquels sont censés être guidés par leur état physiologique et psychologique (Oliver et Wardle, 1999 ; Mac Evilly et Kelly, 2001 ; Stubbs et collab., 1996 ; Wardle et collab., 2000), leurs préférences en matière d'aliments (Clarke, 1998 ; Sorensen et collab., 2003), leur culture familiale et leurs réseaux sociaux (Nestle et collab., 1998), ainsi que leurs connaissances en nutrition (Margetts et collab., 1998). En revanche, l'approche communautaire et systémique de la nutrition publique place la nutrition dans un mouvement de société (Travers, 1996) et inscrit la prise alimentaire dans le registre culturel et social d'un groupe d'individus dont l'alimentation est le résultat de forces systémiques, parmi lesquelles les systèmes alimentaires, les ressources économiques, l'environnement médiatique et publicitaire, le système politique et l'environnement législatif, la géographie et les autres contraintes à l'accès (Viswanath et Bond, 2007). Ces forces, qui influent sur le choix, comprennent aussi les déterminants sociaux de la santé

décrits dans la *Charte d'Ottawa pour la promotion de la santé* (Organisation mondiale de la santé [OMS], 1986) et s'apparentent aux déterminants du choix alimentaire. Ces déterminants mettent l'accent sur la complexité du modèle de santé et, par comparaison, sur le caractère multidimensionnel de la nutrition. Nous nous attarderons sur les dimensions systémiques de cette toile qui influent sur la consommation alimentaire, au-delà des déterminants individuels et familiaux.

5.2.1 Les systèmes alimentaires

D'après Goodman, le système alimentaire dépend du contexte social, politique, économique et environnemental : « Un système alimentaire comprend toutes les étapes et tous les procédés impliqués dans l'acte de nourrir une population et comprend les entrants requis et les produits générés à chaque étape. » (1997, cité dans Colonna, Fournier et Touzard, 2013, p. 70)

Dans l'Antiquité, les Romains dépendaient déjà des échanges commerciaux des denrées alimentaires pour une partie de leur alimentation, notamment pour le blé (Rickman, 1980), mais la mondialisation des systèmes alimentaires actuelle n'a pris son essor qu'à partir de la révolution industrielle, pour ensuite s'accroître durant la deuxième moitié du XXe siècle, et s'accélérer encore au début des années 2000 (Trentmann, 2009). Dans une revue récente des systèmes alimentaires et de leur rôle dans la santé des humains, Hawkes, Chopra et Friel (2009) associent la mondialisation des systèmes alimentaires à l'émergence de la transition nutritionnelle et à l'augmentation des maladies non transmissibles, surtout dans les pays à faibles revenus. Les auteurs lient le rôle croissant des industries alimentaires transnationales, la libéralisation du commerce international des aliments et l'expansion hors frontières des retombées du marketing et des publicités sur les aliments au phénomène de mondialisation, et y voient la source des changements alimentaires s'effectuant à l'échelle de la planète. Ces changements seraient le résultat des transformations sur les plans de la disponibilité de certains aliments, de leur prix et de l'attrait qu'ils exercent, entraînant ainsi une plus grande consommation des aliments transformés de faible valeur nutritive, qui sont accessibles dans les supermarchés et les restaurants d'alimentation rapide (*fastfood*) et dont la présence a augmenté de façon fulgurante à l'échelle de la planète (Hawkes et collab., 2009). Au Canada, ce phénomène est plus ancien, comme en témoigne une récente étude (Moubarac et collab., 2014), qui souligne les changements dans les habitudes d'achat d'aliments des Canadiens à partir de 1938. En comparaison avec les pays à faibles et à moyens revenus, le Canada a vu son environnement alimentaire se modifier à partir du début des années 1950, ce qui a entraîné une diminution marquée de la consommation d'aliments non transformés (viandes, fruits et légumes frais) et des ingrédients culinaires (farine, huile, sucre) au profit des aliments transformés et ultratransformés (produits salés et sucrés, prêts à consommer) [Moubarac, et collab., 2012]. Cette progression sur le plan de la consommation alimentaire au Canada semble aller dans le même sens que la transition épidémiologique observée dans les pays industrialisés dès les années 1970 (Bah et Rajulton, 1991 ; Omran, 1971, 1983) et qui s'est traduite par une augmentation des décès dus aux maladies non transmissibles après la Seconde Guerre mondiale (Nagnur et Nagrodski, 1990). Une étude comparant des données recueillies dans 79 pays, dont le Canada, indique que les aliments transformés dominent le système alimentaire dans les pays à revenus élevés, et sont en croissance dans les pays à revenus faibles et moyens avec, pour conséquence, « [...] le remplacement des habitudes alimentaires basées sur des repas réguliers fraîchement préparés par le grignotage de produits prêts à consommer, à densité énergétique relativement élevée, gras, sucrés ou salés » (Monteiro et collab., 2013, p. 27). Ces transformations seraient responsables des changements observés quant à la prévalence de l'obésité sur le plan mondial (Hawkes et collab., 2007 ; Popkin, Adair et Ng, 2012), obésité qui tend maintenant à devenir une problématique liée à la pauvreté, particulièrement dans les pays industrialisés (Popkin et Gordon-Larsen, 2004). Dans le contexte canadien, l'approche pour régler la problématique importante de l'obésité et d'une alimentation malsaine semble toutefois figée au stade de la promotion de la santé au moyen du changement des habitudes individuelles (Alvaro et collab., 2010), bien que les résultats des approches traditionnelles telles que le counseling et la prescription de diètes et de programmes d'exercice physique semblent moins concluants dans la lutte contre cette épidémie (Eisenberg et collab., 2011).

5.2.2 Les failles du système : les déserts et les marécages alimentaires

Dans la figure 5.1, publiée par Santé Canada, on décrit le système alimentaire avec ses composantes et les facteurs qui l'influencent. Idéalement, le système alimentaire d'un pays ou d'une communauté est tel qu'il existe une « accessibilité et une répartition équitable » des ressources pour tous. Toutefois, plusieurs centres urbains à travers le monde, et particulièrement dans les quartiers pauvres, font face à un manque d'accessibilité aux aliments frais. Ce sont les « déserts alimentaires », terminologie qui est utilisée depuis la moitié des années 1990 au Royaume-Uni (Beaumont et collab., 1995 ; Low Income Project Team, 1996) et qui désigne les quartiers où l'offre alimentaire est inadéquate à cause du manque de commerces garantissant un accès facile aux aliments sains. Au Canada, plusieurs études se sont penchées sur cette problématique (Beaulac, Kristjansson

et Cummins, 2009 ; Larsen et Gilliland, 2008), notamment à Montréal, où il a été établi que plus de 40 % de la population avait un accès limité aux produits frais (Bertrand, 2006 ; Bertrand et collab., 2013). L'accès compromis aux fruits et légumes frais peut souvent être combiné à une surabondance de nourriture de qualité nutritionnelle inadéquate dans une certaine communauté : on parle alors de « marécages » ou « marais alimentaires ». Dans une récente étude effectuée à Montréal, il a été établi que l'accès aux restaurants-minute ou restaurants d'alimentation rapide (*fastfood*) connaissait une augmentation proportionnelle à la diminution du revenu moyen dans le quartier. Ainsi,

> 75 % des écoles situées dans des quartiers où le revenu moyen est de 36 000 $ comptent plus de deux établissements de restauration rapide dans un rayon de 500 m. Cette proportion tombe à 13 % lorsque le revenu moyen s'élève à 79 000 $. À cette dernière échelle de salaire, la distance moyenne du comptoir de restauration rapide le plus proche est de 1,2 km, alors qu'elle n'est que de 433 m là où le revenu s'établit à 36 000 $ [...] (Kestens et Daniel, 2010, p. 37).

Dans la conjoncture récente où les problèmes de surnutrition, notamment le surpoids, l'obésité et les maladies qui y sont associées, deviennent une préoccupation majeure à travers le monde, et surtout en Amérique du Nord, en partie à cause du coût économique substantiel, chiffré au Canada à 6 milliards de dollars par année (Anis et collab., 2010), le rôle de l'environnement dans ces changements est donc examiné. Une synergie semble s'exercer entre l'environnement et le statut économique des individus où, dans le cas de ressources limitées, le choix alimentaire le plus facile devient le choix associé aux problèmes de santé, particulièrement aux facteurs de risque des maladies non transmissibles, choix alors caractérisé par l'abondance des aliments denses en énergie et pauvres en nutriments (Drenowski et Darmon, 2005 ; Drenowski et Specter, 2004).

> Dans une perspective de développement durable, cette situation devra être sérieusement analysée, car elle appelle de nouveaux aménagements urbains, de nouveaux moyens – commerciaux et écologiques – pour assurer l'approvisionnement alimentaire, en plus de nouvelles stratégies de promotion des choix santé. (Bertrand, 2006)

5.2.3 La sécurité alimentaire : une affaire de coût ?

Le concept de sécurité alimentaire a fait l'objet de plusieurs définitions depuis les années 1970. Toutefois, et depuis 1996, c'est la définition suivante qui fait consensus :

> La sécurité alimentaire est assurée quand toutes les personnes, en tout temps, ont économiquement,

FIGURE 5.1 **Le système canadien des aliments et de la nutrition**

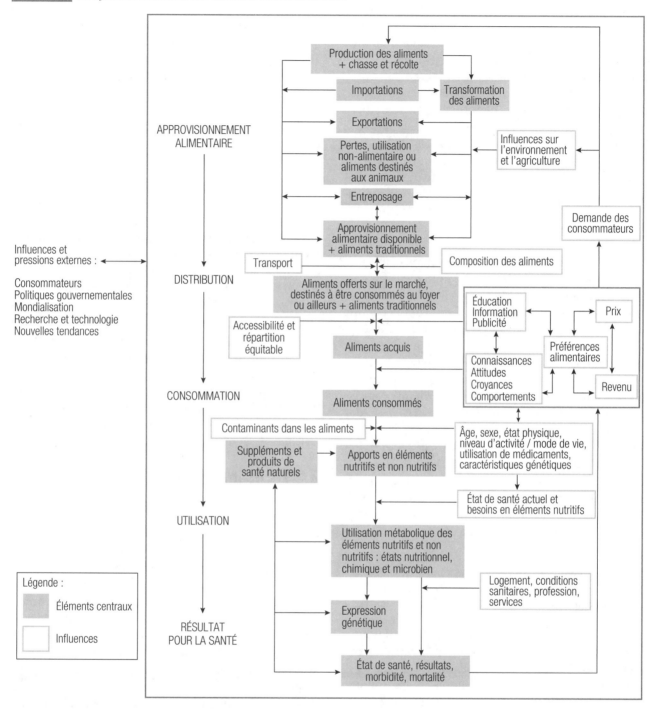

Source : Santé Canada, 2005. *Adapté à partir du cadre conceptuel du système des aliments et de la nutrition de l'Australie. Réf : Ian H. Lester. AUSTRALIA'S Food & Nutrition. Australia Government Publishing Service, Canberra. 1994*

socialement et physiquement accès à une alimentation suffisante, sûre et nutritive qui satisfait leurs besoins nutritionnels et leurs préférences alimentaires pour leur permettre de mener une vie active et saine. (Sommet mondial de l'alimentation, 1996)

Le gouvernement du Canada mesure la sécurité alimentaire des ménages à l'échelle nationale en utilisant le Module d'enquête sur la sécurité alimentaire des ménages

(MESAM), notamment au moyen de l'Enquête sur la santé dans les collectivités canadiennes (ESCC) [Santé Canada, 2007]. D'après les réponses, les ménages sont classés comme étant en sécurité alimentaire, en insécurité alimentaire modérée (qualité de l'alimentation compromise) ou en insécurité alimentaire sévère (qualité et quantité compromises). Environ 8 % des Canadiens vivent une insécurité alimentaire associée à un revenu insuffisant pour se procurer les aliments dont ils ont besoin (Santé Canada, 2007). Cette insécurité alimentaire est un déterminant majeur de la santé humaine et est considérée comme un problème de santé publique. Elle est associée à une diète de qualité moindre, plus pauvre en nutriments et plus dense en énergie, ainsi qu'à une augmentation du risque de maladies chroniques liées à l'alimentation et à l'obésité, comme le diabète (Galesloot et collab., 2012 ; Kirkpatrick et Tarasuk, 2008 ; Ricciuto et Tarasuk, 2007 ; Vozoris et Tarasuk, 2003), et peut réduire la capacité d'un individu à gérer certaines maladies telles que le diabète (Gucciardi et collab., 2009 ; Seligman et collab., 2012). L'insécurité alimentaire a des conséquences potentiellement dévastatrices sur tous les aspects du développement de l'enfant et ce, dès la période prénatale (Cook et collab., 2004). Toutefois, cette moyenne de 8 % au Canada cache une grande variabilité dans l'insécurité alimentaire vécue. En 2004, les données de l'ESCC, cycle 2.2, ont montré que jusqu'à 33 % des Canadiens s'identifiant comme Autochtones et vivant hors réserve souffraient d'insécurité alimentaire (Santé Canada, 2007). Depuis 2009, une enquête nationale sur l'alimentation et l'environnement des Premières Nations vivant sur réserve au Canada (FNFNES.ca) recueille des données alarmantes sur les taux d'insécurité alimentaire dans les réserves des Premières Nations, allant jusqu'à 72 % dans certaines communautés (Chan et collab., 2011, 2012, 2014). Par ailleurs, Vahabi et ses collègues (2011) ont indiqué que les taux d'insécurité alimentaire pouvaient atteindre 56 % chez les personnes qui ont récemment émigré d'Amérique latine à Toronto (Canada). Cette tendance inquiétante au Canada a été soulignée dans un rapport récent de l'ONU :

> Ce que j'ai vu au Canada est un système qui présente des obstacles pour les pauvres à accéder à une alimentation nutritive et qui tolère des inégalités entre les riches et les pauvres, et entre les Autochtones et non-Autochtones. Le Canada est très admiré pour ses réalisations dans le domaine des droits de la personne, dont il s'est fait le champion depuis de nombreuses années. Mais la faim et l'accès à une alimentation adéquate sont aussi des questions de droits de la personne – et dans ce domaine, il reste encore beaucoup à faire. (Traduit de De Schutter, 2012, paragr. 1 et 2)

Bien que le coût des aliments et les ressources financières des ménages soient souvent désignés comme l'obstacle majeur à l'obtention d'une alimentation suffisante et de qualité, plusieurs facteurs environnementaux ont été relevés dans la littérature scientifique comme étant associés à une plus grande insécurité alimentaire dans un contexte de pays industrialisés comme le Canada. Ces facteurs comprennent l'accès limité au logement, des services de transport collectif de moindre qualité dans la communauté, l'absence d'espace de jardinage pour la production alimentaire, le fait de résider en milieu urbain, les médias qui encouragent la consommation d'aliments spéciaux souvent plus chers, etc. (Gorton, Bullen et Ni Mhurchu, 2010) Ces facteurs s'ajoutent à ceux d'ordre personnel et familial tels que le niveau de scolarité, les capacités en matière de budget et de préparation des aliments ainsi que la composition du ménage (Gorton et collab., 2010).

5.3 Les groupes vulnérables

Les disparités en matière de nutrition et santé existent entre les pays (pays industrialisés *versus* pays en développement) et aussi à l'intérieur des pays industrialisés, où les problèmes de santé sont plus nombreux dans les secteurs défavorisés de la société (Darnton-Hill et Coyne, 1997). Les iniquités en nutrition sont ancrées dans des conditions de vie profondément inégales et ne semblent pas se redresser par une bonification des efforts en matière d'éducation nutritionnelle ou la multiplication de l'information (Travers, 1996). Dans cette perspective, outre les groupes vulnérables habituellement définis par leur étape dans le cycle de vie (femmes enceintes, enfants en bas âge, personnes âgées), de larges groupes sociaux semblent à risque.

5.3.1 Les immigrants

Parmi les groupes de la population souvent à risque en matière de santé se trouvent les immigrants (Sanou et collab., 2014). Les Canadiens nés à l'étranger étaient estimés à 13 millions de personnes en 2006 (19,1 % de la population générale) et il est prévu que le pays continuera à recevoir plus de 200 000 immigrants chaque année, ce qui représente 60 % de la croissance annuelle de sa population (Chui, Tran et Maheux, 2006). Même si les immigrants au Canada sont en meilleure santé que la moyenne de la population à leur arrivée grâce à un système rigoureux de sélection (Chen, Ng et Wilkins, 1996 ; Ng et collab., 2005), ceux-ci tendent à converger vers l'état de santé de la population générale en relativement peu de temps, notamment en ce qui a trait au poids (Setia et collab., 2009) et à la prévalence des maladies chroniques (Cairney et Ostbye, 1999 ; McDonald et Kennedy, 2004, 2005 ; Newbold, 2004). On nomme « effet de l'immigrant en santé » cette détérioration en santé observée chez l'immigrant et souvent associée au phénomène de l'acculturation nutritionnelle ou de l'adoption d'habitudes alimentaires de la société d'accueil (Gee, Kobayashi et Prus, 2004 ; Perez-Escamilla et Putnik, 2007 ; Smith, Kelly et Nazroo, 2011 ; Steffen et collab., 2006 ; Wallace et collab., 2010). La migration est aussi souvent synonyme de pauvreté, avec une sur-représentation des immigrants parmi les groupes à faibles revenus au Canada, particulièrement dans les grands centres urbains (Kazemipur et Halli, 2001) et un plus grand effet de cette pauvreté sur leur état de santé, comparativement à la majorité des Canadiens (Newbold et Danforth, 2003).

5.3.2 Les Autochtones

Les peuples autochtones au Canada sont les Premières Nations, les Métis et les Inuits. Ils comptaient 1 172 790 personnes en 2006 (soit 698 025 membres des Premières Nations, 389 780 Métis et 50 480 Inuits) [Statistics Canada, 2008]. Pendant des millénaires, les Autochtones du Canada ont eu recours à des systèmes alimentaires traditionnels adaptés aux zones écologiques locales (Waldram, Herring et Young, 1995), mais leur régime alimentaire est aujourd'hui un mélange de cuisine traditionnelle et d'aliments du marché en raison de l'accès limité aux ressources locales (animaux, poissons, plantes sauvages) [Chan et collab., 2011, 2012, 2014], qui constituaient la totalité de leur alimentation avant le contact avec les Européens, et la majorité de celle-ci jusqu'au XXe siècle (Kuhnlein et Receveur, 1996). L'impact des contaminants de l'environnement et des changements climatiques sur les sources traditionnelles de nourriture ainsi que la perte de savoirs et de compétences liées à la récolte et à la préparation des aliments traditionnels ont contribué à cet éloignement des traditions alimentaires (Power, 2008). Pourtant, les aliments traditionnels ont une valeur nutritive supérieure à de nombreux aliments du marché consommés actuellement (Kuhnlein et Receveur, 2007) et contribuent grandement à l'amélioration de la qualité de l'alimentation et de l'apport en nutriments (Chan et collab., 2011 ; Downs et collab., 2009). Dans son rapport sur l'accès à l'alimentation au Canada, le Rapporteur spécial de l'ONU sur le droit à l'alimentation a souligné les écarts importants existant au Canada à cet égard entre les groupes au sein du pays, voire à l'intérieur des provinces (De Schutter, 2012). Le Rapporteur spécial de l'ONU a relevé la situation particulièrement précaire des Autochtones au pays. En effet, l'espérance de vie des Premières Nations est inférieure de 6 ans à la moyenne nationale, alors qu'il y a un manque à gagner de 12 ans chez les Inuits (Statistics Canada, 2008 ; Wilkins et collab., 2008).

> Seuls des pays en développement avaient une espérance de vie semblable à celles calculées dans les régions habitées par les Inuits. Par exemple, la République dominicaine, l'Égypte et le Guatemala avaient tous un produit intérieur brut (PIB) par habitant d'environ 4000 $ à 5000 $ – en dollars internationaux en 2004 –, en comparaison du Canada, dont le PIB par habitant était de 31 000 $ (Wilkins et collab., 2008).

Comparativement aux autres Canadiens, les Autochtones du Canada affichent chez les adultes comme chez les enfants des taux de loin supérieurs d'obésité, de diabète, de maladies cardiovasculaires, de suicides, de tuberculose et de mortalité infantile, entre autres indicateurs de santé (Chan et collab., 2014 ; Lix et collab., 2009 ; Luo et collab., 2010 ; Pigford et Willows, 2010 ; Smylie, Fell et Ohlsson, 2010 ; Waldram, Herring et Young, 2006). Cette précarité semble structurelle (Adelson, 2005 ; King, Smith et Gracey, 2009) et se décline dans une problématique globale sur les plans des systèmes alimentaires et de la difficulté d'accéder aux aliments santé (Chan et collab., 2011, 2012, 2014 ; Johnson et collab., 2011 ; Skinner, Hanning et Tsuji, 2006 ; Willows, 2005), des ressources économiques des familles (Frohlich, Ross et Richmond, 2006), de l'accès au logement et de la ghettoïsation (Walks et Bourne, 2006), de l'accès à l'emploi (Mendelson, 2004), du niveau de scolarité (Wilson et Rosenberg, 2002), de la violence domestique et de la maltraitance (Blackstock, Trocmé et Bennett, 2004), du système politique dans les communautés et du contrôle des ressources (Richmond et Ross, 2008), de l'accès à un environnement sécuritaire et promouvant l'activité physique (Skinner et collab., 2006), et aussi en nutrition et en santé (Haman et collab., 2010 ; Waldram et collab., 1995 ; Waldram et collab., 2006 ; Willows et Batal, 2013), servant ainsi d'exemple malheureux mais pertinent de la complexité des interactions entre la nutrition et les déterminants sociaux de la santé et de la nécessité d'une approche systémique afin d'agir positivement sur la nutrition et la santé de la population.

5.4 La nutrition publique en action

Pelletier et ses collègues (2013) documentent en détail les implications de désirer aller au-delà de nos pratiques traditionnelles vers plus de réalisations en nutrition publique. Sur les plans de la recherche et de la pratique, cela demande d'allier au mode conventionnel, qu'ils nomment mode 1 en s'inspirant de la sociologie des sciences (Nowotny, Scott et Gibbons, 2001), un mode 2 orienté vers la résolution de problèmes de manière transdisciplinaire impliquant une variété d'institutions (scolaires et gouvernementales certes, mais aussi non gouvernementales, citoyennes et communautaires) dans une démarche interactive où les critères de qualité imbriquent des dimensions économiques, politique, sociales, éthiques et utilitaires (en plus des critères scolaires et financiers traditionnels). En se basant sur les différences déjà bien documentées dans l'étude de l'efficacité théorique *versus* pratique des interventions nutritionnelles (Victora, Habicht et Bryce, 2004) et forts d'expériences visant la génération de données probantes en nutrition publique[2], Pelletier et ses collaborateurs (2013) dessinent le continuum de recherche-action qui s'est ouvert et nous dirigent, pour l'illustrer, vers le Food Dignity Project, une initiative visant la résolution de problèmes de sécurité alimentaire et de durabilité environnementale dans cinq communautés aux États-Unis.

La multiplicité d'initiatives aux niveaux international, national et local est telle que même un bref survol en serait impossible. Leur récente multiplication peut être associée à l'intérêt grandissant du public et des institutions par rapport à l'alimentation, en partie en raison de l'épidémie d'obésité, du coût du traitement des maladies non transmissibles, de la persistance de l'insécurité alimentaire et de l'influence globale de compagnies transnationales sur la production et l'offre alimentaires. Toutes ces initiatives n'ont pas des composantes recherche-action, mais toutes contribuent à l'évolution sociétale en ce qui a trait à l'alimentation et, dans ce sens, constituent potentiellement des milieux de pratique pour les nutritionnistes, et des milieux de recherche en nutrition publique.

Ces initiatives visent ainsi à améliorer notre compréhension de ce qui constitue une alimentation saine, tout en agissant sur différents plans de l'environnement : individuel, organisationnel, communautaire et sociétal, dans ses aspects physiques et informationnels. De nombreux progrès ont été faits dans la caractérisation de ces environnements et l'étude de leur influence sur les choix alimentaires (Santé Canada, 2013), et les méthodes d'évaluation des initiatives en cours sont sans cesse plus appropriées (Patton, 2011).

En 2009, l'Organisation mondiale de la santé (OMS) recommandait, dans une publication qui sera sans doute prochainement mise à jour, que la voie à suivre était de faire en sorte que les choix sains soient les choix les plus faciles. La nutrition publique a pour défi de décliner ce que « sain » et « facile » signifient pour différents individus et différentes collectivités, et pour la seule planète que nous ayons. Dans cette perspective, le rôle des nutritionnistes et des chercheurs devrait être des plus constructifs dans ce qui est toutefois l'affaire de tous.

Conclusion

L'intérêt pour la nutrition publique ne fait que croître et de plus en plus de nutritionnistes travaillent dans ce domaine (au Québec c'est désormais près du quart de tous les nutritionnistes [Ordre professionnel des diététistes du Québec (OPDQ), 2014]), mais la part de la nutrition publique en milieu universitaire, tant dans la formation que dans la recherche, reste très minoritaire, la nutrition fondamentale et clinique formant encore l'essentiel des travaux. Pour relever de nouveaux défis sociétaux, des efforts de recherche transdisciplinaire visant à mieux comprendre les systèmes alimentaires et les autres déterminants des choix en cette matière sont essentiels. Un financement plus important de la recherche dans ce domaine ainsi qu'une plus grande offre de formation aux nutritionnistes et aux autres professionnels de la santé contribueront à faire en sorte que les choix sains deviennent les choix les plus faciles. Les choix alimentaires sains sont désormais définis non seulement par un ensemble adéquat de nutriments et de non-nutriments, mais aussi par les aspects sociaux, environnementaux et éthiques associés à ces choix.

À retenir

- Pendant près de deux siècles, la science de la nutrition s'est concentrée sur l'identification de la quarantaine de molécules essentielles à notre fonctionnement physiologique. L'application de ces connaissances visait à prévenir les maladies liées aux carences, et à favoriser les choix alimentaires sur une base essentiellement biologique et économique. La nutrition publique a émergé récemment en se penchant sur de nouvelles considérations d'ordres social, environnemental et éthique.

- La nutrition publique s'intéresse non seulement aux aspects biologiques de la nutrition, mais aussi au fonctionnement du système alimentaire dans son ensemble et à l'influence que peut avoir le système alimentaire

sur le comportement des groupes et des individus en matière d'alimentation ainsi qu'à son impact potentiel sur la santé. La nutrition publique prend en considération les dimensions sociale, économique, environnementale et culturelle des choix alimentaires.

- Certains segments de la population sont plus vulnérables aux iniquités en nutrition. Ces différences sont ancrées dans des conditions de vie inégales et ne semblent pas s'améliorer par des efforts sur le plan individuel comme l'éducation nutritionnelle. Au Canada, deux groupes sociaux sont particulièrement à risque : les Autochtones et les immigrants.

---

2. Voir, par exemple, les cas du développement de recommandations nutritionnelles, d'étiquetage des aliments, de la promotion de l'allaitement maternel (Perez-Escamilla et King, 2007).

- Les défis associés à une recherche par nature transdisciplinaire sont nombreux. Toutefois, seule une approche de ce type permet d'appréhender la complexité des systèmes alimentaires. Dans un monde de plus en plus complexe, les choix alimentaires de plus en plus nombreux, la persistance de l'insécurité alimentaire, l'augmentation de la prévalence d'obésité et des conditions associées, ainsi que la mondialisation des ressources et des risques environnementaux rendent une telle avenue de recherche des plus pertinentes.

- Travailler dans le domaine de la nutrition publique attire une part grandissante de professionnels et les occasions sont multiples. Tant dans la pratique que dans la recherche, l'objectif principal est de contribuer à faire en sorte que les choix alimentaires sains soient les choix les plus faciles, le mot « sain » se déclinant en termes biologiques, sociaux, environnementaux et éthiques.

Activités d'apprentissage

1. À partir de la figure 5.1, page 55, choisissez un des cinq facteurs externes influant sur les systèmes alimentaires et explorez comment son influence pourrait toucher différents aspects du système et la santé de l'individu en dernier ressort.

2. Consultez le site Web du Plan de développement d'un système alimentaire équitable et durable de la collectivité montréalaise (SAM 2025) et discutez des cinq orientations mentionnées à la page 20 du document. Que feriez-vous pour concrétiser ces orientations dans votre localité ? Le SAM 2025 se trouve à l'adresse suivante : http://credemontreal.qc.ca.

Pour en savoir plus

Voici une liste de liens, aucunement exhaustive, dérivée de l'expérience de collaboration des auteurs, mais qui devrait permettre au lecteur qui le souhaite d'explorer des activités pratiques en cours à l'international (aux États-Unis), au niveau fédéral canadien, ainsi qu'aux niveaux provincial et local, en prenant l'exemple de la province de Québec, tout en sachant que chaque province et territoire est le lieu de nombreuses initiatives, tout aussi variées et édifiantes.

États-Unis

Le Food Dignity Project : www.fooddignity.org

Étude des sept pays : http://sevencountriesstudy.com

Au niveau fédéral canadien

Santé Canada : www.hc-sc.gc.ca

Diététistes du Canada : www.dietitians.ca

Réseau pour une alimentation durable : http://foodsecurecanada.org

Club des petits déjeuners : www.clubdejeuners.org

Au niveau provincial

Veille action pour de saines habitudes de vie : http://veilleaction.org

Extenso, le Centre de référence sur la nutrition de l'Université de Montréal : www.extenso.org

Ministère de la Santé et des Services sociaux : www.msss.gouv.qc.ca

Institut national de santé publique du Québec : www.inspq.qc.ca

Ordre professionnel des diététistes du Québec : http://opdq.org

Québec en forme : www.quebecenforme.org

Équiterre : www.equiterre.org

Regroupement des cuisines collectives : www.rccq.org

Au niveau local

Les ateliers cinq épices : http://cinqepices.org

Ma santé au sommet : www.masanteausommet.com

Dispensaire diététique de Montréal : www.dispensaire.ca

Kahnawake Schools Diabetes Prevention Project : www.ksdpp.org

Jeunes pousses : www.jeunespousses.ca

Plan de développement d'un système alimentaire équitable et durable de la collectivité montréalaise (SAM 2025) : http://credemontreal.qc.ca

Table intersectorielle régionale de Montréal sur les saines habitudes de vie : www.mtlphysiquementactive.ca

Santropol Roulant : http://santropolroulant.org

CHAPITRE 6

Les concepts épidémiologiques

Mario Lepage et Gisèle Carroll

Objectifs

À la fin de ce chapitre, vous serez en mesure :

1. de définir le terme « épidémiologie » ;

2. de décrire les types d'études épidémiologiques ainsi que leurs forces et leurs faiblesses ;

3. de reconnaître les sources de données utilisées pour étudier l'état de santé et la distribution des problèmes de santé dans une population ;

4. d'interpréter les mesures de base et les taux souvent utilisés en santé communautaire ;

5. d'expliquer comment l'infirmière utilise les principes épidémiologiques dans sa pratique.

Introduction

L'épidémiologie est à la base de la pratique en santé publique et en santé communautaire. La recherche en épidémiologie permet d'examiner les multiples facteurs de risque, les causes des maladies et leur distribution dans la population. La définition des tendances, sur le plan à la fois des problèmes de santé prioritaires, des habitudes de vie et des facteurs de risque, aide les intervenants à agir de façon efficace et à utiliser les ressources judicieusement.

Des connaissances en épidémiologie sont nécessaires pour comprendre et appliquer les principes de causalité et pour bien interpréter les mesures variées utilisées dans les rapports relatifs à la santé. De plus, les politiques en santé publique, entre autres celles liées à la prévention des maladies infectieuses et chroniques, à la promotion de la santé de la population ou à la santé environnementale, s'appuient sur les résultats d'études épidémiologiques.

Ce chapitre présente une courte introduction aux principes et aux concepts de base en épidémiologie, aux types d'études le plus couramment utilisées, ainsi qu'aux diverses mesures et notions liées au dépistage. Il se termine par un court exposé sur les soins infirmiers et l'épidémiologie.

6.1 L'évolution de la définition de l'épidémiologie au fil des ans

Le terme « épidémiologie » est apparu dès 1855 (Coquidé et Lange, 2006). Tirant ses origines de la médecine, l'épidémiologie est maintenant reconnue (depuis la deuxième moitié du XXe siècle) comme une discipline indépendante. Ce mot provient du grec *epi,* qui signifie « parmi », de *demos,* qui désigne « peuple », et de *logos,* qui correspond à « étude ».

Plusieurs définitions trouvées dans la littérature permettent de tracer l'histoire de l'épidémiologie à travers le temps. Tout d'abord, l'épidémiologie s'est surtout intéressée aux maladies infectieuses, pour ensuite inclure les maladies non infectieuses. Plusieurs auteurs attribuent l'origine de l'épidémiologie à Hippocrate, le père de la médecine (Bonita, Beaglehole et Kjellström, 2006; Valanis, 1999). En effet, Hippocrate a tenté d'expliquer l'apparition des maladies d'une façon rationnelle plutôt que sur une base surnaturelle. Cependant, le premier épidémiologiste serait John Graunt (1620-1674), qui a publié, en 1662, l'ouvrage *Natural and Political Observations Made upon the Bills of Mortality.* Il s'agit de la première table londonienne de mortalité.

William Farr (1807-1883) est considéré comme étant le fondateur de l'épidémiologie dans sa forme moderne. Il a permis la publication de statistiques sur la mortalité pour la Grande-Bretagne. Il a aussi mis en évidence l'influence de certaines variables sociodémographiques (année de naissance, lieu de résidence, profession, état matrimonial et saison de l'année) sur la mortalité. En 1839, Farr publiait le premier *Annual Reports of the Registrar General,* une publication reprise pendant 40 ans. Il a en outre développé le calcul des taux standardisés de mortalité afin de comparer les différentes populations.

Le XIXe siècle est caractérisé par les études sur les maladies infectieuses. C'est alors la découverte des agents pathogènes et du mode de transmission. John Snow (1813-1858) est considéré comme le fondateur de l'épidémiologie géographique. Ses travaux concernaient les épidémies de choléra survenues à Londres au cours du XIXe siècle. En 1853, devant le nombre élevé de cas de choléra, Snow a supposé que la contamination provenait de l'eau. Deux principales compagnies d'eau desservaient la population londonienne, la Southward & Vaux Hall Company et la Lambeth Company. Snow a cartographié les cas de choléra à partir du lieu de résidence des malades. Il a établi que le risque de contagion était 14 fois plus important dans le cas de l'eau de la Southward & Vaux Hall Company, puisée dans la Tamise en aval de l'endroit où les égouts étaient déversés, comparativement à l'eau de la Lambeth Company, puisée en amont. Snow a permis de découvrir le lien entre la transmission du choléra et l'eau contaminée, et ce, 30 ans avant l'identification de l'agent pathogène, soit la bactérie *vibrio cholerae.*

Le XXe siècle est considéré comme la période moderne où l'épidémiologie ne s'intéresse plus seulement aux maladies infectieuses, mais également à différentes pathologies humaines telles que les maladies chroniques et génétiques, les accidents, etc. Dans les années 1950, Richard Doll (1912-2005) a étudié la relation entre l'usage du tabac et le cancer du poumon ainsi que l'incidence des maladies cardiaques et pulmonaires chez les travailleurs de l'amiante.

La littérature regorge de définitions de l'**épidémiologie,** mais les écrits s'entendent pour dire que c'est une discipline qui étudie la distribution de la maladie et des facteurs qui conditionnent sa fréquence. La définition retenue pour ce chapitre est celle de MacMahon et Trichopoulos (1996).

La distribution de la maladie se définit par sa fréquence. Elle comprend la description de l'état de santé d'une population selon des variables sociodémographiques telles que l'âge, le sexe et la race, le lieu géographique, le temps, etc. Les déterminants se caractérisent par la description des causes des maladies, soit une explication ou des facteurs causaux. Le terme « épidémie » est souvent associé à l'épidémiologie. Selon la définition retenue, « épidémie » peut se rapporter autant à une maladie infectieuse qu'à une maladie non infectieuse.

6.2 Les buts de l'épidémiologie

La connaissance de la distribution de la maladie peut être utilisée pour comprendre les causes d'une maladie, expliquer l'apparition des maladies locales, décrire l'histoire naturelle de la maladie ou fournir des conseils dans la gestion et l'évaluation des services de santé (MacMahon et Trichopoulos, 1996). La triade « quand » (début de la maladie), « où » (lieu) et « qui » (caractéristiques des personnes) représente trois dimensions importantes en épidémiologie pour résumer et organiser les données recueillies.

Les activités en épidémiologie peuvent être de l'ordre de la surveillance, de l'investigation, de la recherche et de l'évaluation. L'épidémiologie permet donc de: 1. comprendre les causes des maladies; 2. déterminer un plan de traitement; et 3. contribuer au développement des politiques publiques en santé. Les épidémiologistes tentent de comprendre pourquoi certains groupes d'individus sont plus susceptibles de développer une maladie par rapport à un autre groupe.

Cette connaissance des causes des maladies permet de reconnaître les personnes les plus à risque, rendant possible l'élaboration d'une action pour prévenir ou réduire la probabilité d'avoir la maladie. Les résultats des études épidémiologiques permettent de soutenir la prise de décision, tout en développant les stratégies et les politiques de

Épidémiologie Étude de la distribution et de la fréquence de la maladie ainsi que de ses déterminants dans les populations humaines (traduction libre, MacMahon et Trichopoulos, 1996).

prévention, de contrôle et de traitement. L'épidémiologie permet donc de participer directement aux actions de santé publique et de santé communautaire.

6.3 La causalité et les modèles de causalité

Afin de prévenir les problèmes de santé et de promouvoir la santé, il s'avère important de bien connaître les facteurs de risque susceptibles d'influer sur la santé de la population. La première étape consiste à vérifier s'il existe une association entre un facteur donné et un problème de santé ou une habitude de vie. « Même si l'épidémiologie permet de décrire de nombreuses associations impliquant diverses maladies et facteurs de risque potentiels, elle a fréquemment de la difficulté à établir un lien de causalité. » (Bouyer, Cordier et Levallois, 2003, p. 112) Il y a trois types d'associations : accidentelle, non causale et causale. Tout d'abord, l'association notée lors d'une étude peut, dans certains cas, être accidentelle, c'est-à-dire qu'il n'y a en réalité aucun lien entre le facteur observé et la maladie ou l'état de santé constaté. Prenons l'exemple d'un échantillon choisi au hasard dans lequel il y aurait un nombre très élevé de personnes de race blanche. En examinant les caractéristiques des personnes en lien avec un problème de santé, on pourrait remarquer qu'un nombre beaucoup plus élevé de personnes de race blanche présentent le problème de santé comparativement aux personnes de race noire. D'autres études sur ce problème de santé pourraient plus tard démontrer que cette association est due au hasard, c'est-à-dire que si l'échantillon avait été composé d'un nombre égal de personnes de race blanche et de race noire, ce lien n'aurait pas été observé.

Ensuite, l'association peut aussi être non causale ; dans ce cas, elle est réelle, mais elle n'est pas essentielle à l'apparition de la maladie ou de l'état de santé observé. Une étude menée par Prescott et Kendler (1999) démontre que l'association entre l'alcoolisme et l'âge précoce auquel la personne commence à consommer de l'alcool est non causale. Ainsi, la consommation d'alcool à un très jeune âge et l'alcoolisme sont tous les deux « des manifestations d'une vulnérabilité familiale au problème de l'usage de l'alcool » (p. 105).

L'association est causale lorsque la présence du facteur observé entraîne l'apparition de la maladie. Lorsqu'une personne est atteinte de tuberculose, il n'y a aucun doute qu'elle a été en contact avec le bacille de Koch. Toutes les preuves qu'un facteur est causal ne sont pas toujours aussi évidentes, particulièrement lorsqu'on s'intéresse aux causes des maladies chroniques. Pour cette raison, plusieurs critères sont utilisés pour vérifier si une association est causale. Les critères employés peuvent varier selon le type d'étude. De nombreux critères ont été proposés pour expliquer la relation entre une exposition et un problème ou un état de santé, mais ceux proposés par Hill

(1965) sont les plus souvent utilisés et les plus reconnus (Bouyer et collab., 2003 ; Simpson et Nkosi, 2009). Les critères suggérés par Hill incluent : la force de l'association, la constance et la reproductibilité des résultats, l'expérimentation, l'analogie, la relation dose-effet, la spécificité de l'association, la cohérence, la plausibilité biologique et le facteur temps respecté (Hill, 1965).

La force de l'association est plus élevée lorsque le lien entre le facteur étudié et le problème ou l'état de santé a été démontré dans plusieurs études de haut niveau telles que des essais cliniques à double insu. C'est pourquoi il importe de considérer la qualité des études menées et de vérifier si plusieurs chercheurs ont obtenu des résultats similaires, c'est-à-dire si les résultats sont constants. On peut aussi mener des études utilisant la même méthodologie afin de valider les résultats obtenus précédemment. Dans certains cas, il est possible de planifier une expérience ou une quasi-expérience afin de vérifier la relation observée. Aussi, s'il a été établi que des associations similaires étaient causales, par analogie, la probabilité que la relation observée soit causale est augmentée.

En ce qui a trait à la relation dose-effet, cette dernière est démontrée, par exemple, lorsque l'augmentation de l'exposition est suivie de l'accroissement du risque de développer un problème de santé. On réfère à la spécificité de la relation lorsqu'il est possible de démontrer que la présence du facteur provoque la survenue de la maladie. La cohérence indique que le lien observé n'est pas en contradiction avec les connaissances actuelles sur la condition étudiée, ni avec l'histoire naturelle de la maladie ou les connaissances actuelles des manifestations biologiques observées. La relation constatée doit aussi être biologiquement plausible, c'est-à-dire que cette association est possible à la lumière des connaissances biologiques actuelles. On peut également vérifier si le facteur temps est respecté, c'est-à-dire si l'exposition au facteur était antérieure à l'apparition de la maladie ou de l'état de santé étudié. Selon Bouyer et collab. (2003), même avec « les meilleurs critères d'interprétation, il est toujours possible de conclure de façon erronée en regard des résultats d'une ou de plusieurs études, en rejetant par exemple une relation comme causale alors qu'elle l'est » (p. 113).

Au cours des années, plusieurs modèles ont été élaborés pour chercher à expliquer les relations entre les facteurs de risque et la survenue de la maladie, entre autres, le modèle du triangle épidémiologique, celui de la roue et celui des causes multiples (*web of causation*). Le modèle du triangle épidémiologie est utilisé depuis de nombreuses années pour examiner les relations entre un hôte, un agent et l'environnement (*voir la figure 6.1*). On s'en sert principalement lors d'études concernant les maladies infectieuses. Ce modèle a aussi été adapté pour étudier d'autres expositions, telles que la violence (Macdonald, 2002).

FIGURE 6.1 **Le modèle du triangle épidémiologique**

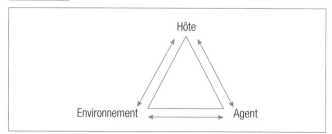

Certaines caractéristiques intrinsèques de l'hôte telles que l'âge, le sexe, les comportements et l'état général de santé peuvent le rendre plus susceptible d'être touché par l'agent causal. C'est le cas de certaines maladies infectieuses telles que la rougeole et la coqueluche, qui sont plus fréquentes chez les jeunes enfants. L'environnement comprend les facteurs externes qui favorisent le développement et la transmission de l'agent causal, tels que le type de sol, la qualité de l'eau, les insectes et la température ambiante, qui influent sur l'apparition de la maladie. Certaines caractéristiques de l'agent ou des microorganismes infectieux, telles que la virulence, la contagiosité et la pathogénicité sont aussi à considérer pour bien comprendre le processus infectieux. La virulence est la capacité de l'agent pathogène à causer des maladies, tandis que la contagiosité est sa capacité à se transmettre d'une personne à une autre par contact direct (Jenicek, 1976). La pathogénicité est la capacité de l'agent pathogène à provoquer la maladie parmi les personnes infectées (Webb, Bain et Pirozzo, 2005).

Le modèle de la roue est similaire au modèle du triangle épidémiologique, mais des précisions ont été apportées à la composante « environnement » et à celle de l'« hôte ». L'environnement comprend les milieux physique, social et biologique. Quant à la composante génétique, elle se situe complètement au centre du cercle, à l'intérieur de celui de l'hôte (*voir la figure 6.2*).

FIGURE 6.2 **Le modèle de la roue**

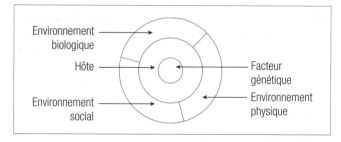

La grandeur des sections représentant chaque composante du modèle varie selon l'importance des facteurs liés au problème de santé étudié. Par exemple, si la génétique influe très peu sur la survenue de la maladie, la section génétique pourrait être représentée par un très petit cercle.

Bien que le modèle du triangle épidémiologique et le modèle de la roue puissent être très utiles pour comprendre le développement de certains problèmes de santé, en particulier les maladies infectieuses, ils s'avèrent moins pertinents dans les cas où plusieurs facteurs interreliés sont mis en cause. Dans ces cas, le modèle de causes multiples (*web of causation*) permet de mieux illustrer les divers liens entre les facteurs conduisant à la survenue de la maladie. Selon cette approche, la maladie ou l'état de santé est le résultat de l'interaction de plusieurs facteurs (*voir la figure 6.3*).

FIGURE 6.3 **Le modèle de causes multiples**

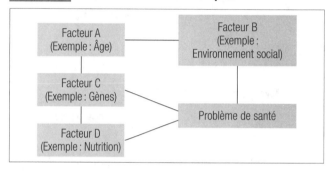

6.4 Les types d'études épidémiologiques

Différents modèles sont utilisés pour mener des études épidémiologiques, mais aucun consensus n'existe concernant leurs noms ou leurs définitions. Il peut s'agir d'études menées de manière prospective ou rétrospective, ou encore effectuées à un moment précis dans le temps. Dans le cas d'une étude prospective, l'observation des sujets ou de leur exposition est effectuée sur une période de temps prédéterminée. En ce qui a trait aux études rétrospectives, les données concernant le problème de santé étudié étant déjà connues, on cherche à vérifier si les sujets ont été exposés dans le passé aux facteurs de risque étudiés.

Les études analytiques, en particulier les études de cohortes (en général prospectives) et les études de cas-témoins (rétrospectives), permettent de « vérifier une hypothèse spécifique concernant un problème de santé, de proposer de nouvelles hypothèses étiologiques et de suggérer des mécanismes de causalité » (Friis et Sellers, 2004, p. 616).

À titre d'exemple, en se basant sur des études descriptives antérieures, un chercheur pourrait vouloir vérifier si l'hypothèse de la sédentarité chez l'enfant est liée à l'apparition de l'obésité à l'âge adulte. Une étude de cohortes serait le type d'étude tout indiqué pour vérifier cette hypothèse. Les études de cohortes, ou prospectives, « consistent à étudier la morbidité (ou la mortalité) observée dans une ou des cohortes ayant différents niveaux d'exposition » (Bouyer et collab., 2003, p. 100). Dans ce type d'étude, le chercheur, à partir d'une population d'enfants, forme deux groupes de sujets, dont un est composé d'enfants actifs, et l'autre, d'enfants sédentaires. Les termes « actifs » et « sédentaires » sont définis selon des critères précis. Un seul des deux groupes est exposé au facteur de risque (dans notre exemple, la sédentarité). Les sujets sont ensuite suivis pendant une période de temps déterminée par les chercheurs afin de reconnaître ceux qui ont développé le problème de santé à l'étude (par exemple, l'obésité) [*voir la figure 6.4*].

FIGURE 6.4   **Un exemple d'étude de cohortes ou prospectives**

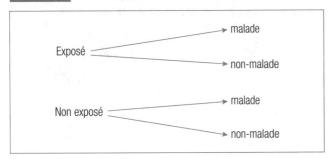

Ce type d'étude permet d'établir le risque relatif, ce qui constitue un avantage important. La mesure du risque n'est pas faussée par la présence de la maladie et les cas ne peuvent pas échapper à l'étude puisqu'on surveille leur apparition. Toutefois, ce genre d'étude est très coûteux et le suivi des sujets s'avère souvent difficile, particulièrement lorsque l'étude s'étend sur plusieurs années. Il ne convient donc pas aux maladies rares puisqu'il faudrait suivre un trop grand nombre de sujets.

« Le principe d'une enquête cas-témoins est de comparer la fréquence d'exposition antérieure à un facteur de risque dans un groupe de "cas" atteints de la maladie étudiée et dans un groupe de "témoins" n'ayant pas cette maladie. » (Bouyer et collab., 2003, p. 102) Dans ce genre d'étude, les sujets sont choisis en fonction de la maladie, c'est-à-dire selon qu'ils en souffrent ou non (*voir la figure 6.5*). Les chercheurs forment deux groupes de sujets au début de l'étude (les sujets malades et les sujets sains). Ensuite, à l'aide de méthodes de collecte de données (questionnaires, entrevues, etc.), ils déterminent leur exposition antérieure au facteur étudié. Prenons l'exemple d'une étude cas-témoins visant à vérifier l'hypothèse d'un lien entre l'usage du tabac et l'apparition du cancer de la vessie. On inviterait un groupe de patients souffrant du cancer de la vessie à participer à l'étude et un autre groupe de personnes ayant les mêmes caractéristiques (sexe, âge, etc.), mais ne présentant pas ce type de cancer. À l'aide d'un questionnaire, les chercheurs vérifieraient certains renseignements, à savoir leurs habitudes liées au tabagisme dans le passé et la quantité de cigarettes fumées.

Il est évident que cette approche est moins rigoureuse, parce qu'elle laisse place au biais de rappel (à la mémoire)

FIGURE 6.5   **Un exemple d'étude de cas-témoins ou rétrospective**

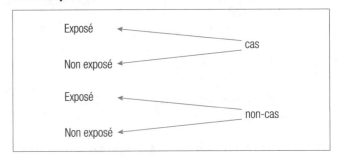

et que l'information sur l'exposition au facteur de risque est fournie par les sujets eux-mêmes. Toutefois, ce type d'étude convient tout à fait aux maladies rares puisque le chercheur détermine les cas dès le début de la recherche. En outre, étant donné qu'il s'agit d'une étude de courte durée, il est possible d'épargner temps et argent, et de calculer le rapport de cotes, c'est-à-dire une estimation du risque relatif. Par conséquent, ce type d'étude est souvent utilisé pour établir une estimation du risque avant d'entreprendre une étude de cohortes (prospective), qui s'avère beaucoup plus coûteuse et qui exige un long suivi des sujets.

Les études épidémiologiques sont effectuées non seulement pour examiner le lien entre différents facteurs et l'apparition de certaines maladies, mais aussi pour évaluer des interventions et des programmes existants de prévention ou de contrôle des maladies chroniques. L'essai clinique est reconnu comme étant l'étude épidémiologique la plus rigoureuse. Dans un essai clinique, où les sujets sont choisis en fonction de critères précis, puis répartis de façon aléatoire (au hasard), le chercheur assigne une intervention déterminée aux sujets participant à l'étude. À titre d'exemple, un chercheur qui souhaite vérifier l'efficacité d'une nouvelle intervention visant à aider les hommes à perdre du poids pourrait assigner cette nouvelle intervention à des hommes choisis au hasard parmi les sujets de l'étude et assigner aux autres sujets une intervention conventionnelle habituellement utilisée dans le milieu. Le défi important pour le chercheur consiste alors à s'assurer que les sujets ne seront pas pénalisés en faisant l'objet d'une intervention plutôt que d'une autre. Sur le plan éthique, un professionnel de la santé doit offrir à la population les meilleures interventions possible. Par conséquent, si l'on sait que la nouvelle intervention est plus efficace, il faut l'offrir à toutes les personnes qui pourraient en bénéficier.

L'étude descriptive est souvent utilisée pour décrire, entre autres, la distribution des maladies et des décès dans une population donnée, les caractéristiques des personnes touchées par une maladie et l'état de santé d'une population. Ces données sont utiles dans le cadre de la planification de programmes ou de l'élaboration de politiques nécessaires au maintien et à l'amélioration de l'état de santé de la population. Parmi les modèles d'études descriptives souvent utilisés, on retrouve l'étude de cas ou d'une série de cas et l'étude transversale.

L'étude d'un cas ou d'une série de cas sert en général à expliquer des problèmes de santé peu connus ou des phénomènes nouveaux liés à la santé sur lesquels on a très peu d'information. Dans le cas où l'on s'intéresse à une nouvelle maladie, par exemple, toutes les données pertinentes (signes, symptômes, moment de l'apparition des symptômes, etc.) sont notées. On cherche à obtenir l'image la plus complète possible du cas ou des cas étudiés. Dans ce modèle d'étude, il n'y a pas de groupe de comparaison.

L'étude transversale a pour but de décrire un phénomène de santé dans une population. Dans ce type d'étude, toutes les données, autant celles relatives à l'état de santé des sujets que celles concernant le facteur de risque ou l'exposition, sont recueillies en même temps, à un moment précis choisi par les chercheurs (*voir la figure 6.6*).

FIGURE 6.6 **L'étude transversale**

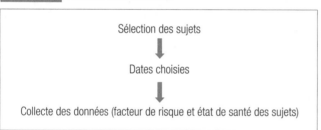

Après avoir choisi les sujets de l'étude aux dates déterminées, on procède à la collecte de données à l'aide de questionnaires, d'entrevues ou d'autres méthodes connues. Par exemple, une étude transversale pourrait être menée afin de vérifier la fréquence d'une maladie dans un village où sont situées des usines susceptibles d'avoir un impact sur la santé. Un nombre établi de résidents choisis au hasard pourrait être interviewés ou recevoir un questionnaire pour vérifier leur état de santé et leur exposition aux polluants ciblés. Ainsi, la prévalence de la maladie étudiée pourrait être établie.

Il est à noter que l'étude transversale peut aussi être analytique, par exemple lorsque le groupe à l'étude est comparé à un groupe témoin. En utilisant l'exemple ci-dessus, il suffirait d'ajouter comme groupe témoin les résidents d'un autre village qui aurait les mêmes caractéristiques que le premier, mais où il n'y aurait pas d'usine. Cette étude pourrait conduire à émettre l'hypothèse que les polluants ont un impact sur la santé des résidents. Cette hypothèse pourrait ensuite être vérifiée par une étude analytique, soit de cohortes ou de cas-témoins. L'encadré 6.1 résume les principaux types d'études épidémiologiques.

ENCADRÉ 6.1 **Les principaux types d'études épidémiologiques**

Étude descriptive
- Fréquence
- Distribution
  - Émettre une hypothèse

Étude quasi expérimentale
- Essai clinique
  - Vérifier une hypothèse
  - Manipuler le facteur
  - Sujets volontaires (non choisis au hasard)

Étude analytique
- Cas-témoins (rétrospective)
- Cohortes (prospective)
  - Vérifier une hypothèse
  - Facteur à l'étude non manipulé (observation)

Étude expérimentale
- Essai thérapeutique
  - Vérifier une hypothèse
  - Manipuler le facteur
  - Sujets choisis au hasard

6.5 Les sources de données

Bien que des outils tels que les questionnaires et les entrevues soient employés pour obtenir les données de source primaire lors d'études épidémiologiques, plusieurs autres sources d'information peuvent être très utiles pour étudier les problèmes de santé et l'état de santé d'une population. En premier lieu, il est important d'avoir une bonne connaissance des composantes démographiques de la population étudiée. Les données de recensement fournissent de l'information sur le nombre de résidents ainsi que sur leurs caractéristiques telles que l'âge, le sexe, la race, la langue, etc. Les travailleurs locaux en santé publique peuvent, par exemple, mieux connaître leur communauté en consultant les données du recensement de leur région. Cela leur permettra de savoir, entre autres, le nombre de personnes de sexe masculin ou féminin résidant dans leur secteur, ainsi que la répartition selon leur groupe d'âge et leur langue maternelle.

Des sources secondaires de données, dont les dossiers d'hôpitaux, les registres de certaines maladies (par exemple, le cancer), les rapports de maladies transmissibles et diverses associations (par exemple, la Fondation des maladies du cœur et de l'AVC, les associations venant en aide aux diabétiques, etc.) rassemblent beaucoup de données utiles non seulement aux chercheurs, mais aussi aux décideurs en santé publique. Les données d'enquêtes, les rapports médicaux et les études descriptives fournissent de l'information sur les facteurs de risque pour les problèmes de santé prioritaires. Ces données s'avèrent très importantes lors de l'élaboration de programmes de prévention ou de promotion. Les statistiques des gouvernements provinciaux et fédéraux, les rapports des hôpitaux ainsi que ceux des services de santé municipaux informent les chercheurs sur la pertinence des services offerts. Ces données permettent de vérifier si les services qui sont utilisés abordent les problèmes prioritaires et si l'offre satisfait la demande.

6.6 Les mesures de base en épidémiologie

Avant de discuter des mesures de base en épidémiologie, il est important de définir les mesures de fréquence, soit le rapport, la proportion, le ratio, le taux et l'indice. Un rapport est une comparaison entre deux quantités qui peuvent appartenir ou non au même ensemble. Le rapport peut se présenter sous plusieurs formes, soit une proportion, un ratio, un taux ou un indice.

Une proportion est la fréquence d'une valeur donnée, divisée par le nombre total d'observations. Dans une classe de 100 étudiants, si l'on a 49 garçons et 51 filles, la proportion de garçons est de 49/100, soit 0,49 ou 49 %. Pour sa part, le ratio est le rapport de fréquence de deux classes d'une même variable. Le numérateur n'est pas compris dans le dénominateur, mais les deux proviennent de la même variable. Dans l'exemple des 100 étudiants, le ratio garçon/fille est de 49/51, soit 0,96.

Un taux est un rapport qui tient compte de la notion du temps. Il mesure la vitesse ou la force de l'apparition d'un événement (*voir l'encadré 6.2*). Il s'agit d'une mesure instantanée de densité.

ENCADRÉ 6.2 **L'histoire de cas 1**

Une nouvelle infection grippale fait rage. Il s'agit d'une infection qui entraîne une fièvre intense pendant les premiers jours et des symptômes tels une toux grasse et productive, des maux de tête et des douleurs musculaires pour une période minimale d'un mois. Une étude est menée afin d'observer l'évolution de cette nouvelle souche de grippe auprès d'une population de 20 sujets pendant 6 mois.

Sujets	Mois 1	Mois 2	Mois 3	Mois 4	Mois 5	Mois 6
1	X					
2				X		
3						
4						
5		X				
6			X			
7						X
8						
9	X	X				
10		X				

X : Durée de la maladie

Finalement, un indice est un rapport de fréquence de deux variables différentes. Le numérateur n'est pas compris dans le dénominateur et fait référence à deux événements distincts. Il sert à estimer un taux dans les cas où le dénominateur ne peut pas être correctement mesuré ou qu'il est inconnu. Par exemple, pour calculer un indice de fécondité, on utilisera, au numérateur, le nombre de naissances, et au dénominateur, le nombre de femmes en âge de procréer.

Parmi les principales mesures de base en épidémiologie, on trouve la prévalence et l'incidence. Selon Essex-Sorlie (1995), ces deux mesures servent à explorer le développement des maladies, à prédire le futur, à évaluer le risque et à faire des comparaisons. La **prévalence** est une mesure statique, une image fixe dans le temps. La formule pour calculer la prévalence est $P = n/N$. Le n représente le nombre de cas ou le nombre de personnes malades ou l'événement, alors que le N représente la population totale définie.

Selon l'encadré 6.2, deux personnes sont déjà malades au début de l'étude. La prévalence au début de l'étude est donc de 2/10, soit 20 % ; à deux mois, la prévalence est de 3/10, soit 30 % ; à la fin de l'étude, elle est de 1/10, soit 10 %. Plusieurs facteurs peuvent modifier la prévalence, à la hausse ou à la baisse. Parmi ceux pouvant causer une hausse de la prévalence, on trouve : 1. une maladie de longue durée ; 2. la prolongation de la vie des patients atteints ; 3. l'augmentation des nouveaux cas ; 4. une immigration importante ou l'immigration de personnes vulnérables ; 5. l'émigration des personnes en bonne santé ; et 6. l'amélioration ou l'augmentation des moyens de diagnostic. Pour leur part, les facteurs qui modifient la prévalence à la baisse sont : 1. une durée courte de la maladie ; 2. un taux de mortalité élevé ; 3. une diminution des nouveaux cas ; 4. l'immigration de personnes en bonne santé ; 5. l'émigration de personnes atteintes ; et 6. une amélioration du taux de guérison (Bonita et collab., 2006).

L'**incidence** sert à établir le risque associé à une maladie permettant de déduire la probabilité d'en être atteint. C'est un un indicateur dynamique qui inclut la notion de temporalité. Selon Bonita et collab. (2006), il s'agit d'une mesure autant utilisée pour les maladies ou les affections aiguës que pour les maladies chroniques. Il existe deux mesures pour l'incidence : le taux d'incidence et l'incidence cumulée.

Le **taux d'incidence** est une mesure utile lorsque le chercheur veut connaître la rapidité d'apparition des nouveaux cas dans une population. La formule pour le calculer est la suivante : $I = n/t$. Dans cette formule, le n représente les nouveaux cas survenus durant la période d'observation, alors que le t correspond au temps écoulé pour chaque personne de la population à risque jusqu'à ce qu'elle devienne un cas. Selon

---

Prévalence Proportion de cas ou de personnes malades à un moment précis dans le temps et selon une population définie. La prévalence indique l'ampleur d'un problème dans une population.

Incidence Nombre de nouveaux cas survenus dans une population au cours d'une période donnée.

Taux (ou densité) d'incidence Mesure de la vitesse, de la force ou de l'intensité de propagation d'une maladie dans une population à risque.

l'encadré 6.2, on compte cinq nouveaux cas (les personnes 1 et 9 étaient déjà malades au début de l'étude). Au dénominateur (le t), comme trois personnes n'ont pas été atteintes de cette grippe, on doit compter six mois pour chacun des patients (18 personnes/mois) plus sept personnes qui ont été atteintes pendant un mois. On compte ainsi cinq mois pour chacun (35 personnes/mois). Le taux d'incidence est donc de 5/53 personnes/mois ou 0,09 mois^{-1} ou un taux de 9 cas pour 100 personnes/mois.

Pour sa part, l'**incidence cumulée** nous renseigne sur la probabilité d'être atteint de la maladie dans une période de temps défini chez les personnes à risque. La formule pour le déterminer est la suivante : $IC = n/r$. Dans cette formule, le n représente le nombre de nouveaux cas, et le r correspond au nombre de personnes susceptibles de devenir des cas ou malades au début de l'observation. Selon l'encadré 6.2, on compte cinq nouveaux cas (les personnes 1 et 9 étaient déjà malades au début de l'étude); au dénominateur, il y avait huit personnes susceptibles de devenir des cas. L'incidence cumulée est donc de 5/8, soit 62,5 % pour 6 mois.

Il se trouve une variété de taux pour décrire des phénomènes dans une population, par exemple, les taux de mortalité et de natalité. Il importe de différencier les termes **taux brut**, **taux spécifique** et **taux ajusté**.

Par exemple, le taux brut de mortalité est le nombre de décès dus à une maladie au cours d'une période donnée divisé par le nombre de personnes qui risquent de mourir de cette maladie au cours de la même période. Un taux spécifique de mortalité pourrait être décrit selon les groupes d'âge. Lorsqu'on veut utiliser ces données pour comparer des populations, les taux bruts ou spécifiques peuvent induire de fausses conclusions en raison de l'influence des variables sociodémographiques. C'est pourquoi on préfère le taux ajusté ou standardisé.

6.7 Les taux et les mesures

Les intervenants en santé publique utilisent fréquemment les taux de mortalité, de morbidité et d'autres mesures de la santé ou liées à la santé, entre autres lors de la planification de programmes, d'études épidémiolo-

giques ou de la surveillance épidémiologique. Il est à noter que le terme « taux » est parfois utilisé, même s'il s'agit de proportions ou de ratios (Aschengrau et Seage, 2008). L'encadré 6.3, page suivante, présente les mesures et les taux fréquemment utilisés en santé publique.

6.8 Les mesures d'association

Comme nous venons de le voir, différents types d'études épidémiologiques sont utilisés pour établir un lien ou une association entre l'exposition à certains facteurs et l'apparition d'une maladie. Lorsqu'une association ou un lien a été établi, il importe d'en préciser l'ampleur. Les principales mesures d'association comprennent le ratio ou rapport, les mesures de différence et les corrélations (Young, 2005). Les ratios les plus souvent utilisés sont le risque relatif et le rapport de cotes. Le risque relatif (RR) est le ratio entre le taux de maladie constaté chez les personnes exposées et celui observé chez les personnes non exposées. Le rapport de cotes (RC) est une comparaison entre le risque d'une personne malade et celui d'une personne en santé, c'est-à-dire une estimation du risque relatif.

Lorsque le chercheur démontre un RR de 2, cela indique que, d'après ses résultats, le risque de développer la maladie est deux fois plus grand chez les personnes exposées. Le risque relatif est surtout utilisé dans les études de cohortes. Quant au rapport de cotes, il est surtout utilisé dans les études de cas-témoins. Lorsque le chercheur obtient un rapport de cotes de 2, cela signifie qu'il est deux fois plus probable que les personnes malades aient été exposées aux facteurs de risque que les personnes en santé. Le RR et le RC s'interprètent sensiblement de la même façon. Si le RR ou RC est égal à 1, le risque est identique chez les deux groupes. Il n'y a donc pas de différence entre les groupes. Si le RR ou le RC est plus grand que 1, le facteur de risque est plus élevé chez les personnes exposées que chez les personnes non exposées. Alors que si le RR ou le RC est plus petit que 1, le facteur protège de la maladie les personnes exposées. Dans les études épidémiologiques, il n'est pas rare que les résultats du RR et du RC soient présentés avec un intervalle de confiance. L'intervalle de confiance s'interprète de la même façon : si l'intervalle de confiance contient le 1, le risque est identique dans les deux groupes (exposés *versus* non exposés). Si le nombre dans l'intervalle est supérieur à 1, le risque est présent, alors que s'il est plus petit que 1, le facteur joue le rôle de protection.

En ce qui a trait aux mesures d'association, deux mesures de différence sont souvent utilisées, soit la différence entre les risques (DR) et le risque attribuable (RA). La DR indique, en termes absolus, la différence du taux de maladie chez les personnes exposées au facteur de risque comparativement aux personnes non exposées. Le RA est le ratio entre le taux de maladie constaté chez les personnes exposées et celui observé chez les personnes non exposées.

Incidence cumulée Proportion qui exprime la probabilité ou le risque de la survenue d'un événement.

Taux brut Calcul effectué sur les données recueillies.

Taux spécifique Taux brut, mais selon une caractéristique sociodémographique, par exemple l'âge, le sexe, l'état civil, etc.

Taux ajusté (ou standardisé) Taux calculé qui permet d'effectuer une comparaison en neutralisant l'effet des différences sociodémographiques entre les populations. La plus populaire est la standardisation directe.

ENCADRÉ 6.3   Les mesures et les taux fréquemment utilisés en santé publique

Taux de natalité	$\dfrac{\text{Nombre de naissances d'une région pour une année}}{\text{Population totale résidant dans la région pour la même année}} \times 1000$
Taux de fertilité	$\dfrac{\text{Nombre de naissances vivantes d'une région durant une année}}{\text{Nombre de femmes âgées de 15-44 ans vivant dans la même région à la mi-année}} \times 1000$
Taux de mortalité	$\dfrac{\text{Nombre de décès de résidents d'une région pour une année}}{\text{Population totale résidant dans la région pour la même année}} \times 1000$
Taux de mortalité néonatale	$\dfrac{\text{Nombre de décès chez les enfants de moins de 28 jours d'une région pour une année}}{\text{Nombre de naissances vivantes dans la région pour la même année}} \times 1000$
Taux de mortalité infantile	$\dfrac{\text{Nombre de décès chez les enfants de moins d'un an durant l'année}}{\text{Nombre de naissances vivantes durant la même année}} \times 1000$
Taux de mortalité maternelle	$\dfrac{\text{Nombre de décès dus à des causes puerpérales durant une année}}{\text{Nombre de femmes qui ont accouché durant la même année}} \times 100\,000$
Taux spécifique de mortalité selon l'âge	$\dfrac{\text{Nombre de décès de résidents d'un certain âge d'une région pour une année}}{\text{Nombre de résidents de ce groupe d'âge dans la région pour la même année}} \times 100\,000$
Léthalité (une proportion souvent appelée « taux de léthalité »)	$\dfrac{\text{Nombre de décès liés à une maladie ou à des conditions spécifiques}}{\text{Nombre total de cas rapportés de cette maladie}} \times 1000$

La mesure de la DR est obtenue en soustrayant l'incidence cumulative (nouveaux cas durant une période précise) constatée chez les personnes exposées de celle observée chez les personnes non exposées. Il est à noter que la prévalence (les anciens et nouveaux cas) ne peut pas être utilisée pour calculer la différence entre les risques. Le RA peut être lié à l'exposition au facteur.

Dans l'histoire de cas 2 présentée dans le tableau 6.1, le chercheur veut établir un lien entre l'exposition à un champignon et l'apparition de problèmes respiratoires. Les données fictives permettent de voir les personnes exposées et non exposées ainsi que l'apparition de problèmes ou non.

TABLEAU 6.1   L'histoire de cas 2 : les mesures du RA, de la DR, du RR et du RC

		Exposition à un champignon		Total
		Oui	Non	
Problèmes respiratoires	Oui	60	40	100
	Non	40	60	100
Total		100	100	200

Le RA chez les personnes exposées est de 60/100 = 0,6, soit 60 %, alors que chez les personnes non exposées, il est de 40/100 = 0,4, soit 40 %. La DR entre les personnes exposées et les personnes non exposées est de 20 %. Le calcul du RR donne 0,6/0,4 = 1,5. Cela veut dire que le risque de développer des problèmes respiratoires est une fois et demie plus grand chez les personnes exposées au champignon. Pour le RC, on

obtient (60/40)/(40/60) = 2,25. Cela signifie que le risque de développer un problème respiratoire est deux fois et quart plus grand chez les personnes exposées au champignon.

Dans une étude, doit-on rapporter un RR ou un RC ? La littérature regorge d'arguments pour l'utilisation du RR et du RC. Polit (2010) mentionne que le RR est plus facile à comprendre que le RC. Cet auteur nous fait remarquer que les valeurs du RR et du RC sont souvent près l'une de l'autre, lorsque les conséquences de l'exposition au facteur est faible. Donc, plus la maladie est présente à la suite de l'exposition au facteur, plus les valeurs du RR et du RC seront éloignées les unes des autres. Polit (2010) rapporte que le RC doit être utilisé dans les études cas-témoins (rétrospectives). Pour les études expérimentales et les études prospectives, on peut utiliser l'une ou l'autre mesure.

6.9   Le dépistage et la validité des tests de dépistage

En santé publique, les tests de dépistage sont de plus en plus employés afin de contrôler la survenue de maladies. Le dépistage est particulièrement utile pour détecter les maladies chroniques dont le début est souvent insidieux. En 1968, des principes ont été développés par Wilson et Jungner, à la demande de l'OMS, afin de guider le développement des programmes de dépistage (*voir l'encadré 6.4*). Ces principes ont été critiqués parce qu'ils ne mettaient pas suffisamment d'accent sur les dangers que peuvent causer les tests, sur l'importance de la preuve nécessaire pour soutenir une affirmation des bénéfices du dépistage et sur les

Les principes à la base d'un programme de dépistage proposés par Wilson et Jungner

- La condition visée doit être un problème de santé important.
- Il doit y avoir un traitement acceptable pour les personnes reconnues comme ayant le problème de santé.
- Des services de diagnostic et de traitement doivent être disponibles.
- Le problème de santé doit avoir une période de latence ou des symptômes précoces reconnaissables.
- Il doit y avoir un test ou un examen valable.
- Le test doit être acceptable par la population.
- L'histoire naturelle du problème de santé, incluant le développement de la période de latence à la maladie déclarée, doit être comprise de façon adéquate.
- Il doit y avoir une politique reconnue portant sur les personnes qui, à titre de patients, auront droit au traitement.
- Le coût du dépistage des cas (y compris le diagnostic et le traitement des cas diagnostiqués) doit être économiquement équilibré en lien avec les soins médicaux en général.
- Le dépistage des cas doit être un processus continu, et non un projet unique.

Source : Traduction libre de Wilson et Jungner, 1968.

Les critères modifiés de développement de programme de dépistage de Andermann et ses collaborateurs

- Le programme de dépistage doit répondre à un besoin reconnu.
- Les objectifs de dépistage doivent être définis dès le début.
- La population cible doit être définie.
- L'efficacité du programme de dépistage doit être scientifiquement prouvée.
- Le programme doit intégrer l'éducation, le dépistage, les services cliniques et la gestion du programme.
- Il doit y a avoir une assurance de la qualité, y compris des mécanismes pour minimiser les risques potentiels des tests de dépistage.
- Le programme doit garantir un choix éclairé, la confidentialité et le respect de l'autonomie.
- Le programme doit promouvoir l'équité et l'accès au dépistage à toute la population ciblée.
- L'évaluation du programme doit être planifiée dès le début.
- L'ensemble des bénéfices du dépistage doit surpasser les dangers.

Source : Traduction libre de Andermann et collab., 2008.

coûts associés au dépistage (Gray, 2004). Avec le temps, plusieurs modifications ont été proposées et les changements suggérés ont été résumés par Andermann et ses collègues (2008) [*voir l'encadré 6.5*].

La validité des tests de dépistage est la capacité d'un test de mesurer la valeur réelle d'un phénomène (Mayrand et collab., 2009). Par exemple, lorsque vous mesurez votre poids sur un pèse-personne, il est fréquent que la mesure enregistrée ne corresponde pas exactement à votre poids réel.

La sensibilité et la spécificité sont deux mesures généralement utilisées pour vérifier la validité d'un test de dépistage. La sensibilité d'un test réfère à sa capacité à bien reconnaître les personnes atteintes par la maladie comme étant « malades », tandis que la spécificité est sa capacité à reconnaître les personnes non atteintes comme

étant « non malades » (Webb, et collab., 2005). « La spécificité d'un test correspond à la probabilité qu'il produise un résultat négatif chez le sujet non malade. » (Mayrand et collab., 2009, p. 110) [*voir l'encadré 6.6*].

La valeur prédictive est une autre mesure utilisée pour établir si un test de dépistage est capable de bien reconnaître les individus souffrant d'une maladie donnée. La valeur prédictive positive (VPP) « est la proportion des tests positifs qui correspond à de vrais malades », tandis que la valeur prédictive négative (VPN) « est la proportion des tests négatifs qui correspond à des non-malades » (Dabis et Desenclos, 2012, p. 659). La valeur globale du test représente le pourcentage des tests (positifs et négatifs), que le test de dépistage a reconnus, c'est-à-dire son efficacité à bien déterminer les « vrais » positifs et les « vrais » négatifs.

Le calcul de la sensibilité et de la spécificité des tests

Sensibilité	$\dfrac{\text{Vrais positifs (personnes malades reconnues par le test comme étant malades)}}{\text{Vrais et faux positifs (toutes les personnes malades)}} \times 100$
Spécificité	$\dfrac{\text{Vrais négatifs (personnes saines reconnues par le test comme étant saines)}}{\text{Vrais et faux négatifs (toutes les personnes saines)}} \times 100$
Valeur prédictive positive	$\dfrac{\text{Vrais positifs}}{\text{Vrais positifs + faux positifs (tous les tests positifs)}} \times 100$
Valeur prédictive négative	$\dfrac{\text{Vrais négatifs}}{\text{Vrais négatifs + faux négatifs (tous les tests négatifs)}} \times 100$
Valeur globale du test	$\dfrac{\text{Vrais positifs + vrais négatifs}}{\text{Vrais positifs + vrais négatifs + faux positifs + faux négatifs (tous les tests)}} \times 100$

Source : Adapté de Webb et collab., 2005.

6.10 Les soins infirmiers et l'épidémiologie

Les infirmières jouent un rôle important en promotion de la santé et en prévention des maladies. Parallèlement, l'épidémiologie est une science nécessaire pour déterminer les besoins de santé d'une population, en plus de définir, de planifier et d'implanter les politiques liées à la santé (Whitehead, 2000). De plus, l'épidémiologie offre les preuves scientifiques pour déterminer les interventions de prévention (Ness et collab., 2009). Pourtant, la pratique en épidémiologie est peu répandue dans la profession infirmière (Whitehead, 2000).

Partout au Canada, comme au Québec, les infirmières dites « communautaires » œuvrent dans divers secteurs d'activité. Elles ont un rôle dans le contrôle et la surveillance des maladies infectieuses, dans les interventions auprès des communautés vulnérables, dans le développement de programmes de prévention des maladies et de promotion de la santé, dans l'évaluation de programmes et dans les activités de prévention des facteurs de risque pour l'amélioration de la qualité de vie de la population (Stanhope et collab., 2011).

Mais pourquoi l'épidémiologie est-elle peu utilisée par les infirmières œuvrant dans les autres secteurs (par exemple, les soins aigus et les soins palliatifs) ? Comme mentionné au début de ce chapitre, les racines de l'épidémiologie sont surtout liées aux problématiques biomédicales. Nous sommes en présence d'un paradigme dominé par la science médicale avec des approches quantitatives. Or, les infirmières veulent s'éloigner du modèle médical et adoptent davantage les approches qualitatives (Whitehead, 2000). D'ailleurs, les professeures en sciences infirmières utilisent majoritairement des approches qualitatives. On peut croire que la formation en épidémiologie est peu présente dans les cursus des sciences infirmières au premier cycle. Elle est souvent plus présente dans les études de niveau supérieur en sciences infirmières ou dans les programmes de médecine (Whitehead, 2000). Or, les compétences acquises lors de la formation initiale modulent la pratique clinique (Lepage, Dumas, et Saint-Pierre, 2014).

Whitehead (2000) détermine cinq bénéfices de l'intégration de l'épidémiologie en sciences infirmières. Selon cette auteure, l'épidémiologie fournit : 1. un cadre pour la recherche quantitative ; 2. une stratégie pour évaluer les études cliniques ; 3. un cadre pour guider la décision clinique ; 4. un mécanisme pour la planification et la prestation des services de soins ; et 5. une occasion d'enrichir les concepts de la discipline infirmière. L'auteure souligne cependant que l'épidémiologie est devenue plus holistique et moins structurée au fil des ans. Davantage multidisciplinaire et tournée vers les communautés, elle utilise plus de stratégies préventives et moins de stratégies curatives, permettant aux infirmières d'y trouver leur compte.

D'ailleurs, Whitehead (2000) précise qu'il existe un chevauchement entre la recherche épidémiologique et la recherche qualitative. En jouant un rôle en promotion de la santé et en prévention de la maladie, l'infirmière doit faire appel aux concepts épidémiologiques. Le Code des professions du Québec indique, à l'article 39.4, que

> l'information, la promotion de la santé et la prévention du suicide, de la maladie, des accidents et des problèmes sociaux auprès des individus, des familles et des collectivités font également partie de l'exercice de la profession du membre d'un ordre dans la mesure où elles sont reliées à ses activités professionnelles (Québec, 1973a).

De plus, les activités infirmières en santé publique sont indiquées à l'article 36 de la Loi sur les infirmières et les infirmiers du Québec. Il s'agit d'« initier des mesures diagnostiques à des fins de dépistage dans le cadre d'une activité découlant de l'application de la Loi sur la santé publique (chapitre S-2.2) [et de] procéder à la vaccination dans le cadre d'une activité découlant de l'application de la Loi sur la santé publique » (MSSS, 2009b). De plus, deux activités sont également dévolues aux infirmières en santé communautaire, soit :

> contribuer au suivi de la grossesse, à la pratique des accouchements et au suivi postnatal [et] évaluer un enfant qui n'est pas encore admissible à l'éducation préscolaire et qui présente des indices de retard de développement dans le but de déterminer des services de réadaptation et d'adaptation répondant à ses besoins (MSSS, 2009b).

Selon Colin et Rocheleau (2004), les infirmières se doivent de

> développer davantage la place des interventions de prévention primaire au sein des services de santé et, au-delà, d'agir en promotion de la santé en contribuant, non seulement aux changements des habitudes de vie, mais à une réelle action sur les déterminants de la santé, au mouvement en faveur du développement de politiques publiques favorables à la santé et à la défense (*advocacy*) des actions menant à une meilleure santé pour tous (p. 271).

La profession infirmière et l'épidémiologie font face à plusieurs défis similaires. Il s'agit du vieillissement de la population, de l'émergence des infections, de l'obésité et de la pauvreté (Ness et collab., 2009).

Conclusion

L'épidémiologie est un outil fort utile pour les professionnels de la santé œuvrant en santé publique et en santé communautaire. Elle facilite l'évaluation des besoins d'une communauté sur l'analyse des données recueillies sur divers problèmes de santé, et permet de développer des interventions pertinentes et d'en évaluer les résultats.

Les pratiques de prévention, de maintien, de protection ou de promotion sont basées sur des études épidémiologiques.

publique et en santé communautaire d'être capables de bien interpréter les enquêtes et les études épidémiologiques afin d'être en mesure d'appliquer les résultats dans leur pratique.

Les interventions choisies ont généralement été démontrées comme étant efficaces pour améliorer la santé de la population. Il s'avère donc important pour les intervenants en santé

À retenir

- Le terme « épidémiologique » fait l'objet de multiples définitions. Celle proposée dans ce chapitre est la suivante : l'épidémiologie est l'étude de la distribution et de la fréquence de la maladie et de ses déterminants dans les populations humaines.

- Malgré leurs limitations respectives, tous les types d'études participent à une meilleure compréhension des phénomènes en santé (*health related events*). L'étude descriptive vise leur description, les études observationnelles, incluant l'étude de cohortes, l'étude de cas-témoins et l'étude transversale, permettent de vérifier une hypothèse tandis que les études expérimentales, notamment l'essai clinique à double insu, peuvent établir l'efficacité des interventions médicales et communautaires.

- Les données de source primaire réfèrent à celles recueillies par les chercheurs lors de la mise en œuvre d'études épidémiologiques tandis que les données secondaires sont celles déjà publiées sous forme de rapport, de registre ou celles rassemblées par diverses associations.

- Les mesures de base utilisées en épidémiologie, telles que la prévalence, l'incidence et diverses mesures du risque, permettent de quantifier divers phénomènes liés à la santé et d'établir l'importance des risques associés aux problèmes de santé et à certaines habitudes de vie.

- L'infirmière contribue de multiples façons à améliorer la santé de la population et utilise régulièrement des données épidémiologiques dans divers aspects de ses interventions en prévention des maladies ainsi qu'en promotion, en protection et en maintien de la santé.

Activités d'apprentissage

1. Une étude a démontré qu'un traitement pouvait guérir des singes infectés par le virus Ebola. Lors de cette étude, 18 singes ont été inoculés avec le virus, puis ont reçu le traitement expérimental quelques jours plus tard. Trois autres singes ont aussi été inoculés avec le même virus, mais n'ont pas reçu de traitement. Les 18 singes ayant reçu le traitement ont tous été guéris tandis que les trois singes non traités n'ont pas survécu.

   Discutez des points suivants :
   a) Le type d'étude utilisé ;
   b) L'utilisation de ce traitement pour traiter les personnes atteintes par cette maladie.

2. En vous basant sur des études épidémiologiques concernant les effets des vapeurs des cigarettes électroniques sur la santé, quels conseils pourriez-vous donner aux parents qui souhaitent l'utiliser à l'intérieur de la maison ? Cette cigarette devrait-elle être permise dans les endroits publics ?

Pour en savoir plus

Akobeng, A. K. (2005). Understanding systematic reviews and meta-analysis. *Archives of Diseases in Childrood, 90,* p. 845-848.

Houssel, P. (2009). Épidémiologie : conséquences de la dénutrition. Repéré à http://hepatoweb.com

Krieger, H. (1994). Epidemiology and the web of causation: Has anyone seen the spider? *Social Science & Medicine, 39*(7), p. 887-903.

Prescott, C. A. et Kendler, K. S. (1999). Age at first drink and risk for alcoholism: A noncausal association. *Alcoholism: Clinical and Experimental research, 23*(1), p. 101-107.

Uman, L. S. (2011). Systematic reviews and meta-analyses. *Journal of Canadian Academy of Child and Adolescent Psychiatry, 20*(1). p. 57-59.

CHAPITRE 7

La prévention des maladies infectieuses

Anik Dubé, Véronique Landry et Gisèle Carroll

Objectifs

À la fin de ce chapitre, vous serez en mesure :

1. d'expliquer les différents modes de transmission de l'agent infectieux (hôte, agent et environnement);

2. de décrire les différents facteurs de risque des maladies infectieuses;

3. d'être capable de différencier les termes relatifs à l'épidémiologie tels qu'« endémie », « épidémie » et « pandémie »;

4. de décrire les différentes stratégies dans la prévention des maladies infectieuses;

5. de discuter des avantages, des risques, et des fausses croyances quant à la vaccination et à la prévention des maladies.

Introduction

À l'aube du XXIe siècle, le développement de maladies infectieuses demeure une cause importante de mortalité et de morbidité dans le monde entier, plus particulièrement dans les pays en voie de développement. L'amélioration de la qualité de l'eau, de la nutrition, de l'hygiène et des conditions environnementales, ainsi que la prévention et l'éducation de la population ont par ailleurs contribué à réduire la propagation de plusieurs maladies infectieuses. De plus, la découverte de vaccins et d'antibiotiques a également permis d'améliorer l'espérance de vie de la population en évitant des décès et des complications liées à ces maladies (Ordre des infirmières et des infirmiers du Québec [OIIQ], 2007). Toutefois, l'apparition de nouvelles maladies, telles que les infections nosocomiales, est en pleine expansion dans les pays industrialisés, et engendre un accroissement des coûts des systèmes de santé ainsi qu'une augmentation de la mortalité et de la morbidité chez la population atteinte (Institut national de santé publique du Québec [INSPQ], 2014). Ces infections sont particulièrement dangereuses puisqu'elles sont contractées à l'hôpital par des personnes affaiblies. Les autorités de l'Organisation mondiale de la santé (OMS,

2014a) expliquent que la résistance aux antibiotiques est également une menace importante pour la santé publique, car plusieurs antibiotiques ne sont plus efficaces chez certaines personnes ; par conséquent, le combat contre les infections devient de plus en plus difficile. Malgré ces défis, des mesures de prévention et de contrôle des infections nosocomiales ont permis de faire des gains considérables grâce à la collaboration des différents acteurs dans le système de santé (Gouvernement du Québec, 2011).

Ce chapitre vise à donner une vue d'ensemble du contrôle des maladies infectieuses. On y discute d'abord des concepts épidémiologiques appliqués aux domaines des maladies infectieuses et des facteurs de risque, puis des méthodes de prévention. Il est important de noter que, bien que dans ce chapitre les termes « maladies contagieuses » et « maladies infectieuses » soient utilisés indifféremment, les maladies infectieuses ne sont pas toutes contagieuses.

7.1   La transmission des maladies

L'interaction entre trois éléments, c'est-à-dire l'**agent** (microorganisme pathogène), l'**hôte** (la personne ou l'animal infecté) et l'**environnement,** est nécessaire pour qu'une maladie transmissible se manifeste (*voir la figure 7.1*). On trouve quatre grandes catégories d'agents infectieux : les bactéries, les virus, les champignons et les parasites (Devito, 2014). Bien que la présence de l'agent soit essentielle, ce sont ses caractéristiques qui influent sur l'apparition et la gravité de la maladie.

Selon Rote et Huether (2014), sept caractéristiques sont utilisées pour décrire l'agent : sa communicabilité, son infectiosité, sa pathogénicité, sa toxicité, son pouvoir envahissant, sa virulence et son antigénicité. On entend par « communicabilité » la capacité du pathogène à être transmis d'une personne à une autre et de causer la maladie. L'infectiosité est la capacité de l'agent à s'introduire dans l'organisme et à se multiplier, alors que le terme « pathogénicité » a trait à son habileté à produire des réactions cliniques ou maladies. Enfin, l'antigénicité se rapporte à son habileté à produire une réponse immunologique (produire des antigènes) [Rote et Huether, 2014]. Le pouvoir envahissant est utilisé pour qualifier la facilité de l'agent à se propager dans l'organisme et à atteindre divers organes et systèmes du corps humain (Rote et Huether, 2014). Les deux autres caractéristiques servent à décrire le type de réaction de

---

Agent Virus, bactérie, parasite ou autre agent infectant avec des caractéristiques de virulence et contagiosité spécifiques.

Hôte Sujet infecté dont les caractéristiques physiologiques et environnementales vont déterminer la réponse immunitaire.

Environnement Climat, milieu, géographie et région qui peuvent prédisposer l'hôte à la maladie (Gordis, 2009).

FIGURE 7.1 **L'interaction des trois éléments dans la transmission de la maladie**

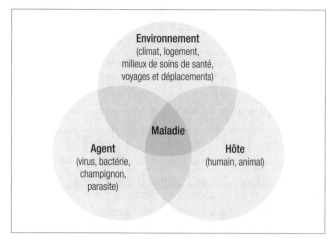

Source : Agence de la santé publique du Canada (ASPC), 2013a.

l'organisme. La virulence « d'un microorganisme désigne sa capacité à provoquer une maladie grave » (Devito, 2014, p. 998), tandis que la toxicité est son habileté à produire une réaction toxique, c'est-à-dire à agir comme un poison (Rote et Huether, 2014). Le terme « contagiosité » désigne la possibilité de transmission d'un agent pathogène entre individus. Certains agents, tel le virus H1N1, sont très contagieux et se propagent facilement d'une personne à une autre.

Certaines caractéristiques de la personne (hôte), comme l'âge, influent sur sa réponse à l'infection. La coqueluche peut atteindre n'importe quelle personne vulnérable ou non immunisée, enfant ou adulte ; par contre, les complications sont plus communes chez les nourrissons et les personnes âgées. En ce qui a trait à l'influenza, les nourrissons et les personnes âgées de 65 ans et plus sont aussi plus susceptibles de développer des complications sévères après avoir contracté la maladie. Le degré de résistance de l'hôte détermine son habileté à combattre l'infection par l'agent pathogène. Les moyens de résistance peuvent être de nature non spécifique, tels que l'état général de santé, l'état nutritionnel ou l'état **tégumentaire**. Certains groupes de personnes, comme les nourrissons, les personnes âgées et les immunosupprimés, sont plus à risque de contracter une infection, car leur système immunitaire est affaibli, ou moins mature dans le cas des nourrissons (Ministère de la Santé et des Services sociaux du Québec [MSSS], 2013a). C'est pour cette raison qu'on suggère fortement la vaccination pour ces groupes de personnes.

Le principal mécanisme de défense spécifique est l'immunité. On entend par « immunité » la capacité que possède une personne à se défendre contre un agent infectieux

---

Tégumentaire Le système tégumentaire compose la peau et toutes ses composantes (ongles, poils, etc.). Le tégument est l'enveloppe complète du corps. Donc, l'état tégumentaire (peau) est un indicateur visuel de la santé (Bélanger, 2014).

(MSSS, 2013a). On distingue quatre types d'immunité : l'immunité naturelle, l'immunité acquise, l'immunité active et l'immunité passive (Sy et Long-Marin, 2012). La première ligne de défense est l'immunité naturelle que procurent les barrières anatomiques et physiologiques comme la peau, les muqueuses et les sécrétions. De plus, différentes cellules participent à cette immunité, par exemple les neutrophiles et les macrophages, les basophiles et les mastocytes, les cellules tueuses naturelles et les éosinophiles (Devito, 2014). L'immunité naturelle est la résistance innée d'une espèce à un agent pathogène (Sy et Long-Marin, 2012). Lorsqu'un individu développe de la résistance à une maladie après avoir été exposé au virus responsable, par exemple la rougeole, il s'agit d'une immunité acquise. Les vaccins reçus au cours des années procurent une immunité active à des maladies spécifiques tandis que le transfert d'anticorps spécifiques de la mère à l'enfant est un exemple d'immunité passive. Les nouveau-nés et les personnes souffrant d'une maladie immunodéficitaire ne produisent presque pas d'anticorps contre certains agents infectieux (MSSS, 2013a). Ainsi, les vaccins produits à partir de virus vivants sont contre-indiqués chez les personnes souffrant d'une maladie immunodéficitaire (MSSS, 2013a). Powell et ses collègues (2011) soulignent également que certains facteurs génétiques, environnementaux et psychosociaux peuvent influer sur le développement de l'immunité.

Les facteurs physiques, biologiques, sociaux et culturels de l'environnement peuvent aussi favoriser la propagation d'une maladie infectieuse. Certaines caractéristiques physiques de l'environnement sont essentielles à la survie et à la reproduction des agents pathogènes. Par exemple, des taux d'humidité et des températures élevés peuvent favoriser et accélérer la croissance de certains agents. La résistance de l'hôte peut aussi être réduite à la suite d'une exposition à des taux de pollution élevés et persistants (Tissot-Dupont, 2009). De plus, il a été démontré que l'infection est plus sévère chez la personne souffrant de malnutrition. Par exemple, le manque de protéines dans la diète crée un obstacle au développement des cellules qui favorisent l'immunité (Katona et Katona-Apte, 2008). En dernier lieu, les conditions sanitaires déficientes, l'encombrement et la fréquence des interactions entre les individus augmentent la possibilité de propager les maladies contagieuses.

7.2 La chaîne de propagation d'une maladie contagieuse

Une chaîne de transmission est nécessaire pour que l'agent pathogène puisse causer une maladie infectieuse. Les éléments essentiels de cette chaîne sont la source (ou réservoir), la transmission de l'agent et la sensibilité de l'hôte. La source, c'est-à-dire l'environnement dans lequel l'agent pathogène vit et se multiplie, peut être une personne, un animal, le sol, l'eau, une plante, de la nourriture, un objet contaminé (par exemple, un jouet) ou une combinaison de ces éléments.

Il existe différents modes de transmission pour l'agent infectieux. Tout d'abord, il peut s'agir d'un contact direct (entre la personne infectée et l'hôte), indirect (par un agent infectieux qui survit sur une surface ou un objet) ou par gouttelettes, lorsqu'une personne tousse. Ensuite, il y a les non-contacts, où l'on parle de transmission vectorielle (par un insecte ou un animal) ou aéroportée (transmission possible par le système de ventilation) [Association des facultés de médecine du Canada [AFMC], 2014].

Le toucher, le baiser et la relation sexuelle sont des exemples d'occasions de contamination par contact direct. On parle de transmission indirecte pour une infection qui se développe après un contact avec des objets inanimés, comme pour le virus respiratoire syncytial (VRS) et le rhinovirus. De plus, la transmission de l'agent infectieux peut également se faire par un vecteur, tels les insectes. La transmission entre l'animal et l'homme s'appelle la « zoonose » (Ministère de l'Agriculture, des Pêcheries et de l'Alimentation [MAPAQ], 2014). Ce type de transmission peut se réaliser par morsure ou par piqûre, comme dans le cas du virus du Nil et de la maladie de Lyme. Les différents modes de transmission permettent de déterminer les mesures à prendre afin de lutter contre la propagation des agents pathogènes. Il est donc nécessaire de tenir compte des microorganismes et du contexte de la maladie lorsqu'on évalue les différents modes de transmission. La sensibilité de l'hôte est aussi importante à prendre en considération, car certaines personnes sont plus susceptibles que d'autres de contracter une maladie. Plusieurs facteurs peuvent influer sur la sensibilité du sujet, par exemple l'âge, la pauvreté, la malnutrition et l'environnement.

7.3 La manifestation des maladies

La maladie peut se manifester différemment d'une personne à une autre. Selon la période d'incubation, le virus ou la bactérie s'installe chez la personne infectée (l'hôte). À ce moment, une variabilité physiologique peut, dans certains cas, déterminer la présence ou l'absence de symptômes cliniques chez une personne infectée (maladie symptomatique et maladie asymptomatique). L'apparition de signes ou de symptômes suivant la transmission de la maladie est déterminée par plusieurs facteurs, entre autres l'état du système immunitaire, le sexe, l'âge, la culture et le climat (Oliffe et Greaves, 2012 ; Steens, Eriksen et Blystad, 2014 ; Worthington et collab., 2010). La bactérie *Chlamydia trachomatis* est très répandue dans le monde entier. La susceptibilité de contracter cette infection transmissible sexuellement est deux fois plus importante chez les femmes que chez les hommes (Dielissen, Teunissen et Lagro-Janssen, 2013) et chez les jeunes de 15 à 24 ans (Khalil et Allard, 2012).

Lors de la transmission d'une infection, il existe une distinction importante entre la personne et l'agent (le virus, la bactérie, ou le parasite), c'est-à-dire que l'infection n'aboutit pas toujours à l'affection chez la personne atteinte. Par exemple, près de la moitié des hommes ayant contracté la *Chlamydia trachomatis* ne ressentent aucun symptôme. Pour cette raison, il est très important pour les professionnels de la santé d'assurer un dépistage approprié chez les personnes à risque. Lorsque des tests de dépistage sont disponibles, il convient d'identifier les personnes atteintes afin de prévenir la propagation de la maladie.

> ⚠️ La bactérie de la chlamydia ne causera souvent aucun signe ou symptôme clinique chez la personne infectée. Pour cette raison, il est important d'effectuer un test de dépistage d'urine ou gynécologique chez la personne à risque, même si elle ne montre aucun symptôme.

Certaines maladies infectieuses, telle la maladie de Lyme, peuvent être transmises par un vecteur. Cette maladie importante provient de deux vecteurs au Canada. Les *Ixodes scapularis* occidentaux aux pattes noires se retrouvent surtout en Colombie-Britannique, tandis que les *Ixodes scapularis* aux pattes noires (*voir la photo*) se retrouvent dans les provinces de l'Est, soit le Manitoba, l'Ontario, le Québec, le Nouveau-Brunswick et la Nouvelle-Écosse (ASPC, 2014a). La borréliose de Lyme a de nombreuses conséquences sur l'état de santé de la population canadienne et nécessite une surveillance accrue de la part des autorités de la santé publique. Muslmania et ses collègues (2012) associent de multiples manifestations à la borréliose infectieuse de Lyme. La maladie de Lyme est

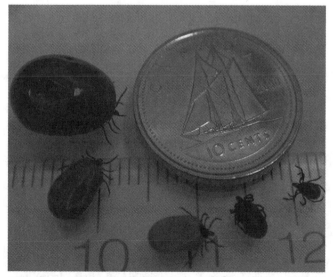

Ixodes scapularis (tiques) aux pattes noires selon différents stades d'alimentation (ASPC, 2014a).

transmise à la personne par l'*Ixodes scapularis* et provient de trois espèces pathogènes : *B. burgdorferi stricto sensu*, *B. garinii* et *B. afzelli*, ce qui explique la variabilité symptomatique d'une région géographique à l'autre (Muslmania et collab., 2012). Les manifestions cliniques se divisent généralement en trois phases infectieuses, définies lors de la 16ᵉ Conférence de consensus en thérapeutique anti-infectieuse de 2006 (Société de pathologie infectieuse de langue française, 2007). Le stade primaire ressemble à des symptômes grippaux : de la fièvre, des frissons, de la fatigue et de la faiblesse ; une rougeur à l'emplacement de la piqûre est aussi possible. Le stade secondaire est caractérisé par des problèmes cognitifs et est aussi associé à des éruptions cutanées qui augmentent en taille. Le stade tertiaire est lié à des problèmes inflammatoires comme des douleurs musculaires et articulaires.

> ⚠️ L'Agence de la santé publique du Canada suggère diverses méthodes de prévention contre la maladie de Lyme :
> 1. Se couvrir d'un chandail à manches longues et d'un pantalon lors des activités extérieures en région boisée ;
> 2. Utiliser un insectifuge renfermant de 20 à 30 % de DEET ;
> 3. Prendre une douche ou un bain dans les deux heures qui suivent l'activité extérieure.

Source : ASPC, 2014a.

7.4 Les types d'éclosion

Dans la communauté, les maladies infectieuses peuvent se manifester de façon sporadique, **endémique**, **épidémique** ou **pandémique** (Gordis, 2009). Les maladies sporadiques apparaissent de façon occasionnelle et irrégulière durant une certaine période de temps. Pour leur part, les maladies endémiques sont persistantes dans une région où la maladie infectieuse atteint une grande partie de la population (comme le paludisme et l'hépatite B). L'endémie est donc présente de façon constante dans cette région géographique, mais elle peut aussi revenir à des moments précis (Last, 2001). On dit qu'il y a une épidémie lorsque le nombre de cas

Endémie Nombre de cas anormalement élevé d'une maladie dans une région ou une zone géographique limitée, mais pour un temps illimité (par exemple, le paludisme).

Épidémie Nombre de nouveaux cas anormalement élevé d'une maladie sur une période donnée et dans une région limitée (par exemple, un empoisonnement alimentaire).

Pandémie Nombre de cas anormalement élevé d'une maladie sur une période (temps) limitée, mais dans une zone illimitée (un espace géographique très étendu, comme pour la grippe).

FIGURE 7.2 Une courbe épidémiologique de l'endémie, de l'épidémie et de la pandémie

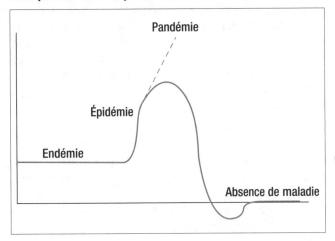

est plus élevé que celui observé de façon habituelle, durant une période définie de temps et dans une région limitée (rougeole, méningite bactérienne [streptocoque du groupe B], coqueluche). On qualifie de « pandémie » (*voir la figure 7.2*) une épidémie qui touche une grande portion de la population internationale, c'est-à-dire que les personnes atteintes de la maladie se trouvent dans plus d'un continent (H1N1) [Gordis, 2009].

7.5 Les sources d'éclosion

On distingue trois principales sources d'éclosion : l'éclosion attribuable à la transmission de personne à personne, l'éclosion attribuable à une source commune et celle attribuable à une source à un moment précis (Gordis, 2009). L'éclosion attribuable à la transmission de personne à personne est la plus fréquente. On n'a qu'à penser à la transmission du virus de la varicelle entre les enfants dans une garderie. L'éclosion attribuable à une source commune est celle où l'origine de l'infection est la même pour toutes les personnes infectées. Par exemple, plusieurs personnes qui utilisent l'eau provenant du même puits ou du réservoir d'un village sont infectées par le même agent infectieux, pendant une période de six mois (Salvadori et collab., 2009). La durée de l'éclosion peut s'étendre sur une longue période de temps, contrairement à celle qui est attribuable à une source à un moment précis. Une source à un moment précis apparaît après que les personnes ont été exposées à une seule source d'infection à un moment donné (par exemple, un groupe de personnes est victime d'un empoisonnement alimentaire après avoir assisté à une fête ou à une réception). Les personnes responsables des maladies contagieuses dans les bureaux de la santé publique au Canada sont chargées de faire la surveillance des éclosions dans leur région et leur province. Ensemble, les médecins hygiénistes, les infirmières en santé publique, les nutritionnistes et les inspecteurs effectuent la surveillance

des maladies contagieuses qui se présentent sous forme d'éclosion. Ce groupe est aussi responsable d'assurer la sécurité du public et de livrer diverses stratégies de prévention des maladies infectieuses auprès de la population canadienne (*voir la figure 7.3*). Les cinq stratégies de promotion de la santé de la *Charte d'Ottawa* (OMS, 1986) sont encore souvent utilisées par les autorités de la santé publique dans le but de livrer des programmes de promotion de la santé et de prévention des maladies dans leurs communautés.

> **!** Le guide d'intervention intitulé *Prévention et contrôle des infections dans les services de garde à l'enfance* a été mis à jour en 2012 par le ministère de la Santé et des Services sociaux du Québec. C'est un excellent guide de référence pour les intervenants qui désirent en savoir plus sur les infections les plus fréquentes chez les enfants.
>
> **Source :** Ministère de la Santé et des Services sociaux du Québec (MSSS), 2013b.

> **!** En mai 2000, une bactérie vient contaminer gravement l'eau municipale de Walkerton, en Ontario. Cette contamination est devenue la plus grande éclosion mondiale de la maladie *Escherichia coli* (*E. coli*). Elle a été le plus grave désastre de santé publique en ce qui concerne l'approvisionnement en eau des municipalités dans l'histoire du Canada. Sept personnes sont décédées et 2300 autres ont été atteintes de la maladie (Salvadori et collab., 2009).

7.6 La prévention des maladies infectieuses

Des stratégies de prévention appliquées à l'hôte, à l'agent et à l'environnement sont nécessaires pour éviter la propagation des maladies infectieuses. Les mesures préventives devraient viser la réduction des incidences de maladies et des iniquités de santé dans la population. Les activités de prévention peuvent miser sur l'amélioration de la santé en évaluant les déterminants de la santé d'une population, d'une région ou d'une communauté. En santé publique, on distingue trois niveaux de prévention : les niveaux primaire, secondaire et tertiaire (Carroll, 2006 ; Villella, Bellomo et Bria, 2011). Au niveau primaire, les interventions visent à prévenir une maladie spécifique en réduisant l'exposition à un facteur de risque. Par exemple, l'administration d'un vaccin contre la rougeole chez un enfant par une infirmière en santé publique est considérée comme une méthode de prévention primaire. L'antigène du vaccin est administré dans le but d'activer le développement

FIGURE 7.3   **Les stratégies de promotion de la santé selon la *Charte d'Ottawa***

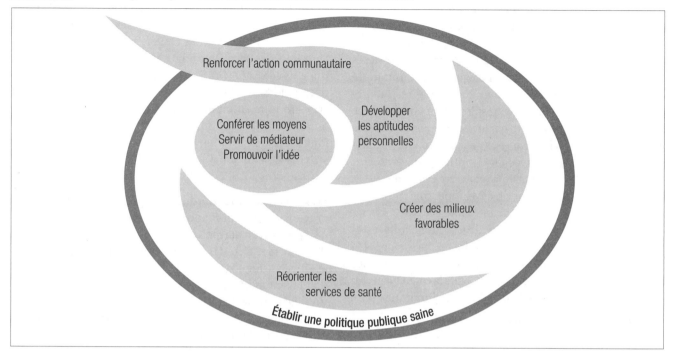

Renforcer l'action communautaire

Conférer les moyens
Servir de médiateur
Promouvoir l'idée

Développer
les aptitudes
personnelles

Créer des milieux
favorables

Réorienter les
services de santé

Établir une politique publique saine

Source : ACSP, 2011.

d'anticorps chez l'enfant. Généralement, ces interventions sont destinées aux personnes en santé, donc, n'ayant possiblement jamais été en contact avec la source infectieuse. Le niveau de prévention secondaire vise non seulement la détection précoce de la maladie, mais aussi le contrôle de sa transmission dans la communauté. À cet effet, des tests de dépistage sont maintenant offerts et encouragés par les autorités de la santé publique pour déceler les cas de contamination au VIH. Ces tests de dépistage sont offerts depuis longtemps. Cependant, ce qui a changé quant au protocole de dépistage est l'option d'offrir le dépistage du VIH et d'en discuter à l'intérieur d'un cadre de soins réguliers (par exemple, lors d'une visite annuelle chez son médecin de famille) [ASPC, 2013b]. Le dépistage permet à la fois de traiter tôt les personnes infectées et de prévenir la transmission de la maladie infectieuse à d'autres personnes. Les interventions préventives de niveau tertiaire ont pour but « de limiter la gravité des conséquences d'une pathologie (incapacités, séquelles ou récidives) » (Fournier, Buttet et Le Lay, 2011, p. 46). Ces interventions sont aussi axées sur la réadaptation des individus vers un état de santé optimal.

Le test de Pap est une méthode de prévention secondaire contre le cancer du col de l'utérus. Le site Web www.masexualite.ca est une bonne ressource pour les professionnels de la santé qui veulent promouvoir une santé sexuelle saine et prévenir des infections transmissibles sexuellement.

Le traitement contre l'hépatite C pour guérir l'infection et prévenir la transmission est une méthode de prévention tertiaire, tandis que le dépistage de l'infection pour l'hépatite C chez les patients ayant des antécédents de consommation de drogue par injection est une méthode de prévention secondaire. Les conseils de réduction des risques de la consommation de drogue pour prévenir la transmission de l'hépatite C constitue de la prévention primaire.

Source : AFMC, 2014.

7.7   Les mesures appliquées à l'hôte

La vaccination est reconnue comme étant l'intervention primaire la plus efficace contre les maladies infectieuses (ASPC, 2014b ; Vanslyke et collab., 2008). On entend par « vaccination » l'administration d'un antigène pour combattre une maladie, tandis que le terme « immunisation » désigne « le processus par lequel une personne devient protégée contre une maladie avec des agents immunisants. Les agents immunisants sont classifiés comme actifs ou passifs, selon le processus par lequel ils confèrent l'immunité » (ASPC, 2014b, p. 123).

L'immunité considérée comme passive ou active protège la personne ou l'hôte contre les maladies infectieuses. L'immunité passive offre une protection temporaire lors du transfert d'anticorps transplacentaires (par exemple, le transfert des anticorps maternels au fœtus) ou de l'administration d'immunoglobuline ordinaire ou d'immunoglobulines spécifiques (ASPC, 2014c). La protection passive est dite «temporaire», car les anticorps transférés se dégradent avec le temps. Pour ce qui est de l'immunité active, celle-ci est généralement acquise après la vaccination, mais elle peut aussi résulter d'un contact avec la maladie. Par exemple, si un enfant a été en contact avec le virus de la varicelle à la garderie, il peut développer la maladie dans quelques jours, avec une éruption suivie de fortes démangeaisons (Fondation Lucie et André Chagnon, 2011). Ce contact viral aide l'enfant à développer une immunité active contre cette maladie. Habituellement, les vaccins sont donnés avant que la personne contracte la maladie, mais dans certains cas, le vaccin peut protéger, même après la possibilité d'exposition à l'agent pathogène, comme dans les cas de l'hépatite A, du méningocoque et de la coqueluche. Au Canada, il existe un comité consultatif de l'immunisation.

> Le Comité consultatif national de l'immunisation (CCNI) est un comité national constitué d'experts reconnus dans les domaines de la pédiatrie, des maladies infectieuses, de l'immunologie, de la microbiologie médicale, de la médecine interne et de la santé publique. [...] Le CCNI formule des recommandations pour l'utilisation des vaccins déjà homologués ou nouvellement approuvés au Canada et destinés aux humains, y compris l'identification de groupes à risque de contracter des maladies évitables par la vaccination. (ASPC, 2014d)

Suivant des analyses minutieuses des données probantes sur l'efficacité et l'innocuité des vaccins, les membres du comité consultatif offrent des recommandations sur l'utilisation des vaccins auprès de la population dans le *Guide canadien d'immunisation* (ASPC, 2014d). Ce guide présente aussi un calendrier normalisé afin d'assurer la plus grande protection possible contre les maladies. À partir de cette information, les provinces et territoires doivent déterminer les vaccins qui seront offerts gratuitement aux citoyens et établir leur propre calendrier d'immunisation.

Plusieurs facteurs influent sur l'efficacité des vaccins, tels que leur conservation, leur administration ainsi que la réponse de l'hôte. Généralement, le développement d'anticorps pour la maladie lors de la vaccination prend de 7 à 28 jours, alors que la durée de la protection varie de quelques mois à plusieurs années, et parfois toute la vie(El Sahly et collab., 2012 ; Obomoser et collab., 2013). De plus, l'efficacité des vaccins est variable et aucun vaccin n'est efficace à 100 %.

Bien que les effets secondaires des vaccins soient généralement bénins, un bon nombre de personnes hésitent toujours à se faire vacciner ou à faire vacciner leurs enfants. Les chercheurs d'une étude menée auprès de 8245 enfants en Nouvelle-Écosse ont évalué le nombre d'enfants qui ont reçu les vaccins recommandés dans les délais provinciaux prescrits (Dummer et collab., 2012). Selon les résultats de l'étude, 49 % des enfants avaient reçu leurs vaccins à l'âge de 12 mois, 40 % à 18 mois et 58 % à 24 mois. Ces données sont loin des recommandations de l'Organisation mondiale de la santé (OMS, 2009), pour qui le taux de vaccination doit être de 90 %. Cependant, un rapport national sur l'immunisation des Canadiens montre que 94 % des enfants ont été immunisés contre le ROR (rougeole, oreillons et rubéole) et que 90 % des parents ont affirmé avoir suivi le calendrier d'immunisation recommandé pour leurs enfants (ASPC, 2006a).

Le refus de la vaccination est souvent lié à de fausses croyances ou à un manque de connaissances. Les différents sites Web permettent d'avoir accès plus facilement à de l'information qui peut parfois alimenter le doute, la peur et l'incertitude. Certains articles ou émissions médiatisées ont déjà rapporté des effets secondaires graves, qui jettent un doute sur la sécurité des vaccins. Il est important de faire attention, car l'information n'est pas toujours valable ou la plus fiable. Il est donc préférable de toujours en discuter avec son fournisseur de soins de santé, tels un médecin, une infirmière ou un pharmacien, avant de prendre une décision. Les professionnels de la santé qui travaillent en prévention des maladies infectieuses doivent toujours être bien informés des types de réactions associées aux différents vaccins. Pour cette raison, les effets secondaires graves doivent être signalés au médecin responsable de la santé publique de la région concernée afin d'assurer un suivi et une surveillance continus.

Au Canada, les vaccins offerts gratuitement varient selon les provinces. Bien que l'immunisation ne soit pas obligatoire, dans certaines provinces (par exemple, en Ontario et au Nouveau-Brunswick), on exige des preuves d'immunisation lors de l'entrée à l'école, et parfois même dans les services de garde. Chaque province ou territoire a un programme d'immunisation bien établi pour les nourrissons, les enfants, les adolescents, les adultes et les personnes âgées. Cependant, une attention particulière doit être portée aux nouveaux arrivants. Ceux qui viennent de pays en développement sont parfois sous-immunisés en raison des coûts des vaccins dans leur pays d'origine ou de leur inaccessibilité (MacDonald et Bortolussi, 2014). La promotion du vaccin antigrippal est une mesure de prévention importante appliquée à l'hôte contre l'influenza, et est adoptée par plusieurs établissements de soins pour les travailleurs de la santé qui ont un contact direct avec les malades. Bien que ce vaccin ne soit pas obligatoire, les employés non vaccinés peuvent être avisés de ne pas se présenter à leur travail lors d'une éclosion d'influenza. Selon le Comité consultatif national de l'immunisation (CCNI, 2014), «l'administration du vaccin antigrippal aux travailleurs de la santé qui donnent des soins directs aux patients constitue un élément essentiel des normes de conduite pour la prévention de la grippe chez leurs patients » (p. 25). Il ajoute qu'« en l'absence de contre-indications, le refus de travailleurs de la santé qui dispensent des soins directs aux patients de se faire vacciner contre la grippe peut être assimilé à un manque à leur obligation de diligence envers leurs patients » (CCNI, 2014, p. 26).

La vaccination des voyageurs est aussi une importante mesure dans la prévention des maladies. Au Canada, le nombre de voyages à l'étranger a connu une hausse importante en 2010 avec 9,4 % d'augmentation par rapport à l'année précédente (28,7 millions de voyages) [Statistique Canada, 2011]. Les voyageurs sont en grande partie responsables de la transmission des maladies infectieuses dans le monde. C'est pour cette raison que les autorités de la santé publique et le gouvernement canadien conseillent aux personnes qui désirent voyager à l'étranger de prendre rendez-vous dans une clinique santé-voyage. Les professionnels de la santé qui œuvrent dans ces cliniques peuvent offrir de l'information sur les vaccins recommandés et administrer les vaccins dans le but de prévenir la contraction d'une maladie infectieuse telle que l'hépatite A et l'hépatite B (Keystone et Hershey, 2008). De plus, ils peuvent fournir d'autres renseignements utiles sur des méthodes de prévention et des **médicaments en prophylaxie**, telles que la prise de chloroquine (Aralen^MD) dans le but de prévenir la malaria lors d'un voyage en République dominicaine.

Puisque l'immunisation joue un rôle important dans le contrôle des maladies infectieuses, il est important d'encourager le plus grand nombre possible de personnes à recevoir les vaccins appropriés et, de ce fait, d'assurer un taux élevé d'immunité collective. L'immunité collective se définit ainsi :

> Résistance d'un groupe ou d'une communauté à l'invasion et à la propagation d'un agent infectieux. Si un nombre suffisant de personnes dans la communauté sont immunisées contre un agent, il est très probable que la chaîne de transmission se brisera avant que l'agent ne touche des personnes non immunisées. L'immunité du groupe protège donc les membres non immunisés. (AFMC, 2014, chap. 11)

Ainsi, la réussite d'une immunité collective dans une communauté ou une région diminue la probabilité que la maladie infectieuse se propage parmi les personnes non immunisées.

Des stratégies de promotion de la santé et de prévention des maladies sont souvent utilisées par les réseaux de santé, les agences de la santé publique et les centres communautaires afin de réduire la transmission des maladies infectieuses. Une intervention simple et même très efficace est le lavage des mains. Le Comité consultatif provincial des maladies infectieuses (CCPMI) pour la province de l'Ontario a rédigé un document consultatif pour les établissements de soins de santé provinciaux sur les pratiques exemplaires d'hygiène des mains (Agence ontarienne de protection et de promotion de la santé, 2014). Le lavage des mains est important non seulement dans les hôpitaux, mais aussi dans tous les milieux. Pour le contrôle de la transmission des agents pathogènes par contact direct, il est aussi important de promouvoir cette habitude de prévention chez les enfants, en particulier chez ceux qui fréquentent les garderies. En plus du lavage des mains, il est possible de contrôler la propagation des infections en respectant les règles d'hygiène, par exemple en évitant de se servir de mêmes objets personnels (par exemple, brosse à dents, gobelet, ustensiles) et en portant une attention particulière à la propreté de la maison, à la préparation des aliments et au lavage des vêtements. Parmi les autres comportements auxquels il faut accorder une attention particulière, on note les comportements sexuels à risque élevé et l'usage de drogues illicites par voie intraveineuse (Mill et collab., 2012 ; Parker et collab., 2012). Le partage des aiguilles et des seringues ainsi que l'usage d'équipement contaminé sont souvent responsables de la transmission du VIH et de l'hépatite C (Parker et collab., 2012).

> Adoptant une stratégie de marketing social pour la prévention des maladies infectieuses, les membres du comité consultatif interprofessionnel ont réalisé des vidéos éducatives sur le lavage des mains, notamment pour les soins préhospitaliers, les soins actifs, les soins continus complexes, les soins de réadaptation, les soins de longue durée, les soins des malades chroniques, les soins à domicile et les soins ambulatoires, ainsi que pour les cabinets de médecins, les cliniques et les centres de soins communautaires, les établissements de santé autonomes (ESA) et les locaux extrahospitaliers (LEH).

Source : Santé publique Ontario, 2014.

L'isolement, la quarantaine et la restriction des déplacements des personnes dans la communauté peuvent aussi être appliqués à l'hôte dans le but de prévenir des maladies infectieuses. Sur le plan communautaire, l'isolement consiste à « séparer les personnes infectées des autres pour la durée de la contagiosité de la maladie afin de limiter la propagation de l'agent infectieux aux personnes sensibles » (traduction libre, Allender et Spradley, 2005, p. 195). Autrefois, le terme « quarantaine » était utilisé pour signifier la mise en isolement des personnes et des marchandises provenant de pays étrangers pour une période de 40 jours. De nos jours, le terme est aussi utilisé pour signifier une période d'isolement imposée à des personnes susceptibles de transmettre une maladie infectieuse (Nishiura, Wilson et Baker, 2009). La période

---

Médicament en prophylaxie Médicament prescrit dans le but de prévenir l'apparition, la propagation ou l'aggravation d'une maladie infectieuse.

d'isolement peut varier selon la période de contagiosité de l'agent pathogène. On distingue deux types de quarantaine : la quarantaine absolue et la quarantaine modifiée. Lorsqu'il s'agit d'une quarantaine absolue, les personnes « en quarantaine » n'ont aucun contact avec les personnes non infectées, tandis que dans le cas de la quarantaine modifiée, ces contacts sont limités. Bien que cette mesure soit moins utilisée de nos jours, on y a eu recours dans le cas d'une pandémie éventuelle d'influenza (Nishiura et collab., 2009). De plus, il est parfois nécessaire de restreindre les activités de certaines personnes dans la communauté. Par exemple, dans certaines provinces, on recommande aux femmes enceintes de s'abstenir de travailler auprès d'enfants souffrant de maladies contagieuses, comme la cinquième maladie et la coqueluche. Habituellement, on demande aussi aux enfants atteints d'une maladie contagieuse, par exemple la coqueluche, de ne pas fréquenter la garderie ou l'école, selon le cas, afin de prévenir la transmission aux enfants vulnérables.

> Chaque province peut avoir sa propre politique d'exclusion portant sur les maladies contagieuses. La varicelle est contagieuse avant que les symptômes apparaissent. Par conséquent, dans certaines provinces, comme le Nouveau-Brunswick, les enfants sont seulement exclus s'ils sont trop malades pour participer aux activités ; autrement, ils peuvent aller à la garderie, car ils ne sont plus contagieux après l'apparition des symptômes.

Au Canada, en particulier en Ontario, la qualité de l'eau est devenue une préoccupation importante depuis l'épidémie d'*E. coli*, à Walkerton, en 2000. Cet évènement a rappelé non seulement aux gouvernements, mais aussi aux citoyens, la nécessité d'avoir une surveillance accrue et sécuritaire des systèmes d'eau potable. Depuis les deux dernières décennies, au Canada comme dans plusieurs autres pays industrialisés, on note une augmentation importante des citoyens qui s'inquiètent de la qualité de l'eau et qui achètent de l'eau embouteillée. L'Agence canadienne d'inspection des aliments est responsable de l'inspection des produits d'eau embouteillée pour ce qui est de la fabrication, des étiquettes, des établissements, des moyens de transport, et de l'équipement d'entreposage.

Certaines mesures appliquées à l'agent pathogène, telles que l'ajout de chlore à l'eau, sont régies par des politiques de santé publique. D'autres mesures, telles que le nettoyage, la réfrigération et la désinfection, peuvent faire l'objet de recommandation ou d'enseignement par les professionnels de la santé œuvrant dans la communauté. Ces mesures sont particulièrement importantes dans les garderies, où plusieurs activités sont propices à la propagation de l'agent pathogène, notamment pendant la préparation de la nourriture, lors d'interactions avec les enfants et, bien souvent, au moment du changement de couches.

> Santé Canada recommande une liste de choses à ne pas faire à l'intention des consommateurs d'eau embouteillée afin d'éviter les maladies qui peuvent être transmises dans l'eau :
> - Recherchez un produit désinfecté, traité à l'ozone ou aux rayons UV à l'usine.
> - Réfrigérez tout produit embouteillé, surtout après son ouverture, et ne partagez jamais vos bouteilles d'eau.
> - Assurez-vous de bien nettoyer le refroidisseur et les bouteilles à remplissages multiples.
> - Ne réutilisez pas les bouteilles d'eau.
> - Vérifiez toujours les dates d'embouteillage et de péremption, qui sont étampées sur les contenants.

Source : Tiré de Gouvernement du Canada, 2007.

En dernier lieu, certaines mesures peuvent être appliquées directement à l'environnement ou à des vecteurs qui s'y trouvent (insecte ou animal) et qui sont susceptibles de transmettre une maladie. Le contrôle des vecteurs reste une mesure importante de prévention des maladies infectieuses au Canada (ASPC, 2006b). Bien que l'on note une diminution de l'incidence de certaines maladies transmises par des animaux, telle la rage, on rapporte une augmentation de cas de maladies causées par le virus du Nil. Plusieurs précautions sont recommandées, notamment le port de vêtements couvrant bien les membres et l'usage d'un insectifuge.

> L'Agence de la santé publique du Canada recommande ces stratégies de prévention contre le virus du Nil :
> - Choisissez un insectifuge qui contient du DEET ou d'autres ingrédients autorisés.
> - Portez des vêtements de couleurs claires, un haut à manches longues, un pantalon long et un chapeau quand vous êtes à l'extérieur et que les moustiques sont plus actifs.
> - Éliminez le plus grand nombre de sources d'eau stagnante autour de votre maison et de votre propriété. Drainez l'eau des pots à fleurs, des barboteuses, des vieux pneus et de tout autre récipient. Changez l'eau des bains pour oiseaux et des bols pour animaux au moins deux fois par semaine.
> - Assurez-vous que vos moustiquaires sont en bon état.

Source : ASPC, 2006b.

7.8   La surveillance épidémiologique

La surveillance épidémiologique a trait à l'étude de la distribution et à l'évaluation des tendances des taux de morbidité dans la population. Les objectifs comprennent la surveillance des cas et de l'apparition de nouvelles maladies, l'évaluation de l'étendue du problème ainsi que la mesure de l'efficacité des interventions. Deux caractéristiques importantes d'un bon système de surveillance sont la rapidité avec laquelle les données sont obtenues et analysées, et les résultats transmis, ainsi que la capacité d'établir les probabilités des risques auxquels est exposée la population (Gordis, 2009).

Les professionnels de la santé œuvrant en santé publique ont un rôle important à jouer sur le plan de la surveillance et du contrôle des maladies infectieuses. Les membres du département des maladies infectieuses au sein de l'Agence de la santé publique du Canada compilent les données provinciales sur les maladies à déclaration obligatoire (MADO) préétablies par la province. Les données recueillies sont ensuite étudiées afin de dresser un portrait de santé de la population et cibler les meilleures stratégies d'intervention nécessaires dans le but de prévenir les maladies infectieuses.

> Les épidémiologistes responsables qui travaillent dans les agences de la santé publique des provinces utilisent plusieurs outils de surveillance afin de connaître l'état de santé de la population. Un modèle classique bien connu par les épidémiologistes est le triangle épidémiologique, qui comprend l'hôte (la personne), l'agent (la bactérie, le virus, le parasite ou l'agent environnemental, comme la cigarette), et l'environnement (le lieu de travail, l'environnement physique où la contraction de la maladie a eu lieu). Selon Stamler (2012), la maladie est le résultat de l'interaction entre les trois composantes du triangle : l'hôte, l'agent, et l'environnement.

De plus, la déclaration de ces maladies aux autorités de la santé publique par les professionnels de la santé doit être faite à l'intérieur d'un délai déterminé par la province. Ce délai peut aller d'une heure à sept jours suivant le diagnostic. Ces MADO représentent un risque et une menace à la santé publique. Le but de la déclaration est de prévenir les nouveaux cas, de contrôler l'éclosion et de limiter l'ampleur d'une épidémie par des interventions (MSSS, 2013c). La coqueluche, les infections à *Chlamydia trachomatis* et les infections gonococciques, la syphilis, la tuberculose, les hépatites A/B/C, l'*E. coli* et la salmonellose en sont quelques exemples.

Les professionnels de la santé publique mettent sur pied des mesures de contrôle dans le but de prévenir les maladies infectieuses. Par exemple, ils administrent des vaccins et renseignent les citoyens sur les comportements à risque, et sur les méthodes de dépistage de certaines maladies comme la tuberculose, le VIH et d'autres maladies infectieuses (chlamydia, gonorrhée, syphilis). Compte tenu des multiples facteurs susceptibles d'influer sur les éléments de la chaîne de transmission, il est nécessaire d'avoir une approche multidimensionnelle et interprofessionnelle pour assurer un bon contrôle des maladies transmissibles.

7.9   Les maladies émergentes

De nouvelles maladies infectieuses, dites « émergentes », constituent une autre menace pour la santé de la population. Ces maladies se manifestent à la suite de l'apparition d'un nouvel agent infectieux ou de la découverte d'une maladie existante, mais restée jusque-là insoupçonnée (Gilbert et collab., 2014 ; Monsel et collab., 2011). On n'a qu'à penser au VIH, qui continue de faire des ravages à travers le monde, en particulier parmi la population subsaharienne. De plus, une épidémie de la maladie à virus Ebola (appelée aussi « fièvre hémorragique ») sévit actuellement en Afrique centrale et en Afrique de l'Ouest. Ce virus est souvent mortel pour l'humain et requiert une surveillance accrue (OMS, 2014b). Parmi les maladies qui ont fait leur apparition au Canada, on note aussi la grippe aviaire (H1N1), le virus du Nil occidental et le syndrome respiratoire aigu sévère (SRAS).

Certaines maladies infectieuses (par exemple, *Neisseria gonorrhoeae*, tuberculose bactérienne) sont devenues résistantes aux médicaments, en particulier aux antibiotiques, alors que l'incidence d'autres maladies (par exemple, la rougeole), que l'on croyait avoir sous contrôle, a augmenté (Fauci et Marston, 2014). De nombreux facteurs ont contribué à l'apparition ou à l'augmentation de certaines maladies infectieuses. L'augmentation des échanges commerciaux et des voyages internationaux accroît les risques que les individus soient exposés à des maladies étrangères. Les voyageurs infectés, asymptomatiques, peuvent transmettre la maladie durant le vol ou lors de l'arrivée à destination (Ligon, 2004). Parmi les autres facteurs, on note l'augmentation de la population, l'expansion des régions habitées, la modification et l'adaptation microbactérienne, les changements climatiques ainsi que le déclin des infrastructures de santé publique (Fauci et Marston, 2014 ; Gilbert et collab., 2014 ; Monsel et collab., 2011). Au Canada, l'apparition de ces maladies, en particulier le SRAS, a amené les gouvernements à revoir les mesures de contrôle et les programmes de surveillance des maladies infectieuses. Au gouvernement fédéral, l'Agence de la santé publique du Canada a été créée « afin d'accroître notre capacité d'agir dans les grandes questions de santé et de réagir aux urgences potentielles en matière de santé publique » et d'assurer une meilleure collaboration nationale en matière de santé (ASPC, 2007, p. 25).

Conclusion

En conclusion, il est évident qu'au cours du dernier siècle, une nette amélioration de nos approches face aux maladies infectieuses nous a permis de hausser notre qualité de vie. Les principales raisons de ce succès sont des changements sur le plan de la santé publique, qui ont permis un meilleur contrôle et une surveillance accrue des infections dans le but de protéger le public, par la vaccination et l'établissement de diagnostics précoces. Toutefois, les maladies infectieuses demeurent une menace sérieuse et leur contrôle constitue un défi de taille pour les professionnels de la santé œuvrant au sein des communautés.

À retenir

- Les professionnels de la santé ont un rôle important à jouer dans la prévention des maladies infectieuses.
- Les maladies infectieuses ne sont pas toutes des maladies contagieuses.
- La surveillance épidémiologique est importante dans le contrôle et la réduction des maladies infectieuses.
- Les stratégies de prévention des maladies infectieuses peuvent être utilisées pour améliorer l'état de santé de la population et réduire les taux de morbidité.
- La vaccination est une méthode de prévention sécuritaire et importante pour la population du Canada.

Activités d'apprentissage

1. En tant que professionnel de la santé, expliquez les bienfaits de la vaccination dans la prévention des maladies infectieuses auprès d'une mère réticente à faire vacciner son nouveau-né.

2. Un couple se rend au centre de santé. Le jeune homme présente des symptômes de dysurie et d'écoulement anormal au pénis. La jeune femme ne présente, pour sa part, aucun symptôme. Comme professionnel de la santé, comment devez-vous intervenir dans le but de prévenir la propagation d'une maladie infectieuse ?

3. Comment pouvez-vous expliquer l'émergence de nouvelles maladies infectieuses au Canada ?

Pour en savoir plus

La vidéo *Immunize Canada / Immunisation Canada* explique l'importance de la vaccination au Canada (Immunisation Canada, 2013): http://www.youtube.com

Les *Vidéos Lavez-vous les mains* expliquent l'importance du lavage des mains dans la prévention des maladies (Santé publique Ontario, 2014): www.publichealthontario.ca

Le comité consultatif national de l'immunisation offre beaucoup d'information sur le site Web de l'Agence de la santé publique du Canada sur l'immunisation et la prévention des maladies. Sur ce même site se trouve le *Guide canadien d'immunisation,* qui est une ressource importante sur les vaccins et les calendriers recommandés : www.hc-sc.gc.ca

Gouvernement de la Saskatchewan. (2012). *Manuel de prévention des infections dans les services de garde.* Alberta, Saskatchewan. Repéré à www.health.gov.sk.ca

Organisation mondiale de la santé. (2013). *Vaccination: 10 idées fausses à corriger.* Genève, Suisse. Repéré à www.who.int.

Pour plus de détails concernant la maladie à virus Ebola, consulter le site Web de l'Organisation mondiale de la santé : www.who.int

CHAPITRE 8

Les maladies chroniques : prévention et autogestion

Lucie Couturier, Marie-Josée Carignan et Gisèle Carroll

Objectifs

À la fin de ce chapitre, vous serez en mesure :

1. de décrire les caractéristiques des maladies chroniques, soit leur évolution, leur importance, les facteurs de risque qu'elles ont en commun et leur prévention ;

2. d'expliquer les mesures préventives efficaces contre les facteurs de risque des maladies chroniques retenues ;

3. de déterminer les outils d'intervention appropriés pour accompagner les personnes dans l'autogestion de leur maladie chronique.

Introduction

Considérées comme une véritable épidémie mondiale, les maladies chroniques ont supplanté les maladies contagieuses comme principale préoccupation de la santé publique dans plusieurs pays, dont le Canada. Les maladies chroniques impliquent des problèmes de santé de longue durée et requièrent une prise en charge à des degrés différents. Elles créent un énorme fardeau et, pourtant, elles sont en grande partie évitables.

Dans ce chapitre, nous traitons des maladies chroniques qui touchent le plus grand nombre de personnes au Canada et qui définissent les programmes prioritaires de promotion de la santé et de prévention mis sur pied par la santé publique. Les problèmes de santé mentale font toutefois exception, car ils seront discutés au chapitre 9. Nous terminons ce chapitre en présentant des outils d'intervention en matière d'autogestion de la maladie chronique.

8.1 La définition et l'histoire naturelle de la maladie chronique

La **maladie chronique** est un problème de santé irréversible ou rarement curable malgré le traitement (Centers for Disease Control and Prevention [CDC], 2009). Ce type de maladie entraîne des répercussions au-delà des organes et des tissus lésés ou de la fonction perturbée, ce qui donne lieu à des complications, aussi appelées «comorbidités» (Ninot, 2014).

Les statistiques de 2005 révèlent que deux Canadiens sur cinq âgés de 12 ans et plus, sont atteints d'au moins une maladie chronique (Agence de la santé publique du Canada [ASPC], 2013b). Celle-ci commence à évoluer dès le jeune âge et prend des décennies avant de se manifester (Propel Centre for Population Health Impact, 2013).

Au Canada, quatre maladies chroniques, soit le cancer, les maladies cardiovasculaires, le diabète et les maladies respiratoires chroniques, sont responsables de 67 % des décès (ASPC, 2013b).

Les connaissances sur l'histoire naturelle de la maladie chronique permettent de comprendre qu'elle suit un cours spécifique, dont le début est mal défini (*voir la figure 8.1*). Le développement se poursuit de façon insidieuse, alors que certains signes sont déjà présents et pourraient faire l'objet de mesures préventives (Béliveau et Gingras, 2014; Jenicek, 1976).

8.2 Le cancer

Les types de cancers qui retiennent notre attention sont le cancer du poumon, le cancer du sein, le cancer de la prostate et le cancer colorectal, ainsi que le cancer de la peau, en particulier le mélanome. Ces choix s'appuient sur leur importance selon les données épidémiologiques, les preuves de risques associés sur lesquels la santé publique peut agir, ainsi que les preuves d'efficacité des mesures préventives.

8.2.1 Le cancer de la prostate

Au début de 2008, le cancer de la prostate était le plus répandu au Canada (Ellison et Wilkins, 2012). La presque totalité des cas de cancer de la prostate se produisent chez les hommes de plus de 50 ans, et l'incidence augmente fortement avec l'âge (Navaneelan et Janz, 2011).

La hausse du taux de survie (96 %) pourrait s'expliquer grâce aux activités de dépistage et aux progrès réalisés dans les traitements (Kachuri, Ellison, Semenciw et Comité consultatif des statistiques sur le cancer, 2013; Société canadienne du cancer, 2014b).

On ne connaît pas encore la cause du cancer de la prostate. Selon la Société canadienne du cancer (2014a), les antécédents familiaux constituent le seul facteur de risque sûr. Deux autres facteurs de risque non modifiables sont bien établis, soit l'âge et l'origine africaine (CDC, 2013; Discacciati et Wolk, 2014). D'autre part, il existe peu de données sur les facteurs de risque modifiables associés à ce type de cancer (Discacciati et Wolk, 2014; Kachuri et collab., 2013).

Néanmoins, le facteur hormonal joue un rôle critique dans la croissance et le type de cellules cancéreuses de la prostate (Discacciati et Wolk, 2014; Kachuri et collab., 2013). Par exemple, on a observé une faible concentration de testostérone libre chez les hommes obèses, ce qui est associé à des risques variables pour certains types de cancer de la prostate (Lima et collab., 2000, cités dans Discacciati et Wolk, 2014).

Enfin, des facteurs environnementaux, tels que l'exposition professionnelle au cadmium et au caoutchouc, de même que le travail agricole, pourraient augmenter le risque de cancer de la prostate (Société canadienne du cancer, 2014a).

Par ailleurs, des études ont établi un lien entre le fait de rester assis pendant de longues périodes et la hausse du risque de cancer de la prostate. De plus en plus, on recommande de se lever régulièrement de son fauteuil (Société canadienne du cancer, 2014a).

FIGURE 8.1 L'histoire naturelle des maladies chroniques

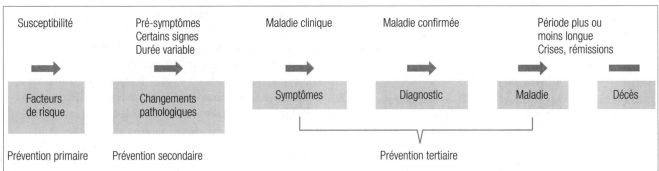

Source: Jenicek, 1976.

Maladie chronique Affection non transmissible dont l'évolution lente et progressive est peu prévisible et très longue.

Il est impossible de déterminer des mesures de prévention primaire puisqu'on ne connaît pas la cause du cancer de la prostate. Toutefois, certaines mesures de prévention secondaire peuvent aider au dépistage précoce du cancer de la prostate, notamment le toucher rectal et le taux d'antigène prostatique spécifique (APS), en particulier après l'âge de 50 ans (Société canadienne du cancer, 2014a).

Il faut interpréter les résultats avec prudence, afin de ne pas confondre l'augmentation normale d'APS liée à l'âge et la présence d'un cancer de la prostate.

8.2.2 Le cancer du sein

Le cancer du sein est le type de cancer le plus souvent diagnostiqué chez les Canadiennes (Ellison et Wilkins, 2012). Le taux d'incidence augmente avec l'âge. En effet, plus de la moitié des nouveaux cas touchent les femmes âgées de 50 à 69 ans.

On attribue cette hausse à l'efficacité des programmes de dépistage par la mammographie chez ce groupe d'âge (Navaneelan et Janz, 2011 ; Kachuri et collab., 2013). De plus, le taux de survie s'explique par la plus grande efficacité des traitements (Navaneelan et Janz, 2011). Le cancer du sein touche un plus grand nombre de femmes de type caucasien, suivi des femmes d'origine africaine, de même que les femmes issues de classes sociales aisées (CDC, 2013 ; Société canadienne du cancer, 2014a).

Les études n'ont pas encore isolé de facteur causal du cancer du sein. Cependant, des preuves convaincantes permettent d'affirmer que les facteurs présentés dans l'encadré 8.1 font augmenter, de façon variable, la probabilité d'avoir un cancer du sein.

L'obésité chez la femme ménopausée constitue un grand risque relatif de cancer du sein (Kachuri et collab., 2013). Les femmes qui ont un indice de masse corporelle (IMC) de 31 et plus ont 2,5 fois plus de risques de développer un

---

ENCADRÉ 8.1 **Les facteurs de risque connus du cancer du sein**

- Les antécédents personnels et familiaux de cancer du sein
- Des mutations des gènes BRCA
- La densité du tissu mammaire (tissu conjonctif, glandes et canaux)
- Les antécédents de reproduction (l'âge précoce des menstruations [avant 11 ans], l'âge tardif de la ménopause [après 55 ans], la nulliparité, une grossesse tardive [après l'âge de 30 ans])
- L'utilisation de contraceptifs oraux
- La consommation modérée ou élevée d'alcool
- Un traitement hormonal substitutif
- L'exposition à la radiation ionisante (en particulier dans la région thoracique)
- L'obésité (production d'œstrogène par le tissu graisseux)

Sources : Kachuri et collab., 2013 ; Société canadienne du cancer, 2014a.

---

cancer du sein que celles qui ont un IMC de moins de 22,6 (Société canadienne du cancer, 2014a).

Par ailleurs, Friedenreich et Orenstein (2002) rapportent que les preuves s'accumulent au sujet de l'effet bénéfique de l'activité physique sur la diminution du risque de certains cancers, dont le cancer du sein. Les preuves sont convaincantes en ce qui a trait à une diminution considérable du risque de cancer du sein chez les femmes qui font de l'activité physique à intensité modérée. On note aussi une augmentation du taux de survie (Holmes et collab., 2005, cités dans Durstine et collab., 2013).

Quant à la prévention secondaire, la mammographie tous les deux ans chez les femmes âgées de 50 à 69 ans, accompagnée d'un examen clinique des seins par un professionnel de la santé, s'est avérée une intervention préventive efficace et le moyen le plus fiable pour diminuer le taux de mortalité liée au cancer du sein (Société canadienne du cancer, 2014a).

Dans le cas des femmes âgées de moins de 50 ans, les lignes directrices recommandent d'intervenir en fonction du risque. Quant à l'auto-examen des seins, il n'y a aucune recommandation particulière à cet effet. Plusieurs études font part de difficultés techniques éprouvées par les femmes lors de l'examen et du peu de bénéfices significatifs pour la détection précoce de problème au sein.

8.2.3 Le cancer du poumon

Le cancer du poumon est le type de cancer qui a été le plus souvent diagnostiqué dans le monde en 2012 (Organisation mondiale de la santé [OMS], 2014). Le faible taux de survie pourrait s'expliquer par la découverte du cancer à un stade avancé et par la limite dans les choix de traitements (Navaneelan et Janz, 2011). De là l'importance pour les personnes à risque de consulter un médecin dès l'apparition de nouveaux signes, comme une toux persistante de trois semaines et plus (Frater, 2012).

Selon la Société canadienne du cancer (2014a), les facteurs de risque incluent le tabagisme, l'exposition à la fumée secondaire, au radon, à l'amiante, à la pollution de l'air extérieur, à la radiation ou à l'arsenic, l'exposition professionnelle à diverses substances carcinogènes, les antécédents personnels ou familiaux de cancer du poumon, les maladies pulmonaires antérieures et la combustion de charbon à l'intérieur.

Les études sont nombreuses à confirmer, depuis des années, le lien direct entre le cancer du poumon et le tabagisme sous toutes ses formes (Katchuri et collab., 2013). L'abstinence est la meilleure prévention. Malheureusement, on observe que le risque de cancer du poumon ne diminue pas de façon proportionnelle à la réduction du tabagisme (Peled, Keith et Hirsch, 2010). D'ailleurs, le risque de cancer du poumon chez les ex-fumeurs n'atteint jamais le faible risque des non-fumeurs (Peled et collab., 2010). Jusqu'à présent, les études n'ont trouvé aucun lien entre la cigarette électronique et le cancer du poumon (Czoli, Hammond et White, 2014).

8.2.4 Le cancer colorectal

Le cancer colorectal est le quatrième en importance parmi tous les types de cancers (Navaneelan et Janz, 2011). Près de la moitié des nouveaux cas surviennent chez des personnes de 70 ans et plus (Société canadienne du cancer, 2014b).

Les principaux facteurs de risque possibles et modifiables associés au cancer colorectal incluent la sédentarité, la consommation de viande rouge et transformée (par exemple, les viandes fumées, séchées ou salées contenant des nitrates), l'alimentation riche en matières grasses et pauvre en fibres, le tabagisme et l'alcool (> 30 g par jour) [Société canadienne du cancer, 2014a ; Cancer Research UK, 2013]. On observe de plus qu'il y a une association entre l'obésité abdominale chez les hommes et un risque élevé de cancer colorectal (National Cancer Institute, 2012).

Parmi les facteurs de risque non modifiables, mentionnons les antécédents familiaux de polypes et de cancer colorectal, la maladie inflammatoire de l'intestin, le diabète et la descendance juive ashkénaze (d'Europe de l'Est ; mutation du gène APC) [Société canadienne du cancer, 2014a].

En matière de prévention primaire du cancer colorectal, Friedenreich et Orenstein (2002) démontrent une preuve convaincante des bénéfices de l'activité physique pour diminuer son risque. Selon le Cancer Research UK (2013), l'activité physique contribue à faire avancer le bol alimentaire dans l'intestin, ce qui réduit le temps de contact de la muqueuse avec les agents chimiques nocifs.

De plus, une étude récente confirme l'effet positif de la curcumine. En raison de son action anti-inflammatoire et antioxydante, la curcumine produit un effet anti-carcénogénique ou anti-prolifératif des cellules cancéreuses du colon (Béliveau et Gingras, 2014 ; Lim et collab., 2014). La consommation d'au moins cinq portions de fruits et de légumes par jour agit comme facteur de protection du cancer colorectal (Société canadienne du cancer, 2014a).

Comme mesure de prévention secondaire, on recommande le dépistage par recherche de sang occulte dans les selles au moins tous les deux ans chez les personnes âgées de 50 ans et plus (Société canadienne du cancer, 2014a).

8.2.5 Le cancer de la peau

Le mélanome est le type de cancer de la peau le plus important. Entre 1970 et 2007, le taux d'incidence du mélanome a augmenté de 2,9 % chez les femmes et de 3,7 % chez les hommes (Kachuri et collab., 2013). Contrairement aux deux autres formes de cancer de la peau qui surviennent à un âge plus avancé, le mélanome peut se manifester à n'importe quel âge et tend à se développer rapidement.

Goodson et Grossman (2009) ont relevé les facteurs de risque classiques et des facteurs additionnels d'un mélanome (*voir le tableau 8.1*).

La surexposition aux rayons ultraviolets est l'une des principales causes évitables du cancer de la peau (Société canadienne du cancer, 2014a). Le moyen de prévention primaire le plus efficace consiste donc à se protéger des diverses sources de rayons UV. Des études récentes suggèrent que le facteur de protection dans la crème solaire pose une entrave à la synthèse de la vitamine D par la peau (Weinstock et Moses, 2009).

Il est bon de prendre un peu de soleil pour la synthèse de la vitamine D, mais nocif d'en abuser ou de se surexposer en n'appliquant pas le trio CHO (chapeau, vêtements et ombre). À titre de prévention secondaire, Goodson et Grossman (2009) suggèrent d'enseigner l'auto-examen mensuel de la peau aux personnes à risque (antécédents personnels et familiaux de mélanome, présence de nombreux naevi mélanocytiques ou atypiques).

8.3 Les maladies cardiovasculaires

Les maladies cardiovasculaires (MCV) incluent toutes les maladies du cœur et des vaisseaux sanguins, en particulier les maladies coronariennes et l'accident vasculaire cérébral (AVC). Selon Statistique Canada (2011, cité dans Fondation des maladies du cœur et de l'AVC, 2014),

TABLEAU 8.1 Les facteurs de risque classiques et additionnels d'un mélanome

Facteurs de risque classiques	Facteurs de risque additionnels
• Antécédents personnels et familiaux de mélanome (deux membres ou plus) • Présence de nombreux grains de beauté (naevi) ou une histoire de naevi atypiques ou dysplasiques	• Antécédents de coups de soleil ou de brûlure avec ampoule avant l'âge de 20 ans • Surexposition aux rayons ultraviolets (par exemple, les rayons UVB provenant du soleil ou de certains types de lampes solaires) • Une histoire de cancer de la peau autre que le mélanome • Une peau claire (quatre fois plus à risque) • Des taches de rousseur qui apparaissent rapidement • Des yeux bleus ou pâles et des cheveux blonds ou roux

« toutes les sept minutes, une personne succombe à une maladie du cœur ou à un AVC au Canada » (parag. 6). De plus, il y a un AVC toutes les 10 minutes au Canada et 6 % des personnes en meurent, dont plus de femmes que d'hommes (Statistique Canada, 2011, cité dans Fondation des maladies du cœur et de l'AVC, 2014). Au Canada, les deux affections en importance, par rapport aux causes de décès et d'invalidité, sont la cardiopathie ischémique, incluant l'infarctus aigu du myocarde et l'accident vasculaire cérébral (AVC) [Fondation des maladies du cœur et de l'AVC, 2014].

Parmi les facteurs de risque associés aux MCV et à l'AVC, certains sont modifiables tandis que d'autres ne le sont pas. Les écrits rapportent cinq facteurs non modifiables (*voir le tableau 8.2*).

Par ailleurs, il y a des déterminants sur lesquels la santé publique peut agir, c'est-à-dire les facteurs de risque modifiables (*voir le tableau 8.3*).

TABLEAU 8.2 **Les facteurs de risque non modifiables de MCV**

Facteurs de risque non modifiables	Particularités
Âge	Risque augmentant avec l'âge : les hommes de plus de 40 ans et les femmes de plus de 50 ans ou ménopausées
Antécédents familiaux et génétiques	Carence des récepteurs des lipides LDL
Antécédents personnels d'AVC ou d'ischémie cérébrale transitoire (ICT)	Risques de MCV plus élevés si la personne a déjà subi un AVC ou une ICT
Sexe	Prévalence plus fréquente chez les hommes en général, mais égale ou supérieure chez les femmes ménopausées
Origine ethnique	Risque élevé chez les Asiatiques du Sud et les Premières Nations

Sources : ASPC, 2009 ; Anderson et collab., 2013 ; Fondation des maladies du cœur et de l'AVC, 2014.

TABLEAU 8.3 **Les facteurs de risque modifiables des MCV et les principales mesures préventives**

Facteurs modifiables des MCV	Principales mesures préventives
Hypertension artérielle (HTA) [le plus important facteur de risque associé aux AVC et l'un des principaux facteurs liés aux MCV]	• Activité physique • Perte de poids • Diminution de l'apport en acides gras trans et saturés • Diminution de la consommation d'alcool • Diminution de l'apport en sodium : l'apport en sodium recommandé par jour est de 1500 mg (14-50 ans) ; 1300 mg (51-70 ans) ; 1200 mg (plus de 70 ans) ; l'apport maximal tolérable est de 2300 mg.
Hypercholestérolémie (en particulier les lipoprotéines de faible densité [LDL] ou « mauvais » cholestérol)	• Approche 0-5-30 avec les personnes à risque : 0 cigarette, 5 portions de fruits et légumes, 30 minutes d'activité physique par jour. • Alimentation saine ou de type méditerranéen, activité physique, consommation d'alcool modérée
Tabagisme	• Cessation du tabagisme (il y a une association linéaire entre le nombre de cigarettes par jour et le risque de MCV)
Embonpoint et obésité, en particulier l'obésité abdominale (associés à une alimentation riche en gras et sucre ajoutés)	• Amélioration du profil lipidique • Adoption du régime de type méditerranéen ou d'un régime riche en légumes, en fruits et en céréales à grains entiers, incluant les huiles mono et polyinsaturées (acides gras oméga-3 provenant de poissons) • Limitation des gras saturés à 7-30 % de l'apport calorique quotidien
Sédentarité (double le risque de MCV)	• Au moins 150 min d'activité physique modérée à vigoureuse par semaine (séances d'au moins 10 min et plus) – meilleur contrôle de la pression artérielle et du taux de lipidémie
Diabète (un des facteurs de risque les plus importants, car double le risque de MCV et d'AVC ; facteur de risque pour l'HTA)	• *Voir la section 8.4*
Consommation excessive d'alcool (crée une augmentation de la pression artérielle)	• Suivre les lignes directrices de consommation à faible risque – chez les femmes : pas plus de 2 consommations standards/jour ou max de 10/sem ; chez les hommes : pas plus de 3 consommations standards par jour ou max de 15/sem – aide à réduire le taux de triglycérides
Stress	• Gestion du stress, afin de contrer la hausse de la pression artérielle et du taux de cholestérol causés par un stress prolongé

Sources : ASPC, 2009 ; Anderson et collab., 2013 ; Butt et collab., 2011 ; Durstine et collab., 2013 ; Fondation des maladies du cœur et de l'AVC, 2014 ; Santé Canada, 2012.

Une fiche de renseignements complémentaires sur les maladies cardiovasculaires se trouve dans la boîte à outils à la page 328.

8.4 Le diabète

Le diabète est une maladie métabolique chronique qui se manifeste par l'absence ou l'insuffisance d'insuline, entraînant l'accumulation du glucose dans le sang plutôt que sa transformation en énergie. Nous discutons ici du diabète de type 2, la forme de diabète qui représente un important problème de santé publique en raison de son incidence.

Le diabète de type 2 est attribuable à une production insuffisante d'insuline ou à une anomalie de sécrétion d'insuline accompagnée d'une insulinorésistance (Goldenberg et Punthakee, 2013). Ce type de diabète progresse lentement et la personne touchée est souvent asymptomatique. Le diabète de type 2 représente environ 90 % des cas de diabète (ASPC, 2009). En 2013, 5,3 % des Canadiens adultes en

étaient atteints (Statistique Canada, 2013b). De multiples facteurs de risque sont associés au diabète de type 2 (*voir le tableau 8.4*).

La Fédération internationale du diabète (FDI) propose une approche en trois étapes pour retarder l'apparition du diabète de type 2 : repérer les personnes à risque, évaluer le risque et appliquer une stratégie fondée sur les comportements bons pour la santé (Cheng, 2013). De plus, les lignes directrices de pratique clinique recommandent un programme structuré de changements du mode de vie pour une perte de poids modérée et de l'activité physique régulière chez les personnes présentant une intolérance au glucose (Goldenberg et collab., 2013). La persévérance dans un programme d'activité physique est très élevée chez les personnes qui reçoivent du soutien social de leur famille et se sentent bien et en forme.

Des études confirment que des changements apportés à l'alimentation, incluant le régime hypocalorique, et la pratique d'activité à intensité modérée ont entraîné une perte de poids d'environ 5 % par rapport au poids initial.

TABLEAU 8.4   **Les facteurs de risque associés au diabète de type 2**

Facteurs de risque	Particularités
Âge	• Plus fréquent chez les 40 ans et plus
Parent du premier degré atteint du diabète de type 2	• Membre de la famille immédiate
Membre d'une population à risque élevé	• Personne d'ascendance autochtone, africaine, asiatique, hispanique, sud-asiatique ou latino-américaine
Antécédent de prédiabète	• Intolérance au glucose • Anomalie de la glycémie à jeun ou taux d'hémoglobine glyquée entre 6 et 6,4 %
Présence de facteurs de risque vasculaires	• Surpoids • Obésité abdominale • Tendances alimentaires malsaines • Sédentarité • HTA • Cholestérol HDL (< 1 mmol/L chez les hommes et < 1,3 mmol/L chez les femmes) • Hypercholestérolémie
Antécédent de diabète gestationnel	Un diabète durant la grossesse augmente le risque de diabète de type 2.
Accouchement d'un enfant de poids élevé à la naissance	• Plus de 4 kg (9 lb)
Présence de maladies associées	• Syndrome ovarien polykystique • Troubles psychiatriques : trouble bipolaire, dépression, schizophrénie • Infection par le VIH • Apnée obstructive du sommeil • Acanthosis nigricans
Présence de lésions aux organes cibles associés au diabète	• Maladies microvasculaires : rétinopathie, neuropathie, néphropathie • Maladies macrovasculaires : coronarienne, cérébrovasculaire, périphérique
Médicaments associés au diabète	• Glucocorticoïdes, antipsychotiques atypiques, etc.

Sources : Ekoé et collab., 2013 ; Fondation des maladies du cœur et de l'AVC, 2014 ; Ley et collab., 2011.

De plus, le risque de diabète a été réduit de 58 % après quatre ans (Goldenberg et collab., 2013). L'activité physique augmente la sensibilité à l'insuline, favorisant ainsi le métabolisme du glucose et des lipides.

8.5 Le syndrome métabolique

Le syndrome métabolique est un problème de santé très étroitement associé au diabète de type 2 et aux MCV. Il consiste en un regroupement de facteurs de risque ou de plusieurs anomalies métaboliques, qui doublent le risque de MCV et augmentent celui de diabète de type 2 (Statistique Canada, 2012). Un Canadien sur 10, âgé de 18 à 39 ans, est atteint du syndrome métabolique. La prévalence augmente avec l'âge, ce qui équivaut à 4 Canadiens sur 10, âgés de 6 à 79 ans, qui en sont atteints (Statistique Canada, 2012).

Les facteurs de risque associés à ce syndrome incluent : 1. l'obésité abdominale ou androïde ; 2. la dyslipidémie (taux élevé de triglycérides, faible taux de cholestérol-HDL) ; 3. une hyperglycémie à jeun ; ou 4. l'HTA. Il faut au moins trois de ces facteurs pour confirmer le syndrome métabolique (Goldenberg et Punthakee, 2013). L'insulinorésistance pourrait expliquer une importante partie de ce syndrome. Les principales mesures de prévention primaire incluent le régime alimentaire et la pratique d'activité physique, afin de stimuler la perte de poids et diminuer l'insulinorésistance (Eckel et collab., 2010).

8.6 Les maladies respiratoires chroniques

Les maladies respiratoires chroniques comprennent un ensemble de maladies touchant les voies respiratoires et les poumons. Elles sont caractérisées par une limitation progressive de la circulation d'air, plus accentuée à l'expiration, ou par une obstruction partielle des voies respiratoires (O'Donnell et collab., 2008). Parmi les maladies respiratoires obstructives les plus répandues, on trouve principalement l'asthme et la maladie pulmonaire obstructive chronique (MPOC) [ASPC, 2013a]. Ces maladies surviennent à tout âge et ont des répercussions importantes sur la personne touchée, sa famille et le système de santé (ASPC, 2013a).

8.6.1 L'asthme

L'asthme est une maladie inflammatoire chronique des voies aériennes. Il est associé à un degré variable d'hyperréactivité des voies aériennes aux stimuli qui, normalement, ne causeraient aucune irritation, provoquant alors une obstruction réversible et variable des voies aériennes (Lougheed et collab., 2012). La prévalence de l'asthme chez les Canadiens âgés de 20 ans et plus est de 8,3 % (Gouvernement du Canada, 2014).

Le facteur de risque principal de l'asthme consiste en l'interaction gènes-environnement, plus précisément une prédisposition génétique (par exemple, l'atopie), l'exposition aux allergènes entraînant la sensibilisation des voies respiratoires et l'exposition aux facteurs déclencheurs (Arshad, 2010).

Les personnes les plus susceptibles sont celles qui développent l'atopie, parce qu'elles réunissent une susceptibilité génétique et des expositions aux allergènes appropriés. D'autres facteurs environnementaux incluent l'exposition aux polluants dans l'air intérieur et extérieur (par exemple, le pollen, les moisissures), les produits laitiers, certains emplois (le peintre au pistolet, le travailleur de laboratoire, le coiffeur) et les infections respiratoires (Arshad, 2010). Des preuves suffisantes confirment un lien causal entre le développement de l'asthme et la présence d'acariens (ou poussière domestique) et celle de la fumée secondaire du tabac chez les enfants d'âge préscolaire (CDC, 2011).

En ce qui concerne l'aggravation de l'asthme, il y a des preuves suffisantes, d'une part, pour un lien causal lors d'exposition aux allergènes (chats, acariens, cafards, communément appelés « coquerelles ») et, d'autre part, pour une association à l'asthme en présence de divers allergènes (chiens, champignons, moisissures, rhinovirus et monoxyde ou dioxyde d'azote) [CDC, 2011].

Les interventions doivent viser à prévenir l'exposition aux facteurs susceptibles de précipiter une crise. La composante importante de la prévention secondaire consiste à faire de l'enseignement pour aider les personnes à prendre en charge le contrôle de leurs symptômes et de leur maladie : améliorer l'environnement pour se protéger des facteurs déclencheurs et des allergènes ; reconnaître les symptômes de la maladie et les déclencheurs d'une crise (l'air froid, des odeurs fortes, etc.) ; adhérer au traitement ; faire de l'exercice régulièrement (apporter l'inhalateur de secours) pour renforcer les muscles respiratoires et le système immunitaire ; avoir un suivi de traitement régulier (Association pulmonaire du Canada, 2014 ; Lougheed et collab., 2012).

8.6.2 La maladie pulmonaire obstructive chronique

Au Canada, la prévalence de la maladie pulmonaire obstructive chronique (MPOC) se situe à 8,7 % chez les personnes âgées de 35 ans et plus (Gouvernement du Canada, 2014). Elle augmente avec l'âge et est plus élevée chez les femmes (O'Donnell et collab., 2008).

La MPOC est une expression générale qui englobe quelques maladies, dont les plus courantes sont la bronchite chronique et l'emphysème. La MPOC évolue lentement vers la détérioration de la fonction pulmonaire, ce qui conduit au rétrécissement et à l'obstruction partiellement réversible des voies aériennes (O'Donnell et collab., 2008; Ross, 2007).

Le fardeau des MPOC est très lourd. Cette maladie entraîne une diminution de la qualité de vie et des difficultés à accomplir les activités de la vie quotidienne, en raison des nombreuses hospitalisations, des visites médicales, des soins de santé à domicile et de la susceptibilité aux infections respiratoires fréquentes et sévères (Société canadienne de thoracologie, 2012).

Le tabagisme constitue le principal facteur de risque modifiable reconnu des MPOC (80% à 90% des cas) [ASPC, 2013a; Ross, 2007]. D'autres facteurs de risque possibles incluent la fumée secondaire (en particulier pendant l'enfance), le tabac sous toutes ses formes, l'exposition professionnelle prolongée à la poussière (de charbon, de céréale ou de grain), aux émanations chimiques ou à certaines fumées, la pollution de l'air extérieur ou intérieur et des infections respiratoires répétées pendant l'enfance (ASPC, 2013a; Ross, 2007). Le seul facteur de risque non modifiable connu est d'ordre génétique (déficience en alpha-1 antitrypsine).

La mesure préventive la plus efficace, et la seule qui a fait ses preuves pour ralentir la maladie, consiste à cesser de fumer (O'Donnell et collab., 2008; Ross, 2007). Quant aux personnes qui souffrent d'une déficience génétique en alpha-1 antitrypsine, on peut tenter de repousser l'apparition d'une MPOC en les soumettant à un test de dépistage du facteur génétique et en modifiant les facteurs environnementaux en conséquence (tabagisme, pollution, agents infectieux, allergènes).

Des mesures préventives individuelles telles que la vaccination contre l'influenza ou d'autres maladies évitables permettent de réduire les complications et les incapacités associées aux MPOC (O'Donnell et collab., 2008). De plus en plus, les autorités de la santé publique diffusent des avis à l'intention des personnes atteintes de MPOC lorsque le taux de pollution (smog) dépasse la norme. Cela permet de diminuer les épisodes d'exacerbation.

Quelques autres mesures de prévention secondaire ont pour effet de diminuer l'essoufflement, d'améliorer la condition physique et la tolérance à l'exercice. Il s'agit de l'enseignement d'une alimentation équilibrée et suffisante, d'un programme de réadaptation respiratoire, d'exercices physiques et respiratoires, et de l'éducation à l'autogestion des symptômes et de la maladie (O'Donnell et collab., 2008; Ross, 2007).

8.7 Les maladies musculosquelettiques

Parmi les centaines de maladies musculosquelettiques, l'ostéoarthrite (ou arthrose), l'ostéoporose et la lombalgie sont responsables de la plupart des invalidités (Storheim et Zwart, 2014). Ces maladies représentent la deuxième cause d'invalidité chez les femmes, en plus d'avoir un impact majeur sur l'utilisation des soins de santé et les coûts qui y sont associés (Société de l'arthrite, 2014). Dans cette section, nous décrivons les problèmes sur lesquels se penche la santé publique, soit l'ostéoarthrite et l'ostéoporose.

8.7.1 L'ostéoarthrite (ou arthrose)

L'ostéoarthrite, ou arthrose, est la forme la plus commune d'arthrite. Cette maladie chronique évolutive entraîne de la douleur et une perte fonctionnelle, principalement au genou et à la hanche (Storheim et Zwart, 2014). De plus, les mains et les pieds sont plus souvent touchés après l'âge de la ménopause. L'arthrose touche 13% des Canadiens d'âge adulte (Société de l'arthrite, 2014).

Les facteurs de risque non modifiables incluent le vieillissement (augmente avec l'âge), le sexe féminin, la prédisposition génétique et peut-être un facteur hormonal pour certaines formes d'arthrite (ASPC, 2010; Storheim et Zwart, 2014).

Les facteurs de risque modifiables de l'arthrose comprennent l'embonpoint ou l'obésité, l'usure attribuable à l'usage ou aux tâches répétitives, la sédentarité et les blessures articulaires ou osseuses antérieures (ASPC, 2010; Jones et Doherty, 2012; Storheim et Zwart, 2014).

Les preuves scientifiques sont claires; l'activité physique régulière et la perte de poids sont les mesures de prévention secondaire qui permettent de diminuer la douleur et l'incapacité fonctionnelle (Société de l'arthrite, 2011; Jones et Doherty, 2012; Storheim et Zwart, 2014).

Selon Jones et Doherty (2012), la prévention de l'ostéoarthrite vise principalement: 1. la perte de poids pour diminuer le stress biomécanique sur les articulations porteuses, en particulier le genou; 2. l'activité physique pour renforcer les muscles, protéger les articulations, diminuer la douleur et l'incapacité; et 3. la diminution des blessures sportives ou leur traitement rapide.

Un programme complet d'activité physique devrait inclure des exercices axés sur la souplesse (d'amplitude et d'étirement d'intensité modérée), des exercices de renforcement (assurer le soutien et la stabilité articulaires) et des exercices d'endurance (améliorer la santé cardiovasculaire). Consulter la section *Pour en savoir plus* à la fin de ce chapitre pour des références à ce sujet.

Il est utile de savoir qu'en bougeant, nous nourrissons nos articulations (Société de l'arthrite, 2011). Il y a donc lieu de conseiller aux personnes souffrant d'arthrose d'utiliser les activités quotidiennes comme des occasions d'exercice afin d'établir une routine et de maximiser les effets (5 à 10 minutes d'exercices avant d'aller à la douche, par exemple) [Jones et Doherty, 2012].

Le maintien d'un poids santé est important pour diminuer le stress sur les articulations. Par exemple, en perdant 5 kg, on réduit la pression exercée sur ses genoux, les douleurs et le risque de la chirurgie de remplacement de genou (Société de l'arthrite, 2011).

8.7.2 L'ostéoporose

L'ostéoporose est devenue un problème de santé majeur en raison de l'augmentation de l'espérance de vie. En 2009, 19,2 % des femmes et 3,4 % des hommes de 50 ans et plus ont déclaré avoir reçu un diagnostic d'ostéoporose (Statistique Canada, 2013a). L'ostéoporose se caractérise par une détérioration osseuse progressive, rendant les os très minces (poreux) et fragiles au fil du temps. Par conséquent, elle augmente le risque de fracture de fragilisation (à la suite d'un incident mineur comme pendant une simple activité quotidienne). Ce type de fracture représente 80 % de toutes les fractures chez les femmes âgées de plus de 50 ans au Canada (Bessette et collab., 2008, cités dans Papaioannou et collab., 2010). Les os les plus souvent touchés incluent ceux du poignet, de la hanche et des vertèbres (ASPC, 2014 ; Société de l'arthrite, 2014). L'âge critique pour le développement des os en santé se situe entre 10 et 30 ans (Marcus et collab., 2013 ; Société de l'arthrite, 2014). C'est pourquoi il importe de favoriser l'atteinte d'une densité minérale osseuse (DMO) maximale pendant l'enfance et l'adolescence (Marcus et collab., 2013). Plusieurs facteurs de risque jouent un rôle dans le développement de l'ostéoporose (*voir le tableau 8.5, page suivante*).

Les interventions préventives sont principalement axées sur les habitudes de vie, en particulier l'activité physique, une alimentation équilibrée incluant un apport suffisant en calcium (1200 mg en calcium chaque jour par le régime alimentaire et des suppléments) et en vitamine D (exposition aux rayons UVB, alimentation et suppléments), l'abandon du tabagisme, l'usage modéré d'alcool et des stratégies de prévention des chutes (Papaioannou et collab., 2010).

Les preuves scientifiques suggèrent fortement un programme d'activité physique et d'exercices à plusieurs composantes, c'est-à-dire qui comprend l'aérobie à faible impact (avec mise en charge), des exercices d'entraînement progressif contre résistance (par exemple, bicyclette ergonomique) et des exercices de souplesse et d'équilibre (pour prévenir les chutes) [Marcus et collab., 2013].

Toute personne ayant un diagnostic d'ostéoporose a intérêt à discuter d'activité physique avec son médecin, un physiothérapeute ou un autre professionnel de la santé avant de commencer un programme d'exercice (Marcus et collab., 2013).

8.8 Les maladies neurologiques

Les maladies neurologiques chroniques imposent un fardeau considérable aux personnes touchées, à leur famille et à la société en général. Elles affectent le système nerveux central et les nerfs périphériques et produisent de nombreux effets néfastes, notamment la restriction des activités, les conséquences psychoémotionnelles, la perte de productivité et les coûts élevés. Une gamme de services de santé offerts par une équipe sont essentiels tout au long de la maladie pour contrôler les symptômes, ralentir la progression de la maladie et améliorer la qualité de vie.

On distingue trois grandes catégories de maladies neurologiques chroniques (Thomas, 2010) : la démence, la maladie de Parkinson et la sclérose en plaques.

8.8.1 La démence

La démence est caractérisée par un déclin progressif de plusieurs fonctions cognitives et une augmentation graduelle de dépendance. Selon l'OMS, « la démence est un syndrome dans lequel on observe une dégradation de la mémoire, du raisonnement, du comportement et de l'aptitude à réaliser les activités quotidiennes » (2012, p. 1).

Cette maladie chronique se manifeste par « une détérioration du contrôle émotionnel, du comportement social ou de la motivation » (OMS, 2012, p. 1). La démence est le résultat de changements chimiques ou structuraux dans le cerveau, lesquels entraînent la mort de certaines cellules nerveuses ou entravent la communication entre ces cellules (Margereson et Sibindi, 2010). Les causes sont peu connues. Toutefois, une composante génétique a été associée à certaines formes de démence (Peate, Nair, Hemming et Wild, 2012).

Environ 40 % des personnes âgées de plus de 65 ans présentent des pertes normales de mémoire liées au vieillissement. Toutefois, ces manifestations sont très différentes de celles causées par la démence (Société Alzheimer du Canada, 2014).

On distingue divers types de démence, dont certains sont irréversibles, tels que la maladie d'Alzheimer, la démence vasculaire, la démence frontotemporale et la démence à corps de Lewy (Holmes, 2012). Ces formes de démence progressent lentement jusqu'à la mort. Au Canada, la prévalence de la démence est de 8 % chez les personnes âgées de 65 ans et plus et de 35 % chez celles de 85 ans et plus (Forbes, Morgan et Janzen, 2006). Seulement 2 à 10 % des cas débutent avant l'âge de 65 ans (Société Alzheimer du Canada, 2014).

TABLEAU 8.5 Les facteurs de risque de l'ostéoporose

Facteurs de risque	Particularités
Vieillissement (âge)	• En général, après 65 ans • Déperdition osseuse de 1 % par an après l'âge de 40 ans
Sexe	• Femmes : quatre fois plus susceptibles • Hommes : masse osseuse totale plus grande
Antécédents familiaux, hérédité et génétique	• Touche parfois plus d'un membre de la même famille • La stature et la structure osseuse (petite ossature) • Influe sur la valeur de la DMO
Changements hormonaux chez la femme et l'homme	• Baisse du niveau d'œstrogène chez la femme : entraîne une modification du métabolisme du calcium et une déperdition osseuse • Baisse plus rapide au début de la ménopause, ralentit à 1 % par année par la suite • Faible taux de testostérone chez l'homme
Sédentarité ou immobilisation	• Tissu osseux manquant d'impact (de résistance), entraînant une perte osseuse accélérée et l'affaiblissement des os (par exemple, lors d'immobilisation due à un plâtre ou d'alitement prolongé)
Tabagisme	• Influe sur la DMO • Cause une ménopause plus jeune, donc une perte osseuse plus grande • Le risque augmente en même temps que le nombre de cigarettes ou la durée d'exposition à la fumée
Forte consommation d'alcool	• Le risque augmente en même temps que la consommation • Plus de trois consommations par jour de façon continue affecte la DMO, la formation osseuse et augmente le risque de chutes
Alimentation	• Faible apport de sources de calcium
Faible poids corporel ou perte de poids considérable	• Moins de 60 kg • Perte de plus de 10 % par rapport au poids à 25 ans
Fracture vertébrale ou faible densité osseuse à la radiographie	• Chez les plus de 50 ans
Fracture de fragilisation (à la suite d'un incident mineur)	• Chez les adultes plus jeunes (moins de 50 ans) et plus âgés (plus de 50 ans)
Usage de glucocorticoïdes	• Plus la prise est de longue durée, plus le risque est grand • Une perte osseuse apparaît rapidement après 3 à 6 mois d'usage
Polyarthrite rhumatoïde (excepté l'arthrose)	• Étroitement liée à une perte osseuse rapide

Sources : ASPC, 2014 ; Marcus et collab., 2013 ; Papaioannou et collab., 2010 ; Société de l'arthrite, 2014 ; Wade, 2001.

La maladie d'Alzheimer

La maladie d'Alzheimer est la forme de démence la plus répandue chez les personnes de 65 ans et plus, au Canada ; elle représente 64 % des cas de démence (Société Alzheimer du Canada, 2014). C'est une maladie neurodégénérative, qui conduit progressivement à la perte de la mémoire (amnésie) et des fonctions cognitives (aphasie, apraxie, agnosie). Elle est souvent accompagnée d'une autre pathologie telle que la démence vasculaire ou la maladie à corps de Lewy (Camicioli, 2013). La cause de la maladie d'Alzheimer reste inconnue et aucun médicament n'existe actuellement pour prévenir ou limiter la progression des symptômes (Barnes et Yaffe, 2011).

Toutefois, les études laissent supposer qu'elle se développe en présence d'un ensemble de facteurs de risque. Les facteurs de risque non modifiables incluent l'âge, les antécédents familiaux et la génétique (Société Alzheimer du Canada, 2014). Quant aux facteurs de risque modifiables, il y a le diabète, l'hypertension, l'obésité, la dépression, la sédentarité, l'usage du tabac et un niveau peu élevé de scolarité (Barnes et Yaffe, 2011). Selon ces auteurs, environ la moitié des cas d'Alzheimer pourraient être attribuables aux sept facteurs modifiables mentionnés. D'autres facteurs modifiables ont aussi été rapportés, tels que les inflammations chroniques, le stress et le manque d'exercice pour le cerveau (Société Alzheimer du Canada 2014).

La démence vasculaire

La démence vasculaire est la deuxième forme de démence la plus fréquente ; elle constitue environ 20 % des cas de démence (Société Alzheimer du Canada, 2014). Elle peut être causée par un AVC ou par des infarctus cérébraux multiples (Margereson et Sibindi, 2010). Les cellules nerveuses manquent d'oxygène en raison d'une perturbation de l'apport sanguin au cerveau. Ainsi, les facteurs de risque associés à l'AVC s'appliquent aussi à la démence vasculaire.

La prévention primaire de la démence vasculaire doit donc faire appel aux mesures utilisées pour la prévention de l'AVC (*voir la section 8.3*), notamment le contrôle de l'hypertension et du diabète, et le changement de certaines habitudes de vie (Davey, 2014 ; Kirshner, 2009). Des études longitudinales ont démontré que l'activité physique pouvait prévenir l'évolution de la maladie (Aarsland, Sardahaee, Anderssen, Ballard et Alzheimer's Society Systematic Review Group, 2010).

Les démences frontotemporales

Moins fréquentes que la maladie d'Alzheimer et la démence vasculaire, les démences frontotemporales apparaissent le plus souvent chez les personnes de 54 à 65 ans (Pickering-Brown et Hutton, 2008). Elles se manifestent aussi plus souvent chez les femmes que chez les hommes et représentent de 2 à 5 % des cas de démence (Société Alzheimer du Canada, 2014). Bien que la cause soit encore inconnue, des études explorent les liens entre des facteurs génétiques et divers types de démence (Pickering-Brown et Hutton, 2008).

Les principaux symptômes se manifestent sur les plans du langage ou du comportement (Camicioli, 2013). En ce qui concerne le langage, la personne peut souffrir d'aphasie, éprouver de la difficulté à trouver ses mots, répéter les expressions des autres et bégayer, tandis que la forme comportementale se traduit notamment par une diminution du souci de l'hygiène personnelle, des comportements inappropriés et la désinhibition (Société Alzheimer du Canada, 2014). Les facteurs de risque pour cette maladie n'ont pas encore été établis.

La démence à corps de Lewy

La démence à corps de Lewy se distingue par des dépôts de protéines sur les cellules nerveuses, coupant ainsi l'action des messagers chimiques tels que l'acétylcholine et la dopamine (Margereson et Sibindi, 2010). Les symptômes sont parfois similaires à ceux de la maladie d'Alzheimer et de Parkinson, tels que des difficultés à garder son attention, à planifier et à rester alerte (Margereson et Sibindi, 2010). La cause et les facteurs de risque associés à cette maladie demeurent inconnus. Elle est plus fréquente chez les hommes que chez les femmes et représente 5 à 10 % de tous les cas de démences irréversibles (Société Alzheimer du Canada, 2014).

Plusieurs actions préventives ont été proposées pour la maladie d'Alzheimer et la démence vasculaire étant donné que les facteurs de risques pour ces deux maladies sont mieux connus. Certaines interventions liées aux styles de vie, telles que l'activité physique, des activités cognitives et sociales et une alimentation saine pourraient diminuer les risques de démence.

Des méta-analyses ont démontré que l'activité était bénéfique pour la santé des fonctions cérébrales chez les aînés (Angevaren et collab., 2008). Une association entre l'activité physique et une diminution du risque de démence a aussi été rapportée lors d'une étude de cohorte menée auprès de personnes âgées (Davey, 2014). Les activités cognitives et sociales ont été associées à une diminution plus lente des habiletés cognitives et à la préservation de la démence (Polidori, Nelles et Pientka, 2010).

Il a été démontré que la diète méditerranéenne pouvait diminuer les risques de développer la maladie d'Alzheimer (Otaegui-Arrazola et collab., 2014 ; Scarmeas et collab., 2006 ; Sofi et collab., 2010).

8.8.2 La maladie de Parkinson

La maladie de Parkinson est une maladie neurodégénérative touchant les voies des neurotransmetteurs. Elle se caractérise par une perte de cellules nerveuses produisant de la dopamine. Cette perte de réserve de dopamine entraîne un excès de neurotransmetteurs d'excitation par rapport à ceux d'inhibition, ce qui conduit à un déséquilibre touchant les mouvements volontaires. Cette maladie progresse lentement vers des troubles du mouvement, incluant les symptômes typiques : tremblements, rigidité, bradykinésie (mouvements lents) et hypokinésie (limitation des mouvements) [Raghvan et Shah, 2014].

Le syndrome parkinsonien apparaît généralement vers la cinquantaine. Il est diagnostiqué plus souvent chez les hommes que chez les femmes. De plus, il touche 1 % de la population âgée de plus de 60 ans (Parkinson Society Canada, 2003). Lorsque les signes cliniques apparaissent, on constate déjà une perte cellulaire de 60 à 80 %. Bien que la cause ne soit pas connue, il semble que des facteurs génétiques et environnementaux soient impliqués (Parkinson Society Canada, 2003).

Des études ont permis de déterminer des facteurs de risque possibles, non génétiques, du syndrome parkinsonien. Certains facteurs occupationnels, tels que l'exposition aux pesticides, aux herbicides et à certains métaux lourds pourraient augmenter le risque de développer cette maladie (De Lau et Breteler, 2006). Les métaux lourds en cause incluent, entre autres, le fer, le cuivre, le plomb, l'aluminium, le zinc et le bronze.

Les résultats d'études épidémiologiques ont également démontré que le tabac pouvait prévenir la maladie.

L'effet de la nicotine sur le relâchement de la dopamine est une des explications proposées pour expliquer la relation inversée observée entre le tabac et la survenue du syndrome parkinsonien (De Lau et Breteler, 2006).

On ne connaît pas de traitement curatif; cependant, le but du traitement est de diminuer la progression de la maladie et de contrôler les symptômes (Parkinson Society Canada, 2003). Toutefois, on peut aider la personne à maintenir une meilleure qualité de vie en prévenant la malnutrition, les chutes et autres accidents liés à son environnement (Peate et collab., 2012). Certains exercices peuvent aussi améliorer la marche, le langage et la déglutition (LeMone, Burke et Bauldoff, 2011).

8.8.3 La sclérose en plaques

La sclérose en plaques est une maladie auto-immune chronique du système nerveux central. Des réactions inflammatoires surviennent dans diverses parties du cerveau et de la moelle épinière et causent la destruction de la myéline, une substance graisseuse qui entoure les fibres nerveuses (Goodin, 2014). Les lésions (plaques) résultant de la destruction de la myéline entraînent une perturbation des signaux nerveux et provoquent une variété de signes et symptômes telles une névrite optique, la perte d'équilibre, l'incontinence urinaire et fécale, et la fatigue, selon la région atteinte (LeMone et collab., 2011). Le nerf optique est atteint dans environ 80 % des cas et la marche est plus touchée que les autres fonctions (Goodin, 2014).

La sclérose en plaques est la maladie neurologique chronique la plus fréquente et la principale cause d'incapacité chez les jeunes adultes (Thomas, 2010). Elle survient habituellement chez l'adulte de race blanche, âgé de 20 à 40 ans. Les personnes touchées ont une survie d'environ 30 ans à partir du moment où le diagnostic est posé. Les femmes sont trois fois plus susceptibles de développer la maladie que les hommes (ASPC, 2011). La prévalence au Canada se situe à 100 personnes et plus par 100 000, et est parmi la plus élevée au monde (Poppe, Wolfson et Zhu, 2008).

La cause de cette maladie demeure inconnue et les chercheurs sont encore incapables d'isoler l'antigène sensibilisé par l'activité auto-immunitaire qui provoque la démyélinisation. Les études envisagent plusieurs facteurs à l'origine du déclenchement du processus immunitaire, notamment des facteurs d'ordre environnemental et génétique (famille, jumeaux) et l'exposition à des agents infectieux. Par exemple, le risque de développer la maladie est 15 fois plus élevé chez les personnes ayant des antécédents familiaux, et encore plus élevé chez les vrais jumeaux (homozygotes) [LeMone et collab., 2011].

L'environnement semble jouer un rôle important dans l'apparition de la sclérose en plaques. La prévalence est plus importante dans les pays éloignés de l'équateur comme en Amérique du Nord et en Europe (Poppe et collab., 2008). Cette variation géographique pourrait être liée, entre autres, à la latitude ou au climat.

Les efforts de prévention doivent également viser à diminuer la durée des périodes d'exacerbation, à minimiser les incapacités et à ralentir l'évolution de la maladie.

8.9 Des programmes d'autogestion et des outils d'intervention

Un nombre croissant de personnes vivent avec une maladie chronique qu'elles doivent gérer seules la plupart du temps. Le fait d'aider ces personnes à mieux prendre soin d'elles-mêmes peut améliorer leur bien-être physique et mental, et changer la façon dont elles utilisent les services (De Silva, 2011). Il est bénéfique de soutenir la personne concernée dans l'autogestion des soins, en particulier en se concentrant sur le changement des habitudes de vie et en encourageant une meilleure prise en charge personnelle.

Les programmes d'autogestion des maladies chroniques améliorent non seulement les habitudes de vie des participants, mais ils diminuent de façon significative le nombre d'hospitalisations et de visites à l'urgence (Ahn et collab., 2013 ; Ory et collab., 2013). Par exemple, le programme d'autogestion du diabète a démontré chez les participants une amélioration significative du niveau de dépression, de la communication avec leur médecin, de l'adoption d'une saine alimentation et de l'auto-efficacité (Lorig et collab., 2009).

Le *Conversation Map* est un outil interactif créé dans le but d'aider les personnes atteintes de maladies chroniques à améliorer leurs connaissances sur la maladie (Healthy Interactions Inc, 2009). Ce programme s'appuie sur le principe que les personnes apprennent en écoutant, en regardant, en discutant et en agissant.

L'entretien motivationnel (EM) est un outil essentiel dans l'accompagnement à l'autogestion des maladies chroniques. Il vise à aider l'individu à prendre une décision et à trouver « sa » motivation pour modifier un comportement qui nuit au contrôle de sa maladie (Rossignol, 2001). « L'ambivalence est le point où on est le plus souvent bloqué sur la route du changement » (Miller et Rollnick, 2013, p. 6). La collaboration entre l'intervenant et la personne qui vit une maladie chronique s'ancre dans une guidance plutôt qu'une contrainte au changement (De Neckere, 2010). Un programme d'autogestion de maladies chroniques et des outils d'interventions sont présentés dans la boîte à outils, page 329.

Conclusion

L'infirmière joue un rôle prépondérant en matière de prévention des maladies chroniques à tous les niveaux. Plus précisément, elle cible les populations à risque ou leur offre du soutien à l'autogestion pour prévenir les complications.

En plus d'agir sur le terrain, elle coordonne les activités de l'équipe et la mise en œuvre des programmes de promotion de la santé et de prévention. Elle peut s'associer à divers intervenants pour évaluer les besoins de la communauté et travailler conjointement avec les citoyens pour définir les mesures préventives prioritaires et appropriées.

La prévention est plutôt complexe et exige une concertation d'actions en amont si l'on veut restreindre la progression de ces maladies dans le monde. De plus, la mise en œuvre des mesures préventives fait appel à des changements de comportements et de valeurs.

À retenir

- Les maladies chroniques sont en grande partie évitables. Elles sont le résultat d'une évolution lente et progressive, et sont peu prévisibles et très longues. La prévention et le traitement exigent des changements dans les habitudes de vie et les facteurs environnementaux.

- Les mesures de prévention primaire qui visent la population en général, incluent une alimentation saine et équilibrée, de l'activité physique au moins 30 minutes par jour et, selon le cas, la consommation modérée d'alcool (c'est-à-dire à faible risque) ainsi que l'absence de tabagisme.

- L'autogestion de la maladie chronique implique une participation active de la part de la personne touchée. Elle constitue la mesure préventive secondaire la plus efficace. Les programmes d'autogestion des maladies chroniques, comme le Conversation Map et l'entretien motivationnel, améliorent non seulement les habitudes de vie des participants, mais ils diminuent de façon significative le nombre d'hospitalisations et de visites à l'urgence.

Activités d'apprentissage

1. Répertoriez, dans votre environnement, des campagnes de promotion de la santé utilisant divers médias tels qu'Internet, la radio, la télévision ou les stands d'information.

   Relevez les facteurs de risque visés et associez-les à une maladie chronique.

2. Selon vous, quels facteurs de risque modifiables des maladies chroniques méritent une attention prioritaire ?

   Pourquoi ?

3. Dans quelle mesure la participation est-elle un atout dans la prise en charge de la maladie chronique ?

   À défaut de faire des rencontres individuelles, comment pourriez-vous susciter la participation dans le cadre de rencontres de groupe ?

Pour en savoir plus

Le guide alimentaire

Santé Canada. (2011). *Bien manger avec le Guide alimentaire canadien*. Repéré à www.hc-sc.gc.ca

Le guide d'activité physique

Agence de la santé publique du Canada (ASPC). (1998). *Guide d'activité physique pour une vie active saine*. Repéré à www.pace-canada.org

Les directives canadiennes en matière d'activité physique

Le guide est maintenant disponible sur le site de la Société canadienne de physiologie de l'exercice (SCPE). Ces directives peuvent être téléchargées par catégorie d'âge ou par maladie, en feuille individuelle ou sous forme de cahier. Repéré à www.csep.ca

Ostéoarthrite

La société de l'arthrite. (2009). *Activité physique et arthrite*. Repéré à www.arthrite.ca

La société de l'arthrite. (2014). *Les 10 meilleurs exercices*. Repéré à www.arthrite.ca

Ostéoporose

Outil d'évaluation des risques de fractures. Repéré à www.shef.ac.uk

Autogestion de la maladie chronique

Outils disponibles: www.patienteducation.stanford.edu

Healthy Interaction: www.healthyinteractions.com

Fédération internationale du diabète: www.idf.org

Entrevue motivationnelle

Association francophone de diffusion de l'entretien motivationnel: www.entretienmotivationnel.org

Phaneuf, M. (2006). *L'entretien motivationnel*. Repéré à www.infiressources.ca

CHAPITRE 9

L'approche communautaire en santé mentale

Halina Siedlikowski

Objectifs

À la fin de ce chapitre, vous serez en mesure :

1. de décrire les problèmes de santé mentale les plus fréquents, ainsi que les facteurs de risque connus ;

2. de distinguer entre la promotion de la santé mentale et la prévention telle qu'elle se décline dans le domaine de la santé mentale ;

3. d'expliquer les mesures efficaces de promotion de la santé mentale et de prévention des maladies mentales.

Introduction

La santé mentale est « le fondement du bien-être d'un individu et du bon fonctionnement d'une communauté. » (Organisation mondiale de la santé [OMS], 2014, 3ᵉ paragr.). Pour maintenir une bonne santé mentale, il importe d'établir un équilibre entre tous les aspects de sa vie. Divers facteurs peuvent cependant créer des conditions qui viennent perturber l'équilibre de la personne, un équilibre qu'il faudra rétablir, car il est la source d'une bonne santé mentale (Ministère de la Santé et des Services sociaux [MSSS], 2014).

Ce chapitre commence par la définition de la santé mentale et présente l'ampleur des troubles mentaux. Nous décrivons ensuite ce que sont la promotion de la santé mentale et la prévention des troubles mentaux, en incluant la classification des niveaux de prévention et un cadre de référence. Nous enchaînons avec une description des principaux troubles de santé mentale qui touchent les individus au cours de leur trajectoire de vie. Nous poursuivons en donnant des exemples d'interventions en promotion de la santé mentale et de mesures préventives applicables aux différentes étapes de la vie, reconnues pour leur efficacité auprès des communautés. Enfin, le rôle spécifique de l'infirmière en santé mentale communautaire fait l'objet de remarques dans la conclusion.

9.1 La définition de la santé mentale

La **santé mentale** est un état de bien-être qui constitue une ressource personnelle tout au long de la vie. L'Organisation mondiale de la santé (OMS) précise d'autre part que les problèmes de santé mentale se caractérisent par des altérations de la pensée, de l'humeur ou du comportement, associées à une détresse psychique ou à un dysfonctionnement (OMS, 2001). La schizophrénie, le trouble bipolaire, l'anxiété et les troubles de l'humeur sont parmi les troubles mentaux qui empêchent la personne de fonctionner. Toutefois, il est possible d'intervenir sur ces problèmes dans la communauté.

9.2 L'ampleur des problèmes de santé mentale

Les problèmes de santé mentale touchent indirectement tous les Canadiens (Association canadienne pour la santé mentale [ACSM], 2014). Un Canadien sur cinq sera affecté personnellement par une maladie mentale au cours de sa vie (Centre for Addiction and Mental Health [CAMH], 2012). Une étude canadienne dévoile qu'au cours des 12 mois qui ont précédé l'enquête, 10,1 % des Canadiens de 15 ans et plus ont eu des symptômes correspondant aux troubles liés à l'usage d'une substance[1] ou à au moins l'un des six troubles mentaux suivants : l'épisode dépressif majeur, le trouble bipolaire, le trouble d'anxiété généralisée et la dépendance à l'alcool, au cannabis et aux autres drogues ou l'abus de ces substances (Pearson, Janz et Ali, 2013). De plus, des études soulignent qu'environ 20 % des personnes atteintes d'un trouble mental présentent un problème concomitant de toxicomanie (CAMH, 2012).

Quant au fardeau économique de la maladie mentale au Canada, il est estimé à 51 milliards de dollars par année pour les soins médicaux, la perte de productivité et la diminution de la qualité de vie (CAMH, 2012). Ce portrait pourrait s'avérer incomplet, car près de la moitié des personnes qui ont souffert de dépression ou d'anxiété n'ont jamais consulté un médecin au sujet de leur problème (ACSM, 2014).

Santé mentale État de bien-être dans lequel la personne peut se réaliser, surmonter les tensions normales de la vie, accomplir un travail productif et fructueux et contribuer à la vie de sa communauté. (OMS, 2014a, 3e paragr.)

---

1.   D'après l'OMS (2014b), est considérée comme une substance psychoactive (alcool, drogues, solvants, colle, etc.) ce qui altère les processus mentaux (par exemple les fonctions cognitives et l'affect), peut causer l'intoxication et créer une dépendance. On utilise le terme « substance psychoactive » dans le langage scientifique, mais l'OMS reconnaît l'emploi du mot substance dans le langage courant.

9.3 La promotion de la santé mentale et la prévention des troubles mentaux

La promotion de la santé agit sur les facteurs de risque afin d'améliorer la santé mentale « positive » (bien-être psychologique, résilience, estime de soi, habiletés sociales et de résolution de problème, et sentiment de contrôle) [World Health Organization (WHO), 2004]. Les conséquences des facteurs de risque peuvent être considérables lorsque vécues pendant les périodes de vulnérabilité au cours de la trajectoire de vie (WHO, 2004). En créant des conditions de vie favorables au développement psychologique et physique, la promotion de la santé permet, d'une part, d'améliorer la qualité de vie et de maximiser le bien-être des personnes et des collectivités et, d'autre part, de réduire les inégalités, tant chez la population en général que chez les personnes à risque et celles qui se remettent d'un trouble mental (Desjardins et collab., 2008 ; WHO, 2004). Gordon (cité dans Mrazek et Haggerty, 1994) et Mrazek et Hagerty (cités dans WHO, 2004) proposent une classification des mesures préventives des troubles mentaux (*voir le tableau 9.1*).

TABLEAU 9.1   **La classification des mesures de prévention primaire des troubles mentaux**

Types de prévention	Population cible
Universelle	Public en général ou sous-groupe sans facteur de risque défini
Sélective	Population avec facteurs de risque les rendant plus susceptibles que la moyenne
Indiquée	Personnes à haut risque avec anomalie clinique ou marqueurs biologiques, sans satisfaire les critères diagnostiques

(*Consulter le chapitre 2 pour les niveaux de prévention de la maladie en général.*)

Le cadre de référence, présenté dans la figure 9.1, s'appuie sur une approche de promotion de la santé mentale et des éléments de prévention des troubles mentaux, et offre à l'infirmière des pistes de développement de programmes.

Nous terminons cette section par les grandes orientations stratégiques de promotion de la santé mentale au Canada, c'est-à-dire : 1. la promotion de la santé mentale et la prévention tout au long de la vie ; 2. le rétablissement et les droits des personnes souffrant de troubles mentaux ; 3. l'accès aux services, aux traitements et au soutien appropriés ; 4. la réduction des disparités et la diversité dans les services ; 5. l'accès aux services adaptés à la culture des Premières Nations, des Inuits et des Métis ; 6. le leadership et la collaboration (Commission de la santé mentale du Canada [CSMC], 2012).

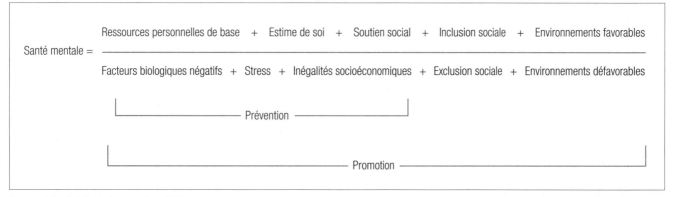

FIGURE 9.1 Un modèle de promotion de la santé mentale

Source : Adapté de Desjardins et collab., 2008.

9.4 La santé mentale en période périnatale

Dans cette section, nous couvrons deux aspects importants, soit l'attachement parent-enfant et la dépression *post-partum*. L'infirmière en santé communautaire peut facilement intervenir pour promouvoir l'attachement et prévenir la dépression.

9.4.1 L'attachement parent-enfant, la clé de la prévention

Il est reconnu que l'attachement du bébé à ses parents est un des éléments clés qui contribuent à son développement physique, affectif, cognitif et social (MSSS, 2004). Cet attachement est indispensable pour que l'enfant grandisse et franchisse toutes les étapes de son développement. Selon la théorie de l'attachement de Bowlby (1982), le lien d'attachement entre le jeune enfant et son parent est essentiel à la survie de l'enfant. Si le parent prend soin de lui de façon cohérente et continue, l'enfant est plus apte à bien évoluer sur le plan psychosocial. Une mère qui est sensible aux besoins de son enfant crée un attachement sécurisant. L'enfant ressent qu'il peut compter sur son parent lors de situations nouvelles ou stressantes. L'attachement positif et précoce ainsi que le sentiment de sécurité constituent des facteurs de protection majeurs (Hosman, Jané-Llopis et Saxena, cités dans WHO, 2004).

Cependant, l'attachement ne peut pas se solidifier si la mère ou l'autre parent ne sont pas en état de pouvoir interagir avec leur enfant, de le tenir doucement contre eux ou d'en prendre soin. Plusieurs conditions de vie ont des conséquences nuisibles à l'attachement, par exemple une alimentation ou un logement inadéquats, un faible niveau de scolarité, l'absence ou le peu de soutien social et une mauvaise santé physique et mentale.

Les infirmières en santé communautaire jouent un rôle primordial dans la promotion de la relation d'attache-

ment parent-enfant, par exemple en aidant à améliorer la communication, en dépistant un risque de maltraitance des enfants dans des familles vulnérables, en filmant des rencontres avec les parents afin qu'ils puissent observer eux-mêmes les comportements favorables à l'attachement, et en renforçant ces comportements (St-Laurent et collab., 2008). Le chapitre 21 traite de la santé mère-enfant.

Les gouvernements fédéral, provinciaux et municipaux investissent des ressources pour aider les jeunes familles à créer un environnement sain pour leur enfant. Par exemple, la possibilité de se loger adéquatement crée des conditions qui diminuent les tensions potentielles vécues par les parents et favorisent un meilleur état mental pour gérer le stress associé à la naissance d'un nouveau membre de la famille.

9.4.2 La dépression *post-partum*

Le taux de dépression *post-partum* chez les Canadiennes est d'environ 17 % (Lanes, Kuk et Tamim, 2011). Les facteurs associés à la dépression *post-partum* les plus significatifs comprennent le niveau de stress durant la grossesse, la disponibilité des ressources et du soutien après l'accouchement ainsi qu'un diagnostic de dépression préalable. Ces auteurs recommandent d'intervenir auprès des mères les plus à risque de développer ces symptômes, telles que les immigrantes et les adolescentes. D'autres conditions individuelles ou familiales liées à la grossesse peuvent constituer des facteurs de risque, par exemple les complications périnatales, un faible poids à la naissance ou la consommation de substances pendant la grossesse (Hosman, Jané-Llopis et Saxena, cités dans WHO, 2004). Les infirmières en santé communautaire sont bien placées pour offrir des services de promotion de la santé (gestion du stress, réseautage et consultation des ressources communautaires), faire de la prévention en ce qui a trait aux rechutes et diriger la personne vers les services spécialisés en santé mentale, selon le besoin.

Plusieurs instances gouvernementales ont mis en place des initiatives pour soutenir les jeunes familles, les mères plus particulièrement. Les divers services de santé publique au Canada offrent les visites à domicile en phase postnatale. Par exemple, les infirmières de Santé publique Ottawa (2014) font des visites à domicile et établissent des communications téléphoniques afin d'évaluer le risque de dépression postnatale chez la mère. Le chapitre 21 traite de la dépression *post-partum* et présente un outil de dépistage.

On a observé une diminution de la fréquence de la dépression postnatale chez les mères après l'offre d'un programme de dépistage du risque de dépression postnatale et l'application des mesures préventives suivantes : le soutien, l'éducation et des interventions cognitivo-comportementales, suivies de cinq à huit visites à domicile (Chabrol et collab., 2003). Dans le cas des mères qui ont effectivement souffert de dépression postnatale, les visites à domicile ont eu une conséquence favorable sur le taux de rémission.

9.5 L'intervention précoce chez les enfants en bas âge

Les recherches ont démontré que l'intervention précoce dans la vie d'un enfant (en phase prénatale et de 0 à 6 ans) procure des bénéfices significatifs (Desjardins et collab., 2008). Plusieurs études décrivent des interventions qui font la promotion des habiletés parentales favorables au développement de l'enfant et à la promotion de la qualité de la relation parent-enfant (Lamboy et collab., 2011). Divers programmes d'intervention pendant la petite enfance en sont de bons exemples, notamment les Services intégrés en périnatalité et pour la petite enfance (SIPPE), un programme destiné à deux groupes de femmes enceintes à risque : pauvres (incluant un secondaire non complété) et jeunes (moins de 20 ans) [MSSS, 2004]. Ces femmes reçoivent du soutien d'une équipe multidisciplinaire concernant l'éducation de leur enfant tout au long de la grossesse et jusqu'à la rentrée scolaire de l'enfant. Dans ce contexte, l'infirmière en santé communautaire peut non seulement dépister une dépression périnatale, mais aussi promouvoir la relation mère-enfant, le développement affectif, cognitif et social de l'enfant et la santé nutritionnelle. Un autre exemple est celui du programme OLO (œufs, lait, orange) au Québec, un soutien nutritionnel conséquent et un moyen de promouvoir la santé mentale et de prévenir les troubles mentaux chez les jeunes familles (Desjardins et collab., 2008).

Les programmes de groupe où l'on enseigne les habiletés parentales ont un effet positif sur la santé mentale des parents et l'adaptation émotionnelle et comportementale des enfants de moins de trois ans (Barlow et Parsons, 2010). La prévention des problèmes liés à la dépression, à l'anxiété, au stress, à l'estime de soi et à la relation conjugale pourrait donc avoir un impact positif sur la santé mentale des enfants.

9.6 La santé mentale pendant l'enfance

Cette section porte sur la période se situant entre la petite enfance et le début de l'adolescence (à peu près entre 2 et 12 ans). L'enfance est une période pendant laquelle plusieurs facteurs de stress peuvent créer des conditions de vie difficiles. Ces facteurs de stress peuvent inclure le manque de sécurité, la pauvreté, un logement inadéquat, la maltraitance ou la négligence, la désorganisation familiale, le manque de ressources, les difficultés et les défis que connaissent les parents dans leur rôle parental, les problèmes de santé physique, de santé mentale ou d'abus de substances chez les parents, les deuils et les traumatismes non résolus des parents (Bowman et collab., 2011). Les facteurs de stress peuvent aussi provenir de l'enfant lui-même : un tempérament difficile, une hypersensibilité aux stimuli sensoriels, un retard de développement, la perte d'un parent proche, l'agressivité, la réactivité émotionnelle (Faulkner-Gibson et Wong, 2015a). Tous ces facteurs ont une incidence sur la relation parent-enfant et, par conséquent, sur la santé mentale de l'enfant.

Par contre, plusieurs facteurs protègent l'enfant contre les maladies mentales, notamment la capacité d'apprendre, les habiletés sociales et de gestion de conflit, un sentiment de compétence dans la vie, des croyances positives au sujet de son fonctionnement dans le monde et un appui à long terme de la part d'un adulte significatif (Hosman et collab., cités dans WHO, 2004 ; Waddell et collab., 2005). Les facteurs de protection des troubles de l'humeur et de l'anxiété les plus importants incluent les habiletés d'adaptation au stress (*coping*) et un réseau de soutien social (Opler et collab., 2010).

L'infirmière en santé communautaire est bien placée pour reconnaître les facteurs de stress affectant l'enfant, ainsi que ceux qui ont un lien avec le développement de futurs troubles mentaux. Elle peut donc faire la promotion de la santé mentale et aider à prévenir les troubles mentaux. Les enfants sont plus susceptibles d'avoir une bonne santé mentale si leur développement physique et psychosocial progresse bien, s'ils ont un tempérament facile et une bonne relation d'attachement avec leurs parents (Faulkner-Gibson et Wong, 2015a).

Plusieurs programmes d'intervention en santé communautaire visent à prévenir des maladies mentales à différents âges, en agissant sur les facteurs de risque modifiables. C'est le cas chez les enfants et les adolescents qui souffrent de troubles anxieux et de l'humeur (Opler et collab., 2010) [*voir le tableau 9.2*].

TABLEAU 9.2 Les facteurs de risque modifiables et les interventions possibles chez les enfants et les adolescents souffrant de troubles anxieux et de l'humeur

Facteurs de risque modifiables	Interventions possibles
Faibles habiletés de gestion du stress	• Promouvoir les habiletés de gestion du stress • Améliorer les habiletés cognitives, affectives et sociales (résolution de problèmes ou de conflits, habiletés en communication)
Réseau de soutien social limité	• Favoriser l'attachement précoce mère-enfant • Donner du soutien à la mère et la renseigner sur les conditions favorisant une meilleure santé mentale • Améliorer le milieu scolaire afin qu'il offre du soutien à l'enfant et fasse la promotion des comportements positifs

Source : Opler et collab., 2010.

Quant aux facteurs de risque non modifiables, Opler et ses collaborateurs (2010) mentionnent le fait d'avoir un parent souffrant de troubles anxieux et de l'humeur, et des événements douloureux, tels que le décès d'un parent ou le divorce des parents.

Des exemples spécifiques de programmes incluent notamment celui du Réseau de santé des enfants et des adolescents de l'est de l'Ontario (2006), qui vise à promouvoir la résilience. Il offre l'enseignement de stratégies d'adaptation au stress aux jeunes de 11 et 12 ans. De même, le programme Transitions saines (gestion du stress) est offert dans toutes les écoles publiques de la région d'Ottawa par des infirmières de Santé publique Ottawa.

9.6.1 Le trouble du déficit de l'attention avec ou sans hyperactivité (TDA/H)

Le trouble du déficit de l'attention avec ou sans hyperactivité (TDA/H) est un trouble neurobiologique qui se manifeste pendant l'âge scolaire. Il s'agit d'un problème de santé mentale sérieux qui touche 5 à 8 % des enfants et 4 % des adultes (Vincent, Proulx et Lemelin, 2013). Les

garçons sont trois fois plus susceptibles d'en souffrir que les filles (Faulkner-Gibson et Wong, 2015b). Ce trouble entraîne des conséquences sérieuses sur le rendement scolaire des enfants, leur capacité à créer et à conserver des liens d'amitié avec leurs pairs et à bien fonctionner dans la société. La plupart des personnes aux prises avec ce trouble manifestent de l'inattention et de l'impulsivité.

Opler et ses collègues (2010) décrivent des facteurs de risque et proposent des interventions possibles auprès des enfants et des adolescents qui ont des comportements perturbateurs (*voir le tableau 9.3*). Lorsque les enfants ont moins de trois ans, les programmes visent principalement l'éducation des parents.

Quant aux facteurs de risque non modifiables, ils incluent la génétique et le sexe masculin (Opler et collab., 2010).

Plusieurs interventions visent à promouvoir la santé mentale pendant l'enfance et à influer de façon indirecte sur le taux de prévalence du TDA/H (Opler et collab., 2010). Les stratégies universelles ont le potentiel de réduire le risque du TDA/H chez les enfants (*voir le tableau 9.3*). La prévention primaire indiquée cible les parents, la famille

TABLEAU 9.3 Les facteurs de risque modifiables et les mesures d'intervention possibles chez les enfants et les adolescents qui présentent un comportement perturbateur

Facteurs de risque modifiables	Interventions possibles
• Agressivité et impulsivité • Difficultés interpersonnelles • Faibles habiletés sociales	• Thérapie cognitivo-comportementale de gestion de la colère • Enseignement de modèles de comportement positif • Enseignement d'habiletés sociales, incluant l'intégration dans des groupes de pairs (modèle)
• Interaction mère-enfant • Soutien social de la mère • Soutien parental inadéquat	• Donner du soutien aux femmes enceintes • Intervention opportune en cas de problèmes médicaux ou psychiatriques • Favoriser la relation mère-enfant et donner du soutien à la mère • Formation des parents
• Faible rendement scolaire • Soutien de l'entourage et des enseignants	• Prévenir l'échec scolaire • Promouvoir l'adoption de comportements positifs • Formation sur les capacités d'adaptation • Enseignement de moyens pour gérer les impulsions et les facteurs de stress

Source : Opler et collab., 2010.

et le milieu scolaire. Le programme FAST en est un bon exemple. Les parents et leurs enfants travaillent ensemble sur les habiletés de fonctionnement familial (McDonald et collab., 1997). Les résultats révèlent que les enfants issus de ces familles ont amélioré leur capacité d'attention.

Par ailleurs, un programme québécois, dont les participants manifestent de l'hyperactivité, de l'agressivité et des comportements oppositionnels, a démontré des effets positifs qui se répercutent jusqu'à une quinzaine d'années suivant l'intervention. D'autres programmes, qui impliquent les parents et les enseignants des jeunes souffrant de TDA/H, ont révélé que les mesures préventives appliquées pendant l'enfance étaient bénéfiques plus tard à l'adolescence (achèvement du secondaire et diminution du nombre de dossiers criminels) [Boisjoli et collab., 2007].

9.7 La santé mentale à l'adolescence

L'adolescence est la période de transition entre l'enfance et l'âge adulte au cours de laquelle le jeune vit beaucoup de préoccupations et de changements de façon simultanée. Il s'identifie à ses pairs et communique surtout avec eux, s'exposant à des choix tels qu'expérimenter ou non le tabagisme et la consommation de drogues. Il commence à réfléchir à son avenir. Ces transformations se produisent en même temps que le corps se développe de façon significative et que l'adolescent devient de plus en plus conscient de son identité personnelle, de son image corporelle et de sa vie sexuelle. Pour la majorité des adolescents, il s'agit d'une période tumultueuse.

Les «adolescents qui entretiennent de bonnes relations interpersonnelles ont tendance à afficher une bien meilleure santé mentale» (Freeman et collab., 2011, p. 6). À la maison, certains facteurs ont une incidence positive sur la santé mentale, par exemple si l'adolescent communique facilement avec ses parents, qu'il a relativement peu de disputes avec eux et qu'il prend le souper en famille.

Quant aux facteurs de protection liés au milieu scolaire, ceux qui ont le plus de conséquences sur la santé mentale comprennent le rendement scolaire, le climat scolaire, le soutien des enseignants et celui des amis (Freeman et collab., 2011). De plus, le fait de s'adonner à des activités constructives avec ses amis représente un facteur de protection contre les problèmes de santé mentale, tandis que le contraire constitue un facteur de risque. La facilité de communication avec ses amis procure des effets bénéfiques aux adolescents qui souffrent de problèmes affectifs, alors qu'elle peut nuire à ceux qui présentent des problèmes de comportement.

C'est pendant la période de l'adolescence que commencent à se manifester la majorité des problèmes de santé mentale.

Les problèmes les plus courants incluent le suicide, les troubles alimentaires et l'abus de substances.

9.7.1 Le suicide chez les adolescents

Selon Statistique Canada (2013a), 8,9 adolescents âgés de 15 à 19 ans sur 100 000 meurent par suicide au Canada. Les troubles anxieux et de l'humeur (dépression et trouble bipolaire) sont un facteur de risque de suicide (*voir le tableau 9.2, page précédente*). C'est pourquoi l'infirmière en santé communautaire doit connaître les facteurs de risque et jouer un rôle dans la prévention du suicide des adolescents.

Opler et ses collaborateurs (2010) ont déterminé des facteurs de risque et les interventions possibles dans le cas des enfants et des adolescents qui présentent des tendances suicidaires. Par exemple, des événements de vie stressants constituent un facteur de risque, alors que l'accès à une ligne téléphonique d'assistance immédiate en cas de crise peut agir comme facteur de protection. D'autres facteurs de risque comprennent les problèmes scolaires et le phénomène du «suicide par imitation». Les facteurs de risque non modifiables incluent les tentatives suicidaires antérieures et les antécédents familiaux de suicide (Opler et collab., 2010).

Les infirmières peuvent contribuer à des campagnes de sensibilisation dans les médias afin de prévenir le phénomène de contagion à la suite de la médiatisation d'un suicide. Il a été prouvé que lorsque l'accès aux divers moyens de mettre fin à sa vie est limité, le taux de suicide diminue (Opler et collab., 2010). Les infirmières peuvent donc militer pour que ces moyens soient moins accessibles aux jeunes. En matière de prévention sélective, les jeunes ayant des troubles de santé mentale sont dirigés vers les services spécialisés. Diverses interventions font état de prévention ciblée, notamment le dépistage des jeunes ayant des pensées suicidaires, le travail sur des lignes téléphoniques de crise et la formation des pairs pour qu'ils puissent reconnaître des camarades à risque (Mirkovic et collab., 2014; Opler et collab., 2010).

Les intervenants en santé mentale communautaire disposent de plusieurs approches de promotion et de prévention qui ont fait leur preuve auprès des adolescents. Par exemple, des programmes de prévention sélective offrent l'enseignement de méthodes de résistance au stress, ce qui outille des groupes d'adolescents donnés pour les aider à faire face aux événements stressants de la vie. Les résultats démontrent une diminution significative des symptômes d'anxiété et de dépression chez les participants (Hains, 1992). Plusieurs programmes de prévention abordent également la consommation d'alcool et de substances, ainsi que les comportements perturbateurs (Opler et collab., 2010). Les jeunes de 14 à 25 ans peuvent aussi bénéficier de programmes basés sur l'approche cognitivo-comportementale, accessibles par ordinateur, offrant la possibilité de participer à un clavardage animé par un professionnel (Auxéméry, 2010 ; Lamboy et collab., 2011). L'objectif consiste à aider les jeunes à prendre conscience de leurs pensées négatives et à les nommer, ainsi qu'à apprendre à gérer les conflits. Cette approche a eu comme résultat de réduire les symptômes dépressifs (Richardson, Stallard et Velleman, 2010).

9.7.2 Les troubles alimentaires

Les troubles alimentaires tels que l'anorexie et la boulimie sont les désordres les plus courants chez les préadolescentes et les adolescentes, et ils peuvent devenir fatals. La prévalence de l'anorexie au Canada est de 0,3 % à 1 %, tandis que celle de la boulimie est trois fois plus élevée (Statistique Canada, 2013b). Ces désordres, qui étaient plus fréquents chez les filles, apparaissent maintenant de plus en plus souvent chez les garçons.

Les troubles de l'alimentation se caractérisent par une perturbation grave du comportement alimentaire, par exemple le fait de manger trop et de se purger (boulimie) ou de manger trop peu (anorexie), ainsi que par une grande préoccupation concernant la taille et la forme de son corps (Langlois et collab., 2013).

Les facteurs de risque des désordres alimentaires sont d'ordre biologique, psychologique et socioculturel. Certains d'entre eux sont modifiables : une faible estime de soi, l'insatisfaction à l'égard de son corps, des efforts extrêmes pour perdre du poids et l'intégration de l'idéal socioculturel ou de l'obsession de la minceur (National Eating Disorders Collaboration [NEDC], 2014b). Certains traits de personnalité favorisent le risque de développer ces maladies, en particulier le perfectionnisme, les traits obsessifs-compulsifs et névrotiques, la manifestation fréquente d'émotions négatives et des traits de personnalité évitante (NEDC, 2014b).

Les facteurs de résilience individuels, familiaux et socioculturels réduisent le risque de développer des troubles alimentaires. Parmi les facteurs individuels, on note un esprit critique par rapport aux médias et à la création d'une image parfaite du corps, un rendement scolaire équilibré, l'affirmation de soi, d'excellentes habiletés sociales et des stratégies d'adaptation efficaces, le fait de prendre des repas en famille et de vivre dans une famille ne prêtant pas beaucoup attention au poids corporel ou à la beauté physique. Sur le plan socioculturel, les jeunes sont mieux protégés s'ils appartiennent à des groupes culturels et acceptent les formes corporelles variées ou lorsqu'ils sont impliqués dans des sports qui ne mettent pas l'accent sur le poids (NEDC, 2014a).

Les programmes de prévention les plus efficaces incluent des approches sélectives (plutôt qu'universelles), interactives (et non didactiques), comprenant plusieurs séances (pas seulement une), ciblant les jeunes filles de plus de 15 ans et livrées par des professionnels (et non par les pairs) [Stice, Becker et Yokum, 2013]. Les programmes qui ont démontré un plus grand succès sont axés sur l'acceptation de son corps plutôt que sur les effets néfastes des troubles alimentaires (Wilksch, 2014).

9.7.3 L'abus d'alcool et de drogues

L'adolescence est une phase propice aux nouvelles expériences entre amis, incluant la consommation d'alcool et de drogues. La consommation du cannabis, en particulier, constitue une préoccupation en matière de santé publique au Canada, malgré un taux d'expérimentation de la consommation qui a connu une légère diminution depuis 2002 (Freeman et collab., 2011). Ce taux se situe à 40 % chez les garçons de 17 ans et à 37 % chez les filles du même âge. Quant à la consommation d'alcool, la proportion de jeunes Québécois du secondaire qui en ont pris au moins une fois dans l'année qui a précédé a diminué entre 2000 et 2006, passant de 71,3 % à 60,4 % (Gagnon, 2009). On observe le même phénomène chez les buveurs réguliers. Par contre, plus de 40 % des jeunes de 5e secondaire ont consommé de l'alcool de façon excessive (cinq consommations et plus dans la même occasion) à cinq reprises et plus. Les facteurs de risque et de protection associés à la probabilité de consommer ou à l'abus de substances sont d'ordre personnel, familial, social, scolaire, communautaire et sociétal (Centre canadien de lutte contre l'alcoolisme et les toxicomanies [CCLAT], 2010).

Les programmes de prévention de la consommation abusive de substances qui ont connu du succès à court terme sont axés sur l'acquisition d'habiletés sociales et de capacité à résister à la pression des pairs (Desjardins et collab., 2008). Pour ce qui est de la consommation d'alcool par les jeunes, ce sont encore des programmes axés sur l'acquisition d'habiletés sociales qui ont un potentiel de succès à long terme (Foxcroft et collab., 2011).

Les résultats d'un programme de prévention communautaire islandais attestent que la consommation excessive chez les adolescents âgés de 14 à 16 ans a diminué de façon progressive au cours des 10 ans de l'étude (Sigfúsdóttir et collab., 2009). L'objectif visait à réduire les facteurs de risque connus et à renforcer les facteurs protecteurs chez les parents, à l'école et dans la communauté. D'autres résultats significatifs ont révélé qu'un plus grand nombre de jeunes ont rapporté avoir passé du temps avec leurs parents, et qu'un plus grand nombre de ces derniers savaient avec qui leur adolescent socialisait. Ce modèle de prévention comprenait des interventions visant à créer des liens entre les parents, en passant par l'école (par exemple, en organisant des marches dans le quartier). Ce programme a en plus eu des répercussions sur tous les autres jeunes dans le quartier. Les infirmières en santé communautaire peuvent appliquer ces programmes de prévention en créant des activités qui favoriseront le développement des habiletés sociales requises pour pouvoir contrer les forces sociales qui poussent les jeunes à consommer.

Parmi les activités de prévention secondaire, l'infirmière peut faire du dépistage. Par exemple, le questionnaire DEP-ADO, un outil court et très facile à utiliser, sert à dépister la consommation problématique d'alcool et de drogues chez les adolescents (De Germond-Burquier, Haller et Narring, 2010 ; Germain et collab., 2013).

9.8 La santé mentale à l'âge adulte

Nous définissons l'âge adulte, chez la population nord-américaine, à la période où une personne s'établit de façon indépendante dans sa vie, jusqu'au moment de la retraite. Cela comprend la poursuite d'une carrière, le choix d'avoir des enfants ou non, ainsi que la transition vers la ménopause ou l'andropause. À cette période de sa vie, la personne aura vécu des événements stressants ayant le potentiel de causer des problèmes de santé mentale.

Selon Statistique Canada (2013c), le stress perçu au quotidien augmente chez les 20 à 34 ans pour atteindre le plus haut point chez les personnes âgées de 45 à 64 ans. Il est plus élevé chez les femmes que chez les hommes. En 2012, le taux de stress dans la vie quotidienne se situait en moyenne à 22,7 % au Canada (Statistique Canada, 2013c).

Selon Surault (2010), les troubles mentaux et le risque de suicide ne se distribuent pas de façon équitable parmi les couches sociales. Le taux de maladies mentales s'élève à 50 % chez les chômeurs et les travailleurs non qualifiés, alors qu'il se situe à 30 % chez le personnel-cadre et les professionnels. Quant au suicide, c'est surtout l'affaire des hommes (plus de 75 %), bien que les femmes fassent trois ou quatre fois plus de tentatives (CAMH, 2012).

Desjardins et ses collaborateurs (2008) ont proposé des mesures de promotion de la santé mentale des adultes et de prévention des troubles mentaux, à savoir des interventions visant : 1. l'amélioration de la littératie en santé mentale ; 2. la promotion et la prévention en milieu de travail ; 3. le soutien aux aidants naturels ; 4. le soutien au développement des communautés ; 5. la promotion de la pratique d'activités physiques ; 6. le dépistage et la prévention de la violence conjugale ; et 7. le dépistage systématique de la dépression.

Les études démontrent que le développement de la littératie en santé mentale (meilleure connaissance des troubles mentaux) est un premier pas vers la promotion de la santé mentale dans notre société (Jorm, 2000). Par exemple, en Australie, une campagne de sensibilisation sur la dépression et l'anxiété a révélé une nette amélioration de la reconnaissance des symptômes de la dépression, une meilleure perception des services professionnels et des traitements, et une plus grande sensibilité à la discrimination vécue par les personnes qui ont souffert de dépression (Desjardins et coll., 2008).

Plusieurs adultes sont responsables des soins d'un parent âgé ou d'un membre de la famille souffrant d'une maladie chronique. Ces aidants naturels sont plus susceptibles de souffrir de stress et de fatigue et, ultimement, de développer des problèmes de santé mentale tels que la dépression ou l'anxiété. Il a été démontré qu'en donnant un appui aux aidants naturels qui prennent soin de personnes souffrant de schizophrénie, la perception du fardeau que représente leur aide est allégée (Desjardins et coll., 2008). L'appui qui leur est offert doit toutefois être de longue durée, informatif par rapport à la maladie et réalisé dans un contexte de soutien.

9.8.1 L'épisode dépressif majeur

La **dépression** peut être déclenchée par des facteurs biologiques, psychosociaux ou environnementaux, par exemple des événements traumatiques. Les personnes qui ont déjà reçu un diagnostic de dépression sont plus susceptibles de faire des rechutes (Agence de la santé publique du Canada [ASPC], 2006). En 2012, 5,4 % des Canadiens de 15 ans et plus ont mentionné avoir eu des symptômes correspondant à un trouble de l'humeur, et chez 4,7 % de cette population, l'épisode dépressif majeur a été le plus fréquent (Statistique Canada, 2013c).

Les symptômes peuvent ressembler à ceux que présente la personne en deuil. Par contre, si la personne exprime des sentiments de dévalorisation, des idées suicidaires (autre que de vouloir rejoindre l'être aimé), un ralentissement psychomoteur et une altération sévère du fonctionnement général, il ne s'agit pas de réactions normales à une perte ou à une difficulté, mais de la probabilité d'un épisode de dépression majeure (American Psychiatric Association [APA], 2013).

Morin et Chalfoun (2003) énumèrent les facteurs de risque individuels de la dépression selon qu'ils sont modifiables ou non modifiables (*voir le tableau 9.4*).

Quant aux facteurs de risque environnementaux, modifiables et non modifiables, on note entre autres la pauvre qualité des relations familiales et les événements de vie négatifs (l'exposition au suicide et à la violence, le divorce ou un changement d'école pendant l'enfance) [Morin et Chalfoun, 2003].

Selon Morin et Chalfoun (2003), l'intelligence, la compétence sociale et la qualité de l'environnement familial

---

Dépression Trouble de l'humeur qui touche la façon dont une personne se sent, pense ou se comporte, ce qui peut se manifester par la perte d'intérêt ou de plaisir dans les activités quotidiennes et influer sur le fonctionnement social et occupationnel (Morin et Chalfoun, 2003).

TABLEAU 9.4 Les facteurs de risque individuels de la dépression	
Facteurs de risque modifiables	**Facteurs de risque non modifiables**
• Perception d'une faible capacité de résolution de problèmes (moyens habituels d'adaptation inefficaces) • Faible estime de soi • Lieu de contrôle externe • Faible perception d'efficacité personnelle • Faible réussite scolaire ou insatisfaction à l'égard de la réussite • Tabagisme	• Problèmes psychologiques antérieurs (dépression, anxiété, etc.) • Puberté tardive • Problèmes de santé physique • Tentative de suicide antérieure • Niveau élevé de personnalité névrotique (par exemple la somatisation)

Source : Morin et Chalfoun, 2003.

constituent des facteurs de protection contre la dépression. L'infirmière en santé communautaire est en mesure d'aider les personnes à renforcer les facteurs protecteurs et à réduire l'importance des facteurs modifiables chez les personnes à risque. Elle peut aussi considérer le contexte des facteurs non modifiables pour offrir un appui aux personnes à risque de dépression ou les cibler pour un dépistage (prévention indiquée ou ciblée), ou encore les diriger vers l'infirmière en santé mentale.

Les lignes directrices canadiennes ne recommandent plus le dépistage systématique au Canada, faute de preuves suffisantes des bénéfices et étant donné le nombre élevé de faux positifs (Thombs et Ziegelstein, 2013). Par contre, le dépistage et l'évaluation pour les signes de dépression sont indiqués lorsque l'intervenant observe des symptômes tels que l'insomnie, l'anhédonie (impossibilité de ressentir des émotions positives), la baisse d'humeur ou des idées suicidaires (Joffres et collab., 2013).

En matière de prévention tertiaire, l'infirmière en santé communautaire informe la communauté des ressources disponibles, par exemple les programmes de l'Association canadienne pour la santé mentale (ACSM) et le programme de l'Équipe communautaire de traitement intensif (ECTI) d'Ottawa (dernier recours en prévention des rechutes) [Bergeron-Leclerc et Dallaire, 2011].

9.8.2 La santé mentale au travail

Comme la plupart des adultes passent une grande partie de leur temps au travail, il est nécessaire d'aborder le sujet de la santé mentale au travail, ainsi que le rôle de l'infirmière en santé communautaire auprès de cette population. Parmi les adultes âgés de 45 à 64 ans, c'est la situation de l'emploi qui a été le plus souvent mentionnée comme source de stress par les hommes et les femmes, et ce, dans une proportion 1,5 fois plus élevée chez les hommes que chez les femmes (ASPC, 2006).

Chez plus de 80 % des employeurs canadiens, les maladies mentales figurent parmi les trois principales raisons pour lesquelles ils reçoivent des réclamations de prestations d'invalidité à court ou à long terme (CSMC, 2013).

On pourrait éviter des souffrances psychologiques subies par les employés (par exemple, des actes intentionnels, la négligence, l'imprudence ou des omissions de la part des employeurs ou des collègues de travail) en modifiant l'organisation et la gestion du travail (Shain, 2009). Le milieu de travail serait alors moins dommageable pour la santé mentale.

Au Canada, en 2003, 30,8 % des travailleurs vivaient du stress de façon considérable ou extrême pendant la plupart de leurs journées de travail (Statistique Canada, cité dans Brun, Biron et Ivers, 2007). Le stress au travail est associé à plusieurs problèmes de santé chez les travailleurs, par exemple un faible taux de satisfaction au travail, une diminution de la productivité (par absentéisme ou présentéisme) et une augmentation des accidents du travail (Clarke et Cooper, 2004 ; Cotton et Hart, 2003 ; Vézina et collab., 2004). Il entraîne aussi l'épuisement professionnel (*burnout*), l'anxiété et la dépression (Statistique Canada, 2008). Bien qu'il y ait des antécédents génétiques à certaines de ces conditions, l'environnement de travail demeure en cause. Même si l'employeur ne peut protéger les travailleurs contre les sources de stress provenant de leur vie privée, il peut néanmoins les protéger contre celles qui sont liées au travail (Leka, Griffiths et Cox, 2003). D'autres facteurs, incluant toutes les formes de violence au travail (intimidation, harcèlement de toute nature, abus de pouvoir), créent des conditions qui influent négativement sur la santé mentale des employés. Le chapitre 11 est consacré à la violence.

L'infirmière en santé au travail considère l'ensemble du personnel comme sa communauté. Elle met en place des programmes afin de promouvoir la santé mentale, la sécurité et le mieux-être au travail, en plus de prévenir les maladies et les blessures (Association des infirmières et infirmiers du Canada [AIIC], 2013). Elle travaille avec l'employeur et les employés pour diminuer les risques psychosociaux associés au lieu de travail, créer un environnement de travail propice à la santé mentale et minimiser l'impact des journées de travail perdues.

L'infirmière peut planifier des interventions qui agissent sur les sources de stress au travail (Brun et collab., 2007) en offrant au personnel de la formation sur la communication et le travail en équipe, un programme de retour au travail ou d'activités physiques, de l'aide à la formation, un club social , l'accès aux gestionnaires et à des ressources dans Internet, de la formation sur la santé psychologique au travail, etc.

Voici trois exemples d'interventions en milieu de travail qui ont démontré les bénéfices des apprentissages sur les troubles mentaux. Une première étude visait à lutter contre la stigmatisation et la discrimination envers les personnes souffrant de troubles mentaux (Jouet et collab., 2013). Une autre a fait la promotion de la résilience des employés devant le stress au travail (Millear et collab., 2007). La dernière a offert des ateliers sur la reconnaissance des symptômes des maladies mentales, la façon d'établir un contact avec la personne qui présente des signes, et l'élaboration de politiques et de procédures appropriées au problème du stress au travail (Thompson et collab., 2013). Les résultats ont permis d'observer un changement dans les croyances au sujet des troubles mentaux dans la première étude, l'utilisation de moyens pour faire face au stress, une diminution du stress et du taux de dépression dans la deuxième étude, et une amélioration dans la manière d'établir un contact avec des collègues qui souffrent de maladies mentales dans la dernière étude.

9.8.3 Le trouble de stress post-traumatique

Cette section serait incomplète sans l'examen du **trouble de stress post-traumatique (TSPT),** une problématique grave de santé mentale parmi les militaires et les anciens combattants au Canada (Paré, 2013 ; Société pour les troubles de l'humeur du Canada [STHC], 2012). La proportion la plus élevée de TSPT (42,5 %) se trouve chez les anciens combattants (Paré, 2013). Les personnes touchées ont 80 % plus de probabilité de souffrir d'un autre trouble mental tel que l'anxiété, la dépression, etc. (American Psychiatric Association, citée dans Paré, 2013). La prévalence actuelle du TSPT chez les militaires et les anciens combattants se situe entre 5 et 20 %, et varie selon le pays et l'échelle de mesure utilisée.

Les études semblent établir l'intensité de l'exposition au combat comme principal facteur de risque du TSPT (Paré, 2013). Par ailleurs, le diagnostic de TSPT est établi d'après huit grands critères incluant, entre autres, l'exposition à la mort, à une menace de mort ou à une blessure grave, en tant que victime ou témoin immédiat ; la présence récurrente et involontaire de souvenirs envahissants, de rêves troublants ou de réminiscences (*flashbacks*) liés à l'événement traumatique ; etc. D'après Paré (2013), les personnes ayant vécu des circonstances bouleversantes (traumatismes infantiles et agression sexuelle) avant de se joindre aux forces armées sont les plus susceptibles de se suicider. Toutefois, le lien n'est pas encore clairement établi entre le TSPT et le risque de suicide. Plus on tarde à traiter, plus les symptômes deviennent graves et entraînent des manifestations telles que de l'absentéisme, du chômage, des problèmes relationnels et familiaux, de l'alcoolisme, de la toxicomanie, des démêlés avec la justice, de l'itinérance et du suicide (Paré, 2013).

Parmi diverses stratégies de réduction du risque de TSPT, une approche de promotion de la résilience au stress chez les militaires les invitait à décrire le stress sur un continuum (de la zone verte à la zone rouge, en passant par le jaune et l'orangé) [Southwick et collab., 2011]. L'objectif consistait à rendre le personnel militaire à l'aise et compétent dans la zone jaune, pour l'entraîner à se remettre de son stress sans séquelles significatives, afin qu'il reste en santé. L'infirmière en santé communautaire doit évaluer les besoins de sa population afin de savoir si des personnes ont besoin d'être dirigées vers les ressources appropriées.

Au Canada, il existe maintenant une norme qui précise que tous les employeurs doivent assurer une santé psychologique en milieu de travail et créer un environnement sain (CSMC, 2013). Il s'agit d'un point de départ qui soutient le personnel en général dans la poursuite d'un objectif de santé mentale optimale dans son milieu de travail.

9.9 La santé mentale des aînés

Dans le contexte de ce chapitre, les aînés forment le groupe des personnes âgées de 65 ans et plus. En 2011, la proportion des aînés dans la population canadienne a affiché une augmentation importante (14,1 % en cinq ans), atteignant le niveau record de 14,8 % (Statistique Canada, 2012a).

Divers événements peuvent causer un stress indu chez les aînés et provoquer des problèmes de santé mentale. La retraite, par exemple, est une période où la personne revoit son passé et ses accomplissements, et où elle peut prendre conscience qu'il lui reste peu de temps pour accomplir tout ce qu'elle aurait voulu faire. Les facteurs de risque de problèmes de santé mentale chez les aînés sont la présence de maladies chroniques, la polypharmacie ou prise de multiples médicaments, les pertes et les deuils, la pauvreté, le manque de soutien social et de ressources (Moore, 2015). À cela peuvent s'ajouter le ralentissement ou les pertes cognitives, qui viennent compliquer le portrait.

Il existe quatre sous-groupes vivant avec des problèmes de santé mentale au sein de la population des personnes âgées : 1. ceux dont les problèmes de santé mentale sont récurrents ou diagnostiqués il y a longtemps ; 2. ceux

---

Trouble de stress post-traumatique (TSPT) Trouble lié à des traumatismes et à des facteurs de stress (Paré, 2013, p. 2).

chez qui la maladie mentale se déclare tard dans la vie ; 3. ceux qui présentent des symptômes psychologiques et comportementaux associés aux différentes sortes de démences ; et 4. ceux qui souffrent de maladies chroniques liées à des maladies mentales, notamment la maladie de Parkinson, les maladies pulmonaires obstructives chroniques (MPOC) et les maladies cérébrovasculaires (MacCourt, Wilson et Tourigny-Rivard, 2011).

Les maladies mentales les plus prévalentes chez les aînés sont les troubles de l'humeur (15 %), y compris le trouble bipolaire (1 %), l'anxiété (5 à 10 %) ainsi que les problèmes cognitifs et mentaux dus à des maladies physiques (incluant la démence et le délire), l'utilisation inappropriée de substances (6 à 10 %) et les désordres psychotiques (1 à 2 %) [Bryant, Jackson et Ames, 2008 ; CAMH, 2012 ; Coalition canadienne pour la santé mentale des personnes âgées, 2006 ; CSMC, 2013]. (*Pour en savoir plus, consulter les chapitres 24 et 25 sur la santé des aînés et des groupes vulnérables.*)

9.9.1 Le suicide chez les aînés

Une des séquelles les plus tragiques de la dépression chez les aînés est le suicide. Les hommes âgés de 80 ans et plus ont le taux le plus élevé de suicide au Canada (Monette, cité dans Moore, 2015). Le taux de suicide chez les personnes âgées de plus de 60 ans y est de 19 % (Statistique Canada, 2012b). Au Canada, en 2009, on rapporte : 1. 11,5 suicides par 100 000 personnes ; 2. trois fois plus de suicides chez les hommes que chez les femmes (18 suicides contre 5 par 100 000 personnes) ; 3. le plus haut taux de suicide chez les 40-59 ans ; et 4. un plus bas taux de suicide chez les personnes mariées que chez les personnes célibataires, divorcées ou veuves (Navaneelan, 2012).

La promotion de la santé mentale chez les aînés est une des façons de prévenir le suicide. La Commission de la santé mentale du Canada (CSMC, 2012) met en évidence la part de l'activité physique et de l'exercice dans la promotion de la santé mentale des aînés. L'infirmière en santé communautaire peut jouer un rôle important dans la promotion de l'activité physique auprès de cette population. Il est aussi important d'aider la personne âgée à refaire son réseau social, c'est-à-dire à remplacer au besoin les contacts créés au travail, ou par l'intermédiaire de ses enfants, par de nouveaux contacts sociaux. Par exemple, l'adhésion à des clubs sociaux ou l'activité physique où la personne peut se trouver de nouveaux amis sont susceptibles de l'aider à poursuivre sa croissance personnelle.

L'infirmière peut encourager les aînés à avoir une alimentation équilibrée et à garder de saines habitudes de vie, incluant une bonne hygiène du sommeil. Même si la personne est dans une phase qui s'approche de la fin de sa vie, elle doit continuer à lui donner un sens, à vivre pleinement et à jouir du moment présent. L'appui de sa communauté spirituelle est particulièrement utile, étant

donné les pertes et les deuils qui sont fréquents à cet âge. L'infirmière peut aussi faciliter l'accès aux ressources communautaires ; par exemple, le service de popote roulante, les services à domicile, les centres d'activités et la cohabitation avec des personnes plus jeunes sont autant de services qui peuvent prolonger la vie de la personne âgée dans sa communauté (MacCourt, 2008, cité dans Moore, 2015).

La prévention des problèmes de santé mentale chez les aînés a des répercussions positives sur la résilience et contribue à réduire les facteurs de risque, en particulier ceux qui sont propres au suicide ou à d'autres maladies. Par exemple, la Coalition canadienne pour la santé mentale des personnes âgées (CCSMPA) [Heisel et collab., 2006] a établi des lignes directrices pour évaluer le risque de suicide et des recommandations pour le prévenir. Les catégories de facteurs de risque du suicide chez les aînés sont présentées avec quelques exemples dans l'encadré 9.1.

Plusieurs chercheurs (CCSMPA, 2006) soulignent que les facteurs de résilience ou de protection suivants sont susceptibles de diminuer le risque de suicide. Mentionnons les facteurs suivants : 1. de saines habitudes de vie ; 2. les contacts périodiques avec la famille et les amis (soutien social) ; 3. la consommation modérée d'alcool ; 4. la poursuite d'activités liées aux centres d'intérêt (activités sociales à caractère spirituel ou religieux) ; 5. la pratique religieuse et la conviction que la vie a un sens (perception de son utilité dans la vie) ; et 6. certains traits de personnalité tels que l'extraversion et l'ouverture d'esprit. Certains de ces facteurs, tels que les traits de personnalité, sont non modifiables. Par contre, l'infirmière peut aider la personne âgée à maintenir un contact avec sa famille, à poursuivre les activités liées à ses champs d'intérêt ou à établir de saines habitudes de vie, par exemple en lui permettant

---

ENCADRÉ 9.1 **Les facteurs de risque de suicide chez la personne âgée**

- Conduites suicidaires
  - Comportements suicidaires ou autodestructeurs (négligence de soi, surconsommation accidentelle de médicaments)
  - L'expression d'idées suicidaires
- Facteurs interpersonnels
  - Manque de confiance en soi
  - Vivre seul et manquer d'interactions sociales
- Maladies mentales et toxicomanie
- Maladies physiques chroniques
- Épreuves et changements
  - Maladie physique perçue, discorde familiale et rupture
- Difficultés financières
- Traits de personnalité
- Instabilité émotionnelle, faible extraversion, fermeture d'esprit et narcissisme

Source : Heisel et Links, cités dans CCSMPA, 2006, p. 17.

de bénéficier des ressources communautaires ; elle peut aussi inciter la communauté à aller vers la personne.

Le Projet PIE, à Montréal (Nour et collab., 2009), a mis en place une stratégie proactive de dépistage de personnes ayant besoin de services en santé mentale. Ce projet de développement communautaire vise à intervenir auprès des aînés de 60 ans et plus, en ayant recours à la collaboration de la collectivité pour rejoindre une population vulnérable. Les membres de la communauté engagés créent un lien avec les aînés et utilisent les outils et les connaissances enseignés pour dépister les personnes plus isolées et à risque de problèmes de santé mentale (Nikolova et collab., 2004). Ces auteurs ont développé l'outil de dépistage PARBAS pour les troubles mentaux chez les aînés, afin d'évaluer 10 catégories de comportements à risque.

Parmi les personnes dépistées, 82 % étaient susceptibles de présenter un problème de santé mentale et elles ont pu avoir recours aux services appropriés. De multiples liaisons communautaires ont été formées ; plusieurs personnes ont été orientées vers des services en santé mentale, vers le counseling à court terme ou vers les services pour personnes en perte d'autonomie en raison du vieillissement. Ultimement, cette approche contribue à garder les aînés en santé, en plus de prévenir une hospitalisation ou l'hébergement prématuré, ce qui permet des économies significatives.

Conclusion

Les interventions de promotion et de prévention en milieu communautaire décrites dans ce chapitre rappellent la nécessité d'agir tôt dans la vie des enfants, y compris auprès de leurs parents, afin de les aider à établir la base de leur santé mentale.

Étant un phénomène social, la santé mentale requiert une collaboration des organismes ainsi qu'une combinaison des approches axées sur la santé de la population et de celles qui sont utilisées en santé mentale communautaire (Denny et Elgar, 2013). Cette mise en commun des approches vise à diminuer la stigmatisation associée aux problèmes de santé mentale, et à partager la responsabilité de la promotion de la santé et de la prévention des problèmes de santé mentale.

Par sa présence auprès des collectivités, non seulement l'infirmière peut faire de l'éducation afin de réduire les inégalités associées aux troubles mentaux, mais elle sait aussi reconnaître les facteurs de risque et mettre en œuvre les mesures préventives appropriées, par exemple expliquer le lien entre les pensées, les sentiments et les comportements (un principe de l'approche cognitivo-comportementale) et aider les collectivités dans leur cheminement vers une meilleure santé mentale. Lorsqu'elle observe des réactions anormales ou l'inefficacité des moyens habituels d'adaptation, elle peut diriger un individu vers les ressources appropriées.

Contrairement au rôle de l'infirmière en santé mentale, celui de l'infirmière en santé communautaire ne consiste pas à s'engager dans une relation d'aide individuelle, ni dans les étapes diagnostiques. Il consiste plutôt à établir une relation professionnelle pour éduquer les collectivités à la santé. Son champ de pratique chevauche toutefois celui de l'infirmière spécialisée en santé mentale et celui de l'infirmière en santé occupationnelle. La collaboration interprofessionnelle est ainsi essentielle à l'amélioration globale de la santé mentale des communautés, puisque chaque profession a une contribution à apporter. Enfin, la santé mentale des communautés ne peut être améliorée que par une concertation des intervenants politiques et sociaux afin de rendre accessible la gamme des programmes d'intervention.

À retenir

- Les troubles de santé mentale les plus fréquents incluent, entre autres, la dépression, le TDA/H, le suicide ainsi que l'abus d'alcool et de substances. Parmi les facteurs de risque les plus communs au cours de la trajectoire de vie, on trouve le stress, les inégalités sociales, la pauvreté, le manque de soutien social, de faibles habiletés interpersonnelles et sociales ainsi que des antécédents familiaux de troubles mentaux.

- La promotion de la santé mentale favorise l'amélioration de la santé mentale positive et la création de milieux de vie favorables à la santé mentale. Quant à la prévention, elle a pour effet de renforcer les facteurs de protection. Les trois types de prévention primaires propres à la maladie mentale sont les suivants : la prévention universelle (population en général et sous-groupes sans facteur de risque), la prévention sélective (risque plus élevé que la moyenne) et la prévention indiquée (risque très élevé).

- Il importe d'appliquer des mesures de promotion et de prévention tôt dans la vie d'un enfant, y compris auprès de ses parents, afin d'établir la base de sa santé mentale. Le développement d'habiletés personnelles et sociales procure un réel effet protecteur de santé mentale.

Activités d'apprentissage

1. Le programme d'une équipe communautaire de traitement intensif est situé dans le secteur où vous œuvrez à titre d'infirmière communautaire nouvellement embauchée. Comment allez-vous procéder pour éviter le dédoublement des services et travailler en collaboration avec cette équipe ?

2. Qu'est-ce que l'infirmière en santé publique peut faire devant l'augmentation des troubles alimentaires chez les jeunes de 12 à 14 ans observée depuis quelques années ?

3. Comment le rôle de l'infirmière en santé scolaire chevauche-t-il celui des infirmières spécialisées en santé mentale, responsables de faire le suivi auprès des enfants qui ont été hospitalisés à l'unité de santé mentale ?

4. Vous êtes infirmière en santé communautaire. Inquiet du nombre de demandes de congés pour invalidité liée à des problèmes de santé mentale, un employeur vous propose de faire la promotion de l'équilibre travail-famille auprès des travailleurs. Comment répondrez-vous à cette préoccupation ? D'après les écrits, l'aspect travail-famille est-il la raison fondamentale des demandes de congé pour invalidité ?

Pour en savoir plus

Commission de la santé mentale du Canada (CSMC). (2011). *Lignes directrices relatives à la planification et la prestation de services complets en santé mentale pour les aînés canadiens.* Repéré à www.mentalhealthcommission.ca

Ministère de la Santé et des Services sociaux (MSSS). (2009). *Les services intégrés en périnatalité et petite enfance : favoriser le développement des enfants âgés de 1 à 5 ans – Guide d'intervention pour soutenir les pratiques parentales.* Repéré à www.msss.gouv.qc.ca

Association québécoise des infirmières et infirmiers en santé mentale : www.aqiism.org

Fédération canadienne des infirmières et infirmiers en santé mentale : http://cfmhn.ca

Movement for global mental health : www.globalmental health.org

Prevention Research-Official publication of the Society for prevention research : www.preventionresearch.org

Réseau Qualaxia : Vivre en bonne santé mentale – un réseau de chercheurs, d'experts, de décideurs, de gestionnaires et de cliniciens qui ont pour objectif de soutenir des actions efficaces de promotion de la santé mentale, de prévention et de traitement des troubles mentaux les plus fréquents. Qualaxia travaille également à évaluer l'efficacité des interventions visant à améliorer la santé mentale des populations : www.qualaxia.org

Revue canadienne de santé mentale communautaire : www.cjcmh.com

Society for prevention research : www.prevention research. org

CHAPITRE 10

La santé environnementale

Isabelle St-Pierre et Gisèle Carroll

Objectifs

À la fin de ce chapitre, vous serez en mesure :

1. d'expliquer le lien entre l'environnement physique et la santé ;

2. de nommer les principaux facteurs environnementaux qui ont un effet sur la santé ;

3. de démontrer le lien entre la contamination du sol, de l'air, de l'eau et des aliments ;

4. de décrire les compétences nécessaires aux infirmières travaillant en santé environnementale.

Introduction

L'environnement a toujours joué un rôle sur la santé, et les deux sont inextricablement liés. D'ailleurs, dès 1974, dans un rapport séminal, Marc Lalonde mentionne l'environnement comme un élément sur lequel doit reposer la conception des soins. Il en profite pour stipuler qu'il

> est impossible pour les particuliers de veiller seuls à ce que les aliments, les produits pharmaceutiques, les cosmétiques, les appareils et l'eau potable par exemple, soient sans danger ou non contaminés ; que les dangers pour la santé que constitue la pollution de l'air, de l'eau et le bruit, soient maîtrisés ; que la propagation des maladies transmissibles soit empêchée, les eaux d'égout et les ordures évacuées, et que, enfin, le milieu social et les transformations rapides qui le caractérisent n'aient pas de répercussions néfastes sur la santé (Lalonde, 1974, p. 34).

Cette citation met en évidence la complexité des facteurs liés à la santé environnementale et ce pour quoi s'attarder à celle-ci nécessite souvent une approche multidisciplinaire. L'environnement, tant physique que social, devient donc un important déterminant de la santé (Agence de la santé publique du Canada [ASPC], 2011), tandis que les gouvernements, tant fédéral que provinciaux, jouent un rôle important dans l'établissement de normes, de politiques et de lois régissant la santé environnementale.

L'Organisation mondiale de la santé (OMS, 2014c) emploie l'expression « salubrité de l'environnement » pour traiter de la **santé environnementale** (*environmental health*). L'organisme « estime que 24 % de la charge morbide (années de vie en bonne santé perdues) et 23 % de tous les décès (mortalité prématurée) sont imputables aux facteurs environnementaux. Parmi les enfants (0-14 ans), la proportion de décès attribués à l'environnement s'élève à 36 % » (OMS, 2007, p. 5). Ces statistiques sont grandement appelées à changer selon les régions, car elles sont liées aux facteurs contribuant à la santé environnementale qui leur sont propres.

Le présent chapitre traite des facteurs les plus communs en lien avec la santé environnementale. Les principes environnementaux ainsi que le rôle des infirmières travaillant en santé environnementale sont aussi brièvement abordés. Compte tenu des nombreux polluants environnementaux, seules les principales interventions préventives sont discutées.

10.1 La qualité de l'air ambiant

La pollution de l'air a depuis longtemps été reconnue comme une nuisance publique, mais ses effets sur la santé n'ont pas suscité beaucoup d'inquiétude avant 1930 (Chen et collab., 2007). Par la suite, la détérioration de la qualité de l'air a été rapporté lors de diverses études d'épisodes de pollution sévère, entre autres celle de la Pennsylvanie (États-Unis), en 1948, et celle de Londres (Angleterre), en 1952 (Pope, 2004).

Les niveaux de pollution ont commencé à être mesurés durant les années 1960 et plus d'attention a alors été donnée aux sources de pollution industrielles. Quelques études menées entre 1960 et 1980 ont alors suggéré la possibilité d'un lien entre la pollution de l'air et la santé (Pope, 2004). Depuis, plusieurs autres études se sont penchées sur les diverses particules contenues dans l'air pollué et sur les risques pour la santé de la population en général et de divers groupes, en particulier la santé des enfants et des personnes souffrant de problèmes respiratoires ou cardiaques, et d'asthme.

Santé environnementale Ce qui concerne tous les facteurs physiques, chimiques et biologiques exogènes et tous les facteurs connexes influant sur les comportements. Cette notion recouvre l'étude des facteurs environnementaux susceptibles d'avoir une incidence sur la santé, ainsi que la lutte contre ceux-ci (OMS, 2014c).

Les six polluants fréquemment retrouvés dans l'air ambiant sont l'ozone, les particules en suspension, le monoxyde de carbone, les oxydes d'azote, le dioxyde de souffre et le plomb (Environnemental Protection Agency [EPA], 2012c). Aux États-Unis et au Canada, des normes de qualité de l'air ont été établies en ce qui a trait notamment à l'ozone et aux particules fines en suspension.

L'ozone, un gaz naturel et produit par les humains, joue un rôle dans la prévention du cancer de la peau et des cataractes en réduisant l'exposition aux rayons ultraviolets (EPA, 2014). Toutefois, l'ozone qu'on trouve au niveau du sol, appelé « ozone troposphérique », est en grande partie produit par l'humain et peut avoir des effets négatifs sur la santé (EPA, 2014). Les principaux effets néfastes de l'ozone troposphérique comprennent les troubles respiratoires, une diminution de la fonction respiratoire et d'autres symptômes tels que la toux ou l'irritation de la gorge et des yeux (Sattler, 2003a). Une augmentation des crises d'asthme, des hospitalisations et des décès dus à des problèmes respiratoires a aussi été rapportée (Quénel et collab., 2003).

Les particules en suspension peuvent être de grosseurs variées et contenir un mélange de liquide et de particules solides (National Centre for Atmospheric Research, 2014). Les particules fines comprennent des substances telles que des sulfates, des acides, des métaux ainsi que d'autres substances chimiques (Pope, 2004). Ces particules semblent être plus dommageables pour la santé puisqu'elles peuvent se déposer dans la trachée et les bronches lorsque respirées (Quénel et collab., 2003).

Dans l'air ambiant, le monoxyde de carbone provient principalement des émissions produites par les moteurs de voitures, d'autobus et d'autres véhicules, et aussi de sources telles que de petits engins et des procédés industriels (McEwen et Pullis, 2009). Ce gaz a plusieurs effets néfastes sur la santé et, à haute concentration, il peut être mortel.

Tout comme le monoxyde de carbone, les oxydes d'azote (soit le monoxyde d'azote et le dioxyde d'azote) sont produits par les émissions des moteurs des véhicules, les cheminées des industries et d'autres formes de combustion (Environnement Canada, 2013b). De ces deux gaz, le dioxyde d'azote est le plus dommageable pour la santé (Environnement Canada, 2013b). Il a été démontré que ce gaz peut causer une irritation des poumons, aggraver les crises d'asthme et favoriser les infections respiratoires chez les enfants (Quénel et collab., 2003).

Le dioxyde de soufre provient notamment de la transformation du gaz et du pétrole, de la combustion du charbon et des procédés industriels (Guidotti et Gosselin, 1999). L'exposition à ce gaz peut entraîner des problèmes respiratoires telles « la toux, une production de mucus, une exacerbation de l'asthme, des bronchites chroniques et une sensibilisation aux infections respiratoires » (OMS, 2014b, p. 7).

Bien que le plomb soit toujours présent dans l'air ambiant, au Canada, la quantité retrouvée est peu élevée (Santé Canada, 2013b). Les lois et les règlements mis en place pour retirer le plomb de l'essence et contrôler l'émission de plomb par diverses industries ont contribué à diminuer de façon importante le taux de plomb dans l'environnement extérieur.

Le smog est un ensemble de polluants atmosphériques de couleur brun jaunâtre qu'on observe parfois au-dessus des régions urbaines (Ministère de la Santé et des Soins de longue durée de l'Ontario, 2004). Le smog peut irriter les yeux, la gorge, le nez et les voies respiratoires (Ministère de la Santé et des Soins de longue durée de l'Ontario, 2004). Il est recommandé de limiter « le temps passé dans les lieux pollués comme les rues très achalandées et les zones industrielles » (Ministère de la Santé et des Services sociaux du Québec [MSSS], 2014, p. 3).

Afin de prévenir une exposition prolongée à la pollution atmosphérique, les Canadiens peuvent vérifier en ligne la cote air santé (CAS) pour leur région. Les conditions locales sont mises à jour régulièrement par Environnement Canada (Environnement Canada, 2013a). Cette cote, présentée dans la figure 10.1, informe les citoyens sur le niveau de pollution mesuré sur une échelle de 1 à 10+.

Aux niveaux national, provincial et municipal, plusieurs mesures ont été proposées dans le but de contrôler les concentrations de polluants dans l'air extérieur. Pour sa part, le gouvernement fédéral a élaboré la *Loi canadienne sur la protection de l'environnement* en 1999, un programme de réglementation de la qualité de l'air, en plus de normes nationales de la qualité de l'air ambiant ainsi que plusieurs lois, règlements et accords avec les provinces.

Certaines provinces, comme l'Ontario et le Québec, publient dans Internet des fiches d'information visant à aviser les citoyens des diverses mesures qu'ils peuvent prendre afin de se protéger du smog (MSSS, 2014 ; Ministère de la Santé et des Soins de longue durée de l'Ontario, 2004). Ces renseignements sont très utiles pour prévenir l'exacerbation de l'asthme et de maladies respiratoires ainsi que d'autres symptômes tels que la

céphalée et l'irritation du nez et de la gorge, particulièrement chez les jeunes enfants, les personnes âgées et les autres personnes vulnérables (MSSS, 2014 ; Ministère de la Santé et des Soins de longue durée de l'Ontario, 2004).

10.2 Un logement sain

Bien que nos maisons soient généralement considérées comme des milieux sécuritaires, on peut y retrouver une quantité non négligeable de polluants. La qualité de l'air intérieur des bâtiments est particulièrement importante au Canada, compte tenu du climat et des nombreuses heures passées à l'intérieur. Parmi les principales sources de pollution à l'intérieur de nos maisons, on trouve la fumée secondaire, des combustibles ainsi que d'autres polluants chimiques et biologiques.

10.2.1 La fumée secondaire

Par « fumée secondaire », on entend généralement celle produite par une cigarette allumée, un cigare, une pipe ou encore celle expirée par un fumeur. Selon l'Association pulmonaire du Canada, cette fumée « contient plus de 4000 produits chimiques, et nombre d'entre eux causent le cancer » (2014a, p.1). Elle contiendrait entre autres, de la nicotine, du goudron, du monoxyde de carbone, de l'ammoniac, du cadmium, de l'acide cyanhydrique et du dioxyde d'azote (Association pulmonaire du Canada, 2014a).

Les non-fumeurs peuvent aussi être exposés aux produits nocifs du tabac par la fumée tertiaire. Le terme « fumée tertiaire » est utilisé pour désigner « les substances toxiques contenues dans la fumée et qui subsistent après que le fumeur a éteint sa cigarette, son cigare, ou sa pipe » (Association pulmonaire du Canada, 2014b, p. 1). Ces substances se retrouvent sur une variété d'objets, principalement sur les tapis, les rideaux, les murs et les sofas.

L'exposition à la fumée secondaire ou tertiaire augmente le risque de développer divers problèmes de santé, en particulier les troubles respiratoires et les maladies cardiovasculaires. Selon l'Association pulmonaire du Canada (2014b), « l'exposition à la fumée secondaire est la seconde cause des cancers du poumon » (2014b, p. 2). La congestion

FIGURE 10.1 Une échelle de la cote air santé

1	2	3	4	5	6	7	8	9	10	+

Risque :   faible (1 à 3)   modéré (4 à 6)   élevé (7 à 10)   très élevé (plus que 10)

Source : Environnement Canada, 2013a.

nasale, la toux, l'éternuement, l'irritation de la gorge et des yeux ont aussi été liés à la fumée secondaire (Canadian Cancer Society, 2014).

Depuis quelques années, la cigarette électronique est utilisée par un nombre grandissant de fumeurs. Toutefois, plus d'études sont nécessaires pour démontrer son efficacité pour ce qui est d'aider les fumeurs à cesser de fumer ou à réduire les symptômes de sevrage (Etter et Bullen, 2011 ; Wagner, Siegel et Borrelli, 2012).

Les mesures mises en application par les diverses instances gouvernementales canadiennes ont permis de réduire le nombre de fumeurs. En 2012, le taux de fumeurs était de 16 % parmi les Canadiens âgés de 15 ans et plus, comparativement à 25 % en 2001 (Santé Canada, 2013a). Selon Tan et Glantz (2012), les lois et règlements visant la réduction de l'usage du tabac ont aussi contribué à une diminution des taux d'hospitalisation de personnes souffrant de maladies cardiaques, de troubles respiratoires et d'accidents vasculaires cérébraux.

10.2.2 Les combustibles

Les combustibles polluants tels que le charbon, le bois ou l'huile lourde parfois utilisés pour le chauffage des maisons et de l'eau ainsi que pour la préparation des repas ont aussi été reliés à la survenue de divers problèmes respiratoires (Chevalier et Gosselin, 2003). Au Canada, le gaz naturel, le mazout et l'électricité ont, dans beaucoup de foyers, remplacé le bois et le charbon. Toutefois, plusieurs Canadiens utilisent encore le poêle à bois, des fournaises au bois ou au charbon ainsi que des foyers.

Une variété de polluants, dont le monoxyde de carbone, peuvent se répandre dans la maison à la suite du mauvais fonctionnement d'un système de chauffage au gaz naturel, au bois et au charbon, d'un véhicule dont le moteur tourne au ralenti ou d'autres appareils ménagers (Canadian Lung Association, 2012). Le monoxyde de carbone est un gaz inodore et très dangereux, pouvant causer des maux de tête, des nausées, la confusion et la désorientation (American Lung association, 2014). Des détecteurs de monoxyde de carbone, parfois combinés aux détecteurs de fumée, sont maintenant disponibles, et ils sont très efficaces pour détecter toute émanation de ce gaz.

10.2.3 Les autres contaminants chimiques

L'air intérieur peut contenir plusieurs autres contaminants chimiques, dont le formaldéhyde, et des composés organiques volatils. L'isolant, les matériaux de construction, les détergents, la peinture et les cosmétiques constituent des sources de formaldéhyde ou de composés organiques volatils. L'exposition au formaldéhyde peut causer l'irritation des voies respiratoires, «du nez, des yeux et de

la gorge ainsi que de la toux, de l'irritation cutanée, de la fatigue et des réactions allergiques» (traduction libre, Sattler 2003b, p, 225). Les cosmétiques contenant du formaldéhyde semblent être responsables de la dermatite des paupières (Herro et collab., 2012). De plus, des études ont rapporté un lien potentiel entre le cancer nasopharyngien et le formaldéhyde (Swenberg et collab., 2012). Une association entre les composés organiques volatils et l'asthme a aussi été démontrée (Sandel et collab., 2010).

Bien que moins souvent rapportés, trois autres polluants retrouvés dans les logements peuvent aussi causer des effets graves sur la santé ; il s'agit du plomb, de l'amiante et du radon. Le plomb est un métal présent dans l'air ambiant, qui peut parfois être décelé dans les logements, notamment dans l'eau, la peinture, la poussière, les aliments et certains autres produits de consommation. Ce métal est aussi utilisé pour la fabrication de bijoux et de vitraux. En général, au Canada, la quantité de plomb dans l'eau potable est négligeable, principalement depuis que l'utilisation de la soudure au plomb et de conduits faits de ce métal lors de la réparation ou de l'installation d'un système d'aqueduc résidentiel est interdite (Guidotti et Gosselin, 1999). Toutefois, le port d'un masque est nécessaire pour les personnes qui utilisent le plomb pour la fabrication de divers objets (par exemple, bijoux et vitraux) ou pour toute autre exposition potentielle à l'air contaminé par le plomb.

Au milieu des années 1970, le gouvernement canadien a également limité la quantité de plomb permise dans la peinture (Canadian Morgage and Housing Corporation, 2005b). Aussi, depuis 1992, il est peu probable de trouver du plomb dans la peinture intérieure, mais celui-ci pourrait être encore présent dans la peinture extérieure (Santé Canada, 2009). Toutefois, la poussière ménagère risque d'être contaminée par des poussières de plomb venant de l'extérieur. Ces poussières polluantes peuvent «adhérer à la peau, aux cheveux, aux chaussures, aux vêtements et aux véhicules et être transportées à l'intérieur» (Santé Canada, 2009, p. 8).

Selon Santé Canada (2009), les aliments et une variété de produits de consommation peuvent aussi être contaminés par le plomb. Bien que la quantité de ce polluant dans les aliments et dans les produits de consommation soit infime, il est nécessaire d'être vigilant, puisque selon Weitzman et ses collaborateurs (2013), il n'y a pas de niveau de plomb sécuritaire. Les enfants sont particulièrement vulnérables à l'exposition au plomb ; des niveaux élevés de ce métal dans le sang peuvent causer des retards dans le développement cognitif et comportemental (Weitzman et collab., 2013). Le risque d'exposition au plomb est particulièrement élevé chez les enfants de neuf mois à six ans en raison de leur tendance à porter les jouets et autres objets à leur bouche, de leur croissance rapide et du fait que leur corps en absorbe plus que celui des adultes (Ragan et Turner, 2009). Une trousse d'information a été élaborée par le gouvernement canadien afin de renseigner les citoyens sur les sources d'exposition au plomb, ses effets néfastes ainsi que les mesures à prendre pour en limiter l'exposition (Santé Canada, 2009).

L'amiante est une fibre minérale naturelle qui a été très utilisée dans les matériaux de construction jusqu'à la fin des années 1970 (Canada Mortgage and Housing Corporation, 2005a). De nos jours, de fines fibres d'amiante peuvent être libérées et polluer l'air intérieur lors de rénovations ou lorsque certaines surfaces intérieures des maisons construites avant 1980 sont endommagées. Il est donc essentiel de prendre les précautions adéquates durant la rénovation ou la réparation d'un produit contenant de l'amiante, par exemple, en portant un masque, des gants ainsi qu'un vêtement protecteur (Gouvernement du Canada, 2012c).

L'inhalation des fibres d'amiante peut causer des problèmes de santé graves tels que l'amiantose, des maladies pleurales, divers types de cancer du poumon, le cancer du larynx et celui du tube digestif (Association pulmonaire du Canada, 2012). Les personnes le plus à risque de souffrir d'amiantose ou d'autres problèmes de santé liés à ce polluant sont celles exposées à une forte concentration d'amiante ou à une concentration plus faible, mais continue ou fréquente (Association pulmonaire du Canada, 2012).

En ce qui concerne le radon, il s'agit d'un gaz radioactif d'origine naturelle, sans odeur et sans couleur, qu'on trouve dans le sol (Sattler, 2003b). La majorité des sols émettent une petite quantité de ce gaz, qui peut s'infiltrer par des trous ou des fissures dans les murs des fondations ou d'autres parties de la maison en contact avec le sol (Gouvernement du Canada, 2014).

La quantité de radon présente dans la majorité des maisons, au Canada, ne pose pas de problème important (Guidotti et Gosselin, 1999). Toutefois, l'exposition à des concentrations élevées augmente le risque de développer le cancer du poumon (Santé Canada, 2012b). La quantité de radon présente dans la maison peut être évaluée à l'aide d'une trousse de mesure du radon, qu'on peut se procurer sur le marché (Gouvernement du Canada, 2014).

10.2.4 Les allergènes d'origine biologique

Les allergènes d'origine biologique les plus souvent trouvés dans l'environnement intérieur incluent les cafards, les acariens, les mites de poussières et les squames d'animaux domestiques. Des cas d'asthme, de rhinite, de toux chronique et de dermatite leur ont été attribués (Hulin et collab., 2012).

La présence de moisissure à l'intérieur des maisons ou d'autres bâtiments (par exemple, les écoles), peut avoir des effets néfastes sur la santé, en particulier des problèmes respiratoires et une aggravation des symptômes d'allergies (World Health Organization [WHO], 2009). Les moisissures se développent principalement dans les endroits humides ou en présence d'eau, par exemple dans la salle de bain, la cuisine ou le sous-sol; des particules ou des spores peuvent ensuite être inhalées (Centre canadien d'hygiène et de sécurité [CCHST], 2006).

Plusieurs actions peuvent contribuer à améliorer la qualité de l'environnement intérieur et à diminuer les risques de développer des troubles respiratoires ou d'autres effets néfastes. D'abord, il convient d'assurer une ventilation adéquate des pièces en favorisant l'entrée d'air frais de l'extérieur, surtout si l'environnement extérieur n'est pas

> ### ⚠ Ce qu'on peut faire pour améliorer la qualité du logement
>
> - Réduire la fumée secondaire
> - Prévenir la contamination au monoxyde de carbone (détecteur de CO)
> - Réduire le risque d'exposition au plomb
>   - Vérifier la teneur en plomb des jouets
>   - Vérifier si la peinture utilisée sur les murs du logement est à base de plomb; le cas échéant, prendre les mesures nécessaires pour l'enlever
>   - Porter un masque pour la fabrication de bijoux et de vitraux
> - Réduire le risque d'exposition à l'amiante
>   - Porter les équipements de protection personnelle nécessaires lors de rénovation ou de réparation d'un produit contenant de l'amiante
> - Évaluer la présence de radon
>   - Boucher les trous ou les fissures dans les murs des fondations ou d'autres parties de la maison qui sont en contact avec le sol
> - Diminuer la présence d'allergènes biologiques
>   - Laver régulièrement la literie afin de prévenir la présence d'acariens
>   - Nettoyer régulièrement les planchers pour éviter les mites de poussières et les squames d'animaux domestiques
> - Prévenir la formation de moisissures
>   - Contrôler le niveau d'humidité des logements (30 à 50 %)
>   - Réparer les fuites d'eau
>   - Nettoyer régulièrement les endroits où les moisissures sont susceptibles de se développer et maintenir une bonne ventilation
>
> **Source :** Adapté de Boyd, 2010 ; Gouvernement du Canada, 2012c, 2014 ; Santé Canada, 2009.

trop pollué (Guidotti et Gosselin, 1999). Plusieurs modèles de nettoyeurs d'air sont offerts sur le marché, mais leur capacité à prévenir les effets de la pollution de l'air sur la santé des enfants et d'autres personnes vulnérables n'a pas encore été démontrée (Environmental Protection Agency [EPA], 2012b).

Parmi les autres mesures proposées pour contrer les effets de la pollution de l'environnement intérieur, on trouve le nettoyage régulier de l'intérieur des maisons (par exemple, époussetage, aspirateur, changement de literie, couvre-matelas et couvre-oreiller), des humidificateurs et des déshumidificateurs, le remplacement des filtres des systèmes de chauffage et de ventilation ainsi qu'un détecteur de monoxyde de carbone. De plus, il est important de prévenir l'exposition à la fumée secondaire, soit en cessant de fumer, soit en fumant à l'extérieur de la maison ou du bâtiment.

10.3 La qualité de l'eau

L'eau est essentielle à la survie de l'homme; le corps humain étant composé d'environ 70 % d'eau (Boyd, 2010). Malgré les lois, les politiques et les programmes mis en vigueur par les gouvernements pour protéger la qualité de l'eau, plusieurs contaminants continuent à être déversés dans les lacs, les rivières, les fleuves et la nappe d'eau souterraine chaque année au Canada.

La pollution de l'eau, causée principalement par l'industrialisation, l'urbanisation et la croissance de la population, se manifeste sous plusieurs formes. La pollution chimique comprend la contamination par des composés inorganiques et organiques. De nombreux composés inorganiques sont souvent présents dans l'eau; on trouve, entre autres, les nitrates provenant d'engrais agricoles, les phosphates émanant de la lessive et des engrais, ainsi que des métaux lourds tels que le plomb, le mercure et le cadmium (Festy et collab., 2003).

Les composés organiques sont multiples et proviennent principalement du secteur industriel. Certaines de ces substances sont « des dérivés du benzène, de l'éthane, de l'éthylène, du méthane, des phénols, du toluène et des xylènes », dont certains sont « des carcinogènes établis ou potentiels chez l'homme » (Chevalier et Gosselin, 2003, p. 22). Les contaminants chimiques comprennent également les produits pharmaceutiques et ceux destinés aux soins corporels. Ils peuvent provenir de diverses sources telles que les eaux municipales traitées, les systèmes de traitement des eaux municipales n'étant pas équipés pour capter ces contaminants, et des eaux de ruissellement d'origine agricole. Le niveau de produits pharmaceutiques actuellement trouvés dans l'eau est très faible et n'est pas considéré comme étant un risque pour la santé (OMS, 2015). Toutefois, leurs effets cumulatifs ne sont pas

encore connus. Diverses stratégies ont été proposées afin d'encourager la population à participer à la prévention de l'augmentation de la contamination de l'eau par les produits pharmaceutiques, notamment en évitant de jeter les médicaments périmés, prescrits ou en vente libre dans les déchets et les toilettes, et en mettant en place des programmes de reprise de médicaments périmés ou non utilisés (OMS, 2014a).

En ce qui a trait à la pollution microbienne et parasitaire, elle est principalement due aux matières fécales humaines et animales provenant d'eaux usées non traitées ou traitées de façon inadéquate (Festy et collab., 2003). Les agents pathogènes susceptibles d'infecter l'eau incluent des bactéries (la salmonelle, le Shigella, la bactérie E-coli et les vibrions cholériques), des virus (l'entérovirus de type poliovirus et le virus de l'hépatite A) ainsi que des parasites (en particulier le Gardia lamblia et le Cryptosporidium) [Festy et collab., 2003]. Plusieurs de ces agents pathogènes causent des problèmes gastroentériques et compromettent la santé des enfants, des personnes âgées et des personnes dont le système immunitaire est déficient (Boyd, 2010). Afin de prévenir le développement d'une infection, il est conseillé, lorsqu'un avis est émis par les agences de santé, de faire bouillir l'eau provenant du robinet et d'éviter les plages publiques. On recommande à ceux qui utilisent l'eau provenant d'un puits de faire évaluer la qualité de l'eau tous les ans.

La pollution radioactive, une autre forme de contamination de l'eau, peut être d'origine naturelle ou humaine. Des éléments radioactifs tels que le radium, le thorium et l'uranium naturellement contenus dans des roches peuvent être relâchés dans l'eau (EPA, 2012a). En ce qui a trait à la pollution radioactive d'origine humaine, les principales activités en cause incluent les activités minières, l'opération des réacteurs nucléaires et la destruction de déchets nucléaires (Boyd, 2010). Il a été démontré qu'une exposition à long terme à des contaminants radioactifs augmente le risque de cancer (Santé Canada, 2010) et de troubles génétiques (Boyd, 2010). Des concentrations maximales acceptables ont été établies pour certains de ces éléments radioactifs trouvés dans l'eau, mais pas pour le radon, un gaz radioactif provenant du radium (Santé Canada, 2010). La quantité de radon dans l'eau provenant du robinet est surveillée lors du traitement de l'eau. Toutefois, il est recommandé aux personnes utilisant un puits comme source d'eau potable de vérifier annuellement son contenu en radon (Barn, Zitouni et Kosatsky, 2011).

La pollution thermique est une variation importante de la température de l'eau en comparaison avec sa température habituelle. Selon Festy et ses collègues (2003), une augmentation importante de la température de l'eau peut favoriser le développement d'agents pathogènes.

> **! Ce qu'on peut faire pour améliorer la qualité de l'eau**
>
> - Ne pas jeter les médicaments prescrits ou en vente libre périmés dans la toilettes ou avec les déchets
>   - Suivre les consignes dictées dans les programmes de reprise de médicaments
> - Prévenir la contamination microbienne et parasitaire
>   - Ne pas aller à la plage lorsqu'un avis est émis par les agences de santé
>   - Faire bouillir l'eau lorsqu'un avis est émis par les agences de santé
> - Faire évaluer la qualité de l'eau et la teneur en radon des puits artésiens tous les ans

Source : Adapté d'OMS, 2014a.

10.4 La qualité des aliments

La qualité et la sécurité des aliments peuvent être compromises par la contamination chimique et par des agents pathogènes. À long terme, la contamination alimentaire par des résidus chimiques représente un risque pour la santé (Panisset, Dewailly et Doucet-Leduc, 2003). La gravité des symptômes est influencée par la toxicité des contaminants, la quantité du contaminant contenue dans l'aliment et la quantité ingérée (Panisset et collab., 2003).

Les dioxines et les furanes sont des contaminants chimiques qui, à long terme, sont susceptibles d'occasionner des effets sur la santé tels que des maladies de la peau, des troubles hépatiques, un affaiblissement du système immunitaire, des effets sur le développement de l'enfant et certains types de cancers (Santé Canada, 2006). Ces contaminants peuvent se retrouver dans les poissons, le lait et, principalement, dans les gras des viandes (Canadian Nurses Association, 2007).

Les autres contaminants chimiques souvent présents dans les aliments incluent les pesticides, les additifs alimentaires, les antibiotiques, les hormones et certains métaux tels que le mercure, le plomb et l'arsenic. Au Canada, la présence de résidus chimiques et des divers contaminants des aliments sont étroitement surveillés par l'Agence canadienne d'inspection des aliments. Elle s'assure que les produits alimentaires respectent les limites maximales de résidus et les concentrations maximales établies par Santé Canada (Agence canadienne d'inspection des aliments, 2014). Un document élaboré par l'Assemblée des Premières Nations (2008) traite des contaminants et des principaux défis environnementaux auxquels les Premières Nations font face en lien avec l'alimentation, l'eau, l'air et le sol.

La population peut aussi contribuer à réduire les effets potentiels des contaminants chimiques en éliminant le plus possible le gras des viandes avant la cuisson, en lavant les fruits et les légumes avant de les consommer, et en suivant les avis émis par les autorités sanitaires en regard de la consommation des poissons (Santé Canada, 2006).

Les aliments contaminés par des agents pathogènes constituent aussi des risques pour la santé. Au Canada, les principaux agents pathogènes responsables de la transmission de maladies par les aliments sont des bactéries qui infectent le système digestif, en particulier, le Campylobacter, la bactérie E. coli, la salmonelle et le Shigella, ainsi que des parasites tels que le Crystosporidium et le Giardia (ASPC, 2013). Plusieurs facteurs sont liés à l'augmentation du nombre des maladies transmises par les aliments, entre autres l'industrialisation de la production alimentaire, l'augmentation de la consommation de viande, la mondialisation des marchés, le vieillissement de la population, la plus grande mobilité de la population, l'augmentation des repas pris à l'extérieur du foyer ainsi que l'augmentation de la consommation des mets à emporter (Santé Canada, 2006). (*Pour plus d'information sur la sécurité alimentaire, voir le chapitre 5.*)

> **! Ce qu'on peut faire pour améliorer la qualité des aliments**
>
> - Éliminer le plus possible le gras des viandes avant la cuisson
> - Laver les fruits et les légumes avant de les consommer
> - Suivre les avis émis par les autorités sanitaires en regard de la consommation de poissons

Source : Adapté de Santé Canada, 2006.

10.5 Les sols pollués et le contrôle des déchets

La contamination des sols et la production des déchets proviennent principalement d'activités humaines. Les principales causes de la contamination du sol incluent les activités industrielles et agricoles, les pluies acides et la gestion des déchets. Selon Environnement Canada, « les tendances actuelles dans la production, l'utilisation et le commerce des produits chimiques et des déchets donnent lieu à un accroissement des volumes des produits chimiques pénétrant au Canada » (2012, p. 1). Des mesures nationales ont été élaborées et des engagements internationaux ont été pris afin que les produits et les déchets chimiques soient gérés de façon efficace (Environnement Canada, 2012).

Malgré les lois, les règlements, les normes et les mesures adoptés par les divers paliers de gouvernement pour prévenir la pollution du sol, des contaminations sont parfois inévitables. Il arrive que des matières chimiques dangereuses soient accidentellement déversées dans l'environnement lors du transport, de l'entreposage de déchets chimiques ou lors de bris dans les installations.

La contamination du sol par des produits utilisés en agriculture, tels que les pesticides et les fertilisants, peut avoir des effets sur la santé, en particulier, sur celle des enfants (Bassil et collab., 2007). Des liens ont été observés entre divers types de cancers (par exemple, certaines formes de lymphomes, la leucémie, le cancer du cerveau ainsi que celui de la prostate) et l'exposition à des pesticides (Bassil et collab., 2007).

Les pluies acides, formées par des particules acides présentes dans l'air, qui se mélangent à la pluie, contaminent les étendues d'eau telles que les lacs et les rivières, mais aussi le sol. Les principales causes des pluies acides comprennent les activités industrielles, les émissions des voitures et le chauffage des maisons (Goyer et collab., 1985). L'acidité de l'eau augmente la solubilité du mercure, du plomb et de l'aluminium parfois retrouvés dans le sol (Goyer et collab., 1985).

> **! Ce qu'on peut faire pour réduire la pollution du sol**
>
> - Éviter d'utiliser des plastiques non dégradables
> - Réduire de diverses façons la production de déchets
>   - Réutiliser le plus possible les objets : écrire des deux côtés du papier, laver les sacs de plastique et les réutiliser, utiliser des piles rechargeables
> - Participer aux diverses formes de recyclage (plastique, papier, compost)
>
> Source : Adapté de Santé Canada, 2006.

10.6 Les rayonnements non ionisants

L'humain peut être exposé à des radiations électromagnétiques provenant de sources naturelles tels le soleil, le radon et les radiations cosmiques, ainsi qu'à des radiations provenant de sources artificielles telles que celles provenant des centrales nucléaires et des déchets nucléaires, des rayons utilisés pour les diagnostics et traitements médicaux, des lignes électriques, des micro-ondes et des transmissions sans fil tels le WiFi et les téléphones cellulaires (Boyd, 2010). Ces radiations électromagnétiques peuvent être regroupées en deux catégories, selon leur longueur d'onde et leur fréquence, soit les rayonnements ionisants (longueur d'onde inférieure à 100 N/m) et non ionisants (longueur d'onde supérieure à 100 N/m) [Guénel et collab., 2003]. Dans cette section, nous nous attardons aux principales sources de rayonnements non ionisants.

10.6.1 Les rayons ultraviolets

Bien que l'exposition aux rayons ultraviolets du soleil offre de nombreux bénéfices pour la santé, comme la production de la vitamine D qui est essentielle à l'absorption du calcium, elle a aussi plusieurs effets néfastes. Ceux-ci peuvent être divisés en effets cancérogènes (cancer de la peau) et non cancérogènes affectant le plus souvent la peau (par exemple, érythème, coup de soleil, photoallergie, kératose solaire), les yeux (par exemple, photoconjonctivite et cataracte) et le système immunitaire (immunosuppression) [Guénel et collab., 2003]. Les trois types de rayons ultraviolets sont présentés dans le tableau 10.1.

TABLEAU 10.1   **Les trois types de rayons ultraviolets**

Rayons	Description
UVA	• Longueur d'onde de 320 à 400 N/m • Représentent 95 % du rayonnement solaire • Pénètrent profondément dans la peau (jusqu'au derme) • Responsables du bronzage immédiat, du vieillissement prématuré de la peau (endommagent les fibres de collagène et d'élastine) et contribuent à certains cancers de la peau • Émis principalement par les lampes de bronzage artificiel
UVB	• Longueur d'onde de 280 à 320 N/m • Représentent 5 % du rayonnement solaire • Majoritairement absorbés par la couche d'ozone • Ne pénètrent pas profondément dans la peau (jusqu'à l'épiderme seulement) • Responsables du bronzage à long terme (48 à 72 heures suivant l'exposition aux rayons) et des coups de soleil, ainsi que de la plupart des cancers de la peau
UVC	• Longueur d'onde de 100 à 280 N/m • Ne traversent pas la couche d'ozone et n'atteignent pas la Terre • Même à très faible dose, sont hautement dangereux pour les organismes vivants

Source : Adapté de Gouvernement du Canada, 2012b ; Gouvernement du Québec, 2013.

L'amincissement de la couche d'ozone diminue l'action filtrante de celle-ci ; les rayons UVB atteignent ainsi plus facilement la Terre, entraînant une plus forte exposition. On utilise l'indice ultraviolet (UV) élaboré par Environnement Canada pour indiquer l'intensité des rayons ultraviolets.

Celui-ci se situe sur une échelle de 0 à 11, où plus l'indice est élevé, plus les rayons UV sont forts, entraînant un besoin supérieur de protection (*voir le tableau 10.2*).

TABLEAU 10.2 Ce qu'on peut faire pour se protéger des effets nocifs du soleil selon l'indice UV

Échelle	Description
0 – 2 Bas	• Protection minimale requise • Si dehors plus d'une heure, porter lunettes de soleil et appliquer un écran solaire • Faire attention aux propriétés réfléchissantes de certaines surfaces (tels la neige, la glace, l'eau et le sable) qui peuvent augmenter l'exposition aux rayons ultraviolets et le risque de coup de soleil
3 – 5 Modéré	• Faire attention • Se couvrir, porter un chapeau et des lunettes de soleil et appliquer un écran solaire si l'on est dehors plus de 30 minutes • Rechercher l'ombre en mi-journée
6 – 7 Élevé	• Se protéger (Les UV endommagent la peau et peuvent causer des coups de soleil.) • Réduire le temps passé au soleil entre 11 h et 16 h • Rechercher l'ombre, se couvrir, porter un chapeau et des lunettes de soleil et appliquer un écran solaire
8 – 10 Très élevé	• Être très vigilant (La peau non protégée sera endommagée et peut brûler rapidement.) • Éviter le soleil entre 11 h et 16 h • Rechercher l'ombre, se couvrir, porter un chapeau et des lunettes de soleil et appliquer un écran solaire
11+ Extrême	• Protection maximale requise (La peau non protégée sera endommagée et peut brûler en quelques minutes.) • Éviter le soleil entre 11 h et 16 h • Rester à l'ombre, se couvrir, porter un chapeau et des lunettes de soleil et appliquer un écran solaire

Source : Adapté de Gouvernement du Canada, 2012b.

Souvenez-vous qu'on peut couvrir la peau en portant un chandail de couleur pâle et à manches longues, un pantalon léger et un chapeau à large rebord. Il est nécessaire que les lunettes de soleil offrent une protection contre les rayons UVA et UVB. Il faut aussi éviter de regarder directement le soleil, surtout si l'on utilise des lunettes d'approche (jumelles) ou un télescope, ainsi que les éclipses solaires partielles, qui peuvent causer des brûlures à la rétine et des dommages permanents aux yeux. Lorsque l'indice UV est de 3 ou plus, il faut appliquer généreusement un écran solaire jusqu'à 30 minutes précédant l'exposition. Celui-ci doit avoir un facteur de protection solaire suffisant (FPS de 30 ou plus pour une personne ayant une peau pâle), et il faut appliquer l'écran de nouveau selon les instructions du produit. Il faut rester hydraté en buvant beaucoup de liquide, notamment de l'eau. Également, il est important de tenir compte de plusieurs facteurs lorsqu'on évalue l'exposition d'une personne aux rayons UV, tels que la source (soleil *versus* lampe de bronzage), l'intensité des rayons (selon le temps de la journée et la saison), l'altitude (élévation où se trouve la personne) et la latitude (en fonction de l'équateur), le type de travail (en plein air *versus* à l'intérieur), les loisirs (par exemple, le ski alpin, le kayak), les vacances (par exemple, les destinations « soleil »), les pratiques de bronzage (tous les jours *versus* sporadiquement), l'utilisation de moyens de protection (utilisation d'écran solaire, de vêtements), le type de peau (pâle) et les maladies génétiques (par exemple, xeroderma pigmentosum) [Guénel et collab., 2003].

On suggère aussi d'être à l'affût de changements dans la condition de la peau, et plus particulièrement si un grain de beauté change de forme, de grosseur ou de couleur ; ou encore de l'apparition de nodules, de bosses ou de plaques squameuses qui pourraient être un signe avant-coureur de cancer de la peau (Boyd, 2010). En ce qui a trait aux lits de bronzage, les gouvernements déconseillent maintenant leur utilisation. Plusieurs ont même des lois interdisant leur utilisation par les jeunes de moins de 18 ans.

10.6.2 Les autres types de rayonnements non ionisants

Les autres types de rayonnements non ionisants les plus observés comprennent les lignes à haute tension, les appareils électriques et la technologie (sans fil et cellulaires). Il faut savoir qu'une fréquence différente est employée par les lignes à haute tension et les appareils électriques branchés au mur et celle utilisée pour la technologie sans fil et les téléphones cellulaires. Depuis plusieurs années, il existe l'hypothèse d'un lien entre l'exposition aux champs magnétiques de fréquence extrêmement basse et le cancer chez les humains. Toutefois, il n'y a toujours pas de preuves concluantes à cet effet et d'autres études sont nécessaires. Bien que le Centre international de recherche sur le cancer (CIRC) ait classé les champs magnétiques de fréquence extrêmement basse comme « cancérogènes possibles pour l'homme », Santé Canada est d'avis qu'il n'est pas nécessaire de se protéger contre l'exposition quotidienne aux champs électriques et magnétiques de fréquence extrêmement basse (Gouvernement du Canada, 2012a).

Les lignes à haute tension

Un champ électromagnétique est composé d'un champ électrique (voltage des lignes) et d'un champ magnétique (à la suite de la circulation de l'électricité). En général, les lignes à haute tension génèrent une fréquence de 50 à 60 Hz (Guénel et collab., 2003). L'exposition au champ magnétique d'une ligne électrique sera donc en relation avec la proximité de celle-ci. À l'intérieur d'une maison, les champs magnétiques des appareils électroménagers sont souvent plus élevés que ceux des lignes à haute tension (Gouvernement du Canada, 2012a). Cependant, contrairement aux appareils électroménagers qui sont souvent utilisés pour de courtes périodes et de façon intermittente, l'exposition au champ magnétique des lignes électriques est constante (Guénel et collab., 2003).

La technologie sans fil

La technologie sans fil, tout comme certaines technologies qui ne sont pas sans fil (par exemple, les ordinateurs), utilise des champs de radiofréquences de faible intensité pour faire circuler l'information. Ces champs peuvent produire de la chaleur qui peut être nuisible au corps humain si elle n'est pas contrôlée (peut faire augmenter la température du corps). Bien qu'il n'existe pour l'instant pas de preuves scientifiques confirmant un danger lié à l'utilisation de cette technologie par l'humain, il est suggéré de respecter les limites d'exposition aux radiofréquences retrouvées dans les lignes directrices canadiennes (Industrie Canada, 2012).

!

Ce qu'on peut faire pour réduire l'exposition aux champs de radiofréquences provenant des téléphones sans fil

- Limiter la durée des appels par téléphone cellulaire
- Changer d'oreille fréquemment pendant l'utilisation du téléphone pour réduire la durée de l'exposition aux radiofréquences
- Garder le téléphone loin du corps lorsqu'il est allumé (par exemple, ne pas le mettre dans une poche)
- Éviter les appels dans des régions où la couverture est mauvaise (puissance requise supérieure pour communiquer avec l'antenne cellulaire)
- Utiliser le mode « mains libres » ou un casque d'écoute à fil afin d'augmenter la distance entre la tête et le cellulaire

Source : Industrie Canada, 2012.

10.7 Le bruit

La vibration d'un objet produit un son qui atteint l'oreille sous forme d'ondes sonores (qui sont en fait de faibles variations de la pression de l'air). Un son est défini comme étant ce qu'on entend, et un bruit, comme étant un son indésirable (Centre canadien d'hygiène et de sécurité au travail [CCHST], 2014a). Le bruit peut être continu (constant et stable sur une période donnée), variable (changeant), intermittent (périodes calmes suivies de périodes bruyantes) ou impulsif (bruit d'impact qui est intense et d'une durée inférieure à une seconde, par exemple un coup de feu ou le bruit provenant d'une cloueuse). Il existe plusieurs mesures du bruit : la fréquence exprimée en hertz (Hz) et le niveau de pression acoustique mesuré en décibels (dB). Puisque

l'oreille humaine ne peut percevoir toutes les fréquences retrouvées dans un bruit, la pondération A (dBA) est utilisée pour désigner les effets du bruit sur l'humain (Laroche, Vallet et Aubrée, 2003). En raison de l'urbanisation, on parle maintenant de bruit communautaire ou encore de pollution par le bruit lié à la circulation (utilisation de motocyclette et de motoneige, vie près des autoroutes et des aéroports), à l'entretien dans le voisinage (utilisation de tondeuse, de coupe-bordures et de laveuse à pression), aux industries, y compris les industries lourdes, et aux pratiques individuelles (utilisation de baladeur, d'ordinateur, jeux vidéo, musique de concerts, tir d'armes à feu, feux d'artifice, jouets sonores pour les jeunes enfants). Il est important de considérer les effets du bruit sur la santé.

10.7.1 Les effets du bruit sur la santé : la perte de l'audition

Le bruit a principalement un effet sur l'audition. La durée et l'intensité de l'exposition au bruit doivent être prises en considération pour déterminer le niveau de protection requis puisqu'une surexposition au bruit peut entraîner une perte temporaire ou permanente de l'audition. La perte d'audition peut aussi être progressive ou immédiate. Les acouphènes (bourdonnements dans l'oreille lorsque les sons extérieurs sont absents) peuvent être un signe d'une perte progressive d'audition (Santé Canada, 2012a). Selon Santé Canada (2012a), il n'y a aucun risque pour l'audition si le son se situe à une intensité inférieure à 70 dB. Dans le cadre du travail, « le niveau maximal de bruit continu admissible pendant un quart de travail complet de huit heures est de 85 dB(A) dans la plupart des administrations, 90 dB(A) au Québec et 87 dB(A) au sein des organisations qui respectent la réglementation fédérale canadienne en matière de bruit » (CCHST, 2014b).

Il faut se rappeler que l'exposition au son est cumulative et doit comprendre tant les bruits entendus dans le cadre du travail que ceux entendus dans la vie privée (par exemple, écouter la musique d'un baladeur, assister à des concerts rock). Le tableau 10.3, page suivante, offre quelques exemples concrets de situations pouvant engendrer une perte d'audition en lien avec l'intensité et la durée de l'exposition. La prévention est la seule façon d'éviter une perte d'audition en raison du bruit.

10.7.2 Les autres effets du bruit sur la santé

L'exposition au bruit peut interférer avec certaines activités de la vie quotidienne. Par exemple, le bruit peut avoir des effets sur le sommeil (difficulté à s'endormir, éveils pendant la nuit, raccourcissement de certains stades de sommeil, diminution de la qualité du sommeil) [Laroche et collab., 2003]. L'exposition au bruit peut aussi avoir un effet sur le niveau de stress, engendrer des maux

TABLEAU 10.3   Des situations pouvant engendrer une perte d'audition

Bruit environnant	Niveau sonore	Durée de l'exposition quotidienne pouvant engendrer une perte d'audition permanente
Une personne à un mètre de vous doit crier pour se faire entendre	Supérieurs à 85 dBA	8 heures ou plus
Une personne à 30 cm de vous doit crier pour se faire entendre	Supérieurs à 95 dBA	45 minutes ou plus
Une personne doit vous crier dans les oreilles pour se faire entendre	Supérieurs à 105 dBA	5 minutes ou plus

Source : Santé Canada, 2012a.

de tête, augmenter la pression artérielle et le risque de maladies cardiovasculaires, l'impuissance sexuelle et le changement dans les niveaux hormonaux, influer sur la santé mentale et entraîner un affaiblissement du système immunitaire (Boyd, 2010). Le bruit peut encore influer sur la performance (interfère avec la concentration, la capacité à résoudre des problèmes et la capacité de lecture et d'apprentissage) et peut changer les comportements (en raison de l'irritabilité et de l'anxiété) [Boyd, 2010]. Il faut se rappeler qu'il y a deux aspects au bruit : l'énergie sonore (associée aux décibels) et l'aspect informationnel (associé à un processus sociocognitif ou au contenu du signal qui doit être interprété) et que, selon la situation, un aspect peut avoir un effet distinct sur l'individu et sa performance (Laroche et collab., 2003).

! Ce qu'on peut faire pour se protéger du bruit

- Limiter le temps consacré aux activités très bruyantes
- Réduire le volume des appareils de radiodiffusion (radio dans la voiture, baladeur, téléviseur)
- Porter de l'équipement de protection individuelle bien ajusté tels des bouchons d'oreilles ou un casque antibruit lorsqu'il y a une exposition à des bruits pouvant mener à une perte d'audition
- Prévoir une période de silence afin de permettre un repos aux oreilles s'il y a une perte d'audition temporaire ou des acouphènes suivant le travail ou d'autres activités
- Éviter d'acheter des jouets bruyants aux enfants

Source : Santé Canada, 2012a.

10.8 Les savoirs essentiels liés à la santé environnementale

Certains savoirs sont propres à la santé environnementale. Dans cette section, nous traitons de quatre principes environnementaux, des lois entourant la protection de l'environnement, de la gestion des risques et du principe de précaution. Des exemples d'activités en lien avec les niveaux de prévention sont aussi fournis, et les compétences et rôles de l'infirmière travaillant en santé environnementale sont revus.

10.8.1 Les quatre principes environnementaux

Stanhope et ses collègues (2011) offrent une description de quatre principes environnementaux qui illustrent bien la complexité des dilemmes liés à l'environnement. Ces principes sont aussi en lien avec la problématique de la pollution et celle de la disposition des déchets. La description des principes énoncés par Stanhope et ses collaborateurs (2011) est reprise ici.

Le premier principe : tout est interrelié

Le principe de connexité est essentiel lorsqu'il s'agit d'évaluer une exposition et les risques liés à celle-ci. En effet, un contaminant peut suivre plusieurs routes qui mènent à différents types d'exposition. Par exemple, on peut penser au tsunami qui a eu lieu au Japon, en mars 2011, et qui a généré une mer de déchets (y compris des déchets toxiques). Les déchets les plus lourds ont coulé au fond de l'océan, mais les plus légers ont voyagé et se retrouvent maintenant au Canada (en Colombie-Britannique) et aux États-Unis (en Alaska, en Californie et à Hawaii). Non seulement l'eau, mais aussi le sol et l'air ont été contaminés par la centrale nucléaire de Fukushima abimée lors de la tempête.

Le deuxième principe : tout doit aller quelque part

Selon ce principe, la matière ne peut être ni créée ni détruite ; elle ne fait que changer de forme. C'est dire que lorsqu'on génère des déchets, on ne peut que les éliminer de trois façons, soit 1. l'incinération : en brûlant certains objets, on change leur composition chimique et leur toxicité. Ceci peut engendrer de la pollution dans l'air, et donc, éventuellement, dans le sol et l'eau ; 2. le déversement dans l'eau : le produit dont on veut disposer sous l'eau doit être préalablement traité afin de s'assurer que l'eau ne sera pas contaminée ; si, toutefois, elle était contaminée, on devrait s'assurer qu'elle ne contamine pas le sol ; 3. l'enfouissement dans un dépotoir : encore une fois, il est indispensable de s'assurer que le sol est protégé. Pour ce faire, on utilise souvent une doublure. De plus, la décomposition de déchets génère du méthane. Selon Environnement Canada (2014), 20 % des émissions de méthane générées au pays proviennent des lieux d'enfouissement. Le méthane est un gaz qui contribue à l'effet de serre et au réchauffement de la planète.

Le troisième principe : la solution à la pollution n'est pas la dilution

Autrefois, plusieurs croyaient que l'environnement était si vaste qu'il pouvait absorber tout ce qu'on y rejetait. En effet, on a longtemps pensé que jeter des déchets dans les rivières, les grands lacs et l'océan était sans conséquence ; et certains pensent encore que l'atmosphère est si vaste qu'elle a la capacité d'absorber la pollution. Pourtant, il y a de plus en plus de preuves que la capacité de la planète à absorber les sous-produits de la civilisation humaine est limitée, et qu'en fait, la planète est fragile et délicatement balancée.

Le quatrième principe : la solution d'aujourd'hui peut être le problème de demain

Les pratiques d'hier tels l'enfouissement de déchets dans des lieux d'enfouissement non protégés ou l'enfouissement de réservoirs d'essence ou de déchets toxiques qui, au fil du temps, présentent des fuites, sont des « erreurs » qui n'étaient pas nécessairement liées à de la négligence, mais plutôt à des décisions basées sur la meilleure information disponible alors. Il faut se souvenir que l'information courante est souvent incomplète et imparfaite, et qu'avec l'avènement de nouvelles études, les pratiques sont appelées à changer.

10.8.2 Les lois entourant la protection de l'environnement

En raison de la complexité des facteurs ayant une influence sur l'environnement, le gouvernement fédéral et les gouvernements provinciaux et municipaux sont responsables des lois entourant la protection de l'environnement au Canada. Il existe plusieurs lois, aux niveaux municipal, provincial et fédéral, qui s'attaquent aux aspects propres aux divers polluants.

10.8.3 La gestion des risques

La gestion des risques est une démarche scientifique rigoureuse permettant la prise de décision quant à une situation potentiellement dangereuse. L'évaluation des risques « vise à estimer de manière qualitative et quan-

titative la probabilité de survenue et/ou la gravité des conséquences sur la santé qu'un agent ou une situation dangereuse peut entraîner chez une personne ou dans une population » (Institut national de santé publique du Québec [INSPQ], 2003, p. 5). Les étapes du processus de gestion des risques s'apparentent aux étapes de la démarche de soins en sciences infirmières. Le tableau 10.4 illustre ce parallèle.

TABLEAU 10.4 **Un tableau comparatif entre les étapes du processus de gestion des risques et les étapes de la démarche de soins en sciences infirmières**

Processus – gestion des risques[a]	Démarche de soins
1. Définition du problème et du contexte	Évaluation de la situation
2. Évaluation du risque	Formulation du diagnostic
3. Détermination et examen des options	Établissement des objectifs
4. Choix de la stratégie	Planification des interventions
5. Mise en œuvre des interventions	Mise en œuvre des interventions
6. Évaluation du processus et des interventions	Évaluation des résultats (court terme, moyen terme, long terme)

Source : a. Selon l'INSPQ, 2003, p. 3.

10.8.4 Le principe de précaution

Le principe de précaution est en lien avec la gestion des risques et avec le principe éthique de la non-malfaisance, qui impose le devoir de ne pas faire de tort. Celui-ci a été adopté à la conférence des Nations Unies, à Rio de Janeiro, en juin 1992. Sous le principe 15 de la *Déclaration de Rio sur l'environnement et le développement*, il est stipulé que

> pour protéger l'environnement, des mesures de précaution doivent être largement appliquées par les États selon leurs capacités. En cas de risque de dommages graves ou irréversibles, l'absence de certitude scientifique absolue ne doit pas servir de prétexte pour remettre à plus tard l'adoption de mesures effectives visant à prévenir la dégradation de l'environnement (Organisation des Nations Unies [ONU], 1992).

En d'autres mots, même lorsque les preuves scientifiques sont insuffisantes pour indiquer la présence de risques, s'il y a soupçon d'un risque potentiel grave ou irréversible pour l'environnement ou la santé, le principe énonce qu'il faut quand même adopter des mesures adéquates pour réduire ou éliminer les effets dommageables du risque potentiel. Depuis son adoption, le principe de précaution a toutefois été beaucoup critiqué. Les principales critiques ont trait aux éléments suivants : une définition et une formulation inconsistante des énoncés du principe ; que celui-ci entrave l'avancée technologique et mine la science ; qu'il est impossible que quelque chose ne cause aucun risque ; et, finalement, que faire une évaluation des risques exclut la nécessité d'avoir un tel principe (Chaudrey, 2008).

Notons que le principe de précaution est enchâssé dans plusieurs lois canadiennes ayant trait à l'environnement, telles la *Loi canadienne sur la protection de l'environnement*, la *Loi sur les produits antiparasitaires*, la *Loi canadienne sur la sécurité des produits de consommation*.

10.8.5 La prévention primaire, secondaire et tertiaire

Les trois niveaux de prévention sont aussi applicables à la santé environnementale. Dans le cadre de la prévention primaire, les activités porteront sur la promotion de la santé afin d'éviter qu'une maladie ou une blessure liée à l'environnement se produise.

Des exemples d'activités incluent : éduquer la population sur la façon de réduire une exposition (par exemple, laver les fruits et légumes avant de les manger, limiter l'exposition au soleil, éviter l'exposition à certains risques environnementaux, surtout pour les femmes enceintes), sur la façon de se protéger par le port d'équipement de protection individuelle (par exemple, port de bouchons dans les oreilles pour réduire le bruit) ou par la réduction du temps d'exposition ; soutenir l'élaboration de politiques relatives à la santé environnementale (par exemple, programme de réduction des déchets, programme de conservation d'énergie, lobbying sur la réduction de l'utilisation de pesticides néonicotinoïdes qui mettent en péril les abeilles, les papillons et possiblement les humains) ; immuniser les personnes présentant des risques élevés de contamination (par exemple, immunisation contre l'hépatite B chez les travailleurs de la santé).

La prévention secondaire débute avant l'apparition des signes et des symptômes et renvoie à une détection précoce (par exemple, le dépistage) et à une intervention rapide pendant la période d'incubation de la maladie.

On peut penser ici à l'évaluation des maisons, des milieux de travail et des communautés pour déterminer des facteurs de risque (par exemple, peinture au plomb, bruits forts, seringues dans les aires de jeux) ; surveiller les rapports portant sur la qualité de l'air et de l'eau ; et faire du dépistage (par exemple, prendre des échantillons d'urine pour la détection de l'arsenic, des échantillons sanguins afin de déterminer l'immunisation à certaines maladies, des radiographies pulmonaires pour les gens exposés à l'amiante, des tests d'ouïe chez les jeunes exposés à des décibels élevés en raison de l'écoute de musique à l'aide d'écouteurs).

Finalement, la prévention tertiaire vise le rétablissement ou la réhabilitation des gens ou des communautés qui ont développé une maladie ou condition liée à l'environnement. Des exemples incluent le nettoyage de déchets toxiques suivant une catastrophe environnementale (par exemple, la tragédie de Lac-Mégantic suivant l'accident ferroviaire en juillet 2013) et la création d'un groupe de soutien pour les travailleurs blessés dans le cadre du travail.

10.8.6 Les compétences et rôles de l'infirmière travaillant en santé environnementale

Stanhope et Lancaster (2014) ont défini les compétences nécessaires chez l'infirmière travaillant en santé environnementale.

Dans un premier temps, celle-ci doit avoir des connaissances de base quant aux concepts ayant trait aux liens entre les individus et populations et l'environnement. Ces connaissances comprennent les mécanismes d'exposition aux risques environnementaux, les stratégies de prévention et de contrôle de ces risques, ainsi qu'une approche multidisciplinaire et de la recherche.

Dans un deuxième temps, l'infirmière doit être capable de faire une évaluation et d'adresser au besoin la personne à la ressource adéquate. C'est donc dire que l'infirmière est en mesure de faire l'historique d'une exposition, de reconnaître les risques environnementaux et les maladies associées à ceux-ci, et de communiquer les résultats de son évaluation sans être alarmiste et en tenant compte des solutions possibles. Il est indispensable que l'infirmière soit capable de trouver des ressources, d'y avoir accès et de donner de l'information aux gens et aux communautés de façon claire, concise, adaptée à leur niveau de littératie et à leur situation.

Dans un troisième temps, l'infirmière travaillant en santé environnementale doit avoir une connaissance du rôle de plaidoyer (*advocacy*), des notions de base en éthique ainsi qu'une bonne capacité de communication. Finalement, l'infirmière doit avoir une bonne connaissance des lois et des règlements relatifs à la santé environnementale.

Les principaux rôles de l'infirmière travaillant en santé environnementale incluent donc : le fait de favoriser l'implication de la communauté et la participation du public en animant des forums communautaires et en rendant l'information accessible ; l'utilisation de la démarche de soins afin d'évaluer les risques d'exposition ; la capacité de communiquer avec les agences, les gouvernements, les industries et les individus en ce qui a trait aux risques et à leur gestion ; la mise en pratique de connaissances relatives à l'épidémiologie afin de faire des liens entre les préoccupations des individus et des communautés et les études portant sur la santé environnementale (par exemple, études démontrant un lien entre le cancer et l'exposition à l'amiante) ; et, finalement, la capacité de s'impliquer afin de contribuer à l'élaboration de politiques saines ayant trait à la santé environnementale.

Conclusion

Le développement des secteurs agricoles et industriels joue un rôle essentiel dans l'économie de tous les pays, mais contribue également à diverses formes de pollution de notre environnement. L'exposition aux contaminants dans l'air, l'eau, les aliments et le sol favorise l'apparition d'une variété de cancers, de troubles du développement, de maladies respiratoires et de maladies du tube digestif. L'exposition à des rayons non ionisants et au bruit peut également avoir des effets néfastes sur la santé et doit être réduite le plus possible en utilisant une variété de moyens mis à la disposition de la population par les divers paliers de gouvernements.

Les professionnels de la santé ont un rôle décisif à jouer afin de sensibiliser la population aux effets des diverses formes de pollution sur la santé et aux actions que chaque individu peut poser pour diminuer les risques et promouvoir la qualité de notre environnement physique. L'Association des infirmières et infirmiers du Canada a élaboré un guide pour soutenir l'implication des infirmières en santé environnementale (Canadian Nurses Association, 2007).

À retenir

- L'environnement physique est considéré comme un déterminant de la santé ; le lien entre la qualité de l'eau, de l'air et du sol et plusieurs problèmes de santé tels que des cancers, des troubles du développement, des maladies respiratoires et des maladies du tube digestif est bien établi. Les personnes les plus vulnérables aux effets de la pollution sont les enfants, les aînés et les personnes malades.

- Parmi les différents facteurs qui influent sur la qualité de l'environnement physique, notons entre autres la pollution par le bruit, les changements climatiques, le contrôle des déchets toxiques et les pluies acides. Plusieurs actions ont été proposées pour prévenir ou minimiser les effets de la pollution environnementale, y compris le recyclage, la réutilisation, la minimisation des déchets et le compost.

- Les quatre principes environnementaux (tout est interrelié ; tout doit aller quelque part ; la solution à la pollution n'est pas la dilution ; la solution d'aujourd'hui peut être le problème de demain) démontrent bien le lien entre les différents polluants et la contamination du sol, de l'air, de l'eau et des aliments. Ces principes démontrent aussi que les décisions prises à un moment donné selon le meilleur de nos connaissances à ce moment peuvent en fait s'avérer dévastatrices pour l'environnement et avoir des répercussions inattendues à très long terme.

- Les infirmières ont un rôle essentiel à jouer afin de sensibiliser la population aux effets des diverses formes de pollution sur la santé et aux actions que chaque individu peut poser pour diminuer les risques et promouvoir la qualité de l'environnement physique. Elles peuvent intervenir en prévention primaire, secondaire et tertiaire afin de soutenir la communauté dans ses efforts afin de contrer les effets néfastes des divers types de pollution.

Activités d'apprentissage

1. Réalisez une enquête auprès de 10 à 15 personnes afin de déterminer : 1. s'ils s'exposent au soleil pour des périodes de plus 15 minutes ; 2. s'ils emploient de la protection solaire contre les rayons du soleil ; 3. s'ils fréquentent des salons de bronzage. Discutez en classe des résultats de l'enquête et des actions permettant de sensibiliser les individus à l'importance de se protéger contre les rayons solaires.

2. Examinez les mesures en place dans votre université ou collège pour favoriser le recyclage, puis proposez des moyens d'augmenter le recyclage de divers produits et la diminution de déchets.

3. Visionnez la vidéo *Halte au bruit* (accessible sur le site www.dailymotion.com). Discutez des moments où vous avez été exposé à différents bruits très élevés, et des moyens qui peuvent être utilisés pour contrer leurs effets nocifs. Discutez des facteurs pouvant influencer la décision d'utiliser (ou de ne pas utiliser) les moyens de protection individuelle.

Pour en savoir plus

Assemblée des Premières Nations. (2008). *État actuel de la recherche en santé environnementale des Premières nations.* Repéré à www.afn.ca

Gouvernement du Canada. (2012). *Réduisez l'humidité et les moisissures.* Repéré à www.canadiensensante.gc.ca

Raffin, N. (2009). Santé, qualité environnementale et développement économique. *Revue économique, 60*(3), p. 831-842.

Santé Canada. (2012). *Notre santé, notre environnement : un aperçu de la santé environnementale au Canada.* Repéré à http://publications.gc.ca

CHAPITRE 11

La violence

Isabelle St-Pierre et Marie-Douce Primeau

Objectifs

À la fin de ce chapitre, vous serez en mesure :

1. de décrire les différentes formes de violence et leurs implications, tant pour la victime que pour l'agresseur ;

2. de nommer les principaux facteurs pouvant contribuer à la violence ;

3. d'expliquer les répercussions de la violence sur la santé et la société ;

4. de décrire le rôle des infirmières dans le dépistage et l'élimination de la violence.

Introduction

En 2002, l'Organisation mondiale de la santé (OMS) publiait un rapport intitulé le *Rapport mondial sur la violence et la santé*. Afin de mettre en œuvre les recommandations trouvées dans ce rapport, l'OMS a lancé, en 2012, une campagne mondiale pour la prévention de la violence. Cette campagne veut « sensibiliser le grand public au problème de la violence, en soulignant le rôle crucial que peut jouer la santé publique en la matière, s'attaquant à ses causes et conséquences, et en encourageant la prévention » (OMS, 2014). Se terminant en 2020, la campagne, qui compte six objectifs, vise notamment à sensibiliser à la prévention de la violence, à développer des bases en matière de prévention de la violence et, finalement, à implanter les stratégies définies pour prévenir la violence.

La violence dans nos sociétés n'est pas un phénomène nouveau. Depuis longtemps, diverses personnes cherchent à contrer ce fléau. Cependant, nous notons une certaine désensibilisation à la violence, qui est de plus en plus omniprésente dans nos vies. En effet, plusieurs films, jeux vidéo, paroles de chansons et propos dans les médias sont très violents, tant graphiquement qu'oralement.

Il faut se rappeler que plusieurs formes de violence ne sont pas déclarées, ce qui fait que les statistiques ne tracent qu'un portrait partiel de la situation. De plus, ce qui constitue un acte de violence peut être difficile à définir, surtout lorsqu'on parle de violence psychologique. En effet, dans un article traitant de la violence au travail, Waddington, Badger et Bull (2005) expliquent pourquoi ce concept est si difficile à définir. Selon ces auteurs, la violence peut se manifester dans différents contextes ; dans certaines de ces situations, celle-ci sera acceptable, alors que dans d'autres, elle ne sera pas tolérée. Aussi, les victimes d'un acte de violence peuvent interpréter de façons différentes leurs propres actions et celles des autres. On parle alors de réactions subjectives en réponse à des actions objectives. Finalement, la relation entre la gravité apparente d'un acte de violence et les répercussions de cet acte sur la victime est souvent difficile à établir. Par exemple, l'agression verbale peut, dans certains contextes, avoir des conséquences plus néfastes pour la victime qu'une agression physique (Waddington et collab., 2005). Bien que ces auteurs aient écrit leur article pour expliquer le phénomène de la violence au travail, nous croyons que leurs propos se transposent au phénomène de la violence en général.

Depuis la dernière décennie, nous voyons l'émergence de nouveaux types de violence au Canada, par exemple les conflits de loyauté chez l'enfant de parents séparés, les crimes d'honneur associés à une population de plus en plus multiculturelle et la violence qui sévit dans Internet. Ces types de violence seront repris plus loin dans ce chapitre.

Il existe plusieurs typologies de la violence. Celle proposée par Buss, en 1961, est souvent utilisée et permet de bien saisir la subtilité de certaines formes de violence. À cette fin, Buss (1961) propose de diviser l'agression humaine selon trois dimensions : physique ou verbale, directe ou indirecte, et active ou passive. L'agression physique réfère à une agression commise au moyen d'une partie du corps ou d'une arme, alors que l'agression verbale fait référence à l'utilisation de mots pour porter préjudice. L'agression directe est portée directement de l'agresseur à la victime, sans intermédiaire, alors que l'agression indirecte est souvent exprimée lorsque la victime n'est pas présente (par exemple, commérages ou dommages infligés à la propriété de la victime). Ce type de violence rend beaucoup plus difficile l'identification de l'agresseur. Finalement, l'agression active arrive lorsqu'une personne adopte un comportement agressant, comme frapper ; l'agression passive se manifeste plutôt par le refus d'accomplir certaines actions, par exemple le refus de divulguer une information importante ou d'adresser la parole à une personne. En combinant ces trois dimensions, Buss (1961) a proposé huit catégories d'actions agressives, et a donné différents exemples d'actions concrètes propres à chaque catégorie (*voir le tableau 11.1*).

TABLEAU 11.1 Les catégories d'actions agressives

Catégories d'actions agressives	Exemples
Physique-active-directe	Poignarder, frapper, fusiller
Physique-active-indirecte	Installer une mine ou un piège, embaucher un assassin
Physique-passive-directe	Empêcher physiquement une personne d'atteindre un but ou d'accomplir un acte
Physique-passive-indirecte	Refuser d'effectuer des tâches nécessaires
Verbale-active-directe	Insulter une autre personne ou lui porter atteinte par des propos diffamatoires
Verbale-active-indirecte	Propager des rumeurs malveillantes ou des commérages au sujet d'un autre individu.
Verbale-passive-directe	Refuser de parler à une personne ou de répondre à des questions
Verbale-passive-indirecte	Ne pas prendre la défense d'une personne lorsqu'elle est injustement critiquée ou accusée

Source : Buss, 1961.

Certains auteurs ont aussi fait une distinction entre la violence dite « hostile », où l'objectif principal de l'agresseur est de causer du tort à la victime ou de la blesser, et la violence « instrumentale », qui est un moyen d'arriver à d'autres fins « non préjudiciables physiquement », par exemple d'obtenir un gain économique (Baron et Richardson, 1994). Ces auteurs ont aussi fait une importante distinction entre la violence réactive dite « défensive », qui survient en réponse à une provocation, par exemple des représailles, et la violence proactive dite « offensive », qui est initiée sans provocation apparente, par exemple la coercition ou l'intimidation. Dans ce chapitre, nous explorerons différents types de violence et examinerons divers contextes où se vit de la violence.

11.1 La violence conjugale

La **violence conjugale,** aussi appelée « violence domestique » ou « violence d'un partenaire intime » se définit comme « tout comportement qui, dans le cadre d'une relation intime avec son partenaire ou son ex-partenaire, cause un préjudice d'ordre physique, sexuel ou psychologique » (OMS, 2013) et peut prendre plusieurs formes,

---

Violence conjugale Tout comportement qui, dans le cadre d'une relation intime avec son partenaire ou son ex-partenaire, cause un préjudice d'ordre physique, sexuel ou psychologique.

soit celle d'agressions verbales, psychologiques, physiques, sexuelles ou économiques (Gouvernement du Québec, 2013). Ces actes d'agression ont tendance à se manifester sous forme cyclique, d'où l'appellation « cycle de la violence conjugale ».

11.1.1 Le cycle de la violence conjugale

Le cycle de la violence conjugale comprend quatre phases, à savoir : le climat de tension, la crise, la justification et, enfin, la lune de miel (*voir la figure 11.1*). La première phase du cycle de violence, le climat de tension, sera déclenchée par un agent stressant, souvent extérieur au couple, comme le travail, les finances, etc., devant lequel l'agresseur se sent en situation d'impuissance (Justice Manitoba, 2014). Afin de calmer cette tension, la victime tentera de moduler ses actions et ses paroles afin d'éviter tout conflit (Ministère de la Santé et des Services sociaux [MSSS], 2013). L'escalade de la tension entraînera une phase de crise, durant laquelle l'agresseur adoptera des comportements violents, ceux-ci pouvant prendre la forme d'agressions verbales, psychologiques, physiques ou financières (MSSS, 2013). À la suite de ces comportements violents, les partenaires entrent dans une phase de justification et de rationalisation des comportements, pendant laquelle l'agresseur tentera d'excuser son comportement en minimisant celui-ci ou en blâmant la victime d'être à sa source (Justice Manitoba, 2014). Cette dernière aura tendance à intérioriser ce blâme, finissant par accepter la responsabilité pour les comportements violents de son partenaire (MSSS, 2013). Ultimement, les partenaires entreront dans une phase de lune de miel, où la relation semblera continuer de manière normale, sans référence aux comportements violents (MSSS, 2013), et ce, jusqu'à la prochaine tension, qui renouvellera le cycle.

FIGURE 11.1 Le cycle de la violence conjugale

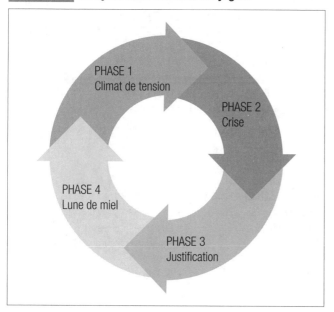

PHASE 1
Climat de tension

PHASE 2
Crise

PHASE 4
Lune de miel

PHASE 3
Justification

Il est à noter qu'une fois instauré le cycle de la violence conjugale, celui-ci a tendance à s'accélérer s'il n'y a pas d'intervention extérieure ou de soutien approprié (Justice Manitoba, 2014).

11.1.2 La prévalence de la violence conjugale au Canada

Depuis quelques années, les courants masculinistes[1] ont remis en question le fait que les femmes soient, en majorité, les victimes de violence conjugale. Ceux-ci s'appuient notamment sur les résultats du General Social Survey de Statistique Canada, selon lesquels les pourcentages d'hommes et de femmes ayant été victimes de violence conjugale de la part de leur partenaire actuel ou ex-partenaire dans les derniers cinq ans sont sensiblement similaires, soit 7 % pour les femmes *versus* 6 % pour les hommes (Perreault et Brenan, 2010). Il est important de souligner que ces données indiquent que l'individu rapporte une action violente de la part du partenaire ou de l'ex-partenaire, mais ne prend pas en considération le caractère offensif ou défensif de cette action. Par exemple, le fait de repousser physiquement un agresseur est comptabilisé comme une action de violence dans un contexte familial, si bien que lorsqu'on exclut les actions défensives de la définition, les femmes représentent 81 % des 102 500 victimes de violence conjugale, en 2010, au Canada (Sinha, 2013). De plus, 44 % des femmes victimes de violence conjugale ont indiqué avoir été blessées physiquement lors de ces épisodes de violence, contre 19 % des victimes masculines (Sinha, 2013). Les expériences de violence dont sont victimes les femmes sont en outre plus sérieuses que celles vécues par les hommes et ont tendance à avoir des conséquences physiques et psychologiques plus graves (Sinha, 2013). Par exemple, les femmes ont une plus forte probabilité d'être battues, étouffées ou agressées avec un couteau ou une arme à feu (23 % pour les femmes *versus* 15 % pour les hommes) et elles sont plus susceptibles aussi d'être poussées ou giflées (40 % *versus* 34 %) ou d'être agressées sexuellement (16 % *versus* moins de 1 %) [Sinha, 2013].

11.1.3 Un portrait type des hommes ayant un comportement violent

Deslauriers et Cusson (2014) ont élaboré une typologie à trois catégories d'hommes ayant des comportements violents, à savoir les agresseurs situationnels, les dépendants et les antisociaux. La violence provenant de l'agresseur situationnel représenterait la forme de violence conjugale la plus courante, la moins sévère et où les actes de violence sont les moins fréquents. Cette forme de violence représenterait une

---

1. Par « courants masculinistes », nous entendons les gens qui croient que l'égalité entre les femmes et les hommes est atteinte, et que les hommes sont susceptibles de vivre autant de discrimination que les femmes.

réaction à un conflit ponctuel, où les comportements violents seraient souvent adoptés de manière bilatérale, c'est-à-dire par les deux partenaires. Chez l'agresseur dépendant, la violence serait motivée par la peur de perdre l'autre, la jalousie ou la dépendance affective. Ces actes de violence seraient plus fréquents que ceux provenant de l'agresseur situationnel et leur gravité serait de faible à modérée. Enfin, chez l'agresseur antisocial, le désir de contrôle serait à la base des actions violentes, et la gravité et la fréquence des actes seraient importantes. Si la violence déborde rarement du contexte du couple chez les agresseurs situationnels et dépendants, les agresseurs antisociaux ont quant à eux tendance à utiliser la violence dans d'autres contextes et ont fréquemment des antécédents judiciaires. Le tableau 11.2 propose une description des caractéristiques de la violence, des agresseurs et des conséquences pour les victimes en fonction de ces trois types d'agresseurs.

11.1.4 Le dépistage de la violence conjugale

Selon Thibault (2004), le dépistage de la violence conjugale englobe quatre activités : l'évaluation des facteurs de risque et des indicateurs de violence, l'évaluation des risques pour la sécurité de la personne, c'est-à-dire le degré de dangerosité, l'intervention et la documentation. Selon l'Ordre des infirmières et infirmiers du Québec (OIIQ), les infirmières se doivent de jouer un rôle central dans le dépistage et la prévention de la violence conjugale, notamment en intégrant le dépistage dans leurs activités de pratique quotidienne (Thibault, 2004). Toutefois, les victimes de violence conjugale sont souvent réticentes à aller chercher de l'aide. Afin de soutenir les professionnels, Smith et Segal (2014) ont dressé une liste des principaux indicateurs de violence familiale. L'encadré 11.1 a été élaboré à partir des travaux de ces auteurs.

11.2 La maltraitance des enfants

Il n'existe pas de consensus autour de la définition de la maltraitance des enfants. Les différents acteurs qui tentent de la définir adoptent leur propre définition selon leur perception d'une combinaison de facteurs, soit « 1. l'acte commis par l'abuseur ; 2. l'effet sur l'enfant ; 3. l'intention du parent » (Observatoire sur la maltraitance envers les enfants, 2014, parag. 1). Les gouvernements du Québec et du Canada ont toutefois adopté la définition de l'OMS (2012), selon laquelle la maltraitance des enfants est

TABLEAU 11.2	Les caractéristiques propres aux trois types d'agresseurs conjugaux		
	Situationnel	**Dépendant**	**Antisocial**
Caractéristiques de la violence	• Moins fréquente, peut être un événement isolé • Généralement peu grave • Peu d'escalade vers une violence grave • Se manifeste seulement dans le couple • Généralement pas de nature sexuelle ou psychologique	• Peut-être fréquente • Gravité faible à modérée • Se manifeste rarement ailleurs que dans le couple	• Peut-être fréquente ; rarement un événement isolé • Degré de gravité et de dangerosité élevé • Se manifeste aussi à l'extérieur du couple • Risque d'escalade dans le temps • Panoplie de stratégies de contrôle
Caractéristiques des agresseurs	• Pas de problème de santé mentale • Généralement pas d'abus de substances psychotropes • Pas d'antécédents criminels • Peu colériques • Faible niveau de pathologie • Se sentent coupables ensuite • Autant des hommes que des femmes	• Problème de santé mentale (exemples : troubles de la personnalité limite, dépression, anxiété) ; • Tendance aux abus de substances psychotropes • Rarement des antécédents criminels • Souvent dépendants de leur conjoint ; ont peur de le (généralement « la ») perdre • Sont jaloux	• Comportement fortement corrélé au trouble de la personnalité antisociale • Pas de remords, violence justifiée à leurs yeux • Utilisent d'autres stratégies de contrôle non violentes • Lourds antécédents criminels • Colériques • Abus de substances • Presque toujours des hommes envers les femmes • Dangereux
Conséquences sur les victimes	• Peu de peur engendrée • Menace de divorce pour faire cesser la violence	• Ont peur, mais sont surtout en colère • Plus promptes à demander le divorce • Risque d'aggravation après la séparation	• Sont terrifiées, dépressives • Sont souvent blessées • Se sentent isolées • Syndrome post-traumatique souvent observé • Peu de divorces

Source : Deslauriers et Cusson, 2014, p. 146

Les indicateurs de violence conjugale

Indicateurs généraux de violence conjugale

- Sembler apeuré ou trop préoccupé à plaire au partenaire
- Acquiescer aveuglément à tout ce que le partenaire dit ou fait
- Informer fréquemment le partenaire de l'endroit où l'on se trouve et de ce qu'on fait
- Recevoir fréquemment des appels téléphoniques harcelants du partenaire
- Parler du tempérament, de la jalousie ou de la possessivité du partenaire

Indicateurs de violence physique

- Avoir des blessures fréquentes, avec l'excuse qu'elles proviennent « d'accidents »
- S'absenter fréquemment du travail, de l'école ou d'occasions sociales, sans explication
- S'habiller avec des vêtements qui camouflent les hématomes ou les cicatrices (par exemple, manches longues durant l'été ou lunettes fumées portées à l'intérieur)

Indicateurs d'isolation sociale

- Être empêché de voir sa famille ou ses amis
- Sortir rarement en public sans être accompagné par le partenaire
- Avoir un accès limité à de l'argent, à des cartes de crédit ou à une voiture

Indicateurs psychologiques d'agression

- Avoir une faible estime de soi, même si la personne avait, dans le passé, confiance en elle
- Démontrer des changements de personnalité majeurs (par exemple, une personne extravertie devient introvertie)
- Être déprimé, anxieux ou suicidaire

Source : Traduction libre de Smith et Segal, 2014.

toutes les formes de mauvais traitements physiques et/ou affectifs, de sévices sexuels, de négligence ou de traitement négligent, ou d'exploitation commerciale ou autre, entraînant un préjudice réel ou potentiel pour la santé de l'enfant, sa survie, son développement ou sa dignité, dans le contexte d'une relation de responsabilité, de confiance ou de pouvoir (traduction libre, OMS, 2012, parag. 1).

Au Canada, le concept de maltraitance envers les enfants est subdivisé en cinq catégories de sévices et de négligence, soit : les sévices physiques, les agressions sexuelles, la négligence, la maltraitance émotionnelle et l'exposition à la violence familiale.

11.2.1 La prévalence de la maltraitance des enfants dans les sociétés occidentales

Selon l'OMS (2012), près du quart de la population (23 %) aurait été physiquement maltraitée pendant l'enfance, alors que 20 % des femmes et de 5 à 10 % des hommes déclarent avoir subi des violences sexuelles dans leur enfance. Les estimations varient toutefois selon le pays,

notamment en fonction des différences dans les définitions de la maltraitance et de la capacité des pays à en répertorier les cas. En 2008, 235 842 signalements liés à la maltraitance des enfants ont été rapportés au Canada ; le tiers de ceux-ci, soit 84 440, ont été retenus, ce qui équivaut à une incidence de 14,2 par 1000 enfants (Public Health Agency of Canada [PHAC], 2010). Le tiers des signalements retenus en 2008 concernaient des cas d'exposition à la violence (34 %, n = 29 259) ou de négligence (34 %, n = 28 939), alors que le reste reposait sur des signalements relatifs à des sévices physiques (20 %, n = 17 212), émotionnels (9 %, n = 7423) ou sexuels (3 %, n = 2607) [PHAC, 2010]. Sur l'ensemble des signalements, 18 % (2,59 par 1000 enfants) ont été victimes de deux ou de plusieurs types de sévices ou de négligence (PHAC, 2010).

Si l'incidence de la maltraitance des enfants est, dans l'ensemble, similaire chez les garçons et les filles, soit respectivement 13,89 et 14,50 par 1000 enfants (PHAC, 2010), le type de violence subie par l'un et l'autre les distingue. Si les jeunes garçons ont des probabilités plus élevées d'être victimes de sévices physiques, les fillettes ont quant à elles des probabilités plus grandes d'être victimes de sévices sexuels et de négligence (PHAC, 2010). De plus, certaines sous-populations canadiennes semblent particulièrement touchées par la problématique. Par exemple, 22 % (n = 18 510) des signalements retenus en 2008 impliquaient un enfant autochtone, alors que ce groupe ne représente que 4 % de la population canadienne pour cette même période (PHAC, 2010).

11.2.2 Les facteurs de risque et les facteurs de protection associés à la maltraitance des enfants

Il est impossible d'établir un profil type des individus ayant eu des comportements de maltraitance envers les enfants, ou des enfants victimes de ce type d'agressions. Les experts s'entendent toutefois pour dire que la probabilité de maltraitance des enfants découle, d'un côté, de l'interaction de certains facteurs de prédisposition, ou facteurs de risque, et de l'autre côté, de facteurs dits « de protection ».

Les facteurs de risque associés à la maltraitance des enfants

La présence de certains facteurs semble augmenter la prédisposition à la maltraitance envers les enfants. Ces facteurs sont à la fois individuels, familiaux ou relationnels et sociétaux. Le CIS-2008 (PHAC, 2010) relève notamment l'abus d'alcool, de drogues ou de solvant, les déficiences physiques, cognitives ou psychologiques, le manque de soutien social, le fait d'être dans une relation familiale où il y a abus de pouvoir, que ce soit dans le rôle de victime ou d'agresseur, ainsi qu'une expérience en famille d'accueil ou en foyer de groupe. Dans 78 % des signalements de maltraitance d'enfants retenus par les services sociaux en 2008, le parent ou le tuteur principalement responsable de l'enfant présentait au moins un des facteurs de risque (PHAC, 2010). La prévalence des facteurs de risque chez les agresseurs varie toutefois selon le type de sévices. Selon une étude américaine, près de 90 % des enfants ayant fait l'objet d'un signalement dans des cas de négligence ou de mauvais traitement physique ou émotionnel provenaient de familles présentant au moins un facteur de risque, contre le tiers des signalements de sévices sexuels dont les familles n'en présentaient aucun (Center for Disease Control [CDC], 2014).

Les facteurs de protection contre la maltraitance des enfants

Si les facteurs de risque de la maltraitance sont bien documentés, la recherche sur les facteurs de protection contre les sévices et la négligence en est encore à ses balbutiements. En s'appuyant sur une revue systématique de la littérature, le CDC (2014) a répertorié une liste de facteurs de protection contre la maltraitance des enfants, qu'elle a regroupés en deux catégories : les facteurs de protection familiale et les facteurs de protection communautaire. Les facteurs de protection familiale englobent la présence de supervision et les compétences parentales, la stabilité des relations familiales, l'accès aux soins de santé et aux services sociaux, l'accès à des logements adéquats et à un emploi, etc. Les facteurs de protection communautaire incluent la présence de soutien aux parents et la responsabilisation des communautés afin de prévenir la maltraitance (CDC, 2014).

11.2.3 L'impact de la maltraitance sur les enfants victimes

Les comportements de maltraitance peuvent avoir un impact majeur et profond sur le développement des enfants qui en sont victimes, que ce soit sur le plan physique, cognitif ou émotionnel (Catz et Barnetz, 2014). Parmi les signalements de maltraitance retenus par les autorités en 2008, 46 % des enfants affichaient un ou des problèmes de fonctionnement (PHAC, 2010). Ceux-ci comprenaient des cas de difficultés sur le plan scolaire (23 %), de dépression, d'anxiété et d'attitude de retrait (19 %), d'agressivité (15 %), ainsi que des troubles du déficit de l'attention (11 %) ou de l'attachement (14 %) [PHAC, 2010]. Même les enfants qui sont victimes indirectement de mauvais traitements par leur exposition à la violence conjugale vont accuser des retards socioaffectifs, ceux-ci étant d'autant plus importants si le parent victime de violence conjugale est demeuré dans le contexte abusif (Savard et Zaouche Gaudron, 2013). Plus inquiétant encore, les victimes de sévices et de négligence dans leur enfance ont des probabilités plus élevées de perpétuer le cycle de violence et de devenir agresseurs à leur tour (Jespersen, Lalumière et Seto, 2009).

11.2.4 La détection des cas de maltraitance des enfants : une affaire complexe

En raison de la facilité d'accès aux enfants par l'intermédiaire des services de première ligne, les infirmières ont la possibilité d'occuper une place privilégiée dans les efforts de prévention et de lutte contre la maltraitance des enfants. Toutefois, en 2008, moins de 17 % des signalements ont été réalisés par des professionnels œuvrant dans des centres hospitaliers, des établissements de santé communautaire ou des services sociaux (PHAC, 2010). Une des explications serait associée aux difficultés à déceler les signes de maltraitance des enfants, puisque l'accès aux patients mineurs se fait habituellement par l'intermédiaire du parent. Dans cette optique, le département des services sociaux de l'État du New Jersey (State of New Jersey, 2014) a rédigé un guide pour aider les intervenants à déceler les indicateurs physiques et comportementaux pouvant révéler la présence de maltraitance chez les enfants (*voir le tableau 11.3*). De plus, l'Observatoire sur la maltraitance envers les enfants a élaboré une liste d'outils d'évaluation des risques, de prévention et d'intervention concernant les différentes facettes de la maltraitance[2].

11.3 Les conflits de loyauté : un type de violence émotionnelle envers les enfants à ne pas négliger

L'augmentation des séparations conjugales a amené un nouveau type de violence émotionnelle à se développer : les **conflits de loyauté** de l'enfant envers ses parents séparés ou divorcés. Outre la manipulation, parfois inconsciente, de l'enfant par l'un ou l'autre des parents, le conflit de loyauté peut s'accompagner de tentatives de disqualifier l'ancien partenaire, que ce soit de façon délibérée ou inconsciente (Le Run, 2013). Pour De Becker (2011), ce conflit de loyauté sera doublement nocif pour l'enfant, non seulement à cause de l'influence d'un climat conflictuel

---

Conflit de loyauté « Conflit intrapsychique dont l'origine est liée à l'impossibilité de choisir entre deux solutions possibles, choix qui engage le niveau des affects envers des personnes fondamentales en termes d'attachement, à savoir chacun des parents. » (De Becker, 2011, p. 340)

---

2. L'Observatoire sur la maltraitance envers les enfants est un organisme québécois visant à favoriser le partage des connaissances par l'intermédiaire d'un réseau, dans le but de rendre accessibles les meilleures connaissances et ressources possible en ce qui a trait aux enfants victimes de maltraitance ou à risque de l'être.

TABLEAU 11.3 Les indicateurs physiques et comportementaux liés aux différents types de sévices et de négligence envers les enfants

Type de sévices/ négligence	Indicateur physique	Indicateur comportemental
Sévices physiques	• Ecchymoses et marques inexpliquées […] apparaissant fréquemment suivant une absence, la fin de semaine ou des périodes de vacances • Brûlures inexpliquées • Fractures inexpliquées	• Réticence à l'égard des contacts avec des adultes • Appréhension quand des enfants pleurent • Comportements extrêmes : agressivité/retrait • Peur des parents • Peur de retourner à la maison • Rapporte des blessures causées par les parents
Négligence physique	• Faim constante, mauvaise hygiène, vêtements inappropriés • Constant manque de supervision, particulièrement lors d'activités dangereuses ou de longues périodes de temps • Fatigue constante et apathie • Problèmes physiques ou besoins médicaux non pris en considération • Abandon	• Mendie, vole de la nourriture • Étire les moments passés à l'école (arrive tôt et quitte les lieux tard) • S'endort fréquemment en classe • Abus d'alcool ou de drogues • Délinquance (exemple : vols) • Dit qu'il n'y a pas de personne responsable de lui
Sévices sexuels	• Difficulté à marcher ou à s'asseoir • Sous-vêtements déchirés, tachés de sang • Douleur ou picotement dans les régions génitales ou saignements dans les régions génitales externes, vaginales ou anales • ITS, particulièrement chez les préadolescents • Grossesse	• Refus de se changer ou de participer aux classes d'éducation physique • Attitude infantile, bizarre ou fantasque • Connaissances ou comportements sexuels bizarres, sophistiqués ou anormaux pour son âge • Faible qualité des relations interpersonnelles • Comportement délinquant ou fugue • Rapporte des sévices sexuels
Violence émotionnelle	• Tics (suce, mord, se balance, etc.) • Troubles de comportements (antisociaux, destructifs, etc.) • Traits névrotiques (désordre du sommeil, troubles de la parole, inhibition du jeu)	• Comportements extrêmes : passif et conciliant, puis agressif et exigeant • Comportement inapproprié : agit anormalement de manière mature, ou de manière anormalement infantile

Source : Traduction libre de State of New Jersey, 2014.

pour l'enfant, mais aussi en raison des tensions occasionnées par la nécessité pour l'enfant de prendre parti pour l'un des parents. De plus, les critiques d'un parent envers l'autre vont amplifier le sentiment de culpabilité chez l'enfant qui vit la séparation de ses parents (Le Run, 2013). Pour se sortir de ce clivage, il arrive que l'enfant décide de s'allier avec le parent qu'il perçoit comme étant le plus souffrant dans la situation (De Becker, 2011). Dans sa forme extrême, la présence de conflit de loyauté peut entraîner l'apparition du syndrome de l'aliénation parentale (Fauteux, 2013), qui représente une violence à la fois envers l'enfant et envers le parent rejeté.

11.4 La violence en milieu scolaire

La violence en milieu scolaire peut être définie comme de la violence qui survient sur le lieu de l'école, sur le chemin à l'aller et au retour, ou dans le cadre d'événements parrainés par l'école (CDC, 2013). La violence en milieu scolaire peut être physique, par exemple les batailles entre jeunes dans la cour d'école, et psychologique (par exemple, l'intimidation, la violence verbale et les menaces).

11.4.1 La prévalence de la violence en milieu scolaire

En 2010, au Canada, 22 % des élèves de la sixième à la dixième année ont déclaré être victimes d'intimidation, 12 %, être coupables d'intimidation, et 41 %, être à la fois victimes et coupables d'intimidation (Craig et McCuaig Edge, 2012). Les auteurs de l'étude rapportent que les deux formes d'intimidation les plus courantes sont : « se faire taquiner de façon déplaisante » chez 52 à 66 % des garçons de la sixième à la dixième année (4ᵉ secondaire) et chez 62 à 70 % des filles du même groupe d'âge – ce serait en huitième année (2ᵉ secondaire) que ce genre d'intimidation atteindrait son apogée ; « l'intimidation indirecte sous forme d'exclusion et de mensonges racontés à propos du jeune victimisé » chez 53 à 65 % des garçons de la sixième à la dixième année (4ᵉ secondaire) et chez 68 à 76 % des filles du même groupe d'âge – ce serait en sixième année que ce genre d'intimidation atteindrait son apogée (Craig et McCuaig Edge, 2012). Toujours selon cette étude, un plus grand nombre de garçons (41 % des garçons par rapport à 24 % des filles) sont victimes de violence physique, l'apogée étant atteint en sixième année.

Une autre étude, menée dans 33 écoles secondaires de Toronto en 2010 et portant sur la cyberintimidation chez les élèves de l'intermédiaire (7ᵉ et 8ᵉ années [1ʳᵉ et 2ᵉ secondaire]) et du secondaire (de la 9ᵉ à la 12ᵉ année [3ᵉ secondaire au Cégep]), a démontré que 49,5 % des élèves interrogés avaient été victimes d'intimidation en ligne et que 33,7 % disaient avoir intimidé quelqu'un en ligne (Mishna et collab., 2010). Cette étude indique que l'intimidation venait majoritairement des amis et qu'en majorité, les élèves n'avaient parlé à personne de ces incidents. En 2011, la cyberintimidation était la plus endémique sur les plateformes de réseaux sociaux tels que Facebook; venaient ensuite les textos, qui remplacent désormais les courriels pour la plupart des jeunes (Knighton et collab., 2012). La problématique de la violence dans Internet sera reprise plus tard dans ce chapitre.

11.4.2 Les facteurs de risque et les conséquences de la violence en milieu scolaire

Les facteurs de risque de la violence en milieu scolaire incluent des antécédents de violence, l'usage de drogue, d'alcool ou de tabac, se tenir avec des pairs qui ont des comportements délinquants, un milieu familial dysfonctionnel, un faible rendement scolaire, vivre dans la pauvreté (CDC, 2013). Les conséquences de l'intimidation en milieu scolaire comprennent les lésions corporelles, les problèmes affectifs qui sont plus élevés chez les victimes, et les problèmes de comportements qui sont plus élevés chez les agresseurs (Craig et McCuaig Edge, 2012).

11.4.3 La prévention de la violence en milieu scolaire

Les stratégies visant à prévenir la violence en milieu scolaire ou à intervenir dans ce cadre sont nombreuses et sont destinées, dans un premier temps, à promouvoir la sensibilisation à la problématique auprès des élèves, des professionnels de l'enseignement et des parents. Dans un deuxième temps, il est essentiel que les milieux scolaires gèrent les cas de violence qui ont lieu à l'école même ou dans le cadre d'activités scolaires. Les écoles ont mis en place des politiques en matière de violence et emploient souvent une approche préconisant la discipline progressive afin de corriger le comportement de l'élève agresseur et d'aider celui-ci à apprendre de ses expériences (Gouvernement de l'Ontario, 2010). Dans les cas les plus graves, les élèves peuvent être suspendus ou même renvoyés de l'école (Gouvernement de l'Ontario, 2013). Les écoles interviennent aussi auprès des victimes ou des témoins de violence en milieu scolaire, par exemple en offrant des groupes de soutien ou de l'information permettant de gérer les situations.

11.5 La violence dans un contexte interculturel

L'augmentation des flux migratoires et l'hétérogénéité croissante de la population immigrante amènent de nouvelles problématiques ayant trait à la violence. Dans ce chapitre, nous nous concentrons sur deux de ces problématiques, soit la maltraitance des enfants dans un contexte interculturel et les crimes d'honneur.

11.5.1 La maltraitance des enfants dans un contexte interculturel

Au-delà de la définition théorique, la ligne délimitant la violence envers les enfants socialement acceptable et la maltraitance est une construction sociale qui varie en fonction du pays. Pensons simplement au débat entourant la question de la punition corporelle, qui est tolérée au Canada[3], mais formellement interdite dans 27 pays européens, dont l'Allemagne, la Suède, le Danemark et les Pays-Bas. Ainsi, le degré de violence ou de négligence jugé comme pouvant compromettre le développement de l'enfant – et qui, par conséquent, nécessite une intervention de l'État – est ancré dans le système de valeurs du pays. Dans un contexte de migration, les conceptions du migrant seront confrontées à celle du pays d'accueil. Toutefois, les enfants des immigrants auront tendance à s'adapter plus rapidement à leur milieu d'accueil, notamment à cause de leur fréquentation d'établissements scolaires. Cette adaptation à deux vitesses des parents et des enfants au sein des familles peut non seulement attiser les tensions entre les valeurs intergénérationnelles, mais aussi modifier l'équilibre des rôles en entraînant une «parentification» des enfants, qui doivent parfois agir comme interprètes culturels et souvent linguistiques auprès de leurs parents pour permettre à ceux-ci d'interagir avec la société d'accueil (Suarez-Orozco, 2007). Dans un contexte où la confiance du parent dans ses capacités parentales est déjà érodée, il est essentiel que le professionnel de la santé adopte une approche culturellement appropriée afin d'éviter que ces tensions s'en trouvent décuplées.

11.5.2 Les crimes d'honneur

Le 30 juin 2009, les sœurs Zainab Shafia, 19 ans, Sahar Shafia, 17 ans, et Geeti Shafia, 13 ans, filles de Mohamed Shafia et de sa première épouse, Rona Mohammad Amir, 50 ans, sont retrouvées mortes noyées dans la voiture familiale, submergée dans le canal Rideau à Ottawa. Tous les

---

3. L'article 43 du Code criminel canadien stipule que «tout instituteur, père ou mère, ou toute personne qui remplace le père ou la mère, est fondé à employer la force pour corriger un élève ou un enfant, selon le cas, confié à ses soins, pourvu que la force ne dépasse pas la mesure raisonnable dans les circonstances».

indices portent à croire qu'elles ont été victimes d'un crime d'honneur. L'affaire Shaffia a porté sur la place publique canadienne une nouvelle réalité. L'Organisation des Nations Unies (ONU, 2010) estime que chaque année, à l'échelle mondiale, plus de 5000 individus sont victimes de crimes d'honneur. Or, la fréquence des crimes d'honneur semble s'être accélérée durant les 20 dernières années, tant dans les pays occidentaux que dans les pays où cette pratique était culturellement répandue (Chesler et Bloom, 2012). Les crimes d'honneur se définissent comme « une réponse violente, planifiée et initiée par la famille, à la perception qu'une femme, en tant qu'épouse ou fille, a violé l'honneur de la famille en transgressant les limites de ce qui est considéré comme un comportement approprié en fonction de son genre » (Korteweg, 2012, p. 136). Il faut noter que c'est ce caractère collaboratif, une collaboration des membres de la famille de la victime ou de l'agresseur, qui distingue les crimes d'honneur de la violence familiale (Chesler, 2010).

Les crimes d'honneur sont prédominants dans les sociétés combinant à la fois une tendance communautariste, où les droits de la communauté vont primer ceux des individus, ayant une structure sociale autoritaire et patriarcale, et des croyances religieuses ou tribales intolérantes envers la diversité (Chesler et Bloom, 2012), si bien que les crimes d'honneur sont essentiellement associés aux résidents et aux ressortissants de pays musulmans avec, comme seule exception, l'Inde (Chesler, 2010). Toutefois, les profils des victimes et les raisons sous-tendant la nécessité de « laver l'honneur » varient selon les régions. Par exemple, si dans les pays musulmans, la majorité des victimes sont des femmes, en Inde 40 % des victimes de crimes d'honneur sont des hommes (Chesler et Bloom, 2012). Ceci s'expliquerait par le fait que les crimes d'honneur en Inde sont souvent associés aux interdits liés à la notion de caste – c'est-à-dire de structure sociale hiérarchique –, et non à ceux associés à la sexualité. Cette distinction est d'autant plus importante si l'on compare les profils des victimes et des agresseurs impliqués dans les crimes d'honneur perpétrés dans les pays musulmans à ceux commis en Amérique du Nord par leurs ressortissants. Ainsi, dans 91 % des crimes d'honneur perpétrés en Amérique du Nord, les agresseurs ont justifié leur acte par le fait que leur victime était « trop occidentale[4] », alors que cette justification n'est mise en avant que dans 43 % des crimes d'honneur commis dans les pays musulmans. La proba-

bilité des crimes d'honneur dans les pays d'accueil serait d'autant exacerbée par le stress découlant du processus d'immigration et le choc des cultures qui en découle.

11.6 La maltraitance envers les aînés

La **maltraitance envers les aînés** peut prendre plusieurs formes, que ce soit de la maltraitance physique, émotionnelle ou psychologique, sexuelle, matérielle ou financière, de la négligence ou une violation des droits de la personne (Gouvernement du Québec, 2012). Ces actes de violence sont habituellement infligés par une personne en relation de pouvoir avec la victime, que ce soit un conjoint, un membre de la famille ou un fournisseur de soins ou de services de longue durée, un membre du personnel des maisons de retraités, etc. (Gendarmerie royale du Canada [GRC], 2012)

11.6.1 L'incidence de la maltraitance envers les aînés dans les pays occidentaux

Au début de ce chapitre, nous avons mentionné qu'il est difficile de définir la violence, et que plusieurs actes de violence ne sont pas rapportés. Ceci est particulièrement vrai lorsqu'il s'agit de cerner l'ampleur du phénomène de la maltraitance envers les aînés (OMS, 2011). Cette situation découle à la fois de la définition souvent étroite donnée à la maltraitance, ainsi que le fait que les formes de maltraitance ne sont pas documentées explicitement (Institut national de santé publique du Québec [INSPQ], 2013). La prévalence de la maltraitance envers les aînés, c'est-à-dire les personnes âgées de 55 ans et plus, varie entre 3,2 et 27,5 % selon le pays (Cooper, Selwood et Livingston, 2008). Au Canada, plus de 154 000 individus de plus de 55 ans, soit 2 % de la population, se sont dits victimes de crimes violents en 2009 (Statistique Canada, 2013). Une proportion équivalente d'aînés (2 %, $n = 107\,000$) ont révélé avoir été victimes de maltraitance financière ou émotionnelle dans les cinq ans précédant l'étude (Statistique Canada, 2013). Ces actes sont généralement commis par un membre de la famille proche, un ami ou un membre du personnel soignant (INSPQ, 2013). S'il existe peu de différence dans le taux de prévalence de la maltraitance financière et émotionnelle entre les hommes et les femmes (3 % pour les femmes *versus* 2 % pour les hommes), il n'en demeure pas moins que les femmes restent les premières victimes de

---

4. Chesler et Bloom définissent le fait d'être « trop occidentale » comme le fait d'être « trop indépendante, pas assez soumise, de refuser de porter une variété de vêtements islamiques (incluant des formes de voiles), de vouloir accéder à des études supérieures ou à une carrière, d'avoir des amis ou un conjoint non-musulmans (ou non-sikhs, ou non-hindous), de refuser de marier un de ses cousins, de vouloir choisir son futur époux ou sa future épouse, d'avoir choisi un conjoint socialement "inférieur" ou non-musulman (ou non-sikh, ou non-hindou), ou d'avoir quitté un mari abusif » (traduction libre, 2012, p. 44).

Maltraitance envers les aînés « [A]cte unique ou répété, ou l'absence d'intervention appropriée, dans le cadre d'une relation censée être une relation de confiance, qui entraîne des blessures ou une détresse morale pour la personne âgée qui en est victime. » (OMS, 2002)

la violence familiale (Statistique Canada, 2013). Ainsi, en 2010, le taux de violence conjugale chez les femmes âgées de plus de 55 ans était de plus du double de celui observé chez les hommes de la même catégorie d'âge (22 pour 100 000 habitants chez les femmes et 10 pour 100 000 habitants chez les hommes) [Statistique Canada, 2013].

11.6.2 Les facteurs de risque de la maltraitance envers les aînés

La recherche sur les facteurs de risque de maltraitance envers les aînés en est encore à ses balbutiements (INSPQ, 2013). Toutefois, certains facteurs de risque semblent en augmenter les probabilités. Ainsi, sur le plan individuel, la présence de troubles mentaux et de démence chez l'aîné, de même que l'abus d'alcool, de drogues ou de médicaments chez l'agresseur semblent être des facteurs de risque de maltraitance (OMS, 2011). En contexte familial, la cohabitation ainsi que la dépendance de l'agresseur vis-à-vis de l'aîné semblent augmenter les risques de maltraitance (OMS, 2011). Enfin, sur les plans communautaire et socioculturel, l'isolement social et l'image des aînés dans la société nord-américaine, souvent associés à l'âgisme, sont aussi des facteurs qui semblent associés à la maltraitance des personnes âgées (OMS, 2011). L'influence de ces facteurs va de plus différer selon le type de mauvais traitement (INSPQ, 2013). Par exemple, le risque d'être victime de maltraitance émotionnelle ou financière semble être influencé par l'état de santé et la mobilité de l'aîné. Ainsi, au Canada, 3 % des aînés ayant un type de limitation ou de handicap ont rapporté avoir été victimes de maltraitance émotionnelle ou financière dans les cinq dernières années, par rapport à 1 % des aînés n'en ayant aucun (Statistique Canada, 2013).

11.6.3 La reconnaissance des indices de maltraitance envers les aînés

Malgré la mise en place de campagnes de sensibilisation à cet effet, la maltraitance envers les aînés reste difficile à détecter, notamment à cause de la relation de dépendance liant fréquemment la victime à l'agresseur (GRC, 2012). Afin de soutenir les professionnels dans leurs efforts, le Gouvernement du Québec a dressé une liste des indicateurs par type de maltraitance envers les aînés (*voir le tableau 11.4*).

11.6.4 Les moyens d'intervention auprès d'une clientèle âgée à risque de maltraitance

Plusieurs stratégies ont été élaborées afin d'intervenir auprès d'une clientèle âgée à risque ou victime de violence. Selon l'INSPQ (2013), celles-ci s'orientent sur trois axes, soit :

- la sensibilisation de la population générale à la problématique de la maltraitance et la valorisation du rôle social et des compétences des aînés ;
- la réduction des facteurs de risque de la maltraitance ;
- la mise en place d'outils de diagnostic et de stratégies d'intervention efficaces pour mieux agir dans les cas de maltraitance envers les aînés.

L'INSPQ (2013) propose une recension des interventions et de leur efficacité sur la prévention ou la réduction de la maltraitance envers les aînés. Le tableau 11.5 offre un sommaire de celles-ci.

TABLEAU 11.4   Des indices révélateurs par type de maltraitance des aînés

Type de maltraitance	Indices révélateurs
Maltraitance physique	Ecchymoses (bleus) ; blessures ; perte de poids ; malpropreté de l'environnement ; changement dans les comportements ; réponses évasives ou défensives aux questions liées à un incident ; histoire familiale de violence ou d'agression
Maltraitance psychologique ou émotionnelle	Dépendance envers quelqu'un ou quelque chose ; dépression ; manque d'hygiène ; pertes cognitives (déclin rapide en particulier)
Maltraitance sexuelle	Irritation génitale ou de la vessie ; infections génitales ; plaies dans la région génitale ou anale ; problème de sommeil ; comportements agressifs ; méfiance envers les autres ; angoisse excessive de la personne lorsqu'on la change de vêtements ou qu'on lui fait prendre son bain ; dépression
Maltraitance matérielle ou financière	Plus grand nombre de transactions bancaires ; transactions immobilières inhabituelles ; disparition d'objets de valeur ; endettement inexpliqué
Violation des droits de la personne	Privation du droit d'accepter ou de refuser de recevoir des soins ; non-respect de la confidentialité des renseignements personnels ; privation de la personne du droit de gérer ses propres fonds ou ses propres biens, alors qu'elle est en mesure de le faire de façon autonome ou avec un minimum d'assistance
Négligence	Manque d'hygiène ; malnutrition ; affections de la peau ; problèmes de constipation ou problèmes urinaires ; isolement social

Source : Gouvernement du Québec, 2012.

TABLEAU 11.5   **Un aperçu des interventions et de leur efficacité pour prévenir ou réduire la maltraitance envers les aînés**

Axe de prévention	Individuel	Relationnel	Communautaire	Sociétal
Promotion d'attitudes positives envers les aînés et sensibilisation au phénomène		Programmes scolaires intergénérationnels*	Formation et sensibilisation des professionnels ᔔᔔ	Campagne de sensibilisation du grand public ■
Réduction des situations à risque tant chez l'aîné que chez son entourage	Campagne d'éducation destinée aux aînés ■	Programme de formation destiné aux aidants rémunérés ■ Programme de soutien pour les proches aidants*	Encourager les attitudes positives des personnes qui travaillent avec les aînés*	Programmes pour réduire les mesures de contention ᔔᔔ
Détection et suivi précoce et adéquat des situations de maltraitance	Soutien légal, psychologique et social pour les aînés maltraités ᔔᔔ	Programme psychologique ciblant les personnes qui maltraitent**	Dépistage et recherche de cas ■ Ligne d'écoute ■ Hébergement d'urgence ■	Service de protection des adultes ᔔᔔ Signalement obligatoire ■

Légende : * prometteuse ; ** émergence d'évidence ; ᔔᔔ résultats mitigés ou incertains ; ■ non évalué ou insuffisance d'évidence

Source : INSPQ (2013), p. 8.

11.7   La violence en milieu de travail

Les travailleurs ne sont pas exempts du phénomène de violence. L'Injury Prevention Research Center de l'Université d'Iowa (2001) a défini une typologie de la violence en milieu de travail qui comporte quatre catégories (*voir le tableau 11.6*). Cette typologie révèle l'importance de faire une distinction entre la violence au travail interne, c'est-à-dire entre les travailleurs d'une même entreprise, et externe, c'est-à-dire entre le travailleur et une autre personne, souvent un étranger, présente sur le lieu de travail.

À même ces catégories, la violence peut être physique, et prendre la forme d'agression ou d'homicide. La violence physique est souvent intentionnelle, sauf dans les cas où les personnes souffrent de démence ou de maladies mentales. Les travailleurs qui sont à haut risque de subir ce type de violence sont notamment les policiers, les infirmières, les travailleurs sociaux et les professeurs (International Labour Office [ILO], 2013).

Par ailleurs, la violence psychologique est une forme de violence très prédominante en milieu de travail. Sous la violence psychologique se trouvent la violence verbale et les menaces, le harcèlement et l'intimidation (ILO, 2013). Il est nécessaire ici de faire une nuance entre le harcèlement et le conflit. En effet, un conflit bien géré peut s'avérer très positif pour les personnes impliquées.

TABLEAU 11.6   **Une typologie de la violence en milieu de travail**

Type de violence	Description
Intention criminelle (type I)	L'agresseur n'a pas de relation légitime avec l'entreprise ou ses employés. Il commet d'habitude un crime en même temps qu'il commet un acte de violence. Les crimes peuvent être un vol, un vol à l'étalage ou une intrusion. La majorité des homicides en milieu de travail (85 %) entrent dans cette catégorie.
De la part du client (type II)	L'agresseur a une relation légitime avec l'entreprise et devient violent lorsqu'il a à être servi par les employés de celle-ci. Cette catégorie comprend les clients, les patients, les étudiants, les détenus et tout autre groupe qui reçoit des services de l'entreprise. Une grande partie de la violence de cette catégorie se produit dans le réseau des soins de santé, dans des établissements de soins de longue durée et dans les établissements offrant des soins en santé mentale. Les victimes sont souvent les professionnels de la santé, les policiers, les gardiens dans les pénitenciers, les agents de bord et les enseignants.
Entre employés (type III)	L'agresseur est un employé (ou un ancien employé) qui agresse ou menace un autre employé (ou ancien employé) de la même entreprise. Ce type de violence où la victime décède représente 7 % de tous les homicides liés à la violence au travail.
Relation personnelle (type IV)	L'agresseur n'a habituellement pas de relation avec l'entreprise, mais a une relation personnelle avec la victime qui y travaille. Cette catégorie comprend les victimes de violence conjugale qui sont agressées ou menacées alors qu'elles sont au travail.

Source : Traduction libre de University of Iowa Injury Prevention Research Center (UIIPRC), 2001.

C'est lorsqu'il y a une impasse conflictuelle entre les employés d'une entreprise, c'est-à-dire «une impossibilité de trouver une solution satisfaisante à un conflit dont les conséquences rejaillissent sur leurs relations, leurs conditions de travail, sur leur santé et sur le devenir de l'organisation», qu'un conflit devient malsain (Laporte et Rouat, 2011, p. 165). Pour ce qui est du harcèlement psychologique, selon Mussely-Gosselin (2013), plusieurs situations rapportées dans les milieux de travail ne répondent pas à la définition de ce que constitue cette forme de violence au sens de la Loi sur les normes du travail. Cette auteure s'empresse toutefois de clarifier que même si les situations ne satisfont pas les critères de harcèlement psychologique au sens de la Loi, elles causent quand même des souffrances et nécessitent des interventions (Mussely-Gosselin, 2013). Un exemple d'une situation pouvant être perçue comme du harcèlement psychologique est celui des conflits intergénérationnels où les valeurs des employés d'un certain groupe d'âge sont en conflit avec les valeurs de travailleurs d'un autre groupe d'âge (Wortsman et Crupi, 2009). Non géré, ce type de conflit peut s'envenimer rapidement et n'être pas sans conséquence pour les employés qui le vivent.

Puisque ce qui constitue de la violence psychologique peut varier selon le contexte, les individus et les cultures, il est difficile de définir concrètement celle-ci, ce qui rend sa reconnaissance et sa détection encore plus complexes. La violence psychologique est souvent perpétrée de façon répétée par des comportements «limites» qui sont difficiles à interpréter. Les victimes de violence psychologique ont souvent honte, ont peur ou sont inconscientes qu'elles en sont victimes, ce qui fait que la violence psychologique n'est souvent pas déclarée.

Un lien a été fait entre la violence psychologique et la pression que vivent les gestionnaires devant l'exigence d'atteindre des critères de performance parfois irréalistes, et ce, en raison d'une course à l'excellence de plus en plus utopique. Selon Flocco, les «objectifs non négociables et la culture du résultat, l'individualisation salariale et la mise en concurrence des salariés, les entretiens d'évaluation individuelle, etc.» (2011, p. 173), sont autant de formes de violence de la part de la direction. De nos jours, plusieurs entreprises doivent faire plus avec moins. L'organisation du travail et le système de gestion peuvent donc être perçus non pas comme des agents mobilisateurs de la violence, mais comme des outils la faisant naître (Avarguez, 2011). La violence devient donc une conséquence de ce système qui poursuit des idéaux de productivité difficiles à atteindre. Une autre conséquence des milieux de travail de plus en plus exigeants est la difficulté pour les employés, et particulièrement les gestionnaires, de mettre une distance raisonnable entre le travail et la vie privée (Bertaux-Wiame, Fortino et Linhart, 2011). Cette difficulté de concilier le travail et la vie privée, incluant la vie fami-liale, a aussi des répercussions chez les employés et peut engendrer la violence.

Sur le continuum de la violence, l'incivilité au travail est une forme de violence d'intensité faible qui se manifeste souvent par des comportements perturbateurs. L'incivilité est définie comme un «comportement grossier, insolent ou perturbateur qui entraîne souvent de la détresse psychologique ou physiologique chez les personnes concernées et qui, si non géré, peut dégénérer en comportements violents ou agressifs» (traduction libre, Clark, 2009, p. 194). Un sondage mené par la compagnie KRC Research (2013) aux États-Unis rapporte que l'Américain moyen vit de l'incivilité en moyenne 17,1 fois par semaine (période de 7 jours) ou 2,4 fois par jour. De façon alarmante, 81 % des participants au sondage croient que l'incivilité mène à une augmentation de la violence. En 2013, 37 % des participants au sondage avaient été victimes d'incivilité au travail et 26 % avaient quitté un emploi en raison de l'incivilité présente dans leur milieu de travail (KRC Research, 2013).

Une troisième catégorie de violence retrouvée dans les milieux de travail est la violence sexuelle. Celle-ci peut prendre la forme de harcèlement sexuel, d'attention sexuelle non désirée et, dans les cas les plus graves, de viol. Selon Eurofound (2010), bien que les femmes soient principalement les victimes de violence sexuelle, cette forme de violence affecte autant les femmes que les hommes.

La violence dans les milieux de travail n'est pas sans conséquence. En effet, celle-ci occasionne des coûts directs, par exemple la maladie, les blessures, l'invalidité, l'absentéisme, le roulement de personnel, et la mort; des coûts indirects, par exemple une baisse de performance et une diminution de la qualité des services offerts; et des coûts intangibles, par exemple des dommages à la réputation et la diminution de la loyauté envers l'entreprise, la diminution de la motivation et du moral du personnel (Di Martino, 2005). De plus, les ramifications de la violence au travail sont non seulement ressenties par les victimes, mais aussi par leur conjoint, leurs enfants et la famille en général (Courcy et Savoie, 2003).

Il existe plusieurs façons de gérer les cas de violence au travail, qui varieront en fonction du type de violence. Il faut noter que pour un employeur, il est plus difficile de gérer la violence de type II (de la part du client), que celle de type III (entre employés). En effet, outre le fait d'échanger avec le client, l'employeur n'a que le recours légal comme moyen de gérer formellement une situation de violence de la part d'un client (par exemple, en déposant une plainte auprès des autorités policières). En revanche, puisque la violence de type III est perpétrée par des employés, l'employeur peut choisir d'utiliser des mesures disciplinaires pour gérer la situation, sans avoir recours aux moyens externes à l'organisation, telle la police. L'encadré 11.2 fournit des exemples de moyens pour gérer la violence de type III.

- Si possible, gérer la situation à l'amiable. (La victime de violence parle à l'agresseur ; le gestionnaire peut servir de mentor.)
- Si la situation n'est pas résolue, le gestionnaire peut rencontrer de façon individuelle les deux employés. (Une copie de la politique organisationnelle traitant de la violence, ou une copie du code de conduite peut être remise aux employés. Suivant l'intervention du gestionnaire, une lettre peut aussi être mise au dossier de l'employé.)
    - Si le gestionnaire est impliqué, il est important que celui-ci fasse un suivi (formel ou informel) avec les employés quelque temps après l'intervention.
- Il est important de se souvenir que chacun a un rôle à jouer dans la gestion de la violence entre employés. Un témoin d'un acte de violence (que ce soit une menace ou seulement des commérages) se doit d'intervenir pour dénoncer la situation et y mettre fin. (Les employés peuvent avoir besoin de formation pour le faire.) Les syndicats et le service des ressources humaines peuvent être impliqués dans les cas plus graves.

Source : Traduction libre de St-Pierre, 2012.

11.8   La violence dans Internet

Grâce à l'Autorité canadienne pour les enregistrements Internet (ACEI, 2014), nous savons qu'en 2014, 35 % de la population mondiale totale, soit environ 2,4 milliards de personnes, utilisaient Internet, et que 87 % des ménages canadiens y étaient connectés, comparativement à 80 % en 2010. Toujours selon l'ACEI (2014), les Canadiens passeraient un peu plus de 41 heures par mois sur Internet, ce qui les mettrait en deuxième place comme plus grands utilisateurs d'Internet dans le monde, juste après les Américains, qui l'utiliseraient 43 heures par mois.

C'est dire qu'Internet et la technologie qui s'y rattache jouent un rôle de plus en plus important dans nos vies. Les deux dernières décennies ont vu une augmentation du nombre de personnes possédant des téléphones cellulaires, dont les téléphones intelligents, des tablettes numériques, des ordinateurs portables, ainsi qu'une augmentation du nombre de personnes ayant un accès de plus en plus facile à la technologie sans fil, rendant l'utilisation d'Internet plus accessible que jamais auparavant. Aujourd'hui, Internet sert non seulement à chercher de l'information, mais aussi à communiquer (courriels et textos), à faire des transactions bancaires, et à se divertir par des jeux ou l'accès à des médias sociaux (ACEI, 2014).

Internet permet à des personnes de différents âges, sexes, races, religions, affiliations politiques, niveaux socio-économiques, etc., de communiquer entre elles partout dans le monde, et ce, tout en étant dans l'intimité de leur maison ou de leur travail, ou dans tout autre endroit leur donnant accès à un réseau. Il permet donc aux gens de développer des liens interpersonnels tout en maintenant une impression d'isolement, d'anonymat et de sécurité, puisque le monde virtuel est dépourvu des signaux de danger présents dans le monde physique (Axelrod, 2009). C'est cette perception d'anonymat et de sécurité qui pourrait, dans certains cas, contribuer au phénomène de violence par la voie d'Internet. Dans son livre, Axelrod (2009) définit 12 types de violence liée à Internet, soit l'exploitation et la maltraitance des enfants, les crimes qui touchent les entreprises et les intrusions informatiques, la cyberintimidation, le harcèlement électronique (*cyber stalking*), le cyberterrorisme, la diffamation, la fraude et le vol d'identité, le harcèlement, les crimes haineux et les cultes religieux, la pornographie et les crimes indécents (de nature sexuelle comme la sollicitation), et les meurtres.

Il est à noter que le phénomène d'incivilité traité dans la section précédente est aussi présent dans Internet, dans les médias sociaux, et lors de l'utilisation des téléphones cellulaires. Le sondage de KRC Research (2013) démontre que parmi les répondants qui croyaient que le problème d'incivilité allait empirer dans les prochaines années, 59 % disaient que les médias sociaux et Internet allaient contribuer à celui-ci, alors que 34 % imputaient la faute à l'utilisation des téléphones cellulaires. Des exemples de comportements incivils liés à l'utilisation des cellulaires comprennent : discuter avec quelqu'un qui utilise constamment son cellulaire pour parler ou texter (87 %), manger avec quelqu'un qui utilise constamment son cellulaire pour parler ou texter (86 %), et les gens qui parlent fort lors de l'utilisation de leur cellulaire en public (76 %) [KRC Research, 2013]. Nous abordons ici un cas vécu afin d'illustrer la portée et les répercussions de la violence dans Internet.

11.8.1   Le cas d'Amanda Todd

En octobre 2012, Amanda Todd, jeune adolescente alors âgée de 15 ans et vivant en Colombie-Britannique, se suicide à la suite d'un épisode de cyberintimidation qui avait duré deux ans. La cyberintimidation avait débuté peu après que la jeune adolescente eut accepté de montrer sa poitrine nue à un « ami » au moyen d'une caméra Web. L'ami, qui était en fait un étranger, s'était empressé de prendre une photo de la jeune fille et avait commencé par la suite à la faire chanter en la menaçant d'afficher la photo sur les médias sociaux, à moins qu'elle accepte de se dénuder encore plus pour lui. Pendant la durée de la cyberintimidation, Amanda avait tant bien que mal essayé de gérer la situation. Elle en avait finalement parlé à ses parents, qui s'étaient empressés d'aller déclarer son cas à la police. Après plusieurs incidents d'intimidation à l'école, l'adolescente avait déménagé chez sa mère, ses parents étant séparés, et elle avait changé d'école. Malgré tous ces efforts, l'homme continuait de harceler Amanda en affichant sa photo sur Facebook, en contactant ses amis afin qu'ils regardent la photo, et en continuant à lui demander qu'elle se déshabille pour lui. En plus des problèmes occasionnés par l'homme agresseur, plusieurs personnes, qui ne la connaissaient pas, affichaient des commentaires négatifs à son sujet dans les médias sociaux, disant qu'elle était stupide, qu'elle était une putain, et qu'elle méritait ce qui lui arrivait. Pendant tout ce temps, l'adolescente a développé un problème d'anxiété, a connu des périodes de dépression et a vécu des épisodes de panique. Elle a aussi fait une tentative de suicide en ingérant du javellisant, geste qui viendra la hanter plus tard lorsque certains afficheront comme commentaire qu'elle n'était bonne à rien, pas même à réussir son suicide.

Ce qui rend ce cas exceptionnel, c'est qu'environ un mois avant sa mort, l'adolescente avait affiché sur YouTube une vidéo intitulée *My story: Struggling, bullying, suicide, self-harm* (Mon histoire : lutte, harcèlement, suicide et automutilation) où, en neuf minutes, elle affichait une série de notes décrivant son histoire de harcèlement. Plus de 9 millions de personnes partout dans le monde ont visionné cette vidéo. À la suite de son décès, la Gendarmerie royale du Canada (GRC) a redoublé ses efforts afin de retrouver l'agresseur et, en avril 2014, a été en mesure de déposer des accusations contre un homme vivant aux Pays-Bas. Un autre fait perturbant lié à ce cas est qu'à ce jour, la mère d'Amanda Todd reçoit encore des courriels cruels et malveillants à son sujet et au sujet de sa fille (Todd, 2014).

11.8.2 Les conclusions à tirer de ce cas

Ce cas d'actualité fait ressortir plusieurs points importants associés à la violence dans Internet. Premièrement, il illustre les caractéristiques uniques de la cyberintimidation : celle-ci devient publique et ouverte à toute personne qui veut y mettre son grain de sel ; le matériel publié en ligne demeure accessible 24 heures par jour, 7 jours par semaine, 365 jours par année ; et ce matériel est accessible, peut facilement être partagé ou réaffiché à maintes reprises, ce qui permet de rejoindre continuellement une nouvelle audience pouvant ainsi terroriser la victime (Todd, 2014). Le matériel affiché est aussi permanent : il est pratiquement impossible de l'éliminer, à moins d'être celui qui l'a affiché, et encore, et il peut facilement être partagé, et ce, internationalement, Internet n'ayant pas de frontière physique. Le matériel affiché devient donc immunisé contre le temps et l'espace (Todd, 2014).

Deuxièmement, le cas démontre que la cyberintimidation peut mener à de l'intimidation en personne. En effet, Amanda Todd était aussi victime de violence lorsqu'elle se présentait à l'école où elle côtoyait des connaissances ;

même des amis proches s'amusaient à s'en moquer et à la ridiculiser. Elle a aussi été battue par une jeune fille qui l'accusait d'avoir eu une relation sexuelle avec son copain.

Troisièmement, ce cas démontre clairement comment la cyberintimidation peut mener à des troubles de santé mentale tels l'anxiété, les crises de panique, la dépression, l'automutilation, et conduire au suicide.

Quatrièmement, le cas illustre comment plusieurs formes de violence peuvent prendre place en même temps. Ainsi, Amanda a été une enfant victime d'exploitation, car elle n'avait que 15 ans ; elle a vécu de la cyberintimidation par plusieurs épisodes de violence virtuelle, par de la diffamation, par des insultes, des accusations et du dénigrement, par le harcèlement suivant des agressions, de façon répétée pendant une période de deux ans, par la pornographie, puisque l'homme agresseur avait publié sa photo sur Facebook, sous forme d'avatar, et par des crimes indécents, c'est-à-dire lorsque l'homme agresseur la sollicitait pour qu'elle pose nue encore une fois. Ce cas démontre la difficulté pour les autorités d'identifier les agresseurs qui utilisent Internet pour commettre leurs crimes dans l'anonymat. L'agresseur peut être partout dans le monde et utiliser une fausse identité. De plus, une fois l'agresseur identifié, il est difficile de porter des accusations et de le faire condamner. Il existe plusieurs façons de se protéger de la violence liée à l'utilisation d'Internet, ceci en respectant les règles élémentaires de prudence liées à ce mode de diffusion des informations.

11.9 Le rôle de l'infirmière dans la gestion de la violence

Les infirmières ont un rôle primordial à jouer dans la gestion de la violence. En prévention primaire, celles-ci peuvent sensibiliser la communauté aux manifestations de violence en formant et en informant les gens. Elles peuvent, par exemple, parler ouvertement de la violence dans les salles de classe ou lors de présentations aux parents. En prévention secondaire, les infirmières peuvent faire du dépistage en prenant le temps de poser les bonnes questions dans un contexte où la personne qu'on soupçonne être victime de violence pourra y répondre avec plus de facilité. Il est à noter que plusieurs outils sont disponibles à cet effet. Suivant le dépistage, l'infirmière doit offrir à la victime des ressources qui pourraient l'aider rapidement. Finalement, en prévention tertiaire, les infirmières peuvent œuvrer auprès des groupes qui ont été victimes de violence, par exemple par l'animation de groupes de soutien.

Conclusion

La violence est omniprésente dans nos sociétés et dépasse les frontières de la classe sociale, du genre, de l'âge, de l'ethnie et de la religion. Elle est liée aux relations de pouvoir où les agresseurs s'en prennent souvent à des gens vulnérables. La violence se situe dans un contexte historique, économique, culturel et politique. Par exemple, l'incivilité, l'agression verbale et les propos à caractère diffamatoire tenus à l'égard des candidats lors des campagnes électorales donnent le ton à ce qui est permis dans notre société. En effet, si des gens éduqués, bien nantis et détenant des postes de pouvoir peuvent s'autoriser à avoir des comportements et des propos violents en public, pourquoi n'en serait-il pas de même pour tout le monde?

Il est donc essentiel d'avoir une approche concertée si nous voulons aborder et éradiquer la violence. Puisque celle-ci est un problème sociétal à multiples facettes, il faut que les divers professionnels, y compris les professionnels de la santé, les professionnels de l'éducation, les systèmes de justice et les divers paliers gouvernementaux travaillent ensemble pour trouver des solutions réalistes et durables. La gestion de la violence est l'affaire de tous, et personne ne peut y arriver seul.

À retenir

- Il existe plusieurs formes de violence; certaines sont plus faciles à reconnaître que d'autres. Pourtant, les formes les plus visibles (par exemple, la violence physique) ne sont pas celles qui ont nécessairement les conséquences les plus graves (par exemple, la violence psychologique et l'intimidation).

- Plusieurs facteurs peuvent contribuer à la violence. Ces facteurs peuvent être 1. d'ordre individuel: âge, genre, traits de personnalité, attitudes, sentiment d'être inadéquat ou impuissant, impulsivité; 2. d'ordre interpersonnel: manque de respect entre deux individus, personne qui démontre un comportement autoritaire ou contrôlant envers l'autre, qui accepte ledit comportement, propos verbaux hostiles entre personnes; et 3. d'ordre sociétal: le chômage et la pauvreté, la banalisation et la normalisation de la violence dans la société (films, jeux vidéo, paroles de chansons, propos dans les médias).

- Les conséquences de la violence sont multiples et peuvent inclure des blessures physiques, la diminution de l'estime de soi, la difficulté à interagir avec les autres, de l'anxiété, de l'isolement, le repli sur soi et la dépression, et peuvent parfois conduire au suicide.

- Les infirmières ont un rôle d'importance à jouer vis-à-vis du phénomène de la violence. Il peut s'agir de donner de l'information ou de faire de la sensibilisation, de faire du dépistage et de déterminer des ressources pouvant apporter de l'aide, ou encore d'œuvrer au sein de groupes tels des groupes de soutien.

Activités d'apprentissage

1. Quelles questions pourriez-vous poser à une cliente que vous soupçonnez être victime de violence conjugale? Référez-vous au site Internet de Helpguide.org. Comparez vos réponses à celles présentées sur ce site.

2. En petits groupes, discutez de la question suivante: «Jusqu'à quel degré le châtiment corporel à l'égard d'un enfant peut-il être acceptable (fessée, gifle)?» Dans quel contexte?

3. En grand groupe: Dites si, lors d'une réunion, quelqu'un a déjà levé les yeux au ciel (comportement incivil) à la suite d'un commentaire de votre part. Exprimez comment vous vous êtes senti à la suite de ce geste, en apparence anodin. Discutez enfin des conséquences (à court et à long terme) de tels gestes (pour vous, pour les autres et pour le milieu).

Note: La situation décrite peut être remplacée par une situation où la personne est victime d'insultes, de commentaires visant à la ridiculiser ou à miner sa crédibilité, de commérages ou autres.

Pour en savoir plus

Énoncé de position

Association des infirmières et infirmiers du Canada (AIIC) et Fédération canadienne des syndicats d'infirmières et d'infirmiers (FCSII). (sous presse). *Joint position statement: Workplace violence and bullying.*

Lignes directrices

Association des infirmières et infirmiers autorisés de l'Ontario (AIIO). (2005). *La violence faite aux femmes: Dépistage, identification et intervention initiale.* Repéré à http://rnao.ca

Association des infirmières et infirmiers autorisés de l'Ontario (AIIO). (2009). *Preventing and managing violence in the workplace* (non disponible en français). Repéré à http://rnao.ca

Association des infirmières et infirmiers autorisés de l'Ontario (AIIO). (2012). *La gestion et l'atténuation des conflits dans les équipes de soins de santé.* Repéré à http://rnao.ca

Association des infirmières et infirmiers autorisés de l'Ontario (AIIO). (2014). *Preventing and addressing abuse and neglect of older adults: Person-centred, collaborative, system-wide approaches* (non disponible en français). Repéré à http://rnao.ca

Sites Internet

Fédération interprofessionnelle de la santé du Québec (violence au travail): www.fiqsante.qc.ca

La maltraitance envers les aînés, un problème de société: http://maltraitanceaines.gouv.qc.ca

Violence conjugale: http://violenceconjugale.gouv.qc.ca

Observatoire sur la maltraitance envers les enfants: http://observatoiremaltraitance.ca

Regroupement des maisons d'hébergement pour femmes victimes de violence conjugale: http://maisons-femmes.qc.ca

Prévention de la violence dans les écoles primaires: www.desmotssansmaux.com

SOS violence conjugale: www.sosviolenceconjugale.ca

VISAGE (Violence au travail selon le sexe et le genre): www.equipevisage.ca

PARTIE 3

Les interventions en santé communautaire

CHAPITRE 12

L'élaboration de programmes en santé communautaire

Gisèle Carroll et Monique Labrecque

Objectifs

À la fin de ce chapitre, vous serez en mesure :

1. de discuter des avantages de l'utilisation d'un modèle lors de l'élaboration d'un programme ;

2. de comprendre les étapes de l'élaboration d'un programme ;

3. d'expliquer l'importance d'obtenir le soutien et l'implication des personnes clés et des personnes visées par un programme.

Introduction

Bien que les praticiens de la santé communautaire interviennent toujours auprès des individus et des familles, une grande partie de leurs interventions se déroulent maintenant auprès de groupes d'individus, d'agrégats et de collectivités. Les groupes présentent en effet de nombreux avantages, car ils permettent entre autres le partage d'idées et d'expériences entre les participants, le soutien mutuel, le développement d'habiletés dans la résolution de problèmes, ainsi qu'une plus grande sensibilité et une meilleure compréhension quant à l'importance de modifier certains comportements préjudiciables à la santé. L'approche généralement utilisée pour intervenir auprès de différents groupes est l'élaboration de programmes fondés sur les besoins communs des individus.

L'utilisation d'un modèle conceptuel est généralement recommandée comme cadre de référence lors de l'élaboration d'un nouveau programme, mais suscite beaucoup de débats. D'aucuns s'interrogent sur leur utilité tandis que d'autres vantent leurs mérites. Selon McKenzie, Neiger et Smeltzer (2005), les modèles structurent l'intervention et facilitent l'organisation du processus d'élaboration du programme. En général, les modèles procurent suffisamment de détails sur chaque étape du processus pour permettre une bonne analyse des besoins, un choix éclairé des méthodes d'intervention et une évaluation appropriée. La majorité des modèles récents mettent en évidence l'importance de la participation des citoyens à toutes les étapes du processus, concept fondamental en promotion de la santé. Il est souvent impossible de suivre dans leurs moindres détails les directives proposées dans le cadre d'un modèle, mais les points qui y sont soulevés peuvent susciter un questionnement et une réflexion utiles. Plusieurs modèles d'élaboration de programmes sont proposés dans la littérature. Dans ce chapitre, nous traiterons des principales étapes de l'élaboration de programmes ainsi que de certains modèles fréquemment utilisés dans le domaine de la santé. Il est à noter que des ressources électroniques sont disponibles pour chaque étape d'un programme en santé sur le site Web de Santé publique Ontario (2013).

12.1 L'élaboration d'un programme en santé communautaire

Le modèle « promotion de la santé de la population », généralement préféré lors de l'élaboration d'un programme, met l'accent sur l'amélioration de la santé par des interventions rejoignant toute une communauté ou un groupe déterminé de citoyens. Les programmes élaborés visent particulièrement les déterminants de la santé les plus importants pour la communauté visée.

Les principales étapes à suivre dans l'élaboration d'un programme de promotion de la santé sont toujours les mêmes, quel que soit le modèle utilisé : 1. l'évaluation des besoins ; 2. l'analyse des données recueillies ; 3. l'interprétation des résultats et la hiérarchisation des besoins ; 4. la définition du problème ou du besoin ; 5. la formulation des buts et des objectifs, 6. le choix et la planification des stratégies d'intervention ; 7. la mise en œuvre du programme ; 8. l'évaluation du programme ; et 9. le maintien du programme.

12.1.1 L'évaluation des besoins

Le but de l'évaluation des besoins est de donner aux professionnels de la santé une vue d'ensemble des services en prévention des maladies et en promotion de la santé déjà offerts, ainsi que des ressources disponibles. Cette étape permet également de déterminer les besoins non satisfaits et les problèmes actuels ou prévisibles en tenant compte des tendances observées dans la communauté.

Au moment de l'évaluation des besoins d'une communauté, il est essentiel d'impliquer de façon significative les membres, ou au moins leurs représentants et ce, tout au long du processus. Lorsque les responsables de l'évaluation omettent d'inclure les individus au moment de la détermination des buts et mettent uniquement l'accent sur les besoins, en ce qui a trait aux lacunes ou aux déficits, plutôt que sur la reconnaissance des forces de la communauté, il va de soi que l'habilitation de la communauté à s'organiser et à se prendre en main en sera altérée, voire absente. Les professionnels de la santé se doivent donc d'agir en partenaires, et non en experts, afin de mener une action constructive avec les membres de la communauté.

Dans ce chapitre, l'expression « problème de santé » signifie la présence d'une maladie spécifique ou d'une prédisposition à cette maladie dans la collectivité. Le terme « besoin » en matière de santé fait référence à ce qui manque et qui est nécessaire pour atteindre un état de santé optimal. En 1977, Bradshaw (cité dans Pineault et Daveluy, 1995) a décrit quatre types de besoins : les besoins normatifs, ressentis, exprimés et comparatifs. Le besoin normatif est défini par l'expert par rapport à une certaine norme de désirabilité ou d'optimalité (Pineault et Daveluy, 1995). Par exemple, on pourrait démontrer qu'il y a nécessité d'accroître le nombre de mères qui allaitent puisque la désirabilité de ce comportement est bien démontrée dans la documentation. Le besoin ressenti est celui qui est perçu par les membres de la communauté. Un groupe de personnes âgées pourraient constater qu'il manque, dans leur communauté, certains services nécessaires à l'obtention d'un état de santé optimal. Le besoin exprimé est celui qui est non seulement reconnu, mais aussi exprimé ouvertement et qui a fait l'objet d'une demande officielle auprès des personnes responsables des services de santé de la collectivité. Le groupe de personnes âgées aurait non seulement constaté le manque de services dans la collectivité, mais aurait aussi exprimé le besoin pour ces services, soit verbalement, soit par écrit. Finalement, le besoin comparatif est celui qu'un « individu ou un groupe devrait avoir puisqu'il présente les mêmes caractéristiques qu'un autre individu ou groupe pour lequel on a identifié un besoin » (Pineault et Daveluy, 1995, p. 77).

Les professionnels de la santé peuvent effectuer une évaluation des besoins en santé d'une collectivité, d'un groupe ou d'un agrégat pour définir un nouveau besoin ou encore pour le clarifier, s'il est déjà connu. Dans le cas d'un besoin nouveau en santé (par exemple, à la suite d'une demande en vue d'améliorer la qualité de vie d'un groupe de personnes âgées), l'évaluation peut s'avérer nécessaire pour mieux savoir quel besoin ou quel problème est prioritaire.

Une autre raison pour effectuer une évaluation des besoins tient à la nécessité de clarifier un problème ou un besoin déjà connu. Si, par exemple, les statistiques démontrent sans équivoque une augmentation des infections transmises sexuellement, il serait nécessaire, avant de proposer un programme de prévention, de bien connaître les caractéristiques des personnes à risque, les facteurs associés à cette augmentation et les ressources déjà présentes dans la communauté. L'évaluation pourrait aussi faire suite à une demande précise d'une personne ou d'un groupe de citoyens et servir à mieux comprendre la nécessité d'agir. En dernier lieu, il arrive parfois qu'une évaluation des besoins serve à vérifier si les ressources déjà existantes répondent aux besoins des citoyens et à connaître celles qui sont les plus utiles et celles qu'on aurait intérêt à privilégier.

> **Les buts de l'évaluation des besoins:**
> - Définir les besoins
> - Clarifier le problème
> - Déterminer les ressources actuelles
> - Vérifier l'utilisation des ressources

Le motif qui incite à effectuer une évaluation des besoins guidera le choix des méthodes à utiliser pour la collecte des données. Lorsque le but de l'évaluation est de connaître la communauté et de déterminer l'ensemble des besoins des citoyens et les services qu'ils souhaitent voir se développer, une évaluation globale s'impose (par exemple, tous les éléments proposés dans le modèle Precede-Proceed). Toutefois, si le but est d'évaluer un besoin ou un problème déjà connu relatif à une collectivité où, par exemple, le taux de personnes souffrant de diabète est élevé, les données à recueillir seront directement liées à ce problème ou à ce besoin. Cependant, de façon générale, on recueille des données sur divers éléments: les caractéristiques des citoyens ou des personnes composant l'agrégat ou le groupe, leurs besoins ou leurs problèmes, les forces de la collectivité et les facteurs de risque liés au besoin ou au problème. Le modèle d'élaboration de programme qui sera utilisé guidera aussi le choix des éléments à inclure.

Il arrive parfois que le ministère de la Santé provincial déclare certains problèmes prioritaires en raison de leur incidence élevée ou de leur importance. Toutefois, la responsabilité d'établir des programmes pour répondre à ces problèmes est souvent déléguée aux professionnels de la santé œuvrant au niveau local. Dans ce cas, le choix des données à recueillir est directement lié aux problèmes ciblés. Chaque collectivité a la responsabilité d'étudier l'ampleur du problème dans sa propre population, les caractéristiques des personnes touchées et les facteurs de risque qui sont en cause afin d'instituer des programmes répondant à ses besoins. Par exemple, l'incidence de l'asthme peut être liée à plusieurs facteurs. Si, dans une communauté donnée, on trouve un taux élevé de personnes faisant usage du tabac, l'accent pourrait être mis sur un programme de lutte contre le tabagisme, tandis que dans une collectivité où la pollution de l'air apparaît comme le facteur de risque le plus important, on cherchera des moyens de contrôler la qualité de l'air et de diminuer ou de prévenir l'exposition à l'air pollué.

Les méthodes de collecte des données lors de l'identification des besoins

Les données recueillies doivent permettre de tracer un portrait juste des principaux besoins en matière de santé, des personnes qui courent le plus de risques d'éprouver ces besoins, et des ressources humaines et physiques présentes dans la communauté et qui pourraient contribuer à combler ces besoins. Hancock et Minkler (2005) suggèrent de prêter une attention particulière aux méthodes qui favorisent la participation des citoyens et qui aident la collectivité à prendre conscience de ses besoins et de ses forces. À cette fin, les auteurs proposent quatre catégories de méthodes de collecte de données, classées selon le degré de contact qu'elles permettent d'établir avec les membres de la collectivité: les méthodes sans contact, les méthodes d'observation avec peu de contacts, les méthodes interactives et les méthodes multiples (Hancock et Minkler, 2005).

> **Les méthodes de collecte des données:**
> - Les méthodes sans contact (données secondaires)
> - Les méthodes d'observation avec peu de contact
> - Les méthodes interactives
> - Les méthodes multiples

Les méthodes sans contact ont trait à toutes les données secondaires, notamment les données de recensement, les taux de mortalité et de morbidité ainsi que les rapports d'études antérieures. Plusieurs renseignements sur les caractéristiques de la population, incluant les groupes d'âge, l'état civil, le taux de chômage, le taux de divorce et plusieurs autres données socioéconomiques, peuvent être obtenus grâce aux données de recensement. Toutefois, si l'évaluation est limitée à un groupe particulier, par exemple, une école, les données sociodémographiques seront plus facilement obtenues auprès d'un informateur clé, comme le directeur de l'établissement.

Les statistiques démographies (ou de l'état civil) sont aussi une source importante d'information. On peut se renseigner sur différents taux, tels que les taux de natalité, de mortalité et de morbidité, en consultant des documents provinciaux et municipaux. En examinant les tendances dans le temps, on peut vérifier si certains problèmes de santé diminuent. Cette information aide à évaluer l'efficacité des méthodes de prévention déjà en place. Des registres relatifs à certaines maladies peuvent aussi être consultés. Des données sur les habitudes de vie saine sont de plus en plus souvent rapportées dans les études sur la santé des Canadiens aux niveaux national et provincial.

Dans la catégorie des méthodes d'observation avec peu de contacts, on trouve la méthode qui consiste en une visite des lieux (en automobile, à pied) et qui procure une vue d'ensemble de la communauté. Les principales caractéristiques à observer sont la qualité de l'environnement physique et des maisons, la propreté et la sécurité des espaces vacants, les services offerts (sociaux, de santé, de loisirs), les commodités (épiceries, magasins) et la qualité de l'air (présence d'usines ou d'autres sources de pollution). En se promenant en voiture ou en marchant, on peut aussi observer les personnes dans les rues (les enfants, les personnes âgées). Le fait d'assister à des rencontres publiques permet d'avoir une idée des caractéristiques de la population, de l'attitude des gens au regard des questions abordées ainsi que des modèles d'interaction entre les participants.

L'utilisation des méthodes interactives s'avère importante non seulement pour obtenir de l'information, mais aussi pour assurer la participation des citoyens. Les sources primaires d'information dans la communauté incluent les informateurs clés, c'est-à-dire des personnes habitant ou travaillant dans la collectivité et qui en ont une bonne connaissance. Les chefs de file, notamment le maire, les conseillers, les leaders religieux et les organisateurs communautaires, sont souvent en mesure de fournir des renseignements très importants sur la vie de la collectivité et sur les divers services offerts aux citoyens. Ils peuvent aussi faire part de leur perception des principaux problèmes éprouvés. L'entrevue téléphonique ou en face à face est la technique la plus souvent utilisée pour obtenir cette information. Parfois, on peut envoyer des questionnaires afin d'obtenir des renseignements sur des questions précises. Le choix des informateurs clés dépend des motifs de l'évaluation des besoins. Par exemple, si l'objectif est d'évaluer l'ensemble des besoins d'une communauté géopolitique, le maire, les conseillers ou d'autres leaders seraient des choix évidents. Toutefois, si ce sont des adolescents qui constituent le groupe visé, les directeurs d'écoles secondaires, les représentants d'organismes offrant des services aux jeunes ainsi que les adolescents eux-mêmes (leaders) seront les informateurs clés les plus aptes à fournir l'information nécessaire à l'élaboration d'un programme.

L'observation participante est une autre méthode interactive à laquelle on a de plus en plus recours. Le professionnel de la santé qui l'utilise participe activement aux activités du groupe ou de la collectivité dont il veut évaluer les besoins. L'observation peut être structurée et, dans ce cas, les comportements et les éléments à noter sont déterminés à l'avance. Lorsqu'elles sont non structurées, les informations descriptives sur les sujets et l'environnement sont inscrites dans un journal de bord, sans guide. En général, un système de catégories est élaboré afin de reconnaître facilement les comportements ou les événements à observer.

Plusieurs facteurs influent sur la qualité des données obtenues par la méthode d'observation participante. Il y a, par exemple, l'habileté de l'observateur à se concentrer de façon soutenue et à axer son observation sur le groupe ou l'événement à observer. Le vécu de l'observateur ainsi que ses valeurs et ses croyances personnelles auront également une influence sur le choix des éléments et des comportements à observer, de même que sur leur interprétation. D'autres facteurs liés à la situation ou à l'environnement peuvent influencer la perception de l'observateur. On sait, par exemple, que la première impression peut fausser les données. Le contexte physique où se déroule l'observation peut aussi avoir un effet sur la perception, notamment à cause de facteurs tels que le bruit ou la température ambiante.

En ce qui a trait aux entrevues auprès des groupes, le groupe de discussion (*focus group*) est la méthode la plus souvent utilisée. Cette méthode consiste en des séances informelles auxquelles participent des représentants de la collectivité ou du groupe cible. Le but de ces séances est d'obtenir le maximum d'informations sur un thème précis. Pour plus de détails sur cette méthode et sur les autres méthodes relatives aux petits groupes, vous pouvez consulter Pineault et Daveluy (1995).

En raison de la complexité des collectivités, il est parfois nécessaire d'utiliser plusieurs méthodes de collecte de données pour procéder à l'identification des besoins et des caractéristiques de cette collectivité. Lorsqu'on veut obtenir, par exemple, le point de vue des décideurs et de tous les détenteurs d'enjeux (personnes – parfois simples citoyens – qui ont un intérêt dans le bien-être de la communauté), on recommande l'utilisation d'entrevues individuelles, de groupes de discussion et de questionnaires. La complémentarité de ces méthodes facilite l'engagement des groupes présents dans la communauté en leur donnant l'impression qu'ils ont le pouvoir de changer des choses. Cet engagement précoce dans le processus d'élaboration d'un programme en santé communautaire permettra aux gens de déterminer et de préciser leurs besoins, tout en s'impliquant dans la phase de planification des activités et des ressources ainsi que dans la mise en œuvre du programme.

La reconnaissance des capacités de la communauté

Depuis quelques années, la nécessité d'inclure la reconnaissance des capacités de la communauté dans l'évaluation des besoins est apparue comme allant de soi, particulièrement en raison de l'accent mis sur la participation des citoyens dans la promotion de la santé. Trop souvent, les programmes étaient élaborés par des professionnels de la santé pour répondre à des problèmes ou à des besoins qu'ils avaient eux-mêmes déterminés sans consultation préalable des divers groupes concernés. Les citoyens étaient ensuite informés de leurs problèmes et de la valeur des services qu'on leur offrait pour les résoudre (McKnight et Kretzmann, 2005). Puisque cette approche crée une dépendance, l'autre possibilité consiste à développer des politiques et des activités basées sur les capacités, les habiletés et les avoirs des personnes et de leur quartier (McKnight et Kretzmann, 2005). Il s'agit alors de travailler avec les ressources existantes et d'en ajouter de nouvelles pour combler les besoins.

La méthode préconisée par McKnight et Kretzmann (2005) pour connaître les capacités de la communauté consiste à élaborer un schéma (*mapping*) des avoirs actuels et potentiels de la communauté en fonction de trois catégories : les capacités et les avoirs présents dans la communauté et sous son contrôle ; les capacités et les avoirs présents dans la communauté, mais sous contrôle extérieur ; et, enfin, les ressources provenant de l'extérieur et contrôlées de l'extérieur. Dans la première catégorie, on trouve d'abord les habiletés et les talents individuels ainsi que les avoirs personnels (par exemple, capacité de négocier, de gérer des conflits). Ensuite viennent les capacités des entreprises locales, celles des diverses organisations et associations, puis celles des organismes communautaires et des organisations religieuses.

Dans la deuxième catégorie, on trouve les divers services et organismes gouvernementaux, comme les écoles, les hôpitaux et les agences de service social, dont le contrôle relève d'une entité extérieure à la communauté. La dernière catégorie, c'est-à-dire les capacités et les avoirs provenant de l'extérieur et contrôlés par l'extérieur, se compose principalement de ressources issues des divers paliers de gouvernement et comprend les prestations d'aide sociale et les fonds pour améliorer le quartier. L'étape de la schématisation des avoirs doit être liée au but visé par l'évaluation des besoins. Au moment de l'évaluation des besoins d'un groupe cible, le choix des éléments à examiner sera dicté par les caractéristiques du groupe. Par exemple, si l'évaluation vise les écoliers, les ressources étudiées seront celles qui pourraient, d'une façon ou d'une autre, avoir des conséquences positives sur la santé des enfants. Plusieurs autres modèles servant à évaluer les avoirs et les capacités d'une communauté ou d'un groupe sont présentés dans la littérature (Green et Kreuter, 1999 ; Neuman et Fawcett, 2011 ; Pineault et Daveluy, 1995). Le but ultime est de veiller à ce que les ressources communautaires existantes soient utilisées afin de favoriser l'engagement des citoyens.

12.1.2　L'analyse des données recueillies

Pendant la phase de l'évaluation des besoins, beaucoup de données quantitatives et qualitatives sont recueillies. Il faut ensuite faire une synthèse de tous ces renseignements afin d'obtenir une vision réaliste de la population cible et des ressources, et de connaître les principaux besoins ou problèmes de santé ainsi que les facteurs de risque présents. Le modèle d'élaboration de programme choisi sert de guide dans l'organisation des données, mais les étapes suivantes sont généralement nécessaires, quel que soit le modèle utilisé.

Tout d'abord, l'analyse des données consiste à élaborer un plan dans lequel sont énumérés tous les thèmes à traiter dans cette analyse. On commence par une description des caractéristiques de la communauté à l'étude (par exemple, milieu rural, environnement bruyant, adolescents décrocheurs), suivie par un examen des données relatives à la santé (par exemple, augmentation des ITS ou de la consommation de drogues chez les adolescents). Par la suite, il s'agit de décrire les ressources dont la communauté dispose. Puis, on poursuit avec l'analyse et l'interprétation des données, ce qui permet de déceler les besoins et problèmes de santé prioritaires de la collectivité, et d'établir des liens avec les ressources déjà présentes et sur lesquelles on pourra s'appuyer pour répondre aux besoins. Toutefois, avant de procéder à l'analyse et à l'interprétation des données, il est important de vérifier la qualité des données recueillies : a-t-on omis des renseignements importants ? Y a-t-il des erreurs dans les données ? Est-ce que seules les opinions des leaders ont été retenues ? Y a-t-il présence de valeurs extrêmes ? Les données ont-elles été classées dans la bonne catégorie ou sous le bon thème ?

> Les étapes de l'analyse des données :
> 1. Décrire les caractéristiques de la communauté ou du groupe
> 2. Examiner les ressources disponibles
> 3. Déterminer les principaux besoins ; le ou les problèmes prioritaires
> 4. Faire le lien entre le ou les problèmes prioritaires et les ressources disponibles

Lors de l'analyse des données, il est recommandé de créer des tableaux pour chaque variable étudiée de façon à obtenir une vue d'ensemble des données et à favoriser le choix de techniques statistiques appropriées. Les analyses descriptives (taux, pourcentages, moyennes) sont celles qui sont le plus souvent utilisées pour expliquer les données quantitatives. Les données à caractère qualitatif peuvent être regroupées sous les thèmes proposés dans le modèle d'élaboration de programme choisi ou sous des thèmes émergents. L'analyse de contenu est une méthode d'analyse qualitative des données couramment utilisée pour étudier les données recueillies lors d'entrevues individuelles ou de groupe. Le type d'analyse sélectionné dépend des données disponibles et du but visé par l'évaluation des besoins.

12.1.3 L'interprétation des résultats et la priorisation des besoins

L'interprétation des résultats permettra de faire ressortir les besoins ou les problèmes de santé jugés prioritaires par les membres de la communauté. Dans bien des cas, le modèle d'élaboration de programme utilisé énonce des critères qui serviront d'assise pour sélectionner les problèmes ou les besoins prioritaires. L'implication des membres de la communauté au moment de la hiérarchisation des besoins est essentielle pour inciter ces derniers ou leurs représentants à participer à la planification des activités et à leur mise en œuvre. Cette implication peut être synonyme de succès dans l'adoption de nouveaux comportements associés au bien-être de la communauté. D'autres éléments doivent aussi être considérés dans la hiérarchisation des besoins : les chances de succès, les ressources disponibles, l'efficacité des interventions, le niveau de prévention requis par la situation et l'acceptabilité culturelle de l'intervention. Lorsqu'une demande de fonds est considérée, il est important de tenir compte du fait que les divers paliers de gouvernement souhaitent voir un retour sur leur investissement.

12.1.4 La définition du problème ou du besoin en santé

Le problème prioritaire ou le besoin qui mènera à l'élaboration d'un programme en santé est défini en fonction de sa distribution dans la communauté, des caractéristiques des personnes à haut risque ainsi que des facteurs qui y sont associés. Le problème est généralement lié à une maladie, à un comportement à risque ou à la présence de facteurs environnementaux (environnement physique ou social) nuisibles ou potentiellement nuisibles à la santé. L'énoncé du problème, aussi appelé « diagnostic infirmier », doit décrire clairement les personnes visées par les interventions futures (groupe, agrégat ou collectivité), la nature du problème, les comportements et les facteurs associés (ou causes). Parfois, le problème peut aussi être lié aux ressources ou à l'inefficacité des programmes existants.

> **!**
>
> La définition du problème de santé :
> 1. Le problème de santé ou le comportement à changer ou à acquérir
> 2. Le client (agrégat ou groupe)
> 3. Les facteurs associés

12.1.5 La formulation des buts et des objectifs

Dans le contexte de la santé publique, un but peut être défini comme l'énoncé quantitatif d'un état ou d'une condition que l'on se propose d'atteindre (Timmreck, 2003). Les buts sont réalisables, mais seulement à long terme. C'est un idéal que l'on se fixe. Par exemple, l'éradication du SIDA dans le monde est un but à atteindre, mais beaucoup de travail reste à faire pour qu'il se réalise.

En santé communautaire, les programmes visent généralement à diminuer la probabilité de l'occurrence d'une maladie, à maintenir l'état de santé actuel de la population ou à aider des groupes d'individus à atteindre un état de santé optimal. Il est alors important de formuler des objectifs qui correspondent, en fait, aux états de santé ou aux comportements attendus de la clientèle cible, et non à la stratégie ou aux moyens et actions permettant d'atteindre les résultats. Contrairement aux buts, les objectifs sont les résultats que l'on espère obtenir à la fin du programme.

Timmreck (2003) suggère de considérer les facteurs ci-après au moment de la formulation d'objectifs : ils doivent viser une performance, un comportement ou une action ; ils doivent être précis, mesurables et clairs, et indiquer le niveau ou les standards de performance ainsi que les conditions nécessaires à la réalisation de cette performance ; ils doivent aussi indiquer les résultats visés. Les descriptions des performances doivent être claires et on doit fixer un temps précis pour atteindre les objectifs. Par exemple, dans une communauté ou peu de femmes allaitent, un objectif pourrait être ainsi défini : la proportion de femmes qui allaitent leur nouveau-né, de la naissance à six mois, aura augmenté de 5 % dans la collectivité X d'ici deux ans. Les caractéristiques d'un objectif selon la méthode SMART, la plus souvent utilisée, résument bien ces points.

> **!**
>
> Les caractéristiques d'un objectif de programme selon la méthode SMART
> 1. Spécifique
> 2. Mesurable
> 3. Atteignable
> 4. Réaliste
> 5. Temps limité (temporellement défini)

12.1.6 Le choix et la planification des stratégies d'intervention

Après avoir déterminé le ou les problèmes prioritaires, fixé le but et formulé les objectifs, on doit s'interroger sur les interventions pertinentes qui inciteront la clientèle à adopter de nouveaux comportements et sur la façon de les mettre en œuvre. Le but de cette étape est donc de choisir et de planifier les interventions tout en tenant compte de l'équité ainsi que des ressources financières, humaines et matérielles. Le terme « intervention » se rapporte à un ensemble d'actions nécessaires pour répondre aux besoins de la communauté, tandis que le terme « activité » a trait aux actions concrètes et aux tâches, qu'elles soient de nature administrative ou clinique, qui s'avèrent essentielles à la réalisation des interventions (Pineault et Daveluy, 1995). L'activité est donc un comportement adopté par un ou des intervenants, en collaboration avec l'équipe pluridisciplinaire et certains membres de la communauté, pour faciliter l'atteinte des objectifs.

Une revue approfondie de la littérature permettra d'obtenir le maximum d'information sur les diverses interventions et activités qui ont été mises en avant par d'autres intervenants dans une situation similaire, ainsi que leur taux de succès. Parmi les interventions et les activités jugées efficaces, on repère celles qui sont culturellement appropriées et réalisables dans le contexte, tout en tenant compte des ressources, des contraintes du milieu et du temps disponible. Les interventions et les stratégies doivent aussi stimuler ou faciliter la participation des citoyens et être adaptées à l'âge et au niveau de scolarité des personnes ciblées.

Les points à considérer dans les choix des interventions :
- Les activités s'appuient sur une théorie appropriée.
- Les activités sont liées aux objectifs.
- Les ressources nécessaires sont disponibles.
- L'intervention est appropriée à la population cible.
- Les activités ont été démontrées comme étant efficaces.
- Tous les efforts sont investis dans une seule activité ou dans la planification de plusieurs activités.

Plusieurs types d'interventions et d'activités peuvent être examinés. Parmi les activités éducatives, on trouve, entre autres, celles dont le but est d'accroître la sensibilisation des individus aux problèmes ciblés, d'augmenter les connaissances ou de développer des habiletés. Plusieurs modèles de changement de comportement et exemples d'activités sont disponibles pour guider le choix de l'intervention (*voir le chapitre 18 et la « Théorie du comportement planifié », dans la boîte à outils, page 330*). La meilleure intervention peut aussi consister à apporter, dans l'environnement physique ou social, des changements qui influent sur le comportement des personnes concernées. Par exemple, afin d'améliorer la qualité de la nutrition dans une école, les machines distributrices de friandises pourraient être éliminées. Parmi les autres types d'activités souvent utilisées, notons les activités réglementaires (lois ou règlements) et celles qui visent à soutenir la motivation à changer un comportement (par exemple, un concours récompensant

les personnes qui arrêtent de fumer à une date fixée à l'avance). En dernier lieu, les activités de communication, comme les publicités à la télévision ou dans les journaux, les affiches et les stratégies de marketing social (*voir le chapitre 14*) sont souvent nécessaires.

Les types d'activités :
- Activités éducationnelles
- Interventions sociales
- Activités pour changer l'environnement
- Activités culturelles
- Activités visant le changement de comportement
- Activités de communication
- Activités pour défendre des causes communautaires
- Activités réglementaires
- Activités pour augmenter la motivation (récompenses)

12.1.7 La mise en œuvre du programme

Après avoir sélectionné les interventions et les activités que l'on désire inclure dans le programme, on doit planifier leur mise en œuvre. Il est fortement suggéré d'élaborer un plan dans lequel on indiquera clairement le nom des personnes responsables des différentes activités, les ressources financières et matérielles nécessaires, ainsi que l'échéance de ces activités. Selon Maurer et Smith (2005), un bon plan doit répondre aux questions suivantes : quelles activités doit-on réaliser ? Comment les exécuter ? Quelles sont les ressources nécessaires à la planification et au bon fonctionnement du programme ? Qui sont les personnes responsables de chacune des tâches et des activités proposées ? À quel moment chacune de ces activités doit-elle avoir lieu et combien de temps faut-il pour effectuer chaque activité ?

Les autres points à considérer lors de la mise en œuvre d'un programme :
- Les aspects légaux
- Les aspects médicaux
- La sécurité de l'environnement
- L'enregistrement et la collecte des cotisations
- Les procédures pour l'enregistrement de l'information

Dans leur modèle de mise en œuvre des interventions, Parkinson et ses collaborateurs (1982) proposent de considérer trois éléments : le projet-pilote, l'introduction progressive et le programme dans sa totalité. Lorsqu'on choisit de mener un projet-pilote, on met en œuvre l'ensemble du programme, mais on l'offre à un groupe restreint de personnes. Cette approche permet de s'assurer de l'acceptabilité des activités afin d'apporter les changements nécessaires avant la mise en œuvre du programme dans toute la collectivité. Elle est particulièrement utile lorsqu'il s'agit d'un programme destiné à un nombre important d'individus (par exemple, à l'ensemble de la province) et qui suppose l'injection de sommes importantes. Les principaux inconvénients du projet-pilote tiennent au nombre limité de personnes qui bénéficient du programme et au fait que certains besoins ne sont pas comblés, et qu'il est parfois difficile de généraliser les résultats à l'ensemble de la collectivité.

> **!**
>
> Les modèles de mise en œuvre des interventions :
>
> - Le projet-pilote : toutes les activités sont offertes à un groupe ciblé.
> - L'introduction progressive : les diverses activités sont introduites progressivement à toute la population ou à des groupes ciblés pour ensuite être offertes à l'ensemble de la population.
> - Le programme total : toutes les activités sont offertes dès l'ouverture du programme à toute la population ciblée.

L'introduction progressive d'un programme peut se faire de différentes façons (Parkinson et collab., 1982). Il est possible de proposer les activités une à la fois, puis d'accroître le nombre de participants graduellement jusqu'à ce que toute la communauté soit invitée à rejoindre le programme ; on peut également offrir le programme dans un certain nombre de lieux (par exemple, un programme destiné aux écoliers pourrait être offert dans une école à la fois). Les activités peuvent aussi être ajoutées graduellement, selon les habiletés des participants. La mise en application du programme dans sa totalité permet de l'offrir à l'ensemble de la population cible, de démarrer les activités en plusieurs endroits à la fois et d'effectuer toutes les activités qui ont été prévues lors de la phase de planification.

12.1.8 L'évaluation du programme

Dans une perspective de santé communautaire, l'évaluation d'un programme est définie comme une

> démarche qui consiste à déterminer et à appliquer des critères et des normes dans le but de porter un jugement sur les différentes composantes du programme, tant au stade de la conception que de sa mise en œuvre, ainsi que sur les étapes du processus de planification qui sont préalables à la programmation (Pineault et Daveluy, 1995, p. 416).

Un critère est une caractéristique observable de l'activité ou du programme. C'est, en fait, un indicateur ou une variable qui correspond aux éléments du programme évalué. Il peut s'agir, par exemple, de la proportion des postes de travail qui sont touchés par le bruit dans une usine. La norme est la valeur associée au critère qui est considéré comme acceptable. Ce point de référence du critère permet de porter un jugement sur le programme. En fait, la norme opérationnalise le critère en lui attribuant une valeur numérique. Par exemple, réduire l'intensité du bruit (critère) à un niveau inférieur à 90 décibels (norme) ou diminuer de 10 % le taux d'absentéisme des infirmières dans un centre hospitalier.

Parmi la grande variété de modèles d'évaluation de programmes présentés dans la littérature, certains sont très complexes et peuvent inclure de multiples analyses, comme celles relatives aux taux d'incidence et de prévalence, aux comparaisons entre divers groupes, à l'usage d'outils pour mesurer l'obtention d'objectifs liés aux changements de certains comportements et au rapport entre les coûts et les bénéfices. Quel que soit le modèle utilisé, chacun des objectifs doit être considéré lors de l'évaluation.

Toutefois, en ce qui a trait à la majorité des programmes élaborés par les intervenants dans le milieu communautaire, on se limite habituellement à l'évaluation du processus, à l'évaluation des résultats et, lorsque cela est possible, à l'évaluation des effets à long terme sur la population (*voir l'encadré 12.1*). La première étape, l'évaluation du processus, se déroule souvent de façon informelle, sans plan précis, bien que pour des projets de grande envergure, il soit préférable d'en établir un. La personne responsable du projet doit s'assurer du bon déroulement de l'ensemble du programme, c'est-à-dire qu'elle doit connaître tous les facteurs facilitants ainsi que les problèmes ou les imprévus qui pourraient compromettre la réussite du programme. Tous les éléments du projet doivent être examinés, notamment l'efficacité du personnel responsable des activités, le recrutement des participants, la publicité, les réactions de la communauté aux interventions, la participation des citoyens et les coûts engendrés par la mise en place du programme.

L'adéquation entre les caractéristiques de l'utilisation des services et les besoins des usagers doit aussi être considérée. On peut également se demander s'il y a eu sous-utilisation ou surutilisation des services compte tenu des besoins exprimés à l'étape de la collecte des données. Il est aussi important de se demander si le contenu, tel qu'il est offert, est adéquat. Les aspects interpersonnels doivent aussi faire l'objet d'une évaluation : les intervenants facilitent-ils la communication dans les groupes ? offrent-ils suffisamment de soutien aux groupes ? manifestent-ils des attitudes qui ont pour effet de démotiver les usagers ? leur font-ils suffisamment confiance ? Les aspects organisationnels doivent aussi être considérés : le programme a-t-il atteint

L'évaluation du processus (menée de façon formelle ou informelle)

S'assurer du bon déroulement de la mise en œuvre du projet ; définir les problèmes rencontrés ; s'assurer de l'efficacité des activités du personnel, de la pertinence du contenu et des activités, ainsi que de la qualité de la publicité.

L'évaluation des résultats

Vérifier si les objectifs ont été atteints ; évaluer la participation des citoyens ; connaître les caractéristiques et la satisfaction des participants ; vérifier si les changements souhaités (de comportement, d'un règlement, dans l'environnement) ont été atteints.

L'évaluation des effets à long terme (maintien du programme dans le temps)

Évaluer si les changements souhaités ont été maintenus dans le temps ; connaître l'impact du programme après deux ans, cinq ans, etc.

la population visée et pas seulement les gens qui se sont prévalus des services offerts ? Les services rendus correspondent-ils aux besoins de santé considérés comme prioritaires ? La reconnaissance des problèmes dès leur apparition permet de mener des actions ponctuelles ou de procéder à des correctifs tout au long du processus d'implantation, ce qui favorise l'obtention des objectifs.

L'évaluation des résultats (écart entre les résultats souhaités et les résultats obtenus) est indispensable dans tout projet en santé communautaire. Le but de cette évaluation est de vérifier si le programme tel qu'il a été conçu a permis d'atteindre les objectifs, c'est-à-dire amener des modifications de comportement ou d'habitudes de vie chez la clientèle. Ce type d'évaluation permet de déterminer le degré de réussite du programme. La mesure de l'efficacité du programme est un autre élément à considérer : la proportion de gens visés a-t-elle été atteinte ? On doit également évaluer le rapport entre l'efficacité ou le rendement et les ressources exploitées pour offrir le programme : les ressources ont-elles été suffisamment utilisées ?

Pour mener à bien ce projet, il est essentiel de planifier les diverses mesures qui seront utilisées avant même le début des activités prévues, puisqu'il arrive souvent que certaines d'entre elles doivent être intégrées au cours des activités. Si, par exemple, le programme comprend une série de conférences sur une variété de thèmes, un questionnaire rempli à la fin de chaque session pourrait être l'outil de choix pour mesurer la satisfaction des participants. En général, au moins une mesure, parfois plus, est nécessaire pour évaluer chacun des objectifs.

L'évaluation des effets à long terme est souhaitable, mais souvent difficile à réaliser. Un des principaux obstacles est la difficulté de faire un suivi sur une longue période de temps auprès des gens qui ont participé au programme afin de vérifier si les effets positifs se sont maintenus au

fil des années ou si, selon Green et Kreuter (1999), la qualité de vie de la communauté s'est améliorée. Les coûts engendrés par ce suivi constituent aussi un obstacle majeur et une des raisons pour lesquelles ce type d'évaluation est généralement réservé aux programmes faisant partie d'un projet de recherche d'envergure, qui jouit d'un bon financement ou qui est mené par une instance gouvernementale (par exemple, ParticipACTION).

Afin d'établir un plan d'évaluation efficace, il est essentiel que les indicateurs de succès retenus permettent de vérifier si les objectifs du programme ont été atteints. Les indicateurs doivent être non seulement mesurables, mais aussi valides (ils mesurent bien ce qu'ils doivent mesurer) et fiables (ils ont déjà été utilisés dans d'autres évaluations auprès d'une même population). Dans la mesure du possible, il est recommandé de vérifier si les résultats obtenus se maintiennent sur une longue période (par exemple, six mois), de comparer les résultats avec ceux obtenus chez d'autres groupes qui ont participé à des activités similaires et, en dernier lieu, de vérifier si les résultats se comparent à ceux obtenus chez un autre groupe qui possède les mêmes caractéristiques. Des instruments sont souvent requis afin de mesurer l'obtention des résultats. Il peut s'avérer nécessaire pour les intervenants ou l'évaluateur d'élaborer et de valider les instruments de collecte des données. Par exemple, il arrive souvent que les intervenants élaborent un questionnaire sur la satisfaction des participants. Il est toutefois possible que les instruments (questionnaires, grilles d'observation, etc.) existent déjà. On doit veiller à ce que ces outils soient validés avant de les utiliser.

!

Le plan de l'évaluation pour chaque objectif du programme :
- Déterminer les indicateurs de succès
- Choisir les instruments de mesure
- Vérifier si les ressources nécessaires sont disponibles
- Faire un plan de la collecte des données
- Interpréter les données
- Faire un plan de l'analyse des données
- Rédiger un rapport final

Lorsque les ressources nécessaires à la bonne marche du programme sont disponibles et que les périodes d'évaluation sont établies (le moment où les mesures seront prises : avant, durant ou après les interventions), on peut planifier la collecte des données en déterminant la façon dont l'information sera recueillie et en choisissant la personne qui effectuera la collecte des données. En dernier lieu, on élabore un plan d'analyse des données et on interprète les résultats. La personne responsable de rédiger le rapport final est nommée ensuite.

Avant la mise en œuvre et l'évaluation du programme, on conseille de préparer un modèle logique du programme. Le but de ce modèle est de montrer les liens entre les diverses étapes du programme. Bien que les éléments du modèle logique puissent varier selon les auteurs, ceux-ci incluent généralement les buts, les objectifs à atteindre, les activités et les résultats attendus, ainsi que les indicateurs de succès pour chaque activité. Par conséquent, on doit obtenir une vue globale du projet. Plusieurs exemples d'application d'un modèle logique pour des programmes en santé communautaire ont fait l'objet d'une publication (Dykeman et collab., 2003 ; Moyer, Verhovsek et Wilson, 1997) [*voir un exemple à Snelling, 2014*]. Un exemple de modèle logique est présenté dans la boîte à outils, page 331.

Lorsque les interventions et l'évaluation sont terminées, les résultats sont présentés sous forme de rapport. Le rapport doit non seulement contenir une description des étapes du projet, mais aussi faire état des difficultés éprouvées et soumettre des recommandations en vue de programmes futurs.

12.1.9 Le maintien du programme

Lorsque le programme de santé communautaire en promotion de la santé s'est avéré efficace, il est souhaitable d'en assurer la viabilité. Toutefois, lorsqu'un programme est mis en œuvre pour résoudre un problème particulier et que ce dernier change ou disparaît, il va de soi que le maintien du programme devient inutile. Par contre, les principaux problèmes résultants du non-maintien des programmes sont la persistance ou la réapparition du problème, des objectifs non atteints à cause de l'insuffisance du temps alloué à la mise en œuvre du programme, malgré l'investissement de temps, d'argent et de ressources et, en dernière analyse, la disparition de l'appui et de la participation des membres de la communauté au programme.

Le maintien d'un programme sera favorisé si l'on implique les représentants locaux dès le début du projet. Durant la dernière année d'un programme, des rencontres avec des personnes clés, des groupes de citoyens et d'autres membres de la collectivité permettent parfois de trouver les fonds nécessaires à la survie du programme.

Un résumé des étapes de l'élaboration d'un programme est présenté dans l'encadré 12.2. Lors de chacune de ces étapes, il est important de considérer les influences socioculturelles, spirituelles et religieuses qui pourraient influer sur le choix des interventions, leurs mises en œuvre et leurs succès.

ENCADRÉ 12.2 **Les étapes de l'élaboration d'un programme**

1. La définition du problème ou du besoin
   - Déterminer qui a relevé ce problème ou ce besoin (par exemple, les citoyens, l'agence, ou autres personnes).
   - Déterminer les personnes cibles, c'est-à-dire les personnes qui bénéficieront de la résolution du problème ou des activités, ainsi que leurs caractéristiques (par exemple, âge, ethnie, sexe, autres caractéristiques jugées importantes selon le projet).
   - Déterminer les caractéristiques sociales à considérer (par exemple, le niveau de scolarité si le projet inclut de l'information ; le taux de chômage ou d'emploi, les personnes ciblées, si l'activité exige des frais de la part des participants).
2. L'évaluation du problème ou du besoin
   - Selon la pertinence, vérifier comment le problème a été mesuré dans le passé.
   - Déterminer les données ou l'information nécessaires maintenant et la façon de les recueillir.
   - Décrire la nature et l'étendue du problème ou du besoin.
3. L'élaboration des objectifs
   - Formuler des objectifs appropriés et réalisables en suivant la méthode SMART.
   - Choisir des stratégies pour atteindre ces objectifs.
4. La planification et la programmation
   - Examiner au préalable certains facteurs de réussite (par exemple, la disponibilité des personnes ciblées, celle du matériel nécessaire, d'un local ou de fonds accessibles, si pertinents, et l'appui administratif nécessaire). Ici, on peut s'inspirer des facteurs qui

prédisposent, qui renforcent et qui facilitent proposés par Green et Kreuter (1999).
   - Élaborer un plan pour la mise en œuvre, y compris la liste des actions et des décisions nécessaires, ainsi que les personnes responsables de chaque activité ou décision. Il faut aussi inclure des échéanciers, le choix des outils à élaborer et les éléments liés à la gestion du projet.
   - Préciser le plan de l'évaluation, les critères et les outils de mesure, ainsi que les responsables.
5. La mise en œuvre du programme
   - Commencer les activités.
   - Assister les intervenants et les participants, lorsque cela est pertinent.
   - Surveiller les progrès.
6. L'évaluation du programme
   - Faire la collecte des données nécessaires à l'évaluation si ces dernières n'ont pas été recueillies lors de la mise en œuvre des activités (par exemple, courte évaluation réalisée par les participants à la fin d'une présentation).
   - Vérifier si les objectifs ont été atteints.
   - Déterminer les facteurs qui ont facilité le bon déroulement des activités ou qui lui ont nui.
   - Donner la rétroaction (*feedback*) appropriée à l'agence ou aux citoyens, c'est-à-dire ceux qui ont relevé le problème.
7. Le maintien du programme
   - Le problème est-il résolu ? Le besoin est-il comblé ?
   - Si le projet a été efficace, doit-on le poursuivre ? Sinon, doit-on choisir d'autres actions ?

12.2 Les modèles conceptuels

On trouve plusieurs modèles d'élaboration de programme dans la littérature, dont le modèle Precede-Proceed, le modèle des systèmes de Neuman, le modèle écologique (Renaud et Lafontaine, 2011), le Community as Partner, basé sur le modèle de Neuman (Anderson et McFarlane, 2011) et le Planning Program Development and Evaluation Model (Timmreck, 2003). Ces modèles guident les professionnels de la santé dans toutes les étapes du processus d'élaboration de programme. Plusieurs facteurs orientent le choix du modèle, par exemple la conception des soins communautaires qu'on y retrouve, le modèle préconisé par l'organisme, le but visé par le programme et la connaissance qu'ont les membres de l'équipe des différents modèles. Quel que soit le modèle utilisé, il est primordial d'effectuer une évaluation des besoins avant de procéder à la planification des activités d'un programme de promotion de la santé. Nous décrivons deux des modèles les plus souvent utilisés, soit le modèle Precede-Proceed et le modèle des systèmes.

12.2.1 Le modèle Precede-Proceed

Le modèle Precede-Proceed, proposé par Green et Kreuter (1999), est un modèle qui sert précisément à l'élaboration de programmes dans le domaine de la promotion de la santé. Lors de la première publication du modèle, en 1991, l'accent était mis uniquement sur l'approche éducative utilisée en promotion de la santé alors que, de façon générale, on sait qu'il est nécessaire de mettre en place plus d'un type d'intervention pour répondre à un besoin ou corriger un problème en santé communautaire. À l'époque, les auteurs insistaient sur l'importance de bien informer le public afin d'obtenir son appui et de faciliter l'acceptation de nouveaux règlements, lois et programmes, ou l'approbation des priorités retenues pour l'attribution des fonds publics (Green et Kreuter, 1991).

Toutefois, en 1999, les mêmes auteurs font davantage ressortir le rôle de l'environnement, comme l'indique d'ailleurs le nouveau sous-titre « An educational and ecological approach ». Le modèle Precede-Proceed tient compte des multiples facteurs qui influent sur la santé, en plus de cerner les objectifs de l'intervention, de déterminer les critères d'évaluation et de proposer une série d'étapes en fonction du processus de planification, de la mise en œuvre et de l'évaluation. La figure 12.1, page suivante, illustre toutes les étapes du modèle.

La première phase, l'évaluation sociale, a pour but de mesurer la qualité de vie de la communauté ou du groupe visé, car pour les auteurs, il existe un lien étroit entre la qualité de vie des personnes et les problèmes de santé (Green et Kreuter, 1999). Ainsi, l'évaluation sociale consiste en la description objective d'une situation (les faits) et l'interprétation sociale subjective de cette situation, c'est-à-dire la situation telle que la perçoivent les citoyens. Ces auteurs recommandent l'inclusion de ces deux dimensions dans les indicateurs de la qualité de vie. La dimension objective comprend tous les facteurs pouvant être mesurés : l'emploi, le chômage, l'absentéisme, le niveau de scolarité, la densité de la population, le taux de criminalité et le logement. Le choix des facteurs à mesurer sera dicté par la communauté avec laquelle on souhaite élaborer un programme de promotion de la santé.

Quant à la dimension subjective, elle comprend notamment les réponses de la communauté aux questions entourant les obstacles à l'amélioration de leur qualité de vie. Cette étape comprend également l'évaluation de la « capacité de la communauté », qui permettra de développer des politiques et des activités fondées sur les habiletés et les autres atouts de ses membres. Selon Green et Kreuter (1999), l'expérience antérieure de la communauté dans la résolution de ses problèmes et la capacité de la collectivité, c'est-à-dire son capital social, peuvent jouer un rôle sur le plan du succès ou de l'échec des programmes en santé communautaire. Ces auteurs définissent le capital social comme « l'ensemble des processus et des conditions présents chez les individus et dans les organisations qui vont permettre l'obtention d'un but commun, soit un bénéfice social mutuel » (traduction libre, p. 67). Ces processus et ces conditions se manifestent par des construits qui sont liés entre eux : la confiance, la coopération, l'engagement social et la réciprocité (Green et Kreuter, 1999).

Deux outils sont proposés pour guider l'évaluation sociale : les indicateurs civiques (*Civic Index*) et le schéma des acquis (*Asset Mapping*). Les indicateurs civiques comprennent les 10 catégories suivantes (Green et Kreuter, 1999) : 1. la participation des citoyens ; 2. le partage d'informations ; 3. le leadership au sein de la communauté ; 4. la performance du gouvernement ; 5. le bénévolat et la présence de philanthropes ; 6. l'éducation civique ; 7. la capacité de collaborer et d'atteindre un consensus ; 8. la vision et la fierté de la communauté ; 9. la collaboration entre les communautés ; et 10. les relations au sein des groupes. Le but de la seconde approche, basée sur le schéma des acquis de la communauté, est de déterminer les habiletés, les ressources et les autres avoirs des individus, des groupes et des collectivités. Ces acquis peuvent être sous le contrôle des individus (revenu personnel, petites et moyennes entreprises locales) ou sous un contrôle extérieur à la communauté, mais qui est présent dans celle-ci (école, bibliothèque) [McKnight et Kretzmann, 2005]. Une fois ces deux étapes franchies, on bâtit l'intervention en fonction des avoirs déterminés, ce qui augmente énormément ses chances de succès.

La deuxième phase, l'évaluation épidémiologique, vise à déterminer les besoins de la collectivité en matière de

FIGURE 12.1   Le modèle Precede-Proceed

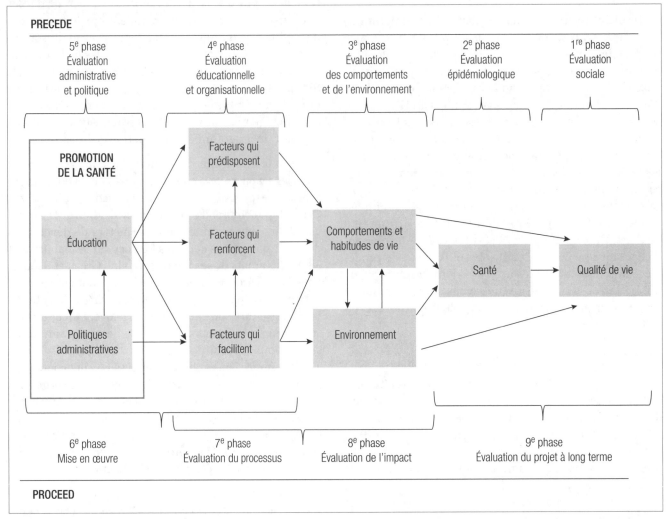

Source : Traduction libre de Green et Kreuter, 1991, p. 125.

santé dans des domaines qui semblent contribuer aux problèmes sociaux et influer sur la qualité de vie des citoyens. Les indicateurs de santé reconnus comprennent les taux de mortalité, de morbidité, d'espérance de vie, de fertilité, ainsi que l'incidence et la prévalence des principaux problèmes de santé.

Les données recueillies lors des deux étapes précédentes permettent de cerner les problèmes de santé et d'établir les priorités. Plusieurs critères sont proposés pour déterminer le problème prioritaire. On doit d'abord examiner les conséquences de chacun des problèmes sur les taux de décès et de morbidité, sur la santé mentale et sur les autres indicateurs de santé. Ensuite, on vérifie si certains problèmes ont un effet très négatif sur un groupe à risque, ou si la résolution d'un problème particulier aura un impact conséquent sur l'ensemble de la collectivité. Les autres critères à examiner sont révélés par les questions suivantes : « Quel problème se prête le mieux à l'intervention ? » « De quels besoins particuliers d'autres agences

s'occupent-elles ? » et, en dernier lieu, « Quel problème a été reconnu comme étant important par l'un ou l'autre des gouvernements municipal, provincial et fédéral ? » Il est souvent plus facile d'obtenir des fonds pour mettre en œuvre un programme qui coïncide avec les priorités gouvernementales.

Le problème jugé prioritaire doit ensuite être défini. Cette définition inclut une description des personnes touchées par ce problème (par exemple, groupe d'âge, sexe, race, niveau de scolarité). L'ampleur et l'importance du problème sont ensuite démontrées (par exemple, les taux de décès et de morbidité, ou les conséquences sur la qualité de vie des personnes touchées par le problème). Il est aussi important d'indiquer si le milieu (les personnes concernées) reconnaît le caractère prioritaire de ce problème. En dernier lieu, on examine les solutions appliquées dans le passé afin d'éviter de choisir des interventions qui se sont avérées inefficaces et de retenir plutôt celles qui avaient eu du succès.

Lorsque le problème est bien défini, il est possible de formuler les objectifs généraux, c'est-à-dire ceux dont le but est d'améliorer la qualité de vie de la collectivité ou du groupe. Ces objectifs doivent préciser les bénéficiaires du programme (population cible), les avantages sur le plan de la santé, l'ampleur du programme et le moment où les avantages se feront sentir. Un objectif pourrait être ainsi formulé : le taux de consommation de tabac chez les femmes enceintes habitant dans la ville X sera réduit de 10 %, cinq ans après le début du programme.

La troisième phase, l'évaluation des comportements et de l'environnement, a pour but de cerner les facteurs contribuant de façon directe ou indirecte au problème (ou au besoin) prioritaire retenu. Une liste des causes comportementales et environnementales est ensuite établie et ces causes sont classées par ordre d'importance. Avant de déterminer les comportements ou les facteurs environnementaux à modifier, on examine la possibilité de modifier chacune des causes inscrites sur la liste. Ensuite, les objectifs relatifs aux changements de comportements et aux facteurs environnementaux modifiables sont décrits. Par exemple, si l'un des facteurs influant sur la consommation de tabac chez une femme enceinte tient au fait qu'elle ne comprend pas les effets négatifs de sa consommation sur la santé de l'enfant à naître, un des objectifs pourrait être d'améliorer ses connaissances relatives aux effets nocifs de la cigarette, non seulement sur sa santé, mais également sur celle de son enfant.

La quatrième phase, l'évaluation éducationnelle et organisationnelle, vise à regrouper les facteurs comportementaux et environnementaux que l'on désire modifier afin de résoudre le problème. Green et Kreuter (1999) proposent trois catégories de facteurs à examiner : les facteurs prédisposant les individus à agir, les facteurs facilitants ou limitatifs, et les facteurs de renforcement. Les facteurs prédisposant les personnes sont ceux qui les mettent dans une disposition favorable à l'action. Ils peuvent comprendre, entre autres, les connaissances, les attitudes, les valeurs et les croyances. Les facteurs facilitants sont ceux qui aident une personne à agir et facilitent sa décision de passer à l'action. Ainsi, les habiletés, la disponibilité des ressources et les barrières font partie des facteurs facilitants ou limitatifs. Quant aux facteurs de renforcement, ce sont ceux qui aident les personnes à continuer l'action après l'avoir amorcée. Ces facteurs comprennent des mécanismes de soutien, d'encouragement ou de valorisation. Cette étape permet de choisir des stratégies éducatives et organisationnelles spécifiquement adaptées aux besoins du groupe ou de la collectivité.

Avant d'élaborer un programme et de le mettre en œuvre, il est essentiel d'obtenir le soutien de l'organisme et de la collectivité pour ce qui est des stratégies d'intervention choisies, c'est-à-dire que l'on doit passer à la cinquième phase, l'évaluation administrative des ressources et de l'appui administratif et politique. Cette étape permet de vérifier les capacités financières et administratives de l'organisme ainsi que la disponibilité et la pertinence de ses ressources. Elle permet aussi de savoir si l'on peut compter sur l'appui de la direction. On s'assure également que le programme s'inscrit dans l'esprit des politiques de l'organisme et qu'il a l'appui de la communauté.

Une fois l'appui administratif et communautaire acquis, il est temps de passer à la sixième phase, la mise en œuvre. Cette étape comprend l'élaboration d'un plan d'action, la préparation (par exemple, la formation) et la supervision du personnel, le soutien organisationnel, la mise en œuvre et la coordination des interventions choisies.

Les trois dernières étapes du modèle constituent l'ensemble de l'évaluation de programme. Il est toutefois recommandé d'établir les stratégies d'évaluation au moment de l'élaboration du plan d'action, c'est-à-dire à l'étape précédente, car il est souvent nécessaire de recueillir les données d'évaluation durant la mise en œuvre du projet. Green et Kreuter (1999) proposent les trois étapes suivantes pour mener une évaluation exhaustive : l'évaluation du processus (7e phase), l'évaluation de l'impact (8e phase) et l'évaluation du projet à long terme (9e phase).

L'évaluation du processus vise à examiner le déroulement des interventions et de cerner les problèmes le plus tôt possible afin d'apporter les correctifs nécessaires.

Le but de la huitième phase, l'évaluation de l'impact, est d'évaluer les effets immédiats du programme sur les comportements ciblés, et de vérifier si les changements environnementaux ont permis les résultats escomptés. En d'autres mots, il faut vérifier si les objectifs spécifiques établis à la troisième étape ont été atteints.

Avec la dernière évaluation, celle des résultats, on cherche à mesurer si le programme a eu une influence positive sur les indicateurs sociaux et épidémiologiques, autrement dit, si les objectifs généraux établis à la deuxième étape ont été atteints.

Un programme efficace devrait avoir, à long terme (par exemple, plus de trois ans), un effet positif sur la santé et la qualité de vie de la collectivité. Un exemple d'un programme élaboré selon le modèle Precede-Proceed est présenté à l'encadré 12.3, page suivante.

12.2.2 Le modèle des systèmes

Un autre modèle, souvent utilisé par les infirmières œuvrant en santé communautaire, est le modèle des systèmes (System Model) de Neuman (Neuman et Fawcett, 2011). Ce modèle s'appuie sur plusieurs théories, dont la théorie des systèmes de Bertalanffy, la théorie du stress de Selye et les trois niveaux de prévention de Caplan.

ENCADRÉ 12.3   Un exemple d'un programme élaboré selon le modèle Precede-Proceed

Projet: École en santé

Membres de l'équipe de travail

Parents, enseignants au niveau primaire et des infirmières en santé communautaire.

1re étape – L'évaluation sociale

Caractéristiques de la population desservie, selon les données du recensement: familles francophones catholiques dont environ 50 % ont fait des études post-secondaires, en général les familles avaient un revenu moyen, mais environ 39 % vivaient sous le seuil de la pauvreté. (Données du recensement pour les quartiers ciblés.)

2e étape – Évaluation épidémiologique

Selon les dossiers de l'école, les conditions signalées par les parents étaient principalement d'ordre respiratoire, soit l'asthme et les allergies. Les enfants étaient immunisés adéquatement et peu avaient des caries dentaires. L'alimentation a été établie comme besoin prioritaire à partir d'entrevues de 15 minutes auprès de 35 élèves de 9 à 12 ans, choisis de façon aléatoire, ainsi que de dessins faits par les enfants du préscolaire. Objectif général: améliorer la qualité de nutrition des élèves.

3e étape – Évaluation des comportements et de l'environnement (liés à l'alimentation)

Des questionnaires ont été envoyés aux parents concernant leurs connaissances en ce qui a trait à l'alimentation, aux comportements liés au déjeuner, au dîner et aux collations des enfants ainsi qu'à leurs impressions des dîners servis à l'école. Concernant l'environnement, le temps alloué pour manger, la supervision et les salles utilisées pour les repas à l'école ont été considérés, ainsi que les règlements scolaires et le manque de nourriture pour certains établissements.

Objectifs spécifiques du projet: Augmenter d'une portion l'apport de légumes et l'apport des produits céréaliers que les enfants consomment avant la fin de la journée scolaire; augmenter chez les familles vivant sous le seuil de la pauvreté les connaissances des ressources communautaires (par exemple, les banques alimentaires, les programmes de déjeuner), afin d'améliorer leur accès à la nourriture.

4e étape – Évaluation éducationnelle et organisationnelle

Les facteurs qui renforcent et facilitent l'adoption de comportements alimentaires sains, tels que les attitudes, les croyances, les modèles, la culture, les préférences alimentaires, les connaissances des parents liées à l'alimentation ont été examinées; les données avaient été obtenues dans le questionnaire rempli par les parents.

Les interventions choisies sont: placer un babillard de promotion d'une alimentation saine; offrir aux parents un bulletin d'information au sujet de l'alimentation; contacter les familles en besoin et offrir une visite à domicile afin de présenter les ressources communautaires du milieu; créer un réseau d'entraide pour les familles intéressées; offrir aux enseignants de l'information sur la nutrition.

5e étape – Évaluation administrative et politique

Les ressources nécessaires, c'est-à-dire le temps, les personnes et le budget, ont été approuvés par le service de santé. L'appui de l'administration scolaire pour placer le babillard à l'école a été obtenu. Les politiques du service de santé et de l'école étaient respectées.

6e étape – La mise en œuvre

Toutes les interventions proposées ont été implantées. Les bulletins traitant de l'alimentation ont été préparés, un atelier d'information a été organisé pour les enseignants, neuf familles ont reçu une visite à domicile et le babillard a été installé. Un parent coordonne le contenu du babillard et les enfants participent en faisant des dessins.

7e étape – L'évaluation du processus

Trois thèmes ont été sélectionnés pour le babillard; six bulletins ont été distribués aux parents; au total, 12 familles ont reçu une visite à domicile et deux l'ont refusée. Les familles visitées étaient satisfaites de l'information reçue. L'atelier a été facile à organiser. Le centre de services communautaire du quartier travaille avec l'infirmière à la mise sur pied d'un réseau d'entraide.

8e étape – L'évaluation de l'impact

Un sondage sera mené auprès des élèves pour connaître leur participation au babillard et leur choix de thèmes. Les familles qui ont reçu une visite ont accepté de participer au réseau d'entraide et 9 enseignants sur 11 ont assisté à l'atelier.

9e étape – L'évaluation à long terme

Le projet sera évalué dans deux ans afin de vérifier si les objectifs généraux ont été atteints, et la pertinence du maintien des interventions choisies.

Source: Résumé tiré de Roy, 1998.

Dans une perspective d'intervention visant une collectivité, le modèle de Neuman est perçu comme un système complexe, ouvert, dont le cœur (l'intrasystème) regroupe les citoyens, les ressources et les facteurs associés à l'infrastructure de la collectivité. Ces facteurs comprennent les variables physiologiques, psychologiques, socioculturelles et spirituelles ainsi que les variables liées au développement (Neuman et Fawcett, 2011). Des lignes de protection entourent le «cœur» de la communauté. La ligne normale de défense est constituée de l'état de santé atteint par la communauté au cours des ans, les lignes flexibles de défense représentent la réponse temporaire de la communauté à un agent de stress, tandis que les lignes de résistance comprennent les forces et les mécanismes de défense de la communauté.

La communauté peut atteindre un état de santé stable en s'adaptant à une variété d'agents de stress. Ces agents de stress peuvent se trouver à l'intérieur de la communauté (intrasystème, par exemple les réponses du système immunitaire, le sentiment d'isolement, l'anémie chez les immigrants) ou à l'extérieur. Les agents de stress qui se situent à proximité des individus sont appelés des «agents de stress intersystème» (par exemple, l'absence de soutien familial chez les nouveaux immigrants, le manque d'amis) et ceux qui sont à une bonne distance de la communauté sont appelés des « agents de stress extrasystème » (par exemple, la non-reconnaissance des études des nouveaux arrivants en provenance de pays étrangers, les politiques sociales et économiques).

Le degré de réaction est le niveau de déséquilibre ou de non-adaptation qui résulte des agents de stress qui pénètrent les lignes de défense (par exemple, les personnes âgées qui demeurent dans un quartier où il y a beaucoup de vandalisme ne sortent plus le soir, car elles ont peur).

Toutes ces informations fournissent à l'infirmière des paramètres pour procéder à l'analyse des besoins et formuler un diagnostic communautaire qu'elle devra vérifier auprès des membres de la communauté. Le rôle de l'infirmière ou de tout autre professionnel de la santé œuvrant en santé communautaire est de reconnaître les agents de stress et de promouvoir la santé et l'équilibre de la communauté.

Trois types d'interventions peuvent être utilisées : les interventions au niveau primaire, au niveau secondaire ou au niveau tertiaire. Dans ce modèle, l'accent est mis sur l'importance de travailler en partenariat avec la collectivité, et ce, à chaque étape du processus.

Conclusion

Ce chapitre présente un aperçu des étapes essentielles à l'élaboration d'un programme en santé communautaire. En général, ces programmes sont élaborés et mis en œuvre par des infirmières en collaboration avec les gens du milieu. L'expertise de divers intervenants est parfois requise pour en assurer le succès.

Cette collaboration permet l'utilisation d'interventions multiples afin de mieux répondre aux besoins de la collectivité. Les intervenants, en particulier les infirmières, ont un rôle important à jouer dans l'identification des besoins, la mise en œuvre du programme et son évaluation. De plus, elles participent à la collecte des données, d'où l'importance de bien comprendre le processus d'élaboration de programme.

À retenir

- Un modèle d'élaboration de programme sert de guide ; il facilite l'organisation du processus ainsi que chaque étape de l'élaboration du programme. Il est nécessaire de l'adapter selon les besoins, c'est-à-dire en considérant le problème ou le besoin visé, les participants, les ressources, ainsi que le milieu où se déroulent les activités.

- Les étapes de l'élaboration du programme sont très similaires aux éléments de la démarche infirmière. Le processus consiste en un ensemble d'activités planifiées dans le but d'améliorer la santé d'un groupe d'individus. L'usage de stratégies multiples est souvent essen-

tiel pour l'obtention des objectifs. L'évaluation est très importante puisqu'elle permet de mieux connaître la communauté, de mieux comprendre ses besoins et ses problèmes, et d'adapter les interventions aux besoins des personnes concernées.

- La participation des citoyens et des personnes clés à toutes les étapes du processus d'élaboration d'un programme, augmente les chances de succès et favorise l'*empowerment* et l'estime de soi. Les interventions et les stratégies doivent stimuler ou faciliter la participation des citoyens et être adaptées à l'âge et au niveau de scolarité des personnes ciblées.

Activités d'apprentissage

1. Utilisez les données du recensement pour faire l'évaluation sociale d'un quartier ou d'une région donnés.

2. En utilisant la méthode SMART, écrivez des objectifs pour un programme de cessation du tabagisme pour un groupe de femmes enceintes.

3. Déterminez les facteurs qui pourraient avoir une influence sur la mise en œuvre d'un programme d'activité physique chez un groupe de personnes âgées.

Pour en savoir plus

Cole, R. E. et Horacek, T. (2009). Applying Precede-Proceed to develop an intuitive eating nondieting approach to weight management pilot program. *Journal of Nutrition Education and Behavior, 41*(2), p. 120-126.

Goeschel, C. A., Weiss, W. M. et Pronovost, P. J. (2012). Using a logic model to design and evaluate quality and patient safety improvement programs. *International Journal for Quality in Health Care, 24*(4), p. 330-337.

Nadrian, H., Morowatisharifabad, M. A. et Bahmanpour, K. (2011). Development of a rheumatoid arthritis program using the Precede-Proceed model. *Health Promotion Perspectives, 1*(2), p. 118-129.

Santé publique Ontario (2013). Planification de programmes de santé : Outils de gestion de projet. Repéré à www.publichealthontario.ca

Stepans, M. B. F. et Knight, J. R. (2002), Application of Newman's framework: Infant exposure to environmental tobacco smoke. *Nursing Science Quarterly, 15*(4), p. 327-334.

CHAPITRE 13

L'éducation pour la santé : une activité de terrain en santé communautaire

Renée Guimond-Plourde

Objectifs

À la fin de ce chapitre, vous serez en mesure :

1. de définir les concepts d'éducation pour la santé, de compétences, de compétences psychosociales et de représentations ;

2. d'expliquer les fondements théoriques associés au champ de l'éducation pour la santé ;

3. de discuter du rôle de l'infirmière en tant qu'éducatrice en promotion de la santé ;

4. d'élaborer des activités en éducation pour la santé destinées à diverses clientèles et à des cultures variées ;

5. de connaître les différentes stratégies et techniques d'animation en santé communautaire.

Introduction

Ce chapitre expose une tradition en éducation pour la santé qui prône un aller-retour entre éclairage théorique et mise en pratique sur le terrain. Plus précisément, deux thématiques interreliées sont développées : l'une aborde une approche de l'éducation pour la santé à introduire en santé communautaire, l'autre touche au processus de communication visant le transfert des connaissances et des compétences. Dans cet effort de lier les notions de « communication » et « d'éducation pour la santé », des dispositions pédagogiques, relationnelles et d'animation sont suggérées en tenant compte des différents groupes d'âge et des diverses cultures. Conséquemment, l'éducation pour la santé est présentée à partir d'exemples et d'applications concrètes, ce qui permet de suivre le mouvement de la théorie à la pratique, en passant par la recherche. Cette passerelle entre la recherche et la pratique offre ainsi une plateforme à la pratique infirmière – ou à toute autre pratique professionnelle en santé – afin qu'elle puisse se définir à partir de résultats probants et de pratiques exemplaires. Ce chapitre permet donc aux étudiantes et aux professionnels, novices ou expérimentés, de dégager des cadres de réflexion pertinents pour l'activité de terrain en santé communautaire.

13.1 L'éducation et la santé : clarification des champs disciplinaires

Au carrefour des deux champs disciplinaires, l'éducation pour la santé, composante de la promotion de la santé qui vise à encourager l'adoption et le maintien de comportements favorables à la santé, érige ses concepts et ses modèles d'application à la fois sur ceux de la santé et ceux de l'éducation.

13.1.1 Le champ disciplinaire de la santé

La santé s'inscrit comme la finalité même de l'éducation pour la santé et de la promotion de la santé. On s'accorde à dire que l'éducation appliquée à la santé s'est construite à partir de la promotion de la santé. Selon Billon (2000), elle s'est développée à partir de deux postulats : la santé comme absence de maladie ou la santé comme processus de bien-être. D'une vision négative (la santé comme absence de maladie) à une vision positive (démarche de maintien ou d'amélioration de la santé), deux modèles ont émergé : le modèle médical, biomédical ou traditionnel, et le modèle biopsychosocial, global ou holistique (Billon, 2000 ; Bury, 1988 ; Sandrin Berthon, 1997).

De façon sommaire, selon la perspective biomédicale, la santé est appréhendée comme l'absence de maladie, mesurée par la présence ou l'absence d'indicateurs de maladie et de risques, qui doivent être reconnus et traités. Au sein de cette orientation, la prévention est perçue comme le côté « santé », alors qu'elle a pour objet la maladie et le risque, contre lesquels elle s'inscrit comme moyen de lutte anticipée.

La perspective biopsychosociale rejoint quant à elle l'Organisation mondiale de la santé, qui définit la santé comme un état positif de bien-être physique, mental et social (OMS, 1986). Plus particulièrement, la santé englobe un volet subjectif (en tant que construction personnelle liée aux croyances, aux représentations et aux valeurs, qui varient selon les groupes et les périodes) et concerne l'individu, son entourage et la société. La santé perçue comme une dynamique s'évalue en termes de capacité d'action, de prise de conscience et de pouvoir de mobilisation. Vue de cet angle, la santé n'est pas une réalité individuelle sans cesse menacée par la maladie, mais s'inscrit plutôt comme une ressource positive contribuant au développement de l'individu et de sa communauté. Selon cette perspective, le concept de promotion de la santé est orienté vers le renforcement de l'aptitude individuelle à optimiser son état de santé. Sommairement, cette approche intègre les dimensions pratique et communautaire en soutenant

l'influence des croyances ou des représentations[1] sur les comportements.

13.1.2 Le champ disciplinaire de l'éducation

Des auteurs ont ensuite proposé une mise en correspondance entre les différentes conceptions de la santé et les théories d'apprentissage mobilisées en éducation (Billon, 2000 ; Bury, 1988 ; Gélinas et collab., 1997 ; Hagan et Bujold, 2014 ; Lhoste, 2010). Si l'éducation concourt à la promotion de la santé selon les principes de la *Charte d'Ottawa* (OMS, 1986), le champ disciplinaire de « l'éducation » appliquée à la santé cible la mise en œuvre de stratégies pédagogiques, relationnelles et d'animation. Dans un sens large, le mot « éducation » veut dire « conduire à », ce qui implique d'accompagner, de donner l'information, de partager et de construire la connaissance, ainsi que de viser le transfert des compétences. Pour qu'il y ait « éducation », il faut une rencontre humaine dans laquelle la notion de projet existe. On renvoie à une perspective humaniste où le rôle de l'éducateur est d'agir à titre de personne-ressource en créant un environnement favorable à l'apprentissage. Sommairement, l'éducateur a un projet pour et avec l'autre qui consiste à le rendre autonome. Pour l'autre, apprendre devient une manière de savoir prendre en charge sa vie (*empowerment*). C'est dans cet espace que l'éducation comme champ disciplinaire s'insère dans un acte d'accompagnement qui a pour but de faciliter la rencontre entre les compétences des professionnels de la santé et la mobilisation du « savoir profane » (savoir du sens commun) de l'individu vers une prise en charge de sa santé.

Les modèles d'éducation font aussi référence à deux logiques. La première est une logique classique d'enseignement, centrée sur l'enseignant et l'instruction formelle, où des objectifs et des contenus sont prédéfinis par des experts, et où le but est la transmission de l'information. Des méthodes basées sur la transmission des connaissances à acquérir sont privilégiées. Le deuxième modèle s'inscrit dans une logique d'apprentissage, où l'acteur principal est l'apprenant, la personne qui s'engage et participe activement. L'acte éducatif commence par la négociation des objectifs d'apprentissage et vise l'acquisition de connaissances nécessaires ainsi que le transfert des compétences pour atteindre le but fixé par l'apprenant ou, conjointement, par l'éducateur et l'apprenant, mais jamais par l'éducateur seul.

---

1. Alors qu'en France, on parle de « représentations », dans le contexte nord-américain, le recours au concept de « croyances » prend sa place dans plusieurs théories élaborées pour définir les facteurs psychosociaux qui influent sur les comportements, expliquer ces comportements et inspirer des modes d'intervention éducative visant à soutenir les modifications souhaitées.

TABLEAU 13.1 La mise en relation entre les concepts de santé et d'éducation

Santé	
Modèle biomédical (aussi appelé « médical », « traditionnel ») : La santé : absence de maladie Touche l'individu	Modèle biopsychosocial (aussi appelé « global », « holistique ») : La santé : processus de bien-être Touche l'individu, la famille, l'environnement
Prévention Prévention des risques	Promotion Maintien, amélioration de la santé
Éducation	
Logique d'enseignement Acteur principal : enseignant Théorie béhavioriste	Logique d'apprentissage Acteur principal : apprenant Théories humaniste/ constructiviste

Source : Billon, 2000 ; Bury, 1988 ; Gélinas et et collab., 1997 ; Guimond-Plourde, 2004, 2012.

Une **compétence** résulte d'un ensemble complexe de connaissances, de raisonnements, de savoir-être et de savoir-faire qui s'inscrivent dans l'*empowerment* (Hyppolite et O'Neill, 2003). Cette aptitude est qualifiée d'intelligence du « savoir comment » plutôt que du « savoir que ». Dans cette logique, les méthodes utilisées sont participatives, sollicitant l'engagement de la personne concernée vers un « savoir vivre en santé », selon l'expression de Coppé et Schoonbroodt (1992, p. 26). La mise en relation entre les concepts de santé et d'éducation est présentée dans le tableau 13.1 ci-dessus.

13.2 L'éducation pour la santé : de quoi parle-t-on ?

« Éducation » et « santé » se conjuguent dans plusieurs formules qui recouvrent des traditions et des époques différentes (éducation sanitaire, éducation à la santé, éducation pour la santé). Pourquoi parler d'éducation dans la sphère de la santé communautaire ? Pourquoi ne pas se contenter de transmettre de l'information sur des thématiques de santé et de maladie, d'expliquer des notions complexes utilisées par les « experts », de vulgariser des connaissances issues de la recherche ?

13.2.1 Un bref historique de l'éducation pour la santé

Derrière l'expression « éducation pour la santé », les confusions sont fréquentes et rendent la compréhen-

Compétence Relève d'une association entre trois éléments, soit l'acquisition de connaissances, le développement de capacités à les mettre en œuvre et l'adoption d'attitudes. Ce savoir-agir en situation est qualifié d'intelligence du « savoir comment » plutôt que du « savoir que ».

sion mutuelle et les échanges entre professionnels de la santé parfois laborieux. Sans prétendre dessiner tout l'historique de l'éducation pour la santé, nous proposons quelques balises permettant d'élucider certaines ambiguïtés quant à la place qu'occupe ce mouvement en santé communautaire.

On peut retracer les marques de l'évolution du domaine de l'éducation pour la santé à travers les écrits professionnels et scientifiques, notamment les différentes époques circonscrites par Lamour et Brixi (2007) : « [...] l'éducation pour la santé a cheminé de la promotion d'un "corps sain" dans les années 1940, aux "saines habitudes de vie" dans les années 1960, pour se focaliser sur la modification des comportements individuels et les risques dès la fin des années 1990. » (p. 204) Dans une perspective historique, Sandrin Berthon (1997) relate qu'après la Seconde Guerre mondiale, l'éducation pour la santé s'applique à transmettre aux profanes le savoir des spécialistes à partir du modèle biomédical, qui est alors à son apogée. L'idée implicite de cette démarche est qu'il suffit de savoir et de comprendre qu'un comportement nuit à la santé pour y renoncer. Les méthodes sont liées à des approches persuasives visant la modification systématique et planifiée des comportements de l'individu. Pour Loiselle et Delvigne-Jean (1998), le recours à l'éducation comme stratégie d'intervention en santé peut être justifié par le schéma suivant : « éducation → apprentissage de connaissances → adoption de comportements privilégiés → modifications/ amélioration des résultats escomptés » (p. 43). Cette perspective repose sur une conception béhavioriste de l'apprentissage comme un acte isolé et individuel, adhère au modèle biomédical de la santé et opte pour des méthodes éducatives basées sur la vulgarisation des connaissances scientifiques.

Pour Gélinas et ses collaborateurs (1997), la connaissance par les individus des risques associés à un comportement n'est pas suffisante pour en permettre l'abandon. Ils proposent un modèle complémentaire, celui de la valorisation du « savoir d'expérience » des personnes, en favorisant des processus éducatifs déterminés par et avec elles. Ce recadrage remet dès lors en question le rapport entretenu par les experts scientifiques en favorisant l'ouverture vers des perspectives d'intervention nouvelles et inédites. De cet angle d'approche, le rôle de l'éducateur pour la santé dépasse la situation d'intervention traditionnelle d'un transmetteur d'information dont la pertinence est estimée par des spécialistes, en favorisant la construction de connaissances adaptées et pertinentes pour l'apprenant qui s'engage dans un processus de transformation.

Reflets de la diversité du discours à l'échelle internationale, de multiples conceptions de l'éducation pour la santé coexistent, certaines dominantes, d'autres en émergence.

Devant cette confusion conceptuelle, l'infirmière se heurte à une absence de cadre unificateur.

À l'heure actuelle, un consensus n'est pas atteint. Il est donc illusoire de tenter de retracer une définition standard et complètement partagée de l'éducation pour la santé. À titre d'exemple, les deux expressions « éducation pour la santé » et « éducation à la santé » cohabitent dans la littérature et sont souvent employées indifféremment dans les publications de langue française (Hagan et Bujold, 2014). Dans le but de clarifier cette indifférenciation terminologique, Gélinas et ses collègues (1997) précisent que l'orientation béhavioriste et prescriptive adopte une position théorique d'« éducation à la santé ». Fondamentalement, ce positionnement sous-tend l'existence d'une notion de santé absolue qui est identique et atteignable pour tous et qui se centre sur la transmission de l'information, écartant l'idée que celle-ci est reçue par une personne qui va se l'approprier en fonction de son vécu, de son histoire et de sa culture. Par ailleurs, une approche qui s'applique à une logique éducative de type « apprentissage » et qui valorise les compétences et le savoir d'expérience des personnes concernées par l'intervention adopte une position théorique d'« éducation pour la santé ». Ce cadre d'action s'inscrit dans le mouvement de l'*empowerment,* qui demande de voir les personnes non plus comme des bénéficiaires passifs, mais comme des participants actifs. Vue de cet angle, la santé est une notion relative à laquelle chaque personne donne un sens différent (Gélinas et collab., 1997). Selon ces précisions, la conception d'« éducation à la santé » vise la transmission du savoir expert, alors que l'approche prônant l'« éducation pour la santé » reconnaît que l'expérience vécue devient une valeur ajoutée, assurant un apprentissage fécond. C'est à partir de ces clarifications que les chercheurs parlent de développement de compétences, d'un savoir-agir en situation comme objectif d'intervention. De plus, l'option d'un cadre d'interactivité privilégie la relation apprenant-éducateur. On parle alors du transfert des connaissances dans une perspective de soutien à l'action. Il est à noter que cette distinction entre « éducation à la santé » et « éducation pour la santé » n'existe qu'en français : en anglais, on fait référence à l'expression *health education.*

Bury (1988) précise que cette dichotomie (éducation à la santé/éducation pour la santé) a une valeur didactique et qu'il faut se rappeler que la réalité est complexe, en mouvance et qu'il n'y a pas de bons ou de mauvais modèles. Il préconise même la complémentarité des deux approches. Si la première est plus immédiate et s'inscrit dans une volonté d'agir sur les facteurs de risque associés aux pathologies, la deuxième vise une éducation à long terme, dont l'application exclusive pourrait poser problème dans les situations à risque immédiat. On inclut la transmission d'un message sur un thème (par exemple, tabac, alcool, drogues, boissons énergisantes) en se souciant du développement d'habiletés à résoudre un problème, à prendre une décision, à s'affirmer, bref, à atteindre les **compétences psychosociales** requises.

Ces deux conceptions, « l'éducation à la santé » et « l'éducation pour la santé », ont cours aujourd'hui. Elles proposent des points de vue légitimes, mais leurs implications pratiques diffèrent. Si dans la première option la part des professionnels de la santé est centrale, dans la deuxième l'éducation est prise en charge par divers professionnels de la santé qui travaillent en concertation et de façon interdépendante avec la communauté ou des groupes cibles. C'est une démarche qui intègre les demandes des personnes et respecte les fondements culturels de leurs conduites. Conséquemment, il s'agit de favoriser une démarche participative, qui associe les principaux individus concernés et les professionnels au processus d'éducation pour la santé. Pour Breton (2013), c'est en reconnaissant que les visées de la promotion de la santé ne sont plus uniquement dirigées vers le changement des caractéristiques individuelles, mais plutôt vers l'action sur les conditions de vie en amont des comportements que « l'éducation *à* la santé devient éducation *pour* la santé » (p. 121).

À partir de ces précisions, on peut considérer l'éducation pour la santé comme un champ de pratique en constante évolution, qui soutient les changements de comportement en reconnaissant l'importance d'accompagner des individus comme auteurs et acteurs de leur santé, pour leur permettre de faire des choix éclairés et adaptés aux contraintes quotidiennes du milieu dans lequel ils vivent. On peut qualifier le tout d'approche d'autonomisation ou de « pratique professionnelle émancipatrice », selon l'expression de Breton (2013, p. 121).

Conséquemment, dans l'évolution de l'éducation appliquée à la santé, deux logiques complémentaires se sont développées et sont présentées dans le tableau 13.2. La mise en relation entre les concepts de santé et d'éducation permet de distinguer que la pratique fondée sur une approche prescriptive au moyen de méthodes de vulgarisation des connaissances scientifiques et centrée sur le professionnel de la santé caractérise le modèle biomédical. Cette logique correspond à l'éducation à la santé. La pratique fondée sur une approche d'*empowerment* (autonomisation ou émancipation), par l'intermédiaire de méthodes participatives et du savoir d'expérience, et centrée sur le partenariat entre

---

Compétences psychosociales Habiletés de l'individu à répondre avec efficacité aux exigences du quotidien. Ayant une valeur transculturelle, ces habiletés visent la résolution des problèmes, la prise éclairée de décisions, le développement d'une pensée critique et créative, la communication interpersonnelle constructive et la saine gestion du stress et des émotions.

TABLEAU 13.2 **Une pratique complémentaire de l'éducation appliquée à la santé**

Éducation à la santé	Éducation pour la santé
Approche prescriptive	Approche d'autonomisation (*empowerment*), d'émancipation
Acteur principal : professionnel de la santé	Acteurs principaux : divers professionnels de la santé en concertation avec la personne, un groupe ou la communauté
Transmission d'information	Transfert des connaissances/ compétences
Méthodes de transmission/vulgarisation des connaissances	Méthodes participatives/savoir d'expérience

différents acteurs caractérise le modèle biopsychosocial. Cette logique correspond à l'éducation pour la santé.

13.2.2 Une éducation pour la santé adaptée au volet communautaire

Selon la littérature professionnelle et scientifique, l'éducation pour la santé est un champ en mouvement. Elle, puise dans une multiplicité de ressources conceptuelles et d'approches tant théoriques que méthodologiques qui assurent sa fécondité, et aussi sa complexité. D'ailleurs, St-Léger et ses collaborateurs (2010) rappellent « la nécessité d'une compréhension et d'un respect mutuels pour les cadres conceptuels et la terminologie des autres, lorsque l'on travaille en partenariat » (p. 4).

Bien qu'il existe une panoplie de domaines d'application de l'éducation pour la santé dans une optique de santé communautaire, elle est circonscrite comme une activité participative de communication reposant sur une démarche éducative qui intègre un travail sur les connaissances, les représentations, les croyances, les comportements, les savoirs, les savoir-faire, les savoir-être et les compétences des publics cibles. Elle développe ainsi leur capacité d'écoute, d'expression, de réflexion et d'analyse des pratiques exemplaires. À l'intérieur d'une telle démarche, les publics cibles pourront ainsi faire les choix qu'ils jugeront bons pour eux-mêmes, pour la collectivité et pour l'environnement.

L'enjeu prioritaire de l'éducation pour la santé en santé communautaire est la diffusion et l'utilisation des connaissances pour orienter les actions de prévention et de promotion de la santé. Or, comme le souligne Lamboy (2013),

de nombreux organismes nationaux et internationaux (INSERM, OMS, INSPQ, CDC, etc.) soulignent l'écart important entre les connaissances disponibles et leur utilisation, et recommandent de davantage mobiliser ces connaissances pour construire les actions dans le domaine de la santé (p. 9).

Le terme « transfert des connaissances » prend tout son sens, car il renvoie au processus qui rend les connaissances disponibles pour la pratique, en vue de faire des interventions dont l'efficacité repose sur des fondements scientifiques. La santé communautaire s'affiche comme un domaine capable de mobiliser ces données sur des interventions validées sur le plan scientifique et de contribuer ainsi à des actions de prévention et de promotion de la santé.

13.2.3 L'éducation pour la santé : quelques référents théoriques et approches pédagogiques

La promotion de la santé donne aux gens davantage de possibilités de contrôler leur propre santé et leur environnement, et les rend plus aptes à faire des choix judicieux. Il est crucial d'apprendre aux gens à faire face à tous les stades de leur vie. Ce travail doit être facilité dans les cadres scolaire, familial, professionnel et communautaire (OMS, 1986).

Prendre en compte l'éducation pour la santé en promotion de la santé nécessite de clarifier les référents théoriques et les approches pédagogiques stratégiques. Déjà en 1999, l'OMS circonscrit cette disposition :

L'éducation pour la santé comprend la création délibérée de possibilités d'apprendre grâce à une forme de communication visant à améliorer les compétences en matière de santé, ce qui comprend l'amélioration des connaissances et la transmission d'aptitudes utiles dans la vie qui favorisent la santé des individus et des communautés. (OMS, 1999, p. 5)

L'étude de facteurs psychosociaux qui déterminent les comportements liés à la santé est essentielle au choix de la méthode d'intervention ou à la définition du contenu des programmes (Godin, 2012 ; Hagan et Bujold, 2014). De toute évidence, il s'agit de fournir des repères pour la mise en place de projets en santé communautaire.

Les modèles sont fort nombreux et un choix s'est opéré pour exposer les plus courants et ceux bénéficiant d'un certain consensus parmi les chercheurs du domaine. La référence à des champs théoriques en psychologie sociale, c'est-à-dire considérant l'interaction de la personne avec son environnement social, aide à réfléchir sur la pratique. Plus précisément, l'information s'avère utile non seulement pour guider l'élaboration des interventions, mais également pour évaluer leurs effets.

Pour élaborer des actions pertinentes d'éducation pour la santé, il est nécessaire de comprendre les facteurs d'influence et de genèse des comportements de santé. Toute méthode d'analyse des besoins repose sur un modèle explicatif ou une théorie des comportements de santé. Or, il n'y a pas de consensus pour préconiser le recours à un modèle donné de compréhension, de prédiction ou de changement des comportements de santé (Simeone, 2005). Chaque modèle, ou théorie, expose différentes dimensions et aucun ne peut offrir à lui seul un cadre unique de référence pour agir. Notamment, plusieurs autres cadres de référence favorisent la transition entre le savoir issu de la recherche et son transfert sur le terrain, sous forme d'interventions adaptées. Comme le précise Turcotte (2010), ces modèles représentent les référents couramment utilisés dans le domaine de l'éducation pour la santé en Amérique du Nord. Un tableau dressant la liste des théories et des modèles fréquemment utilisés en éducation pour la santé est présenté dans la boîte à outils, à la page 331.

13.3 Qui est l'éducateur pour la santé ?

En France, l'éducation pour la santé est d'abord et avant tout une spécialisation professionnelle (Baeza, 2009). Les **éducateurs** pour la santé comprennent tous les professionnels qui ont une influence sur la santé des populations, notamment ceux du champ du social et sanitaire, ou de l'éducation au sens large (Foucaud et Hamel, 2014). Au Canada, plusieurs disciplines universitaires, dont les sciences infirmières, la kinésiologie, l'éducation physique, la nutrition et l'éducation, ont intégré l'éducation pour la santé au sein de leur programme de formation. Les acteurs sont diversifiés, mais l'infirmière demeure une professionnelle occupant une place importante, car le concept d'éducation pour la santé est inscrit dans l'orientation de la profession et fait partie explicitement de son rôle (Gagnon et Valentini, 2013).

Si l'infirmière contemporaine adopte le terme « éducation » en santé communautaire, son rôle ne se limite plus exclusivement à apporter à une clientèle particulière de l'information sur un thème ni à lui prescrire des comportements sains. En tant que professionnelle de la santé, elle agira aussi comme une personne-ressource pour permettre aux individus et aux communautés de découvrir ce qui influence leurs comportements : les expériences personnelles, les habitudes familiales, les représentations, les croyances, l'appartenance culturelle, la publicité, l'effet de mode, l'envie de faire comme les autres, le goût du risque. Elle sera aussi appelée à aider les personnes à se construire une opinion à partir de messages souvent contradictoires. « Une pratique d'éducation pour la santé respectueuse des personnes n'est pas injonctive ou invasive, mais à l'écoute, attentive aux préoccupations, aux attentes, aux besoins des gens tels qu'ils les vivent et les expriment. » (Lamour et Brixi, 2007, p. 207) Dans cet espace d'apprentissage, il

s'agit d'agir avec les personnes, et non à leur place, ce qui conduit à l'émergence d'une « éducation pour » les personnes au profit d'une « éducation des » personnes, comme précisé par Guimond-Plourde (2012, p. 74).

L'éducation pour la santé, telle qu'elle est entendue dans ce chapitre, se situe dans une perspective qui relie le « savoir » et la « pratique ». Elle permet de saisir la complémentarité entre la logique des savoirs théoriques et la rationalité, lesquels fondent des pratiques de terrain utiles. Elle se réfère aussi à des valeurs qui sous-tendent le choix des modèles, des méthodes et des outils. Bref, on peut qualifier le tout de « pratique du savoir », c'est-à-dire que le savoir infirmier n'existe pas en tant qu'abstraction, mais s'inscrit plutôt dans les pratiques concrètes où il intervient.

13.4 L'éducation pour la santé et les interventions éducatives

Dans différents pays, il y a actuellement un déploiement de programmes d'interventions éducatives qui visent des changements de comportement en vue de préserver la santé et de diminuer les risques qui peuvent la compromettre. Pour y arriver, des professionnels de la santé s'appuient sur la recherche pour tenter de mieux connaître les problèmes, de reconnaître les facteurs de risque et les déterminants de la santé, de sélectionner des contenus éducatifs, de planifier des interventions à offrir à des groupes cibles. Organiser une activité d'éducation pour la santé nécessite l'adoption d'une démarche de planification afin de favoriser le processus d'apprentissage. Hagan et Bujold (2014), considérées comme des expertes en éducation pour la santé au Québec (Gagnon et Valentini, 2013), proposent un guide de formation qui décrit une démarche systématique qui respecte trois étapes (planifier, réaliser, évaluer). Pour ce duo d'infirmières, une activité d'éducation pour la santé ne s'improvise pas, mais fait plutôt appel à une démarche structurée soutenue par une méthodologie cohérente, l'application de l'intervention et l'évaluation de ses effets. L'éducateur en santé qui est appelé à participer à la planification d'activités ou de projets de santé ainsi qu'à l'élaboration de programmes, de concert avec de multiples partenaires, peut s'inspirer d'un tel cadre. Le Regroupement des intervenantes et intervenants francophones en santé et en services sociaux de l'Ontario (RIFSSSO, 2011) propose quant à lui une démarche découpée en sept étapes (*voir l'encadré 13.1*).

Les plus récentes découvertes en éducation incitent à passer d'une pédagogie de la transmission de l'information à une pédagogie du transfert des connaissances et des compétences. Les stratégies d'enseignement-apprentissage traditionnellement utilisées (exposé magistral, questionnement ouvert ou fermé, travaux de recherche, étude de cas, débat, séminaire) sont encore pertinentes à un moment

---

Éducateur Tout professionnel ayant une influence sur la santé et exerçant une fonction éducative auprès de diverses clientèles.

Les étapes de la démarche de planification d'une activité éducative

1. Mise en situation : Décrire brièvement la situation, l'enjeu, le défi, la problématique qui incite à développer un outil ou une activité de communication
2. Clientèle : Déterminer la population ciblée par l'intervention
3. Messages : Cerner l'information essentielle à transmettre par un message central
4. Outils : Déterminer les outils à privilégier auprès de la clientèle cible (dépliant, affiche, annonce, capsule Web, courriel). Des approches mixtes peuvent être préférables pour multiplier les chances d'atteindre les personnes concernées.
5. Véhicules : Choisir le ou les véhicules susceptibles de conduire le message jusqu'à la population ciblée (médias communautaires, réseaux formels et informels, Internet)
6. Mise en œuvre : Déterminer qui doit faire quoi et quand, en gardant les objectifs en tête
7. Évaluation : La démarche a-t-elle produit les résultats escomptés ? Les objectifs de formation ont-ils été atteints ? Comment le savez-vous ? Quelles leçons peuvent être dégagées ?

Sources : Foucaud et Hamel, 2014 ; Simeone, 2005 ; Tardif, 2003.

ou à un autre. Cependant, lorsqu'elles sont utilisées seules, plusieurs d'entre elles ne peuvent offrir un contexte pédagogique favorable au développement des compétences et au transfert des apprentissages. La capacité de l'apprenant à retenir l'information est dépendante de la méthode d'enseignement utilisée et de son implication directe dans l'apprentissage. Par exemple, lors de la tenue d'une discussion avec un groupe de personnes âgées, l'éducatrice présente diverses herbes aromatiques à utiliser dans la cuisson afin de remplacer le sel. Tout en les décrivant, elle leur montre des échantillons. De telles approches assurent-elles la rétention des apprentissages ?

Bourdieu (1998) retient qu'il existe trois formes possibles d'apprentissage : l'apprentissage par l'enseignement ou l'instruction, l'apprentissage par l'exemple et l'apprentissage par l'action. La « pyramide de l'apprentissage » (Consortium national de formation en santé [CNFS], 2013) montre que le niveau d'implication est directement lié au niveau de rétention des apprentissages (*voir la figure 13.1*). Conséquemment, l'apprenant actif (bas de la pyramide) exécute des activités (fait, dit) qui solliciteraient une meilleure rétention des apprentissages, alors que l'apprenant situé au haut de la pyramide se livrerait à des démarches passives (voit, regarde, lit) qui soutiennent, dans une proportion moins élevée, la rétention des apprentissages.

Les données du côté gauche de la pyramide révèlent l'importance de prévoir des activités d'apprentissage qui permettent aux participants de retenir les éléments d'information qu'ils pourront utiliser au besoin, ce qui renvoie au transfert des connaissances et des compétences. C'est

FIGURE 13.1 **La pyramide de l'apprentissage**

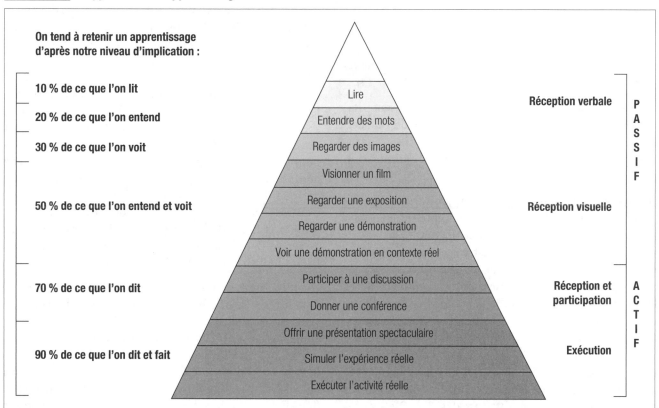

Source : CNFS, 2013.

pourquoi l'infirmière prévoit des activités qui stimulent la participation de chacun. Les exemples d'activités décrits dans les sections de la pyramide servent de guide dans cette tâche.

13.4.1   L'éducation pour la santé : information-éducation-communication (IEC)

Après avoir déterminé les connaissances à communiquer et les partenaires du projet (les groupes cibles) qui ont partagé leurs besoins, il s'agit de se pencher sur la transmission des différents messages. De multiples stratégies existent (articles de journaux ou de revues, communiqués de presse, documents promotionnels, dépliants, résumés de recherche, trousses d'outils, études de cas, vidéos, sites wikis, etc.). Deux dimensions doivent retenir l'attention de l'éducateur à cette étape-ci : la livraison d'un contenu répondant à des objectifs précis et une animation qui se penche sur la relation avec les participants. En d'autres termes, la diffusion des brochures, affiches ou dépliants ne constitue pas en soi une démarche d'éducation pour la santé, car elle ne peut se suffire à elle-même. La diffusion des messages nécessite l'accompagnement d'un professionnel pour dépasser la simple transmission d'information et favoriser la réflexion des participants sur leurs comportements de santé. Les différents outils, les techniques de communication et les approches d'animation sont regroupés sous le vocable « information-éducation-communication », qui réfère à « un *processus* s'adressant aux individus, aux communautés et aux sociétés, et visant à *développer des stratégies de communication pour promouvoir les comportements favorables à la santé* » (Gueguen et collab., 2010, p. 14).

Pour illustrer le tout, prenons l'exemple d'une présentation PowerPoint (outil) traitant de l'importance de l'accueil et des règles à respecter dans les phases de préparation et de présentation (techniques de communication et d'animation).

Quelques règles sont suggérées afin de s'assurer que la présentation PowerPoint est claire, compréhensible, bien structurée et lisible (Debliquy, 2010 ; Gallo, 2010). Ces suggestions ne sont pas exhaustives et sont présentées à titre illustratif : s'assurer que les diapositives se lisent en trois secondes, comme un panneau routier ; limiter le contenu à six lignes par diapo et à six mots par ligne ; utiliser l'animation pour présenter une donnée statistique saisissante ; poser des questions au fur et à mesure de la présentation ; partir du « connu » des participants pour aller vers « l'inconnu » ; tout à la fin, résumer les grandes lignes du message, recueillir les commentaires et suggestions, et évaluer l'atteinte des objectifs avec les participants.

13.4.2   Se positionner au regard de l'adoption d'un comportement peu connu : quelle intervention privilégier en éducation pour la santé ?

De nouvelles thématiques en santé communautaire émergent de jour en jour. Si l'éducateur fait face à un comportement peu connu, à un comportement dont le contexte d'adoption est récent dans la littérature scientifique, ou encore si le professionnel de la santé souhaite qu'une personne se positionne par rapport à un comportement qui n'est pas légal, Gagné et Godin (2012) proposent le recours à la « vignette » (p. 240). Par définition, la vignette expose une situation qui permet de définir le cadre dans lequel on souhaite qu'une personne se projette concernant l'adoption d'un comportement. Un comportement qui touche la population adulte en général, lié à de nouvelles recherches et recommandations en santé publique, peut aussi être défini au moyen d'une vignette (Gagné et Godin, 2012). L'encadré 13.2 présente un exemple de vignette aidant à se positionner par rapport au comportement problématique qui consiste à fumer dans la voiture en présence d'enfants.

À partir de la préoccupation verbalisée par la jeune mère, l'infirmière peut définir les éléments importants énoncés dans la vignette, lui communiquer les données probantes, répondre à ses questions et l'encourager à échanger avec son conjoint. L'usage d'un tel outil permet de prendre conscience que le champ d'action en éducation pour la santé vise à agir sur l'environnement et à créer un milieu favorable au changement et au maintien des nouveaux comportements. Bref, en accord avec les principes de la *Charte d'Ottawa*, l'infirmière ne se limite pas seulement aux déterminants individuels, mais prend aussi en compte les obstacles potentiels, qu'ils soient environnementaux, sociaux ou culturels, pour rendre possible un changement de comportement (Gueguen et collab., 2010). Si l'éducation pour la santé a des limites reconnues (le professionnel de la santé ne décide pas pour l'apprenant), cela n'empêche pas que dans certaines situations, le relais soit pris par d'autres types d'actions (politiques ou juridiques), comme la loi interdisant de fumer dans les véhicules en présence de jeunes dans neuf provinces et un territoire au Canada (Non-Smokers' Rights Association, 2014).

De plus, toute intervention professionnelle doit s'exercer dans le respect de l'éthique. Des principes éthiques s'inscrivent comme une dimension fondatrice de toute démarche en éducation pour la santé, notamment les suivants : respecter les choix individuels, même s'il s'agit de comportements potentiellement néfastes pour la santé (ne pas culpabiliser ou stigmatiser) ; faire preuve de bienfaisance (faire le bien et utiliser des connaissances scientifiquement validées pour informer) ; respecter la personne (promouvoir

ENCADRÉ 13.2   **Un exemple de vignette pour aider à se positionner par rapport à l'adoption d'un comportement problématique : fumer dans la voiture en présence d'enfants**

État de la question : la recherche et les données probantes sur l'exposition des enfants à la fumée de tabac dans les voitures

- Au Canada, il est interdit de fumer dans les véhicules en présence de jeunes dans neuf provinces et un territoire (Non-Smokers' Rights Association, 2014). Selon Montreuil et ses collaborateurs (2014), les jeunes de moins de 19 ans sont protégés en Nouvelle-Écosse, à l'Île-du-Prince-Édouard, en Alberta et au Yukon, tandis que les provinces de la Colombie-Britannique, du Manitoba, du Nouveau-Brunswick, de Terre-Neuve-et-Labrador, de l'Ontario et de la Saskatchewan ont adopté des lois protégeant les jeunes de moins de 16 ans.

- Les résultats de l'étude de Nguyen (2013) démontrent que l'exposition des jeunes à la fumée du tabac dans les voitures a diminué de manière significative après l'entrée en vigueur de la loi. Au Canada, le Québec est la seule province qui n'a pas adopté une telle interdiction de fumer dans les véhicules en présence d'enfants, avec les Territoires du Nord-Ouest et le Nunavut.

- Selon Northcross et ses collaborateurs (2014), les taux très élevés de particules fines auxquelles des jeunes peuvent être exposés dans les véhicules peuvent nuire sérieusement à leur santé, même si le temps passé dans le véhicule est relativement court.

- Des recherches démontrent que l'exposition à la fumée du tabac dans un espace clos et restreint comme une voiture augmente les risques de souffrir de symptômes d'asthme (Kabir et collab., 2009).

- Comme le soulèvent Halterman et ses collègues (2010), les effets de l'exposition à la fumée dans une voiture sur les enfants sont souvent sous-estimés par les parents, même par ceux dont les enfants souffrent d'asthme.

- Le *Guide de formation à l'intention des facultés des sciences infirmières : risques pour la santé associés à l'usage du tabac* est une ressource qui contribue à l'intégration de contenu sur la cessation du tabagisme dans la formation en sciences infirmières et à son application à des programmes de soins infirmiers (Association des infirmières et infirmiers autorisés de l'Ontario, 2010).

Mise en situation : demande d'une mère

Lors d'une intervention dans un poste de soins infirmiers des Territoires du Nord-Ouest, une jeune mère vous visite parce que son bébé de 18 mois souffre d'infections respiratoires à répétition. Au moment de la collecte de données, vous apprenez que son conjoint a diminué sa consommation de cigarettes à la maison, mais qu'il continue de fumer dans l'automobile, en présence du bébé. La jeune mère s'inquiète, d'autant plus que sa sœur, qui demeure en Ontario, lui a confirmé que son conjoint est contraint par la loi de ne pas fumer dans l'automobile. La jeune mère vous demande votre avis sur le sujet. En tant que professionnelle, comment pouvez-vous répondre à cette demande de la mère ?

l'autonomie des personnes et respecter la confidentialité). Plus particulièrement, l'infirmière doit se référer aux règles d'éthique quant à la meilleure conduite à adopter lors de ses interventions éducatives (Nelson, 2008). Comment concilier l'éducation pour la santé et le respect des libertés et des choix individuels ? Comment éviter de culpabiliser les personnes par rapport à leurs choix de vie ? Quelle position adopter quand les enjeux dépassent la santé individuelle et concernent la santé d'autrui (par exemple, la santé de l'enfant mise en danger par les choix des parents) ?

13.4.3 Les interventions en éducation pour la santé : le cas des représentations

Les interventions en éducation pour la santé sont sensibles à la notion de **représentations,** car celles-ci font partie des conceptions et des croyances en matière de santé, autant pour les professionnels que pour les autres éducateurs. Pour Lamour et Brixi (2007), l'échange autour des représentations est un incontournable : « Comprendre la notion de représentation, apprendre à y être attentif et savoir prendre du recul par rapport à ses propres représentations et à celles des autres constituent une compétence de base en éducation pour la santé. » (p. 207) Par exemple, l'obésité est d'abord et avant tout un objet de représenta-

tion, celle de son milieu, de son histoire et de son temps. Au Canada, comme ailleurs dans le monde, les experts des problèmes liés au poids font consensus : on accorde à la question de l'obésité le statut de problème de santé publique. Selon le président-directeur général de l'Institut national de santé publique du Québec, un problème devient un enjeu de santé publique quand il est associé à la maladie, à l'incapacité ou à la mortalité, et qu'en plus, il est possible de le prévenir (Boileau, 2014). À preuve, en 2003, l'OMS qualifiait déjà d'épidémie l'augmentation de l'obésité et des problèmes de poids. Une étude récente consolide cet état de fait : le taux d'obésité au Canada a triplé entre 1985 et 2011 (Twells et collab., 2014).

Selon les résultats de l'Enquête nationale sur le travail et la santé du personnel infirmier, 44 % des infirmières et 61,5 % des infirmiers présentent un problème de surpoids, soit un indice de masse corporelle (IMC) de 25 ou plus (Statistique Canada, Santé Canada et Institut canadien d'information sur la santé [ICIS], 2006). Le personnel infirmier constitue le plus grand groupe de professionnels réglementés du secteur de la santé au Canada (Fédération canadienne des syndicats d'infirmières et infirmiers [FCSII], 2012). De plus, le public attend de lui qu'il soit un modèle de vie saine.

Des recherches entreprises auprès des infirmières apportent un éclairage complémentaire sur ce phénomène du surpoids (Rohmer et collab., 2004). On reconnaît que le maintien du poids est assuré par un équilibre

---

Représentation Croyance tenue pour vraie par un individu.

entre l'apport alimentaire et la dépense d'énergie, mais d'autres influences externes hors du contrôle individuel peuvent influer sur cet équilibre. Par exemple, des emplois du temps chargés qui laissent peu d'occasions pour cuisiner, l'irrégularité du rythme de vie imposé par un horaire de travail exigeant, le fait de dormir et de manger selon des horaires variables ainsi que le stress professionnel pourraient constituer des facteurs de risque dans le développement d'une surcharge pondérale. Bref, les résultats indiquent que l'obésité est un phénomène complexe qui ne peut être considéré indépendamment de l'environnement et du rythme de travail de l'infirmière (Eggerston, 2013; Rohmer et collab., 2004; Rush, Kee et Rice, 2005). De plus, cette problématique d'obésité, qui n'épargne pas les professionnels de la santé, expose avec clarté que la santé d'un individu ne dépend pas que de ses choix personnels, mais également de nombreux facteurs comme l'environnement et les conditions de vie.

Dans ses fondements mêmes, l'éducation pour la santé est transdisciplinaire, car fondée sur des savoirs issus de disciplines telles que la médecine, l'éducation, la psychologie, les sciences infirmières, croisés avec les savoirs expérientiels des gens concernés. De cet angle particulier, elle implique un positionnement horizontal dans le rapport entre éducateur et groupe cible, sans perdre de vue les responsabilités et les rôles respectifs. Pour saisir les ramifications d'un tel positionnement, l'exemple d'une personne qui, dans les années 1970, se voyait refuser l'admission au programme de sciences infirmières en raison de son surpoids vient remettre en question la représentation et le rapport au poids chez l'infirmière (Eggerston, 2013). Une étude sur l'idée que les infirmières ont d'elles-mêmes précise qu'il est pratique courante pour elles de se demander si elles incarnent de bons modèles (Rush et collab., 2005, 2010). D'ailleurs, ce constat suscite des réactions antagonistes. D'un côté, l'infirmière devrait adopter de saines pratiques dans sa vie personnelle; d'un autre, elle doit faire face à des contextes de travail et de vie qui sont parfois difficiles, en plus d'avoir à accepter l'imperfection humaine. Cette question d'incarner un modèle de santé suscite d'ailleurs des réactions diamétralement opposées dans le milieu infirmier. «Certains défendent âprement l'idée qu'on ne devrait pas attendre d'eux qu'ils soient des modèles; d'autres trouvent au contraire qu'en étant un modèle, ils aident beaucoup leurs patients à introduire des changements dans leur style de vie.» (Eggertson, 2013, p. 17) La question appuyant ces différents points de vue devient donc légitime: «devrait-on être plus exigeant pour les professionnels des soins de santé?» (Eggertson, 2013, p. 17)

Depuis une dizaine d'années, la progression de l'obésité et des pathologies liées à une alimentation inadaptée a imposé la nutrition comme un enjeu de santé publique

de premier plan (Bélisle et Douiller, 2013). Les études en la matière démontrent l'augmentation de la prévalence du phénomène et préconisent des mesures de prévention adaptées à tous les groupes d'âge (enfants, adolescents, adultes, personnes âgées). Ces auteurs mettent en avant la pertinence de faire appel au «photolangage» comme outil et méthode d'accompagnement des professionnels dans la mise sur pied d'un programme d'éducation à la saine alimentation. Cette méthode de formation en groupe créée par Babin et ses collègues (1968) vise la communication à l'aide de photographies dans une perspective de participation active des apprenants. «La méthode est fondée tout à la fois sur un travail personnel, sur la capacité du langage photographique à mobiliser les expériences personnelles et à faciliter leur mise en parole.» (Bélisle et Douiller, 2013, p. 188)

Concrètement, cet outil d'animation de groupe soutient une démarche pédagogique novatrice en donnant la parole aux principaux concernés, indépendamment de leur niveau de connaissance, leur âge ou leur culture. Comme premier contact, le «photolangage» favorise la dynamique de groupe. Il aide l'éducateur à se mettre à l'écoute des participants. La rigueur du déroulement permet à chacun de s'exprimer, de se mobiliser et de participer en ayant l'assurance d'être écouté avec respect et sans jugement de valeur.

13.5 La communication en éducation pour la santé dans un contexte de diversité culturelle

Un des enjeux de l'éducation pour la santé est de faire connaître des résultats de recherche tout en les rendant compréhensibles: une activité de vulgarisation des connaissances scientifiques. On reconnaît que ces connaissances doivent être diffusées à différents auditoires, selon différents contenus et dans différentes formes, pour favoriser un apprentissage fécond qui débouchera sur l'adoption de comportements sains. Il s'agit d'une question d'arrimage du message aux besoins, aux attentes et à la culture du public cible, en tenant compte de son expérience et de ses connaissances. D'ailleurs, cette mise en œuvre de connaissances théoriques et pratiques, d'attitudes ou de qualités personnelles dont les infirmières ont besoin pour maximiser des relations respectueuses avec divers groupes de personnes, renvoie à la «compétence culturelle» telle que proposée dans un énoncé de position de l'Association des infirmières et infirmiers du Canada (AIIC, 2010). Dans un contexte de santé communautaire, la diversité culturelle dépasse la dimension de la «différence» pour inclure la différence par rapport à la majorité qui est censée être la norme. Il faut préciser que ce ne sont pas toujours les étrangers ou les immigrés qui doivent attirer l'attention de l'infirmière : les gens qui proviennent de milieux ruraux ou de régions éloignées, ou qui ont de faibles niveaux de littératie ont aussi des valeurs et des modes de vie sensiblement différents de ceux de la culture dominante. Au regard de ces observations, l'Association des infirmières et infirmiers autochtones du Canada, l'Association canadienne des écoles de sciences infirmières et l'AIIC (2009), ainsi que l'OMS (World Health Organization [WHO], 2009) reconnaissent que la « compétence culturelle » constitue dorénavant un préalable pour les infirmières autorisées débutantes.

Cette dimension de l'éducation pour la santé permet de saisir que des différences culturelles agissent comme des filtres qui peuvent brouiller la communication et mener à un conflit qualifié de « choc culturel ». L'approche qui dénouera le choc culturel repose sur l'idée que le respect des différences se développe dans une véritable rencontre de l'autre à travers une démarche qui englobe la réflexion, la compréhension et la négociation (Lacourse, 2006). Un exemple d'approche lors de choc culturel est présenté dans la boîte à outils, à la page 332.

Le pluralisme grandissant de la société canadienne amène l'infirmière à développer une approche sensible aux différences culturelles à l'intérieur même du Canada. Or, à l'heure actuelle, il n'existe aucun modèle reconnu qui pourrait être appliqué à chacune des communautés culturelles. Au Canada, les membres des Premières Nations, les Inuits et les Métis occupent une place sociale, économique et politique unique fondée sur des antécédents historiques. Selon Santé Canada (2013a), l'infirmière est souvent le principal point de contact des communautés des Premières Nations, des Inuits et des Métis avec le système de soins de santé. La prestation de soins de santé dans des communautés éloignées et de cultures diverses se fait dans les écoles, les centres de santé, les postes de soins infirmiers et dans les domiciles. L'éducation y tient une place de choix et les infirmières qui travaillent dans les collectivités des Premières Nations sont responsables de la planification et de la mise en œuvre de programmes de santé adaptés aux besoins (Aboriginal Nurses Association of Canada, s.d.).

L'OMS (2011) estime que d'ici 2030, les troubles mentaux (particulièrement la dépression) seront la principale cause de morbidité dans les pays industrialisés. Smetanin et ses collaborateurs (2011) prévoient que d'ici 2041, une personne sur cinq au Canada sera aux prises avec une maladie mentale au cours de sa vie. Au pays, le suicide vient au deuxième rang des causes de décès chez les jeunes âgés de 10 à 34 ans (Agence de la santé publique du Canada [ASPC], 2014). Actuellement, chez les jeunes des Premières Nations, des Inuits et des Métis, les problèmes de santé mentale sont alarmants. Santé Canada (2013a) révèle que les taux de suicide chez les jeunes Inuits sont parmi les plus élevés au monde, soit 11 fois plus élevés que la moyenne nationale. Au Manitoba, particulièrement, les taux de suicide sont environ sept fois plus élevés chez les jeunes des Premières Nations que chez les jeunes non-autochtones (Synyshyn et Middendorp, 2012). Chiffres à l'appui, Santé Canada (2013b) a mis en œuvre la Stratégie nationale de prévention du suicide chez les jeunes autochtones (SNPSJA), qui vise à augmenter les facteurs de résistance et de protection tout en réduisant les facteurs de risque associés au suicide chez ces Canadiens.

Des données erronées sur les idées et les comportements suicidaires peuvent interférer avec la capacité des professionnels de la santé à répondre de manière appropriée aux signes d'un jeune à risque. Le gouvernement de l'Ontario (2013) a publié un document-guide qui reconnaît le rôle important des écoles, des conseils scolaires et des services communautaires dans la promotion de la sensibilisation, de la prévention et de l'intervention précoce associée à la santé mentale.

Un tableau des mythes et des faits sur le suicide chez les jeunes autochtones figure dans la boîte à outils, à la page 333. Il peut servir dans la réalisation d'un dépliant introduisant des notions de santé mentale auprès de la population étudiante canadienne. Un tel outil peut aussi servir de porte d'entrée pour discuter d'une problématique en santé communautaire qui touche une population entière comme celle des Premières Nations, des Inuits et des Métis.

13.6 L'avenir de l'éducation pour la santé : les nouveaux moyens de communication

Si de grandes campagnes publicitaires en santé publique ont cherché à susciter des prises de conscience, privilégiant des slogans percutants et des approches parfois culpabilisantes, l'enjeu est aujourd'hui sensiblement différent. Les déterminants de la santé et les risques sont de mieux en mieux connus par les différents groupes ciblés : les dangers du tabac ainsi que l'importance d'une alimentation saine et équilibrée sont des repères définis. L'enjeu porte désormais sur la modalité de mise en œuvre (Comment faire pour arrêter de fumer ? pour manger cinq portions de fruits et légumes par jour ?). C'est pourquoi les campagnes actuelles optent pour la promotion de services (programmes d'aide dans Internet, dispositifs d'aide à distance) jumelées à des actions d'éducation sur le terrain. L'approche pédagogique, la motivation et l'accompagnement sont préférés à un discours d'alerte et de rappel des risques.

Dans cette foulée, l'avenir de l'éducation pour la santé doit tenir compte de l'arrivée des technologies de l'information et de la communication (TIC). En effet, l'émergence du Web 2.0, de même que l'explosion des médias sociaux, oblige à repenser les échanges avec les différents publics, surtout avec les jeunes nés entre 1984 et 1996. Décrits comme étant la « génération C », ils ont grandi avec les ordinateurs, Internet et les technologies qui y sont liées (jeux vidéo, sites de réseaux sociaux comme Facebook, LinkedIn et Twitter, etc.), et s'en servent pour « communiquer, collaborer et créer », d'où le « C ». Le professionnel en éducation pour la santé doit être sensible aux besoins des personnes qui ont davantage accès à des contenus dans Internet. Il doit pouvoir valider ces contenus, aider les gens à trouver l'information pertinente et leur permettre de développer un esprit critique dans cette masse de données. Ce cyberespace tend progressivement à devenir un territoire, faisant partie d'un patrimoine commun et contribuant de fait à la mondialisation des ressources en prévention et en promotion de la santé. Du côté de l'éducation, le développement du numérique a donné naissance aux notions de « société du savoir » et « d'apprentissage tout au long de la vie » (UNESCO Institute for Lifelong Learning, 2013). Dans ce contexte élargi, l'éducation pour la santé peut être considérée comme l'ensemble des savoirs, des savoir-faire et des savoir-être qui doivent permettre à chacun d'acquérir, tout au long de sa vie, les compétences et les moyens lui permettant de promouvoir sa santé et sa qualité de vie.

13.7 L'éducation pour la santé des jeunes : une éducation « pour » les jeunes au profit d'une éducation « des » jeunes

Les professionnels, pollués par l'image péjorative de la jeunesse diffusée par les médias, ont bien du mal à développer des approches transversales centrées sur une conception positive et globale de la santé des jeunes. Difficile pour eux de troquer la lutte contre l'obésité ou les addictions, la prévention des accidents ou du suicide, contre une action de développement des compétences psychosociales ou de promotion de la santé mentale. (Ferron, 2008, p. 5)

Dans ce cadre, une compétence n'a pas un caractère figé, mais relève d'une synergie entre trois éléments, soit l'acquisition des connaissances, le développement des capacités à les mettre en œuvre et l'adoption d'attitudes. En fait, derrière l'apprentissage d'une compétence, le professionnel de la santé recherche un transfert d'une situation à une autre. Ce constat ramène dans le débat scientifique la place majeure des compétences psychosociales, qui permettent de dépasser le discours des injonctions comportementales et de l'information biomédicale.

C'est d'ailleurs en 1993 que l'OMS introduit les compétences psychosociales comme jouant un rôle clé dans la promotion de la santé et du bien-être physique, mental et spirituel (WHO, 1993). Par définition, les compétences psychosociales sont la capacité d'une personne à répondre avec efficacité aux exigences et aux épreuves de la vie quotidienne. Elles ont un rôle essentiel à jouer dans la promotion de la santé dans son sens le plus large, et plus particulièrement quand les problèmes de santé sont liés à un comportement, et que ce comportement est lié à une incapacité à répondre efficacement au stress et aux pressions de la vie (Arwidson, 1997 ; WHO, 1993). Ces compétences, au nombre de 10, sont présentées par couples et comprennent, entre autres celles-ci : « savoir gérer son stress, savoir gérer ses émotions » (Arwidson, 1997, p. 75).

Des études en gestion du stress dans une perspective d'éducation pour la santé auprès des jeunes du secondaire rendent compte d'un regard complémentaire qui correspond à une vision de la santé proche des notions de bien-être, de qualité de vie et de rapports harmonieux des adolescents avec eux-mêmes et avec les personnes autour d'eux (Guimond-Plourde, 2004, 2012, 2013). Des résultats de recherches qualitatives soutiennent que l'ajustement à un environnement déstabilisant mobilise des compétences donnant aux jeunes les moyens de prendre soin d'eux-mêmes et de porter un regard constructif sur leur propre personne. Plus précisément, ces analyses jettent un regard positif sur ces adolescents en isolant l'acquisition d'habiletés introspectives qui les ont conduits à une meilleure connaissance d'eux-mêmes, leur permettant dès lors d'exercer leur part de responsabilité envers leur propre santé. Si les exigences de réussite, de performance, de choix de carrière, de projection dans l'avenir font partie de l'apprentissage de la vie, les jeunes expriment être en mesure de reconnaître et d'apprécier le potentiel humain dont ils sont porteurs et de l'exploiter dans une visée de réalisation de soi (Guimond-Plourde, 1999, 2004). Fergus et Zimmerman (2005) avancent l'idée que des facteurs internes et des contextes de développement positifs améliorent la capacité des adolescents à surmonter l'exposition aux situations déstabilisantes et la gestion efficace de celles-ci ; ce que les auteurs désignent comme étant la résilience. Comme le précise Reid (2014), « lorsqu'ils sont positifs, ces facteurs peuvent donc aider le jeune à évoluer d'une manière constructive et peuvent faciliter le développement et le maintien d'une bonne santé mentale » (p. 7).

À partir d'une conception holistique de la santé, plus précisément de la gestion du stress au quotidien, l'initiative suivante ouvre des perspectives de passerelles en milieu scolaire et place le bien-être mental positif au centre du projet éducatif.

En 2012, le Réseau francophone international pour la promotion de la santé (RÉFIPS) célèbre le 25e anniversaire de la *Charte d'Ottawa* à travers un projet international auquel collaborent toutes les sections géographiques francophones. Les différents textes décrivent ou analysent des exemples concrets d'application dans les domaines de la recherche, de la pratique, de l'enseignement et de la gestion. Bien que la *Charte d'Ottawa* constitue le texte fondateur de la promotion de la santé, les responsables voulaient explorer la mise en application concrète ainsi que les passerelles inédites entre la théorie et la pratique (RÉFIPS, 2012). Notamment, le texte « Projet en gestion du stress chez l'enfant : maillage santé et éducation » (Guimond-Plourde, 2012) explicite une démarche concrète pour aider l'école, en collaboration avec ses partenaires, à répondre de façon concertée et optimale aux besoins des élèves en matière de gestion saine du stress au quotidien. « Le fait de concevoir la gestion du stress de façon positive, à partir de la parole des écoliers, et de renforcer la collaboration intersectorielle contribue grandement à l'éducation pour la santé. » (Lannes, 2012, p. 16)

13.8 Les interventions en éducation pour la santé dès la formation de base

Grâce à leur rôle respecté de professionnelles de la santé fiables, les infirmières sont bien placées pour influer sur les activités de promotion et de prévention, et ce, dès leur formation de base. L'engagement des étudiantes infirmières comme actrices de leur formation est obtenu notamment grâce à une démarche pédagogique qui aborde différents volets de la conception de leur rôle professionnel. Des activités d'apprentissage bien encadrées peuvent introduire un questionnement et une réflexion sur leur « rôle en

devenir ». Par exemple, les étudiantes en science infirmière peuvent tenir un stand d'information dans le cadre d'activités de stage. Des données objectives sont recueillies (les signes vitaux, l'indice de masse corporelle, la saturation d'oxygène) et servent de points d'entrée pour engager un échange sur la santé. Des thèmes comme l'activité physique, l'alimentation, la gestion du stress, entre autres, servent de fils conducteurs pour introduire la notion de « santé holistique ». Chaque participant bénéficie d'une rencontre de personne à personne, ce qui permet d'amorcer un dialogue sur les habitudes de vie, de personnaliser l'enseignement, de remettre des dépliants ou d'autres ressources, selon les besoins.

Conclusion

Ce chapitre a été élaboré à partir d'une double thématique : l'éducation pour la santé et la communication. Du côté de l'éducation pour la santé, différentes définitions et théories ainsi que divers modèles ont été présentés dans le but d'éclairer le lien entre ces deux champs disciplinaires ainsi que leur rapport avec l'adoption de comportements sains. Du côté de la communication, des exemples de mise en œuvre d'actions en promotion de la santé, des suggestions d'activités de transfert des connaissances et des compétences, et des programmes concrets réalisés sur le terrain ont servi à concrétiser le rôle de l'infirmière en santé communautaire. Ce chapitre avait l'ambition de présenter des repères qui sont communément partagés par les professionnels de la santé et qui ressortent d'un certain nombre de travaux de référence et de recherches dans le domaine. Il n'est cependant pas exhaustif et reconnaît que d'autres positionnements théoriques existent, que d'autres découpages sont aussi légitimes, et que d'autres types de support et modes de communication peuvent être proposés. Des éléments clés centraux peuvent maintenant servir de cadre de réflexion pour les étudiantes et les professionnels engagés dans la pratique de terrain en santé communautaire.

À retenir

- L'éducation pour la santé est un champ et une pratique en pleine effervescence mais encore inachevés. Essentiellement, elle est une activité de communication reposant sur une démarche éducative qui intègre la prise en compte d'information, de savoirs (connaissances), de compétences (savoir agir en situation), de représentations (croyances tenues pour vraies) afin de favoriser l'habileté à répondre avec efficacité aux exigences du quotidien (compétences psychosociales).

- L'éducation pour la santé s'inscrit dans une perspective qui relie le savoir et la pratique. Cette position rend les éléments d'information compréhensibles aux utilisateurs des connaissances par l'intermédiaire des données probantes issues de la recherche et des théories qui permettent de comprendre les facteurs d'influence et de genèse des comportements de santé. En Amérique du Nord, la référence à des champs théoriques en psychologie sociale, c'est-à-dire ceux considérant l'interaction de la personne avec son environnement social, représente les principaux cadres.

- Les acteurs sont diversifiés, mais l'infirmière demeure une professionnelle qui occupe une place importante, car le concept d'éducation pour la santé est inscrit dans l'orientation de la profession et fait explicitement partie de son rôle. En mettant au premier plan l'accompagnement des individus comme auteurs et acteurs de leur santé, son rôle de personne-ressource dépasse la situation d'intervention traditionnelle. Concrètement, ses initiatives englobent l'écoute attentive des préoccupations et des besoins ainsi que l'aide pour repérer l'information pertinente dans la masse de données en santé actuellement disponible.

- Organiser une activité d'éducation pour la santé, peu importe la culture ou le groupe d'âge, nécessite l'adoption d'une démarche systématique (planifier, réaliser, évaluer), de concert avec d'autres professionnels de la santé et les personnes touchées par l'activité. Qu'il s'agisse de participer à la planification d'activités ou de projets en santé, ou encore à l'élaboration de programmes, les étapes de planification, de réalisation et d'évaluation sont inscrites au cœur d'une démarche structurée et d'une méthodologie cohérente.

- Les outils pédagogiques, alliant approches participatives et méthodes actives, se basent sur les savoirs expérientiels des personnes touchées par l'activité, et permettent d'envisager la promotion de la santé dans une coconstruction positive avec les personnes ou les groupes concernés. Reconnaissant l'apport d'approches traditionnelles, l'infirmière a maintenant accès à des activités de communication diversifiées (le photolangage et la vignette, par exemple). Celles-ci sont proposées dans le but de développer les capacités individuelles d'écoute, d'expression, de réflexion et d'analyse, contribuant ainsi à l'*empowerment* des personnes ou des groupes concernés.

Activités d'apprentissage

1. La loi canadienne interdisant de fumer dans les véhicules en présence d'enfants est en vigueur dans neuf provinces et un territoire. Avec vos collègues, recueillez des éléments d'information et des données probantes permettant de comprendre le refus de ceux qui n'appliquent pas cette loi.

2. Lors d'une présentation auprès d'adolescents, un élève se lève et dit : « À vous entendre, il faudrait renoncer à fumer, à boire, à faire l'amour ; autant mourir tout de suite ! » Qu'est-ce que ce commentaire pose comme problème ?

3. Les problèmes liés au poids connaissent une croissance auprès du personnel infirmier. Or, le public attend du professionnel de la santé qu'il soit un modèle de vie saine. Cette problématique met-elle en jeu la crédibilité professionnelle ? Devrait-on être plus exigeant pour les professionnels de la santé ?

Pour en savoir plus

Gouvernement de l'Ontario. (2013). *Vers un juste équilibre : pour promouvoir la santé mentale et le bien-être des élèves – Guide du personnel scolaire*. Repéré à www.edu.gov.on.ca

Réseau francophone international pour la promotion de la santé (RÉFIPS). (s.d.). *À propos du Réseau francophone international pour la promotion de la santé*. Repéré à www.refips.org

Le marketing social

François Lagarde

Objectifs

À la fin de ce chapitre, vous serez en mesure :

1. de décrire les principes du marketing social ;

2. d'expliquer que le marketing social ne se fonde pas uniquement sur des activités de communication, mais plutôt sur une combinaison d'approches, notamment la création de conditions propices à l'adoption de comportements, de pratiques ou de mesures ;

3. de discuter des questions d'éthique qui peuvent être soulevées dans le cadre du marketing social ;

4. de décrire et de concevoir chacune des composantes d'un plan de marketing social.

Introduction

L'atteinte des objectifs de toute initiative de changement social ou de santé communautaire repose sur l'adoption de comportements, de pratiques ou de mesures par des citoyens, des intervenants ou des décideurs. Par exemple, la pratique régulière de l'activité physique par des adolescents résultera non seulement de leur motivation ou d'une publicité traitant de ses bienfaits, mais aussi du fait que des amis les y incitent, que des intervenants leur offrent des activités et un cadre qui leur plaisent, et que des élus municipaux et scolaires rendent les installations et les programmes accessibles financièrement et lors des congés scolaires. Dans cet exemple, les jeunes, les intervenants et les élus sont autant de groupes à mobiliser et à influencer.

Les organismes qui réussissent à influencer des segments de la population ou des décideurs les consultent d'abord et prennent en compte leurs besoins, motivations, attentes, perceptions, aptitudes, milieux de vie, habitudes médiatiques, normes sociales et influences interpersonnelles, ainsi que la concurrence et les obstacles qui peuvent nuire à l'adoption des comportements souhaités ou à la prise des décisions visées. À la lumière de ces données, tout est fait ensuite pour créer, la plupart du temps avec les premiers intéressés et des partenaires, les conditions les plus propices à l'adoption et au maintien des comportements ou des mesures. Enfin, des relations et des communications sont établies pour faire valoir autant les avantages que les conditions plus favorables et l'adhésion de personnes influentes.

Ce chapitre traite des principes du marketing social et offre un cadre de planification pour systématiser une démarche qui s'en inspire. Des tableaux, encadrés et figures, ainsi que des conseils pratiques, permettront aux praticiens d'appliquer à leur situation les sept composantes types d'un plan de marketing social. Tout au long de ce chapitre, les lecteurs pourront se référer au tableau 14.1, qui illustre ces composantes à l'aide de la campagne *Le livre: le meilleur jouet,* réalisée par la Fondation Lucie et André Chagnon, qui incitait les parents à utiliser au quotidien le livre pour jouer avec leur tout-petit[1].

14.1 Un rappel historique

Le recours aux principes et aux techniques du marketing dans le but d'amener un public à accepter, à rejeter, à modifier ou à délaisser volontairement un comportement dans son intérêt ou dans l'intérêt de la société[2] remonte aux années 1960. Des projets de planification familiale en Inde s'en inspiraient déjà (Lefebvre, 2013). Mais, c'est dans la foulée des réflexions sur l'utilisation non lucrative du marketing que Kotler et Zaltman (1971) ont proposé pour la première fois une approche de marketing dans le but de mieux planifier des changements sociaux.

Le Canada a été l'un des premiers adhérents et un leader du marketing social. Durant les années 1970 et 1980, ce sont principalement des organismes nationaux de santé publique – Santé Canada et ParticipACTION, notamment – qui ont adopté le marketing social, en particulier dans

TABLEAU 14.1 Un plan de marketing social: *Le livre: le meilleur jouet* – 2012-2014 (Fondation Lucie et André Chagnon)

Étapes de planification en marketing social	Campagne *Le livre: le meilleur jouet*
1. Objectifs de changement	
1.1 Enjeu	• Prévention de la pauvreté
1.2 Solution	• Générale: réussite éducative, développement de la petite enfance • Spécifique: le livre comme moyen de développement des tout-petits sur les plans cognitif, langagier, moteur et affectif
1.3 Contexte	• Campagne sociétale «Naître et grandir» de la Fondation Chagnon
1.4 Public cible et objectif comportemental	• La lecture d'un livre par les parents à leurs enfants de 0 à 5 ans, avec une priorité pour les enfants de 0 à 2 ans de milieux défavorisés
1.5 Questions d'éthique	• Sentiment de culpabilité et anxiété de parents d'enfants plus âgés qui n'auraient pas adopté le comportement lorsque leur enfant était plus jeune
2. Analyse du public cible	
2.1 Données démographiques	• Estimation: 700 000 parents d'enfants de 0 à 5 ans, dont 65 000 qui vivent sous le seuil de la pauvreté
2.2 Motivations	• Valorisation de soi en tant que parent • Gestes simples • Réaction immédiate de l'enfant, moment d'intimité • Pas la réussite éducative à long terme
2.3 Freins réels	• Fatigue/stress • Parents faibles lecteurs (d'où l'importance de miser sur l'aspect ludique)
2.4 Freins perçus	• Manque de temps • Impression que la lecture prend beaucoup de temps (une heure), alors que 5 à 10 minutes suffisent • Manque d'intérêt de la part des parents • Seulement 56 % des parents croient qu'un enfant de moins d'un an devrait avoir accès aux livres et pouvoir s'amuser avec ceux-ci

1. Les lecteurs peuvent aussi consulter d'autres exemples, publiés dans un article de Lagarde (2011). L'un d'eux illustre le recours au marketing social pour encourager l'adoption de pratiques chez des professionnels.

2. Phrase inspirée de la définition du marketing social de Kotler, Roberto et Lee (2002).

TABLEAU 14.1 Un plan de marketing social : *Le livre : le meilleur jouet* – 2012-2014 (Fondation Lucie et André Chagnon) (*suite*)

Étapes de planification en marketing social	Campagne *Le livre : le meilleur jouet*
2.5 Personnes ou groupes influents	• Autres parents • Célébrités
2.6 Habitudes médiatiques	• Télévision • Web et médias sociaux • Hebdos locaux
2.7 Lieux et événements	• Événements « famille » • Services publics, organismes communautaires et commerces de proximité • Banques alimentaires
2.8 Segmentation	• Parents de milieux défavorisés
3. Analyse du contexte	• Force : notoriété, portée et appréciation de la campagne, du site Web et du magazine *Naître et grandir* • Défi : accès au public cible à l'échelle locale et en milieu défavorisé
4. Objectifs prioritaires et mesurables	• Notoriété de la campagne • Compréhension des messages • Attitude favorable à ce qu'un enfant puisse s'amuser avec un livre dès la première année de vie • Avoir lu un livre à son enfant de moins de six ans ou laissé l'enfant explorer et regarder un livre
5. Stratégie	
5.1 Positionnement	• Le livre : le meilleur jouet pour les tout-petits (dès la première année de vie) • Cinq minutes par jour suffisent
5.2 Conditions favorables et modification de l'offre (produit, prix, distribution)	• 300 000 exemplaires d'un livre gratuit distribué dans le magazine *Naître et grandir* ainsi que par des organismes communautaires, des pharmacies, des cliniques, des bibliothèques publiques en milieux défavorisés, Avenir d'enfants, Moisson Montréal (banque alimentaire), la Fondation OLO (un programme qui offre des suppléments alimentaires aux femmes enceintes en situation de précarité économique)
5.3 Canaux de communication	• Télévision • Hebdomadaires de quartiers défavorisés • Web • Facebook • Trousse à l'intention des intervenants
5.4 Messages et messagers	• Voir la vidéo sur le site naitreetgrandir.com
5.5 Partenariats	• Voir la section 5.2 sur la distribution du livre gratuit • Fondation pour l'alphabétisation et, plus particulièrement, son programme *La lecture en cadeau* • Placement publicitaire : contribution des partenaires médiatiques correspondant à 2,50 $ par dollar d'investissement
6. Suivi et évaluation	• Suivi mensuel de la mise en œuvre (interne) • Suivi semestriel avec un comité d'experts et de partenaires • Sondage précampagne et postcampagne ; résultats : – Notoriété : 66 % – Compréhension : 95 % – Attitude – accès aux livres pendant la première année : de 56 % (avril 2013) à 72 % (janvier 2014) – Avoir lu un livre à l'enfant ou avoir laissé jouer l'enfant avec un livre hier (ensemble des parents d'enfants de moins de 6 ans) : de 69 % (avril 2013) et 50 % (juillet 2013) à 79 % (janvier 2014) – Avoir lu un livre à l'enfant hier ou avoir laissé jouer l'enfant avec un livre (revenu familial inférieur à 40 000 $) : de 46 % (juillet 2013) à 71 % (janvier 2014)
7. Mise en œuvre	• Calendrier des travaux échelonnés sur un an par une équipe interne assistée d'une agence de publicité ; durée de la campagne télévisée (trois mois), événements estivaux, contenu et activités continus sur le Web et dans le magazine, distribution du livre en continu

le cadre de campagnes de communication. Depuis les années 1990, des organismes de tous les paliers sous-nationaux (local, régional et provincial) et du domaine de l'environnement ont aussi intégré le marketing social dans leurs stratégies (Bryant et collab., 2007 ; Lagarde, 2013 ; McKenzie-Mohr, 1996). Un nombre grandissant de ces organismes ont pris le soin d'y incorporer une combinaison de plus en plus sophistiquée de moyens pour rendre les comportements ou mesures réellement attrayants et faciles d'adoption.

Depuis le milieu des années 2000, le marketing social cherche aussi à influencer des décideurs sur des mesures ou des politiques pour relever ou prévenir des défis sociaux, sanitaires ou environnementaux, c'est-à-dire pour agir en amont des problèmes (Andreasen, 2006). Par exemple, un organisme peut utiliser des principes de marketing social pour encourager les décideurs à adopter un incitatif fiscal qui favorise la conciliation travail-famille, des mesures d'aménagement urbain et d'offre de transport collectif qui rendront le transport actif ou collectif plus attrayant, sécuritaire et accessible (Kassirer et Lagarde, 2010). Plus récemment, le marketing social a intégré l'analyse critique des effets du marketing commercial dans les domaines de la lutte contre le tabagisme ou l'obésité (Hastings, 2007, 2013). Enfin, des évaluations et des recensions ont été réalisées afin de documenter les conditions d'efficacité du marketing social (Stead et collab., 2007 ; Truong, 2014).

14.2 La définition et les principes

La récente définition suivante du marketing social a fait l'objet d'un consensus au sein de l'International Social Marketing Association (traduction libre, 2013) :

> Le marketing social vise à créer et à intégrer des concepts marketing à d'autres approches dans le but d'influencer les comportements bénéfiques sur le plan individuel, collectif et sociétal. Le marketing social est guidé par des principes éthiques. Il cherche à intégrer la recherche, les pratiques exemplaires, les connaissances théoriques, l'information sur le public cible et le point de vue des partenaires afin d'élaborer des programmes de changement social concurrentiels et ciblés qui soient efficaces, efficients, équitables et durables.

Certains concepts et principes sont au cœur du rôle du marketing social dans la réalisation d'objectifs de changement. Le professionnel qui voudrait s'en inspirer devrait tendre vers le respect et l'application du plus grand nombre de ces principes, dont plusieurs s'inspirent des travaux de French et Blair-Stevens (2006), ainsi que d'un énoncé des principes du marketing social de Lee, Rothschild et Smith (2011).

14.2.1 L'adoption volontaire de comportements

Le marketing social est centré sur l'adoption volontaire de comportements précis : ce que l'on souhaite que les gens « fassent », et non seulement ce que l'on souhaite qu'ils « sachent ». Afin de guider la réflexion sur les stratégies potentiellement propices à l'adoption volontaire de comportements, divers facteurs fondés sur des théories comportementales sont pris en compte, notamment des facteurs biologiques, physiques, psychologiques, sociaux et environnementaux.

14.2.2 Une orientation centrée sur les publics cibles

L'attention portée sur les publics cibles se manifeste par des activités de recherche destinées à mieux connaître le profil de chaque public cible. Cette étape de recherche peut inclure la participation active des groupes visés à la conception des programmes, par l'entremise d'activités de mobilisation.

14.2.3 La segmentation

Plusieurs programmes de promotion de la santé ont pour mission, en théorie du moins, de rejoindre toute la population. D'autres programmes accordent la priorité à certains groupes, mais essentiellement sur des bases démographiques. Toutefois, en matière de santé, les gens d'un même groupe démographique ne se comportent pas tous de la même façon, ne font pas partie des mêmes milieux ou organismes, ne participent pas tous aux mêmes événements, ne sont pas influencés par les mêmes personnes et, par conséquent, ne réagissent pas uniformément à une stratégie donnée. La segmentation de la population selon l'importance que les gens attachent à un comportement donné ou à ses avantages, selon leurs habiletés ou leur mode ou milieu de vie, ainsi que la conception de stratégies en conséquence augmentent les chances de succès d'une stratégie.

14.2.4 La concurrence

Puisque les gens doivent faire des choix et que le temps est souvent un obstacle, presque tous les comportements se trouvent en concurrence avec d'autres (les loisirs passifs par opposition à la pratique d'une activité physique, par exemple). Cela signifie que les avantages proposés ne doivent pas simplement être importants aux yeux du public cible : ils doivent aussi posséder un avantage concurrentiel (Smith, 2002). De plus, d'autres organismes peuvent tenter de capter l'attention des mêmes personnes durant la même période, offrir des programmes, produits ou services similaires, ou encore promouvoir des comportements qui vont à l'encontre des objectifs poursuivis.

14.2.5 L'échange

Avant d'accepter, de rejeter, de modifier ou de délaisser volontairement un comportement, les gens évaluent si les avantages éventuels d'une telle décision valent l'effort, les coûts ou les inconvénients. Pour influencer les comportements, on doit donc cerner ce qui est important pour les gens et réduire les coûts financiers, physiques, psychologiques et sociaux, les contraintes de temps ou les inconvénients associés à l'adoption du comportement. Les avantages doivent être au moins équivalents aux coûts ou aux contraintes.

14.2.6 La combinaison de stratégies ou de méthodes

« L'approche marketing nous force à prendre en considération les principaux facteurs susceptibles de favoriser le comportement d'achat [...], traditionnellement ramenés à quatre, soit le produit lui-même, son prix, sa distribution et sa promotion. » (De Guise, 1991) Le marketing social exige donc, en plus de la « promotion » ou de la communication, une réflexion sur trois éléments : 1. la conception du produit, du service, du programme et du comportement ou sur les avantages associés à son adoption ; 2. les coûts financiers, physiques, psychologiques et sociaux, les contraintes de temps ou les inconvénients associés à l'adoption du comportement ; et 3. le moment et le lieu d'adoption du comportement ou ses conditions d'accès. Plusieurs professionnels associent à tort le marketing social aux campagnes de publicité ou aux médias sociaux. Pourtant, même si l'aspect promotionnel constitue la partie la plus visible d'une campagne de marketing social, il s'inscrit dans une combinaison de stratégies et de méthodes beaucoup plus complexe (Maibach, 2002). Les campagnes de marketing social sont donc plus étoffées que les campagnes de communication, puisqu'elles exigent de créer des environnements physiques, sociaux et économiques propices à l'adoption du comportement. Ce sera cette combinaison de stratégies ou de méthodes qui rendra le comportement ou le programme proposé plus attrayant, facile d'accès et populaire, selon la formule consacrée « *Make it fun, easy and popular* », de W. A. Smith (1999).

14.2.7 Un engagement à long terme

Les changements sociaux ne prennent pas des mois à se produire, mais bien des années, voire des décennies. De plus, ils sont rarement l'aboutissement des efforts d'un seul organisme. On aura donc avantage à établir des objectifs observables et réalistes, à court et à moyen terme, générateurs de profonds changements et conformes à une vision claire de ce que l'on désire pour l'avenir.

Ces principes – qui ne sont pas exclusivement liés au principe d'un engagement à long terme – peuvent être résumés de la façon suivante (Lagarde, 2012a) : vous réussirez à favoriser l'adoption d'un comportement par des citoyens, d'une mesure par des décideurs ou d'une pratique par des intervenants, si :

1. vous en savez plus sur votre public cible (recherche formative) ;
2. vous reconnaissez que les gens ne partent pas tous du même point (segmentation) ;
3. vous tenez compte de la concurrence ;
4. vous rendez le comportement attrayant et facile à adopter (ce que vous allez « faire, pas juste dire ») ;
5. vous vous associez à des gens influents ;
6. vous communiquez efficacement ; et
7. vous visez le long terme (continuité, pérennité).

14.3 Des questions d'éthique

« Plusieurs personnes ou groupes s'offusquent à l'idée d'appliquer le marketing à des fins éducatives ou sociales. » (De Guise, 1991) Les termes « marketing » et « social » semblent en effet incompatibles, notamment parce que certains ne voient dans le marketing qu'un exercice de manipulation ou un processus excluant les premiers intéressés, ce qui va à l'encontre des principes de mobilisation communautaire (Andreasen, 2002). On accuse aussi le marketing social de mettre une responsabilité indue sur le dos des gens. Enfin, certains s'interrogent sur la relation de cause à effet établie entre le marketing commercial et les enjeux sociaux, sanitaires et environnementaux de notre époque (Lagarde, 2012b).

L'emprunt abusif des techniques de marketing pourrait amener des citoyens à se comporter essentiellement comme des consommateurs. Ces citoyens consommateurs en viendraient à oublier qu'un citoyen n'a pas que des droits, mais aussi des devoirs. On n'offrirait donc aux gens que ce qu'ils veulent, et non ce dont ils ont besoin, ce qui aurait pour effet de dénaturer les missions fondamentales des organismes publics et sociaux (Hutton, 2001).

Selon De Guise (1991), cet agacement relève plus de l'ignorance et du préjugé que d'une évaluation éclairée du processus en cause. Les tenants des principes et des techniques du marketing social, tels qu'ils sont décrits dans la section précédente, cherchent à tenir compte du public cible et des particularités des segments, et veillent à créer des conditions attrayantes facilitant l'adoption de comportements. Le marketing social n'exclut pas d'emblée la participation des premiers intéressés au processus ni l'influence de décideurs pour agir sur des déterminants de la santé ou sur des politiques publiques.

Pour débattre de ces questions dans le contexte de la pratique en santé communautaire, il est utile de nuancer les questions qui peuvent être soulevées en regard des points suivants (Lagarde, 2002):

- Les fins visées – ce qui n'est pas, en soi, un enjeu de marketing social, mais bien un enjeu lié aux objectifs poursuivis par l'organisme qui tente d'influencer un segment de la population ou des décideurs

- Les moyens utilisés – ces moyens se rapportent aux stratégies et aux tactiques de marketing social et de communication; le manque d'éthique en ce domaine ne saurait être justifié par les fins visées (la fin ne justifie pas les moyens)

- Les dilemmes éthiques liés aux effets voulus ou imprévus

Les questions présentées dans l'encadré 14.1 visent à susciter la réflexion sur certains dilemmes éthiques qui peuvent se présenter lors de l'élaboration, de la mise en œuvre et de l'évaluation d'un programme.

14.4 Les sept composantes de la planification en marketing social

Au moyen d'exercices, cette section guide les praticiens dans le processus d'élaboration d'un plan de marketing social en sept composantes:

1. La définition des objectifs de changement, c'est-à-dire une description de l'enjeu et des comportements ou des actions observables que l'on souhaite voir adoptés par certains publics cibles

2. L'analyse de ces publics cibles

3. L'analyse du contexte organisationnel et externe, de façon à tirer profit des forces de l'organisme ou des occasions favorables et à relever certains défis

4. L'établissement d'objectifs mesurables et prioritaires

5. L'élaboration d'une stratégie qui comportera une réflexion sur a) le positionnement; b) la création de conditions favorables à l'adoption des comportements souhaités; c) le choix des canaux et des activités de communication médiatiques, interpersonnels et événementiels; d) la conception des messages et le choix des messagers; et e) les partenariats

6. Le suivi et l'évaluation

7. La mise en œuvre

14.4.1 La première composante: les objectifs de changement

«Le marketing social s'amorce généralement lorsque l'agent de changement a clairement déterminé le changement souhaité.» (Smith, 2002) Cette première composante consiste donc à préciser les objectifs de changement visés (*voir l'encadré 14.2*) en traduisant la vision de l'organisme

---

ENCADRÉ 14.1   **Des questions d'éthique en marketing social**

Questions d'éthique sur les fins visées
- La description de l'enjeu est-elle essentiellement adaptée aux intérêts des intervenants?
- Fait-on la promotion de comportements ou d'actions désapprouvés socialement?
- Impose-t-on (inutilement) à certains groupes une responsabilité indue ou des comportements irréalistes?
- L'organisme responsable est-il celui qui est le mieux placé pour atteindre les objectifs?
- Sur quels critères le choix des segments ou des publics cibles repose-t-il?
- Le choix du segment de population repose-t-il sur des besoins réels ou sur le fait que ce segment est facile à rejoindre?
- Les publics cibles sont-ils déjà des groupes privilégiés?
- Qu'advient-il des publics non ciblés?

Questions d'éthique sur les moyens utilisés
- Le moment et le lieu de l'intervention sont-ils adéquats et acceptables?
- Prévoit-on de créer des conditions qui favorisent l'adoption du comportement, notamment en matière d'accès et de développement des habiletés?
- L'offre de produits ou de services dans le cadre de l'initiative est-elle équitable pour les groupes moins favorisés?

- Les stratégies et les tactiques de communication mènent-elles à la manipulation des gens ou de l'information?
- A-t-on choisi de ne pas communiquer certains faits?
- A-t-on exagéré certains faits afin d'attirer l'attention du public cible?
- Les messages sont-ils offensants pour certains groupes?
- Utilise-t-on des renseignements personnels ou confidentiels pour élaborer ou mettre en œuvre les stratégies et les tactiques?
- Les produits et services des partenaires et commanditaires de l'initiative sont-ils cohérents en regard des objectifs poursuivis par l'organisme?
- Maximise-t-on les ressources humaines et financières disponibles?

Questions d'éthique sur les effets voulus ou imprévus
- Prévoit-on évaluer la stratégie?
- L'intervention a-t-elle atteint les publics cibles?
- Si oui, a-t-elle eu les effets voulus?
- La stratégie a-t-elle eu des effets imprévus ou indésirables sur les publics cibles? A-t-elle eu pour effet de stigmatiser ou de culpabiliser certains groupes?
- L'intervention a-t-elle rejoint des publics non ciblés? Quelles en ont été les conséquences?
- Les ressources ont-elles été optimisées? Le choix d'un autre organisme ou d'une autre stratégie aurait-il permis d'obtenir les mêmes résultats plus efficacement?

Source: Inspiré de Basil, 2001; Guttman, 2000; Lee et Kotler, 2011.

- Quelles sont la nature et l'ampleur de l'enjeu auquel l'initiative tente d'apporter des solutions ?
- Quelles sont les solutions et les approches envisagées ? Ont-elles été éprouvées dans des conditions similaires ? Une recension de la documentation et une analyse des expériences de collègues sont fortement encouragées.
- Quelles sont les raisons et les circonstances qui amènent à intervenir maintenant ?
- À la lumière des réponses aux questions précédentes, quels publics cibles doit-on tenter d'influencer ? Il peut y avoir plus d'un public cible. Ces publics cibles peuvent être internes (employés, membres d'un conseil d'administration ou de comités, bénévoles) ou externes (segments de la population, décideurs, professionnels, législateurs, élus, partenaires, etc.). Il est important d'inclure dans cette liste les partenaires éventuels, sans les tenir pour acquis. Il faut préciser ce que l'on souhaite que chacun des publics cibles « fasse » de façon « observable », une étape essentielle, car l'analyse « comportementale » du public cible exige de se référer à des comportements précis.
- Quelles questions d'éthique peuvent être soulevées en regard des fins visées ?

ou du programme en comportements et en pratiques à adopter ou en décisions à prendre par divers publics cibles. Les réponses à ces questions se trouvent généralement dans les documents d'orientation ou de planification stratégique de l'organisme ou du bailleur de fonds. Il est toujours utile d'étayer les réponses de données quantitatives ou tirées de la documentation sur le sujet.

14.4.2 La deuxième composante : l'analyse des publics cibles

Suivant les objectifs de changement précisés dans la première composante, l'analyse des publics cibles a pour but de tracer leur profil démographique, comportemental (afin de cerner leurs motivations et obstacles) et social (qui les influence, les canaux par lesquels ils peuvent être rejoints et les endroits où ils peuvent l'être). Cette analyse se fait en comparant l'information sur les membres d'un public cible donné qui ont déjà adopté le comportement recherché et sur ceux qui ne l'ont pas adopté. Une segmentation plus fine pourra être envisagée à la lumière des données, notamment en fonction de données sociodémographiques relatives à certains segments, de la prédisposition comportementale de ceux qui n'ont pas adopté le comportement, ou encore de segments qui peuvent nécessiter des interventions particulières ou qui risquent de réagir de façons différentes à une même intervention (Slater, Kelly et Thackeray, 2006).

Il est parfois utile de déterminer l'étape du changement de comportement à laquelle des segments se situent. Pour ce

faire, on fait souvent référence aux étapes de changement de comportement de Prochaska, Norcross et DiClemente (1994).

- **Préréflexion :** les gens n'ont généralement aucune intention de changer leur comportement ou habitude, allant même jusqu'à refuser de voir le problème.
- **Réflexion :** les gens reconnaissent avoir un problème et envisagent sérieusement d'y remédier.
- **Préparation :** la plupart des gens se préparent à passer à l'action dans le mois qui suit et règlent les derniers éléments qui leur permettront d'amorcer un changement de comportement.
- **Action :** les gens font le geste pour lequel ils se sont préparés ; on assiste alors à un changement visible du comportement et de tout ce qui y est associé.
- **Maintien :** les gens s'efforcent de consolider les progrès réalisés à l'étape de l'action et à d'autres étapes ; ils luttent pour éviter les rechutes.
- **Intégration :** cette étape représente le but ultime. L'ancienne habitude où l'ancien problème ne constitue plus une tentation ni une menace.

La collecte de données peut s'appuyer sur des renseignements internes, des données statistiques publiées par divers organismes et des études plus ou moins poussées (groupes de discussion, entrevues individuelles, sondages, etc.). Il est essentiel de connaître avec précision l'information stratégique nécessaire et d'optimiser les données existantes afin d'éviter d'engager des frais de recherche inutiles.

La figure 14.1, page suivante, permet de réaliser une analyse sommaire des publics cibles. Cette figure peut être reproduite et remplie en fonction de chacun des publics cibles. On se rappellera que :

- les avantages sont liés à l'adoption des comportements dans la perspective du public cible, et non dans celle d'experts de l'enjeu (par exemple, un adolescent fera de l'activité physique plus pour être avec des amis que pour prévenir une maladie cardiovasculaire à long terme) ;
- le public cible n'a peut-être actuellement aucune attente à l'endroit de l'organisme ;
- les obstacles peuvent être perçus ou réels ;
- des personnes ou des groupes de personnes peuvent exercer une influence favorable, neutre ou défavorable.

Voici les liens que l'on peut établir entre l'analyse du public cible et certaines composantes de la stratégie :

- Les données démographiques permettront de déterminer des objectifs réalistes et ciblés ainsi que d'estimer l'ampleur et la durée nécessaires.
- Les réponses à la question « pourquoi le feraient-ils ? » permettront de concevoir les messages en tenant compte des avantages privilégiés par le public cible et de

FIGURE 14.1 Une analyse sommaire d'un public cible

Public cible : _____ Comportement (indiquer le comportement que l'on souhaite voir adopté par les membres de ce public cible – [*voir l'encadré 14.2*]).		
	Ceux qui ont déjà adopté le comportement	**Ceux qui ne l'ont pas adopté**
Données démographiques (nombre, âge, sexe, scolarité, situation familiale, revenu, occupation, milieu de vie [urbain ou rural], langue et autres caractéristiques culturelles)		
Pourquoi le font-ils ou le feraient-ils? (besoins, obligations, attentes, avantages)		
Pourquoi pas? (freins réels ou perçus)	(cesseraient-ils?)	
Étape de changement de comportement	(action, maintien)	(préréflexion, réflexion, préparation)
Qui les influence? (personnes ou groupes de personnes qui exercent une influence)		
Habitudes (médias, participation à des événements, appartenance à des groupes et endroits où le public cible peut être rejoint)		
Parmi les personnes qui n'ont pas adopté le comportement, peut-on déceler des sous-segments plus réceptifs que d'autres qui auraient des caractéristiques distinctives (d'ordre démographique, comportemental ou social)? Préciser.		

s'assurer de la mise en place de conditions attrayantes pour le public cible.

- Les réponses à la question «pourquoi ne le font-ils pas?» permettront de cerner les mesures à prendre pour réduire ou éliminer les obstacles réels ou pour permettre aux membres du public cible de développer les compétences requises, ainsi que les messages à communiquer pour modifier les perceptions négatives.

- Les réponses à la question «qui les influence?» aideront à choisir les personnes à mettre en évidence dans les messages (messagers) ainsi que les personnes et partenaires éventuels pour les communications et les relations à établir avec le public cible ou un segment prioritaire.

- Les réponses aux questions sur les médias, groupes et endroits seront utiles pour le choix des canaux de communication et de certains partenaires.

14.4.3 La troisième composante : l'analyse du contexte

Cette composante permet de reconnaître les quelques facteurs organisationnels, c'est-à-dire les forces et les faiblesses de l'organisme, et les facteurs externes, c'est-à-dire les occasions favorables et les menaces qui pourraient avoir un effet sur l'intervention.

Les facteurs externes regroupent les tendances, les événements ou les autres organismes qui ont ou auront une influence sur la réalisation de la stratégie et dont il faut tenir compte. Ces tendances et événements, ainsi que les actions d'autres organismes, peuvent représenter des occasions favorables, mais aussi des menaces ou des défis. C'est à cette étape que l'on envisagera les enjeux de concurrence. En effet, il peut y avoir un éventail d'organismes qui ciblent les mêmes personnes (des partenaires potentiels) ou qui s'opposent au programme ou offrent des produits ou services qui vont à l'encontre de ses objectifs (Clay Wayman et collab., 2007). Il est important de procéder à une telle analyse, notamment pour pouvoir se démarquer et choisir judicieusement ses partenaires ou fixer le calendrier stratégique.

Les figures 14.2 et 14.3 sont utiles pour effectuer l'analyse du contexte. Il est important, à cette étape, de se concentrer uniquement sur les enjeux pertinents.

14.4.4 La quatrième composante : les objectifs mesurables

À la lumière des analyses et des réflexions, il faut maintenant préciser quelques objectifs mesurables et prioritaires (cinq, par exemple) sur lesquels on se concentrera. Dans un premier temps, on ciblera les publics ou les segments qui offrent le plus de potentiel, présentent les besoins les plus importants, sont les plus disposés à agir, sont les plus faciles à rejoindre, et dont le profil correspond le mieux à l'organisme (Kotler, Roberto et Lee, 2002).

FIGURE 14.2 **L'analyse du contexte interne : la détermination des facteurs organisationnels qui représentent une force ou une faiblesse**

Facteurs	Forces	Faiblesses
Énoncé de mission actuel : Les objectifs de changement sont-ils au cœur de la mission de l'organisme ?		
Plan actuel de l'organisme à moyen terme : L'organisme a-t-il une vision claire pour les prochaines années ? Les objectifs de changement en font-ils partie ou sont-ils compatibles ?		
Culture organisationnelle : L'organisme a-t-il l'habitude de consulter les publics cibles ?		
Processus décisionnel : Est-il bien défini ?		
Règles internes (en matière de partenariat ou de commandites, par exemple)		
Ressources humaines, matérielles et financières dédiées à l'initiative		
Expertise		
Partenaires actuels		
Accès au public cible par des réseaux ou des canaux (structurés ou informels)		
Autres		
Comment peut-on exploiter les forces ? Comment peut-on surmonter les faiblesses ?		

FIGURE 14.3 **L'analyse du contexte externe : la détermination des facteurs du milieu qui peuvent contribuer ou nuire aux activités, ou encore en limiter la portée**

Facteurs	Occasions favorables	Menaces ou défis
Concurrence • Sollicitation du public cible • Concurrence dans le domaine • Produits et services à l'encontre des objectifs • Opposition		
Ouverture générale de la population à l'égard des objectifs de l'initiative		
Questions d'éthique (par exemple, la confidentialité)		
Aspects juridiques (par exemple, les règlements municipaux)		
Aspects sociaux (par exemple, la pauvreté)		
Aspects politiques (par exemple, des élections ou des consultations publiques)		
Aspects économiques (par exemple, la fermeture d'une grande usine)		
Aspects démographiques (par exemple, le vieillissement de la population)		
Aspects technologiques (par exemple, le développement des technologies de l'information ou une percée dans des tests diagnostiques)		
Autres		
Comment peut-on tirer le maximum des occasions qui se présentent ? Comment peut-on surmonter les défis ou circonscrire les menaces ?		

Cela dit, pour des raisons d'éthique ou d'impératifs de santé publique, il se peut que l'on ait à rejoindre d'abord des publics plus réticents. Pour chacun des publics ou des segments privilégiés, il faut préciser une échéance, ainsi qu'un changement observable sur le plan :

- des connaissances ;
- des attitudes ;
- des perceptions à l'égard des normes sociales, des influences personnelles ou des capacités personnelles ;
- de la consultation d'information, de personnes influentes ou de professionnels ;
- de la participation à des activités ;
- de l'adoption du comportement visé ; ou
- de la fidélisation ou du maintien du comportement adopté.

Voici le libellé type d'un objectif mesurable : Le (date), (pourcentage ou nombre) des (segments démographiques ou psychologiques déterminés) vont (connaître, croire que, faire, etc.).

Il est recommandé d'établir des objectifs spécifiques, mesurables, pertinents, réalistes et déterminés dans le temps. En précisant des segments ou des publics précis et les retombées escomptées en matière de connaissances, d'attitudes et de comportements, les objectifs seront spécifiques et mesurables. Ils seront pertinents s'ils se fondent sur les analyses effectuées. Ils seront réalistes si l'on tient compte des principes généraux qui suivent. Les campagnes de marketing social génèrent une augmentation relativement modeste lorsque les taux d'adoption d'un comportement précampagne sont bas (moins de 20 %). L'augmentation sera plus importante lorsque les taux précampagne sont plus élevés (par exemple, entre 40 et 60 %) [Hayden et Deng, 2013]. Par contre, au-delà de ces taux, les gains redeviennent plus difficiles à obtenir. Aussi, on pourrait viser un taux de notoriété d'une campagne de l'ordre de 50 à 70 % en un ou deux ans, mais il serait probablement illusoire de viser un taux de changement de comportement sur le plan populationnel de plus de 5 à 15 % pour la même période (Snyder, 2007), à moins qu'un aspect contextuel porte à croire qu'il en serait autrement.

À titre d'exemple, voici les objectifs qui avaient été établis pour la campagne *Le livre : le meilleur jouet*. En janvier 2014,

- 70 % des parents d'enfants de 0 à 5 ans se rappelleront la campagne (notoriété assistée) ;
- 90 % des parents d'enfants de 0 à 5 ans jugeront les messages de la campagne clairs et faciles à comprendre ;
- 70 % des parents d'enfants de 0 à 5 ans croiront qu'un enfant doit pouvoir s'amuser avec un livre dès la première année de vie (donnée repère – avril 2013 : 56 %) ;

- 75 % des parents d'enfants de 0 à 5 ans auront, au cours de la journée ou de la soirée précédente, lu un livre à leur enfant ou laissé l'enfant explorer et regarder un livre (données repères – avril 2013 : 69 % ; juillet 2013 : 50 %) ;
- 60 % des parents d'enfants de 0 à 5 ans avec des revenus familiaux inférieurs à 40 000 $ auront, au cours de la journée ou de la soirée précédente, lu un livre à leur enfant ou laissé l'enfant explorer et regarder un livre (donnée repère – juillet 2013 : 46 %).

14.4.5 La cinquième composante : la stratégie

La stratégie qui vise l'obtention d'objectifs mesurables se compose de cinq éléments qui se rapportent directement aux analyses des publics cibles, du contexte et des objectifs mesurables :

a) le positionnement ;
b) la création de conditions favorables ou la modification de l'offre (programme, service ou produit, comportement) dont on fait la promotion de façon à le rendre attrayant et avantageux pour les publics cibles, peu coûteux sur le plan psychologique ou financier et facile d'accès ;
c) les canaux et les activités de communication ;
d) les messages et les messagers ;
e) les partenariats, afin d'établir la crédibilité de l'organisme, d'exercer plus d'influence, d'avoir accès aux publics cibles ou de mobiliser les ressources nécessaires.

La figure 14.4 aide à synthétiser les choix stratégiques.

Le positionnement

Le positionnement est la place unique, crédible, privilégiée et durable que l'on veut que l'organisme, ainsi que le comportement, le programme, le service ou le produit dont on fait la promotion, occupent dans l'esprit des publics privilégiés (Davis, 2000 ; Ries et Trout, 1986). En d'autres termes, il s'agit de préciser les mots que le public cible associera à un comportement, à une offre qui lui est faite ou à un organisme (Evans et Hastings, 2008). Pour définir le positionnement, on s'inspirera de l'analyse des publics cibles et de la concurrence, et on décidera si l'on entend mettre l'accent sur :

- les caractéristiques ou les qualités de ce que l'on offre, y compris les efforts pour lever les obstacles ;
- les avantages fonctionnels ou affectifs de l'adoption du comportement (*voir le cas de la campagne* Le livre : le meilleur jouet, *au tableau 14.1 de la page 172*) ou de ce que l'on offre, y compris le fait d'adopter un comportement attendu de personnes influentes ou valorisé socialement ; ou

FIGURE 14.4 La stratégie : la détermination des principaux éléments de la stratégie de marketing social

Éléments de la stratégie	Réponses
Positionnement : • Quelle place souhaitez-vous que le comportement et votre organisme occupent dans la tête de votre public cible prioritaire ? • Quels sont les trois mots que vous aimeriez que votre public cible associe au comportement ? à votre organisme ?	
Conditions favorables ou modification de l'offre : • Quelles conditions pouvez-vous créer ou comment devriez-vous modifier concrètement votre offre pour rendre le comportement plus attrayant (le produit), moins coûteux sur le plan financier ou psychologique (le prix), plus simple, accessible et pratique (moment, prix, lieu, distribution) de façon à être concurrentiel, à augmenter les avantages et à réduire les obstacles ?	
Canaux et activités : • Quelle combinaison d'activités et de canaux médiatiques, interpersonnels et événementiels prévoyez-vous pour interagir avec votre public cible ? • À quelle fréquence allez-vous communiquer ? • Pendant quelles périodes ?	
Messages et messagers : • Si vous n'aviez que quelques secondes pour communiquer avec votre public cible, quel serait votre principal message pour capter son attention ? • Vous concentrerez-vous sur l'avantage clé ou illustrerez-vous ce que vous avez fait pour atténuer les obstacles ? • Le ferez-vous à l'aide de faits, de données ou d'un récit ? • Quelle action immédiate inciterez-vous votre public cible à accomplir ? • Mettrez-vous à contribution les personnes influentes auprès de votre public cible (témoignages, mentions) ? • Qui sera mentionné comme étant la source du message ?	
Partenariats : • Quels partenaires peuvent vous aider à hausser votre crédibilité, à rejoindre votre public cible, à créer des conditions propices à votre action ou à l'adoption du comportement par le public cible, ou à mobiliser les ressources nécessaires à la réalisation de votre stratégie ?	

• les valeurs affectives, spirituelles ou culturelles évoquées (Davis, 2000).

L'énoncé de positionnement devrait être de quelques lignes. Par exemple, dans le cas d'un effort de promotion d'un programme d'activité physique, il faut déterminer ce que l'on veut que les publics cibles retiennent d'abord :

• les caractéristiques du programme ;

• les modifications apportées au programme pour le rendre plus accessible ;

• les retombées positives en matière de prévention de la maladie ;

• les avantages d'un autre ordre tels que la socialisation, le coût peu élevé ou la facilité d'accès ;

• le fait que le programme est bénéfique ou a été adopté par plusieurs personnes ;

• les valeurs associées à la santé et au respect de l'environnement.

Pour être pertinent, le positionnement devra cibler ce qui est cher aux publics cibles, tenir compte de la concurrence et de la capacité de l'organisme à se démarquer ainsi que de sa volonté réelle de concevoir ou de modifier ses interventions ou ses programmes pour les rendre compatibles avec ce positionnement.

La création de conditions favorables ou la modification de l'offre (programme, service ou produit, ou comportement) dont on fait la promotion

Cette composante de la stratégie est ce qui distingue vraiment le marketing social de la seule communication, puisque le marketing social est plus que la simple transmission d'information. Il s'agit ici d'examiner la conception même de ce que l'on offre ou de ce dont on fait la promotion, ou d'envisager des modifications afin :

- d'y associer plusieurs avantages privilégiés par les publics cibles ;

- de rendre l'adoption peu « coûteuse » sur les plans financier, physique, psychologique ou social, ou en ce qui a trait au temps (par exemple, offrir un livre gratuit) ;

- d'aider les personnes qui auront manifesté des besoins d'acquisition d'habiletés ;

- de faciliter l'adoption par une plus grande accessibilité – endroit et moment (par exemple, s'assurer d'une distribution du livre gratuit dans les commerces et les services de proximité en milieux défavorisés).

Les canaux et les activités de communication

On choisira les canaux et les activités de communication en se référant à l'analyse des publics cibles et, plus particulièrement, aux habitudes médiatiques, à la participation à des événements, à l'appartenance à des groupes et aux endroits où les membres du public cible peuvent être rejoints. Ces renseignements aideront à dresser une liste de quelques activités et canaux médiatiques, interpersonnels ou événementiels qui permettront de rejoindre les publics cibles. On privilégiera les canaux qui offriront le maximum de portée, c'est-à-dire qui permettront à la fois de rejoindre le plus de membres possible du public cible, sans toutefois rejoindre inutilement d'autres personnes, et de respecter les budgets (*voir la figure 14.2, page 179*). Il est recommandé d'optimiser les réseaux interpersonnels avant d'envisager de grands déploiements médiatiques. De plus, il est judicieux d'insérer son message dans des événements auxquels participent déjà les publics cibles plutôt que d'en créer un de toutes pièces. Dans tous les cas, il faut prévoir une certaine fréquence d'exposition au message afin qu'il soit compris, qu'il suscite la discussion et qu'il soit perçu comme une norme sociale (Hornik, 2002).

Les messages et les messagers

Les messages doivent être informatifs, capter l'attention, démontrer la pertinence du propos, inciter à une action immédiate, claire et simple, et préciser la source du message (messager, organisme).

Voici une liste de canaux et d'activités possibles (adaptation libre de Lee et Kotler, 2011) :

- **Publicité** : télévision, radio, Internet, imprimé, envois postaux, affichage extérieur, dans les transports en commun et dans le cadre d'événements, stands, bannières, etc.

- **Relations publiques et événements** : couverture médiatique, lettres d'opinion, relations avec des partenaires et décideurs, conférences, etc.

- **Matériel imprimé** : brochures, bulletins d'information, affiches, calendriers, autocollants, etc.

- **Articles promotionnels** : vêtements (chandails, casquettes), épinglettes, sous-verres, ballons, porte-clés, aimantins, bouteilles, crayons, etc.

- **Signalisation** : routière, établissement (intérieur et extérieur), etc.

- **Rencontres** : échanges en personne ou par téléphone, ateliers, séminaires, formations, etc.

- **Médias sociaux** : réseaux sociaux, technologies mobiles (textos), courriels, partage de photos et de vidéos, YouTube, blogues et microblogues, Twitter, fil RSS, badges, boutons, baladodiffusion, cartes virtuelles, mondes virtuels, etc.

- **Sites Internet**

- **Autres** : chansons, scénarios (film, programme télévisé ou radiophonique), bande dessinée, jeu vidéo, art public, mobilisation éclair, intégration de produit, etc.

Dans le cas de messages destinés à des décideurs, on parle souvent d'« argumentaire ». Or, on a trop souvent tendance à soulever les problèmes pour influencer des décideurs. De plus en plus, les décideurs, les citoyens et les donateurs veulent appuyer des solutions. Un bon argumentaire répond aux questions suivantes :

- Quel est le problème et en quoi est-il pertinent pour le décideur et ses commettants ?

- Y a-t-il urgence d'agir ?

- Y a-t-il une solution éprouvée et acceptable ?

- Les obstacles à la mise en œuvre de la solution sont-ils surmontables ?

- Les acteurs ou l'organisme sont-ils crédibles et compétents ?

Il existe une documentation volumineuse et plusieurs sites Web qui traitent de la conception des messages (Lee et Kotler, 2011 ; The Health Communication Unit, 2002). Voici une liste de conseils qui, sans être exhaustive, a le mérite de proposer des pistes à quiconque veut améliorer la qualité de ses communications :

- Se mettre à la place des membres des publics cibles
- Parler à la tête, au cœur, à l'intuition et au portefeuille
- Formuler des énoncés brefs et percutants
- Limiter le message à un titre accrocheur, trois arguments clés et une incitation à l'action
- Veiller à ce que l'incitation à l'action soit simple et claire
- Avoir recours à des récits qui illustrent les statistiques
- Illustrer visuellement le message
- Assurer d'abord sa crédibilité et son influence et s'associer à des partenaires adéquats
- Ne pas se prendre trop au sérieux
- Démontrer que l'on n'est pas seul
- S'assurer que les diverses activités de communication sont complémentaires et cohérentes et qu'elles renforcent le message, tant par le propos que par la fréquence

Le prétest est une étape essentielle. Il permet de choisir parmi certaines options ou de raffiner les messages et certains éléments de la stratégie de conception ou de modification de l'offre. Cela dit, il est important de ne pas trop réagir aux commentaires faits par les personnes qui participent au prétest. Leurs réactions peuvent mener à une surestimation ou à une sous-estimation des réactions éventuelles des publics cibles. Si l'analyse des publics cibles et du contexte a été systématique, il est peu probable que les résultats du prétest ne soient que négatifs. Il s'agit de vérifier, dans le cadre de groupes de discussion ou d'entrevues, si le message capte l'attention, s'il est clair, pertinent et convaincant, s'il produit l'effet escompté et si certains aspects doivent être améliorés.

Les partenariats

En marketing social, on recourt au partenariat pour l'une ou plusieurs des raisons suivantes :

- donner de la crédibilité à la stratégie et aux messages ;
- avoir accès aux publics cibles ;
- mobiliser des ressources humaines, matérielles ou financières pour la mise en œuvre de programmes ou de stratégies.

La figure 14.1 (*voir la page 178*) permet de déterminer les personnes ou les groupes qui exercent une influence sur les publics cibles. Les figures 14.2 et 14.3 (*voir la page 179*) sur l'analyse du contexte permettent aussi de définir les besoins et de reconnaître les occasions en matière de partenariats.

Après l'élaboration de l'ensemble de la stratégie, il est recommandé de soumettre les moyens utilisés à une analyse éthique.

14.4.6 La sixième composante : le suivi et l'évaluation

Le cadre de suivi et d'évaluation vise essentiellement à assurer le suivi de la mise en œuvre et l'évaluation des résultats.

Le suivi de la mise en œuvre consiste à s'assurer que chacune des actions de la stratégie s'est déroulée selon le plan, le calendrier et les ressources prévus (que ce soit le cas ou non, il faut en préciser la raison). Le suivi devrait permettre de vérifier le nombre de personnes jointes et leur profil, d'analyser les points forts et les points faibles des actions menées, d'en tirer des leçons et d'apporter des modifications en cours de mise en œuvre.

Le suivi de la mise en œuvre devrait être un processus continu. Durant les premiers mois qui suivent le lancement du plan, on doit faire un suivi au moins mensuel. Ce suivi permet d'apporter des modifications de façon à éviter que des problèmes mineurs deviennent importants.

L'évaluation des résultats se rapporte directement aux objectifs mesurables (*voir la quatrième composante à la sous-section 14.4.4, page 178*). Il s'agit donc de mesurer la réalisation de ces objectifs conformément à des changements de notoriété, de connaissances, d'attitudes, d'intentions, de perceptions, d'actions ou de comportements particuliers. Dans plusieurs cas, la recherche réalisée pour analyser les publics cibles aura fourni les données repères et les méthodologies pour mesurer l'atteinte des objectifs.

L'évaluation pourrait aussi comporter une analyse des conséquences imprévues, positives et négatives, de l'intervention (Kotler et collab., 2002). Cette démarche s'inscrit dans une réflexion éthique sur l'évaluation (*voir la section 14.3 sur les questions d'éthique sur les effets voulus et imprévus, page 175*).

Plusieurs organismes de santé publique se sont déjà dotés de cadres d'évaluation de programmes. Il serait opportun de consulter les responsables de l'évaluation de l'organisme afin d'assurer la compatibilité entre les méthodologies et les procédures de rapport. Aussi, il devient de plus en plus fréquent que des équipes conçoivent un modèle logique de leur initiative[3].

Enfin, la raison pour laquelle il est recommandé de déterminer un cadre de suivi et d'évaluation avant l'échéancier et le budget est de s'assurer que l'on prévoit le temps et les ressources nécessaires à l'élaboration de ce cadre. Le budget d'évaluation variera à la baisse s'il est facile de recueillir des renseignements sur les comportements

---

3.   Voir le guide de construction d'un modèle logique de Porteous (2009).

(par exemple, l'utilisation d'un service) ou si de nombreuses études ont déjà démontré l'efficacité de l'approche. Les budgets d'évaluation seront plus importants si l'on doit étayer de manière très explicite une intervention donnée ou si l'on doit fournir des renseignements précis sur différents segments ou régions, par exemple (Lagarde, Kassirer et Doner Lotenberg, 2012).

Le suivi et l'évaluation

Suivi : Quand et comment allez-vous vérifier si la stratégie s'avère efficace, afin d'apporter les modifications nécessaires en cours de mise en œuvre ?

Évaluation : Quand (avant, pendant et après) et comment allez-vous vérifier si les objectifs mesurables ont été atteints ?

14.4.7 La septième composante : la mise en œuvre

Cette composante consiste à établir un échéancier pour la mise en œuvre de la stratégie et un budget. L'échéancier précisera les dates et les tâches à accomplir ainsi que les personnes responsables de chacune des tâches.

L'échéancier

Tâches à préciser dans l'échéancier d'un plan de marketing social (l'ordre chronologique peut varier ; les éléments doivent être détaillés)

- Recherche de partenaires
- Conditions et offre
- Conception des messages
- Réalisation des activités de communication
- Suivis
- Évaluation

Le tableau 14.2 présente les postes budgétaires relatifs aux revenus et aux dépenses que l'on retrouve fréquemment dans un plan de marketing social.

TABLEAU 14.2   **Le budget : les postes budgétaires les plus courants d'un plan de marketing social**

Revenus	Dépenses
• Recettes diverses • Organisme responsable • Gouvernements • Organismes sans but lucratif • Fondations et clubs philanthropiques • Dons de particuliers • Secteur privé	• Gestion, personnel, expertise-conseil et comités • Recherche et évaluation • Conditions et offre • Conception et prétest des messages • Matériel et activités de communication

Conclusion

Cette présentation exhaustive des questions d'éthique et de la rigueur qui doivent prévaloir dans la planification en marketing social risque d'en décourager plusieurs. Il est toutefois possible d'intégrer les principes du marketing social de façon progressive dans l'élaboration des plans d'intervention en santé communautaire, malgré les réticences initiales de certains.

Puisque la stratégie de marketing social dépendra toujours d'une bonne analyse des publics cibles, les responsables d'un programme de santé communautaire pourraient, dans un premier temps, se limiter aux quatre premières composantes, sans toutefois remettre en question l'ensemble de leur programmation. Une réflexion préliminaire permettrait de connaître les données manquantes ou de consulter des partenaires afin de préciser les priorités. Il s'agira ensuite d'adapter les activités en cours et de profiter d'un prochain cycle de planification pour apporter des changements plus substantiels aux stratégies.

Dans la réalité, il y a peu de programmes pour lesquels on ne recourt qu'au marketing social. Le changement social n'étant pas une science exacte, il n'existe pas de méthode infaillible. Néanmoins, des démarches systématiques de réflexion sur des questions d'éthique, d'analyse des publics cibles, de prise en compte du contexte, d'établissement des priorités, de création de conditions propices à l'adoption de comportements et de réalisation d'activités de communication efficaces et continues représentent des outils que les intervenantes en santé communautaire auraient tout intérêt à utiliser.

À retenir

- Le marketing social est une démarche systématique qui met l'accent sur le point de vue des citoyens, des intervenants et des décideurs dans l'élaboration d'initiatives visant leur adoption de comportements, de pratiques ou de mesures.

- Même si l'aspect promotionnel constitue la partie la plus visible d'une campagne de marketing social, il s'inscrit dans une combinaison de stratégies et de méthodes beaucoup plus complexe qui vise à créer des conditions propices à l'adoption de comportements ou à modifier les produits ou services que l'on offre afin de les rendre plus attrayants et faciles d'accès.

- Comme dans toutes les initiatives de santé communautaire, des questions d'éthique doivent être posées au regard des fins visées, des moyens utilisés et des effets de la stratégie de marketing social.

- Nous proposons une démarche de planification en marketing social qui comporte sept composantes : 1. les objectifs de changement ; 2. l'analyse des publics cibles ; 3. l'analyse du contexte ; 4. les objectifs mesurables ; 5. la stratégie, qui se décline en cinq éléments : a) le positionnement, b) les conditions favorables ou la modification de l'offre, c) les canaux et les activités de communication, d) les messages et les messagers, e) les partenariats ; 6. le suivi et l'évaluation ; et 7. la mise en œuvre.

Activités d'apprentissage

1. Discutez des différences entre le marketing social et les communications en mettant en évidence en quoi des initiatives de marketing social vont au-delà des seules activités de communication afin de créer des conditions favorables et de rendre l'adoption de comportements par des citoyens, de pratiques par des intervenants ou de mesures par de décideurs plus attrayante et facile d'accès.

2. Discutez des questions d'éthique à l'égard des fins visées, des moyens utilisés et des effets d'initiatives de divers organismes.

3. Appliquez la démarche de marketing social à des campagnes en préparation ou à une campagne antérieure afin d'étudier ce qui aurait pu être différent à la lumière d'une analyse de public cible plus systématique.

Pour en savoir plus

Centers for Disease Control and Prevention : www.cdc.gov

Community-based social marketing : www.cbsm.com

International Social Marketing Association : www.i-socialmarketing.org

National Social Marketing Centre for Excellence, Royaume-Uni : www.thensmc.com

Outils de changement : www.toolsofchange.com

Population Services International : www.psi.org

La politique, les politiques et le politique[1]

Clémence Dallaire

Objectifs

À la fin de ce chapitre, vous serez en mesure :

1. d'exposer les réticences à l'égard du politique chez les professionnels de la santé ;

2. de distinguer la politique, les politiques et le politique ;

3. de décrire la notion de pouvoir inhérente au politique ;

4. d'expliquer des bases conceptuelles du politique ;

5. d'examiner différentes dimensions des relations interpersonnelles dans le contexte politique ;

6. d'expliquer l'utilité du politique dans le domaine de la santé communautaire ;

7. de décrire des pistes concrètes d'action politique en santé communautaire.

Introduction

Politique... un mot qui suscite des réactions, le plus souvent négatives, chez les professionnels de la santé – et particulièrement chez les infirmières – qu'elles œuvrent en milieu institutionnel ou communautaire (Dallaire, 2002, 2008, 2013 ; Dallaire, O'Neill et Lessard, 1994 ; Gagnon et Dallaire, 2002 ; O'Neill, 1997 ; O'Neill et collab., 2006 ; Shamian, Skeleton-Green et Villeneuve, 2002). Pourtant, la dimension politique est à prendre en considération en santé communautaire et il convient de procéder à une analyse politique avant d'agir (Chapdelaine et Gosselin, 1986 ; Dallaire, 2008 ; O'Neill et collab., 2006 ; O'Neill, Roch et Boyer, 2011).

Ce chapitre vise à familiariser l'étudiant avec la dimension politique en santé communautaire et à situer celle-ci dans le travail des professionnels. Il aborde les réticences

---

1. Ce chapitre a été rédigé à partir de plusieurs publications antérieures et, en particulier, du chapitre suivant de la première édition : O'Neill, M., Gagnon, F. et Dallaire, C. (2006). La politique, les politiques, le politique : trois manières d'approcher l'intervention politique en santé communautaire. Dans G. Carroll (dir.), *Pratiques en santé communautaire* (p. 113-128). Montréal, Québec : Chenelière Éducation.

des professionnels de la santé à l'égard du politique avant de distinguer les différents sens du terme « politique ». Puis, le politique est présenté comme lieu d'institutionnalisation des choix collectifs à travers l'État. Les politiques publiques comme lieu d'émergence de problèmes et de recherche de solutions sont ensuite abordées, ce qui permet de mieux distinguer les moments et les lieux où la dimension politique est importante. Afin de guider l'analyse éventuelle de la dimension politique en santé communautaire, des bases conceptuelles de la dimension politique sont en outre brièvement exposées, en faisant appel à des notions de science politique. Finalement, puisque les lieux de mise en scène du politique retiennent notre attention, le chapitre propose aussi des guides de réflexion et des outils d'intervention.

15.1 La réticence des professionnels de la santé ou « l'inévitable politique »

La dimension politique, présente dans toute société et dans les relations entre les individus, a inévitablement un impact sur le travail des personnes œuvrant dans le domaine de la santé. On constate que la notion de pouvoir suscite bien des réactions chez les professionnels, en raison souvent du sens restreint attribué à sa dimension politique. Une définition de ce que nous entendons par « politique » aidera à mieux saisir cette réticence. Par dimension politique, nous entendons ici l'existence, dans tout regroupement humain, de relations de pouvoir qui déterminent de façon significative la répartition des ressources entre les individus, les groupes et les collectivités. La dimension politique est souvent comprise comme faisant avant tout référence à une dimension partisane et mettant en scène de « puissants intérêts ». La réalité est plus nuancée. Équivoque, le terme « politique » recouvre les trois significations courantes introduites par les Anglo-Saxons à l'aide des mots *politics*, *policy* et *political* (Dallaire, 2008, 2013 ; O'Neill et collab., 2006). En français, seul mot disponible, le terme « politique » ne traduit pas facilement ces nuances, d'où l'intérêt de les préciser grâce aux déterminants « de la », « des » et « du ». Ainsi, faire de la politique (*politics*) consiste à travailler à l'intérieur de processus, électoraux ou autres, afin de se faire élire ou de militer dans un parti ou une association. Dans ce sens, faire de la politique réfère à la dimension partisane. Travailler sur les politiques (*policies*, ou *policy*, au singulier), c'est travailler aux règles de fonctionnement qui prennent la forme de lois, de règlements ou de programmes. Enfin, le politique (*political*) réfère aux jeux de pouvoir et d'influence au sens large, qui se produisent dans les relations entre les citoyens et dans la répartition des ressources entre eux, et qui, comme mentionné

précédemment, influent de manière inévitable sur l'organisation de la vie en société.

Or, si dans l'Antiquité grecque, l'adulte accompli se devait d'influencer les lois et les politiques de la cité, aujourd'hui, l'engagement « politique » et la participation au politique semblent peu attrayants, et même perçus comme facilement évitables sans entraîner de véritables conséquences. Nous vivons dans des démocraties où une « mutuelle indifférence » transforme les personnes en consommateurs préoccupés par le rapport qualité-prix-prestige de ce qu'elles achètent (Piron, 2003, cité dans Dallaire, 2008). En fait, la dimension politique de la consommation, en particulier les enjeux entourant la production et la disponibilité des biens de consommation, est souvent ignorée sans que nous réalisions que cela porte atteinte à la capacité des citoyens d'y faire appel dans le contexte de la santé où elle joue un rôle important. En ce sens, les professionnels de la santé ne se distinguent pas tellement des citoyens dépeints par Piron (2003) en ce qu'ils sous-estiment autant que leurs concitoyens la dimension politique.

En fait, la dimension politique est plutôt un facteur clé à prendre en considération si l'on veut comprendre ou influencer la façon dont une société répartit ses ressources. Cela est particulièrement important en ce qui concerne celles qui ont une influence sur le domaine de la santé et sur la santé. En effet, la littérature sur les déterminants de la santé (*voir le chapitre 4*) suggère les dimensions qui influent sur la santé, et les travaux de plusieurs auteurs, notamment ceux de Wilkinson et Pickett (2009), ont bien mis en évidence comment les inégalités sociales agissent négativement sur la santé. Aussi, si l'on vise une influence effective dans la mise en œuvre d'interventions, de programmes ou de services communautaires, l'analyse politique et la prise en considération des résultats de celle-ci sont indispensables. Ainsi, les professionnels de la santé sont invités à participer aux jeux de pouvoir dans la société, dans les organisations et dans le système de santé. De cette façon, ils peuvent jouer un rôle dans les choix collectifs et créer une société plus juste et plus conciliable avec une meilleure santé pour tous. Néanmoins, cela ne semble pas venir « naturellement » aux professionnels qui ont tendance à se concentrer sur la cible de leurs interventions, qu'il s'agisse d'individus, de familles ou de groupes. Ce faisant, ils négligent l'analyse politique de ce qui entoure la cible de leurs interventions et qui contribue souvent à créer et à entretenir la situation de vulnérabilité ou de moins bonne santé dans laquelle les individus ciblés se trouvent (O'Neill et collab., 2006).

Aborder le politique dans le domaine de la santé communautaire demande aux professionnels de demeurer attentifs aux rapports de force qui influent sur la santé. Or, avant tout, le politique est une entreprise interpersonnelle et collective dans laquelle la communication et la persuasion sont importantes, et cela constitue un argument de poids pour favoriser la participation des professionnels. En effet, c'est l'intérêt envers les êtres humains qui attire les étudiants vers les professions du domaine de la santé et c'est à partir de ce même intérêt qu'on s'engage politiquement.

Toutefois, les professionnels qui maîtrisent les habiletés nécessaires pour établir des relations avec les autres et qui ont acquis des habiletés de communication pointues ont l'impression qu'il leur manque des habiletés utiles à la dimension politique. En fait, ils les possèdent déjà : il leur faut seulement les mettre à contribution, probablement par des contenus différents et en visant des buts qui, ultimement, seront similaires. Finalement, si les professionnels savent définir des cibles pour des interventions thérapeutiques, ils trouvent difficile de faire des analyses politiques et de déterminer des leviers d'action appropriés (*voir l'encadré 15.1 pour mieux saisir la similitude entre des actions professionnelles et des actions politiques*). Heureusement, et de plus en plus, la formation et les discussions entre les intervenants en santé communautaire, surtout celles qui portent sur l'analyse des difficultés et des échecs rencontrés dans les interventions, suggèrent qu'ils cherchent à mieux comprendre et à utiliser de façon appropriée les forces politiques en présence (O'Neill et collab., 2006). En somme, en santé communautaire, les professionnels sont invités à participer aux jeux de pouvoir dans la société, dans les organisations et dans le système de santé.

15.2 Quelques bases conceptuelles

La science politique, qui a pour objet d'étude la dimension politique, en propose différentes définitions, conceptions et analyses. Sans être exhaustive, cette section présente certains de ces éléments dans le but d'outiller les professionnels de la santé à la dimension politique en santé communautaire. Nous y traitons de quelques concepts clés de la science politique ainsi que de diverses interprétations et approches des phénomènes politiques. Nous posons en outre des repères, en tentant de trouver une voie d'analyse qui se situe entre une vision associant le pouvoir à l'influence d'un seul individu, et une vision

---

| ENCADRÉ 15.1 | **Les principes sous-jacents à l'action politique** |

La politique est caractérisée par des personnalités et des intérêts et elle débute par une analyse sérieuse. Voici une liste de principes pouvant influer sur le cours d'actions politiques.

1. **Regarder l'ensemble de la situation :** Examinez l'ensemble des points de vue, et non seulement le vôtre ; prévoyez ce que les autres peuvent penser ou répondre ; déterminez l'ensemble des acteurs touchés et leur point de vue sur la question ; pesez le pour et le contre. Un outil comme la grille d'analyse politique (*voir la sous-section 15.3.3, page 195*) peut s'avérer utile pour vous aider à envisager l'ensemble de la situation.

2. **Faire ses devoirs :** Prenez connaissance du sujet ; comprenez-le bien et cernez votre propre point de vue ; ayez des arguments et des personnes qui appuient ce point de vue. Après avoir clarifié le « problème », élaborez une stratégie et déterminez votre objectif. Plusieurs suggèrent une liste d'étapes pour bien faire ses devoirs : clarifier sa position ; recueillir des données ; faire une revue de littérature sur le problème ; élaborer une stratégie ; élaborer un modèle de solution ; évaluer ses forces et ses faiblesses ; évaluer sa capacité de manœuvrer dans l'arène politique ; étendre et utiliser son réseau de relations ; obtenir des appuis.

3. **Qui ne risque rien n'a rien :** Prendre des risques découle d'une évaluation des coûts, des bénéfices ainsi que des différents résultats possibles. Prendre des risques peut conduire à un échec ou à un succès, et les gens qui réussissent cumulent autant les échecs que les succès. Souvenez-vous que le fait de se retrouver un peu dans l'embarras n'est pas insurmontable.

4. **Mettre un pied dans la porte :** Commencez, mettez-vous en action, visez la réussite d'un petit changement et entreprenez une action modeste avant de vous attaquer à de grands projets.

5. *Quid pro quo :* Cette expression signifie « quelque chose pour quelque chose » ou « quelque chose contre quelque chose » ; c'est la compensation offerte en retour d'une faveur alors que l'action politique repose sur les relations avec d'autres, c'est-à-dire prendre et donner. Qui peut vous aider ? En échange de quoi ? Qu'avez-vous à offrir ?

6. **Se mettre à la place de l'autre :** Votre but est-il en accord avec celui des autres ? Rend-il justice à vos collègues ? Soyez un joueur d'équipe ; vous ne réussirez pas seul. N'attaquez pas ceux qui vous aident. En fait, il s'agit de viser des situations où tout le monde gagne. Ce genre de situation a plus de chances de réussir parce que c'est juste et équitable.

7. **Battre le fer pendant qu'il est chaud :** Vous pouvez avoir la meilleure idée ou la meilleure stratégie et n'aboutir à rien parce que vous l'avez utilisée au mauvais moment. Un certain « flair » est nécessaire pour agir au moment propice ; c'est néanmoins un principe sous-jacent à toute action politique. Lorsque l'occasion se présente, il faut en profiter, car après, il pourrait être trop tard.

8. **Lire entre les lignes :** Il y a ce que les gens disent et ce qu'ils taisent, et il y a cette capacité de percevoir le non-dit, de comprendre les gens, de saisir à demi-mot, car souvent, tout n'est pas dit, et il faut alors compléter. Cela fait aussi référence au fait que l'information, en particulier la bonne information, est importante.

9. **La moitié d'un pain vaut mieux que rien ou un tiens vaut mieux que deux tu l'auras :** Cela renvoie aux expressions « se contenter de ce que l'on a » et « apprécier ce que l'on a ». Il s'agit donc de se satisfaire de ce qu'on réussit à obtenir, même si ce n'est pas exactement ce qu'on voulait. Il faut aussi parfois accepter de perdre une bataille afin de ne pas perdre la guerre.

10. **Rome ne s'est pas faite en un jour :** Il faut travailler longtemps et faire preuve de persévérance, car souvent les résultats ne sont pas visibles rapidement. Il est bon de se rappeler que toute action politique ne se produit pas du jour au lendemain.

Source : Adapté de Mason et Talbott, 1985 ; Dallaire, 1989 ; et Sullivan, 2004.

globale, qui permet d'inclure des éléments plus généraux comme l'État, les institutions, les politiques publiques, et de déterminer comment ces différents éléments sont liés.

15.2.1 L'action politique comme lieu de relations de pouvoir et de mise en scène de la politique

La dimension politique renvoie immanquablement au pouvoir, au sens large, et à ses effets sur l'organisation de la vie en société. Le pouvoir est inévitable puisqu'il constitue une aspiration humaine importante (McClelland, 1975) et qu'il peut même être un but de l'activité humaine (Adler, 1949). Au cœur des relations entre les personnes, le pouvoir réfère à la capacité d'agir ou de produire un effet, habituellement associé à la capacité d'influer sur l'allocation de ressources rares, ou encore à la capacité de produire des effets ou des comportements chez d'autres personnes. Le pouvoir est ainsi inhérent au vivre-ensemble et, par le fait même, au politique. Autrement dit, le pouvoir donne la possibilité de faire des choix, de créer de l'ordre, de mobiliser des ressources, de faire des changements et d'être efficace (Sullivan, 2004).

Toutefois, c'est souvent le sens négatif du pouvoir qui prédomine. Certains auteurs connus proposent des conceptions similaires à celle d'un pouvoir hiérarchique. Ainsi, pour le sociologue Max Weber, le pouvoir est « la capacité pour un individu A d'obtenir d'un individu B un comportement ou une abstention que B n'aurait pas spontanément adoptés et qui est conforme à la volonté de A » (Denquin, 1992, p. 23). Selon Chinn (2008), notre socialisation nous a familiarisés au pouvoir hiérarchique et elle nous incite à croire qu'il est le seul modèle de pouvoir valable. Toutefois, cette vision du pouvoir a été remise en question avec succès, et les conceptions qui en ont émergé sont utiles dans le domaine de la santé communautaire, tout en étant plus cohérentes en regard de ses fondements.

Ainsi, le pouvoir peut être compris dans un sens positif lorsqu'il signifie le pouvoir « de » réaliser des choses. Pour Davies (1983), le pouvoir est une capacité de modifier ou d'influencer le déroulement des événements et de créer des possibilités là où il n'en existait aucune. Pour Chinn (2008), le pouvoir est l'énergie qui sous-tend l'action. Une conception positive du pouvoir est au cœur des visions féministes, de celle de justice sociale et de celle inhérente à la *Charte d'Ottawa pour la promotion de la santé*. Elle inspire aussi l'approche d'équité en santé et sous-tend le concept de « pouvoir d'agir ». Or, lorsque l'exercice du pouvoir vise la répartition de ressources, il risque de conduire à des conflits, compte tenu des intérêts divergents des acteurs, des atouts dont ils disposent ou non et des stratégies utilisées, qu'il s'agisse d'acteurs individuels ou collectifs (organisation, parti politique, groupe de pression, municipalité) [O'Neill et collab., 2006]. C'est dans ce contexte qu'un acteur peut être tenté de recourir à la force, d'user d'influence ou de faire appel à l'autorité. Par conséquent, en tant que force ou capacité, le pouvoir est neutre, mais son usage ne l'est pas. En s'appuyant sur une vision féministe, Chinn (2008) propose qu'une conception du pouvoir doit accorder une importance à des valeurs qui en guident l'usage et qui prennent en considération des effets positifs sur les relations interpersonnelles. En tant que force, l'usage du pouvoir peut désigner la capacité d'obtenir que les autres fassent ce que l'on veut ou, plus précisément, la capacité de soumettre les autres au contrôle ou à la domination. À l'inverse, et toujours en tant que force, le pouvoir peut être positif lorsqu'il permet un certain contrôle sur la vie quotidienne et sur l'environnement personnel, ou qu'il donne accès à des ressources. De cet angle, il devient un pouvoir positif qui exerce son influence avec les autres, au nom des autres, et non sur les autres (Chinn, 2008 ; Dallaire, 2002, 2008).

Dans une perspective de santé communautaire, on voit ainsi que l'analyse et l'usage du pouvoir exigent une compréhension des notions fondamentales qui les constituent, en particulier les notions de santé et de déterminants de la santé, pour que le pouvoir prenne tout son sens. Toutefois, une conception et un usage positifs du pouvoir sont exigeants, car cela demande une maturité personnelle ainsi qu'une force individuelle et collective afin de participer au politique et d'influer sur la répartition des ressources (*voir l'encadré 15.2, page suivante*).

L'affirmation voulant que la dimension politique soit ancrée dans les relations interpersonnelles avec, comme corollaire, le fait que les professionnels de la santé ayant acquis des habiletés interpersonnelles sont en mesure d'y jouer un rôle relatif à la santé des communautés a besoin d'être complétée. La discussion précédente au sujet du pouvoir montre bien que d'autres éléments sont à prendre en considération dans les relations interpersonnelles. Afin de bien saisir l'idée du pouvoir dans la dimension politique, les auteurs ajoutent trois aspects utiles à l'analyse : l'introduction du concept de système dans l'interprétation de la vie politique en société (Easton, 1953, 1965), la réintroduction du sujet dans les systèmes d'action, (Crozier et Friedberg, 1977) et, l'interprétation systémique des relations de pouvoir (Lemieux, 1988, 1989).

La notion de système politique et d'acteur

Le premier élément, soit le concept de système, permet de mieux comprendre le premier principe sous-jacent à l'action politique (*voir l'encadré 15.2, page suivante*), qui est de regarder l'ensemble de la situation. Il est aussi cohérent avec la vision d'une santé influencée par des déterminants de la santé, qui s'inspire aussi d'une vision systémique. Easton suggère l'idée de système pour comprendre le politique, plus précisément celle de la présence d'éléments

ENCADRÉ 15.2 **Avez-vous les qualités personnelles pour agir dans le politique ?**

Plusieurs auteurs se sont penchés sur la question des qualités nécessaires pour agir dans le politique, et on pourrait résumer leurs réponses diversifiées de la façon suivante : Le profil d'une personne active en politique est celui d'une personne sociable, qui a confiance en elle et qui est psychologiquement stable quant à la satisfaction de ses besoins fondamentaux, et donc capable de poursuivre des buts plus élevés (Moraldo, 1985). Ainsi, les personnes qui ont une forte personnalité et qui se font confiance (Moraldo, 1985) auront plus de facilité à définir leurs besoins et à les satisfaire, libérant une partie de cette énergie pour interagir avec les autres. Les auteurs mettent aussi l'accent sur un souci pour les autres et une certaine stabilité, car une personne trop centrée sur ses propres besoins n'aura pas l'énergie nécessaire pour se consacrer aux autres ou à quelque chose d'extérieur à elle. Ces deux caractéristiques de la personnalité donnent plus d'aisance au sein d'un groupe, plus de facilité à former des coalitions et à influencer les décisions. Ce goût d'être avec les autres doit être complété par une facilité à déterminer ce qui fait « cliquer les gens ». Agir en politique demande de saisir rapidement la personnalité et les valeurs de l'autre. Les politiciens appellent cela « connaître les joueurs » (Moraldo, 1985). C'est aussi une personne qui « retombe toujours sur ses pieds » et qui « sait se tourner de bord rapidement ». Les personnes actives en politique doivent s'adapter à tout ce qui survient et faire en sorte de poursuivre la défense de leur cause en composant avec la vague créée par les rebondissements : elles doivent donc être flexibles. Pour vous en convaincre, observez les politiciens pour voir cet instinct politique à l'œuvre. Prenez un événement qui suscite la polémique et observez les déclarations successives d'un politicien par rapport à cet événement.

Source : Adapté de Dallaire, 1989.

interdépendants, et d'un mécanisme de rétroaction qui entraîne adaptation et modification. Une compréhension systémique d'éléments interdépendants et liés dans un mécanisme de rétroaction souligne le dynamisme du politique. Dans cette perspective, le politique présente un flux où circulent des demandes, ou entrées (*inputs*), dans le système, et des réponses, ou sorties (*outputs*), qui correspondent à la prise de décision. D'une certaine façon, le modèle d'Easton permet de faire le lien entre l'exercice du pouvoir, c'est-à-dire les relations entre gouvernants et gouvernés, et l'environnement social dans lequel se déroule l'action, politique ou autre. Cette conception concrétise le fait que la dimension politique n'est pas isolée du reste de la société et de la vie courante. Elle met aussi l'accent sur le dynamisme du politique, dans le sens où les choses ne sont pas décidées ou fixées une fois pour toutes. Aussi, la notion de système permet de réconcilier ceux qui sont élus pour gouverner et ceux qui sont gouvernés, et de comprendre que tous contribuent à la vie de la communauté et de la société ainsi qu'à la répartition des ressources disponibles.

Si la notion de système permet de saisir le politique, il convient de tenir compte de la façon dont les parties interdépendantes de ce système interagissent, en particu-lier les acteurs ou les sujets. Pour comprendre la dimension politique, les interactions entre les personnes doivent aussi être abordées concrètement, comme le laisse entrevoir la notion de pouvoir expliquée précédemment et située au cœur du politique. D'une certaine façon, les acteurs et l'environnement social représentent les deux grands pôles d'interprétation du pouvoir (Crozier et Friedberg, 1977 ; Dahl, 1973 ; Lemieux, 1989). Les interactions aident à mieux comprendre comment le pouvoir peut être positif et donner la capacité d'influer sur les processus politiques. Selon Dahl (1973), l'influence d'un acteur amène d'autres acteurs à agir autrement qu'ils ne l'auraient fait sans cela. Ainsi, on saisit bien la neutralité de l'usage du pouvoir, qui peut aller dans un sens, comme dans l'autre. Or, si le pouvoir ne se résume pas à un ultime rapport de forces, son exercice fait appel à la légitimité qui en rend l'usage possible.

Dans cette perspective, le pouvoir est un concept plus géné-ral, sous lequel on trouve aussi d'autres concepts, notam-ment celui d'influence (*voir l'encadré 15.3*). Bien qu'on puisse considérer l'influence comme un type de relations de pouvoir, rapidement se pose la question de la distinc-tion entre influence et pouvoir. À cet effet, plusieurs auteurs s'entendent pour reconnaître que l'influence « fonctionne » à la persuasion (Bélanger et Lemieux, 1996 ; Boudon et Bourricaud, 1982). L'influence concerne à la fois la participa-tion au processus politique et la capacité de faire en sorte de « persuader » ou que la perspective de la santé et de la santé communautaire soit considérée. Les professionnels s'en-gagent dans le jeu politique afin d'influer sur les décisions qui ont un effet sur les personnes dont ils prennent soin.

Par ailleurs, dans ce système, les personnes ou les acteurs agissent. Selon Crozier et Friedberg (1977), l'acteur a une marge de manœuvre qu'il réintroduit à travers le concept de « stratégie ». C'est grâce au concept de stratégie que l'on peut mieux appréhender les relations dans le système. Cela permet d'ajouter au système politique des acteurs dotés d'intentions, de ressources, disposant d'une certaine liberté pour agir au moyen des stratégies auxquelles ils recourent, même s'ils doivent faire face à l'incertitude et au contrôle social. L'analyse des stratégies des acteurs permet de mieux comprendre leurs interactions dans une situation organi-sationnelle. (L'outil d'analyse politique présenté dans la sous-section 15.3.3, page 195, peut être utile pour examiner entre autres les acteurs et leurs stratégies.)

Pour sa part, Lemieux (1989) définit les systèmes poli-tiques comme des objets structurés et finalisés dans un environnement où ils sont actifs et évolutifs, tout en souli-gnant qu'ils se caractérisent par la suprématie de leur système de gouverne. De cette façon, Lemieux aide à éta-blir des distinctions entre les acteurs (tenant compte de leurs interrelations) selon les rôles qu'ils jouent dans le système politique. À cette fin, Lemieux (1989) détermine des catégories d'acteurs (responsables, agents, intéressés

L'influence: agir ou ne pas agir

L'impression de ne pas avoir d'influence sur le ou les politiques peut probablement s'expliquer de plusieurs façons: on n'a rien fait; on se sent impuissant; on ne sait pas quoi faire. Examinons chacune de ces situations.

Premièrement, il est difficile de sentir qu'on a prise sur ce qui se passe si l'on n'a pas agi, si l'on n'a pas parlé, si l'on n'a pas proposé une solution de rechange, ou si l'on a agi, mais sans avoir perçu cette action comme étant susceptible d'influer sur les événements. Il n'y avait pas, dans cette action, une intention bien arrêtée de mettre son grain de sel. On a agi comme cela parce qu'on sentait que c'était la chose à faire, sans y penser ou sans y attribuer de portée politique, et on demeure avec l'impression de n'avoir rien fait.

Deuxièmement, on se sent impuissante: tout ce qu'on aurait pu dire ou faire n'aurait eu aucune influence. En effet, l'influence est une activité dynamique qui jaillit du pouvoir personnel (Vance, 1985). «L'influence politique provient d'une conviction personnelle d'avoir un rôle significatif à jouer dans le processus politique, de telle sorte que le système réagira aux efforts individuels. C'est croire qu'une personne peut influencer les événements par ses propres efforts» (Larsen, 1980, p. 28). En d'autres mots, on n'a pas d'influence politique si l'on se perçoit comme étant impuissant. On exprime souvent cette impuissance en critiquant, avec beaucoup d'émotion, ce qui se passe. Plus déplorable encore est le fait que «[les personnes] qui ont le plus de raisons d'être mécontentes sont aussi celles qui sentent qu'elles n'ont aucune influence sur les décisions politiques» (traduction libre, Larsen, 1980, p. 28). On se trouve donc dans un cercle vicieux:

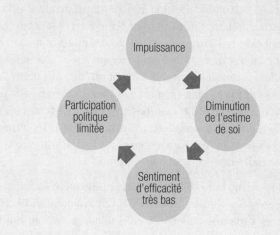

Par contre, puisque le politique est avant tout un ensemble de relations interpersonnelles, l'influence politique s'exercera par l'intermédiaire des relations avec les autres, selon toutes les règles de la communication. Un message émotif ou agressif, dirigé vers un auditoire captif, entraînera le rejet. Toutefois, le sentiment d'impuissance pourrait s'expliquer par l'existence d'un malaise provoqué par un manque de connaissances de la dynamique de l'influence politique. Selon Vance (1985), l'influence politique se compose de trois «c»: communication, collectivité et collégialité.

Troisièmement, il arrive qu'on ne sache pas quoi faire. Vous avez appris à communiquer au cours de votre formation, et vous savez pertinemment que les soins infirmiers sont basés sur les relations interpersonnelles. Cependant, vous avez surtout appris la communication thérapeutique individuelle, centrée sur les besoins de l'autre, alors que l'action politique est axée sur la nécessité de communiquer nos besoins professionnels. Cette communication se fait dans le but d'influencer les décisions à venir. Par conséquent, le message doit être codé en mots, en gestes et en expressions faciales qui, non seulement transmettent le message, mais influencent aussi celui ou celle qui le reçoit (Douglas, 1984). Pour cela, il faut bien connaître la ou les personnes en question afin de pouvoir prédire avec une certaine justesse ce qui suivra la réception de ce message. L'interlocuteur écoute, mais il a plusieurs options au moment de la décision (Douglas, 1984); il peut:

• ignorer l'information et ne rien faire;
• conserver l'information comme référence jusqu'à ce qu'il décide d'agir;
• promettre une chose et en faire une autre;
• répondre au message selon l'interprétation qu'il en a faite.

Il est très important d'émettre un message clair, qui tient compte de l'interlocuteur ou de l'auditoire. Comme vous pouvez le constater, il est essentiel de développer des habiletés de communication orale et écrite. Divers moyens permettent d'améliorer ces habiletés, par exemple: exprimer son point de vue à une collègue et lui demander ses commentaires; saisir toutes les occasions de faire des présentations devant un groupe; suivre des cours d'affirmation de soi ou d'expression orale si le besoin s'en fait sentir; perfectionner l'expression écrite en profitant de toutes les occasions possibles pour le faire. Toutes ces habiletés en communication vous serviront à transmettre votre point de vue professionnel, lequel influence directement l'image qu'on se fait de l'infirmière.

Source: Adapté de Dallaire, 1990a.

et population) qu'il classe selon leur appartenance ou non-appartenance au système de gouverne, et selon un pouvoir qui peut être général ou spécialisé. C'est ainsi que les acteurs de l'État sont segmentés et spécialisés pour offrir des services gouvernementaux dans des structures bureaucratiques complexes. Or, et pour revenir à notre point de départ, tout cela est mis en place pour répartir les ressources entre les individus, les groupes et les collectivités. Cela est au cœur même du système politique où des acteurs appartenant à différentes catégories vont user d'influence, se donner le pouvoir d'agir, en disposant de la capacité de faire des choses pour accéder à des moyens de vivre et d'être en santé. Nous proposons une conception positive du pouvoir, comme une force qui donne la possi-

bilité de faire des choix, de créer de l'ordre et d'opérer des changements dans un système politique dynamique où les acteurs sont interdépendants et agissent en recourant à des stratégies, tout en étant associés à certains rôles plutôt qu'à d'autres. Dans la prochaine sous-section, nous aborderons la notion d'État.

Le politique comme lieu d'institutionnalisation des choix collectifs à travers l'État

Une analyse des relations de pouvoir entre les acteurs dans le système politique rend-elle compte du politique? En fait, comme nous l'avons vu, si le concept de système permet bel et bien de prendre en compte l'organisation de la vie politique d'une société et le jeu des acteurs, le politique ne se réduit pas pour autant à l'idée de système. On doit y ajouter une autre dimension, soit celle du concept d'État, puisque ce dernier représente la forme d'organisation du pouvoir privilégiée par les sociétés modernes. À la base, l'État est défini par les trois éléments constitutifs que sont le territoire, la population et une autorité publique.

Afin de bien saisir le sens de la notion d'État, il faut revenir au sens de la *polis* grecque d'Aristote, qui correspond à l'organisation de la cité par ses citoyens. Historiquement, toutes les sociétés se sont dotées d'une forme d'organisation dont l'autorité trouvait ses sources dans les traditions et les croyances propres au groupe, jusqu'au moment où il est apparu nécessaire de dissocier autorité et pouvoir de l'individu en poste. L'État moderne, comme lieu du pouvoir institutionnalisé et organisé selon les principes de la démocratie, a donné lieu à une nouvelle forme de représentation des citoyens. En général, une démocratie adopte une vision impersonnelle des citoyens. Selon North, Wallis et Weingast (2009), dans une démocratie, les relations entre les personnes demeurent importantes, mais des catégories impersonnelles d'individus, souvent appelés « citoyens », interagissent sans avoir besoin de connaître l'identité personnelle de chacun. Pour North et ses collaborateurs (2009), dans une démocratie, la capacité de former des organisations est ouverte à toute personne qui satisfait des critères minimaux et impersonnels. En ce sens, les normes et les règles que se donne une société pour permettre l'organisation de la vie collective sont importantes et traduisent une vision égalitaire ou impersonnelle des citoyens: ceux-ci sont égaux, et les règles et normes s'appliquent à tous, sans restriction, ou selon des exceptions réglementées; les décisions prises ou non ainsi que les choix qui sont faits traduisent les valeurs privilégiées par une collectivité donnée.

Le fait, par exemple, qu'un gouvernement privilégie certaines interventions ou politiques sociales, ou choisisse d'investir ou non dans les secteurs de la santé ou de l'éducation traduit les préoccupations des citoyens, en partie du moins, et des choix de société. Au-delà de la crise budgétaire, le questionnement actuel relatif aux interventions de l'État, et plus encore à la place occupée par l'État-providence, remet ainsi en cause des choix qui ont été faits précédemment.

Ainsi, s'intéresser au rôle de l'État en matière de santé suppose, par exemple, que l'on s'interroge sur les normes et les principes qui sont à la base de notre système de santé (Maioni, 1999). Comme société, souhaitons-nous maintenir l'accessibilité pour tous à tous les soins, et leur gratuité? Quelle équité voulons-nous maintenir dans notre système de santé? Comment souhaitons-nous partager les ressources rares (solidarité) et qui doit en décider (autorité) [Forest, 1997a]? Ces questions nous amènent, sur le terrain de l'analyse normative, aux fondements de l'action gouvernementale et des choix qui en découlent ainsi qu'à leurs conséquences éthiques (Forest, 1997b). Le politique est un lieu d'institutionnalisation des choix collectifs, en particulier à travers les valeurs qui légitiment les États. Dans la prochaine sous-section, nous aborderons « les » politiques.

15.2.2 Les politiques comme lieu d'émergence des problèmes, de formulation des solutions et de prise de décisions

L'expression « politiques publiques » s'est imposée au cours des dernières années, même si les définitions et approches des politiques publiques sont diversifiées (Lemieux, 1994; Meny et Thoenig, 1989; Muller, 1990; Pal, 1992). L'une des façons d'aborder les politiques publiques est de distinguer les différentes étapes de réalisation d'une politique donnée: à savoir son émergence, sa formulation et sa mise en œuvre (Anderson, 1985; Brewer et De Leon, 1983; Jones, 1984). L'émergence correspond à la prise en charge des problèmes publics par l'appareil politique. Elle peut être définie comme une étape de perception, de reconnaissance et de définition du problème. Le plus souvent, ce processus est associé à « la mise à l'agenda » politique d'un problème public, et cette idée a été le centre de préoccupation de plusieurs auteurs, notamment de Kingdon (1984) et de son concept de « fenêtre politique ». La formulation concerne l'élaboration et l'adoption de mesures qui visent précisément à réguler les problèmes publics ayant retenu l'attention des responsables politiques. Quant à la mise en œuvre, elle est associée à l'application des mesures qui ont été adoptées afin de réguler le problème en question. Depuis les années 1980, l'évaluation est considérée comme une suite logique et nécessaire des processus précédents.

Dans les faits, la réalisation d'une politique n'évolue pas de façon mécanique et linéaire: il peut y avoir adoption de mesures sans que celles-ci soient nécessairement appliquées et la mise en œuvre de mesures peut faire apparaître de nouveaux problèmes (Forest 1997b; Howlett et Ramesh 1995; Muller 1990). Les études tendent à démontrer aujourd'hui que la réalisation de politiques publiques ne relève pas d'une suite de décisions rationnelles basées sur la connaissance et détachées de toute réalité, mais qu'elle s'inscrit dans un univers instable, le plus souvent imprévisible et influencé par les acteurs (Lacasse 1995; Lomas 1997; Sabatier 1988; Walters et Sudweeks 1995). Une telle conception des politiques publiques permet d'entrevoir où et quand une influence peut être exercée sur ces dernières.

Par ailleurs, d'autres auteurs suggèrent de voir autrement l'émergence des politiques publiques. Selon Kingdon (1984), l'émergence des politiques publiques serait liée aux courants suivants: celui des problèmes, celui des solutions et celui des priorités. C'est le couplage de certains courants, à un moment donné, qui donnerait lieu à l'émergence d'une politique publique. De plus, le fait qu'une occasion, une «fenêtre politique», s'ouvre au bon moment favoriserait l'émergence d'une politique plutôt que d'une autre. Enfin, toujours selon Kingdon (1984), la présence d'entrepreneurs faciliterait le couplage de courants, à un moment donné. Les acteurs extérieurs à l'appareil politique ont ainsi pris peu à peu place dans l'étude des processus de réalisation des politiques publiques, allant même jusqu'à la reconnaissance d'une zone de négociation entre les décideurs et les acteurs porteurs de solutions. Certains modèles mettent l'accent sur le jeu des acteurs à travers la formation de coalitions (Lemieux 1998; O'Neill, Lemieux et Groleau,1997; Sabatier 1987, 1988; Sabatier et Jenkings-Smith 1993).

Un examen de la manière dont les politiques publiques sont constituées et appliquées nous fait prêter attention aux rapports entre l'État, la bureaucratie gouvernementale et les citoyens comme lieu de mise en scène du politique. La mission de service à la population de la bureaucratie gouvernementale, découlant de la mise en œuvre des politiques publiques de l'État, met en contact des modes de fonctionnement institutionnels basés sur des relations impersonnelles. Le personnel de la bureaucratie gouvernementale peut parfois paraître plus empressé de donner une information standardisée et de vérifier l'admissibilité de la personne à un programme que de répondre à des questions précises. Cette tension individu/collectivité générée par la mise en œuvre bureaucratique des politiques gouvernementales est souvent perçue par les citoyens comme étant d'une complexité inutile, pour ne pas dire absurde. Le politique mérite qu'on s'y arrête dans la mesure où les choix collectifs qui sont faits par les décideurs nous concernent comme citoyen, comme professionnel, comme penseur, comme utilisateur. Curieusement, alors que comme citoyens, nous sommes de plus en plus éduqués et qu'il y a de plus en plus d'information et de connaissances en circulation et à notre disposition, nous participons de moins en moins à la vie collective, nous sommes de moins en moins critiques et de plus en plus revendicateurs vis-à-vis de nos droits individuels. Or, au cœur de la santé communautaire se trouve l'idée de collectivité, de facteurs influant sur la santé personnelle qui vont au-delà de la volonté ou des actions de la personne et qui font en sorte que la dimension politique revêt une très grande importance.

15.3 Des démarches et un outil

Dans cette section, la dimension politique et certaines stratégies d'action qui y sont liées seront illustrées par des exemples qui peuvent inspirer les interventions des infirmières ou autres professionnels œuvrant en santé communautaire. Pour les professionnels de la santé, soigner déborde les soins personnels d'entretien de la vie pour

considérer des éléments structurels de l'environnement mis en place à la suite des jeux de pouvoir collectifs, dont les effets sont ressentis de façon individuelle dans la vie, la santé et le bien-être. Les soins visent aussi à autonomiser ou à donner le pouvoir d'agir aux personnes, aux groupes et aux communautés afin qu'ils entreprennent des actions individuelles ou collectives (par exemple, des activités de lobbying) pour exercer une influence politique sur ces éléments structurels. Les professionnels peuvent également collaborer à de telles actions, ou à tout le moins les prendre en considération dans leur analyse de la situation clinique. Les soins peuvent ainsi avoir une portée collective lorsqu'ils sont administrés en tenant compte de l'environnement et de son influence sur la santé individuelle. Si l'on fait une lecture pluraliste et systémique des relations politiques, on est amené à s'intéresser aux diverses façons dont les points de vue peuvent s'exprimer et exercer de l'influence dans la politique. Ainsi, l'analyse de la dimension politique prise dans un sens plus large que l'activité partisane fait intervenir un ensemble de concepts et d'approches suggérant la complexité de l'univers politique en général et des relations de pouvoir en particulier. Dans ce contexte, des moyens pour influencer les décisions, tels que le lobbying, l'autonomisation et un outil d'analyse et d'intervention politique peuvent être utiles.

15.3.1 L'apprentissage du lobbying pour intervenir politiquement

Pratiquer le lobbying, c'est se donner une voix, c'est rompre le silence (*voir l'encadré 15.4*). Le lobbying se définit comme une tentative légale, par un groupe de pression, de convaincre les décideurs politiques de la valeur de son point de vue (Banks, 1988). Le lobbying est une activité basée sur le principe suivant: 2/3 d'enseignement, 1/3 de vente ou de persuasion. L'enseignement consiste à fournir aux décideurs l'information pertinente en regard de la formulation de propositions

---

ENCADRÉ 15.4 La formulation d'un message

- Soyez brèves.
- Ayez des idées bien structurées: énumérez le pour et le contre de votre proposition.
- Décrivez les conséquences du projet pour vous, pour la profession, pour le système de santé, pour les consommateurs de soins; incluez si possible des chiffres récents et des exemples précis.
- Mémorisez ce que vous avez à lire.
- S'il s'agit d'une lettre:
  - décrivez votre point de vue dans le premier paragraphe;
  - expliquez-le dans le deuxième;
  - résumez-le dans le troisième;
- Utilisez des mots accessibles: pas de jargon de soins infirmiers.
- Soyez courtoise et polie.

Source: Adapté de Dallaire, 1990b.

et à la prise de décisions. Quant à la vente ou à la persuasion, elle vise à faire accepter la position qu'on défend. Par conséquent, un lobbyiste s'adressera en priorité aux décideurs. Il s'agit alors de lobbying interne, appelé ainsi parce qu'il se fait directement à l'intérieur du système politique. Différents moyens sont disponibles pour faire du lobbying interne : appels téléphoniques, lettres, rencontres. Précisons que le lobbying se fait en particulier auprès des personnes chargées d'élaborer les projets de loi et d'aider au processus législatif, nommément les fonctionnaires. En effet, un des moments les plus propices pour faire du lobbying se situe lors de la formulation d'un projet de loi, étape habituellement confiée à des fonctionnaires qui doivent entre autres recueillir l'information nécessaire au projet et la fournir aux politiciens qui prennent ensuite les décisions ultimes.

Le lobbying externe réfère quant à lui à toutes les activités qui augmentent la visibilité publique d'un groupe ou d'une cause (Dallaire, 1990c). La surveillance de l'image d'un groupe véhiculée dans les médias (publicité, films, téléromans, éditoriaux, caricatures, etc.), par exemple, est une activité de lobbying externe. Dans le cas d'un problème particulier, le lobbying externe peut consister à observer les rôles qu'on confie à un groupe ou à ses représentants dans les messages publicitaires ou encore à surveiller la présentation des dossiers qui concerne ce groupe dans les médias.

Mieux comprendre le politique, c'est aller au-delà d'une interprétation négative qui limite le politique à l'action ou aux comportements d'acteurs sans considérer la possibilité d'intervenir collectivement. La poursuite d'activités de lobbying dépend souvent du fait qu'une personne fait partie d'un groupe ainsi que d'un réseau d'échange d'information et de soutien (*voir l'encadré 15.5*). Même si les démocraties sont rendues possibles par une impersonnalisation, des changements peuvent être envisagés afin d'influencer la vision à moyen terme de ce que pourraient être les politiques de santé ou encore d'influer sur la prise de décisions. L'important est d'être en mesure de définir ses objectifs et de cibler les changements souhaités, d'où la pertinence d'avoir une vision globale du politique pour être en mesure d'organiser son action.

15.3.2 L'autonomisation pour mieux intervenir politiquement

L'impression d'occuper peu de place dans les processus politiques donne toute sa légitimité aux concepts d'autonomisation (*empowerment*), une stratégie d'intervention importante en action politique (Hyppolite, 2002 ; Laverack et Wallerstein, 2001 ; Le Bossé et Lavallée, 1993 ; Minkler, 1994 ; Neighbors, Braithwaite et Thompson, 1995 ; Travers, 1997). Ce concept populaire est souvent mal accepté par les professionnels de la santé, car il demande que la relation de pouvoir qui les avantage, vu leur sta-

tut, soit mise de côté. Pourtant, et comme nous l'avons montré précédemment, la notion de pouvoir recèle un sens positif, qui donne le pouvoir d'agir ; cet élément est au cœur des contenus abordés dans les programmes de formation des professionnels de la santé.

L'autonomisation réfère à une participation active et égalitaire des personnes dans un processus visant à les rendre capables de contrôle personnel à la suite d'une prise de conscience et d'un engagement à changer des situations sociales et des contextes culturels problématiques. Une relation d'autonomisation exige que l'autre soit considéré comme un sujet capable de transformer sa propre réalité ainsi que celle des professionnels de la santé, et non comme un objet qu'on transforme unilatéralement par des interventions professionnelles. L'intervenante qui vise l'autonomisation comme forme d'action politique vise en fait une autodétermination authentique des personnes, des organisations et des communautés. L'autonomisation illustre une reprise de possession sur sa vie, plus précisément un effort collectif en regard de la difficulté d'obtenir les ressources pour répondre à un besoin.

ENCADRÉ 15.5   **L'établissement d'un réseau**

Déterminez vos forces, vos atouts
- Qu'avez-vous à offrir ?
- Quelles sont vos habiletés ?
- Quelle expertise possédez-vous ?
- Quelle est votre spécialité ?

Faites un bilan de votre réseau actuel
- Qui connaissez-vous ?
- Connaissez-vous des infirmières qui ont de l'influence dans leur domaine d'activité ?
- Avez-vous des collègues qui ont une expertise dans un domaine autre que le vôtre ?
- Avez-vous des collègues qui travaillent dans des milieux de travail différents ? des hôpitaux différents ?
- Connaissez-vous des infirmières qui habitent une autre ville ? une autre province ? un autre pays ?

Définissez vos buts professionnels
- Quel poste désirez-vous occuper ?
- Quel genre de carrière voulez-vous avoir ?
- Quels sont les domaines professionnels qui vous intéressent ?

Il est souvent difficile pour une infirmière de répondre à ces questions. Cependant, à l'heure actuelle, il est indispensable d'y répondre car les soins infirmiers sont devenus une vraie carrière, et une carrière se planifie.

Ce bilan est préalable à toute démarche pour établir un réseau. En effet, « être membre d'un réseau ne convient pas à toutes. Cela convient à celles qui veulent progresser dans leur carrière et à celles qui veulent aider les autres en cours de route » (Puetz, 1982, p. 418). Cependant, un réseau de relations est tout aussi utile à celles qui désirent conserver leur emploi qu'à celles qui veulent obtenir une promotion ou un emploi différent (Puetz, 1982).

Source : Adapté de Dallaire, 1990d.

15.3.3 Un outil d'analyse et d'intervention politique en santé

Comme nous l'avons mentionné dans les sections précédentes, rien ne prouve que les personnes intervenant en santé communautaire soient familières avec les notions évoquées plus haut et qu'elles oseront se lancer dans les diverses formes d'action politique que nous avons précisées. C'est pour leur faciliter la tâche qu'un outil a été conçu. Cet outil a fait l'objet d'une monographie (O'Neill, Gosselin et Boyer, 1997) et d'un volume (O'Neill et collab., 2011), et il a été largement diffusé dans les programmes de formation. Cet outil comprend 3 phases et 14 étapes afin d'analyser une problématique, les acteurs concernés et la probabilité de réaliser concrètement l'intervention sélectionnée. La démarche proposée par l'outil est systématique et elle permet d'appréhender le contexte politique d'un dossier ou d'un milieu, de s'y positionner parmi les autres acteurs et d'être stratégique dans le choix de ses actions afin d'accroître l'efficacité de ses interventions. Cet outil permet la prise en considération des acteurs et l'évaluation de leurs positions respectives en quantifiant leur attitude, leur pouvoir et la priorité qu'ils accordent au dossier. La quantification de l'influence des acteurs amène l'utilisateur de l'outil à réfléchir aux enjeux de pouvoir tout en considérant les motifs et les déclarations des autres acteurs. Cet outil éveille la sensibilité politique du professionnel, lui fait prêter attention à ses objectifs, lui fait envisager plusieurs scénarios d'action et l'incite à tabler sur des occasions fortuites lorsqu'elles se présentent. Toutefois, cet outil n'est pas et n'a jamais prétendu être une solution magique à tous les problèmes, permettant à celles et ceux qui le maîtrisent de faire passer leur point de vue sans coup férir. En général, les personnes qui se servent de cet outil envisagent par la suite leurs dossiers d'un œil différent. Elles deviennent conscientes qu'aucune intervention ne se produit dans le vide et que si l'on ne se sent pas enclin à intervenir soi-même politiquement, on peut éventuellement nouer des alliances avec d'autres que ce type d'intervention intéresse.

Cette section a permis de laisser entrevoir comment « soigner » signifie prendre en considération les jeux de pouvoir collectif et agir à travers eux, tout en introduisant brièvement les concepts de lobbying et d'autonomisation ainsi que l'outil d'analyse politique. Ces concepts sont particulièrement pertinents pour illustrer comment on peut outiller les gens pour intervenir dans la sphère politique. Ce sont aussi deux moyens dont disposent les professionnels pour faire entendre leur point de vue à l'intérieur des processus politiques. En somme, les professionnels de la santé peuvent jouer un rôle dans les choix collectifs et contribuer à créer une société stable et juste, plus conciliable avec les valeurs de la santé communautaire.

Conclusion

En introduction, nous avions souligné que notre chapitre poursuivait trois objectifs : fournir aux intervenantes en santé communautaire des bases conceptuelles pour la réflexion politique, donner des exemples de stratégies d'intervention politique et présenter un outil concret d'analyse et d'intervention politiques. En organisant notre argument autour « de la », « du » et « des » politiques, nous espérons avoir montré à la fois la richesse et l'accessibilité de ces notions pour les intervenantes, et avoir ainsi contribué à diminuer leur réaction de méfiance et de recul, si souvent spontanée, envers ces questions.

À retenir

- Les professionnels de la santé sont réticents à l'égard du politique, car ils réagissent négativement à la notion de pouvoir au cœur du concept. On constate que le politique suscite bien des réactions chez les professionnels, en raison souvent du sens restreint attribué à la dimension politique comme faisant avant tout référence à une dimension partisane et mettant en scène de « puissants intérêts ». Nous vivons dans des démocraties où l'on sous-estime la dimension politique, qui est en fait un facteur clé à prendre en considération si l'on veut comprendre la façon avec laquelle une société répartit les ressources rares dont elle dispose. Néanmoins, les professionnels ont tendance à se concentrer sur la cible de leurs interventions et négligent l'analyse politique de ce qui l'entoure. Aborder le politique demande de demeurer attentifs à la dimension interpersonnelle, collective, dans laquelle la communication et la persuasion sont importantes.

- On a intérêt à recourir aux déterminants « de la », « des » et « du », qui sont associés au mot « politique » afin de le nuancer. Ainsi, faire de la politique (*politics*) consiste à travailler à l'intérieur du processus afin de se faire élire ou de militer. Travailler sur les politiques (*policies,* ou *policy,* au singulier), c'est travailler aux règles de fonctionnement qui prennent la forme de lois, de règlements ou de programmes. Finalement, parler du politique (*political*), c'est référer aux jeux de pouvoir et d'influence, au sens large, qui se produisent dans les relations et dans la répartition des ressources nécessaires à l'organisation de la vie en société.

- Le pouvoir est inévitable puisqu'il est au cœur des relations entre les personnes. Le pouvoir réfère à la capacité d'agir ou de produire un effet, habituellement associé à la capacité d'influer sur l'allocation de ressources rares, ou encore à la capacité de produire des effets ou des comportements chez d'autres personnes. Aussi, le pouvoir peut être compris dans un sens positif, lorsqu'il signifie le pouvoir « de » réaliser des choses. Si le pouvoir est neutre, son usage ne l'est pas. Toutefois, une conception et un usage positifs du pouvoir sont exigeants. Cela demande en effet une bonne compréhension des notions de santé et des déterminants de la santé, ainsi qu'une maturité et une force individuelle et collective afin de participer à la répartition des ressources et de l'influencer.

- Des bases conceptuelles du politique aident à bien saisir et analyser l'idée de pouvoir dans la dimension politique, en particulier les trois aspects suivants : l'introduction du concept de système dans l'interprétation de la vie politique en société (Easton, 1953, 1965), la réintroduction du sujet dans les systèmes d'action, proposée par Crozier et Friedberg (1977) et, enfin, l'interprétation systémique des relations de pouvoir que propose Lemieux (1988, 1989).

- Plusieurs dimensions des relations interindividuelles sont importantes dans le contexte politique. Les professionnels maîtrisent les habiletés pour établir des relations avec les autres et ont acquis des habiletés de communication pointues. Il leur faut seulement les mettre à contribution, probablement avec des contenus différents et en visant des buts qui, ultimement, seront similaires. Aussi, les professionnels peuvent réfléchir aux principes sous-jacents à l'action politique, aux qualités personnelles pour agir en politique, à l'influence politique, à l'établissement d'un réseau de relations et aux diverses façons de formuler un message.

- La dimension politique est importante pour les professionnels de la santé puisque « soigner » déborde les soins personnels d'entretien de la vie pour considérer des éléments structurels de l'environnement. La santé communautaire s'inspire d'une perspective de justice sociale et de promotion de la santé dans laquelle les déterminants de la santé et les inégalités sociales suggèrent des dimensions qui influent sur la santé. Aussi, si les professionnels de la santé visent une influence effective dans la mise en œuvre d'interventions, de programmes ou de services communautaires, ou un rôle dans les choix collectifs visant à créer une société plus juste et plus conciliable et une meilleure santé pour tous, l'analyse politique des jeux de pouvoir dans la société, dans les organisations et dans le système de santé est incontournable.

- Certaines stratégies d'action peuvent inspirer les interventions en santé communautaire puisque les soins visent aussi à autonomiser ou à donner le pouvoir d'agir aux personnes, aux groupes et aux communautés afin d'entreprendre des actions individuelles ou collectives (par exemple, des activités de lobbying). Si l'on fait une lecture pluraliste et systémique des relations politiques, on est amené à s'intéresser aux diverses façons dont les points de vue peuvent s'exprimer et exercer de l'influence dans la sphère politique. Ainsi, l'analyse de la dimension politique prise dans un sens plus large que l'activité partisane fait intervenir des moyens pour influencer les décisions, tels que le lobbying, l'autonomisation et un outil d'analyse et d'intervention politique.

Activités d'apprentissage

1. Complétez les phrases suivantes.

   a) Faire de la politique signifie : ...

   b) Travailler à des politiques veut dire : ...

   c) Autrement dit, « s'occuper du politique », c'est : ...

2. Comment s'explique la réticence des professionnels à considérer la dimension politique en santé communautaire ?

3. Donnez un exemple de lobbying en santé communautaire.

4. Nommez quatre moyens de réussir une action politique.

Pour en savoir plus

Centre de collaboration nationale sur les politiques publiques et la santé : www.ccnpps.ca

Institut national de santé publique : www.inspq.qc.ca

CHAPITRE 16

La pratique infirmière et le développement des communautés au XXIe siècle

Stéphane Richard avec la collaboration d'Alain Hébert

Objectifs

À la fin de ce chapitre, vous serez en mesure :

1. de situer l'origine du développement des communautés comme objet d'étude et d'intervention, et comme champ de pratique ;

2. de situer l'intérêt pour le développement des communautés en lien avec les enjeux actuels de société qui touchent le bien-être des individus et des collectivités ;

3. de comprendre l'engagement des infirmières pour le développement des communautés en fonction des exigences axiologiques, déontologiques et pratiques propres à leur profession ;

4. de mesurer les défis théoriques, méthodologiques et pratiques liés au développement des communautés en sciences infirmières.

Introduction

Le développement des communautés jouit d'une notoriété grandissante en santé publique et au sein des professions de la santé et des services sociaux au Canada. Devant l'ampleur des besoins sociaux et de santé des populations, plusieurs experts en santé publique affirment que la santé des communautés est étroitement liée à leur développement. En cela, le développement des communautés, qui n'a pas de définition consensuelle, est appelé à se préciser sur les plans théorique, méthodologique et pratique. Les infirmières, en plus de s'y intéresser, interviennent de façon significative dans ce domaine. À ce titre, elles ont et auront un rôle essentiel à jouer dans cet effort interprofessionnel qui vise l'amélioration des conditions de vie et la restauration des capacitations individuelles et collectives en matière de santé et de bien-être. C'est ce que nous nous appliquons à montrer dans ce chapitre.

16.1 Le développement des communautés et les représentations sociales de la santé

Par une simple requête sur différents moteurs de recherche dans Internet, on peut constater à quel point la notion de développement des communautés demeure un sujet d'intérêt pour la communauté universitaire (Comeau, 2009) et pour les organismes locaux, provinciaux, nationaux et internationaux à vocations sociosanitaire et humanitaire.

On se rend vite compte que sur le plan descriptif, le développement des communautés est étroitement lié à la façon dont on conçoit la santé, son importance, ce qui la détermine et ce qu'il faut faire sur les plans individuel et social pour l'assurer, dans nos sociétés. Même si l'on sait que cette notion est polysémique et fait l'objet de discussions depuis 1000 av. J.-C. et jusqu'à nos jours (Dufresne, Dumont et Martin, 1985), on observe qu'il n'y a toujours pas de définition formelle de ce qu'est la santé dans la mesure où ce concept relèverait d'une «construction sociale qui varie dans l'espace et le temps» (Yaya, 2010, p. 8). Cette réalité nous invite à demeurer prudents vis-à-vis des écrits qui s'appliquent à vanter une définition au détriment d'une autre, un modèle plutôt qu'un autre. En ce sens, et au regret des promoteurs d'une vision univoque de la santé, aucune des grandes approches (modèle biomédical, modèle holistique, modèle du bien-être, modèle socioenvironnemental) dominantes en Amérique du Nord ne peut se targuer de posséder LA bonne façon de penser:

- Un état (de santé) individuel qui n'est devenu collectif qu'en 1946, grâce à l'Organisation mondiale de la santé (OMS) et au préambule de sa Constitution, adoptée lors de la Conférence internationale sur la promotion de la santé. La santé est un «état de complet bien-être physique, mental et social, et ne consiste pas seulement en une absence de maladie ou d'incapacité» (OMS, 2003).
- Une ressource «de la vie quotidienne qui permet, d'une part, de réaliser ses ambitions et satisfaire ses besoins, d'autre part, d'évoluer avec le milieu ou s'adapter à celui-ci» (OMS, 1986, cité dans Labbe et collab., 2007, p. 4).
- Un droit humain fondamental: «Le droit fondamental de l'être humain d'être en santé repose sur un objectif social mondial qui requiert une participation active de chaque individu et de tous les secteurs socioéconomiques.» (Yaya, 2010, p. 16).
- Les conditions nécessaires à la santé: «[...] une situation de paix, avoir accès à un abri, de la nourriture et un revenu. À ces conditions s'ajoutent [...] l'éducation, la sécurité sociale, les relations sociales, la responsabilisation des femmes, un écosystème stable, une utilisation durable des ressources, la justice sociale, le respect des droits de l'homme, et l'équité» (Yaya, 2010, p. 16).
- Les conditions de vie qui favorisent la santé ou lui nuisent: les déterminants socioéconomiques, c'est-à-dire

  la répartition du revenu et de la richesse, [...le] fait de détenir un emploi ou non et, dans l'affirmative, [les] conditions de travail en place. Les services sociaux et de santé qu'ils reçoivent et, entre autres, leur accès à une éducation, à une nourriture et à un logement de qualité [...] la qualité des collectivités, sur les conditions de logement, sur le milieu de travail, sur les agences de santé et de services sociaux ainsi que sur les établissements scolaires qui font partie du cadre de vie de chacun. (Mikkonen et Raphael, 2011, p. 7)

- La qualité des conditions de vie,

  [...] déterminante pour la santé, repose grandement sur les décisions prises par les gouvernements dans une foule de domaines d'intérêt public. Les gouvernements des paliers municipal, provincial et territorial et fédéral mettent en place des politiques, des lois et des règlements influant sur le niveau de revenu de la population canadienne, que ce soit en termes de rémunération, de prestations familiales ou d'assistance sociale, de l'accès à un logement abordable et de qualité, du type de services sociaux et de santé et des possibilités récréatives disponibles voire même de ce qui arrive lorsque des individus perdent leur emploi en période de ralentissement économique (Mikkonen et Raphael, 2011, p. 7).

- Les inégalités sociales sur le plan de la santé, soit «les mécanismes par lesquels le social se transcrit dans le biologique ou, dit autrement, comment "le social passe sous la peau"» (Institut national de santé publique du Québec [INSPQ], 2008, p. 1).
- Le rôle du développement des communautés dans l'amélioration de la santé et du bien-être des collectivités: «Malgré les nombreux travaux publiés depuis quelques années à ce sujet [...], le développement des communautés exige encore des clarifications.» (Bourque et Favreau, 2003a, p. 1)

En tentant de voir le bon côté de chacune de ces modélisations et leur capacité à circonscrire ce qu'est la santé, on se rend compte que ce concept renvoie à un état individuel ou collectif, à une ressource, à des conditions de vie, à des activités d'intervention comme le développement des communautés, etc. Dès lors, si l'on semble percevoir la dimension sociale comme capacité de réalisation de la santé individuelle, collective, économique, politique et environnementale, ceci nous oblige sur le plan scientifique à ne pas enfermer la santé dans une vision psychologique des relations sociales. Si l'on avait à dégager une idée consensuelle capable de rallier ceux qui écrivent sur les perceptions relatives à la santé, on pourrait cibler le propos de Hachimi Sanni Yaya (2010) :

> [La santé] est une question complexe qui comporte un caractère dynamique, mêlant, de façon interdépendante, les dimensions individuelle et collective. Il apparaît très clairement que certains déterminants tirent leur origine dans la génétique et les décisions que prennent les individus. Par ailleurs, les modèles et les styles de vie d'une société influent sur les expectatives et les décisions individuelles. Mais la santé transcende l'individu et se réalise ou se matérialise au sein de son environnement familial, social, professionnel et culturel. Au cours des dernières années, un consensus s'est presque établi quant à l'existence et la force des déterminants sociaux de la santé. (p. 11)

On s'aperçoit que cette vision de la santé, de ce qui la favorise ou non, se pense difficilement sans la prise en compte de la qualité et de l'interaction constante entre les individus et leur environnement social, économique et politique. Également, et pour mieux cibler le consensus relatif à l'existence et à la force des déterminants sociaux de la santé auxquels renvoie Yaya, on peut se rapporter aux conclusions de la Commission des déterminants sociaux de la santé de l'OMS, en 2009, présentées dans l'encadré 16.1.

Le ton est donné : la santé pour tous et avec tous devient davantage cet objectif à privilégier sur le plan mondial, et il semble désormais correct d'affirmer, preuve empirique à l'appui, que les injustices sociales « tuent à grande échelle » (OMS, 2008), voire que l'association « de principes, de politiques et de mesures économiques peu judicieuses est responsable dans une large mesure du fait qu'une majorité de l'humanité ne bénéficie pas du niveau de santé qui est biologiquement possible » (OMS, 2008). Même le directeur général de l'OMS de l'époque, la Dʳᵉ Margaret Chan, avait conclu que l'enjeu des inégalités sociosanitaires demeure pour plusieurs une question de vie ou de mort.

ENCADRÉ 16.1   Les trois principales recommandations contenues dans le rapport final de la Commission des déterminants sociaux de la santé de l'OMS

- Améliorer les conditions dans lesquelles les gens vivent au quotidien, c'est-à-dire les circonstances dans lesquelles les gens naissent, grandissent, vivent, travaillent et vieillissent
- Lutter contre les inégalités dans la répartition du pouvoir, de l'argent et des ressources
- Mesurer le problème, évaluer l'action, rehausser la base de connaissances, développer une main-d'œuvre ayant reçu une formation sur les déterminants sociaux de la santé et sensibiliser la population aux déterminants sociaux de la santé

Source : OMS, 2009, citée dans Yaya, 2010, p. 10-11.

Le contenu et la teneur des propos de la Commission des déterminants sociaux de la santé ont su remettre les pendules à l'heure concernant l'importance de la prise en compte des déterminants sociaux de la santé, et aussi, nous le verrons, des interventions locales menées par les différents acteurs des communautés qui sont directement touchés par les conditions de vie difficiles ou qui font partie de la solution aux problèmes socioéconomiques ciblés. Le ton utilisé dans le rapport, comme son contenu, rappelle les propos tenus dans le cadre du Forum sur le développement social, organisé par le Conseil de la santé et du bien-être en octobre 1998. Bien que le type de discours et le langage diffèrent de ceux de l'OMS, dans les deux cas, on s'applique à faire état : 1. des problématiques sociales criantes (pauvreté, exclusion sociale, oppression) qui touchent des populations entières, et aussi de la faiblesse des liens sociaux au sein des communautés locales ; 2. « [...] d'une volonté de changement et d'un mouvement en faveur d'une plus grande responsabilité des communautés locales et régionales quant à leur développement afin de prévenir ces problèmes, les réduire et soutenir les personnes qui les vivent » (Conseil de la santé et du bien-être, 2001, p. 7).

En plus de rappeler que les conditions sociales dans lesquelles les populations vivent ont une incidence notable sur leur état de santé et de bien-être, ces rapports invitent quiconque à l'engagement pour garantir : 1. une répartition juste et équitable des richesses et des services au sein des sociétés ; 2. un renforcement des institutions, des forces politiques, sociales, économiques et communautaires en vue d'améliorer à court, à moyen ou à long terme les conditions de vie de tous les citoyens ; 3. une réappropriation effective par les différents acteurs des communautés de leur développement, de leur santé et de leur bien-être.

Par ailleurs, en regard du discours qui tend à faire croire que la pauvreté et les inégalités sont acceptables, voire inévitables (Roth et Peters, 2014), ces rapports cherchent à inverser la donne par une sensibilisation aux problèmes sociaux actuels et par la prescription suivante : il faut parvenir à une mobilisation et à une participation des citoyens dans des projets communautaires de développement.

On dit également que l'appropriation par les communautés locales de leur développement s'actualise sur fond de transformation des sociétés contemporaines. À ce titre, selon plusieurs spécialistes du développement des communautés, les crises qui secouent les sociétés renvoient à « la prise de conscience de l'ampleur des mutations » (Castel, 1995, p. 387) qui influent sur les valeurs sur lesquelles sont bâties nos sociétés dites démocratiques. En ce sens, les diagnostics quant à ce qui ne va pas sur le plan structurel dans nos sociétés modernes renvoient, en toile de fond des argumentaires déployés, à des enjeux qui touchent la santé et le bien-être des individus et des collectivités. À cet effet, nous rappelons, dans l'encadré 16.2, quelques facteurs structurels, sociopolitiques et économiques les plus souvent évoqués dans les écrits sur le sujet.

Les segments thématiques de l'encadré 16.2 sont très instructifs pour circonscrire la question de la transformation des sociétés contemporaines dont il est question et qui, bien souvent, légitime l'importance de s'engager pour le développement des communautés. À cet égard, on observe que les thèmes les plus souvent abordés dans la littérature sont les défis écologiques, la mondialisation, la nouvelle division du travail et la surcharge mentale qui l'accompagne, les attaques à la démocratie par l'oligarchie capitaliste, l'individualisme, le néolibéralisme et l'effritement de l'État social, le sous-financement du secteur public au profit de la privatisation, la judiciarisation de la pratique, l'évolution des problèmes sociaux et la croissance des inégalités sociales. En ce qui concerne plus précisément les enjeux liés au modèle sanitaire actuel, on retrouve les facteurs présentés dans l'encadré 16.3.

ENCADRÉ 16.2   **Des énoncés de facteurs structurels, sociopolitiques et économiques itératifs**

Thème : La crise écologique
- « La crise écologique domine l'entrée dans le troisième millénaire. Il n'est pas d'autre défi. » (Kempf, 2011, p. 9)

Thème : La démocratie attaquée, passage en mode continu vers l'oligarchie capitaliste
- « En réalité, le capitalisme finissant glisse vers une forme oubliée de système politique. Ce n'est pas la démocratie – pouvoir du peuple par le peuple et pour le peuple –, ce n'est pas la dictature – pouvoir d'un seul aux fins qui lui sont propres –, c'est l'oligarchie : le pouvoir de quelques-uns, qui délibèrent entre eux des solutions qu'ils vont imposer à tous. » (Kempf, 2011, p. 9)
- « L'oligarchie capitaliste est guidée par deux valeurs : l'argent et le marché. Elle n'est pas moralement prête à assumer les responsabilités que la situation impose. » (Kempf, 2011, p. 47)
- « En oligarchie, la réussite signifie notamment la mise en coupe réglée de l'État. Le mot "réglé" est ici important : il ne s'agit pas de le ruiner, […] mais de "régler" le prélèvement sans tuer la bête. Tout l'art consiste à ne pas déclencher au sein de populations chez qui subsistent des réflexes démocratiques une rébellion qui menacerait la pérennité de l'exploitation. […] Partout, cependant, un mouvement général de privatisation du bien commun a été entrepris avec le rebond du capitalisme dans les années 1980. La hausse stupéfiante des inégalités manifeste le succès de cette entreprise. » (Kempf, 2011, p. 52)

Thème : L'individualisme et le délitement du lien social
- « Dans notre société libérale, l'individualisation donne lieu à une forte atomisation de la société, à une fragilité du lien social, voire à une désocialisation. Les citoyens cherchent des réponses à la satisfaction de leurs besoins dans un contexte où l'individualisation des préoccupations et la décollectivisation des aspirations les forcent à se retourner sur eux-mêmes. » (Bouquet, 2004, p. 48)

Thème : Le néolibéralisme et l'effritement de l'État social
- « L'affaiblissement des réglages de l'état social et de la société salariale rend problématique la question de la cohésion de la société. La crise économique est révélée surtout par l'importance du chômage, l'augmentation de la pauvreté, l'accroissement des inégalités, de l'exclusion. On observe aussi la multiplication des statuts précaires et la remise en cause des garanties sociales du statut salarial construit précédemment […] » (Bouquet, 2004, p. 47).
- « […] la marchandisation du secteur social est en marche. Elle repose sur une logique libérale issue de la mondialisation qui considère le social comme un marché et comme bien qui peut être solvabilisé au bénéfice d'entreprises privées lucratives. » (Bouquet, 2004, p. 56)

- « […] les débats sur l'avenir de la protection sociale posent la question générale de savoir comment à la fois respecter les engagements du passé, garantir les droits futurs et couvrir les nouveaux besoins sociaux. Dans ce nouveau contexte, les principes fondateurs de la protection sociale sont rediscutés. » (Palier et Viossat, 2001, p. 19)

Thème : Le sous-financement et la méthode de prédation des biens du secteur public au profit de la privatisation
- « Quand, faute de gibier, le plaisir de la privatisation des entreprises publiques tend à s'éteindre, on procède par d'autres voies au démantèlement de l'État : par exemple en stimulant la concurrence privée sur de grands services publics comme la santé ou l'éducation. La méthode est simple : d'une part assèchement en douceur mais régulier des budgets publics et d'autre part encouragement par diverses mesures discrètes du secteur privé. » (Kempf, 2011, p. 68)
- « Une autre méthode de prédation des biens publics se présente sous l'appellation de "partenariat public-privé". » (Bouquet, 2004, p. 49)

Thème : La judiciarisation de la pratique
- « On assiste à un phénomène de judiciarisation des sociétés occidentales qui survalorise le droit comme contrôle social. […] De style juridico-politique, la loi s'inspire de plus en plus de dispositions de type technique et administratif. » (Bouquet, 2004, p. 49)
- « La notion de droit régit en effet de plus en plus une grande partie des rapports du citoyen avec l'État, jusque dans les services sociaux qu'on lui fournit. » (Fortin, 2003, p. 100)

Thème : Le bouleversement de l'action publique, la modulation des politiques sociales et des structures organisationnelles, de l'organisation des services de santé et des services sociaux
- « Progressivement, s'organise une mutation profonde des politiques sociales et se dessine une nouvelle définition des engagements de l'État envers les institutions d'action sociale. […] les politiques sociales actuelles, malgré leurs fondements philosophiques, conduisent plus à une gestion de type managérial des problèmes sociaux, à un social administré, influencé par une idéologie néolibérale, qu'à un changement social. » (Bouquet, 2004, p. 52-53)
- « Les pratiques sont progressivement envahies par des problématiques économiques et gestionnaires passant d'une gestion administrative, publique, insérée dans la fonction redistributive de l'État, à une gestion entrepreneuriale privée confrontée aux logiques de marché. » (Bouquet, 2004, p. 54)
- « Si la mondialisation ne remet pas en cause le fait de maintenir ou de développer des politiques sociales, il se pourrait en revanche qu'elle remette en cause la capacité des États-nations à décider du type de politique sociale qu'il convient de mettre en œuvre. » (Palier et Viossat, 2001, p. 10)

À la lumière des défis posés par les facteurs présentés dans l'encadré 16.3, on cherche à cibler les moyens de mobiliser les individus et les collectivités, à susciter leur désir de participer à des projets locaux où sont notamment recherchées

> une meilleure qualité de vie démocratique, de meilleures conditions de vie sociales et économiques, une meilleure santé de la population, une plus grande coopération et, entre les agents, une meilleure efficacité et une meilleure efficience des services et des ressources destinés à la communauté (Conseil de la santé et du bien-être, 2001, p. 11).

Malgré le tableau sombre qui apparaît lorsqu'on compile les facteurs qui précèdent, il semble que tout ne soit pas joué d'avance. Le changement sociosanitaire pour une vie individuelle et collective meilleure n'est pas un projet utopique. Il y a ainsi, en toile de fond aux descriptions de ce qui ne va pas, cette idée qu'il est possible d'y arriver, ici et maintenant. Pour le dire autrement, il y a dans cette mouvance discursive actuelle pour le développement des communautés cet indéniable souhait en toile de fond : devant les enjeux posés par le nouvel ordre économique mondial sur la sécurité sociosanitaire des populations, il importe de rétablir une vie communautaire plus significative et participative sur le plan local ou territorial, voire de développer des modèles d'intervention adaptés aux bouleversements culturels, sociaux, démographiques et épidémiques qui marquent notre époque (Yaya, 2010, p. 44).

16.2 Les visées de justice sociale, au cœur de l'engagement des infirmières pour le développement des communautés

Les infirmières ont entendu depuis un bon moment déjà les appels à l'engagement professionnel et social pour la santé de tous et avec tous. En effet, une analyse de la documentation sur les visées de justice sociale qu'on observe chez les infirmières canadiennes permet de saisir qu'elles sont en lien direct avec les travaux de l'Assemblée générale des Nations Unies de 1990 liés à la justice sociale, de la *Déclaration sur le progrès et le développement dans le domaine social* produite par le Haut-Commissariat aux droits de l'homme de l'ONU (1969), de la Commission des déterminants sociaux de la santé de l'OMS, ainsi qu'avec les textes fondateurs sur la santé comme la *Déclaration d'Alma-Ata* (1978), la *Charte d'Ottawa* (1986), la *Déclaration de Jakarta* (1997), etc.

ENCADRÉ 16.3 **Les facteurs liés au modèle sanitaire actuel et aux pouvoirs publics à l'aube du xxie siècle**

- « Le 21e siècle constitue indéniablement un tournant dans l'histoire de l'humanité et marque ce qui pourrait être l'une des plus importantes révolutions en matière de prévention et de promotion de la santé. La plupart des menaces qui pèsent sur la sécurité sanitaire mondiale sont liées aux modes de vie des hommes et à l'interaction de ceux-ci avec leur environnement, bien au-delà des événements de nature chimique ou radiologique et des accidents industriels ou naturels. […] la recherche et les enquêtes ont révélé de plus en plus, et de façon constante, une forte corrélation entre le milieu social, l'interaction environnementale et le niveau de santé des individus. » (Yaya, 2010, p. XVII)
- « Si les efforts des gouvernements pour promouvoir et protéger la santé des individus ont jadis porté fruit, le modèle sanitaire en santé publique axé sur la prévention se révèle aujourd'hui incapable de faire face aux bouleversements culturels, sociaux, démographiques et épidémiques de notre époque. » (Yaya, 2010, p. XX)
- « Les risques sanitaires qui pèsent sur les populations tendent à se développer au rythme de l'évolution de nos sociétés. Aujourd'hui, ce sont en général les pauvres, les moins instruits et les plus désavantagés professionnellement qui subissent les effets de la grande majorité des menaces pour la santé. Ces risques se présentent souvent en groupes et s'accumulent avec le temps. On note, entre autres, la malnutrition protéino-énergétique chez l'enfant, les maladies hydriques, les pathologies liées au développement de l'enfance, les maladies sexuellement transmissibles, les maladies chroniques, les affections cardiovasculaires et articulaires, les maladies liées à l'usage des drogues […] » (Yaya, 2010, p. 4).
- « Il reste encore beaucoup à faire du côté de l'élaboration d'un nouveau modèle sanitaire davantage centré sur les individus et basé sur le respect de la dignité des personnes, la responsabilité de tous les acteurs du système, l'exercice de la citoyenneté (droits et devoirs), l'équité (dépassement des inégalités) et la participation. » (Yaya, 2010, p. 44)

Comme chez tous les professionnels préoccupés par la justice sociale[1], par la protection des droits et libertés et par la promotion de la santé et du bien-être, les convictions à la base de l'engagement des infirmières en développement des communautés demeurent ancrées à des préoccupations pour la condition sociale de l'existence humaine. En effet, au-delà des modèles traditionnels biomédicaux de la santé ou de comportements sains, plusieurs infirmières s'intéressent aux approches globales qui tiennent compte des déterminants individuels et socioenvironnementaux de la santé et du bien-être[2]. Parce que leurs préoccupations les amènent à penser à ce qui lie ou devrait lier les êtres humains entre eux, elles en viennent à considérer, à des variantes près : 1. qu'il « n'est pas d'individu humain dont l'individualité ne renverrait pas à la culture dans laquelle

---

1. Dans le code de déontologie de l'Association des infirmières et infirmiers du Canada (AIIC), il y a un énoncé qui indique précisément que les « infirmières défendent les principes de justice en protégeant les droits de la personne, l'équité et l'impartialité et en favorisant le bien public » (AIIC, 2008, p. 17).
2. Voir le document de l'AIIC, 2013.

il s'inscrit et que, inversement, on voit mal ce que seraient les institutions sociales en dehors des individus qui les actualisent » (Akoun, 2014); 2. que l'humain « n'existe et n'agit que *dans* et *par* son milieu humain » (Hesnard, 1957, p. 4); 3. qu'il « ne saurait y avoir de vie morale personnelle sans vie morale sociale » (Lane, 1996, p. 4).

On peut le constater dans les travaux de l'Association des infirmières et infirmiers du Canada (AIIC), ces profession-nelles réfléchissent de plus en plus à la façon dont elles peuvent contribuer à la promotion du développement des individus dans une société juste, voire aux façons d'assurer de façon continue un meilleur état de santé et de bien-être des individus et des communautés locales, provinciales, nationales et internationales[3]. D'ailleurs, voici comment l'AIIC définit ce qu'est la justice sociale depuis 2006 :

> [La justice sociale est] la distribution équitable des avantages et des responsabilités de la société et de leurs conséquences. Elle porte avant tout sur la situation rela-tive d'un groupe de la société par rapport à d'autres, ainsi que sur les causes profondes des disparités et les moyens possibles de les faire disparaître. (AIIC, 2010, p. 10)

Cette définition peut se rallier aux fondements des deux grandes conceptions de la justice sociale exposées dans l'encadré 16.4. Nous pouvons ainsi cibler avec plus de jus-tesse les priorités qui engagent l'action d'intervention des infirmières et les représentations sociales que ce groupe professionnel peut se faire de la vie sociale.

Si la question du développement de l'individu dans une société juste figurait aussi au programme des « grandes tra-ditions éthiques de la philosophie occidentale fondées par Aristote, le christianisme, Kant, Mill et Nietzshe » (Duhamel et Mouelhi, 2001, postface) et des débats politiques contem-porains alimentés par Amartya Sen, « Rawls (le libéralisme), Nozick (le néolibéralisme), Nielsen (l'égalitarisme radical) et Habermas (le consensualisme) » (Duhamel et Mouelhi, 2001, postface), on sait, notamment en fonction de l'écart toujours grandissant entre les riches et les pauvres[4], que la lutte pour la justice sociale demeure un enjeu d'actualité. Autrement dit, même si l'avènement d'une société parfaite ou idéale stimule la réflexion humaine depuis longtemps, on constate qu'elle s'observe comme étant encore bien impar-faite. Les facteurs énumérés plus haut témoignent ainsi des nombreux problèmes sociosanitaires qui marquent notre temps et dont nous avons à nous préoccuper.

Même si l'on peut critiquer ces traditions éthiques et poli-tiques et les débats qu'elles suscitent d'hier à aujourd'hui,

---

ENCADRÉ 16.4 **Les deux grandes conceptions de la justice sociale : l'égalité des places et l'égalité des chances**

L'ambition de ces deux conceptions de la justice sociale dans les sociétés démocratique est très similaire : « réduire la tension fondamentale [...] entre l'affirmation de l'égalité de tous les individus et les inégalités sociales issues des traditions et de la concurrence des intérêts à l'œuvre. » Selon ces deux conceptions, certaines inégalités doivent être réduites, afin de rendre les sociétés démocratiques « sinon justes, du moins acceptables ».

L'égalité des places
La première de ces conceptions de la justice sociale se polarise « sur les places qui organisent la structure sociale », c'est-à-dire sur « l'ensemble des positions occupées par les individus », quels que soient leur sexe, leur niveau de culture, la couleur de leur peau ou encore leur âge. Il s'agit donc de tenter de « réduire les inégalités de revenus, de conditions de vie, d'accès aux services, de sécurité, qui sont associées aux différentes positions sociales occupées par des individus fort dissemblables en termes de qualification, d'âge, de talent, etc. » L'objectif est donc de « resserrer la structure des positions sociales, sans faire de la mobilité des individus une priorité ». Pour le résumer, si on ne peut pas garantir que les enfants d'ouvriers auront les mêmes chances que ceux de cadres de devenir cadres, ou que les femmes pourront occuper à parité les emplois encore occupés en majorité par les hommes, ce qui est toutefois visé par cette première conception de la justice sociale est « de réduire l'écart des conditions de vie et de travail entre les ouvriers et les cadres. »

L'égalité des chances
Pour la seconde conception de la justice, qui est majoritaire aujourd'hui, ce qui est central est l'égalité des chances. Celle-ci « consiste à offrir à tous la possibilité d'occuper les meilleures places en fonction d'un principe méritocratique. Elle vise moins à réduire l'inégalité entre les différentes positions sociales qu'à lutter contre les discriminations qui perturberaient une compétition au terme de laquelle des individus égaux au départ occuperaient des places hiérarchisées. Dans ce cas, les inégalités sont justes puisque toutes les places sont ouvertes à tous. » Le fait de se centrer sur l'égalité des chances modifie quelque peu la définition des inégalités sociales par rapport à la première conception : les places « sont moins des inégalités de position que des obstacles s'opposant au déroulement d'une compétition équitable ». Le modèle de l'égalité des chances vise « une société dans laquelle chaque génération devrait être redistribuée équitablement dans toutes les positions sociales en fonction des projets et des mérites de chacun ». La justice com-mande alors que les enfants d'ouvriers et les enfants de cadres aient exactement les mêmes chances de devenir cadres ou que les femmes soient présentes à parité à tous les échelons de la société, sans aucune discrimination professionnelle ou de revenu. Cette seconde conception de la justice sociale intègre ce qu'on nomme « diversité » ethnique et culturelle, afin qu'elle soit représentée à tous les niveaux de la société.

Source : Dubet, 2010, p. 9-11.

---

3. Voir Muntaner, Ng et Chung, 2012.

4. Pour mieux saisir ce dont il est question, voir les articles du jour-nal *Le Monde diplomatique* sur le thème de la pauvreté à www.monde-diplomatique.fr.

elles conservent ce précieux enseignement qui traverse les âges et qui est au cœur de toute conception de la justice sociale chez les infirmières : l'individu se construit en tant que tel dans l'ouverture et le rapport aux autres, dans les échanges individus-environnement et en fonction de « l'accès équitable aux conditions nécessaires à une bonne santé et dans leur juste (*fair*) répartition » (AIIC, 2010, p. 11). Pour mieux comprendre cet ancrage idéologique, on peut se rapporter aux propos de Benita Cohen, qui invite les infirmières à se faire des instruments du changement social :

> Individuellement et collectivement, les infirmières et infirmiers peuvent œuvrer pour que les politiques publiques en matière d'emploi, d'éducation, de soutien au revenu, de service de garde d'enfants et de logement engendrent une plus grande équité et contribuent à la justice sociale. Ils peuvent aussi contribuer à la transmission de connaissances et de compétences aux particuliers et aux groupes communautaires et les aider à prendre les commandes pour qu'ils militent à leur tour pour le changement social. (Cohen, 2010, p. 36)

Cet appel militant de Cohen peut correspondre aux responsabilités professionnelles qui incombent dorénavant aux infirmières et qu'on trouve assez facilement dans la documentation de l'AIIC : celles-ci doivent s'engager pour limiter, prévenir ou compenser les conséquences d'un système économique mondial capable de produire tant des injustices sociales qu'un effritement des liens sociaux, voire des répercussions sur la santé et le bien-être des individus et des populations.

Ce qui semble de plus en plus clair dans le discours actuel des infirmières, c'est que si des individus vivent en situation de précarité socioéconomique, ce n'est pas nécessairement juste à cause d'eux-mêmes et de leur style de vie, mais plutôt en raison de déterminants sociaux liés aux conditions dans lesquelles ils vivent. Dès lors, si les infirmières sont préoccupées par la modification des causes responsables des conditions de vie difficiles de leur clientèle et visent un mieux-être individuel et collectif, cela explique cette réflexion de fond qu'elles mènent sur les théories, les méthodes et les pratiques d'intervention à déployer en vue d'impliquer les individus et les populations dans ce travail d'amélioration de leurs conditions d'existence.

Comme pour chaque professionnel impliqué dans le développement des communautés, les infirmières ont une manière bien à elles d'interpréter les phénomènes biopsychosociaux et d'envisager les activités professionnelles à actualiser pour : 1. favoriser la croissance, l'épanouissement et la santé durable des individus et des communautés ; 2. limiter les effets délétères du système économique libéral capitaliste sur les populations précaires ; 3. permettre aux individus et aux collectivités d'obtenir le contrôle de leurs situations d'existence ; 4. participer « à l'action sociale et politique qui vise à faire

en sorte que tous aient un accès équitable aux ressources, services et possibilités nécessaires pour répondre à leurs besoins humains fondamentaux et se développer pleinement » (Association canadienne des travailleurs sociaux [ACTS], 2005, p. 26). À ce titre, on peut dire que les infirmières interviennent pour le bien des individus et des collectivités à partir de modèles théoriques, méthodologiques et de pratiques variés.

Toutefois, même si les ancrages sur le plan des représentations, des méthodes et des pratiques diffèrent parfois entre les professions, il y a, sur le terrain de l'interprofessionnalité, cet attachement à des convictions qui sont communément partagées par ceux qui s'engagent pour le développement des communautés. Ces convictions renvoient à des attitudes, à des croyances, à des valeurs, à des sentiments, à des motivations, à des jugements et à des comportements qui donnent un sens au travail effectué auprès des individus qui font face à des conditions de vie difficiles sur le plan biopsychosocial, économique ou juridique. Voici, dans l'encadré 16.5, une liste non exhaustive de convictions partagées en développement des communautés.

Ces fondements axiologiques qui alimentent cette croyance en les capacitations individuelles et collectives appliquées à la résolution des problèmes sociaux sont, nous allons le montrer dans ce qui suit, au cœur des définitions du développement des communautés.

ENCADRÉ 16.5 **Les fondements axiologiques (convictions) qui sont à la base de la volonté d'engagement des infirmières pour le développement des communautés**

- La conviction « qu'un individu ou une collectivité [est] capable d'agir pour assurer son bien-être » (Ninac, 2002, p. 50).
- La conviction qu'« un individu ou une collectivité s'approprie le pouvoir ainsi que sa capacité de l'exercer de façon autonome » (Ninacs, 2002, p. 49).
- L'ambition pour favoriser l'émergence « d'une collectivité pensante composée de personnes ayant pris une simple mais ferme décision : celle de s'engager à lutter concrètement contre sa propre aliénation, en s'associant aux efforts des autres pour faire de même » (De Gaulejac et Mercier, 2013, p. 14).
- La conviction de pouvoir favoriser la transformation d'« une addition d'individus en un ensemble de personnes qui dépasse la somme des individualités, désormais reliées par le souci de leur dimension collective. Il fait du monde le lieu d'une intersubjectivité et permet aux citoyens d'exercer leur liberté de choisir entre la préservation ou la transformation de ce qui se produit » (De Gaulejac et Mercier, 2013, p. 16).
- « [...] la conviction profonde de la capacité de chaque être humain d'être acteur autonome de sa vie et de participer pleinement à la transformation du monde. C'est la conviction que, même dans les groupes les plus dominés et aliénés, les individus peuvent parvenir à percevoir la possibilité de transformation de leur situation, à croire en leur capacité d'y arriver, à identifier et à exprimer leurs intérêts et leurs désirs ainsi qu'à s'impliquer activement dans la transformation de la société dans ce sens. » (Ampleman et collab., 1994, p. 4)

16.3 Le développement des communautés : éléments de définition

Nous avons été en mesure de montrer le lien qui existe entre les représentations sociales de la santé, les visées de justice sociale et la capacité pour les infirmières de vouloir s'engager pour la santé et le bien-être des individus et des collectivités. Nous continuerons sur cette voie en intégrant quelques descriptifs servant à circonscrire plus précisément ce qu'est le développement des communautés.

Avant tout, il importe de rappeler que le développement des communautés, comme concept, demeure lié aux représentations sociales de la santé, voire aux visées de justice sociale correspondant aux travaux non seulement de l'Assemblée générale des Nations Unies, de la Commission des déterminants sociaux de la santé de l'OMS, mais aussi des textes fondateurs sur la santé comme la *Déclaration d'Alma-Ata* (1978), la *Charte d'Ottawa* (1986) et la *Déclaration de Jakarta* (1997). Depuis, plusieurs des programmes de santé publique et lois provinciales au Canada ont découlé des travaux de l'ONU ou de l'OMS, et fournissent une vision particulière de la santé pour tous et avec tous. Cette vision se rattache à des façons de faire privilégiées pour assurer l'amélioration des conditions de vie des individus et des populations, qu'elles soient civiles, économiques, politiques, sociales, culturelles, juridiques, écologiques, etc. Or, même si le sens à donner au développement des communautés demeure toujours en évolution sur le plan scientifique, la communauté de santé publique s'est rapidement appliquée à en proposer une définition. Les données théoriques ou empiriques trouvées à l'aide des différents moteurs de recherche dans Internet en témoignent aisément. La définition suivante, issue de l'Institut national de santé publique du Québec (INSPQ), est souvent reprise dans la littérature :

> Le développement des communautés fait ici référence à un processus de coopération volontaire, d'entraide et de construction de liens sociaux entre les résidents et les institutions d'un milieu local, visant l'amélioration des conditions de vie sur les plans physique, social et économique. Le développement des communautés s'exerce sur un territoire précis tel un quartier ou un village. (INSPQ, 2002, p. 2)

Cependant, et pour ne pas s'enfermer dans une logique idéologique de santé publique pour penser le développement des communautés, il importe de se rappeler que cette notion demeure en voie d'être clarifiée. Une lecture des segments qui suivent peut s'avérer utile pour saisir la complexité conceptuelle en question.

- « [...] le développement des communautés tire ses origines de l'organisation communautaire, particulière-ment de son modèle de développement local de type communautaire qui se caractérise par la transformation des problèmes collectifs en projets collectifs misant sur la mobilisation des communautés locales en partenariat avec les principaux acteurs des différents secteurs (santé et services sociaux, éducation, emploi, économie, municipalités, etc.). » (Bourque et Favreau, 2003a, p. 3)

- « [...] il implique également la participation sociale, mais en ciblant la capacité d'une communauté locale d'agir sur sa réalité et de prendre en charge son développement avec comme conséquence positive d'améliorer sa santé et son bien-être. En fait, le développement des communautés est un indicateur de santé en lui-même, car la santé est le corollaire de la mobilisation active des communautés. » (Bourque et Favreau, 2003b, p. 298)

Ces descriptifs nous aident à cerner à quoi se rapporte la notion de développement des communautés, et à comprendre comment cette notion peut se fondre dans une approche d'intervention propre à l'organisation communautaire, à savoir le développement local de type communautaire. Fait important à retenir : l'organisation communautaire et le développement local existaient aux États-Unis et au Canada bien avant qu'on discute de la contribution de la santé publique au développement des communautés, d'action intersectorielle, voire des rôles et activités de la pratique infirmière en santé communautaire. C'est la raison pour laquelle des chercheurs comme Denis Bourque et Louis Favreau s'efforcent de rappeler que le développement des communautés, comme l'organisation communautaire et le développement local, s'appuie sur le fait que les problèmes sociaux ont des solutions sociales qui doivent, dans la mesure du possible, impliquer la mobilisation des principaux acteurs de différents secteurs. Ce qu'on dit relever de la mobilisation d'acteurs devient – dans la terminologie des documents légaux des milieux sociosanitaires provinciaux, nationaux ou internationaux actuels – l'action intersectorielle favorable à la santé et au bien-être. Il est d'ailleurs difficile d'accéder à de la documentation sur le développement des communautés sans croiser, au détour de chaque argumentaire, cette référence à l'action intersectorielle.

Sans vouloir s'appliquer à délégitimer les liens plus récents entre la santé publique, le développement des communautés et l'action intersectorielle favorable à la santé et au bien-être des individus et des populations, des chercheurs en organisation communautaire nous invitent plutôt à réfléchir au rôle et à la contribution de la santé publique dans ses visées de développement des communautés. Pour eux, les défis posés par le développement des communautés en santé publique concernent surtout les moyens préconisés pour assurer le développement démocratique des communautés. Le questionnement suivant témoigne des préoccupations des chercheurs à ce sujet :

> Considère-t-on les collectivités comme un instrument pour l'implantation des programmes publics ou privés préconstruits (instrumentalisation) ou leur donne-t-on l'occasion de s'approprier leur développement, les concertations étant alors un terreau permettant la coconstruction à l'échelle locale, où la contribution des politiques et pouvoirs publics (ou privés) est négociée et intégrée ?[5] (Bourque, 2007, p. 46-47)

Nous avons vu que le développement des communautés découle des représentations sociales de la santé, des visées de justice sociale correspondantes aux travaux de l'ONU, de l'OMS et des textes fondateurs sur la santé depuis la *Déclaration d'Alma-Ata* (1978). Il faut maintenant en venir à mesurer la proximité conceptuelle que peut avoir ce concept avec l'action intersectorielle, l'organisation communautaire et le développement local. Pourquoi ? Pour la raison suivante : avant qu'on se prononce sur les contributions de la santé publique au développement des communautés et à l'action intersectorielle, une organisation communautaire et du développement local se faisait déjà dans des villages, des villes et des quartiers en Amérique du Nord et dans les provinces au Canada. D'ailleurs, une large documentation historique et pratique en témoigne. On n'employait peut-être pas le même langage, les mêmes approches ou visions de la santé, du bien-être ou de la justice sociale, mais les valeurs, les principes et les façons de faire pouvaient parfois être concordantes, pour ne pas dire semblables. De plus, qu'il s'agisse de développement local comme approche d'intervention ou de développement des communautés, on retrouve bien souvent l'esprit des convictions abordées plus haut. Pour preuve, il peut s'avérer instructif de prendre connaissance de quelques caractéristiques de ce que sont l'organisation communautaire et le développement local (*voir l'encadré 16.6*).

Maintenant que nous avons clarifié quelque peu ces concepts, il faut en venir à mieux cibler certains chevauchements qui existent sur le plan conceptuel entre l'organisation communautaire, le développement local et les descriptifs portant sur le développement des communautés, l'action intersectorielle et quelques-uns des rôles et responsabilités des infirmières de santé publique et communautaire. Pour faciliter l'intégration des chevauchements conceptuels en question, nous avons produit, dans le tableau 16.1, page suivante, un montage où tous les segments en italique correspondent aux concepts ou idées qui se ressemblent.

Ces descriptifs permettent aussi de se familiariser avec un vocabulaire qui a actuellement cours chez les experts en santé publique au niveau provincial, national ou international. De plus, même si on a laissé entendre plus haut que toutes les infirmières, par leurs visées de justice sociale sur le plan déontologique, sont en mesure de se faire des instruments du changement social, on pourra constater que les infirmières en santé publique et en santé communautaire possèdent, par leurs rôles, fonctions et connaissances, des habiletés pour s'engager pour le développement des communautés et pour l'action intersectorielle favorable à la santé et au bien-être.

ENCADRÉ 16.6   **Les caractéristiques de l'organisation communautaire et du développement local**

L'organisation communautaire peut être vue comme[a] :
- une intervention sociale qui agit principalement au sein de communautés locales, ce que les Américains appellent un « *bottom-up process* », une approche par le bas par opposition au « *top-down approach* », approche par en haut à partir des politiques sociales d'un État ;
- une intervention sociale qui mise sur le potentiel de changement social des communautés locales à partir de l'identification des besoins ou de problèmes suscitant des tensions dans ces communautés ;
- une intervention sociale qui a une visée de transformation sociale et de démocratisation permanente, y compris à l'intérieur des organisations démocratiques qu'elle a elle-même contribué à mettre sur pied ;
- une intervention sociale qui a une préoccupation centrale d'organisation de nouveaux pouvoirs et services au sein de ces communautés locales ;
- une intervention sociale qui [...] met l'accent sur les forces, talents, habiletés des gens et non pas sur leurs suffisances, d'où la notion d'*empowerment* ou de pouvoir d'agir.

Comme approche d'intervention, le développement local se caractérise par[b] :
- la résolution des problèmes sociaux par un autodéveloppement économique et social de communautés locales vivant dans un contexte de pauvreté ;
- l'attention portée sur les problèmes les plus criants liés à l'emploi, au manque d'infrastructures économiques et de services de base ;
- la mise sur pied, sur le plan organisationnel, d'entreprises collectives (de services ou de production de biens), de coopératives, de groupes d'entraide dans les principaux secteurs de la vie des communautés concernées (logement, travail, services sociaux...) ;
- le travail en partenariat des principaux acteurs de la communauté locale ; les organisations populaires et communautaires de même que les syndicats, mais aussi les paroisses et l'élite locale (gens d'affaires) ;
- des structures autonomes en partie financées par des sources publiques, privées ou associatives (des fondations).

Sources : a. Favreau et Fréchette, 2003, p. 11 ; b. Favreau et Fréchette, 2003, p. 14. Voir aussi Duperré, 2007 et Bourque, Comeau, Favreau et Fréchette (dir.), 2007.

---

5. Voir aussi Bourque, 2008, p. 39-77 et 100-102.

TABLEAU 16.1 **Les chevauchements entre les domaines dans lesquels l'infirmière joue un rôle clé et les principes d'intervention incontournables liés au développement des communautés**

Les domaines dans lesquels l'infirmière de santé publique/ santé communautaire joue un rôle clé[a]	Les principes d'intervention incontournables liés au développement des communautés[b]
I. Rôle dans la promotion de la santé • Encourage l'adoption de croyances de santé, d'attitudes et de comportements qui contribuent à la santé globale de la population par l'entremise des politiques publiques, des interventions communautaires, *de la participation active du public et de plaidoyers ou d'actions sur les déterminants environnementaux et socioéconomiques de la santé, ainsi que sur les inégalités en santé.* • Appuie *les changements de politiques publiques* qui visent à modifier les environnements physiques et sociaux qui contribuent aux risques. • Aide les communautés, les familles et les individus à assumer la responsabilité d'établir, de maintenir et/ou d'améliorer leur santé en renforçant leurs connaissances ou leur contrôle sur les déterminants de la santé (et leur capacité de les influencer). • *Travaille en collaboration et chapeaute les processus visant à améliorer les plans communautaires, collectifs ou individuels qui aident la société à planifier le changement, à s'y adapter et à le gérer.* • *Encourage les communautés, les familles et les individus à renforcer leurs compétences* pour qu'elles apprennent à tenir compte de leurs responsabilités sociales dans leurs choix et créer ainsi un avenir plus sain pour tous. • Initie et participe à des activités de promotion de la santé *en partenariat avec la communauté et des collègues issus d'autres secteurs.* **II. Rôle dans la prévention des maladies et des blessures** • Utilise des stratégies efficaces pour réduire les facteurs de risque qui contribuent au développement des maladies chroniques et des incapacités, notamment en *apportant des changements à l'environnement social et économique et en luttant contre les inégalités qui font augmenter les risques de maladie.* **III. Rôle dans la protection de la santé** • *Agit en partenariat* avec ses collègues de la santé publique, le gouvernement et divers organismes pour s'assurer que l'eau, l'air et les aliments sont sains et sécuritaires ; contrôle les maladies infectieuses ; offre une protection contre les menaces environnementales (incluant déléguer des fonctions réglementaires ou exercer des fonctions réglementaires déléguées). • Prend l'initiative de signaler les problèmes potentiels et offre des conseils sanitaires à des groupes (administrations municipales, régionales ou de district) sur les impacts sanitaires des politiques et des règlements. • Travaille avec les individus, les familles et les communautés à créer ou maintenir des milieux de vie, de travail et de loisirs sans danger. **IV. Rôle dans la surveillance de la santé** • Intègre une surveillance écosociale sur un éventail de conditions à multi-niveaux qui contribuent aux inégalités en santé. • Mobilise ses réseaux formels ou informels pour recueillir et déclarer systématiquement et régulièrement les données sur la santé, suivre et prévoir des problèmes de santé et les déterminants de santé. **V. Rôle dans l'évaluation de la santé de la population** • Utilise les données de surveillance de la santé pour lancer de nouveaux services ou modifier les services existants. • Collabore aux évaluations de la santé des populations et y fait valoir le point de vue des communautés. • Joue un rôle clé dans la production et l'utilisation des connaissances sur la santé des communautés (ou de certaines populations ou sous-ensembles) et sur les facteurs sous-jacents d'une bonne santé ou des risques potentiels *(les déterminants de la santé) afin d'élaborer de meilleurs politiques et de meilleurs services.*	• La différence fondamentale qu'[introduit] le développement des communautés dans les interventions de santé publique est *la nécessité de travailler dans le milieu «avec» les populations plutôt que «pour» elles,* sans négliger les besoins des instances en place et les projets pouvant en émerger. • [...] l'importance *d'associer les communautés aux prises de décisions relatives à la santé.* Le droit et la capacité des individus et des communautés locales de participer aux décisions et aux actions qui les concernent sont reconnus comme faisant partie des ingrédients les plus prometteurs pour améliorer la santé et le bien-être. • Favoriser la participation des individus et des communautés locales aux décisions et aux actions qui les concernent [...]. • *Encourager l'empowerment,* c'est-à-dire reconnaître et développer le potentiel de leadership des personnes, des groupes et des communautés et reconnaître leur compétence à décider et à agir. • *Agir en concertation et en partenariat* dans la réalisation des projets liés au développement. • Proposer et s'engager dans les interventions qui peuvent le mieux soutenir *la lutte à la pauvreté et la réduction des inégalités,* entre autres par la surveillance de l'état de santé et de bien-être des populations défavorisées. • Travailler à *l'harmonisation et à la promotion des politiques publiques favorables à la santé, qu'elles soient municipales, régionales ou nationales.* • [...] le développement des communautés [commande] *des actions concertées de la part des acteurs aux niveaux local, régional et national,* tant du milieu de la santé publique que d'autres milieux. Pour stimuler les initiatives de développement, il faut *créer une synergie entre des acteurs et des organisations œuvrant dans des secteurs d'activités divers,* notamment dans l'économie, la culture, l'éducation et la protection de l'environnement. **L'action intersectorielle favorable à la santé et au bien-être comme condition aux activités de développement des communautés vise[c] :** • [à] *établir des partenariats avec les autres acteurs sociaux et économiques ;* [à] soutenir les activités intersectorielles qui facilitent l'accès à des milieux et à des activités favorables à la santé et au bien-être et à l'adoption de saines habitudes de vie ; [à] *développer des liens plus étroits avec le milieu scolaire, les centres de la petite enfance, le milieu du travail, le milieu communautaire, les villes et les autres milieux* de vie en vue d'assurer la mise en place d'actions concrètes visant à réduire les problèmes sociaux et de santé. • une relation nettement définie et mutuellement profitable qui a été établie entre deux secteurs ou plus pour prendre des mesures en vue d'atteindre des résultats sur la santé plus efficaces et plus durables que si le secteur de la santé agissait seul. • *la collaboration de plusieurs secteurs de la société* pour initier des actions dans un domaine d'intérêt commun. • à *mobiliser divers secteurs d'activité* (par exemple, la santé et les services sociaux, le milieu scolaire, le monde municipal, le milieu communautaire).

Sources : a. Association canadienne de santé publique (ACSP), 2010, p.16-18 ; b. INSPQ, 2002, p. 2-3 ; c. Poissant, 2013, p. 1-15.

16.4 Les défis du développement des communautés chez les infirmières : la méthodologie d'intervention

Les propos présentés dans le tableau qui précède permettent de déduire que les infirmières sont tout à fait désignées pour contribuer au développement des communautés. Toutefois, et les questions suivantes se posent avec insistance chez ce groupe professionnel tenté par ce champ d'études et d'intervention : comment faire pour favoriser la mobilisation des acteurs de la communauté ? pour s'impliquer dans l'action intersectorielle ? pour travailler à assurer la participation des citoyens aux projets visant à améliorer leurs conditions de vie et leur santé ? Bien que la littérature en organisation communautaire et portant sur le développement local comme modèle d'intervention possède une solide base méthodologique et soit riche d'exemples appliqués à la pratique, on ne peut pas dire la même chose en ce qui a trait au développement des communautés et concernant les infirmières. Ainsi, avant de relever d'une pratique axée sur une méthodologie d'intervention spécifique, le développement des communautés fait par les infirmières semble ne relever que des rôles et responsabilités qui sont dévolus au travail de l'infirmière en santé publique et en santé communautaire. Et pourtant, lorsqu'on questionne des organisateurs communautaires qui travaillent pour le développement local au Québec ou en Ontario, il n'est pas rare qu'on rapporte la présence jugée nécessaire des infirmières dans les actions sociales visant, par exemple, à dégager des actions locales pour améliorer les conditions de vie des mères adolescentes, des femmes victimes de violence conjugale ou des personnes qui luttent pour répondre à leurs besoins essentiels, comme celui d'être logé, d'avoir accès à de la nourriture ou de pouvoir recevoir des services de santé et des services sociaux de qualité dans leurs milieux de vie.

Il serait facile pour nous de faire état de la méthodologie d'intervention en organisation communautaire et, plus particulièrement, pour les approches comme le développement local, le *planning* social et l'action sociale, mais la littérature est tellement abondante et liée au travail social que nous croyons que ce défi relève des infirmières elles-mêmes. Le défi ne serait-il pas plutôt pour les infirmières de participer à l'enrichissement des connaissances sur le développement des communautés en lien et en collaboration avec les acteurs actuels issus du domaine de la recherche et de l'intervention ?

Ces professionnelles sont donc appelées à élaborer un savoir d'action à propos de ce qu'elles font et de la manière dont elles le font pour favoriser l'appropria-

tion par les communautés locales ou territoriales de leur propre développement. Une piste pour favoriser la réflexion en ce sens serait de tenter d'étendre nos idées sur les questions suivantes : quelles sont les méthodes d'intervention (moyens) que les infirmières utilisent précisément pour : 1. aider une communauté à disposer d'un pouvoir d'action autonome qui lui permet « de modifier certaines de ses conditions de vie afin de survivre et/ou d'améliorer son sort, de gérer les services à rendre accessibles à sa population et d'exercer un contrôle global et continu sur sa vie et sur sa destinée » (Conseil de la santé et du bien-être, 2001, p. 11) ; 2. aider une communauté à « réaliser un processus qui la conduit à prendre conscience de ses problèmes et de sa capacité (ou de son incapacité) à les résoudre, à resserrer les liens sociaux de base afin qu'émerge une nouvelle organisation sociale axée sur le partenariat et à maîtriser de plus en plus les outils collectifs de développement » (Conseil de la santé et du bien-être, 2001, p. 11) ; 3. aider une communauté à assurer le pouvoir d'action autonome à l'intérieur d'une structure » (Conseil de la santé et du bien-être, 2001, p. 11).

Chose certaine, et la pratique des infirmières sur le terrain le prouve tous les jours, celles-ci cherchent à s'attaquer au gradient social[6] de santé, qui montre que plus un individu ou un groupe d'individus occupe une position socioéconomique défavorable, plus sa santé est mauvaise. Les infirmières croient dès lors qu'il est possible de remédier aux inégalités socioéconomiques en matière de santé. À cet effet, si elles s'appliquent à clarifier leur savoir-agir dans des projets de développement des communautés, elles se démarqueront dans cet effort grandissant des communautés interprofessionnelles pour définir les déterminants auxquels il faut s'attaquer en priorité pour garantir, sur une base continue, le mieux-être des individus dans une société juste. Elles pourront aussi, grâce à leur expertise issue du travail sur le terrain, aider tous les intervenants à réfléchir aux résultats auxquels on peut s'attendre relativement aux choix des politiques sociosanitaires publiques, ainsi qu'aux orientations des politiques socioéconomiques et des structures organisationnelles étatiques en matière de santé et de services sociaux.

Dans la section suivante, quelques exemples tirés d'expériences sur le terrain montrent le travail des infirmières qui correspond aux convictions qui alimentent leur engagement professionnel pour le développement des communautés.

---

6. On entend par gradient social le fait que les inégalités en santé touchent tout le monde : plus on est pauvre ou plus la position socioéconomique est basse et plus on est en mauvaise santé, et ceci quel que soit le lieu où on se trouve.

16.5 Le développement des communautés appliqué aux infirmières : des exemples pratiques

Les exemples d'intervention des infirmières dans une perspective de développement des communautés partout au Canada sont légion, mais assez peu documentés dans la littérature. Ils sont également fort variés dans leur actualisation selon les diverses régions ou provinces du Canada où ils se déploient. Un premier exemple intéressant est rapporté dans une vidéo à visée éducative conçue et produite par Doreen Westera, professeure à l'école des Sciences infirmières de la Memorial University. On y fait état d'une équipe d'infirmières intervenant dans la région de Green Bay, dans la province de Terre-Neuve-et-Labrador, qui comporte 22 municipalités regroupant environ 9 000 habitants en tout. Une intervention spécifique auprès d'un groupe de mères souhaitant mettre en place des services pour les parents d'enfants d'âge préscolaire y est présentée. Celle-ci met l'accent sur les différents rôles joués par l'infirmière auprès du groupe de jeunes mères afin de les accompagner dans leur démarche, qui a suscité la collaboration d'instances issues de plusieurs secteurs de la communauté tels que Services Canada, les municipalités, les groupes communautaires, les églises et des membres de la communauté. Les 15 principes de développement des communautés devant guider les infirmières qui agissent dans une perspective de développement communautaire sont présentés dans l'encadré 16.7.

D'autres exemples de participation des infirmières dans une perspective de développement des communautés sont en lien avec des interventions amorcées dans le champ de l'itinérance et en santé mentale. Ainsi, dans la ville de Sherbrooke, au Québec, une infirmière participe à une équipe mobile d'intervention auprès des personnes itinérantes dans le centre-ville, caractérisé par divers indicateurs de défavorisation sociale et économique. Créée au milieu des années 2000, cette équipe comprend aussi un intervenant social, un organisateur communautaire et un médecin. Le projet novateur d'intervention qu'elle mène a fait récemment l'objet d'une recherche évaluative (Morin et collab., 2012) avec deux autres projets d'intervention de quartier auquel il s'apparente par sa philosophie, qui comprend notamment cinq orientations : 1. tenir compte des particularités des personnes et des milieux ; 2. agir dans la proximité ; 3. intervenir de façon proactive ; 4. favoriser une dimension relationnelle ; 5. réguler l'intervention de façon continue. La recherche évaluative consiste notamment à intégrer l'action sur les déterminants sociaux de la santé, particulièrement le soutien social, l'accès au logement, la sécurité alimentaire et la participation sociale. La recherche met enfin en évidence l'ensemble des résultats découlant de ces projets et leurs liens avec le développement des communautés.

Dans la même veine, plusieurs infirmières ont été impliquées dans la gestion, la mise en œuvre et l'évaluation de l'important projet Chez soi/At home de la Commission de la santé mentale du Canada. Réalisé entre 2009 et 2014 dans cinq grandes villes canadiennes (Vancouver, Winnipeg, Toronto, Montréal et Moncton), il s'agit d'un projet d'intervention en matière d'itinérance inspiré de l'approche Logement d'abord/Housing First, élaborée à New York durant les années 1990. Contrairement aux projets traditionnels, les participants n'avaient pas à satisfaire des conditions préalables comme ne plus consommer de drogues ou suivre un traitement pour vivre en logement. Les cinq principes de base sont l'accès immédiat à un logement, la possibilité de choix pour le client et le respect de son libre arbitre, l'accent sur le rétablissement, des services de soutien personnalisés à l'initiative des personnes participantes et l'intégration communautaire et sociale. Le projet Chez soi/At home a fait l'objet d'une recherche évaluative d'envergure

---

ENCADRÉ 16.7   **Les 15 principes de développement des communautés**

1. Les membres de la communauté participent à toutes les étapes du processus.
2. Les forces et les actifs sont les ressources pour composer avec les problèmes de santé.
3. Les communautés doivent être prêtes pour vivre la démarche.
4. Le changement visé provient de l'intérieur de la communauté.
5. La communauté est vue en tant qu'expert.
6. Des efforts planifiés sont faits pour rechercher des populations marginalisées.
7. Plusieurs compétences, expertises et connaissances sont requises.
8. Le but est de rehausser les compétences de la communauté.
9. Les professionnels sont considérés comme des partenaires de la communauté.
10. Les communautés ont besoin de soutien continu.
11. La santé est vue dans une perspective large qui comprend les déterminants sociaux de la santé.
12. Les interventions sont guidées par les perceptions d'acceptabilité de la communauté.
13. L'attention est placée sur les préoccupations locales.
14. Le processus est aussi important que les résultats découlant de l'atteinte des objectifs.
15. Une communication ouverte est nécessaire.

Source : Traduction libre de Westera, 2009.

impliquant de nombreux chercheurs sous la gouverne de Paula Goering et a révélé des résultats prometteurs sur plusieurs plans[7]. Plus de 2000 personnes ont été recrutées, principalement dans des refuges ou dans la rue, pour participer à ce projet, qui a mobilisé plus de 200 fournisseurs de services, 260 propriétaires et entreprises de gestion immobilière et plus de 1200 unités d'habitation. Plusieurs infirmières, notamment, faisaient partie des équipes de traitement à l'intention des participants.

Ce dernier exemple s'apparente sans doute davantage à l'implantation d'un modèle de services planifiés dans le cadre d'une approche communautaire qu'à un projet répondant strictement aux critères d'un projet de développement des communautés. Il illustre cependant tout le potentiel qu'il recèle, à l'instar de plusieurs projets de santé publique, pour s'inscrire à l'avenir dans une perspective de développement des communautés en mettant en jeu les dynamiques complexes d'intégration des logiques ascendantes et descendantes dans le cadre de relations de concertation et de partenariat au plan local[8] (Bourque, 2008).

Plusieurs projets de développement des communautés ont été documentés ces dernières années, sans nécessairement qu'il y soit fait mention de manière précise de toutes les contributions respectives des professionnels qui y sont impliqués[9]. Ces projets comportent par ailleurs les ancrages nécessaires pour une participation active des infirmières dans leur élaboration, leur réalisation, leur gestion et leur évaluation. Ainsi, plusieurs infirmières s'impliquent dans ce genre de projets à titre de praticiennes, de gestionnaires et de chercheuses. Elles diffusent leurs connaissances de la population locale sur le plan de la santé et de ses déterminants, participent à l'analyse collective des problèmes et des forces de la communauté, plaident pour l'intégration des personnes et des groupes désavantagés et les associent à leurs activités, participent aux actions et aux projets réalisés par l'intermédiaire des tables intersectorielles locales, s'associent aux actions de mobilisation dans la communauté, actualisent des programmes de prévention et de promotion sur la base des principes d'une approche communautaire, et plaident pour des programmes et des politiques sociales agissant sur les déterminants sociaux de la santé. En somme, elles participent aux efforts éthiques d'une plus grande justice sociale auxquels elles sont conviées en fonction des occasions singulières qui se profilent dans leurs milieux d'intervention et des dynamiques de développement des communautés qui les caractérisent (AIIC, 2008, p. 20).

---

7. Voir à cet effet les textes suivants : Geller, 2014, p. 22-27 ; Goering et collab., 2014.

8. Pour une discussion approfondie de ces enjeux, voir le texte de Mercier et Bourque, 2012.

9. Voir, par exemple, Caillouette et collab., 2009 ; Duval et Bourque, 2007 ; Lachapelle, Mercier et Bourque, 2014.

Conclusion

Dans ce chapitre, nous avons fait état des liens de causalité qui existent entre l'intérêt actuel pour le développement des communautés, les représentations sociales de la santé dans l'histoire et les visées de justice sociale correspondant aux travaux de l'Assemblée générale des Nations Unies, de la Commission des déterminants sociaux de la santé de l'OMS et des textes fondateurs sur la santé. En nous attardant plus particulièrement à la teneur des discours de l'ONU et de l'OMS sur les conséquences en coût humain des inégalités socioéconomiques qui sévissent partout sur la planète ou bien sur les enjeux de société actuels, nous avons pu situer l'importance que peuvent revêtir les déterminants sociaux de la santé sur le plan sociosanitaire. Au-delà de la prise en compte du gradient socioéconomique de santé, nous avons pu faire ressortir cet appel fondamental pour un renouvellement judicieux des choix sociopolitiques, économiques, juridiques et sanitaires en matière de santé et de bien-être social. Parce que plusieurs des sources théoriques citées dans ce chapitre laissent entendre qu'il y a urgence d'agir, on en vient à croire que l'activité décisionnelle élaborée en vue de résoudre les problèmes sociaux complexes est actuellement un enjeu de société et le demeurera dans le futur.

À ce titre, il est possible de faire un parallèle avec le discours qui tente de justifier que la pauvreté et les inégalités socioéconomiques sont acceptables, sinon inévitables, voire qu'il y a toujours eu des pauvres et qu'il y en aura toujours. En réalité, ce discours dit que les pauvres et ceux qui vivent des inégalités socioéconomiques sont là pour durer et que, pour cette raison, il faut agir pour réduire, réguler ou limiter les risques psychosociaux. La croyance qui est à la base de cette analyse du problème social dessine autant l'interprétation des causes de ce qui pose problème que les solutions envisagées pour y remédier. Pour le dire autrement, si l'on considère que le phénomène est là pour rester, à quoi bon agir pour l'enrayer ?

Pourtant, on sait que ce discours peut devenir partiellement dénué de sens lorsqu'on le confronte aux différents rapports que la Commission des droits économiques, sociaux et culturels de l'ONU a fournis aux gouvernements successifs à Ottawa depuis que le Canada a adhéré au pacte international en la matière en 1976. Dans les rapports en question, il est écrit noir sur blanc que le Canada avait et a toujours la capacité d'éradiquer la pauvreté et les inégalités socioéconomiques sur son territoire. On va même jusqu'à établir que les conditions sociales sont matière à discrimination. Une lecture attentive des travaux de la Commission permet ainsi de déduire que pour les représentants de l'ONU qui ont analysé le cas du Canada, la pauvreté et les inégalités socioéconomiques ne sont pas naturelles ou insurmontables, et que des actions peuvent les éliminer. Il est donc possible de modifier le paysage des injustices sociales au Canada.

Retenons ceci de cet entrecroisement de discours: ceux qui s'engagent pour le développement des communautés sont aussi d'avis que la pauvreté et les inégalités socio-économiques ne sont pas irrévocables. Par les convictions qui les animent, mais aussi en fonction de leur analyse des défis sociosanitaires qui marquent notre temps, on note un souci sans précédent concernant les solutions sociales envisagées par les pouvoirs publics, politiques et économiques pour répondre aux problèmes sociaux et de santé de l'heure. Par cet accent mis sur la façon dont les décisions sont prises sur le plan sociosanitaire, on semble vouloir dire que le temps des choix faits à tâtons ou qui demeurent en surface est maintenant révolu. Il faut faire vite et bien faire, car nous n'avons plus le droit à l'erreur. Voilà, en substance, l'essentiel de l'argument observé dans les mises en garde de ceux qui documentent l'importance qu'a ou peut avoir le développement des communautés de nos jours.

D'ailleurs, les infirmières sont amenées à répondre quotidiennement de ce qu'est une vie humaine en santé et décente sur le plan socioéconomique. Comme pour les autres groupes professionnels impliqués dans le développement des communautés, les infirmières tendent à nous dire que nous avons la responsabilité de nous prononcer sur les conditions d'existence à fournir pour garantir une qualité de vie digne de l'être humain, une société juste. Tant les individus que les collectivités ne peuvent plus faire l'autruche. En effet, il semble que le développement des communautés, comme le développement local ou territorial, repose sur des bases axiologiques qui alimentent une croyance facilement transférable sur le plan des défis environnementaux: il est possible d'agir ensemble sur les facteurs sociaux qui produisent des problèmes de santé individuels et collectifs. Précisément, et pour en venir à inverser les tendances actuelles en ce qui concerne le lien qui existe entre la pauvreté et la santé, c'est-à-dire pour répondre d'une façon durable aux enjeux planétaires de notre temps, il semble que la participation des acteurs locaux et territoriaux soit requise.

Les infirmières sont donc nombreuses à penser qu'au-delà de la privation matérielle, la pauvreté «signifie devoir composer avec des opportunités moindres et surtout, de vivre avec le stress et le sentiment d'avoir peu de contrôle sur sa vie» (Centre de recherche Léa-Roback sur les inégalités sociales de santé de Montréal, 2014). En ce sens, elles savent que ce qui cause les injustices sociales n'est pas une fatalité et qu'il y a mieux à faire en matière de choix politiques, économiques, juridiques et sociosanitaires pour garantir la santé de tous et avec tous dans une société juste. Pour elles, faire les bons choix veut bien souvent

dire décider à quels déterminants «s'attaquer en priorité et à quels résultats on peut raisonnablement s'attendre» (Yaya, 2010, p. 237) pour atteindre les visées de santé sur les plans humain et social.

En outre, parce qu'elles travaillent auprès de la population et au cœur du quotidien de ceux qui ont peine à vivre de façon décente, les infirmières sont capables de fournir des analyses pertinentes de l'état de santé des communautés en fonction des entraves socioéconomiques qu'elles rencontrent. En ce sens, elles sont des actrices de premier plan dans le ciblage des «secteurs qui ont une incidence sur l'équité et l'état de santé des populations» (Yaya, 2010, p. 237) et dans le choix des déterminants qu'il importe de privilégier pour inverser la donne sur le plan sociosanitaire.

L'éclairage que nous avons proposé autour des principes normatifs et axiologiques qui balisent les activités professionnelles des infirmières a permis de révéler la présence de responsabilités déontologiques envers la société. Ces responsabilités invitent les infirmières à s'engager à faire des déterminants sociaux un angle d'analyse et d'intervention capable de rejoindre l'exigence de justice sociale qui les anime sur le plan professionnel. Qu'on se le tienne pour dit, les infirmières ont le devoir légitime de s'impliquer pour garantir de façon démocratique le pouvoir d'agir des individus dans l'élaboration de projets de développement socioéconomique et sociosanitaire novateurs, voire de garantir «l'accès équitable aux conditions nécessaires à une bonne santé et dans leur juste (*fair*) répartition» (AIIC, 2010, p. 11). C'est dans cette perspective qu'on les voit et qu'on espère les voir de plus en plus s'impliquer dans différents partenariats locaux ou territoriaux où l'on s'applique à favoriser l'appropriation par les communautés de leur mieux-être individuel et collectif.

Enfin, si nous avons montré que les infirmières ont tout ce qu'il faut pour travailler au développement des communautés, les infirmières ont aussi comme défi de documenter davantage la façon qu'elles ont de mettre en place des activités d'intervention permettant à une communauté de disposer non seulement de latitude décisionnelle sur le plan démocratique, mais surtout d'un pouvoir d'action autonome susceptible de mener à des changements en ce qui a trait à la fois aux conditions d'existence, aux politiques sociales et aux structures organisationnelles en matière de santé et de services sociaux. En somme, même si elles sont à l'écoute des besoins du milieu où elles cherchent à favoriser la participation sociocommunautaire, les infirmières possèdent des méthodes de travail et des savoirs d'action qui mériteraient d'être mieux connus, lus et partagés, tant au sein des corridors interdisciplinaires universitaires que sur le terrain de l'interprofessionnalité.

À retenir

- Les infirmières doivent pouvoir situer l'origine du développement des communautés comme objet d'étude et d'intervention et comme champ de pratique.

- Les infirmières doivent posséder la capacité de lier des enjeux structurels, sociopolitiques et économiques aux facteurs sociosanitaires responsables des problèmes de santé individuels et collectifs auxquels le développement des communautés s'adresse.

- Les infirmières doivent saisir qu'elles ont, en fonction de leur objet d'étude et d'intervention ainsi que des valeurs et des normes déontiques de leur profession, les habiletés requises pour faire du développement des communautés un champ de pratique légitime.

- Les infirmières doivent être capables de mesurer les défis théoriques, méthodologiques et pratiques à venir liés au développement des communautés en sciences infirmières.

Activités d'apprentissage

1. À partir du texte de l'encadré 16.2, page 200, répondez aux questions suivantes:

   a) Lesquels des enjeux exposés vous concernent le plus comme infirmière?

   b) En quoi ces enjeux sont-ils ou peuvent-ils être en cohérence ou en conflit avec les fondements normatifs de la déontologie ou les finalités de la profession?

2. À partir du texte de l'encadré 16.4, page 202, répondez aux questions suivantes:

   a) En vous inspirant des énoncés de valeurs et du code de déontologie des infirmières de l'AIIC, dites si ce groupe professionnel plaiderait davantage en faveur du modèle des places ou du modèle des chances.

   b) Quelles sont les raisons qui soutiennent votre réponse?

3. À partir du texte du tableau 16.1, page 206, répondez aux questions suivantes:

   a) Êtes-vous en mesure de noter les mots ou les verbes d'action qui reviennent le plus souvent?

   b) À partir de vos découvertes, êtes-vous en mesure de faire des liens entre le développement des communautés, l'action intersectorielle, l'organisation communautaire, le développement local et les rôles et responsabilités des infirmières œuvrant en santé publique et en santé communautaire?

Après avoir répondu aux questions 1, 2 et 3 qui précèdent, et en fonction du contenu du chapitre, expliquez en quelques lignes si vous seriez prête à vous engager pour faire du développement des communautés une pratique professionnelle, un champ de pratique au quotidien.

Pour en savoir plus

Béji, K. et collab. (2008). *Pour une autre vision de l'économie.* Repéré à www.economieautrement.org

Renouard, C. (2014). Justice écologique et responsabilité politique de l'entreprise. *Études, 420*(5), p. 39-49.

Schwartz, A. (2010). Les think tanks et la consolidation d'une vision économique du social. *Informations sociales,* (157), p. 60-68.

VanDuzer, J.-A. (2004). *La santé, l'éducation et les services sociaux au Canada: l'incidence de l'AGCS.* Ottawa, Ontario: Université d'Ottawa.

CHAPITRE 17

Le soutien social

Hélène Albert et Elda Savoie

Objectifs

À la fin de ce chapitre, vous serez en mesure :

1. de comprendre les concepts de capital social et de soutien social ;

2. de reconnaître les particularités de la mobilisation du soutien social en contextes rural et urbain ;

3. de saisir l'importance de prendre en compte l'unicité des personnes en fonction de leur genre, de leur culture et de leur situation socioéconomique.

Introduction

Le **soutien social** est un concept fort important pour toute intervenante agissant dans un contexte communautaire. Dit simplement, il renvoie à l'aide que peuvent apporter à une personne, à une famille ou à un groupe les membres de leur réseau respectif. Cette aide peut être effective ou potentielle, c'est-à-dire être déjà mobilisée ou pouvoir être éventuellement sollicitée. Statistique Canada définit le soutien social comme mesurant « la disponibilité de l'assistance offerte par les amis et les parents » (2011, page d'accueil). Or, bien que cette définition restreigne le réseau aux personnes les plus proches de l'individu – alors que nous verrons que ce réseau peut s'étendre plus largement à la communauté –, elle donne tout de même une bonne idée du sens attribué à ce concept.

Dans ce chapitre, nous proposons de rendre compte de l'importance du soutien social en intervention communautaire et de sa contribution au mieux-être des personnes.

Soutien social Aide que peuvent obtenir des personnes de leur entourage, soit de leur réseau familial, social ou encore des services existants.

FIGURE 17.1   La valeur du capital social d'un individu

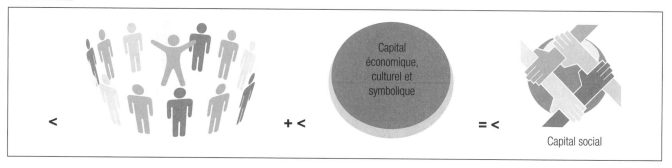

Dans un premier temps, nous tenterons de définir les concepts de capital social, de solidarité et de soutien social, et de tisser des liens entre eux. Par la suite, nous aborderons les particularités des contextes rural et urbain en regard du soutien social. Enfin, nous proposerons une réflexion sur trois dimensions auxquelles les intervenantes doivent être sensibles quand elles contribuent à la mise en place de ressources de soutien social, soit le genre, la culture et la situation socioéconomique des personnes accompagnées. Ces dimensions peuvent avoir une influence, entre autres sur l'ouverture, voire la réceptivité à obtenir du soutien social.

17.1   Le capital social, la solidarité et le soutien social

Selon l'Organisation mondiale de la santé (OMS, 2006)[1], la santé se définit comme « [...] un état de complet bien-être physique, mental et social, et ne consiste pas seulement en une absence de maladie [...] » (p. 1). Ainsi, les interactions sociales peuvent influer sur la santé des collectivités et des individus ; les concepts de soutien, de réseaux et de cohésion associés aux interactions sociales permettent par ailleurs de comprendre la notion de capital social (Andrew, 2005).

Bourdieu (1986) a défini le **capital social** en précisant qu'il s'agit des ressources effectives ou potentielles associées à un réseau stable de relations plus ou moins établies, voire institutionnalisées. On peut illustrer le capital social en imaginant la notion d'appartenance à un groupe, qui

attribue à ses membres un certain statut leur donnant une valeur, une crédibilité, ou encore du « crédit » aux yeux de la collectivité. Plus le réseau de relations mobilisables d'une personne est important (taille du réseau), et plus le volume du capital culturel, économique et symbolique de chaque relation est considérable, plus grand est son capital social. Par exemple, imaginons le capital social détenu par deux femmes vivant dans la même communauté rurale. La première est une jeune mère monoparentale travaillant au salaire minimum au dépanneur, la deuxième, une infirmière à la retraite, ayant œuvré en milieu hospitalier dans la ville voisine pendant plus de 30 ans. Disposent-elles d'un capital social équivalent ? Quelles sont les relations qu'elles entretiennent dans la communauté ? Qui fait partie de leurs réseaux respectifs ? Qu'en est-il de leurs statuts respectifs dans leur communauté ? Toutes ces questions permettent d'évaluer le capital social d'une personne. On peut ainsi penser que plus le capital social d'un individu est élevé, plus ce dernier aura accès à du soutien social de son réseau (*voir la figure 17.1*).

L'entraide, l'une des formes que peut prendre le soutien social, faisait autrefois partie intégrante des valeurs partagées dans notre société. Cependant, la transformation de la société au cours des 40 dernières années, aussi bien sur les plans politique que social et économique, n'est pas sans avoir compromis cette valeur. En effet, dans les années 1960, l'État-providence visait le partage des richesses, assurant ainsi une certaine sécurité à tous, indépendamment du statut social, entre autres par un accès égal à l'éducation et aux services de santé. Par la suite, la montée de la philosophie néolibérale, qui prône l'individualisme et le désengagement de l'État, a eu pour effet d'effriter le filet de sécurité sociale qui assurait aux individus et aux familles un minimum de soutien de l'État. Un tel courant idéologique, le néolibéralisme, de plus en plus présent dans le discours des dirigeants et des institutions, a pour effet de transformer les valeurs sociales et, par le fait même, celles auxquelles les individus adhèrent. Cette façon de vivre chacun pour soi, qui est une des manifestations de cette transformation sociale, a comme conséquence directe l'augmentation de l'isolement et,

---

Capital social Concept permettant d'apprécier la solidité des liens qui existent dans la vie des individus et des collectivités. La valeur du capital social d'une personne varie selon la taille de son réseau, la qualité des relations entretenues avec les membres de ce réseau et le statut social qui lui est accordé.

---

1.   Cette définition est inscrite dans la Constitution de l'Organisation mondiale de la santé, qui a été adoptée à New York, en 1946, dans le cadre de la Conférence internationale de la santé.

par conséquent, l'effritement du tissu social, voire des liens sociaux. Pour illustrer ces propos, on n'a qu'à penser à la manière dont on prenait en charge un proche vieillissant jusqu'au milieu du XXe siècle. À cette époque, il n'était pas rare de voir des grands-parents cohabiter avec la famille de leur fille ou de leur fils. Aujourd'hui, ce genre de situation est moins courant, le quotidien de la vie en famille s'étant beaucoup transformé, ne serait-ce que parce que, souvent, les deux conjoints travaillent à l'extérieur du foyer (Marshall, 1998) et que les enfants sont généralement impliqués dans des activités parascolaires. Ainsi, il reste habituellement bien peu de temps durant lequel les gens ont le loisir de se retrouver ensemble à la maison. L'exode rural des jeunes familles contribue aussi à ce défi de prise en charge par la famille d'un proche vieillissant ou en perte d'autonomie.

Si la société s'est transformée, l'être humain, lui, demeure cependant un être social. D'une certaine manière, il reste dépendant des autres, dans la mesure où à des moments précis de sa vie, par exemple quand il est aux prises avec la maladie, la souffrance ou la perte d'autonomie, le besoin de l'autre, c'est-à-dire de son aide et de son soutien, devient plus manifeste.

Le soutien social ne peut exister sans la présence de la solidarité. En ce sens, Grenier (2011) précise que «la vie humaine, indépendamment de l'âge, est construite sur des dépendances mutuelles. Ces liens d'interdépendance donnent un sentiment d'existence, de reconnaissance et d'appartenance à la vie, à la communauté» (p. 47). Il devient donc important de créer et de maintenir des liens sociaux significatifs (Grenier, 2011). Bien qu'il s'agisse encore à ce jour d'une minorité de personnes âgées qui n'ont pas ou plus de liens familiaux, il reste, comme le souligne Campéon (2011), qu'on ne peut pas pour autant négliger le fait qu'elles existent et que l'isolement qui en découle laisse ces personnes dans une position de vulnérabilité, parfois fatale – l'auteur rappelle la canicule de 2003 en France, au cours de laquelle des personnes âgées seules et isolées n'ont pas survécu.

L'état de santé général d'une personne peut être amélioré ou aggravé selon la composition de son environnement social. L'accompagnement d'une personne malade en communauté nécessite, de la part de l'infirmière, une évaluation et une prise en compte de l'environnement social de la personne, qui est un des déterminants de la santé selon l'Agence de la santé publique du Canada (2013), ainsi que du soutien social potentiel ou effectif dont elle dispose pour mieux orienter son plan de soins.

En fait, pour connaître l'environnement social d'une personne et, par surcroît, évaluer le soutien social dont elle dispose, il importe de bien chercher à connaître cet environnement. La figure 17.2 décrit les dimensions à considérer dans le cadre de cette évaluation.

Dans le plus petit cercle se trouve la personne au cœur de ce réseau, et il importe de bien connaître son état de santé général. Il est aussi nécessaire de bien évaluer ses conditions de vie objectives et subjectives, de façon à avoir un bon portrait de sa situation. Les conditions de vie objectives se définissent comme les éléments observables de sa réalité qui, au-delà de sa santé physique, comprennent entre autres des éléments liés à sa mobilité, à son logement ainsi qu'à sa santé financière. Les conditions de vie subjectives sont davantage liées à son état d'âme, au sens qu'elle donne à ce qu'elle vit, etc. Le deuxième cercle, qui renvoie au niveau microsocial, prend en compte les personnes qui composent son réseau social de proximité, soit sa famille, ses proches, son cercle d'amis ou encore ses voisins. On se préoccupe ici de la qualité des liens entretenus, de la disponibilité des personnes qui le composent et de leur proximité géographique. Le troisième cercle illustre le niveau mezzosocial et renvoie à son réseau communautaire, à savoir les ressources humaines et matérielles de sa communauté, comme les intervenantes et les services impliqués ou existants dans son environnement. Ici aussi, on cherche à déterminer, au-delà de la nature de l'implication, la disponibilité de ces ressources et l'ouverture à la collaboration interprofessionnelle. Enfin, dans le quatrième cercle, le niveau macrosocial tient compte des éléments structurels, soit les politiques sociales existantes, le filet de sécurité sociale ou l'accès aux services. Il s'agit ici de se préoccuper des éléments du contexte social et politique qui permettent une compréhension plus globale de l'environnement de la personne.

FIGURE 17.2   Les dimensions de l'environnement social d'un individu

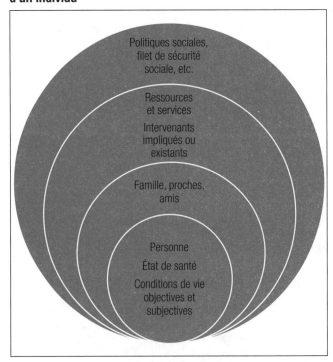

Politiques sociales, filet de sécurité sociale, etc.

Ressources et services
Intervenants impliqués ou existants

Famille, proches, amis

Personne
État de santé
Conditions de vie objectives et subjectives

Il faut lire la figure 17.2 en ayant à l'esprit que les différents niveaux doivent entretenir une certaine interdépendance, c'est-à-dire une conscience de l'existence et de la contribution respective de chacun, pour maximiser le potentiel de soutien social. Pour bien comprendre le soutien social et le potentiel de sa mobilisation, il devient important de distinguer le contexte dans lequel il prend forme, qu'il soit rural ou urbain.

17.2   Le soutien social : les contextes rural et urbain

Le milieu dans lequel tout individu habite doit être considéré comme point de départ pour connaître et mettre en place les éléments essentiels pouvant contribuer à son mieux-être. À partir de ce constat, il est important de distinguer le contexte urbain du contexte rural. Le contexte urbain est parfois privilégié comme milieu de recherche auprès des populations qui y habitent, mais les résultats sont souvent appliqués au milieu rural (Chapman et Peace, 2008 ; Simard et collab., 2011). Ainsi, il n'est pas rare que les milieux ruraux se voient dotés de services ou même de politiques sociales qui ont fait leur preuve en région urbaine, sans égard aux réalités propres au contexte rural. Comme il peut parfois arriver, les services sont uniformisés et définis à partir des besoins de groupes majoritaires. De là l'importance de bien connaître les particularités de chaque groupe et de chaque région afin d'intervenir de façon adéquate pour s'assurer de répondre aux besoins réels des différents milieux.

Il peut s'avérer que des initiatives soient transférables, mais on doit s'éloigner du même coup de la prémisse voulant que toutes les initiatives mises en place en milieu urbain correspondent aux besoins d'un groupe semblable habitant en région rurale. Il faut être conscient que ces milieux possèdent non seulement des similarités, mais également des différences dont il faut tenir compte (Keating, 2008). Les gens habitant un même territoire ont eux aussi des histoires, un vécu et des expériences qui leur sont propres, et il est primordial de reconnaître l'**unicité** de chaque être humain auprès de qui l'on intervient.

La prise en compte des contextes rural et urbain renvoie aussi à la nécessité d'étudier deux composantes du soutien social, soit le soutien formel et le soutien informel. Le soutien formel découle des institutions qui assurent la mise en place de certaines ressources et de certains services pour venir en aide à la communauté. Ce soutien est par ailleurs plus connu, voire plus reconnaissable et accessible, tout en

étant parfois gratuit, parfois payant. Le soutien informel, pour sa part, renvoie à l'appui que peuvent procurer les gens de l'entourage de la personne. Cette forme de soutien peut parfois être moins visible et, par ailleurs, nécessiter de la part des intervenantes une plus grande créativité pour le reconnaître et le mobiliser. Ce soutien informel semble bien souvent combler des lacunes pour les régions ayant accès à moins de services formels. Il va sans dire que lorsqu'on pense à la mobilisation du soutien social informel, c'est habituellement aux proches qu'on fait référence. Cependant, toute personne qui a besoin de soutien ne se tournera peut-être pas immédiatement vers son entourage (famille et amis) pour obtenir de l'aide. Dans certains cas, la personne elle-même ne souhaite pas dépendre de ses proches ou encore solliciter leur aide, pour de nombreuses raisons qui peuvent varier d'une personne à une autre. Par ailleurs, il peut exister des situations où ce sont les proches qui ne sont pas disposés à offrir le soutien nécessaire. En effet, Houle, Mishara et Chagnon (2005) précisent que « les personnes ne reçoivent pas toujours un soutien adéquat de la part des membres de leur entourage » (p. 63). Être sensible à ces réalités est une responsabilité qui incombe à l'intervenante.

Les gens vivant en milieu rural sont de plus en plus appelés à développer des liens sociaux informels. Cette attente envers eux est due, entre autres, au phénomène de l'effritement social, engendré par un exode de la population plus jeune vers les centres urbains, ou encore à l'absence ou au manque de services de proximité en santé communautaire (Chapman et Peace, 2008 ; Scharf et Bartlam, 2008). Cette absence ou ce manque de services peut provenir d'une méconnaissance des besoins spécifiques de ces groupes. Dans ces conditions, les populations des communautés rurales sont souvent appelées à déployer des efforts pour stimuler et préserver la solidarité sociale entre leurs membres.

S'il y a absence de services ou que certains ne répondent pas adéquatement aux besoins des gens, de nouvelles formes de soutien social peuvent donc prendre naissance. Ces dernières peuvent contribuer au maintien de la qualité de vie en faisant en sorte que les gens puissent demeurer plus longtemps chez eux. C'est ce qu'on peut appeler le « réseau de soutien social informel ». Plusieurs auteurs indiquent que ce réseau améliore autant la santé que le quotidien de ces personnes (Chapman et Peace, 2008 ; Nadasen, 2008).

Il est important de s'attarder au concept du « chez-soi » dans l'analyse du soutien social. Ce « chez-soi » ne signifie pas habiter dans le même domicile tout au long de sa vie. C'est plutôt l'environnement qui demeure le même. Plusieurs auteurs ont démontré l'importance de demeurer dans un lieu connu ainsi que ses effets positifs sur la santé des gens et sur leur qualité de vie (Keating, Eales et Phillips, 2013 ; Ryser et Halseth, 2011).

Unicité Ensemble des caractéristiques propres à un individu qui en font un être unique. Ces caractéristiques sont entre autres d'ordres individuel, social, culturel, politique, économique et historique.

Lorsque l'environnement reste le même, plusieurs visages demeurent familiers malgré le départ de certains. L'histoire du lieu est la même, les bâtiments sont des points de repère, même en l'absence ou en présence de nouveaux projets. Toute cette familiarité aide les personnes à se souvenir de qui elles sont et d'où elles viennent (Shenk, 1998). C'est un sentiment qui développe un mieux-être autant individuel que collectif. Le fait de connaître son environnement permet de savoir vers qui se tourner pour obtenir du soutien. Ces soutiens informels se trouvent parfois dans de nouvelles amitiés, des relations intergénérationnelles ou encore de nouvelles connaissances.

La familiarité de l'environnement est une dimension importante à considérer dans les interventions faites auprès des individus, qu'ils soient jeunes ou moins jeunes, durant des situations de perte d'autonomie ou de protection des enfants ou des adultes. Cette notion de proximité des liens et des lieux demeure fondamentale. Par ailleurs, peu importe le contexte, il est important de prendre en considération les aptitudes des gens à se prendre en main et à reconnaître leur sens de la débrouillardise quand vient le temps de mettre en place et de recevoir du soutien social.

Lorsque les personnes sont en mesure de demeurer dans leur localité d'origine, elles risquent de continuer à exercer une forme ou une autre d'engagement, et celui-ci peut les conduire à construire de nouvelles voies d'entraide mutuelle. Dans le cas présent, le terme « engagement » signifie être engagé dans son quotidien avec l'autre afin de développer un soutien social qui lui permettra de conserver sa qualité de vie et, du même coup, de maintenir une certaine liberté dans ses choix. Comme l'indique Grenier (2011) :

> La capacité qui sous-tend cette liberté est complexe ; on peut évoquer diverses composantes – physiques, rationnelles et affectives, voire morales, sociales ; elle s'actualise ou s'exerce dans des choix qui, inscrits dans l'espace et dans le temps, ne peuvent échapper totalement à des déterminants divers : santé, ressources personnelles, ressources économiques, réseau d'aide et de soutien, environnement physique. Dans cette perspective, l'individu autonome, libre et responsable implique également la relation à autrui. (p. 38)

Cette relation engage les individus impliqués à améliorer leur quotidien. Ce soutien informel peut paraître banal aux yeux de certains, mais combien important pour ceux qui le reçoivent. Il peut se manifester de diverses manières, soit à travers des visites de voisins, des discussions au bureau de poste, au dépanneur et même sur le perron de l'église, et se créera surtout dans les régions rurales de petites tailles (Simard et Savoie, 2009). Étant donné que ces régions sont souvent aux prises avec l'absence de certains services formels à proximité, leurs habitants ont généralement pu développer des habiletés à

reconstruire leur soutien social, ce qui peut leur procurer du réconfort. Ils développent un sentiment de confiance bien ancré vis-à-vis de leur milieu de vie, convaincus que c'est le meilleur endroit où demeurer (Arbuthnot et collab., 2007).

En contexte urbain, la mobilisation du soutien social peut être facilitée par le fait que ces milieux à forte densité de population sont généralement dotés de ressources et de services structurés offrant plus de possibilités de soutien. Par conséquent, les villes, découpées en quartiers, favorisent les occasions de contacts formels ou informels (visites à domicile, appels téléphoniques, activités de quartier), l'espace géographique étant moins grand (distance à parcourir) et leurs habitants moins dispersés (Kempeneers et Van Pevenage, 2011). Les espaces occupés par les habitants peuvent également s'entrecroiser (Kempeneers et Van Pevenage, 2011). Il arrive que les membres d'une même famille vivent dans la même ville ou encore habitent ensemble (cohabitation parents et grands-parents), favorisant des occasions de soutien informel. De plus, il y a aussi de fortes chances qu'il y ait des bénévoles en nombre suffisant pour répondre à la demande de services, ajoutant aux ressources de soutien formel. Or, lorsque l'intervenante reconnaît la spécificité des besoins et qu'elle est attentive aux possibilités de création de diverses formes de soutien entre les personnes et les différents professionnels, elle se retrouve devant un potentiel d'innovation dans les interventions de soutien social.

Dans ce contexte précis, l'innovation suppose une collaboration. Grenier (2013) parle de la valeur de l'innovation dans les interventions qui visent à mettre en place le soutien social. En référant aux intervenantes qu'elle nomme « acteurs », elle souligne que « l'important ici est la capacité de ces acteurs à observer et à comprendre ces usagers et leurs faits au quotidien, qui, même s'ils ne formulent pas d'attentes précises, sont en demande de façons de faire différentes » (p. 17). Grenier rejoint également la pensée de Keating et de ses collègues (Keating, 2008) qui mettent l'accent sur la prise en compte des réalités et de la diversité des personnes accompagnées.

La mise en place du soutien social se doit de reconnaître la diversité ainsi que les différences mais, par-dessus tout, de respecter l'unicité de chaque personne qui est accompagnée dans sa quête de travailler à établir ou à maintenir une bonne qualité de vie, peu importe où elle habite. Grenier (2013) propose également aux intervenantes de repenser leurs pratiques ainsi que leurs façons de voir les gens dans leur milieu en insistant sur « […] la capacité et l'attitude de l'organisation pour écouter ce qui se dit et se passe "en dehors de ses murs" » (p. 17). Il est donc clair que les notions telles que le respect des différences et de l'unicité de chaque personne ainsi que les atouts que possèdent l'urbain et le rural sont primordiales afin d'assurer la mise en place des services qui sauront répondre adéquatement aux besoins des gens. Les intervenantes et les institutions (agences, ministères, etc.) ont la tâche d'y réfléchir ensemble. Les instances politiques doivent par conséquent en tenir compte.

Ce qui vient d'être présenté visait à mettre en lumière certaines similarités et différences qui existent entre les milieux urbain et rural. La description faite autour du soutien social dans les pages précédentes n'est toutefois pas exhaustive. Il y a d'autres éléments à considérer dans l'évaluation des besoins et des services. Des dimensions liées aux caractéristiques des individus accompagnés sont ainsi incontournables. En ce sens, il est primordial de porter une attention particulière à leur genre, à leur culture et à leur situation socioéconomique. Se questionner sur ces différentes dimensions contribue à mieux comprendre les personnes, à mieux cerner leurs besoins et, par la même occasion, à mettre en place les services et les ressources qui leur conviennent.

17.3 Le soutien social : le genre, la culture et la situation socioéconomique

Le souci des questions portant sur le genre, la culture et la situation socioéconomique doit faire partie intégrante de la réflexion quand vient le temps de mobiliser le soutien social et de comprendre l'ouverture des personnes à recevoir de l'aide.

Quand on réfère au soutien social, on pense à la mobilisation de ressources humaines pour aider, voire soutenir quelqu'un, ce qui exige, de la part de l'intervenante, à la fois l'expression de sa volonté de venir en aide et la conscience de sa responsabilité professionnelle. Il importe aussi de penser à la personne à qui le soutien s'adresse, à son ouverture à accepter cette aide. On doit donc être en présence d'une forme de réciprocité, qui s'exprime par une volonté de venir en aide et par une acceptation d'être aidé. Il ne faudrait toutefois pas considérer l'acceptation de l'aide comme une forme de dépendance. En fait, le soutien social devrait plutôt être perçu comme une façon de contribuer à l'autonomie de la personne. Grenier (2011) explique :

> La condition d'un sujet autonome réside dans l'acceptation de sa socialité en travaillant pour l'autonomie d'autrui – car sans l'autre, je ne peux exister. Ainsi, les conditions de l'autonomie individuelle ne peuvent se réaliser que par un minimum d'hétéronomie. C'est cette hétéronomie dans le lien social qui amène cette interdépendance, devoirs et besoins autour des choix et des contraintes entre les individus. (p. 39)

Cet « autre » est nécessairement unique, et c'est en tenant compte de ses dimensions identitaires, notamment son genre, sa culture et sa situation socioéconomique, que l'intervenante peut entrer en relation d'aide et amorcer un processus de réflexion avec lui pour saisir sa réalité propre et ses besoins.

17.3.1 La dimension du genre

D'entrée de jeu, il est important de bien saisir la notion du genre, car cette dernière influe considérablement sur les modes d'intervention lorsque vient le temps d'offrir du soutien social. Selon l'Observatoire régional de la santé Nord–Pas-de-Calais (2009), une distinction s'impose :

> En dehors des caractéristiques biologiques, les rôles et les comportements distincts – masculins et féminins, qui sont régis par les normes et des valeurs de la société dans laquelle ils vivent – conduisent à des différences de "genre". Ces différences et les inégalités de "genre" peuvent conduire à des iniquités entre hommes et femmes en matière de santé et d'accès aux soins. (p. 2)

À quoi réfère la notion de genre ? Le genre découle d'une socialisation distincte, que l'on soit femme ou homme, et cette distinction résulte de « l'idéologie du genre » (traduction libre, Siltanen et Doucet, 2008, p. 116) au sein de la société. Le genre va au-delà du simple fait individuel, car il s'étend dans bien des domaines de la vie quotidienne, notamment dans les secteurs politique, public et privé. Pensons, par exemple, aux questions d'équité salariale, aux métiers et professions à tradition plutôt féminine ou masculine, ou encore à l'accès restreint à certains sports d'élite. Selon l'idéologie qui prédomine dans une société donnée, les comportements et les attitudes attendus des hommes et des femmes sont en quelque sorte prescrits. Cette idéologie oriente les positionnements que doivent adopter les femmes et les hommes dans ces différentes sphères de la vie. Or, la différence basée sur le genre est prise et « maintenue pour acquise ». (Traduction libre, Siltanen et Doucet, 2008, p. 116)

Les intervenantes doivent savoir accompagner les personnes en définissant les obstacles, les contraintes et même les difficultés que celles-ci peuvent rencontrer parce qu'elles sont soit une femme, soit un homme. Le genre façonne la manière dont ces personnes vont se percevoir comme bénéficiaires de soutien et des services de santé.

Devault (2011) s'est intéressée à la question du soutien social dans le contexte québécois ; elle précise que

> l'indice de soutien social est mesuré par trois dimensions : la participation sociale (fréquence de rencontres avec famille ou amis), la satisfaction à l'égard de ses relations et la taille du réseau de soutien (nombre de confidents, nombre d'aidants). [...] il y a significativement plus d'hommes que de femmes qui rapportent un faible niveau de soutien social (23 % *vs* 17 %). (p. 201)

Cette différence est-elle associée à l'ouverture à accepter du soutien de l'autre ? Se pourrait-il que cette acceptation se vive différemment selon que nous sommes une femme ou un homme ? En effet, selon Devault et Fréchette (2002), les hommes et les femmes demandent et acceptent un soutien différemment. Certains hommes auraient plus de difficulté à recevoir une certaine forme de soutien, car leur réseau informel risque d'être un peu moins élargi (Houle et collab., 2005). Cela s'expliquerait par le fait que les connaissances et amis proviennent de leur milieu de travail. On peut imaginer l'isolement que peut vivre un homme qui est sans travail. Également, plusieurs hommes ont surtout recours à leur partenaire pour le soutien émotif ; par conséquent, lors d'une séparation, ils perdent ce principal soutien informel (Houle et collab., 2005) et peuvent avoir plus de difficulté à en rebâtir un nouveau. Ils auraient plus tendance à demeurer à l'écart dans ces situations (Houle et collab., 2005). Devault (2011) souligne par ailleurs que « les hommes sont moins pourvus que les femmes en termes de soutien émotionnel ou informationnel [...] » (p. 201). Ils sont plus hésitants à demander l'aide nécessaire (Houle et collab., 2005). L'image de l'homme pourvoyeur, construite à travers les époques et les cultures, demeure toujours présente aujourd'hui. Or, cette image bien ancrée dans les mœurs fait peut-être en sorte que les hommes, surtout ceux qui ont rarement demandé de l'aide, vont plutôt opter pour un soutien formel, au lieu de recourir à du soutien informel.

Pour leur part, les femmes – notamment les femmes âgées – sont plus nombreuses que les hommes à s'engager dans des activités bénévoles, outre le temps investi par plusieurs dans un travail rémunéré (Milan et Vézina, 2011). Cet engagement bénévole des femmes leur procure un plus grand réseau potentiel de soutien informel. De plus, au cours de leur vie, ces femmes cumulent des expériences de soin des autres qui leur confèrent la reconnaissance d'un savoir-faire dans la communauté. Une fois seules, isolées de leur famille, certaines d'entre elles savent en quelque sorte vers qui se tourner pour obtenir du soutien. Elles ont déjà un réseau de connaissances bien établi, qu'elles continuent à utiliser lorsqu'elles en ont besoin. Sans pour autant généraliser, il semble que, traditionnellement, les femmes soient plus enclines à accepter de recevoir du soutien (Devault, 2011 ; Houle et collab., 2005).

Comme mentionné plus haut, les valeurs portées par les hommes et par les femmes exercent une influence sur leur disposition à demander de l'aide, ainsi qu'à la recevoir. Par ailleurs, ces valeurs se reflètent dans les relations amicales. En ce sens, Devault et Fréchette (2002) soulignent que « les relations amicales féminines se basent surtout sur la conversation, le partage des émotions, l'ouverture de soi et la provision de soutien. L'amitié entre hommes repose sur le partage d'activités » (p. 10). Ces façons distinctes de vivre l'amitié expriment un rapport différent à l'autre, voire à la proximité des liens entretenus, les femmes entretenant des relations amicales plus intimes et familières. Comme l'indiquent Devault et Fréchette (2002),

> [...] cette dynamique relative à l'aide et à la menace qui y est parfois associée, en particulier chez les hommes, devrait être prise en considération par les professionnels actifs dans des organisations ou des pratiques, qui utilisent le soutien social dans leur intervention auprès des individus et des groupes (p. 12).

Il est important de bien saisir la notion de genre, car les femmes et les hommes non seulement portent en eux l'image sociale construite, mais reproduisent aussi les stéréotypes qui les ont définis comme des êtres bien différents et ayant une place prédéterminée dans la société (Agence de la santé publique du Canada, 2012 ; Observatoire régional de la santé du Nord–Pas-de-Calais, 2009). Ces définitions façonnent leur agir, tel que la société le définit. Cependant, il reste essentiel de prendre conscience que les distinctions précisées ici ne peuvent être généralisées à tous les hommes et à toutes les femmes, car chaque personne est unique et possède une identité qui lui est propre, en fonction de toutes ses influences. Elles donnent cependant des repères pour analyser la question du genre quand vient le temps de mettre en place un dispositif de soutien social, car « au-delà des différences biologiques entre hommes et femmes, dans toutes les sociétés, le "masculin" et le "féminin" sont des marqueurs culturels et sociaux » (Observatoire régional de la santé Nord–Pas-de-Calais, 2009, p. 13).

Enfin, la dimension du genre relève d'une socialisation influencée par une idéologie dominante avec laquelle chaque personne s'est vue grandir et adopter des comportements ainsi que des rôles prescrits. Il faut être conscient de ces stéréotypes afin de ne pas les perpétuer durant les interventions.

17.3.2 La dimension culturelle

Il va sans dire que la prise en compte de la culture des personnes accompagnées est essentielle dans toutes les formes d'intervention. En ce sens, toute personne qui intervient, notamment dans le domaine de la santé, se doit de développer une sensibilité culturelle la rendant réceptive à cette dimension. Toutes n'ont pas nécessairement la même appréciation de l'offre d'aide qui, en fonction de valeurs culturelles, peut être bien accueillie par certaines, alors qu'elle risque d'être perçue comme de l'intrusion ou encore comme le signe d'un échec personnel par d'autres. Cependant, bien qu'il soit possible d'attribuer à certains groupes culturels des valeurs qui leur sont propres, il demeure toutefois important de ne pas généraliser, puisque d'autres facteurs peuvent aussi influencer les croyances auxquelles une personne adhère ou non. Pensons par exemple à un Canadien d'origine chinoise de troisième génération. Il y a fort à parier que ses repères culturels ont subi les influences du pays qui a accueilli ses grands-parents, il y a de cela une cinquantaine d'années. Or, ses grands-parents et lui peuvent partager un certain nombre de valeurs, tout en ayant chacun les leurs, des valeurs qu'ils ont adoptées en fonction de leur expérience de vie respective.

Pour illustrer la nécessité de prendre les particularités culturelles dans la mise en place du soutien social, nous nous attarderons à trois exemples, soit les Autochtones, les Latino-Américains et les Afro-Américains. Comme chaque culture est unique, il faut toujours s'assurer de s'intéresser à l'unicité de chacune, en faisant soi-même de la recherche et en invitant les personnes accompagnées à parler d'elles.

Pour les personnes issues des peuples des Premières Nations, la famille est aussi d'une grande importance, mais on doit comprendre ici que cette notion réfère à la famille élargie, voire à la communauté (DiNitto et McNeece, 1997). De plus, pour les Autochtones, il y a une conception selon laquelle l'être humain fait « partie intégrante de l'environnement. [...] chez les peuples autochtones, il n'existe aucune séparation entre le monde spirituel et le monde vivant » (Van de Sande, Beauvolsk et Renault, 2002, p. 145). Au-delà de cette conception holistique du monde – qui se traduit par un attachement particulier à la guérison –, il reste qu'il est préférable d'éviter d'aborder les risques associés aux problèmes de santé, car le seul fait d'en parler contribue, selon certaines croyances, à faire advenir cette éventualité.

Par ailleurs, historiquement, ces peuples ont subi des violences de la part des colons blancs qui se sont imposés sur leur territoire, méprisant leurs traditions et leur héritage culturel. Ce rapport de domination est encore présent aujourd'hui, mettant au défi l'établissement d'une relation de confiance avec des intervenantes issues de la culture dominante. Une des manières d'établir un lien de confiance dans ce contexte consiste à prendre du temps, ce qui se traduit souvent par la disposition à écouter et à s'intéresser aux histoires de son interlocuteur, qui se raconte, pour certains, à travers des anecdotes de son quotidien. Selon le degré de réceptivité perçu, une ouverture à parler de ses besoins s'ensuivra, permettant d'aborder la question du soutien social. Par ailleurs, selon Reading (2009):

> Pour bien étudier les origines de la santé chez les Autochtones, il faut se pencher sur les particularités des facteurs sociopolitiques en adoptant une conception holistique de la santé qui prévoit l'optimisation de la santé à chaque étape du parcours de vie, de la période avant la conception à la mort. (p. A-2)

Loppie Reading et Wein (2009, cités dans Reading, 2009) parlent de l'importance de tenir compte des « déterminants distaux, notamment le colonialisme, le racisme et l'exclusion sociale, et de la nécessité de l'autodétermination dans la progression vers le rétablissement des populations » (p. A-2). L'approche du parcours de vie (Reading, 2009) est ici valorisée parce qu'elle s'intéresse à « l'interaction complexe des déterminants de la santé » (p. A-2) tout au long du cheminement de vie, en prenant en compte des éléments contextuels – dont ceux liés au contexte autochtone – et historiques, qui sont associés à la situation vécue par la personne ou la communauté. Ainsi, pour bien intervenir auprès d'une personne autochtone, il importe de comprendre l'histoire, la sienne et celle de son peuple, son contexte, et d'être sensible aux expériences de marginalisation vécues, tout en visant une participation maximale de la communauté dans une visée d'autodétermination.

Les Latino-Américains attribuent quant à eux une grande importance aux liens familiaux et à l'interdépendance (Furman et collab., 2009). À titre d'exemple, ces derniers précisent qu'en présence d'un réseau social composé d'un lien solide entre la famille et la communauté, la détresse psychologique d'un jeune de cette origine ethnique pourrait être atténuée. Or, une intervention visant à mobiliser du soutien social dans ce contexte culturel devrait comprendre, comme objectif, le renforcement des liens familiaux et communautaires.

Cependant, en ce qui a trait à l'utilisation des services de santé, selon Furman et ses collaborateurs (2009), les Latino-Américains, comme d'ailleurs d'autres groupes non blancs (Norris et Alegria, 2005, cités dans Furman et collab., 2009), vont surtout faire appel au système de soutien informel ou à des cliniques de santé primaire. Ils auraient moins confiance dans les services de santé spécialisés, par exemple en santé mentale, se sentant jugés, surtout en raison du fait que les fournisseurs de services n'auraient pas tendance à assurer des services adaptés et sensibles aux différentes cultures, ou à offrir des services dans leur langue. On comprendra ici que la sensibilité à la question linguistique est fort importante, quel que soit le groupe culturel d'appartenance, et qu'elle doit faire partie des préoccupations des intervenantes, et constituer en quelque sorte un réflexe, quand vient le temps d'intervenir et de mobiliser du soutien social.

Les Afro-Américains, pour leur part, possèdent une histoire qu'ils portent en eux encore aujourd'hui, celle d'avoir subi l'esclavage. Certains de leurs ancêtres ont fui l'esclavage vers le nord, pour s'établir au Canada. Alors que la famille noire a longtemps été décrite par un modèle de « déficit », souvent associé à l'image de la femme chef de famille monoparentale vivant dans la pauvreté (DiNitto et McNeece, 1997), une perspective orientée sur les forces de ces familles et basée sur cinq thèmes a été développée (Hill, 1971, cité dans DiNitto et McNeece, 1997). Ces thèmes sont les suivants : « [...] forts liens de parenté, forte orientation envers le travail, adaptabilité des rôles familiaux, haute importance accordée aux réalisations, ainsi qu'à la religion » (traduction libre, p. 289). Bien que ces thèmes soient tous importants, deux d'entre eux sont particulièrement pertinents au regard du soutien social, à savoir la famille et l'appartenance à la communauté religieuse. En ce sens, ces auteurs expliquent qu'en ce qui a trait aux rôles familiaux, ils sont particulièrement égalitaires, les femmes et les hommes contribuant également au revenu familial, aux tâches ménagères et à la prise de décision (DiNitto et McNeece, 1997). De plus, l'entraide familiale s'étend à l'aide financière quand un membre de la famille est dans le besoin. La religion renforce pour sa part le rôle des familles noires et la paroisse religieuse offre de nombreux services de soutien, ce qui consolide l'interrelation et l'interdépendance nécessaires dans l'aide apportée à ses membres. Cette perspective orientée sur les forces permet de déconstruire l'image négative associée à cette communauté, qu'on décrit trop souvent à partir de ses limites, et qui est au contraire fort vivante et solidaire.

Ainsi, en intervenant auprès de cette population, il importe de tenir compte de ces forces et de se tourner vers la communauté d'appartenance, à la fois familiale et religieuse, afin de mobiliser les ressources nécessaires à la mise en place d'un dispositif de soutien.

Il reste cependant essentiel de reconnaître que toutes les personnes noires dans les communautés au sein desquelles les intervenantes sont appelées à travailler n'ont pas une histoire identique. Certaines sont immigrantes de première ou de deuxième génération, et en intervenant auprès d'elles, c'est à leur histoire et à leurs expériences respectives qu'il faut s'intéresser.

Enfin, bien qu'il soit fort utile d'être sensible aux particularités culturelles des personnes accompagnées, il ne faut pas non plus négliger l'effet que peut avoir l'apport de sa propre culture vis-à-vis de l'autre, qui est issu d'une culture différente. En ce sens, il faut être conscient du pouvoir dont on est investi, du fait de sa propre position sociale et professionnelle : « [...] ce terreau fertile à la discrimination et à l'injustice influence autant l'hôte que l'arrivant, mais l'avantage appartient à celui qui est intégré et installé, et qui maîtrise l'information relative aux valeurs, aux normes, aux lois et aux processus administratifs ». (Campanile, 2007, p. 270)

17.3.3 La situation socioéconomique

En ce qui a trait à la prise en compte de la dimension socioéconomique, il importe de prendre conscience que les moyens financiers dont disposent les personnes varient énormément, ce qui a des répercussions sur leur état de santé, ainsi que sur leur capital social et leur réseau de soutien social potentiel. En effet, même lorsqu'elles disposent d'un réseau familial ou communautaire réduit, les personnes financièrement à l'aise ont des ressources pour pallier ces déficits. Or, la situation est toute autre pour les personnes à faible revenu. Les différents visages associés à la pauvreté sont les femmes chefs de famille monoparentale, les travailleurs saisonniers ou à statut précaire, les jeunes familles, les enfants, les femmes seules, les immigrants et les personnes âgées (Klein et Champagne, 2011), ainsi que les personnes autochtones. La situation de pauvreté de certains de ces groupes s'est par ailleurs accentuée au cours des dernières années (Klein et Champagne, 2011).

La précarité de leurs conditions de vie est associée à un vécu de marginalisation, attribuable à un manque de moyens, ces individus étant souvent exclus d'occasions qui se présentent à ceux qui en ont les moyens. Pensons aux enfants d'âge scolaire issus d'une famille immigrante à faible revenu, dont les deux parents travaillent au salaire minimum. La priorité de cette famille réside dans la survie, toutes les dépenses autres que celles couvrant les besoins essentiels étant inadmissibles, faute de moyens. On peut ici, à titre d'exemple, penser aux soins dentaires, à des sorties scolaires ou sociales, ou encore à des activités parascolaires. Dans le domaine de la santé communautaire et au regard des déterminants de la santé, il est clair que ce genre de situation interpelle les intervenantes sur le plan de l'agir. La mobilisation du soutien social en ce sens est d'autant plus importante et essentielle quant à la promotion du bien-être et de la qualité de vie de ces personnes en situation de précarité.

Il est indispensable de comprendre et de cerner les situations de pauvreté. Par ailleurs, lorsque vient le temps de mettre en place des services tant informels que formels, il s'avère capital de se préoccuper des coûts associés à ces services. Par exemple, en parlant de la situation des femmes, l'OMS (2009) a émis une information à cet effet :

> Les femmes sont confrontées à des dépenses de santé plus élevées que les hommes parce qu'elles font plus appel aux soins de santé ; or elles risquent davantage que les hommes d'être pauvres, au chômage ou, sinon, employées à temps partiel ou dans le secteur informel qui ne leur offre aucune protection sanitaire. (p. 4)

Par ailleurs, il faut tenir compte du fait que les femmes vivent plus longtemps et auront recours à des soins de santé sur une plus longue période.

Il est important d'être conscient que, dans certaines régions rurales, la population est majoritairement composée de femmes plus âgées (Milan et Vézina, 2011 ; Statistique Canada, 2012). Les femmes âgées ont, de surcroît, des besoins différents, et ce, à plusieurs niveaux, par exemple sur les plans de leur chez-soi et de leur santé. De plus, comme la plupart d'entre elles survivent à leur conjoint et ont peu travaillé à l'extérieur de la maison, le revenu dont elles disposent est le plus souvent insuffisant pour leur permettre de subvenir à leurs besoins quand vient le moment de prendre soin de leur santé primaire, surtout à partir de l'âge de 75 ans. Veuves, elles vivent avec un seul revenu, ce qui influe sur leur niveau de vie.

Plusieurs autres exemples peuvent illustrer cette situation, comme celui des femmes chefs de famille monoparentale recevant l'aide au revenu, ou encore celui des hommes n'ayant pas de diplôme en poche et travaillant au salaire minimum. Tous ces exemples sont des réalités que bien des gens d'une communauté vivent chaque jour et qu'il faut prendre en compte.

Conclusion

Le soutien social est une composante essentielle de la santé d'un individu et d'une communauté. En effet, plus le soutien est renforcé, plus les personnes sont à même de surmonter les obstacles rencontrés, et ce, à diverses étapes de leur vie. Tous n'ont pas le même réseau et la même capacité de le mobiliser. Or, la mobilisation du soutien social devient parfois la responsabilité professionnelle

des intervenantes en santé, qui doivent être sensibles à tout ce que ce dispositif implique. C'est pourquoi la prise en compte du contexte, rural ou urbain, la conscience de l'impact du genre, de la culture et de la situation socioéconomique, et le souci d'individualiser l'approche au regard de l'unicité des personnes accompagnées sont au cœur de la réussite des interventions en ce sens.

Ce soutien social, rappelons-le, est composé de ressources formelles et informelles. Chaque situation étant unique, il incombe de bien cerner les besoins ainsi que les ressources dont disposent l'individu et sa communauté, tout en s'assurant d'adapter les interventions à la réalité de cet individu.

Le réseau de soutien social, notamment en ce qui a trait à sa force et à son dynamisme, permet d'apprécier le potentiel de la qualité de vie des gens et aussi la qualité de leur milieu. Plus ce réseau est mobilisé et en accord avec la volonté de la personne qui le sollicite, plus la santé de cette dernière a des chances d'en être positivement influencée.

Tous ces éléments traités tout au long de ce chapitre font partie du capital social des personnes et de leur environnement. Le mot « capital » lui-même renvoie à la notion de posséder quelque chose, d'obtenir des gains. Par conséquent, le rôle premier des intervenantes est de bâtir ce capital social, non sans les personnes, mais avec elles, d'autant plus que « l'organisation des services doit être revue pour redonner le pouvoir à celui qui est aidé, ou en d'autres termes, pour favoriser l'*empowerment* des personnes » (Devault, 2011, p. 208).

À retenir

- Le capital social dépend du réseau de relations mobilisables qu'une personne possède et de l'importance de la valeur culturelle, économique et symbolique de chacune de ces relations. Le soutien social consiste en l'aide que peuvent apporter à une personne, à une famille ou à un groupe les membres de leurs réseaux respectifs. Cette aide peut être effective ou potentielle, c'est-à-dire être déjà mobilisée ou pouvoir être éventuellement sollicitée. Plus le capital social d'un individu est élevé, plus ce dernier aura accès à du soutien social de son réseau.

- En contexte rural, la familiarité avec son environnement et la proximité des liens informels favorisent la

reconnaissance de possibilités de soutien social, et ce, malgré le manque de ressources et de services souvent observé dans ce milieu. En contexte urbain, la mobilisation du soutien social est facilitée en raison de la densité de la population et de l'accessibilité des ressources et des services qui offrent des possibilités de soutien.

- Il importe d'être sensible aux dimensions du genre, de la culture et de la situation socioéconomique lorsque vient le temps de mobiliser le soutien. Par ailleurs, bien qu'il soit essentiel de connaître les particularités associées à ces statuts, il reste fondamental de tenir compte de l'unicité des personnes accompagnées.

Activités d'apprentissage

1. Bourdieu (1986) explique que plus le réseau de relations mobilisables d'une personne est important (taille du réseau), et plus le volume du capital culturel, économique et symbolique de chaque relation est considérable, plus grand est son capital social. Or, si l'on illustre sa théorie sur le capital social, on pourrait la concevoir selon le modèle présenté à la figure 17.1 (*voir la page 213*).

   Ainsi, à la lumière de cette théorie, imaginez les deux situations suivantes :

   a) Femme professionnelle (exemple : réseau d'amis et familial, conjointe ou conjoint, enfants devenus adultes, travail, bénévolat, bonne situation financière) ;

   b) Femme monoparentale (exemple : deux enfants en bas âge dont un ayant des besoins spéciaux, travaille au salaire minimum, ne vit plus dans sa communauté d'origine, horaire de travail variable, de jour et parfois de soir, trop occupée pour faire du bénévolat, ne possède pas de moyen de transport et travaille donc à proximité).

   Pour chacune de ces femmes, la valeur du capital social n'est pas la même. Comme l'indique Bourdieu (1986), plus le capital social est élevé, plus sa valeur est importante. Il faut être sensible au capital social que possèdent les personnes auprès de qui l'on intervient. En petits groupes ou avec une collègue de classe, discutez du capital social détenu par chacune de ces femmes.

2. Vous êtes intervenante en santé communautaire et vous vous rendez, pour la première fois, dans une région qui possède peu de services formels (absence de clinique, de pharmacie).

   a) Comment repérer le soutien informel d'une personne habitant cette communauté ?

   b) Ce soutien informel est-il efficace ? Si oui, expliquez de quelle façon il l'est ; sinon, dites pourquoi il ne l'est pas.

   c) De quelle manière ce soutien informel influe-t-il sur la qualité de vie des gens qui en disposent ? Quel effet cela peut-il avoir sur leur santé ?

3. À l'aide de la figure suivante, déterminez, à partir du réseau social de la personne accompagnée (à partir d'une situation fictive ou réelle) :

   a) les sources de soutien informel dont elle dispose ;

   b) la nature de l'aide apportée ;

   c) la valeur (en pourcentage) de la contribution de chaque source de soutien dans la vie de la personne (par exemple : une voisine compte pour 30 % du soutien offert à la personne).

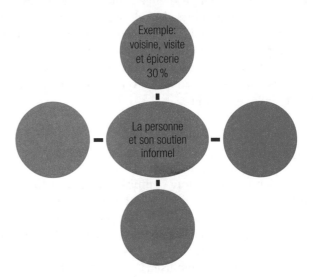

4. Vous devez évaluer et chercher à combler des services de soutien formel et informel pour un homme et une femme qui ont tous deux été victimes d'un accident du travail et qui ont obtenu leur congé de l'hôpital. Ils habitent tous les deux dans leurs maisons respectives. Ils ne forment pas un couple. Chacun d'eux a besoin de soutien afin d'être en mesure de demeurer le plus longtemps possible à domicile. Les besoins sont, entre autres, les suivants : entretien ménager, repas et entretien extérieur.

   Déterminez, pour chacun d'eux, les ressources à offrir (écrivez la première idée qui vous vient à l'esprit) par ordre d'importance. Pour monsieur X, quel est, selon vous, le besoin prioritaire ? Et pour madame Y ? Comment justifiez-vous votre hiérarchisation des besoins ? Selon vous, votre choix relève-t-il de stéréotypes ?

Pour en savoir plus

Balard, F. et Somme, D. (2011). Faire que l'habitat reste ordinaire. Le maintien de l'autonomie des personnes âgées en situation complexe à domicile. *Gérontologie et société, 1*(136), p. 105-108. doi: 10.3917/gs.136.0105

Ennuyer, B. (2014). *Repenser le maintien à domicile : enjeux, acteurs, organisation* (2ᵉ éd.). Paris, France : Dunod.

Klein, J.-L. et Champagne, C. (dir.). (2011). *Initiatives locales et lutte contre la pauvreté et l'exclusion sociale.* Québec, Québec : Les Presses de l'Université du Québec.

Montminy, L. et collab. (2010). Pour une meilleure compréhension des particularités de la violence familiale vécue par les femmes autochtones au Canada. *Nouvelles pratiques sociales, 23*(1), p. 53-66. doi : 10.7202/1003167ar

Ninac, W. (2008). *Empowerment et intervention : Développement de la capacité d'agir et de solidarité.* Québec, Québec : PUL.

Rachédi, L. et Mathieu, R. (2010). Le processus de guérison des Premières Nations : entrevue avec Richard Kistabish, vice-président de la Fondation autochtone de guérison. *Nouvelles pratiques sociales, 23*(1), p. 10-25. doi : 10.7202/1003164ar

CHAPITRE 18

Le changement planifié des comportements liés à la santé

Gaston Godin et Laurence Guillaumie

Objectifs

À la fin de ce chapitre, vous serez en mesure :

1. de justifier l'utilité d'identifier les facteurs influant sur l'adoption d'un comportement lié à la santé ;

2. de dresser la liste des principaux facteurs influant sur l'adoption d'un comportement lié à la santé ;

3. de distinguer trois méthodes d'identification de ces facteurs d'influence ;

4. d'expliquer l'écart qui peut être constaté entre l'intention et l'action, et de décrire des stratégies pour le surmonter ;

5. de citer les principales caractéristiques de l'intervention mapping et du *Behaviour Change Wheel* ;

6. de décrire l'utilité des cadres de planification dans l'élaboration des interventions visant le changement planifié des comportements.

Introduction

Le changement planifié d'un comportement lié à la santé, que ce soit en milieu hospitalier ou communautaire, requiert une compréhension étendue des facteurs en jeu dans son adoption, son maintien ou son abandon. Cette compréhension est nécessaire à tout professionnel de la santé afin qu'il puisse agir directement sur les facteurs qui influencent les individus à adopter des comportements liés à la santé.

Les professionnels de la santé croient encore que l'ignorance des risques serait le principal facteur expliquant l'adoption de comportements délétères. Le fait de fournir de l'information sur les risques est donc considéré comme la technique d'intervention à privilégier. Pourtant, force est de constater que l'acquisition de connaissances sur les risques ne se traduit pas toujours par un changement de comportement. Si tel était le cas, les automobilistes et leurs passagers porteraient tous leur ceinture de sécurité, les villégiateurs feraient usage de crème solaire, les fumeurs abandonneraient la cigarette et plusieurs professionnels de la santé seraient en chômage, ce qui, de toute évidence, ne semble pas être le cas. Pour que l'on prenne mieux en compte la complexité entourant le changement planifié de comportement, il s'avère essentiel, avant d'agir, de comprendre les facteurs influant sur l'adoption d'un comportement lié à la santé. Il devient ensuite possible d'agir sur ces facteurs en élaborant des interventions à l'aide de cadres de planification afin de maximiser leurs chances de succès.

18.1 Comprendre avant d'agir

Les comportements sont influencés par plusieurs facteurs allant au-delà de la seule conviction qu'ils peuvent être bénéfiques ou non pour soi ou pour la société. Une vision sociale et culturelle des comportements liés à la santé met en évidence l'inadéquation de la seule perspective sanitaire et souligne l'importance de déterminer l'étendue des facteurs qui influent sur leur adoption.

18.1.1 L'identification des facteurs influant sur l'adoption d'un comportement lié à la santé

De façon générale, un comportement est avant tout une action observable. Un comportement lié à la santé est une action accomplie par un individu et ayant une influence positive ou négative sur la santé. Ainsi, toutes les actions suivantes sont des exemples de comportements liés à la santé : conduire son automobile sous l'influence de l'alcool, faire du jogging, se brosser les dents, utiliser un préservatif lors d'une relation sexuelle à risque, fumer la cigarette, etc. Les comportements liés à la santé sont avant tout des comportements sociaux, et ce, au même titre que d'autres comportements, comme voter aux élections, acheter une marque de bière en particulier ou aller au cinéma. Plusieurs professionnels de la santé commettent l'erreur de croire que des raisons de santé expliquent le maintien, l'adoption ou l'abandon de comportements liés à la santé. Dans cette perspective, ils interviennent principalement soit en brandissant le spectre de la peur, soit en présentant les bénéfices pour la santé d'adopter le « bon comportement ». Ainsi, on vantera l'activité physique en suscitant la crainte de la maladie coronarienne, on fera la promotion de l'abandon du tabac en exposant la perspective d'un cancer, ou on encouragera une saine alimentation pour éviter les nombreux problèmes associés à l'obésité. Une telle direction dans le contenu des interventions dénote la très forte prépondérance accordée aux croyances des professionnels de la santé plutôt qu'aux motivations des personnes concernées par les interventions. En somme, lorsque la seule perspective sanitaire est utilisée, c'est comme si le professionnel de la santé concluait que ses motifs d'intervention (soit améliorer la santé, prévenir la maladie) étaient les mêmes que ceux guidant l'adoption de comportements par les individus.

Cette vision sociale et culturelle des comportements liés à la santé a aussi pour conséquence de considérer que des facteurs tant individuels, sociaux, économiques qu'environnementaux peuvent influer sur l'adoption de ces comportements. De nombreux professionnels de la santé oublient que les interventions éducatives, et celles dirigées vers l'individu (grâce, par exemple, au marketing social), peuvent parfois ne pas être les meilleures voies à suivre pour favoriser un changement de comportement. Ainsi, une intervention sur les environnements physique, économique ou social pourrait avoir plus d'influence qu'une intervention éducative. La mise sur pied d'un service de raccompagnement pour les personnes ayant abusé de l'alcool en est un bon exemple.

En conséquence, la mise en place d'une intervention visant le changement planifié d'un comportement lié à la santé devrait s'appuyer sur une identification préalable des facteurs associés à son adoption par le groupe de personnes ciblé par l'intervention.

18.1.2 Le modèle intégrateur des facteurs influant sur l'adoption d'un comportement

Dans le changement planifié des comportements, la compréhension des facteurs qui influent sur l'adoption d'un comportement lié à la santé passe par l'utilisation de théories éprouvées qui deviennent des outils au service de la pratique. Ces théories sont dites de prédiction, dans la mesure où elles permettent d'obtenir des renseignements quant aux motifs d'adoption de ces comportements. Selon les théories les plus populaires et bénéficiant d'un certain consensus parmi les chercheurs du domaine, on distingue le modèle des croyances relatives à la santé, la théorie du comportement planifié ainsi que la théorie des comportements interpersonnels. Ces théories ont déjà été présentées dans plusieurs publications (Godin et Vézina-Im, 2012). Chacune apporte un éclairage distinct quant aux facteurs déterminant l'adoption d'un comportement lié à la santé. Considérer une seule théorie à la fois a pour conséquence de laisser de côté des variables potentiellement importantes proposées par d'autres théories. C'est pour cette raison qu'un modèle intégrateur a été élaboré (Godin et Vézina-Im, 2012). Il est plus performant, comparativement à l'utilisation d'une seule théorie de prédiction, dans le sens où il permet d'appréhender l'ensemble des variables les plus prometteuses dans un seul modèle. Il propose les variables à considérer pour comprendre les principaux facteurs influant sur l'adoption d'un comportement lié à la santé et pour intervenir en vue de promouvoir l'adoption d'un comportement donné.

La théorie du comportement planifié (TCP) est utilisée comme base du modèle intégrateur (Ajzen, 1991). Ajzen, l'auteur de cette théorie, a mentionné qu'il était ouvert à l'ajout de nouvelles variables à son modèle si des preuves scientifiques justifiaient leur pertinence et que ces ajouts permettaient d'en améliorer la prédiction (Fishbein et Ajzen, 2011). C'est dans cette optique que le modèle intégrateur inclut des variables ayant démontré leur efficacité pour prédire des comportements liés à la santé. Comme dans la TCP, l'intention (ou la motivation) d'adopter un comportement constitue, dans le modèle intégrateur, le principal facteur déterminant l'adoption d'un comportement. Cela dit, dans certains contextes, la perception du contrôle comportemental, c'est-à-dire la perception du degré de facilité ou de difficulté à réaliser un comportement, peut aussi avoir une influence directe sur l'adoption du comportement, ou alors peut modifier l'intensité de la relation entre l'intention et le comportement.

Dans le modèle intégrateur, l'intention est prédite par plusieurs variables que l'on regroupe dans trois catégories, soit: 1. les attitudes; 2. les normes; et 3. le contrôle perçu (*voir la figure 18.1*). Les variables de ces trois catégories peuvent également être influencées par des variables externes qui renvoient à des caractéristiques individuelles (par exemple, le sexe, l'âge, le statut socioéconomique, le niveau de scolarité, les traits de personnalité, etc.) et environnementales (de nature sociale ou physique). Les attitudes regroupent les variables qui renvoient à la perception qu'a un individu des conséquences de l'adoption d'un comportement. Les normes incluent les variables qui traitent de ce que les gens – dans l'environnement social de l'individu – font et penseraient du comportement. Le contrôle perçu regroupe les variables qui portent sur la capacité personnelle d'adopter le comportement.

La catégorie «attitudes» comprend les quatre variables suivantes: 1. les croyances comportementales; 2. la dimension cognitive de l'attitude; 3. la dimension affective de l'attitude; et 4. le regret anticipé. Les croyances comportementales (dont le construit provient de la TCP) renvoient aux conséquences perçues liées à l'adoption d'un comportement (par exemple, manger un fruit, c'est bon pour la santé). L'idée de diviser l'attitude selon les dimensions cognitive et affective provient de la théorie des comportements interpersonnels (TCI) de Triandis (1980). La dimension cognitive réfère à l'aspect instrumental associé à l'adoption d'un comportement (par exemple, c'est avantageux de faire de l'exercice physique), tandis que la dimension affective est une réponse émotive anticipée à l'idée d'adopter le comportement (par exemple, pour moi, c'est déplaisant de faire des exercices physiques). Notons, à cet égard, que divers auteurs ont montré la pertinence de cette division. De plus, il semblerait que le plus souvent, c'est la dimension affective qui prédomine par rapport à la dimension cognitive de l'attitude pour les comportements dans le domaine de la santé. Finalement, le regret anticipé a été intégré à cette catégorie. Le regret anticipé représente le regret qu'une personne anticipe si elle

FIGURE 18.1 Schématisation du cadre intégrateur

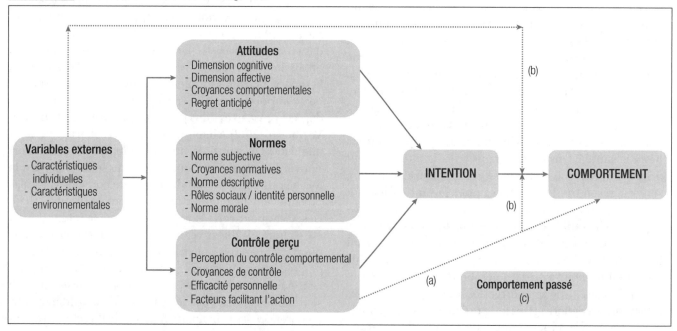

(a) Le contrôle perçu est un déterminant direct du comportement lorsque ce dernier n'est pas sous le contrôle de l'intention. Il peut en être ainsi pour les comportements adoptés par automatisme (par exemple, le brossage de dents).

(b) La variable influence la relation intention-comportement. On parle d'effet modérateur de la variable.

(c) Le comportement passé peut être un déterminant direct de l'intention et/ou un déterminant direct du comportement et/ou un modérateur de la relation intention-comportement. Notons également que certains auteurs utilisent une mesure de l'habitude plutôt que du comportement passé.

Source: Adapté de Godin, 2002.

n'adoptait pas le comportement approprié (par exemple, si je ne conduis pas en respectant les limites de vitesse, je le regretterai).

La catégorie sur les normes comprend les cinq variables suivantes : 1. la norme subjective ; 2. les croyances normatives ; 3. la norme descriptive ; 4. les rôles sociaux perçus/l'identité personnelle ; et 5. la norme morale. Les concepts de norme subjective, croyances normatives et norme descriptive proviennent de la TCP. La norme subjective réfère au sentiment perçu d'approbation, ou de désapprobation, qu'une personne ressentirait si elle adoptait un comportement donné (par exemple, les personnes importantes pour moi approuveraient que je fasse un don de sang). Les croyances normatives concernent ce que l'individu pense des attentes de personnes particulières quant à l'adoption d'un comportement donné (par exemple, ma conjointe approuverait que je fasse de l'activité physique régulièrement). La norme descriptive est une évaluation de la prévalence perçue d'un comportement dans l'entourage (par exemple, dans mon quartier, il y a beaucoup de joggeurs). Le concept de rôles sociaux perçus est emprunté à la TCI. Il est défini selon la position sociale d'une personne. Cette position sociale est généralement définie par son sexe, son âge ou tout autre aspect culturel qui la caractérise, à la lumière d'un comportement donné. Ce concept s'apparente à celui d'identité personnelle, car il renvoie au positionnement personnel par rapport à l'adoption d'un comportement, c'est-à-dire que la personne s'interroge pour savoir si elle s'identifie à une autre ayant les caractéristiques voulues pour adopter le comportement visé. Par exemple, une personne qui se définirait comme végétarienne doit adopter des comportements alimentaires relatifs à cette identité. Enfin, la norme morale est également une variable qui provient de la TCI. Selon celle-ci, certains comportements font appel au sens moral des gens. Ainsi, une personne adoptera un comportement si elle le perçoit comme un acte en accord avec ses valeurs et ses principes personnels.

Le contrôle perçu regroupe les quatre variables suivantes : 1. la perception du contrôle comportemental ; 2. les croyances de contrôle ; 3. l'efficacité personnelle ; et 4. les facteurs facilitant l'action. En 1991, Ajzen a indiqué que la perception du contrôle comportemental était liée aux croyances de contrôle. Ces croyances de contrôle font référence à des éléments perçus qui peuvent faciliter ou limiter l'adoption d'un comportement. Ainsi, les deux constructs suivants seraient sous-jacents aux croyances de contrôle : les facteurs facilitant l'action et les barrières perçues. Les facteurs facilitant l'action, selon une variable découlant des travaux de Triandis, font référence à des conditions externes à la personne (perçues ou vraies) qui favoriseraient ou faciliteraient l'adoption d'un comportement (par exemple, il y a un centre de ski alpin près de chez moi). À l'inverse, les barrières perçues renvoient à des conditions externes à la personne (vraies ou non), qui empêcheraient ou limiteraient

l'adoption d'un comportement (par exemple, je n'ai pas les moyens financiers pour m'acheter un équipement de ski alpin). Une décennie plus tard, Ajzen (2002) a précisé sa pensée et indiqué que les croyances de contrôle pouvaient aussi être mesurées à l'aide de l'efficacité personnelle, un construct provenant de la théorie sociale cognitive de Bandura (1986). Par contre, Godin et ses collaborateurs (2004) ont démontré que les croyances de contrôle étaient un concept qui pouvait agir parallèlement à la perception du contrôle comportemental pour prédire un comportement. Rappelons que l'efficacité personnelle est la perception qu'a un individu de sa capacité à adopter un comportement, malgré la présence de barrières et d'obstacles. Les résultats d'une méta-analyse de Rodgers Conner et Murray (2008) soutiennent aussi cette distinction entre efficacité personnelle et perception du contrôle comportemental. C'est pourquoi nous retenons ces deux constructs comme variables associées au contrôle dans le modèle intégrateur.

Il y a également une catégorie de variables regroupant des facteurs dits « externes », en ce sens que leur influence sur le comportement passe par l'une ou l'autre des deux routes d'influence. La plus importante est la route de la médiation, c'est-à-dire que l'influence de ces variables personnelles (par exemple, l'âge, le sexe, le niveau de scolarité, etc.) et environnementales (environnement physique et social) s'exerce sur les cognitions qui, elles, prédisent le comportement. Ainsi, l'influence des facteurs externes est habituellement intégrée et filtrée par les cognitions. Il y a cependant certains facteurs externes qui, à l'occasion, soit en raison du comportement ou de la population d'intérêt, ont un effet qui viendra modérer la relation intention-comportement (effet modérateur). Le passage de l'intention à l'action peut donc, à l'occasion, être modulé par certains facteurs externes.

Enfin, le comportement passé – défini comme l'habitude ou l'expérience passée avec le comportement – représente un construct particulier, puisqu'il peut emprunter plusieurs voies pour influer sur l'adoption d'un comportement ainsi que sur l'intention de l'adopter. Il peut, en premier lieu, être un déterminant direct du comportement, au même titre que l'intention et, dans certains cas, que la perception du contrôle comportemental. En deuxième lieu, il peut être un déterminant direct de l'intention, tout comme les attitudes, les normes et le contrôle perçu. Notons que dans ces deux cas, le rôle des autres cognitions est réduit, voire disparaît complètement. Le comportement passé peut, en troisième lieu, être un déterminant indirect de l'intention, tout comme les variables externes ; son effet sur l'intention s'exerce alors sur les attitudes, les normes et le contrôle perçu. En quatrième lieu, il peut être un modérateur de la relation intention-comportement, tout comme les variables externes et la perception du contrôle comportemental. Finalement, le modèle intégrateur permet le regroupement des variables de plusieurs théories de prédiction. Il vise à présenter le meilleur portrait de l'ensemble des facteurs qui influent sur l'adoption d'un comportement lié à la santé et sur lesquels il pourrait être pertinent d'agir dans le cadre d'intervention.

18.1.3 Les méthodes d'identification des facteurs liés à l'adoption d'un comportement

Les théories de prédiction ou le modèle intégrateur sont donc utilisés afin d'identifier les facteurs liés à l'adoption d'un comportement de santé. Cela peut être réalisé à l'aide de trois principales méthodes (Bartholomew et collab., 2011). La première consiste à mener une revue de la littérature scientifique existante sur les facteurs influant sur l'adoption d'un comportement donné. Dans ce cas, il est préférable de considérer les études de nature tant quantitative que qualitative, et d'interpréter leurs résultats à la lumière de la méthodologie employée, de leurs fondements théoriques et du contexte propre à chacune des études. Si la littérature scientifique existante se révèle insuffisante pour décrire les facteurs influant sur l'adoption d'un comportement donné, il faudra évaluer la possibilité de recueillir de nouvelles données. Dans ce contexte, une deuxième méthode consiste à conduire une enquête par questionnaire auprès de personnes représentatives de la population concernée par les interventions à venir. Des questions fermées peuvent être élaborées à partir d'une théorie de prédiction ou du modèle intégrateur précédemment présenté. À titre d'exemple, ces questions peuvent porter sur les avantages et les inconvénients associés à l'adoption d'un comportement, sur les barrières et sur les facteurs facilitant, ainsi que sur les personnes ou groupes de personnes qui y seraient favorables ou défavorables (Fishbein et Ajzen, 2011 ; Gagné et Godin, 2012). Enfin, pour compléter des données déjà collectées, ou faute d'argent ou de temps, il est aussi possible d'utiliser une troisième méthode qui consiste à interroger directement les personnes, à l'aide de questions ouvertes élaborées à partir des construits décrits dans les théories de prédiction ou le modèle intégrateur (Armitage et Conner, 2001 ; Gagné et Godin, 2012). Ces trois méthodes sont idéalement utilisées en complémentarité, autant pour obtenir une vision populationnelle des facteurs d'influence que pour adapter l'intervention à un groupe de personnes en particulier.

18.2   Planifier pour intervenir

Dans la section précédente, nous avons exploré l'importance de comprendre les facteurs qui influent sur l'adoption d'un comportement lié à la santé. En plus de cela, dans la planification d'une intervention, il importe également de tenir compte des conditions ou des profils d'individus qui pourraient limiter leur capacité à effectuer un changement comportemental, même lorsqu'ils sont motivés.

18.2.1 La prise en compte de l'écart entre l'intention et le comportement

L'intention (ou la motivation) est le construit central des théories de prédiction, dont la théorie du comportement planifié (TCP), la théorie des comportements interpersonnels (TCI), ou encore le modèle intégrateur. Si l'intention apparaît comme une condition essentielle pour effectuer un changement de comportement, elle n'est parfois pas suffisante. Plusieurs méta-analyses indiquent que l'intention pourrait expliquer environ 31 % de la variance d'un comportement lié à la santé, ce qui correspond à une ampleur de l'effet considérée comme large (Armitage et Conner, 2001 ; Godin et Kok, 1996 ; Webb et Sheeran, 2006). Cependant, ce résultat démontre aussi que si l'intention explique une proportion significative de la variance du comportement, une partie importante reste inexpliquée. Certaines personnes peuvent donc être motivées à adopter un comportement lié à la santé, mais ne pas l'adopter pour autant. C'est ce qu'il est convenu d'appeler l'écart entre l'intention et le comportement, écart dont il faut tenir compte dans la planification de l'intervention afin de fournir les moyens aux personnes ciblées de le surmonter.

À titre d'exemple, en croisant les données concernant le degré d'intention à pratiquer une activité physique et la pratique en tant que telle, quatre profils d'individus peuvent être définis (Godin, Shephard et Colantonio, 1986). D'abord, il y a les individus qui ont une intention élevée d'adopter un comportement et qui agissent en cohérence avec celle-ci (intention +, comportement +). Deuxièmement, il y a les personnes ayant une intention positive, mais qui n'adoptent pas pour autant le comportement (intention +, comportement –) ; elles agissent donc en discordance avec leur intention. Les troisième et quatrième catégories correspondent aux personnes non motivées qui, dans un cas, n'agissent pas selon leur intention et adoptent le comportement malgré une intention négative (intention –, comportement +), alors que dans l'autre cas, elles sont cohérentes en regard de leur intention négative et n'adoptent pas le comportement (intention –, comportement –) [*voir la figure 18.2*]. Dans l'étude de Godin et Conner (2008) portant sur l'activité physique, plus du tiers de l'échantillon se retrouvait dans la catégorie des individus motivés, mais qui n'agissent pas en accord avec leur intention.

Sur le plan pratique, l'écart observé entre l'intention et le comportement repose sur le fait que malgré une intention positive, les individus doivent souvent faire face à toutes sortes de situations qui peuvent interférer avec l'adoption

FIGURE 18.2 **Le profil cognitif des personnes selon leur intention et leur pratique d'activité physique**

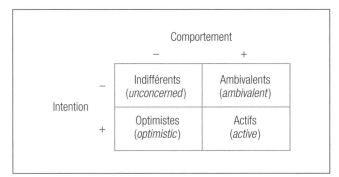

Source : Godin, Valois et Desharnais, 2001.

ou le maintien d'un comportement. Selon Heckhausen (1991), cela serait attribuable à trois types de problèmes fréquemment associés au passage d'une intention positive à l'adoption d'un comportement. D'abord, on pourrait observer les problèmes liés à l'amorce du comportement. En effet, en étant absorbé par les activités quotidiennes, il est possible qu'un individu n'ait pas ou ne perçoive pas les occasions d'insérer ce comportement dans son horaire quotidien et, qu'ainsi, il ne puisse pas l'amorcer. Par exemple, l'absence d'une collecte de sang près du domicile ou du lieu de travail peut repousser la démarche d'un don de sang, tout comme la difficulté d'obtenir un rendez-vous avec son médecin de famille peut remettre à plus tard la démarche pour passer un test de dépistage. On pourrait aussi soulever les problèmes liés au fait pour l'individu de se heurter à des barrières qu'il ne peut surmonter, parce qu'il ne dispose pas des ressources personnelles ou matérielles nécessaires. Ce serait le cas pour une personne qui n'a pas les ressources financières nécessaires pour s'abonner à un centre de conditionnement physique. Finalement, le comportement, une fois adopté, peut être mis à l'épreuve par des distractions et des objectifs concurrents, comme prendre soin d'un membre de la famille à titre d'aidant naturel ou consacrer du temps à ses enfants.

Le professionnel de la santé doit donc s'assurer que les individus qui sont motivés à changer un comportement lié à leur santé ont tous les outils nécessaires à leur disposition afin de pouvoir mettre en œuvre leurs bonnes intentions. L'une des stratégies qui a montré son efficacité pour y parvenir est celle dite de l'activation des intentions (*implementation intentions*) [Gollwitzer, 1999]. Cette technique permet de faciliter le passage de la motivation à l'adoption du comportement, en planifiant les modalités selon lesquelles le comportement sera adopté (qu'est-ce qui sera fait, où, quand, comment, avec qui, etc.). À cela s'ajoute le fait que cette technique comporte la particularité d'associer la réalisation du comportement à un contexte précis, qui agira comme déclencheur de l'action lorsque le contexte se présentera. Cela peut s'exprimer

de la façon suivante : SI la situation X se présente, ALORS je ferai Y en réponse à cette situation. Par exemple, une personne pourrait se dire : lorsque je suis au volant de l'automobile, SI je reçois un appel téléphonique ou un texto, ALORS je vais l'ignorer et répondre plus tard. La formulation d'un plan d'action associé à un contexte de déclenchement de l'action permet de créer une représentation mentale anticipée du comportement à adopter et du contexte dans lequel l'action se déclenchera. Le comportement se concrétisera alors plus aisément, en requérant un effort cognitif moindre. Selon Gollwitzer et Sheeran (2006), cette technique est particulièrement efficace dans deux types de situations. Il y a les situations où l'on peut tout bonnement « oublier » ses bonnes intentions ; par exemple, la personne oublie de prendre un rendez-vous chez son médecin pour un test de dépistage ou pour faire renouveler un médicament. Et il y a aussi les situations où l'on peut facilement dévier de sa motivation initiale vers d'autres intentions concurrentes. Par exemple, une fois arrivée au restaurant, la personne décide de ne plus suivre son intention de manger faible en gras et accepte la part de gâteau qu'on lui propose.

Une variante de l'activation des intentions peut aussi être utilisée ; il s'agit des plans d'action et d'adaptation (Schwarzer, 1992). De façon similaire à l'activation des intentions, la technique des plans d'action et d'adaptation invite les individus à planifier le comportement qu'ils souhaitent adopter et les modalités selon lesquelles il sera réalisé. La particularité de cette technique consiste au fait de distinguer les plans d'action des plans d'adaptation. Les plans d'action sont directement liés à l'atteinte d'un objectif comportemental que l'on s'est fixé. Par exemple, si mon objectif est de consommer plus de légumes, je pourrais planifier de consommer une soupe ou des crudités avant chacun des soupers que je prends à la maison. Les plans d'adaptation visent quant à eux à surmonter les barrières pouvant nuire à l'atteinte d'un objectif comportemental. Par exemple, si mon objectif est d'augmenter ma consommation de légumes, mais que j'ai tendance à ne pas en avoir assez à ma disposition à la maison, je pourrais formuler un plan me permettant de surmonter cette barrière : par exemple, planifier d'acheter, chaque fois que je vais à l'épicerie, au minimum une boîte de salade prélavée, l'équivalent de six portions de légumes frais et trois sachets de légumes nature congelés. Les plans d'adaptation permettent de mieux surmonter les barrières lorsqu'elles surviennent et facilitent ainsi le changement de comportement (Sniehotta, Scholz et Schwarzer, 2006). L'activation des intentions a démontré son efficacité afin de promouvoir l'adoption de différents comportements tels que prendre un médicament, faire un autoexamen des seins ou des testicules comme mesures de prévention du cancer, avoir une alimentation saine, faire de l'activité physique, donner du sang, ou encore appliquer de la crème solaire. Dans la littérature, l'efficacité des plans d'action et d'adaptation a essentiellement été testée pour la pratique de l'activité physique. Ces techniques sont efficaces pour promouvoir l'adoption de comportements ciblés, en particulier chez les personnes motivées et qui ne passent pas à l'action. Dans une méta-analyse de l'efficacité de l'activation des intentions, Gollwitzer et Sheeran (2006) ont observé une ampleur de l'effet (*effect size*) jugée de moyenne à grande ($d = 0,59$) [Cohen, 1988] pour les comportements liés à la santé. Dans une méta-analyse portant sur l'efficacité de cette stratégie pour modifier le niveau d'activité physique, les ampleurs observées ont été respectivement de 0,31 et 0,24 pour l'effet à court terme et à long terme, ce qui correspond à une ampleur d'effet jugée de petite à moyenne (Bélanger-Gravel, Godin et Amireault, 2013). Toujours selon Gollwitzer et Sheeran (2006), il semblerait que la gestion des barrières (par exemple, la formulation de plans d'adaptation) augmente l'efficacité des interventions à long terme ($d = 0,33$). Cette technique favorise donc le passage de l'intention à l'action auprès des personnes déjà motivées, mais serait de peu d'utilité pour les individus qui ne sont pas motivés à changer un comportement.

18.2.2 L'intervention mapping, un cadre de planification d'intervention

À partir de cette compréhension des facteurs influant sur l'adoption des comportements et de l'écart potentiel entre l'intention et le comportement, un cadre de planification pourra être utilisé afin d'élaborer, pas à pas, le contenu détaillé d'une intervention. L'intervention mapping (IM) est un cadre permettant la planification d'interventions en promotion de la santé et visant le changement planifié d'un comportement (Bartholomew et collab., 2011). Il s'agit d'un modèle écologique qui suggère de tenir compte des facteurs individuels et environnementaux qui influent sur la santé dans l'élaboration des interventions. L'IM est paru au début des années 1990 et a été réédité régulièrement depuis cette date. Il a été utilisé pour planifier des interventions visant, entre autres, la gestion de l'asthme, l'adoption de saines habitudes alimentaires, la protection contre les effets du soleil, la prévention de la violence, la prévention du VIH et des ITSS, le dépistage du cancer du col de l'utérus et du cancer colorectal, la prévention de l'obésité ou encore la pratique d'activité physique. L'IM se présente en six étapes qui constituent le chemin à parcourir entre l'identification d'un problème de santé et la mise en œuvre de solutions possibles pour le prévenir ou le traiter. Lorsque chaque étape est terminée, le produit qui en résulte sert de base pour l'étape suivante. Les six étapes sont présentées ci-après.

À la première étape, on effectue une analyse des besoins. Cela consiste essentiellement à analyser le ou les problèmes de santé qui nous préoccupent, les comportements qui permettraient de les prévenir ou d'améliorer la situation de santé, les facteurs qui influent sur l'adoption de ces comportements ainsi que les caractéristiques des populations concernées. Cette première étape se fonde donc sur une compréhension en profondeur des problèmes de santé de la population ciblée et des facteurs sous-jacents à leur apparition ou à leur prévention. Les problèmes de santé sont habituellement identifiés et définis en fonction de leur ampleur (prévalence et incidence dans une population donnée) ainsi que de la gravité de leurs conséquences sur la qualité de vie des personnes (Gagnon, Côté et Godin, 2012). Il est important de remarquer que les comportements qui permettraient de prévenir ou d'améliorer la situation de santé peuvent tout autant renvoyer aux comportements des individus directement concernés par le problème de santé qu'à ceux des professionnels de la santé qui œuvrent dans le système de soins ou des décideurs qui peuvent influer sur l'environnement politique, économique ou social. Enfin, les caractéristiques des populations qui pourraient être plus concernées par le problème de santé sont explorées, en particulier les caractéristiques sociodémographiques et les pratiques socioculturelles. Finalement, la première étape de l'IM renvoie, de façon symétrique, à la première étape préalable à l'élaboration de toute intervention que nous avons intitulée au début de ce chapitre « comprendre avant d'agir » (*voir la section 18.1, page 225*).

À la deuxième étape, on précise les changements attendus par l'intervention grâce à l'élaboration d'une matrice d'objectifs. Pour réaliser cette matrice, plusieurs étapes intermédiaires sont nécessaires, notamment la formulation des objectifs généraux de l'intervention et des objectifs de performance, la sélection des facteurs d'influence (dits aussi « déterminants ») importants et modifiables sur lesquels on veut agir et, enfin, la formulation des objectifs de changement. Par exemple, dans une intervention visant la promotion de la consommation de légumes, l'objectif général pourrait être défini de la façon suivante : promouvoir la consommation d'au moins cinq portions de légumes par jour. Il est préférable de formuler l'objectif général en incluant tous les détails nécessaires à l'obtention des résultats souhaités et d'éviter les formulations générales comme « améliorer sa consommation de légumes ». Pour atteindre cet objectif général, il est nécessaire d'adopter un ensemble de sous-comportements. Ces sous-comportements constituent les objectifs de performance. Ils répondent à la question suivante : que doivent faire les personnes pour atteindre l'objectif général ? Dans notre exemple, les objectifs de performance pourraient être : 1. prendre la décision de consommer au moins cinq portions de légumes par jour ; 2. en acheter suffisamment afin d'y parvenir ; et 3. en préparer au moins cinq portions par jour. Les principaux facteurs d'influence (déterminants) de la consommation de légumes, retenus à partir d'une revue de la littérature, pourraient être les croyances sur les conséquences du comportement (attitude), les croyances sur ses capacités (efficacité personnelle) et l'intention (motivation). Dans le tableau 18.1, on trouve les objectifs de performance dans la première colonne et les facteurs d'influence (déterminants) dans les trois colonnes suivantes. Les objectifs de changement se lisent à l'intersection des objectifs de performance et des déterminants. Ils permettent de déterminer précisément ce que les personnes devraient savoir, le savoir-être et le savoir-faire pour atteindre les objectifs de performance et, ultimement, l'objectif comportemental. Il est à noter que ces objectifs de changement sont habituellement formulés à l'aide d'un verbe d'action observable. Les verbes « citer », « ressentir », « effectuer » sont respectivement des verbes d'action observable de type cognitif, affectif et psychomoteur. Les verbes « prendre conscience » ou « comprendre » ne sont pas des verbes d'action observable. Des taxonomies de verbes sont proposées dans plusieurs ouvrages sur l'élaboration d'interventions en éducation pour la santé (Bartholomew et collab., 2011 ; Bastable et collab., 2008). Une fois la matrice élaborée, il est nécessaire d'en vérifier le contenu avec des personnes ciblées par l'intervention et des professionnels pressentis pour offrir l'intervention (Gagnon et collab., 2012). Cette matrice est le fondement de l'élaboration du programme et la référence pour la sélection des méthodes et des applications pratiques.

La troisième étape consiste à choisir les méthodes et les applications pratiques qui permettront d'atteindre les objectifs de changement, afin de parvenir aux objectifs de performance pour, ultimement, arriver à l'objectif général. Dans l'IM, une « méthode » décrit un processus théorique général visant à favoriser un chan-

gement, alors qu'une « application pratique » fait référence à la façon d'opérationnaliser de façon pratique la méthode d'intervention. Par exemple, le jeu de rôle serait une application pratique de l'apprentissage par modèle (la méthode d'intervention) qui serait utile pour le développement de l'efficacité personnelle (le facteur d'influence ou déterminant). Le principal critère utilisé dans la sélection des méthodes est la preuve de leur efficacité pour agir sur le facteur d'influence ciblé et pour atteindre l'objectif de changement. Il importe aussi de s'assurer que les méthodes et applications pratiques sont acceptables pour la population ciblée, et adaptées à son développement cognitif. L'ouvrage de Bartholomew et ses collaborateurs (2011) propose un vaste recueil de méthodes d'intervention et d'applications pratiques. Les auteurs y décrivent aussi les contextes privilégiés pour leur utilisation.

La quatrième étape permet l'organisation structurelle du programme et sa production matérielle. Concrètement, c'est à cette étape que seront précisés la durée de l'intervention, sa séquence, son contenu et le matériel utilisé. C'est aussi à cette étape qu'auront lieu les premières pré-expérimentations du matériel élaboré afin de s'assurer qu'il est adapté à la population ciblée et au contexte d'intervention. On n'hésitera pas à le modifier jusqu'à l'obtention d'une performance satisfaisante.

À la cinquième étape, on détermine les éléments favorables et défavorables à l'implantation de l'intervention ainsi que les ressources humaines, matérielles et financières disponibles. Les éléments de l'intervention seront adaptés afin de tenir compte de ces caractéristiques. Un plan d'action décrivant précisément les étapes de l'implantation de l'intervention

TABLEAU 18.1 **Un exemple de matrice avec les objectifs de changement à l'intersection des objectifs de performance et des déterminants**

Objectifs de performance	Facteurs d'influence (déterminants)		
	Attitude	Efficacité personnelle	Intention
Prendre la décision de consommer au moins cinq portions de légumes par jour	Reconnaître que consommer au moins cinq portions de légumes par jour aide à la prévention des maladies cardiovasculaires et à la gestion du poids		Formuler son objectif : « Je vais consommer au moins *x* portions de légumes par jour. »
Acheter assez de légumes afin d'en avoir au moins cinq portions par jour sous la main		Déterminer les obstacles à l'achat de légumes en quantité suffisante et des stratégies pour les surmonter	Formuler des plans d'action et d'adaptation décrivant comment les légumes seront achetés en quantité suffisante et comment les obstacles seront surmontés
Préparer au moins cinq portions de légumes par jour		Déterminer les obstacles à la préparation d'au moins cinq portions de légumes et des stratégies pour les surmonter	Formuler des plans d'action et d'adaptation décrivant comment les légumes seront préparés et comment les obstacles seront surmontés

par le milieu sera élaboré puis préexpérimenté, jusqu'à l'obtention d'une performance satisfaisante.

La sixième étape, qui consiste en la planification de l'évaluation, est parfois négligée. L'évaluation peut comporter plusieurs finalités : vérifier le degré d'implantation des activités prévues ou la pertinence des méthodes d'intervention retenues. On parlera alors d'évaluation de processus. On pourra aussi vérifier l'atteinte des objectifs. On évoquera à ce moment l'évaluation des effets (Gagnon et collab., 2012). En l'absence d'une évaluation adéquate, des initiatives novatrices et prometteuses demeurent incapables de montrer si elles sont parvenues à atteindre leurs objectifs, l'ampleur et les mécanismes sous-jacents à leur réussite, leur rapport coûts/bénéfices ou encore si l'intervention devrait être appliquée dans d'autres milieux (Craig et collab., 2008 ; Michie et collab., 2009 ; Michie et collab., 2008). C'est pour cela qu'il faudra évaluer les effets de l'intervention sur les facteurs d'influence (par exemple, en évaluant si les personnes ciblées sont plus favorables ou plus motivées à l'adoption du comportement), sur les comportements et, idéalement, sur les variables de santé. Les lecteurs désireux d'en savoir davantage sur l'ensemble du processus peuvent consulter l'ouvrage de Bartholomew et ses collaborateurs (2011).

18.2.3 *The Behaviour Change Wheel*, un cadre récent de planification d'intervention

Plus récemment, un nouveau cadre de planification d'intervention a été publié (Michie, Atkins et West, 2014). Ce cadre de planification vise l'élaboration et l'évaluation d'interventions et de politiques de changement de comportements. Il est fondé sur la synthèse de 19 théories du changement des comportements, provenant d'un large éventail de disciplines et d'approches. Son élaboration a été amorcée à partir du constat qu'il est nécessaire d'utiliser un vocabulaire commun dans la description et l'évaluation des interventions afin de pouvoir les reproduire et en comparer les effets. Les interventions sont, en effet, bien souvent décrites à partir de références théoriques diverses, plus ou moins bien définies, à partir desquelles il est difficile de déterminer précisément ce qui a été mis en place dans l'intervention. Ce cadre de planification est constitué de huit étapes communes à la plupart des cadres de planification, dont trois principales : 1. la description précise du comportement de santé qui est à promouvoir pour prévenir, améliorer ou maintenir la santé ; 2. les facteurs qui influent sur l'adoption de ce comportement ; et 3. les techniques d'intervention qui permettront d'influer sur chacun de ces facteurs (Michie et collab., 2005 ; Michie et collab., 2008). En fait,

ces différents éléments s'influencent en cascade : l'adoption d'un comportement sera promue en mobilisant les facteurs qui l'influencent, et ces facteurs seront promus par les différentes techniques mobilisées dans le cadre de l'intervention.

L'apport principal de ce cadre de planification réside dans la mise en disponibilité de deux outils. Le premier outil consiste en la catégorisation des facteurs influant sur l'adoption d'un comportement dans 14 domaines théoriques présentés dans le tableau 18.2 (Cane, O'Connor et Michie, 2012). Ces domaines théoriques font l'objet de recherches depuis plusieurs années, ce qui explique que leur nombre et leur intitulé ont légèrement évolué (Cane et collab., 2012 ; Michie et collab., 2005). Cet outil permet d'employer un vocabulaire commun lorsqu'il s'agit de désigner les facteurs d'influence qui seront ciblés par l'intervention, comme cela a été décrit en début de chapitre dans la section 18.1, page 225.

Une fois que les facteurs qui influent sur le changement d'un comportement sont sélectionnés (domaines théoriques), l'étape suivante consiste à déterminer les techniques d'intervention qui permettront d'agir sur ces facteurs. Plusieurs taxonomies des techniques de changement du comportement permettant d'agir sur les domaines théoriques ont été proposées. Ces classifications donnent accès à une vision de l'éventail de possibilités à la disposition des professionnels de la santé pour l'élaboration de programmes d'intervention. Les principales techniques de la taxonomie s'appliquant aux comportements liés à la pratique de l'activité physique et à la saine alimentation sont présentées dans le tableau 18.3 des pages 234 et 235 (Michie et collab., 2011). D'autres taxonomies existent, certaines étant générales (Abraham et collab., 2010 ; Abraham et Michie, 2008), et d'autres regroupant des techniques pour des comportements ciblés comme l'abandon du tabac (Michie et collab., 2011) ou la réduction de la consommation excessive d'alcool (Michie et collab., 2012). En 2013, Michie et ses collaborateurs ont publié une taxonomie élargie intitulée *Behaviour change techniques taxonomy v1*, qui comprend un total de 93 techniques d'intervention. Concrètement, si notre intervention vise à augmenter la consommation de légumes dans une population donnée et que nous avons déterminé que les principaux facteurs d'influence (domaines théoriques) sont le fait d'avoir une attitude positive (c'est-à-dire croire qu'il y a plus d'avantages que de désavantages à adopter le comportement) et un sentiment d'efficacité personnelle élevé (c'est-à-dire croire que l'on est capable d'adopter le comportement), alors les techniques d'intervention appropriées pour agir sur ces facteurs pourraient être de fournir de l'information sur les conséquences du comportement et de favoriser la reconnaissance des barrières/difficultés et leur résolution. Les travaux de recherche visant la mise à jour des listes des domaines théoriques et des techniques de changement du com-

portement se poursuivent. D'autres outils sont en voie de publication et paraîtront au cours des prochaines années (Michie et collab., sous presse).

TABLEAU 18.2 **Un regroupement des techniques d'intervention selon les 14 domaines théoriques de Cane, Michie, et leurs collaborateurs**

N°	Domaine théorique[a]	Technique d'intervention (n°)[b]
1.	Connaissances	–
2.	Habiletés (compétences)	• Donner des instructions sur la façon d'exécuter le comportement (15) • Inciter à la pratique (19) • Formation générale aux habiletés de communication (25)
3.	Rôle social / professionnel et identité (rôles sociaux, identité personnelle)	• Inciter à l'identification en tant que modèle / défenseur d'une cause (21)
4.	Croyances sur les capacités (efficacité personnelle, perception du contrôle)	• Reconnaissance des barrières / résolution de problèmes (6) • Établir des tâches graduellement plus difficiles (7) • Fournir de la rétroaction sur la performance (*feedback*) (13) • Faire une démonstration du comportement (16)
5.	Optimisme	• Mettre l'accent sur les anciennes réussites (12)
6.	Croyances sur les conséquences (attitude)	• Donner de l'information générale sur les conséquences du comportement (1) • Donner de l'information personnalisée sur les conséquences du comportement (2)
7.	Renforcement	• Donner des récompenses en fonction de l'effort ou du progrès en regard de l'adoption du comportement (8) • Donner des récompenses à condition d'avoir adopté le comportement avec succès (9)
8.	Motivations (intention)	• Entretien motivationnel (*motivational interviewing*) (24)
9.	Buts	• Fixer des buts (*goal setting – outcome*) (4) • Fixer des objectifs comportementaux (*goal setting –behaviour*) (3)
10.	Mémoire, attention et processus décisionnels	• Enseigner l'utilisation d'incitatifs à l'action (*cues*) (17)
11.	Contexte environnemental et ressources	• Donner de l'information sur le lieu et le moment d'exécution du comportement (14) • Restructurer l'environnement (18)
12.	Influences sociales	• Planifier le soutien social / changement social (20)
13.	Émotions	• Gestion du stress / formation au contrôle émotionnel (*stress management / emotional control training*) (23)
14.	Régulation comportementale	• Plan d'action (*action planning*) (5) • Inciter l'auto-observation (*self-monitoring*) de l'objectif comportemental (10) • Inciter l'auto-observation (*self-monitoring*) du résultat comportemental (11) • Prévenir la rechute / plan d'adaptation (*relapse prevention / coping planning*) (22)

Sources: a. Cane et collab., 2012; b. Michie et collab., 2011.

TABLEAU 18.3 Certaines des principales techniques de changement du comportement

Nº	Technique	Définition
1.	Donner de l'information générale sur les conséquences du comportement	Donner de l'information générale sur la relation entre le comportement et ses conséquences possibles, qui n'est pas personnalisée pour l'individu et qui est habituellement basée sur des données épidémiologiques.
2.	Donner de l'information personnalisée sur les conséquences du comportement	Donner de l'information personnalisée selon les caractéristiques sociodémographiques, cliniques, comportementales ou psychologiques d'un individu ou d'un groupe d'individus sur les bénéfices et les coûts associés à la prise d'action ou à l'inaction.
3.	Fixer des objectifs comportementaux (*goal setting – behaviour*)	Encourager la personne à prendre une résolution comportementale (par exemple, faire plus d'exercice la semaine prochaine), c'est-à-dire à décider de changer son comportement ou à maintenir ce changement.
4.	Fixer des buts (*goal setting – outcome*)	Encourager la personne à se fixer un but général qui peut être acquis au moyen d'un comportement, mais qui n'est pas défini en termes de comportement (par exemple, réduire sa pression artérielle ou perdre du poids) ; le but peut être une conséquence anticipée d'un ou de plusieurs comportements, mais il n'est pas un comportement en soi.
5.	Plan d'action (*action planning*)	Formuler un plan détaillé de ce que la personne fera (à quel moment et dans quelle situation ou lieu agir) ; le moment peut décrire la fréquence (par exemple, combien de fois par jour) ou la durée.
6.	Reconnaissance des barrières / résolution de problèmes	Ceci suppose la formation d'un plan initial de changement de comportement. La personne est incitée à penser aux barrières potentielles et à déterminer des manières de les surmonter. Les barrières peuvent inclure des buts qui entrent en compétition avec celui fixé dans des situations données. Cette technique peut être aussi décrite comme de la résolution de problèmes.
7.	Établir des tâches graduellement plus difficiles	Diviser le comportement ciblé en tâches plus petites et plus faciles à accomplir et permettre à la personne d'accumuler de petits succès pour adopter le comportement ciblé. Ceci peut inclure des étapes vers le comportement ciblé ou des augmentations par palier.
8.	Donner des récompenses en fonction de l'effort ou du progrès en regard de l'adoption du comportement	Féliciter ou récompenser les tentatives d'atteindre un objectif comportemental. Ceci peut inclure les efforts faits pour adopter un comportement ou le progrès observé lors de l'exécution des étapes préalables à l'adoption du comportement.
9.	Donner des récompenses à condition d'avoir adopté le comportement avec succès	Renforcer l'exécution avec succès du comportement ciblé. Ceci peut inclure les félicitations ou les encouragements ainsi que des récompenses matérielles, mais la récompense ou l'incitatif doivent être explicitement liés à l'adoption avec succès du comportement ciblé (autrement dit, la personne reçoit la récompense si elle exécute le comportement ciblé, et non si elle n'exécute pas le comportement).
10.	Inciter à l'auto-observation (*self-monitoring*) de l'objectif comportemental	Demander à la personne de noter par écrit son adoption du comportement comme méthode pour changer le comportement. Ceci peut prendre la forme d'un journal de bord ou d'un questionnaire (par exemple, type, fréquence, durée ou intensité).
11.	Inciter à l'auto-observation (*self-monitoring*) du résultat comportemental	Demander à la personne de noter par écrit des mesures qui devraient influer sur son changement de comportement (par exemple, pression artérielle, glucose sanguin, perte de poids, condition physique).
12	Mettre l'accent sur les anciennes réussites	Demander à la personne de réfléchir à propos d'une liste des exécutions réussies du comportement (ou de certaines parties du comportement par le passé) ou de dresser cette liste.
13.	Fournir de la rétroaction sur la performance (*feedback*)	Fournir à la personne des données sur son propre comportement ou commenter la performance comportementale d'une personne (par exemple, déterminer l'écart entre la performance comportementale et le but fixé ou l'écart entre la performance de la personne en comparaison à celle des autres).

TABLEAU 18.3 **Certaines des principales techniques de changement du comportement (*suite*)**

N°	Technique	Définition
14.	Donner de l'information sur le lieu et le moment de l'exécution du comportement	Dire à la personne quand et où elle pourra être en mesure d'exécuter le comportement (par exemple, conseils sur les endroits et les moments où les personnes peuvent avoir accès à des cours supervisés d'activité physique près de chez elles) ; ceci peut être fait verbalement ou par écrit.
15.	Donner des instructions sur la façon d'exécuter le comportement	Dire à la personne comment exécuter le comportement ou les comportements préparatoires, soit verbalement ou par écrit. Voici des exemples d'instructions : la façon d'utiliser l'équipement du centre de conditionnement physique (en faisant ou non une démonstration à la personne), renseignements sur les vêtements appropriés et des conseils sur comment prendre action.
16.	Faire une démonstration du comportement	Montrer à la personne comment exécuter un comportement (par exemple, démonstration physique ou visuelle de l'exécution du comportement, en personne ou à distance).
17.	Enseigner l'utilisation d'incitatifs à l'action (*cues*)	Enseigner à la personne à déterminer des éléments de son environnement qui peuvent être utilisés pour lui rappeler d'exécuter le comportement. Voici des exemples d'incitatifs à l'action : heure du jour, contexte particulier ou certaines technologies telles que des alertes téléphoniques qui incitent la personne à adopter le comportement ciblé.
18.	Restructuration de l'environnement	Inciter la personne à adapter son environnement de manière à ce qu'il soutienne le comportement ciblé (par exemple, préparer les incitatifs à l'action ou les renforçateurs, comme jeter certaines collations riches en calories ou apporter ses souliers de course au travail).
19.	Inciter à la pratique	Inciter la personne à pratiquer et à répéter le comportement ou les comportements préparatoires plusieurs fois. Il est à noter que ceci peut aussi inclure certaines parties du comportement (par exemple, habileté à refuser lorsque quelqu'un nous offre des collations malsaines).
20.	Planifier le soutien social / changement social	Inciter la personne à planifier comment elle suscitera le soutien des autres personnes pour l'aider à atteindre le comportement ciblé ou son objectif comportemental. Cela inclut le soutien offert par les intervenants, le conjoint, les amis et la famille durant l'intervention (par exemple, parrainage) et à la suite de l'intervention.
21.	Inciter à l'identification en tant que modèle / défenseur d'une cause	Mettre l'accent sur le fait que la personne peut être un exemple pour les autres et influer sur leur comportement (par exemple, être un bon exemple pour ses enfants). Cela inclut aussi de fournir des occasions pour que la personne puisse persuader les autres de l'importance d'adopter ou de changer un comportement (par exemple, lors d'une présentation orale ou dans un groupe de discussion).
22.	Prévenir la rechute / plan d'adaptation (*relapse prevention / coping planning*)	Planifier comment maintenir le comportement une fois qu'il a été changé. La personne est incitée à déterminer à l'avance des situations lors desquelles le comportement changé peut ne pas être maintenu et d'élaborer des stratégies pour éviter ou gérer ces situations.
23.	Gestion du stress / formation au contrôle émotionnel (*stress management / emotional control training*)	Un ensemble de techniques particulières (par exemple, relaxation progressive) qui ne ciblent pas directement le comportement, mais qui visent à réduire l'anxiété et le stress afin de faciliter l'exécution du comportement.
24.	Entretien motivationnel (*motivational interviewing*)	Une méthode clinique qui comprend un ensemble particulier de techniques qui impliquent d'inciter la personne à utiliser le discours-changement (*change talk*) afin de minimiser la résistance et de résoudre les ambivalences envers le changement de comportement.
25.	Formation générale aux habiletés de communication	Cela inclut toute technique portant sur les habiletés générales en communication, mais pas sur celles qui sont en lien avec un changement comportemental particulier. Cela peut souvent inclure le jeu de rôle ou le travail de groupe, qui mettent l'accent sur les habiletés à écouter les autres ou à s'affirmer.

Source : Adapté de la taxonomie de Michie et collab., 2011.

Conclusion

Il importe de promouvoir l'utilisation d'une démarche méthodologique rigoureuse dans l'élaboration et l'évaluation d'interventions visant le changement planifié de comportements. Ce but peut être atteint par l'utilisation de théories de prédiction, de techniques d'intervention et de cadres de planification d'intervention. Ces outils ont démontré leur pertinence pour concevoir des interventions prenant en compte la complexité des comportements liés à la santé. Le professionnel avisé ne craindra pas d'utiliser une combinaison judicieuse de ces différents outils. De plus, leur utilisation facilitera par la suite la transition entre le savoir issu de la recherche et son application dans les interventions de terrain. Il importe aussi de rappeler que ces outils peuvent éclairer une partie du paysage, mais il serait illusoire de croire qu'ils peuvent, à eux seuls, illuminer la campagne tout entière. En particulier, l'implication des populations, des professionnels et des décideurs concernés par l'intervention, à chacune des étapes de l'élaboration et de l'évaluation, constitue un élément essentiel afin d'adapter le contenu de l'intervention aux réalités sur le terrain. Finalement, les théories présentées et les cadres de planification d'intervention peuvent contribuer à la reconnaissance des facteurs sous-jacents à l'adoption de comportements liés à la santé et à l'optimisation de l'efficacité des interventions. Les différents outils vus dans le présent chapitre sont donc utiles, non seulement pour comprendre, mais aussi pour agir dans la perspective d'un changement planifié de comportements.

À retenir

- Les comportements liés à la santé sont des comportements sociaux. Les facteurs qui les influencent vont au-delà de la perception des risques et des avantages pour la santé.

- La compréhension des facteurs qui influencent les individus à adopter des comportements liés à leur santé est nécessaire afin d'élaborer des interventions efficaces.

- Les revues de la littérature, les enquêtes par questionnaire, ainsi que les études qualitatives à l'aide de groupes de discussion et d'entrevues individuelles permettent d'identifier ces facteurs d'influence. Elles sont idéalement basées sur des théories de prédiction ou le modèle intégrateur afin de rendre cette identification plus efficace.

- Malgré une motivation élevée, les individus doivent souvent faire face à toutes sortes de situations qui peuvent interférer avec l'adoption d'un comportement. L'activation des intentions et la rédaction de plans d'action et d'adaptation sont des stratégies ayant démontré leur efficacité pour surmonter cet écart entre l'intention et l'adoption d'un comportement.

- Les cadres de planification tels que l'intervention mapping ou la *Behaviour Change Wheel* permettent d'élaborer des interventions selon un processus itératif en tenant compte des théories des comportements et des environnements, des données empiriques issues de la littérature et des renseignements recueillis sur le terrain. Leur utilisation maximise les chances de succès d'une intervention.

- L'intervention mapping est un cadre de planification d'intervention comprenant six étapes qui décrivent le chemin à parcourir entre la reconnaissance d'un problème de santé et la mise en œuvre de solutions possibles pour le prévenir ou le traiter. La *Behaviour Change Wheel* est un cadre de planification d'intervention plus récent, dont la particularité réside, d'une part, dans la catégorisation des facteurs influant sur l'adoption d'un comportement dans 14 domaines théoriques et, d'autre part, dans la mise en disponibilité d'une liste de techniques d'intervention permettant d'influer sur chacun de ces domaines théoriques.

Activités d'apprentissage

1. L'objectif de cet exercice est de mettre en application les stratégies permettant de surmonter l'écart entre l'intention et l'action.

   a) Décrivez les stratégies présentées permettant de surmonter l'écart entre l'intention et l'action.

   b) Nommez un comportement lié à la santé que vous n'adoptez pas alors que vous seriez motivé à le faire.

   c) Pour le comportement que vous avez nommé, appliquez les stratégies permettant de surmonter l'écart entre l'intention et l'action.

d) Discutez ce que vous avez le plus aimé et le moins aimé dans l'utilisation de ces stratégies.

2. L'objectif de cet exercice est de se familiariser avec les principales étapes du cadre de planification intervention mapping.

   a) Placez-vous en petit groupe. Imaginez que vous planifiez de mettre en place un programme de cessation tabagique destiné aux professionnels (ou aux étudiants) de votre milieu. Vous souhaitez présenter à votre direction les étapes qui ont conduit à l'élaboration de ce programme.

   b) En mobilisant au mieux vos connaissances et votre compréhension de votre milieu, décrivez ce que vous avez produit à chacune des étapes de l'intervention mapping. Notez qu'il s'agit d'un exercice de simulation. Vous devez « inventer » certaines données pour réaliser cet exercice.

3. L'objectif de cet exercice est d'explorer les différents facteurs influant sur l'adoption d'un comportement lié à la santé.

   a) Placez-vous en petit groupe. Déterminez un comportement favorable à la santé qui n'est pas adopté par la plupart des membres de votre groupe.

   b) À partir des 14 domaines théoriques présentés dans le tableau 18.2, page 233, relevez-en 4 qui auraient le plus d'influence sur l'adoption ou non du comportement de santé sélectionné.

   c) À partir de la liste des techniques de changement comportemental présentée dans le tableau 18.3, pages 234 et 235, choisissez une ou deux techniques que vous pourriez utiliser pour modifier l'influence de chacun des quatre domaines théoriques sélectionnés précédemment.

Pour en savoir plus

Lectures

Baum, A., Revenson, T. A. et Singer, J. (dir.). (2012). *Handbook of health psychology.* New York, NY : Psychology Press.

Glanz, K. et Bishop, D. B. (2010). The role of behavioral science theory in development and implementation of public health interventions. *Annual Review of Public Health, 31,* p. 399-418.

Green, L. W. et Kreuter, M. W. (1999). *Health promotion planning: An educational and ecological approach.* Mountain View, CA : Mayfield Publishing Co.

Ogden, J. (2012). *Health psychology: A textbook.* Maidenhead, Royaume-Uni : Open University Press.

Sidani, S. et Braden, C. J. (2011). *Design, evaluation, and translation of nursing interventions.* Oxford, UK : John Wiley & Sons.

Sites Internet

BCT Taxonomy : www.bct-taxonomy.com

The Behaviour Change Wheel : www.behaviourchange-wheel.com

Intervention Mapping : www.interventionmapping.com

CHAPITRE 19

Les enjeux éthiques et le processus décisionnel en santé communautaire

Jocelyne Saint-Arnaud

Objectifs

À la fin de ce chapitre, vous serez en mesure:

1. de comprendre les enjeux éthiques en santé communautaire et en santé publique;

2. de reconnaître et de distinguer en quoi consistent une valeur, un problème et un dilemme éthiques;

3. de préciser les obligations morales liées aux quatre principes d'éthique de la santé;

4. de comprendre comment appliquer des repères éthiques à l'analyse et à la résolution d'un problème éthique.

Introduction

L'intervention de soin n'est pas une pratique éthiquement neutre, car elle vise au bien-être de la personne ou du groupe. Les auteurs en éthique de la santé fondent leur approche soit sur la morale traditionnelle basée sur une conception de ce que sont le Bien et la vie bonne (Gastman, Dierckx de Casterlé et Schotsmans, 1998; Storch, Rodney et Starzomski, 2004), soit sur une approche éthique pluraliste et pragmatique centrée sur la décision (Hamric et Delgado, 2014; Purtilo et Doherty, 2011; Saint-Arnaud, 2009; Silva, Sorrell et Fletcher, 2014). Quelle que soit la base philosophique de ces approches, elles se réclament d'une éthique des soins, concept plus large que celui de bioéthique, qui intègre dans un même cadre de référence l'apport des normes déontologiques, des théories éthiques et d'une approche par principes.

Le processus décisionnel sera éthique si la décision est prise en fonction d'un code moral ou si elle est justifiée selon une perspective éthique (Rector et Polivka, 2014). Notre but, dans ce chapitre, vise à définir des repères qui guident la réflexion sur la pratique éthique en santé publique et en santé communautaire, et à présenter des outils pour résoudre et prévenir des problèmes et des dilemmes éthiques qui y surviennent. Pour ce faire, nous définissons d'abord la nature des problèmes et des dilemmes éthiques en santé communautaire et en santé publique, et montrons la façon de les reconnaître à l'aide d'exemples concrets tirés de la pratique. La clarification des valeurs y est définie ensuite comme un préalable à la résolution de tout problème éthique. Puis, différents repères légaux et éthiques sont précisés, incluant ceux qui proviennent des codes de déontologie, des lignes directrices en éthique, de même que des théories et principes éthiques. Finalement, une procédure de résolution des problèmes et des dilemmes éthiques est explicitée.

19.1 Les problèmes éthiques en santé communautaire et en santé publique

Bien qu'il existe un débat sur le statut de l'intervention en santé communautaire, il est clair qu'elle se distingue clairement de l'intervention en centre hospitalier et qu'elle partage avec la santé publique une visée sociétale. De ce fait, les problèmes d'éthique liés à la pratique communautaire présentent des caractéristiques qui lui sont propres. Selon les écrits, le principal problème d'éthique en santé publique et communautaire réside dans la tension générée par le fait que les intervenants doivent agir en fonction du bien-être collectif, tout en tenant compte des droits et du bien-être individuels (Olick, 2004 ; Rector et Polivka, 2014). Les normes morales et légales régissant l'intervention de santé en pratique hospitalière sont toujours valides en santé communautaire et en santé publique, et elles ne doivent généralement pas être enfreintes, même si le bien-être individuel n'est pas le but premier de l'intervention dans ce champ de pratique. De plus, les droits individuels spécifiés dans des règles comme celle de la confidentialité du dossier doivent y être respectés, sauf si des exceptions sont précisées dans les lois[1].

L'éthique de la santé publique se définit comme « un processus systématique visant à clarifier, à donner priorité et à justifier de possibles cours d'action basés sur les principes éthiques, les valeurs et les croyances des parties prenantes et sur l'information scientifique et autre » (traduction libre, Center for Disease Control and Prevention, 2011, cité dans Rector et Polivka, 2014, p. 98). Des résultats d'enquêtes (Folmar et collab., 1997 ; Oberle et Tenove, 2000 ; Rodney et collab., 2004 ; Saint-Arnaud, 2000) nous renseignent sur la teneur des problèmes et des dilemmes éthiques vécus en santé communautaire et en santé publique. Citons quelques-uns des thèmes recensés dans ces enquêtes : refus d'aide par des personnes âgées vulnérables et vivant seules à domicile, arrêt de service auprès de patients non respectueux des directives de soin, famille soupçonnée de négligence envers un enfant en absence d'évidence justifiant une intervention, sécurité physique et psychologique de personnes placées sous la garde de proches assurant des soins non adéquats, manque de ressources pour assurer un service adéquat, distribution de seringues à des mineurs sans que les parents en soient informés, etc. Ces études confirment la présence de nombreux problèmes d'éthique dans la pratique quotidienne en santé communautaire. Un des cas relatés par Rodney et ses collègues (2002) nous servira d'exemple pour illustrer ces problèmes et la manière de les reconnaître.

Il s'agit du commentaire d'une infirmière en santé communautaire qui décrit la complexité du cas d'une dame d'origine orientale qui est suivie, dans la communauté, relativement à l'allaitement de son bébé. Elle souffre de maladie mentale, l'anglais est sa langue seconde et elle manque de ressources pour subvenir adéquatement aux besoins de sa famille, plus particulièrement de ses autres enfants. Dans une telle situation, différents programmes sont concernés, de même que différentes disciplines, dont le travail social. Le problème d'éthique pour cette infirmière de santé communautaire a trait à la solution adoptée, qui a été de retirer les enfants de cette famille au lieu d'apporter un soutien adéquat à la mère pour traiter son problème de santé et maintenir les enfants dans leur milieu familial. Ce que l'infirmière déplore, c'est de ne pas avoir pu répondre aux besoins de cette famille par manque de ressources en santé communautaire et, par conséquent, de ne pas avoir pu mettre en place une intervention qui aurait maximisé le bien-être de la dame et de ses enfants.

Les problèmes d'éthique en santé communautaire se reconnaissent quand l'intervention est détournée de sa finalité, répondant inadéquatement aux besoins d'un individu, d'un groupe ou d'une communauté. Les interventions infirmières, comme celles des autres professionnels de la santé, sont orientées vers le bien-être des individus, des groupes ou des communautés et, dans cette perspective, elles ne sont pas moralement neutres. Au contraire, elles ont des buts et des objectifs de soin qui ont une visée bienfaisante en matière de prévention de la maladie, ainsi que de promotion et de protection de la santé. Quand des options d'intervention sont possibles et que celle qui est retenue, pour toutes sortes de raisons,

---

1. La jurisprudence (Smith c. Jones [1976] 551 p.2d 334), le Code de professions (art. 60.4) et les codes de déontologie (AIIC, 2002, section E, art. 5-7) admettent des exceptions au respect de la confidentialité dans le cas de menaces graves et imminentes à la santé ou à la vie de certaines personnes.

n'est pas celle qui maximise le bien-être de l'individu et de son groupe ou, pire, leur nuit, l'intervenant en santé communautaire n'est pas satisfait des résultats, et des problèmes d'éthique surgissent, parce que le sens de l'intervention est menacé, voire nié. Dans le cas cité, si l'on envisage globalement la santé de la mère et de sa famille, non seulement la décision retenue ne favorisera pas une meilleure santé des bénéficiaires, mais il est probable que le placement des enfants augmentera la gravité de l'atteinte mentale de la mère et provoquera des troubles psychologiques chez les enfants qui seront séparés de leur mère. Ce ne sont plus seulement les aspects bienfaisants de l'intervention qui aurait pu être faite qui sont en cause, mais aussi les aspects malfaisants de l'intervention pratiquée, qui affectent la santé physique, psychologique et relationnelle de toutes les personnes composant la cellule familiale. À la limite, le bébé sera perturbé puisque le problème de santé mentale de sa mère se sera aggravé; le conjoint, s'il existe, sera affecté, et certains membres de l'équipe de soin, dont l'infirmière qui fait le récit de cette situation, seront aussi affectés dans leur pratique par cette expérience négative. Dans une telle situation, l'infirmière peut éprouver ce que des auteurs nomment une « détresse morale » (Fry et collab., 2002 ; Jameton, 1993 ; Pauly et collab., 2009 ; Rice et collab., 2008 ; Rodney, 1988). Celle-ci survient lorsque l'intervenant doit participer à la mise en place d'interventions moralement inacceptables sur le plan professionnel ou encore lorsqu'il ne peut pas appliquer l'intervention qu'il juge appropriée sur les plans éthique et professionnel. Si de telles situations sont récurrentes, alors que l'intervenant perçoit qu'il ne peut changer les choses, les conditions favorisant la détresse morale sont rassemblées (Fry et collab., 2002 ; Jameton, 1993).

Allons plus loin. Si l'infirmière, tout en n'approuvant pas la décision prise, doit intervenir dans sa mise en application, alors elle est placée devant un dilemme : participer ou non à la mise en place de la solution adoptée. Si elle y participe, elle se trouve dans une situation où elle trahit ses valeurs personnelles et professionnelles ; si elle n'agit pas, elle trahit d'autres valeurs que sont la solidarité et l'esprit d'équipe. Par ailleurs, on peut se demander si toutes les options ont été examinées, si la dame a été consultée quant à une éventuelle solution à son problème. Peut-être aurait-elle pu recevoir l'aide d'amis ou de bénévoles. On peut aussi se demander si le problème de langue a fait en sorte qu'on la consulte moins ou pas du tout, si l'on s'est donné les moyens d'être compris et si cette dame a pu bénéficier des services offerts dans les cas semblables malgré cette barrière linguistique et culturelle. Autrement dit, y a-t-il eu discrimination à son égard ? Chose certaine, non seulement on n'a pas répondu aux besoins de cette dame et de sa famille de manière adéquate mais, en plus, on leur a probablement nui.

19.2 Une définition du problème et du dilemme éthiques

Le problème d'éthique se manifeste donc quand le sens de l'intervention de soin, qui vise au bien-être de la personne, du groupe ou de la communauté, est menacé, voire nié, pour des raisons qui peuvent être hors du contrôle de l'intervenant. Dans la situation présentée, la décision finale a été prise par le travailleur social, et elle ne faisait pas consensus. L'infirmière a-t-elle pu exposer son point de vue ? A-t-elle exposé son analyse de la situation ? A-t-elle pu proposer une autre solution, et l'appuyer par des arguments cliniques et éthiques susceptibles de faire consensus ? Nous n'avons pas les réponses à ces questions, mais celles-ci indiquent comment un cadre de référence éthique intégré peut soutenir positivement la pratique.

Certains problèmes d'éthique se manifestent sous forme de dilemmes. Ces situations se présentent quand des options d'intervention moralement acceptables mais exclusives doivent être effectuées. La personne agissant comme agent moral doit faire un choix, mais des arguments éthiques apparaissant d'égal poids ne permettent pas de conclure qu'une option d'intervention est meilleure qu'une autre. Pour faire un choix, une analyse poussée de la situation sera nécessaire ; dans ce cas aussi, un cadre de référence pour résoudre le problème serait utile.

19.3 La problématique éthique en santé communautaire et en santé publique

Les principaux problèmes d'éthique en santé communautaire concernent notamment le respect de la communauté comme collectivité, le respect des droits individuels et de la confidentialité, et l'amélioration du bien-être sanitaire collectif, et ce, dans un cadre répondant adéquatement aux besoins des membres de la communauté et permettant l'établissement éthique des priorités en matière de partage équitable des ressources.

Le respect des droits individuels peut poser problème quand il entre en conflit avec certaines pratiques. En soins communautaires, l'accent est mis sur le groupe plutôt que sur l'individu. En effet, dans plusieurs types d'interventions en santé communautaire, le bénéficiaire n'est pas l'individu mais la famille ou le groupe. Cette orientation rend plus difficile le respect des droits individuels comme le consentement libre et éclairé et la confidentialité des données personnelles. Certains diront que ces règles ont été élaborées pour la pratique hospitalière, et qu'elles ne sont pas adéquates en santé communautaire et en santé publique. Des auteurs ont aussi réclamé un plus grand investissement de la famille dans les processus décisionnels concernant l'individu traité dans la communauté, dans la famille ou en centre d'hébergement (Blustein, 1998 ; Harding 1990 ; Moody, 1992). Par ailleurs, le fait que certains intervenants dans les centres hospitaliers considèrent que le respect de la confidentialité du dossier est un principe inviolable peut entraîner comme conséquence un suivi communautaire inadéquat.

Des interventions auprès de personnes qui ont adopté des comportements et des habitudes de vie contraires aux objectifs sanitaires de la santé publique soulèvent des conflits éthiques, opposant le respect de l'autonomie de la personne et les risques pour la santé individuelle et communautaire. Les personnes qui continuent à fumer, qui ne font pas d'exercice, qui mangent de manière inadéquate, qui ne prennent pas leurs médicaments de façon appropriée ou qui ne respectent pas les directives de soins constituent un véritable défi pour la pratique communautaire et la santé publique. Parmi ces personnes se trouvent des gens âgés et malades qui vivent seuls, abandonnés, et qui refusent pourtant d'être hospitalisés ou hébergés en centre de soins prolongés. Devant de tels refus, l'intervenant en santé communautaire fait face à un dilemme opposant le respect des volontés de la personne à une intervention améliorant sa santé, de même que sa qualité et sa durée de vie.

La limite des ressources attribuées aux soins de santé dans la communauté soulève aussi des enjeux éthiques importants (Case, 2003 ; Rodney et collab., 2002 ; Yeo, Moorhouse et Donner, 1996), parce que certaines catégories de malades se retrouvent sans services ou reçoivent des services insuffisants ou inadéquats. Ainsi en est-il des personnes qui ont été victimes d'un accident vasculaire cérébral (AVC) ou de celles qui ont subi un traumatisme crânien cérébral (TCC) et qui attendent à domicile une place en réadaptation. Elles en subissent des torts parfois irréversibles. Le même problème se pose dans le suivi des personnes atteintes de troubles mentaux. Comme les services communautaires en ce domaine sont déficients, à cause notamment d'une pénurie de psychiatres et de l'absence de structures d'accueil adéquates dans la communauté, certaines personnes laissées à elles-mêmes et leur famille n'ont accès à des services que par l'intermédiaire des urgences et des cliniques externes des centres hospitaliers (Saint-Arnaud, 2001). Le manque de suivi fait en sorte que ces personnes ne reçoivent pas des soins adéquats et sont susceptibles de se présenter aux urgences à de multiples reprises durant une année. Ces personnes sont aussi à risque d'itinérance et de judiciarisation (Campbell et Eid, 2009). Dans toutes ces questions, les décisions gouvernementales quant à l'allocation des ressources en santé sont déterminantes et elles constituent souvent des barrières à des soins communautaires adéquats, ce qui place les intervenants communautaires dans une situation où ils ne peuvent exercer correctement leur profession.

19.4 La clarification des valeurs

Faire référence à une démarche de clarification des valeurs, par rapport au fondement de la démarche éthique, renvoie à une réflexion sur les attitudes et les jugements individuels, ainsi qu'à des attitudes et des jugements partagés par un groupe, une profession, une institution. De manière générale, les valeurs des individus et des groupes sont associées consciemment ou inconsciemment à des comportements, à des attitudes ou à des interventions ; elles sont présentes dans toute relation humaine, y compris la relation de soin, sur le plan tant individuel que communautaire.

Les valeurs peuvent être décrites en fonction des caractéristiques suivantes :

- Elles sont essentiellement des croyances, des habitudes liées aux attitudes et aux comportements dans la vie privée et dans la vie professionnelle.
- Elles sont relativement stables dans le temps, l'exemple des valeurs religieuses d'un individu ou des valeurs culturelles d'un groupe illustre bien cette caractéristique.
- Elles sont intimement liées à la vie de l'individu ou du groupe.
- Elles constituent des références en ce qui a trait aux fins ou aux moyens mis en œuvre pour les atteindre.
- Elles font généralement partie d'un système hiérarchisé établissant des priorités qui vont influencer les comportements, les attitudes et les choix d'intervention.
- Finalement, elles sont des indicateurs des préférences individuelles ou des préférences du groupe.

Les écrits contemporains portant sur l'éthique de la santé insistent sur les valeurs personnelles des intervenants comme repères pour comprendre les comportements individuels. Cependant, le professionnel de la santé se réfère aussi à d'autres systèmes de valeurs que son système de valeurs personnel, notamment aux valeurs de sa discipline, incarnées dans les buts (thérapeutiques, préventifs, promotionnels ou relationnels) poursuivis, et dans les moyens d'intervention élaborés, aux valeurs associées aux développements scientifiques et techniques de sa discipline, de même qu'aux valeurs rattachées à l'art de l'intervention découlant de l'expérience acquise. Aux systèmes de valeurs personnels et professionnels s'ajoutent les systèmes de valeurs institutionnels, qui se définissent en fonction de la mission et des buts de l'institution, et aussi en fonction des moyens choisis pour atteindre ces buts, y compris les choix budgétaires. Ces choix sont influencés, sinon déterminés par les instances politiques, qui représentent le niveau macrodécisionnel le plus élevé.

19.4.1 Les conflits de valeurs

Il est clair que les systèmes de valeurs peuvent entrer en conflit, particulièrement en période de crise ou de réforme, ou simplement en situation de ressources limitées. Dans cette dernière situation, les intervenants peuvent être amenés à poser des actes qui vont à l'encontre non seulement de leurs convictions profondes (faisant référence à leurs valeurs personnelles), mais également des buts professionnels établis, voire des normes de bonnes pratiques de soin. Ainsi en est-il de la situation de l'infirmière responsable du service à domicile à qui sa supérieure demande de restreindre le nombre de visites ou le temps alloué à chacune d'elles à la suite de restrictions budgétaires.

Les systèmes de valeurs personnels, professionnels et institutionnels peuvent entrer en conflit entre eux. Les intervenants travaillent dans un contexte où s'affrontent des systèmes de valeurs et des intérêts différents, notamment leur propre système de valeurs, ceux des autres intervenants et celui de leur organisation (Rodney et collab., 2002). Dans le contexte communautaire, le système de valeurs du groupe cible et des individus qui bénéficient de l'intervention vient s'ajouter. Pour des raisons culturelles, économiques ou sociales, certaines communautés ont des habitudes de vie, alimentaires ou autres, qui favorisent l'éclosion de certaines affections comme le diabète, l'hypertension ou le cancer du poumon. Les valeurs de ces groupes entrent en conflit avec des interventions de santé publique ou des interventions communautaires visant à instaurer des habitudes de vie favorisant une meilleure santé. Les valeurs et comportements du groupe ont souvent plus d'influence sur le comportement individuel que les campagnes de santé publique.

19.4.2 La clarification des valeurs comme étape préliminaire à toute démarche éthique en santé publique et en santé communautaire

La clarification des valeurs personnelles, professionnelles, institutionnelles et communautaires constitue l'étape préliminaire de toute démarche éthique en santé communautaire. Il s'agit d'une étape préliminaire dans le processus de décision éthique, puisque cette démarche n'apporte pas de repères éthiques pour favoriser la prise de décision ou l'intervention. Elle permet cependant d'examiner la cohérence et la compatibilité entre les différents systèmes de valeurs en présence. La clarification des valeurs peut aussi générer une plus grande cohérence dans les prises de décision et les comportements. De plus, dans une perspective d'interdisciplinarité et d'intersectorialité, la compréhension mutuelle des systèmes de valeurs professionnels permettrait, dans une certaine mesure, d'évaluer et de prévenir les conflits qui pourraient devenir des barrières à une intervention efficace.

19.5 Les normes et les lignes directrices

Les normes concernent des règles légales et morales à observer pour favoriser une bonne pratique de soin. Les lignes directrices proposent une réflexion, des indications générales et un cadre de référence portant sur la manière de résoudre un problème donné.

19.5.1 Les normes légales

La loi prescrit des comportements et ses prescriptions sont accompagnées de sanctions pour qui ne s'y soumet pas. Dans certains cas, la loi laisse peu de place au jugement. Dans d'autres cas, la loi est muette ou imprécise, laissant libre cours à la délibération et à la décision éthiques. Dans la pratique, la loi et l'éthique ont souvent une relation de renforcement mutuel (Olick, 2004), mais il arrive que des comportements non conformes à la loi soient jugés éthiques ou que des comportements non éthiques ne soient pas contraires à la loi. Quoi qu'il en soit, il est important pour les intervenants en santé communautaire de connaître la loi et la jurisprudence qui peuvent avoir des incidences sur leur pratique. Nous soulignons ici quelques éléments incontournables, mais non exhaustifs. Il est clair que le Code civil au Québec, et la *Common Law* dans les autres provinces, reconnaissent le droit à l'autodétermination de toute personne apte bénéficiant des services de santé. Ce droit s'incarne dans l'application de la règle du consentement libre et éclairé, ce qui implique l'obligation, pour les intervenants, d'informer les bénéficiaires des options d'intervention, de même que des bénéfices et risques associés.

La loi canadienne et le Code civil québécois sont conçus pour protéger les droits individuels. En ce sens, le consentement de l'individu apte ne peut être donné par une autre personne que lui, ce qui signifie que le consentement du représentant d'un groupe (d'une famille ou d'une communauté) ne peut remplacer le consentement des individus qui le constituent. On se souviendra que tout membre d'un groupe conserve toujours le droit de refuser une intervention, quelle qu'elle soit, y compris l'accès à son dossier, même si le représentant de son groupe y a acquiescé (Dickens, 1997).

La *Loi canadienne sur la santé* de 1984 impose des normes à la gestion provinciale des systèmes de santé, notamment en ce qui a trait à la gestion publique du système de santé et à l'universalité d'accès aux services médicalement nécessaires pour tous les citoyens canadiens, quelles que soient leur province de résidence et leur capacité de payer (Maoni, 1999). Par ailleurs, parce qu'elle est enchâssée dans la Constitution canadienne, la *Charte canadienne des droits et libertés* a une portée légale. L'article 15 de cette charte garantit une égalité non seulement devant la loi, mais aussi quant aux bénéfices et à la protection apportées par la loi. Elle spécifie que les critères suivants ne doivent pas être utilisés de manière discriminatoire: race, origine nationale ou ethnique, couleur, religion, sexe, âge ou déficiences mentales ou physiques. Elle prohibe donc toute discrimination basée sur les facteurs énumérés ci-dessus (Saint-Arnaud, 2003b).

Les groupes lésés invoqueront la *Charte canadienne des droits et libertés* pour revendiquer leurs droits; cependant, la preuve sera fondée sur l'évaluation des torts ou des préjudices causés à chaque individu et sur la démonstration, au regard de chacun, d'un lien causal entre l'intervention et les préjudices ou torts évalués (Blondeau et Hébert, 2002).

19.5.2 Les normes morales

Les normes morales en matière de santé sont exposées dans les codes de déontologie. Ces derniers constituent des règles de conduite professionnelle à respecter. Les lignes directrices sont beaucoup plus générales. Contrairement aux règles déontologiques, elles ne sont pas prescriptives.

Les codes de déontologie

Un code de déontologie est un énoncé formel de principes, de normes et de valeurs partagés par les membres d'une profession; il représente un idéal de comportement professionnel et sert de standard dans l'évaluation de la pratique professionnelle moralement acceptable (Saint-Arnaud, 2009).

L'Association canadienne des infirmières et infirmiers en santé communautaire (ACIISC) a publié, en 2003, les *Normes canadiennes de pratique des soins infirmiers en santé communautaire*. Ces normes, mises à jour en 2008, concernent entre autres la prestation de soins sécuritaires et conformes à l'éthique. Les valeurs et croyances sur lesquelles elles reposent s'appuient sur le code de déontologie de l'Association des infirmières et infirmiers du Canada (AIIC) et elles sont interprétées en fonction des enjeux propres à la santé communautaire et à la santé publique. Elles incluent:

- la compassion;
- les principes relatifs aux soins primaires décrits par l'Organisation mondiale de la santé (OMS, 1978);
- les multiples savoirs regroupant l'art du soin, les connaissances acquises à partir des données objectives et subjectives, l'expérience personnelle, les connaissances sociopolitiques et les connaissances en éthique; ces dernières sont définies en fonction des principes de la morale et des normes de l'AIIC (2002);
- la participation des personnes et des communautés; sur ce plan, l'infirmière agit notamment comme représentante des personnes (*advocacy*) et des communautés, et collabore avec elles pour développer leurs capacités à définir leurs besoins et leurs priorités en matière de santé, contrôler leurs choix et participer aux décisions (*empowerment*) qui auront des répercussions sur leur santé et leur bien-être;
- la responsabilisation, définie comme un processus complexe dans lequel les individus, les groupes et les communautés utilisent leurs capacités pour améliorer leur qualité de vie et leur pouvoir politique en vue d'obtenir une plus grande justice sociale.

> ⚠ **Les principes relatifs aux soins primaires décrits par l'OMS (1978)**
>
> 1. L'accès universel aux services de soins de santé
> 2. La convergence des pratiques par rapport aux déterminants de la santé
> 3. La participation active de la personne et de la communauté aux décisions qui ont une incidence sur leur santé et leur vie
> 4. Le travail en partenariat avec les professionnels d'autres disciplines et milieux au service de la santé
> 5. L'utilisation appropriée du savoir, des compétences spécialisées, de la technologie et des ressources
> 6. La convergence des efforts pour promouvoir la santé et la prévention des maladies pendant toute la vie, de la naissance jusqu'à la mort

19.5.3. Les lignes directrices

Contrairement aux codes de déontologie, qui visent à établir des règles à suivre pour agir moralement et qui ont une portée légale dans certaines provinces, les lignes directrices offrent plutôt des cadres de référence pour les processus décisionnels, cadres qui tiennent compte des bonnes pratiques dans le domaine de la santé (y compris la pratique basée sur des résultats probants), des lois, des normes déontologiques et des principes éthiques. Les lignes directrices sont le fruit de réflexions interdisciplinaires menées par des professionnels et des membres des associations impliquées; elles définissent les grandes étapes et les repères essentiels dans les processus décisionnels éthiques. La *Déclaration conjointe sur la prévention des conflits éthiques entre les prestataires de soins de santé et les personnes recevant les soins,* proposée par l'Association canadienne des soins de santé, l'Association médicale canadienne, l'Association des infirmières et infirmiers du Canada et l'Association catholique canadienne de la santé, en 1999, en constitue un bon exemple.

Les lignes directrices, quelles qu'elles soient, ne dispensent pas d'une analyse éthique appliquée à chacun des problèmes se posant en santé publique ou en santé communautaire. Au contraire, elles incitent à examiner chacune des situations à la lumière des normes et des principes appropriés, de manière à pouvoir hiérarchiser les valeurs en cause, permettant ainsi d'apporter des solutions aux problèmes étudiés.

19.6 Les théories éthiques

Toutes les théories éthiques ne sont pas nécessairement pertinentes pour traiter spécifiquement de l'éthique en santé. De notre point de vue, les théories éthiques suivantes apportent des repères pertinents : les théories de la vertu et du *caring,* les théories déontologistes et utilitaristes, et les théories des droits. Elles ont été choisies en fonction de la structure de l'acte de soin. Aucune de ces théories ne permet à elle seule de résoudre des problèmes comme ceux qui ont été mentionnés précédemment, parce que les valeurs et les principes qui constituent ces théories sont déjà hiérarchisés en fonction de ce qui est structurellement essentiel pour chacune d'elles, favorisant *a priori* un type de solution. Ainsi, les théories utilitaristes ne se préoccupent que des conséquences de l'intervention, et non des devoirs inhérents aux professions impliquées. L'utilité des théories éthiques consiste à mettre en évidence les éléments qui sont essentiels à l'action moralement bonne et à préciser les tenants et aboutissants des arguments qui les concernent et qui sont discutés dans le processus de prise de décision. Alors que ces théories sont incompatibles sur le plan théorique, il apparaît clair que, sur le plan pratique, elles ont exploré différentes perspectives par rapport aux comportements moralement recommandables et qu'elles méritent une attention particulière ; il faut cependant prendre conscience de leur apport et de leurs limites.

19.6.1 Les théories de la vertu

Les théories de la vertu concernent des dispositions, habitudes et caractéristiques personnelles qui favorisent des actions moralement bonnes. Pour MacIntyre (1984), les rôles sociaux (enseignement, soin, politique, etc.) s'incarnent dans des pratiques. La bonne pratique implique la vertu de se conformer aux contraintes et aux standards d'excellence de sa profession. Sur ce point, il rejoint Aristote pour qui la vertu consiste à bien remplir

sa tâche ; il rejoint aussi des auteurs en éthique des soins (Brody, 1988 ; Pellegrino, 1995), pour qui la bonne pratique dans le domaine de la santé est liée aux traditions et aux idéaux professionnels.

De manière générale, l'éthique de la vertu met l'accent sur les caractéristiques personnelles et l'intention droite de l'agent, qui consiste en la volonté d'agir selon les bonnes pratiques et la responsabilité qui en découle plutôt qu'en fonction des décisions à prendre et des actions à poser[2].

19.6.2 L'éthique du *caring*

Cette approche en éthique (à ne pas confondre avec les théories du *caring* en sciences infirmières) a été développée initialement par Carol Gilligan dans son livre *In a Different Voice* (1982). Réagissant à la théorie du développement moral de Kohlberg (1981), en fonction de laquelle l'individu, durant sa vie morale, passe par différents stades (préconventionnel, conventionnel et postconventionnel) selon un développement séquentiel et universel, l'auteure rejette la conception kantienne de la justice que Kohlberg présente comme le sommet de la moralité. Elle critique le caractère abstrait du concept d'égalité des droits au profit d'une éthique centrée non pas sur l'individu, mais sur les relations humaines et la responsabilité, deux caractéristiques d'une approche féminine de la moralité. Selon elle, la théorie de Kolhberg ne tient pas compte des caractéristiques morales qui sont propres aux femmes, notamment la sensibilité qu'elles manifestent à l'égard des besoins d'autrui.

Les conceptions féministes de l'éthique se distinguent des autres approches en éthique en ce qu'elles s'appuient sur un cadre de référence qui réunit une combinaison complexe d'éléments provenant de la philosophie politique, de l'ontologie et de l'épistémologie pour analyser les causes sous-jacentes aux oppressions liées au genre et proposer des solutions (Tong, 1995). Quel que soit leur groupe d'appartenance, les féministes s'intéressent prioritairement à l'éthique de la justice, non pas en termes d'égalité des droits, mais en termes de réponses adéquates aux besoins dans une relation de partenariat avec le bénéficiaire.

Noddings (1984) et Gadow (1985) critiquent, voire déconstruisent les théories éthiques traditionnelles pour fonder la moralité de la pratique infirmière sur les relations interpersonnelles présentes dans le *caring*. Dans une telle perspective, ce sont les relations humaines qui sont primordiales, et non l'individu en tant que tel. L'origine du comportement éthique est dans la réponse affective aux besoins qui s'expriment dans la relation de *caring* (Noddings, 1984). Cette relation est moralement fondamentale, puisque la moralité de l'action dépend de

2. À ce sujet, lire Smith et Godfrey (2002).

la « réponse fidèlement apportée aux besoins perçus » (Noddings, 1984, p. 53), ce qui génère des devoirs et des responsabilités.

De manière générale, l'éthique du *caring* met l'accent sur les relations humaines, la responsabilité et une approche globale du soin pour répondre aux besoins complexes de l'individu, du groupe ou de la communauté.

19.6.3 Les théories déontologistes

Selon les théories déontologistes, l'essence même de la moralité repose sur l'existence de devoirs moraux. Le fondement des devoirs moraux varie selon qu'il s'agit d'un fondement religieux basé sur la croyance ou d'un fondement philosophique basé sur la raison.

La théorie déontologiste kantienne

La théorie déontologiste kantienne est souvent invoquée comme base du respect de la personne humaine. Selon Kant (1988 [1785]), les êtres humains doivent être traités avec respect parce qu'ils ont la capacité de se donner leur propre loi morale. Tout être humain est une fin en soi et ne peut moralement servir de simple moyen à une fin autre que lui-même. La base de cette affirmation réside dans la capacité humaine d'utiliser la raison pour s'assurer de la moralité d'une décision ou d'une action. Pour ce faire, la décision à prendre est soumise à un processus d'universalisation. S'il n'y a pas contradiction à penser que tous les êtres humains pourraient agir selon la décision envisagée, alors cette décision et l'action qui y correspond sont moralement bonnes. Agissant ainsi, l'être humain se donne sa propre loi morale et c'est ce qui le rend digne de respect, quelle que soit l'actualisation de cette capacité. Autrement dit, du seul fait qu'il appartient au genre humain, tout individu est digne de respect, qu'il soit en mesure ou non de faire effectivement des choix. Dans le domaine de l'éthique de la santé, une des façons d'appliquer le principe du respect de la personne consiste à impliquer l'individu dans les processus décisionnels concernant ses traitements et les interventions de soins. Par extension, cette exigence morale s'applique aussi aux communautés et aux groupes cibles visés par la santé publique et l'intervention en santé communautaire. Par respect pour un groupe ou une famille, l'intervenant en santé communautaire les informera de ses démarches et des buts, et les inclura dans les processus décisionnels.

La théorie des devoirs *prima facie*

Contrairement à l'obligation morale générée par les devoirs parfaits chez Kant (ne pas tuer, ne pas mentir, tenir sa promesse), les devoirs *prima facie* sont contraignants, mais ils ne génèrent pas une obligation morale absolue ; c'est donc dire qu'en cas de conflits entre les exigences des devoirs, certains ne seront pas prépondérants. Seuls des conflits entre les exigences de ces principes justifient d'établir

des priorités entre les principes. C'est la spécification et l'équilibration des principes effectuées au cours d'une analyse éthique approfondie qui permettent de savoir, selon les circonstances, lequel ou lesquels des principes seront prioritairement respectés.

Dans l'approche par principes, que nous définissons dans la prochaine section, les principes présentés font référence à des devoirs *prima facie*.

De manière générale, les théories déontologistes interprètent la moralité en relation avec des devoirs qui représentent des obligations morales à remplir pour agir de manière éthique. Selon la théorie en cause, les devoirs génèrent des obligations morales absolues ou *prima facie*.

19.6.4 Les théories utilitaristes

Les théories utilitaristes sont invoquées, particulièrement en santé communautaire et en santé publique, parce qu'elles favorisent le bien commun en termes de bénéfices pour l'ensemble des individus qui composent la communauté ou la population. On distingue l'utilitarisme appliqué à l'acte de l'utilitarisme appliqué à la règle.

L'utilitarisme appliqué à l'acte est promu par l'utilitarisme classique. Selon cette théorie, la moralité tient à l'application du principe d'utilité ou du plus grand bonheur pour le plus grand nombre (Mill, 1988). En posant une action, on doit donc apporter le plus de bénéfices et le moins de torts possible à toutes les personnes affectées par cette action. Il s'agit d'une théorie qui juge de la moralité d'une action aux conséquences, bonnes ou mauvaises, qui en résultent. Il y a une obligation morale à choisir l'action ou l'intervention qui maximisera les bénéfices et minimisera les torts pour l'ensemble des personnes qui subiront les conséquences à court, moyen ou long terme de cette action ou cette intervention. L'utilitarisme classique est très pertinent dans le cadre d'une intervention qui vise le bien-être de la communauté ou de la population. Par exemple, quand la santé publique impose un traitement à une personne atteinte de tuberculose, elle prend une décision qui favorise le bien-être du plus grand nombre de personnes, y compris la personne atteinte, tout en minimisant les torts pour tous.

L'utilitarisme appliqué à la règle, comme son nom l'indique, consiste en l'application du principe d'utilité décrit précédemment aux règles mises en place pour régir l'intervention. Dans cette perspective, les règles émises doivent être celles qui apportent le plus de bénéfices et le moins de torts à toutes les personnes qui subiront les conséquences de leur application. Par exemple, la loi qui défend de fumer dans les édifices publics brime les fumeurs, mais favorise une meilleure santé pour tous.

En général, la santé publique peut se réclamer de l'utilitarisme quand elle choisit d'appliquer l'intervention ou la règle qui apporte le plus de bien-être au plus grand nombre de personnes, tout en minimisant les torts. Pour ce faire, elle doit évaluer les conséquences positives et négatives qui résulteront de l'intervention ou de l'application de la règle ou de la loi, et donner priorité aux décisions qui comportent le plus de conséquences positives et le moins de conséquences négatives pour tous ceux qui seront touchés.

19.6.5 Les théories des droits

Les droits individuels sont souvent invoqués dans le domaine de l'éthique des soins, notamment le droit au refus de traitement, en éthique clinique, et le droit à des soins de santé, en éthique sociale. À ce sujet, il importe de distinguer les droits positifs, ou droits légalement reconnus par les lois et les chartes (*entitlements*), et les droits fondamentaux (*rights*), ou droits de nature philosophique. On reconnaît les premiers aux sanctions qui peuvent être imposées en cas d'infraction. Les droits fondamentaux sont définis par différentes théories dont les bases ontologiques et épistémologiques varient selon l'époque et le contexte dans lesquels elles sont formulées.

Les droits fondamentaux sont fondés en nature ou en raison. Dans les théories classiques, les droits sont fondés sur un état de nature. Ces droits sont au nombre de trois : la liberté, l'égalité et la propriété. Chez Kant (1988 [1785]), les droits sont les corrélats des devoirs parfaits, qui sont au nombre de trois : devoir de protéger la vie/droit de ne pas être tué ; devoir de ne pas mentir/droit de l'individu qu'on ne lui mente pas ; devoir de tenir sa promesse/droit de l'individu à ce que les autres tiennent leurs promesses envers lui.

Quelles que soient leurs assises philosophiques, les droits au sens philosophique du terme sont généralement peu nombreux et universels, appartenant également à tout être humain en tant que tel. Dans la conception libérale de la justice, il existe un droit à une égale liberté (Hart, 1955). Ce droit est conçu de manière négative : tout individu capable de choix a le droit d'agir sans subir la coercition et la contrainte des autres envers lui et, corrélativement, il possède une liberté d'action dans la mesure où il n'exerce pas de contraintes ou de coercition sur les autres. En un mot, chacun a droit à une liberté limitée par celle d'autrui. Ainsi conçus, les droits ne peuvent servir de critères distributifs ou d'arguments prioritaires dans le règlement des différends (Beauchamp et Childress, 2009). Ils servent plutôt de garde-fou à des comportements discriminatoires et, par l'entremise des chartes, ils justifient moralement l'imposition de sanctions à de tels comportements.

Les droits peuvent aussi servir de fondement à la réclamation d'un minimum de liberté et de bien-être (Gewirth, 1982) ; ainsi, ils justifient moralement des interventions de type humanitaire auprès de groupes extrêmement défavorisés, leurs conditions de vie mettant leur santé, voire leur vie en danger. Sur ce fondement peut être revendiqué un droit à des soins de santé de base pour tous. Les théories des droits sont la contrepartie des théories utilitaristes. Elles mettent l'accent sur la valeur intrinsèque des personnes et elles sont essentielles au fondement rationnel du respect de l'autonomie des personnes et de la non-discrimination.

En général, les droits fondamentaux sont invoqués pour éviter des comportements discriminatoires. Ils peuvent aussi être utilisés dans les cas où la vie ou la santé sont menacées pour revendiquer des soins de base, comme un panier de services garantis ou des services adéquats pour tous.

19.7 L'approche par principes

Devenue l'approche classique en bioéthique, l'approche par principes constitue un cadre conceptuel et méthodologique structurant la pensée dans sa recherche de repères pour résoudre des problèmes moraux posés par l'avancement des sciences et des technologies de la santé. Selon Beauchamp et Childress (2009), les problèmes d'éthique de la santé peuvent être analysés en utilisant les quatre principes suivants : respect de l'autonomie de la personne, bienfaisance, non-malfaisance et justice. Ces principes correspondent à des obligations morales générales qui sont communes à toutes les cultures ; ce sont les normes ou les règles dans lesquelles ils sont traduits qui diffèrent selon le contexte et l'époque. En tant que tels, ils apportent des indications générales sur la façon d'agir de manière éthique en recherche et en pratique biomédicale.

L'approche par principes a été conçue initialement pour l'éthique clinique, mais plusieurs auteurs l'ont appliquée à d'autres contextes d'intervention en santé, notamment en santé communautaire et en santé publique. Ainsi, pour expliciter en quoi consiste l'éthique en santé communautaire et en santé publique, des auteurs en sciences infirmières, dont Case (2003), Fry et Johnstone (2008), Yeo et ses collaboratrices (2010), Purtilo et Doherty (2011), Vollman, Anderson et McFarlane (2012), Silva, Sorrell et Fletcher, (2014) s'y réfèrent directement. L'approche par principes présentée ici s'inscrit dans le champ de l'éthique appliquée développée initialement par Ross (1939), Frankena (1973) et Beauchamp et Childress (1978). Elle s'applique à l'analyse et à la résolution de problèmes éthiques qui se posent tant en clinique qu'en santé publique ou communautaire. Les quatre principes proposés sont les suivants : respect de l'autonomie, bienfaisance, équité et *caring*. Dans cette approche, bienfaisance et non-malfaisance sont jumelées, la justice y est traitée sous l'angle de l'équité, et l'ajout d'un principe de *caring* marque l'importance de la qualité des relations humaines dans la relation de soin (Saint-Arnaud, 2009). Quand un problème éthique particulier se pose, il n'y a pas de solution toute faite. Les principes et les obligations morales sont des guides pour arriver à des solutions, mais ce ne sont pas des normes ou des règles comportementales, bien que, dans certains cas, ils en aient générées, comme celles du consentement libre et éclairé, de la confidentialité et de la non-discrimination. Les principes sont plus abstraits et plus généraux que les règles ; ils constituent des devoirs *prima facie*. Contrairement aux normes ou aux règles, ils ne donnent que des indications générales sur ce qui doit être fait et ils doivent être interprétés en fonction du contexte.

19.7.1 Le respect de l'autonomie

En éthique clinique, une des façons de respecter l'autonomie individuelle consiste à impliquer l'individu en cause dans les processus décisionnels concernant ses soins. Transposons l'application du principe du respect de l'autonomie au domaine de l'éthique communautaire et de la santé publique. Il implique alors d'intégrer le groupe ou la population dans l'évaluation de ses besoins ainsi que dans les processus décisionnels qui conduisent à des interventions de prévention de la maladie, de protection et d'amélioration de la santé.

Alors que dans le passé, l'intervention était surtout basée sur l'expertise, on reconnaît maintenant l'importance d'une participation active de la communauté, non seulement dans la définition de ses besoins, mais aussi dans la manière d'y répondre. Les caractéristiques d'une communauté qui participe aux processus de décision et d'intervention sont les suivantes :

- elle collabore à l'identification des problèmes et des besoins ;
- elle peut participer à l'élaboration d'un consensus sur les buts et à l'établissement des priorités ;
- elle peut donner son accord sur les moyens et les façons de réaliser les buts ;
- elle peut collaborer aux actions nécessaires à l'atteinte des buts.

(Cottrel, cité par Silva et collab., 2014, p. 147)

En fait, en tant que bénéficiaire de l'intervention, la communauté est respectée dans la mesure où elle est partie prenante des décisions et des interventions qui la concernent. En participant à la définition du problème, à l'élaboration de solutions et à la mise en place des moyens d'intervention, la communauté devient une composante essentielle des conditions de réalisation d'un changement qui est fonction du problème à régler et du but à atteindre. Il ne s'agit pas là d'une participation passive comme l'était traditionnellement la participation communautaire, alors que la communauté n'était qu'une source de données et accueillait l'intervention, mais bien d'une participation active au changement souhaité impliquant un partage de pouvoir entre les parties en cause. Cette façon de faire est le propre de l'approche écologique en santé publique et d'une approche d'autonomisation (*empowerment*) en santé communautaire ; elle se rapproche de la philosophie communautarienne (Taylor, 1998), qui fait une large place à l'initiative locale dans la résolution des problèmes sociaux. Elle est directement inspirée de l'éthique du *caring*.

19.7.2 La bienfaisance

Le principe de bienfaisance impose aux professionnels de la santé un devoir d'agir dans le sens du bien-être du bénéficiaire. L'application de ce principe est liée à l'existence d'une expertise particulière qui sera employée pour traiter ou améliorer l'état de santé du malade, du groupe, de la communauté ou de la population. Différentes interprétations du principe ont été proposées par de nombreux auteurs dans l'histoire de l'éthique médicale ; nous retenons ici la définition qu'en donnent Beauchamp et Childress (2001), selon laquelle le principe de bienfaisance désigne une obligation morale *prima facie* d'agir dans le sens du bien-être d'autrui ; plus précisément, il impose d'être bienfaisant non seulement en posant des actions positives, mais aussi en soupesant les bénéfices possibles par rapport aux torts susceptibles d'être causés, de manière à maximiser les bénéfices et à minimiser les maux ou les conséquences négatives[3].

En clinique, l'évaluation des bénéfices par rapport aux torts est effectuée en fonction du bien-être de la personne sous traitement. En santé publique et communautaire, cependant, l'interprétation utilitariste du principe est particulièrement pertinente, puisque les bénéfices et les risques doivent être évalués en fonction du bien-être de toutes les personnes touchées par l'intervention. Dans cette interprétation, les principes de bienfaisance et de non-malfaisance sont compris en fonction d'un bénéfice maximal pour un groupe ou une population. Pour les besoins de notre propos, nous retenons une formulation utilitariste du principe de bienfaisance, selon laquelle les bénéfices escomptés doivent avoir été évalués comme étant nettement supérieurs aux risques (ou aux torts, pour les interventions en cours ou terminées), pour qu'une action ou une intervention soit considérée comme étant moralement acceptable. Compte tenu de l'évaluation concomitante des bénéfices par rapport aux risques ou aux torts avérés ou envisagés, l'union des principes de bienfaisance et de non-malfaisance est justifiée. Dans la pratique, la spécification d'un principe au regard des faits pertinents s'effectue toujours en tenant compte de

---

3. En économie, les tenants de l'utilitarisme considèrent qu'en maximisant les bénéfices, il en résulte une diminution des torts. Cependant, dans la pratique communautaire, des mesures doivent être prises pour diminuer l'impact des torts qui résulteraient d'une intervention sur des individus, même si l'option choisie maximise les bénéfices pour l'ensemble de la communauté.

manière concomitante des exigences générées par les deux principes. Par exemple, s'il s'agit d'instaurer un service de dépistage du cancer du sein, il faut considérer les données probantes en relation avec les avantages et les torts potentiels. Pour prendre la décision d'aller de l'avant dans ce type de dépistage, il faut que les bénéfices l'emportent sur les torts probables. Dans une perspective de santé publique, il faut qu'un tel dépistage fasse une différence en ce qui a trait à la longévité et à la qualité de vie pour les individus en cause ; il faut aussi minimiser les torts liés par exemple au manque d'appareils ou aux mauvais états de ceux-ci, éviter de pénaliser d'autres groupes qui requièrent des examens radiologiques pour ce qui est du temps d'attente, et informer rapidement les personnes ayant subi le test des résultats et de leur signification, de manière à minimiser le stress et l'anxiété liés à l'attente et à l'interprétation des résultats.

Sur le plan de l'éthique, il est facilement admis que toute intervention dans le domaine de la santé comporte des risques et, éventuellement, des torts. Le principe d'utilité demeure un repère éthique pour juger de la situation. Mais le problème avec cet outil concerne l'évaluation des conséquences positives et négatives dans un contexte où ces dernières ne sont pas toutes connues à l'avance. En l'absence de données probantes montrant le bien-fondé d'une intervention, la prudence est de rigueur. Dans le domaine de la santé publique, on a recours au principe de précaution. Ce principe est généralement invoqué pour justifier des interventions de protection de la santé des populations, en l'absence de certitude scientifique quant à la gravité et à la probabilité des menaces pour la santé (Massé, 2003). Plus précisément, le principe est invoqué en prévention environnementale quand un produit ou un processus est considéré comme pouvant causer du tort sur la base de données scientifiques incomplètes, et que, malgré cela, on le bannit ou on l'élimine (Calman et Downie, 2002). De plus, ce qui limite les interventions qui seraient bénéfiques au groupe, mais dommageables pour l'individu, ce sont les droits individuels et l'exigence d'un consentement libre et éclairé. Certains auteurs (Weed et McKeown, 2003) se demandent s'il ne serait pas approprié d'utiliser la procédure du consentement libre et éclairé quand les risques d'une intervention en santé publique sont suffisamment importants. Il ne faudrait cependant pas justifier toute intervention, quels que soient les risques courus, sous prétexte que l'individu ou le groupe y aurait consenti. En ce sens, le respect du principe de bienfaisance impose une limite à la mise en place d'interventions risquées sous prétexte que l'individu les autoriserait.

Cela s'applique aussi à des études de santé publique qui provoquent des torts individuels importants, notamment en véhiculant des jugements de valeur sur des individus à cause d'une stigmatisation opérée par l'étude, considérée objective, de certains comportements. Ces risques sont présents dans toute étude portant sur des populations vulnérables : jeunes parents, homosexuels, prisonniers, jeunes de la rue. Certaines études, notamment des études expérimentales et quasi expérimentales, iraient à l'encontre de l'*empowerment,* notion chère aux tenants du *caring,* en vulnérabilisant davantage les groupes cibles, plutôt qu'en les habilitant à trouver des solutions à leurs problèmes. En fait, l'étiquetage social résultant d'interventions ou d'études dans le domaine de la prévention fait en sorte que chacun des individus appartenant au groupe ciblé se voit affublé d'emblée de la maladie ou du problème de santé qui fait l'objet d'une intervention ou d'une étude. Quand ce problème (VIH/sida, maladie infectieuse, violence familiale) véhicule des valeurs morales négatives, des individus et des groupes sont associés à des comportements moralement condamnables et sont potentiellement victimes de discrimination. De plus, des individus en viennent non seulement à accepter l'image négative que la société véhicule à leur égard, mais aussi à la renforcer en adoptant des comportements encore plus risqués. La pratique du *barebacking* constitue un exemple de ces pratiques extrêmes (Brusselaers et Saint-Arnaud, 2006). Des personnes porteuses du VIH se servent d'Internet pour trouver des partenaires qui acceptent d'avoir des relations sexuelles non protégées. Il est clair que de telles pratiques nuisent à la santé publique, même si elles sont effectuées par des adultes consentants.

Le principal dilemme éthique en cause relativement à l'application des principes de bienfaisance et du respect de l'autonomie concerne le paternalisme en santé publique et en santé communautaire. Suivant le modèle du bon père de famille qui décide pour ses enfants de ce qui est bon pour eux, le paternalisme, de manière générale, implique la limitation de l'autonomie des personnes dans un but bienfaisant : éviter que des torts leur soient causés et leur procurer des bénéfices qu'ils n'auraient pas obtenus sans l'intervention (Beauchamp, 1995). Dans quelles circonstances les responsables de la santé publique ont-ils la légitimité nécessaire pour imposer des changements de comportements de manière coercitive ou par la force de la loi ? Cette question est la contrepartie de celle qui se pose quant à la place accordée au respect de l'autonomie de la personne et du groupe en santé publique. La tension entre la liberté et le respect des droits individuels, d'une part, et l'obligation morale d'assurer des conditions optimales de bien-être à la communauté, d'autre part, est toujours présente en santé publique (Weed et McKeown, 2003). Cette tension s'exprime notamment dans les dossiers de la fluoration et de la chloration de l'eau, des lois antitabac, des mesures de quarantaine et d'autres mesures restreignant la liberté d'action des individus pour prévenir l'éclosion ou la transmission de maladies. La question à poser est donc la suivante : dans quelles conditions, s'il en est, la santé publique est-elle justifiée d'adopter une attitude et une ligne d'intervention paternalistes ?

Certains auteurs ont étudié les conditions nécessaires à l'imposition de telles mesures (Feinberg, 1971 ; Beauchamp, 1995 ; Coughlin et Beauchamp, 1996 ; Beauchamp et Childress, 2009). Adaptées au domaine de la santé publique, ces conditions sont les suivantes :

1. La population risque de subir un tort important compte tenu de la probabilité que l'atteinte survienne et de sa gravité potentielle.

2. Aucune autre option d'intervention moins coercitive n'est aussi efficace pour prévenir un tel tort.

3. Les torts causés par l'intervention de prévention sont nettement inférieurs aux torts prévenus.

4. Les bénéfices surpassent clairement les torts pour la population et les individus concernés.

19.7.3 La justice comme équité

La justice concerne les rapports entre les individus. Dans le cadre des théories égalitariennes, la justice distributive vise à réaliser une égalité d'accès aux ressources sanitaires et une réponse adéquate aux besoins de chacun.

Pour traiter de l'application du principe de justice en tant qu'équité dans le contexte canadien, nous devons tenir compte de l'option égalitaire favorisant une égalité d'accès aux soins de santé, partagée par les Canadiens et officialisée dans la loi fédérale sur la santé de 1984. Le choix de services de santé étatisés est appuyé par les approches communautarienne et égalitarienne de la justice. Nous devons aussi tenir compte de l'égalité des droits, en termes de non-discrimination, telle qu'elle a été définie par les libertariens, et telle qu'elle est présentée dans les chartes des droits de la personne.

Pour spécifier l'application du principe de justice dans le domaine de la santé publique et communautaire, l'équité est définie au moyen des repères éthiques suivants, qui en constituent les conditions essentielles :

1. Une égalité des droits (*rights*) constituant la base philosophique justifiant un traitement semblable des êtres humains, c'est-à-dire une égale considération et une égalité d'accès aux soins.

2. Une égalisation des conditions au moyen d'interventions de type compensatoire, basée sur les besoins en ce qui concerne les soins et les traitements, la prévention de la maladie, la promotion et la protection de la santé.

Un système étatisé d'accès aux soins impose une structure formellement plus égalitaire qu'un système à deux niveaux (communément appelé « à deux vitesses ») ou à plusieurs niveaux. En principe, il sert mieux le droit à un accès universel aux soins (Buchanan, 2003). Cependant, le système sera équitable s'il arrive à fournir un soin adéquat

en temps opportun, ce qui nous amène à discuter de la deuxième condition d'application du principe de justice en terme d'équité.

Appliqué à tous, le même traitement ne répond pas aux besoins spécifiques de différentes communautés et peut créer de plus grandes inégalités. Ainsi, des études (Svensson et Sandlund, 1990 ; Old et Montgomery 1992 ; Starzomski 1995 ; Frolich et Potvin, 2008 ; Federico et collab., 2009) ont montré que ceux qui bénéficient le plus des campagnes et des mesures préventives, au sens où ils modifient leur comportement selon l'objectif souhaité, sont les jeunes adultes, plus instruits et plus riches que la moyenne des gens, alors que ceux qui sont les plus malades et les moins en santé sont les individus vivant dans des milieux défavorisés. En améliorant la santé des mieux nantis, on agrandit l'écart qui les sépare des classes défavorisées en matière de santé.

Par ailleurs, les deux conditions nécessaires à une intervention équitable, soit l'absence de discrimination et une réponse adéquate aux besoins, éliminent la possibilité d'un recours au mérite en tant que critère pour privilégier certains individus ou certains groupes aux dépens des autres. Ainsi, il n'est pas acceptable pour les tenants des critères égalitaires, qui ont été posés comme conditions d'application du principe de justice comme équité, de privilégier dans l'accès aux traitements, qu'ils soient curatifs, préventifs ou promotionnels, les individus qui répondent aux normes de santé publique (diète adéquate, exercice physique, anti-tabagisme) au détriment des autres. Les seuls individus, communautés ou populations à privilégier sont ceux dont les besoins sont les plus grands, ce qui justifie certaines interventions ciblées sur des groupes qui sont aux prises avec un grave problème de santé ou qui, fort probablement, le seront. En effet, certains problèmes de santé sont plus graves que d'autres et les personnes qui manifestent un plus grand besoin sont celles dont la vie est menacée ou dont la santé serait atteinte gravement et de manière irréversible sans intervention. Une échelle de gravité permet de hiérarchiser les interventions curatives. En prévention, une échelle de probabilité vient s'ajouter. Quant aux interventions promotionnelles, elles visent à favoriser l'adoption de bonnes habitudes de vie dans la population en général et elles ne sont pas liées directement à l'utilisation de ces échelles. Cependant, leur rôle dans l'étiquetage, la stigmatisation et la culpabilisation des groupes cibles doit être évalué et corrigé en conséquence.

19.7.4 Le *caring*

Issu des théories de l'éthique du *caring*, le principe du même nom concerne avant tout des relations humaines harmonieuses et axées sur une réponse adéquate aux besoins des individus, des groupes, des communautés et de l'ensemble de la population. Les besoins des communautés et de la population sont évalués à l'aide de données probantes, allant des résultats d'études randomisées jusqu'aux avis experts, des revues systématiques des écrits aux résultats d'études qualitatives, de l'expertise des gens de terrain, de leur connaissance des groupes cibles jusqu'aux besoins définis par les bénéficiaires. Comme dans la relation de *caring* en soin direct, le principe de *caring* impose aux intervenants en santé communautaire la responsabilité de développer un partenariat avec le bénéficiaire, qu'il s'agisse d'un individu, d'un groupe, d'une communauté ou de l'ensemble de la population. C'est cette relation de partenariat qui maintient des relations positives, efficaces et efficientes entre les parties en cause.

Contrairement à ce qu'ont soutenu Noddings (1984) et Bishop et Scudder (2001), et en accord avec Bergum et Dossetor (2005), la relation de soin conçue en terme de partenariat n'est pas contraire à l'application des principes et des règles élaborées en éthique de la santé. La relation de soin, qu'elle s'exerce dans le soin direct, dans l'intervention en santé communautaire ou en santé publique, peut synthétiser en son sein : 1. les faits pertinents ; 2. les règles déontologiques ; 3. les repères issus des théories éthiques appropriées ; 4. les vertus associées au professionnalisme ; et 5. les principes et les règles issus de la bioéthique.

19.8 Le processus décisionnel en éthique de la santé communautaire et de la santé publique

La définition des étapes d'un processus décisionnel menant à la résolution d'un problème ou d'un dilemme éthique constitue un cadre procédural. Selon Reigle (1996), il permet d'organiser les faits et les données contextuelles d'un problème ou d'un dilemme éthique. Le processus décisionnel proposé ici intègre les références aux normes légales et professionnelles, de même que les références aux responsabilités et aux devoirs moraux issus des théories éthiques et d'une approche par principes, selon une démarche constructiviste et ouverte. Le cadre de référence procédural favorise la considération des perspectives essentielles à l'analyse du problème, tout en accordant une égale importance aux faits pertinents, d'une part, et aux repères éthiques, d'autre part.

La démarche décrite dans ce modèle oblige à une démarche réflexive et à une analyse des enjeux éthiques en présence. Elle peut être utilisée par les intervenants en santé communautaire, mais aussi par les équipes unidisciplinaires ou multidisciplinaires qui sont aux prises avec des problèmes d'éthique et qui veulent en venir à des solutions consensuelles pouvant être inscrites dans un plan de soin ou d'intervention.

19.8.1 La description des problèmes d'éthique en cause

Les problèmes d'éthique se reconnaissent souvent aux réactions émotionnelles qu'ils suscitent (Hamric et Delgado, 2014). Cependant, les réactions émotionnelles ne sont pas toutes liées à des problèmes d'éthique. Pour reconnaître le caractère éthique du problème, les repères éthiques (valeurs fondamentales, normes déontologiques, devoirs ou principes) sont utiles ; ils sont des indicateurs d'exigences morales qui n'auraient pas été respectées. Un autre moyen de reconnaître le problème d'éthique consiste à considérer le sens de l'intervention, qu'elle soit thérapeutique, promotionnelle ou préventive au regard de la finalité qui concerne le bien-être du bénéficiaire. Dans cette démarche, il est important aussi de distinguer les énoncés factuels des jugements évaluatifs sur les faits (Rector et Polivka, 2014).

19.8.2 La collecte d'information et la description des faits pertinents au regard du problème éthique à traiter

La solution à un problème d'éthique ne peut légitimement être tirée des faits (Hume, 1962 [1751[4]]), mais le problème éthique ne peut être résolu sans une bonne connaissance des faits pertinents. Si la solution apportée au problème était adoptée sans être appuyée sur une connaissance adéquate du contexte factuel, elle risquerait de ne pas être applicable. Il est donc indispensable de rechercher l'information disponible (clinique, scientifique, culturelle, sociologique et psychologique) concernant la situation, y compris les données probantes, et de la compléter si nécessaire. Ainsi, il est primordial de connaître les valeurs du bénéficiaire, qu'il s'agisse d'un individu, d'un groupe ou d'une communauté, et d'évaluer ses attentes et les buts qu'il poursuit par le moyen de l'intervention. Les attentes de part et d'autre doivent être explicitées et les informations nécessaires, communiquées. Les valeurs des individus, de leurs familles ou des communautés étant différentes des valeurs professionnelles et institutionnelles, il est important, à cette étape-ci, de comparer les attentes des bénéficiaires et les interventions possibles, de même que les résultats anticipés. Il s'agit d'éviter des attentes irréalistes de la part des bénéficiaires et d'adapter l'intervention aux valeurs individuelles et communautaires sans renier la finalité de l'intervention.

---

4. David Hume a démontré qu'un jugement moral ne peut légitimement être tiré des faits empiriques. Il y a donc un problème à passer sans critique du *is* (ce qui est) au *ought* (ce qui devrait être). Il est cependant difficile de séparer complètement ces deux niveaux. Le choix des faits présentés et l'interprétation des faits cachent souvent des jugements moraux.

Dans les situations complexes qui exigent l'intervention de professionnels de plusieurs disciplines, il est important de tenir compte des faits scientifiques et cliniques provenant des observations, des constatations et des évaluations des intervenants d'autres disciplines et d'autres secteurs impliqués dans l'élaboration d'un programme ou la préparation d'une intervention. Ces données devront être prises en compte dans le plan d'intervention. À cette fin, des rencontres multidisciplinaires et intersectorielles apparaissent essentielles au bon déroulement du processus.

19.8.3 L'identification des personnes, des groupes et des organismes impliqués et leur rôle dans les interventions concernées

À cette étape, il s'agit d'identifier les membres de l'équipe d'intervention, les bénéficiaires eux-mêmes et les personnes impliquées aux différents niveaux du processus décisionnel. En intervention communautaire ou en santé publique, il faut identifier les intervenants dans les différents milieux concernés et les personnes les plus aptes à intervenir directement auprès d'une personne, d'une famille ou d'un groupe pour faciliter le dialogue et le processus de résolution du problème. Le rôle de ces personnes clés est de guider et de stimuler la communication entre les parties. Elles doivent être capables de briser ce que Reigle et Boyle nomment l'«interaction destructrice» (2000, p. 365), qui est faite d'attaques et de défenses improductives, pour arriver à la construction des solutions qui feront consensus tout en respectant les principes et normes éthiques.

Pour des raisons pragmatiques et déontologiques, la collaboration est la stratégie la plus adéquate pour résoudre des problèmes et des dilemmes éthiques. D'une part, une solution qui n'est pas partagée risque de ne pas être appliquée ou de l'être de la mauvaise façon. D'autre part, les devoirs *prima facie* de respect de la personne et d'équité exigent que les personnes impliquées (équipes de santé et bénéficiaires) soient considérées comme égales en droit et soient traitées en conséquence, donc avec un égal respect et une égale considération. Cette première condition est essentielle à un processus de décision éthique, notamment parce que les personnes en situation de pouvoir sont souvent peu intéressées à partager leur savoir et à tenir compte du savoir d'autrui.

Une deuxième condition a trait à l'engagement volontaire des personnes concernées dans la construction de solutions qui respectent et utilisent les compétences de chacun pour élaborer des interventions qui visent essentiellement au bien-être individuel et collectif des bénéficiaires. La centration sur ce but évite que des intérêts corporatifs, idéologiques ou autres monopolisent les échanges et influencent les processus décisionnels de manière négative, c'est-à-dire dans un sens contraire aux buts de l'intervention.

19.8.4 La détermination des différentes options possibles

Il faut non seulement considérer les décisions ou les étapes qui ont mené à la situation problématique, mais aussi examiner les options qui sont envisageables compte tenu du problème à résoudre. Ces options sont proposées par les parties impliquées, argumentées et discutées dans des rencontres pluridisciplinaires. Pour chacune des options, doivent être examinés leur pertinence par rapport aux buts de l'intervention qui visent le bien-être communautaire ou populationnel, les moyens disponibles pour mener l'intervention, les conséquences prévisibles (positives et négatives) qui en découleront pour les différents partenaires et les moyens à mettre en place pour procéder à une évaluation. Il s'agit ici d'une étape qui relève d'une approche technique et scientifique (tenant compte d'une visée utilitariste) où règne néanmoins un certain degré d'incertitude, particulièrement dans l'évaluation des conséquences, qui ne sont jamais toutes connues ou prévues.

19.8.5 L'identification et la prise en compte des normes et des contraintes légales, sociales, déontologiques, institutionnelles et gouvernementales en cause

Les normes existantes donnent des indications générales sur la manière d'agir. Dans certains cas, elles fournissent des indications précises sur la manière d'agir ou de ne pas agir. Il est utile de tenir compte de telles normes, car elles constituent la mémoire institutionnalisée des balises et des repères régissant la conduite dans une communauté (Cadoré, 1997). Ces normes sont généralement des facteurs facilitant la décision éthique et la mise en œuvre de l'option choisie. Cependant, dans certains cas, elles peuvent aussi être des freins à l'intervention éthique. Ces dernières situations se produisent quand des exigences imposées par des normes entrent en conflit avec les exigences d'autres normes ou avec les obligations morales générées par les principes. C'est le cas lorsque des normes gouvernementales privilégient certains programmes aux dépens d'autres, qui répondraient mieux aux besoins de la communauté, ou quand la limite des ressources oblige à faire des choix dramatiques quant à la santé de certains groupes de personnes, comme les personnes atteintes de troubles mentaux, de cancers ou de douleur chronique. Ces éléments devront être pris en compte dans l'analyse.

19.8.6 Le repérage des lignes directrices, des études de cas, des principes et des théories éthiques pertinents

En ce qui concerne les lignes directrices et les études de cas, les banques de données comme Medline, Bioethicsline, CINAHL et Currents Contents sont utiles. En ce qui concerne les principes et les théories éthiques, les repères mentionnés dans ce chapitre constituent la base de la démarche de repérage; des ouvrages et des publications spécialisés en bioéthique, en éthique de la santé et en éthique des soins infirmiers apportent des connaissances additionnelles dans ce domaine. Ces ouvrages sont cités dans la bibliographie. Une formation en éthique et en droit de la santé, incluse dans les programmes disciplinaires universitaires ou dans le cadre de la formation continue, apporte plus d'assurance dans la démarche de résolution des dilemmes éthiques.

19.8.7 L'analyse du problème établissant des liens entre les faits pertinents et les repères éthiques appropriés

Chaque intervenant dans le domaine de la santé devrait pouvoir adopter une démarche réflexive dans une perspective éthique, ainsi que discuter des enjeux éthiques avec ses pairs et avec les professionnels des autres disciplines concernées, de manière à proposer des solutions qui respecteront les normes, les principes et les visées éthiques, et qui feront consensus. À cette étape, il s'agit de compléter l'analyse en tenant compte à la fois du contexte et des repères éthiques. Cette démarche nous conduit à spécifier les principes en fonction du domaine de la santé en cause et du cas ou du problème à traiter. Elle est complétée par une synthèse des acquis provenant des étapes antérieures, ce qui rend possible la formulation de solutions aux problèmes éthiques ou le choix d'options qui répondent aux devoirs *prima facie* incarnés dans les principes d'éthique de la santé. Dans cette perspective, l'approche par principes apporte un cadre de référence flexible qui guide la réflexion vers un jugement bien pesé.

19.8.8 La présentation et la discussion par les parties en cause des options éthiquement acceptables en vue d'un consensus sur une des options

C'est à cette étape qu'entrent en jeu les principes de l'éthique de la discussion. Nous avons déjà précisé les conditions éthiques qui favorisent la recherche de solutions. Ces conditions concernent une égale considération et un égal respect pour toutes les personnes qui participent à la discussion, ainsi que la bonne volonté que mettent les participants pour arriver à des solutions communes. Ces conditions sont toujours valides dans la suite de la procédure. Elles ont pour but d'éviter que ne s'exercent des jeux de pouvoir et que la solution adoptée serve des intérêts autres que le bien-être sanitaire des bénéficiaires. Le but visé est d'arriver à une solution consensuelle[5].

19.8.9 Le choix et la mise en application de l'option choisie

À cette étape, des stratégies d'application de la solution retenue sont présentées et font l'objet de discussions entre les parties concernées. La spécification des principes en fonction du domaine d'intervention et de la situation problématique en cause apporte des arguments qui soutiendront les différentes options possibles. En cas de conflits, certaines personnes sont plus aptes que d'autres à servir d'intermédiaires entre les parties et, éventuellement, à préparer le terrain en vue d'une modification des pratiques. Le partage d'information et une discussion ouverte tout le long de la démarche instaurent une relation de confiance qui favorise l'application de la solution retenue.

19.8.10 L'évaluation et le compte rendu de la solution appliquée

Si l'intervention se déroule durant un certain laps de temps et que, de toute évidence, elle est inefficace, c'est-à-dire qu'elle ne génère pas les bénéfices escomptés, ou même qu'elle comporte des risques ou des torts imprévus, alors elle doit être interrompue ou modifiée en conséquence. Dans tous les cas, les rapports concernant les programmes de santé publique ou de santé communautaire ou les interventions effectuées dans ces domaines devraient être clairs sur la façon dont les problèmes d'éthique ont été pris en compte et résolus, de manière à pouvoir servir à la prévention et à la résolution de situations semblables dans l'avenir et, éventuellement, à l'élaboration de politiques.

Conclusion

Pour résoudre les situations problématiques complexes, la clarification des valeurs constitue une étape préliminaire à une démarche rationnelle et procédurale. Le recours à des normes énoncées dans les codes de déontologie, dans la loi et dans les lignes directrices en éthique

---

5. Luc Bégin (1995) a distingué deux significations du terme « consensus », la première désignant une procédure décisionnelle, la deuxième désignant le résultat d'une telle procédure. Il fait remarquer, à juste titre, que la valeur de l'une n'est pas nécessairement transférable à l'autre. Autrement dit, une procédure utilisant le consensus peut être éthiquement bonne sans que la solution le soit. En fait, ce qui garantit la valeur éthique de la procédure, c'est le recours à des repères éthiques fondés en raison, qu'il s'agisse de normes, de principes ou de théories, ou fondés sur le sens commun.

peut être utile. Ces normes constituent un guide clair relativement à la décision et à l'action. Cependant, elles apparaissent insuffisantes pour résoudre des problèmes éthiques complexes, des dilemmes et d'autres conflits de valeurs qui menacent le sens et la finalité des interventions. C'est pourquoi des repères ont été proposés à partir des théories éthiques pertinentes en éthique de la santé et d'une approche par spécification des principes, approche adaptée à la santé publique et à la santé communautaire. Ces repères, issus de la pratique et des grandes traditions philosophiques en éthique, de même que la procédure de résolution des problèmes et des dilemmes éthiques sont conçus comme des outils permettant d'intégrer la dimension éthique dans une démarche réflexive globale et essentielle à la pratique professionnelle responsable.

À retenir

- Dans ce chapitre sont définis des enjeux, des problèmes et des dilemmes éthiques propres à la santé communautaire et à la santé publique.

- Les repères proposés (clarification des valeurs, normes déontologiques, théories et principes éthiques) ont pour but d'apporter des outils pour favoriser la réflexion et la résolution des problèmes éthiques qui se présentent dans ces domaines de pratique.

- Les repères proposés s'inscrivent dans une démarche réflexive et préventive qui donne un sens à la pratique.

- Le processus décisionnel proposé résume et articule une telle démarche ; il s'agit d'un cadre de référence à utiliser de manière flexible, qui guide et encadre la réflexion.

Activités d'apprentissage

1. Quelles sont les valeurs liées à la pratique infirmière en santé communautaire ?

2. Décrivez une situation qui implique une conduite qui enfreint votre code de déontologie.

3. Donnez des exemples de problèmes et de dilemmes éthiques en santé communautaire ou en santé publique.

4. À partir d'un de ces exemples, utilisez l'approche par principes pour analyser la situation.

5. À partir d'une situation décrite à la question 3, appliquez les étapes du processus décisionnel pour apporter des solutions aux problèmes ou aux dilemmes éthiques en cause.

Pour en savoir plus

Sur les valeurs et l'éthique préventive

Hamric, A. B. et Delgado, S. F. (2014). *Ethical decision making*. Dans A. B. Hamric, C. M. Hanson, M. F. Tracy et E. T. O'Grady (dir.), *Advanced practice nursing: An integrative approach* St-Louis, MO : Elsevier, p. 328-357.

Rector, C. et Polivka, B. (2014). Evidence-based practice and ethics in community health nursing. Dans J. A. Allender, C, Rector et K. D. Warner (dir.), *Community and public health nursing: Promoting the public's health* (p. 71-114). Philadelphie, PA : Kluwer & Lippincott Willians & Wilkins.

Sur la détresse morale

Laabs, C. A. (2007). Primary care nurse practitioner's integrity when faced with moral conflict. *Nursing Ethics, 14*(6), p. 795-809.

Saint-Arnaud, J. (2009). *L'éthique de la santé : un guide pour une intégration de l'éthique dans les pratiques infirmières*. Montréal, Québec : Chenelière Éducation/ Gaëtan Morin.

Sur la bioéthique, l'éthique de la santé et l'éthique des soins infirmiers

Saint-Arnaud, J. (2009). *L'éthique de la santé : un guide pour une intégration de l'éthique dans les pratiques infirmières*. Montréal, Québec : Chenelière Éducation/ Gaëtan Morin.

CHAPITRE 20

Les soins centrés sur la famille

Diane Alain

Objectifs

À la fin de ce chapitre, vous serez en mesure :

1. de définir le concept de soins centrés sur la famille ;

2. de décrire les diverses interventions qu'un professionnel de la santé peut faire auprès des familles ;

3. de développer les habiletés et attitudes requises pour travailler avec des familles.

Introduction

Une approche centrée sur la famille exige un partenariat entre une équipe soignante et une famille ; cette dernière détenant le contrôle de ses soins et pouvant, grâce à l'accès au savoir et aux compétences des membres de l'équipe, proposer un plan de soins réaliste, le partager avec l'équipe et avoir accès aux ressources lui permettant de mettre le plan à exécution (Consortium pancanadien pour l'interprofessionnalisme en santé [CPIS], 2010). C'est dans cette perspective d'approche centrée sur la famille, d'interprofessionnalité et de soins fondés sur les forces que nous présentons un guide aux étudiantes afin qu'elles puissent mieux comprendre et aider les familles, avec efficacité et humanité. Quel que soit son milieu de travail, le professionnel de la santé peut se poser les questions qui suivent afin d'intégrer les soins centrés sur la famille à sa pratique : une évaluation de cette famille a-t-elle été faite (structure, fonctionnement, développement, forces et zone de soutien) ? Comment puis-je démontrer des soins centrés sur la famille ? Comment la famille est-elle impliquée dans les soins au client ? Comment puis-je défendre les soins centrés sur la famille ?

L'unité familiale s'est beaucoup modifiée depuis les dernières décennies, mais malgré cette évolution, l'importance de son rôle dans la promotion de la santé des individus et de la collectivité demeure bien établie (Clark, 2008 ; Friedman, Bowden et Jones, 2003 ; Harmon Hanson et collab., 2005 ; Saucier et Sharyn, 2001 ; Smith, 2002 ; Wright et Leahey, 2014). Les professionnels de la santé savent que tous les patients font partie d'une famille, et qu'en tant que première unité de la société, celle-ci est responsable d'aider ses membres à survivre et à se maintenir en santé (Harmon Hanson et collab., 2005 ; Schaffer, Garcia et Schoon, 2011).

La place de la famille dans les interventions en communauté est cruciale. Historiquement, les infirmières en santé publique ont été les premières à clairement intervenir auprès des familles en tant qu'unité de soins (Whall, 1986). Depuis, on note une évolution certaine du rôle de la famille dans la prestation des soins, que ce soit en milieu hospitalier, dans les cliniques ou dans les centres communautaires (Friedman et collab., 2003). Pour intervenir efficacement et soutenir la famille dans son rôle de promotion de la santé et de prévention des maladies, les professionnels de la santé doivent acquérir les notions concernant les soins à la famille et prendre en compte l'influence du contexte familial et communautaire.

La première compétence en santé publique pour la formation en sciences infirmières de premier cycle se lit comme suit : « [...] met en application les sciences de la santé publique dans la pratique infirmière. » (Association canadienne des écoles des sciences infirmières [ACESI], 2014, p. 7) Un des descripteurs de la compétence est que l'étudiante doit être capable de décrire l'interdépendance qui existe entre l'individu, la famille, la collectivité, la population et la communauté. Afin de bien faire l'évaluation de la santé du client, l'étudiante doit comprendre que ce dernier appartient à une famille, qu'il vit dans un environnement qui fait partie intégrante de la communauté. Visiter une famille qui a un nouveau-né, développer un programme de prévention des chutes pour des personnes âgées qui vivent en résidence ou à domicile, s'assurer que le domicile de familles avec de jeunes enfants ne présente pas des moisissures ou de peinture contenant du plomb, voilà quelques exemples d'interventions auprès des familles pour les professionnels en santé communautaire.

Ce chapitre présente une courte façon de procéder afin d'évaluer et d'aider les familles, peu importe le milieu où le professionnel de la santé se trouve. Afin d'intervenir efficacement, l'étudiante est invitée à consulter des ouvrages beaucoup plus approfondis pour une plus grande compréhension des soins centrés sur la famille. À cette fin, plusieurs ressources seront indiquées tout au long du chapitre. Le but de celui-ci est d'introduire le sujet des soins à la famille pour les professionnels appelés à travailler avec

ces dernières, et ce, peu importe le milieu. Pour y arriver, certains concepts doivent être examinés : la définition du concept de famille, les divers types de familles et leur cycle de vie. Par la suite, une méthode d'évaluation d'une famille, fortement inspirée du modèle de Calgary, sera proposée. Enfin, le rôle des professionnels de la santé ainsi que les habiletés requises dans l'application des soins seront traités. Bien que le modèle présenté ici soit principalement utilisé dans le domaine des soins infirmiers, les notions générales et les interventions proposées peuvent être utiles à tout professionnel de la santé œuvrant auprès des familles. Les soins centrés sur la famille consistent à fournir des soins infirmiers aux familles et à leurs membres dans les situations de santé et de maladie. Les soins aux familles proposent des outils aux professionnels de la santé afin qu'ils aident les familles à s'aider elles-mêmes et à atteindre un niveau supérieur de fonctionnement ou de bien-être dans le cadre de leurs objectifs particuliers, de leurs aspirations et de leurs capacités (Friedman et collab., 2003).

20.1 Une définition de la famille

Selon Malo et ses collaborateurs (1998), la famille peut inclure toute personne ayant une influence sur les décisions de l'individu, qu'il fasse partie de la famille immédiate (par exemple, un frère, une sœur) ou qu'il s'agisse d'un ami. La définition suivante s'est avérée utile pour les professionnels de la santé :

> La famille est celle qui s'identifie comme un groupe de deux individus ou plus, dont l'association est caractérisée par des termes spéciaux, qui peuvent être liés par le sang ou non, ou par la loi, mais qui fonctionne de manière à se considérer comme une famille dont les membres ont obligatoirement des liens émotifs. (St-Denis, Poplea et Coutu-Wakulczyk, 2000, p. 182)

La définition proposée par l'Association des infirmières et infirmiers du Canada (AIIC, 2013) rejoint celle de Malo et de ses collaborateurs et entend par « famille » tout groupe au sein duquel une personne estime pouvoir recevoir un soutien de sa part, que cette personne soit biologiquement liée au groupe ou non.

D'autres auteurs ont précisé dans leur définition de la famille que ses membres fonctionnent ensemble (Duhamel, 2006 ; Whall, 1986), et que la famille est ce que le client pense qu'elle est (Wright et Leahey, 2014). Enfin, selon Friedman et ses collaboratrices (2003), la famille est un système social comprenant deux personnes ou plus, qui se définissent elles-mêmes comme famille et qui partagent des liens d'intimité émotionnels (Friedman et collab., 2003). Quelle que soit la définition utilisée, les professionnels de la santé savent que l'unité de base de la famille influe sur le style de vie et l'état de santé de ses membres, et qu'elle est responsable d'au moins 75 % de tous ses soins de santé, y compris la promotion, la prévention, l'intervention précoce et la réadaptation (Duffy, 1988). Le professionnel de la santé doit reconnaître le client comme membre d'une famille, même s'il n'a pas la possibilité de les inclure dans les soins.

20.1.1 La reconnaissance des divers types de familles

À travers les âges et les cultures, la structure de la famille a pris différentes formes. Au Canada, la famille traditionnelle, composée d'un homme et d'une femme, mariés, ayant plusieurs enfants, était la norme avant les années 1960. Aujourd'hui, dans les familles de type « traditionnel », en moyenne, le nombre d'enfants a beaucoup diminué, et plusieurs autres modèles se sont développés. Pour certaines personnes, l'animal de compagnie peut être considéré comme membre de la famille tandis que pour d'autres, le phénomène de gang peut prendre différentes significations, allant de l'amitié à la symbolique familiale. Friedman et ses collaboratrices (2003) sont les seuls auteurs à étendre le concept de famille aux personnes vivant seules. Ces personnes n'ont pour toute famille que les souvenirs qu'elles entretiennent avec ce qui était leur famille, ce qui leur donne un sentiment d'appartenance familiale.

Pour mieux cerner la problématique, le professionnel de la santé doit connaître le type de famille. La perception de toutes les personnes concernées peut être prise en considération dans l'analyse de la situation et le choix des interventions. Le tableau 20.1 présente divers types de familles.

20.1.2 Le cycle de vie des familles

Les familles subissent les événements prévus et imprévus de la vie. Tout au long du cycle de vie, des changements attendus sont expérimentés par toutes les familles (Rankin, 1989). Ces changements peuvent inclure la planification familiale, la retraite, la naissance et la mort, sans toutefois s'y limiter.

Les changements qui surviennent au cours des stades de développement d'une famille, comme le fait de devenir parent, d'être parent d'âge moyen avec des adolescents, de prendre sa retraite ou de faire face à un décès, provoquent une période de déséquilibre et d'ajustements (Kelly Martell, 1996). Un rôle important de l'infirmière est de soutenir les familles et leurs membres à traverser ces périodes de transition individuelles et familiales, tout au long de la durée de la vie (Association des infirmières et infirmiers de l'Ontario [AIIO], 2006; Friedman et collab., 2003; Miller et collab., 1996).

TABLEAU 20.1   Les types de familles

Type de famille	Définition
Famille nucléaire	Homme, femme, avec ou sans enfant. Les parents peuvent être mariés ou vivre en cohabitation.
Famille élargie	Famille nucléaire incluant les grands-parents, les oncles, les tantes, les cousins, etc.
Famille monoparentale	Un seul parent avec un ou plusieurs enfants.
Famille homosexuelle	Couple de même sexe (hommes ou femmes) avec ou sans enfant.
Famille reconstituée (binucléaire ou multinucléaire)	Personne divorcée, séparée ou veuve qui s'unit avec un ou une autre adulte. Il peut y avoir des enfants issus des unions précédentes et de la nouvelle union. Les enfants peuvent avoir deux maisons et plusieurs parents, à la suite d'un divorce et d'une garde partagée.
Famille substitutive (ou famille d'accueil)	Famille qui reçoit un enfant dont la famille est incapable de prendre soin. En général, l'enfant est placé dans une famille d'accueil par une agence de protection de l'enfance. Ces enfants sont appelés à changer souvent de famille.
Famille seule (selon Friedman et collab., 2003)	Personne vivant avec des souvenirs qui lui procurent un sentiment d'appartenance familiale. Personne vivant avec un animal de compagnie considéré comme un membre de la famille.
Famille de grands-parents	Famille dont le chef de famille est le ou les deux grands-parents; peut inclure les petits-enfants biologiques ou d'autres membres de la famille.

Source : Adapté de Friedman et collab., 2003 ; Harmon Hanson et collab., 2005 ; Lepage, Essiembre et Coutu-Wakulczyk, 1996.

Servant de guide à l'entretien, le cycle de vie de la famille est une façon de mieux comprendre son développement. Les premières études sur le cycle de vie familiale ont été effectuées par Duvall et Miller en 1990. Le modèle proposé par ces auteurs a ensuite été révisé par Carter et McGoldrick (1999), et demeure une excellente référence dans ce domaine. Toutefois, quelques ajouts s'imposent pour illustrer les tendances actuelles (Clark, 2008). En dépit de la transformation des rôles ainsi que des responsabilités liées à la grande variété des types de familles et de l'accroissement de la diversité ethnique, il est possible de tracer le portrait de la famille contemporaine. L'encadré 20.1 présente les stades de développement de la famille nord-américaine de la classe moyenne et les tâches qui y sont associées. Chaque famille est façonnée par son environnement humain, physique et

ENCADRÉ 20.1 **Les stades du développement familial et les tâches associées**

À chacun des stades suivants de la vie, des tâches sont liées à la poursuite du développement.

Stade 1:

Le premier stade est celui de l'entrée dans l'âge adulte.

Le jeune célibataire s'écarte et se différencie de sa famille d'origine. Il développe des relations intimes avec les personnes de son âge et se définit par rapport au travail en devenant autonome financièrement.

Stade 2:

Le deuxième stade est celui de la formation du couple et de l'union de familles par le mariage.

L'identité du couple s'établit. Les relations avec les familles élargies s'ajustent en vue d'intégrer le conjoint. Le couple décide si oui ou non il aura des enfants. L'observation montre que les couples dont les structures conjugales sont satisfaisantes ont plus de facilité lors de l'arrivée de l'enfant.

Stade 3:

Au troisième stade, la famille compte de jeunes enfants.

Le système conjugal s'adapte à leur arrivée. Les différentes tâches sont partagées. Il y a les tâches relatives à l'éducation des enfants, les tâches qui concernent la recherche de ressources financières et les tâches ménagères d'entretien de la maison. On constate un réajustement des relations avec la famille de manière à intégrer les rôles des parents et des grands-parents.

Stade 4:

Au quatrième stade, la famille compte des adolescents.

Les relations parents-enfants se modifient de façon à permettre aux adolescents d'entrer et de sortir de la famille. Les questions relatives au mariage et à la carrière sont réévaluées. Le partage des soins dispensés aux parents âgés s'amorce.

Stade 5:

Le cinquième stade voit les enfants quitter le foyer familial.

Comme dyade, le système conjugal est renégocié. Entre parents et enfants, c'est l'établissement de relations d'adulte à adulte. Les relations sont réajustées de manière à intégrer les conjoints des enfants et les petits-enfants.

Stade 6:

Le stade 6 voit la mise à la retraite des conjoints.

En dépit du déclin physiologique, le couple ainsi que chacun des conjoints maintiennent leur fonctionnement et leurs activités. De nouveaux rôles familiaux et sociaux sont explorés. Il y a promotion d'un rôle central pour la génération intermédiaire et la reconnaissance de l'expérience et de la sagesse des aînés.

Stade 7:

Le septième stade enfin est celui de la famille dont les parents approchent de la mort.

C'est un temps d'adaptation à la perte du conjoint, des frères et sœurs et des amis. La préparation à sa propre mort s'accompagne de la préparation au legs. Les rôles sont inversés et les enfants adultes prennent maintenant soin de leurs parents âgés. Les relations avec la communauté et la société sont réajustées de manière à y intégrer la fin d'un cycle de vie.

Source: Adapté de McGoldrick, Gerson et Garcia-Preto, 2010.

communautaire, ainsi que par les événements difficiles qui surviennent au cours de la vie. Par exemple, les maladies, les catastrophes, les incendies, les tremblements de terre, les inondations, les tendances sociales, les fluctuations de la Bourse, les fusions d'entreprises et la criminalité peuvent influer sur l'évolution de la famille. De façon plus générale, la littérature présente le cheminement que suivent habituellement les familles, et met l'accent sur les arrivées et les départs de ses membres. Les stades associés aux arrivées et aux départs (la naissance, l'éducation et le départ des enfants, la retraite et la mort) nécessitent généralement une réorganisation des rôles et des règles existant au sein de la famille. Bien entendu, chaque famille a un développement unique; toutefois, la connaissance des stades de développement de la famille permet d'explorer son adaptation. De plus, les ouvrages spécialisés centrés sur les soins à la famille suggèrent des moyens utiles pour aider la famille à traverser chacune de ces périodes.

Des stades additionnels du cycle de vie de la famille ont été ajoutés par McGoldrick, Gerson et Garcia-Preto (2010) à la suite de nouvelles données au sujet des familles. Au Canada, les statistiques de 2011 confirment ces changements dans le cycle des familles (Statistique Canada, 2011). En effet, au fil du temps, la proportion de familles composées d'un couple marié a diminué. En 1961, les familles comptant un couple marié représentaient 91,6 % des familles de recensement. En 2011, cette proportion était tombée à 67,0 %, une baisse en grande partie attribuable à la croissance du nombre de couples en union libre.

La proportion de familles monoparentales a augmenté. En 2011, ces familles représentaient 16,3 % de toutes les familles de recensement. C'était presque le double de la proportion de 8,4 %, en 1961, à une époque où avoir des enfants survenait davantage dans le mariage et où les taux de divorce étaient moins élevés. Le tableau 20.2, page suivante, présente les stades du développement familial et les tâches associées.

TABLEAU 20.2 Les stades du développement familial et les tâches associées à la suite d'un divorce

Stades	Tâches liées à la poursuite du développement
Divorce	• La décision de divorcer • La planification de la dissolution du système • La séparation • Le divorce
Après le divorce	• La garde des enfants ou le fait de rester dans le foyer d'origine pour l'un des parents • La cessation de la garde des enfants pour l'un des parents
Remariage	• L'établissement d'une nouvelle relation • La conception et la planification du nouveau mariage et de la nouvelle famille • Le remariage et la reconstitution d'une famille • L'adaptation à la nouvelle famille pendant toutes les transitions futures du cycle de vie

Source: McGoldrich et collab., 2010.

20.2 Les fondements théoriques de l'approche famille

Le modèle utilisé dans ce chapitre est celui de Calgary. Ce modèle de soins centrés sur la famille se fonde notamment sur la théorie des systèmes de Von Bertalanffy, la théorie de la communication de Watzlawick et la théorie du changement de Maturana. Une brève description de cette théorie est présentée ici ; pour plus de détails sur ses fondements, l'étudiante est invitée à consulter les ouvrages des auteurs mentionnés. Le postmodernisme, la biologie de la cognition, les théories des sciences sociales familiales ainsi que les théories de thérapies familiales soutiennent également les modèles de soins à la famille ; toutefois, elles ne seront pas présentées en détail dans ce chapitre. L'étudiante pourra poursuivre ses lectures et ses recherches pour plus d'information.

La théorie des systèmes, développée dès 1936 par Von Bertalanffy (1974), a fortement influencé la vision de la famille. Cette théorie suggère que la famille est un ensemble d'éléments en constante interaction. Lorsqu'un membre de la famille vit une situation particulière, le système en subit l'effet. Afin de visualiser ce concept, Allmond, Buckman et Gofman (1979) proposent de comparer la famille à un mobile. Généralement, les mobiles sont créés de telle sorte que chaque unité est située à une hauteur différente, mais qu'en fin de compte, le mobile demeure en équilibre. Lorsque le mobile est frappé, tous les éléments qui le composent bougent en même temps et s'éloignent dans divers sens puis, après quelques balancements, le mobile finit par retrouver son équilibre. Cette analogie démontre bien l'équilibre de la famille et

comment un événement (attendu ou non) qui arrive à l'un de ses membres peut perturber l'ensemble.

La théorie de la communication de Watzlawick, Beavin et Jackson (1967), *Pragmatics of Human Communication,* est considérée comme un ouvrage majeur dans la compréhension des mécanismes de la communication interpersonnelle. Révisée par Janet Beavin Bavelas (1992), la théorie de la communication sert d'appui à la façon dont les professionnels de la santé doivent entrevoir les interactions entre les membres de la famille. Selon les travaux de ces chercheurs, le professionnel de la santé doit d'abord prendre en compte l'aspect non verbal de la communication, car sa signification a beaucoup d'importance. L'aspect verbal ne doit pas être dissocié du non verbal, les deux étant totalement intégrés et souvent interchangeables (Bavelas, 1992). Toute communication est transmise par deux canaux : le numérique et l'analogique. La communication numérique est généralement rattachée au verbal alors que l'analogique concerne la posture, l'expression du visage, le ton (la musique, la poésie et la peinture). Le professionnel de la santé qui intervient auprès d'une famille se doit d'observer ces nuances afin de bien comprendre les besoins de celle-ci.

La communication est symétrique et complémentaire selon qu'elle se fonde sur l'égalité des interlocuteurs ou sur ce qui les différencie. Elle comporte également deux niveaux, soit le contenu (information) et la relation (métacommunication, mise en relation, sous un certain rapport, des interlocuteurs [Meunier et Peraya, 2010]). Au-delà des mots, les professionnels de la santé devront développer leur capacité à analyser les divers éléments d'information que les individus fournissent dans le cadre de leurs interactions.

Selon la théorie du changement de Maturana (1978 ; Maturana et Varela, 1992), le système familial tend vers le changement et celui-ci est nécessaire afin de compenser les perturbations vécues par la famille et lui permettre ainsi de retrouver l'équilibre. Maturana croit que le changement intervient continuellement au sein de la famille, souvent sans que la famille s'en rende compte. Les professionnels de la santé sont fréquemment appelés à intervenir lorsque le changement imposé par la maladie ou par une situation de crise perturbe les membres de la famille au point de les empêcher d'entrevoir les solutions possibles.

Le modèle de Calgary (MCEF), un modèle canadien d'évaluation de la famille élaboré par Wright et Leahey, a été publié pour la première fois en 1984 (dernière version en 2013 en anglais et 2014 en français). Depuis, il est utilisé dans les écoles de sciences infirmières de plusieurs pays. Dans ce modèle, l'accent est mis sur la détermination des forces et des ressources de la famille. Les interventions infirmières sont axées sur l'assistance à la prise de décision par la famille. Le rôle de l'infirmière est de promouvoir les comportements familiaux qui contribuent à l'amélioration du bien-être de la famille.

Afin de connaître d'autres modèles d'évaluation de la famille, l'étudiante est invitée à consulter le site Internet international des soins infirmiers à la famille. Notez que le modèle de Calgary est le premier en tête de liste au niveau international.

20.3 Le rôle des professionnels de la santé

Il est difficile d'aider un individu à changer ses habitudes de vie sans tenir compte de la famille, car la santé d'un de ses membres affecte l'équilibre de toute l'unité familiale. Par exemple, la préparation des repas pour un membre atteint de diabète influe sur les habitudes alimentaires des autres membres de la famille. Les professionnels de la santé doivent ainsi inclure la famille dans la planification des soins. D'ailleurs, une des premières recommandations du document traitant des lignes directrices pour des pratiques cliniques exemplaires auprès de la famille (LDPCE) est l'établissement d'un partenariat entre le professionnel de la santé et la famille (AIIO, 2006). Ce partenariat est essentiel au soutien des familles (Skemp Kelley, Pringle Specht et Maas, 2000).

Les professionnels de la santé œuvrant dans le milieu communautaire occupent une place privilégiée qui leur permet d'intervenir auprès des familles. À titre d'exemple, selon Friedman et ses collaboratrices (2003), les infirmières en santé communautaire consacrent une grande partie de leur travail à la famille durant la deuxième étape de son cycle de vie, qu'il s'agisse de cours prénataux, de visites postnatales à domicile ou de cliniques de vaccination. Leurs interventions portent principalement sur l'enseignement et l'évaluation des soins à donner aux jeunes enfants, le développement normal de l'enfant, la prévention des accidents et la planification des naissances à venir. Outre leurs fonctions traditionnelles au regard de l'immunisation, du dépistage, de la référence ou des soins relatifs aux problèmes de santé, les infirmières doivent parfois aider les familles à trouver une nouvelle forme d'harmonie dans leurs interactions familiales (Wright et Leahey, 2014). Afin d'exercer adéquatement ces diverses fonctions, le professionnel de la santé doit acquérir d'excellentes connaissances concernant la façon d'offrir les soins à la famille. La sous-section suivante présente les diverses étapes de la démarche de soins infirmiers axés sur la famille ; cette démarche peut être appliquée par tous les professionnels de la santé œuvrant auprès des familles.

20.3.1 La première étape : la collecte des données

La collecte des données est la première étape de la démarche de soins infirmiers. Plusieurs techniques sont utilisées pour recueillir les données, mais l'entretien est la technique la plus utilisée avec les familles (Potter et Perry, 2010). La collecte de données permet de déterminer la composition et le fonctionnement de la famille dans la situation particulière où le professionnel de la santé intervient. Il s'agit d'explorer avec la famille la façon dont est perçu l'événement pour lequel un professionnel de la santé est requis. De plus, la collecte de données permet d'explorer les forces et les besoins de la famille dans une situation particulière (Neabel, Fothergill-Boubonnais et Dunning, 2000).

Il existe plusieurs modèles ou façons de recueillir les données nécessaires à l'obtention d'une image complète de la famille. Dans cette sous-section, l'approche retenue pour la collecte des données est celle basée sur le modèle de Calgary (Wright et Leahey, 2014). Ce modèle propose trois catégories principales d'analyse : la structure de la famille, son développement et son fonctionnement.

Chacune de ces catégories est divisée en sous-catégories pour assurer la collecte de données la plus complète possible. Précisons qu'il n'est pas nécessaire d'utiliser toutes les sous-catégories, mais il faut cibler celles qui sont pertinentes relativement au problème particulier de la famille. Avec l'expérience, le professionnel de la santé réussira à repérer facilement l'information qu'il doit rechercher lors de l'entretien effectué.

Deux outils peuvent être utilisés pour donner un aperçu de la structure interne (génogramme) et externe (écocarte) de la famille. Ils servent à la fois à la collecte des données et à l'évaluation des besoins pour la planification des interventions. Le génogramme et l'écocarte sont utilisés pour recadrer les comportements, les relations et les liens chronologiques, et pour neutraliser et normaliser les perceptions que les familles ont d'elles-mêmes (Kuehl, 1995). Ces outils de représentation schématique permettent aussi bien à la famille qu'au professionnel de la santé de visualiser une quantité considérable de données en un seul coup d'œil et peuvent remplacer une foule d'explications écrites.

Le génogramme ressemble à un arbre généalogique qui décrit la composition de la famille sous une forme visuelle et contient de nombreuses données sur trois générations. Les membres d'une famille sont disposés horizontalement et les générations sont reliées par des lignes verticales. Les enfants sont placés par ordre de naissance, l'aîné étant placé à gauche. Les membres de la famille qui vivent ensemble sont encerclés. On utilise des symboles pour décrire la structure de la famille et de ses membres. À l'intérieur du carré (homme) ou du cercle (femme), on inscrit le nom et l'âge de la personne et, à l'extérieur, des données importantes la concernant (voyage beaucoup, se dit déprimée, s'investit beaucoup dans son travail, etc.). Le triangle peut servir à incorporer une situation particulière comme un avortement spontané. Lorsqu'il y a un décès, on trace des petites lignes à l'intérieur du symbole. Lorsqu'il y a un divorce ou une séparation, on trace deux traits horizontaux sur les lignes verticales qui relient les générations et les membres de la famille. Dans le cas des familles recomposées, il n'est pas nécessaire d'avoir toute l'information sur les ex-conjoints.

L'écocarte sert à décrire les liens que les membres de la famille entretiennent avec les suprasystèmes. Elle permet de visualiser ces liens. On peut placer le génogramme de la famille dans un grand cercle; les autres cercles représentent les personnes, les organismes ou les établissements qui jouent un rôle essentiel dans le contexte communautaire de la famille. La taille des cercles n'a pas d'importance. Ce qui compte vraiment, ce sont les liens qu'entretiennent les membres de la famille avec les autres cercles. Les liens très forts peuvent être représentés par des lignes multiples; un lien moins fort, mais tout aussi positif, par deux lignes. En revanche, un lien posant des difficultés peut être représenté par des barres obliques ou encore par une ligne brisée. Des flèches peuvent aussi indiquer le sens du lien. Des flèches pointant dans les deux sens représentent des liens réciproques.

L'exploration de la structure de la famille

La structure de la famille représente sa composition et les relations qu'elle entretient avec l'extérieur, ainsi que le contexte environnemental dans lequel elle évolue. On distingue trois composantes de la structure: la structure interne, la structure externe et la structure contextuelle.

La structure interne   La structure interne sera mieux comprise si le professionnel de la santé interroge la famille sur sa composition. Par exemple, la famille comprend-elle un père, une mère, des frères, des sœurs? héberge-t-elle un enfant en famille d'accueil? Il est primordial de dépasser la perception de la famille liée par le sang, l'adoption ou le mariage, ou habitant le même espace. Le professionnel de la santé qui veut accomplir son travail correctement doit concevoir la famille telle que les membres la décrivent.

Le sexe des membres de la famille est une autre donnée importante, car le sexe de la personne peut jouer un rôle dans sa vision du monde et dans les situations vécues (Wright et Leahey, 2014). Par exemple, dans l'exercice du rôle parental, la personne qui soigne l'enfant malade est souvent la femme, un rôle qui lui est habituellement dévolu au sein de la famille (Wright et Leahey, 2014).

L'orientation sexuelle a aussi son importance et il faut en tenir compte. Les familles homosexuelles se heurtent à de nombreux préjugés et à la discrimination qu'entraînent l'ignorance, les stéréotypes et l'insensibilité, ce qui risque certainement d'influer sur leur façon de prendre soin d'elles-mêmes.

Le rang ou la position qu'occupent les enfants dans la famille, selon leur âge et leur sexe, doit aussi faire l'objet d'une attention particulière. Certaines études ont révélé des faits importants au sujet de la fratrie. Le théorème de la duplication de Toman (1988) suggère que plus vous développez des relations sociales semblables à celles de la fratrie, plus elles se révèlent heureuses et durables. Selon une recension des écrits (141 recherches examinées), il semble n'y avoir aucune différence essentielle de personnalité entre un enfant élevé seul et un enfant élevé avec un ou plusieurs autres enfants (Mellor, 1990). De plus, les recherches de McGoldrick et Gerson (1985) ont démontré que certains facteurs peuvent influer sur le sous-système de la fratrie. En effet, le sous-système variera en fonction de l'étape de la vie de la famille au moment de la naissance de chaque enfant, des traits de caractère distinctifs des enfants, des ambitions que la famille nourrit à leur égard et des attitudes et des préjugés des parents par rapport aux différences entre les sexes. Simon (1988) décrit l'influence du rang dans la famille sur la structure de la personnalité des frères et des sœurs. Comparativement à leurs cadets, les aînés ont plus souvent tendance à reproduire les expériences familiales dans des contextes sociaux extérieurs (maternelle, école ou club).

La structure de la famille comprend les divers sous-systèmes. « Les sous-systèmes représentent le degré de différenciation qu'on note au sein d'une famille. » (Wright et Leahey, 2014, p. 87) La dyade mari-femme ou mère-enfant est un exemple de ces sous-systèmes. Il est à noter que la même personne peut appartenir à plusieurs sous-systèmes; ainsi, une femme de 65 ans peut être à la fois grand-mère, fille, sœur, épouse et mère. L'appartenance à un sous-système détermine aussi le comportement des individus qui le compose; par exemple, un enfant dans le sous-système parents-enfants n'agit pas de la même manière que dans la fratrie. Cette notion est très importante pour le travail des professionnels de la santé, car ils auront souvent à reconnaître le sous-système, à évaluer la dynamique dans la famille, et peut-être aussi à intervenir, par exemple lorsque la famille doit assumer de nouveaux rôles ou adopter de nouveaux comportements.

Pour leur part, les frontières servent à protéger l'aspect unique de la famille. Cette partie de la collecte des données consiste à connaître les participants et la façon dont ils interviennent dans le système (Minuchin, 1974). Le système familial peut posséder des frontières floues ou rigides, ou relativement perméables. Lorsque les frontières du sous-système sont floues, le système est en déséquilibre. « Les frontières floues se rencontrent chez les familles où les enfants deviennent le parent, parce que les parents croient à une égalité entre eux et les enfants. » (Ashby, 1969, p. 208) Il est important de souligner que lorsqu'une famille vit un changement, il est possible que ses frontières soient floues le temps que dure le processus de réorganisation (Boss, 1980). La séparation est un exemple pertinent. Les adultes très attristés par une séparation peuvent abandonner leur rôle de parents temporairement. Daneshpour (1998) a démontré que les frontières peuvent aussi être rigides. Il est possible que des parents fassent preuve de rigidité dans l'éducation de leur enfant parce qu'ils veulent assumer leur rôle de protecteurs. C'est souvent le cas des familles immigrantes récemment arrivées au pays.

La structure externe La structure externe touche deux aspects : la famille (d'origine biologique, élargie, actuelle, belle-famille, demi-frères, demi-sœurs) et le suprasystème. La structure externe peut exercer une influence positive ou négative sur la structure familiale. Elle n'est pas à négliger, malgré la distance géographique. La structure externe prend toute son importance au moment de l'évaluation du fonctionnement familial par rapport aux ressources, à la disponibilité de la famille en cas de besoin et aux modes de communication établis entre les membres.

Toujours dans la structure externe, les suprasystèmes font partie de l'environnement. Ce sont les organismes sociaux et les professionnels avec lesquels la famille entretient des liens significatifs, notamment les systèmes liés au travail, l'aide sociale, l'aide à l'enfance, le placement en famille d'accueil, les tribunaux et les services de consultation externe. Certaines organisations s'adressent à des groupes spécifiques (santé mentale, personnes âgées). Les ressources informatiques sont aussi à considérer, car de nos jours, ce réseau d'information offre du soutien aux familles et leur permet même de participer à des forums en ligne. L'environnement englobe aussi la collectivité, le quartier et le domicile. L'espace, l'intimité, l'accès aux écoles, aux garderies, aux services de loisirs et aux transports en commun sont des facteurs qui influent sur le fonctionnement de la famille. Il est important de savoir comment la famille perçoit les liens qu'elle entretient avec les suprasystèmes.

La structure contextuelle La structure contextuelle, c'est-à-dire, la culture, l'origine ethnique, la race, la classe sociale, la religion et la spiritualité, influe grandement sur les comportements des membres de la famille. Le terme « culture » englobe un ensemble de croyances, de valeurs, de coutumes et de comportements transmis socialement. L'ensemble de ces éléments définit un groupe de personnes, guide leur vision du monde et leur prise de décision (Purnell, 2012). Chaque culture est unique ; elle est stable d'une génération à l'autre, bien que des changements s'opèrent avec le temps (Purnell, 2012). Les professionnels qui travaillent auprès des familles doivent développer leur compétence culturelle.

La compétence culturelle est l'habileté de fournir des soins à ceux qui ont d'autres valeurs, croyances et comportements en adaptant les soins pour satisfaire les besoins uniques sociaux, culturels et linguistiques des divers membres de la famille comme entité. Pour plus de détails sur la culture, consulter le chapitre 3.

Selon Watt et Norton (2004), l'ethnicité a trait à des pratiques et à des coutumes qui permettent de différencier un groupe de personnes d'un autre. Certaines caractéristiques telles que le langage, la religion, les ancêtres, les croyances et les traditions servent à différencier les groupes ethniques. L'ethnicité, tout comme la culture, influe sur les croyances et les comportements relatifs à la santé.

Le mot « race » décrit des caractéristiques physiques ; il s'agit d'un élément de base, et non d'une variable intermédiaire. La race se trouve au cœur de l'identification des individus et des groupes (race noire, race caucasienne). Les attitudes de la communauté à l'égard de la race, les idées stéréotypées et la discrimination exercent une grande influence sur la famille et les interactions familiales. Souvent, le problème est lié aux attitudes plutôt qu'au fait d'être différent.

La classe sociale est l'un des principaux facteurs qui modèlent le système de valeurs et de croyances de la famille ; elle se rattache au niveau de scolarité, au revenu et à la profession des membres de la famille. Chaque classe sociale possède son propre ensemble de valeurs, de modes de vie et de comportements qui modifient les interactions de la famille et ses pratiques de santé.

Le professionnel de la santé doit apprendre à voir au-delà de ces réalités et à traiter les clients de façon équitable. Toutefois, au moment de l'évaluation, il doit tenir compte des ressources dont dispose la famille et des croyances liées à sa classe sociale. Ressources et croyances peuvent avoir un impact sur la facilité avec laquelle la famille se tournera vers l'extérieur pour demander de l'aide.

La religion et la spiritualité peuvent influer sur les valeurs familiales, la taille de la famille et les pratiques en matière de santé. La religion a un effet direct sur les croyances relatives à la maladie et sur la manière de l'affronter. Par exemple, l'expression « Dieu éprouve ceux qu'il aime », parfois utilisée par les catholiques, peut amener certaines personnes à accepter la maladie avec fatalité.

La spiritualité concerne le domaine de l'âme, et le processus de croissance et de développement peut être ou ne pas être stimulé par des croyances religieuses (Becvar, 1997). L'Association des alcooliques anonymes (AA) est un bon exemple d'un organisme qui intègre la spiritualité dans ses pratiques de lutte contre l'alcoolisme. L'expérience de la souffrance ou de la maladie tend souvent à devenir une expérience de spiritualité puisque la famille essaie de trouver un sens à sa douleur et à sa détresse (Wright, 1999).

Le développement de la famille

Il a été question plus haut des divers stades du cycle de vie de la famille et de leur importance dans la vie familiale (*voir l'encadré 20.1, page 257*). Le professionnel de la santé peut situer la famille selon la connaissance qu'il en a. Toutefois, il doit aussi interroger la famille sur les liens entre ses différents membres. Les questions suivantes constituent un guide pour l'évaluation de ces liens : comment décririez-vous les liens à l'intérieur de la famille ? Êtes-vous proches, « tricotés serré » ? Y a-t-il un membre qui en est plus éloigné ?

L'évaluation du fonctionnement de la famille

L'évaluation du fonctionnement de la famille porte sur tous les détails du comportement des individus les uns envers les autres selon deux dimensions : la dimension instrumentale et la dimension expressive.

La dimension instrumentale du fonctionnement   La dimension instrumentale concerne les activités courantes de la vie quotidienne, notamment l'alimentation, le sommeil, la préparation des repas, l'administration des injections, le changement des pansements, etc. Cette dimension se manifeste par la performance physique de l'individu dans l'unité familiale (Roy et Andrews, 2009). En présence d'un problème de santé, ces activités sont généralement plus nombreuses et plus fréquentes que dans la situation familiale habituelle. Par exemple, une personne quadriplégique a besoin d'aide pour accomplir presque toutes les activités instrumentales de la vie quotidienne.

La dimension expressive   La dimension expressive touche l'expression des émotions et des sentiments, la communication verbale et non verbale, la communication circulaire, la résolution de problèmes, les rôles, l'influence et le pouvoir, les croyances et les alliances, ainsi que les coalitions. Ces neuf sous-catégories ont été empruntées en partie au *Family Categories Schema* d'Epstein, Sigal et Rakoff (1968) et révisées plus tard en 1978 par ces auteurs, et aussi par Tomm et Sanders, en 1983 (*voir le tableau 20.3*).

L'évaluation du fonctionnement de la famille doit porter essentiellement sur l'immédiat, c'est-à-dire sur l'« ici et

TABLEAU 20.3   **La dimension expressive de l'évaluation du fonctionnement de la famille**

Sous-catégorie	Description
Communication émotionnelle	Émotions exprimées par l'individu, soit par des paroles ou par des gestes. Plutchik (1980) parle de huit émotions primaires incluant la joie, l'acceptation, la peur, la surprise, la tristesse, le dégoût, la colère et l'anticipation. Quant aux émotions secondaires, elles sont un mélange des émotions primaires.
Communication verbale	Pour évaluer correctement la communication verbale, il faut se demander s'il y a distorsion du message et vérifier sa perception. Savoir dire ce qui est « pensé » et penser ce qui est « dit », voilà une bonne façon d'être clair et direct. Le lecteur trouvera dans divers ouvrages de communication les définitions des mécanismes défensifs souvent utilisés dans les relations interpersonnelles (*voir, par exemple, Richard et Lussier, 2005*).
Communication non verbale	La communication non verbale se rapporte aux messages non verbaux, y compris la posture (dos voûté, pianotage, attitude ouverte ou fermée), le contact visuel (soutenu, regard fuyant), le toucher, les gestes, les expressions du visage (grimaces, regard dans le vague, bâillements), la distance entre les membres de la famille (Phaneuf, 2002). Les messages appelés « messages paraverbaux » comprennent la tonalité, les sons gutturaux, les pleurs, le bégaiement. Durant cette partie de l'évaluation du fonctionnement, le professionnel de la santé doit toujours garder en tête l'influence de la culture et prêter attention à l'enchaînement des messages et à la personne à qui les messages sont adressés ainsi qu'au moment où ils sont transmis.
Communication circulaire	La communication circulaire se rapporte à la réciprocité de la communication. Il existe des formes de communication coopératives et des formes négatives (cercle vicieux). L'observation par le professionnel de la santé d'un modèle de communication circulaire (PCC) négatif peut aider à mieux comprendre certaines situations. Par exemple, lorsque deux membres de la famille se blâment mutuellement, il sera difficile d'améliorer la communication des partenaires s'ils continuent à se blâmer. Le professionnel de la santé peut amener les personnes à sortir de ce cercle en posant des questions appropriées.
Résolution de problèmes	La résolution de problèmes concerne l'aptitude de la famille à résoudre efficacement ses propres problèmes. Le professionnel de la santé peut évaluer, en collaboration avec la famille, les conséquences du choix des solutions et souligner celles qui pourraient être inefficaces. Par exemple, la décision d'un homme âgé de ne pas demander d'aide et de s'occuper seul de sa femme qui vient d'avoir une fracture de la hanche peut représenter un grand risque pour sa santé (Wright et Leahey, 2014).
Rôles	Un rôle est un comportement non statique qui évolue en fonction d'une situation déterminée. Comme le rôle est l'action entreprise par rapport aux comportements visés, il subit l'influence des autres (Roy et Andrews, 2009). Les rôles se transforment, d'où l'importance d'évaluer correctement la façon dont les membres de la famille s'en acquittent ici et maintenant.
Influence et pouvoir	L'influence se rapporte à la méthode utilisée pour modifier le comportement d'autrui. Le pouvoir est l'habileté d'une personne ou d'un groupe à définir les critères selon lesquels différentes visions de la réalité sont jugées.
Croyances	Les croyances ont trait aux attitudes, aux principes, aux valeurs et aux assertions fondamentales des individus et des familles. Les croyances peuvent être contraignantes ou dites « facilitantes ».
Alliances et coalitions	Les alliances et les coalitions ont trait à l'orientation, à l'équilibre et à l'intensité des relations que les membres de la famille établissent entre eux ou avec le professionnel de la santé. Les relations entre deux personnes peuvent être complémentaires ou symétriques. La relation entre trois personnes est triangulaire. La plupart des relations familiales sont triangulaires, car il est plus facile de tolérer l'anxiété dans ce type de relation que dans une relation à deux (Wright et Leahey, 2014).

maintenant ». Le professionnel de la santé doit évaluer les forces et les difficultés de la famille pour chacune des sous-catégories. Lorsqu'il recueille les données sur le fonctionnement de la famille, il doit faire preuve de curiosité, manifester de l'intérêt et, surtout, de la considération pour la façon dont les familles ont toujours fonctionné. Toutefois, le respect du fonctionnement de la famille ne signifie pas que le professionnel de la santé ferme les yeux sur la violence ou les mauvais traitements dont il pourrait être témoin dans sa démarche. Le travail du professionnel de la santé consiste d'abord à être le témoin de la situation de la famille. Pour ce faire, il doit observer attentivement les gestes, les comportements et les interactions entre les membres de la famille, ce qui requiert beaucoup d'entraînement. Le moindre geste peut être une occasion de voir la situation sous un autre angle et peut aider le professionnel de la santé à proposer les solutions appropriées.

20.3.2 La deuxième étape : l'analyse des données et la définition des besoins (préoccupations, soucis)

Lorsque le professionnel de la santé a terminé sa collecte de données auprès de la famille, il peut poursuivre sa démarche vers la définition des besoins. Cette sous-section traite de l'étape où l'on peut tirer des conclusions pertinentes au sujet de la situation du client et de sa famille, définir les besoins de la famille et arriver à se la représenter grâce aux observations conjointes de la famille et de l'intervenant. Une fois l'information recueillie, la famille et le professionnel de la santé cherchent ensemble à l'expliquer et à lui donner un sens en fonction de la situation. À la suite de cet examen, ils seront en mesure de juger de la nécessité d'une intervention.

L'analyse et l'interprétation permettent de déterminer la nature du problème. Les deux partenaires doivent s'entendre pour définir le problème jugé prioritaire. Dans la littérature, il existe différentes façons d'exprimer le problème ; elles varient selon la spécialité du professionnel de la santé. L'infirmière peut utiliser le diagnostic infirmier ou l'élaboration d'une hypothèse. À cette étape du travail, l'important est de mettre en avant la relation de coopération entre le client et le professionnel de la santé. Dans une relation de coopération, les partenaires arrivent à un consensus quant à la définition du problème (Friedman et collab., 2003 ; Wright et Leahey, 2014).

Selon le modèle de Calgary, la formulation d'une hypothèse (explication plausible de la situation) peut être faite avant la rencontre avec la famille, à l'aide de données obtenues dans le dossier, de l'expérience du professionnel de la santé et de la recherche dans la littérature scientifique. L'objectif du professionnel de la santé n'est pas de rechercher la vérité ou la réalité, mais bien de faire en sorte que son travail soit utile à la famille. Ainsi, il ne faut pas s'attarder

à formuler l'hypothèse la plus juste, mais l'hypothèse la plus utile. On ne cherche pas nécessairement la cause du problème, mais la cause de ce qui semble le perpétuer.

Les hypothèses évoluent constamment au cours des échanges avec le client ou la famille, et ce, à mesure qu'une relation de confiance s'établit. L'hypothèse est une proposition ou une intuition provisoire servant de base à la poursuite de l'exploration. Wright et Leahey (2014) suggèrent un guide de questions simples pour aider les professionnels de la santé débutants à formuler des hypothèses. L'hypothèse proposée peut s'avérer des plus complètes si le professionnel de la santé a pris soin de répondre aux cinq questions suivantes : Qui ? Quoi ? Pourquoi ? Où ? Quand ? Comment ?

Le professionnel de la santé doit absolument inclure la famille tout au long du processus de formulation du problème et dans la planification de la résolution du problème, indépendamment du modèle choisi. Au fur et à mesure que le professionnel de la santé reçoit des données, il modifie l'hypothèse initiale pour la remplacer par une autre plus utile, qui guidera les interventions.

20.3.3 La troisième étape : la planification des interventions

La planification des interventions visant le changement s'effectue aussi en partenariat avec les membres de la famille. À cette étape, le professionnel de la santé, de concert avec la famille, conçoit le scénario souhaité pour la famille cliente et l'énonce clairement dans des objectifs à atteindre. Ces objectifs servent à la fois de guide dans la mise en place des interventions et de balise dans l'évaluation de l'atteinte des objectifs. Plus les objectifs sont clairs, précis, justes, réalistes et mesurables, plus ils seront faciles à évaluer. C'est la règle des Q : qui fera quoi et quand (Carpenito, 2012). Les interventions sont donc les mesures à prendre pour atteindre les objectifs. Elles peuvent viser à promouvoir, à améliorer et à maintenir le fonctionnement de la famille. Wright et Leahey (2014) préconisent de tenir compte des trois facteurs suivants dans la planification des interventions :

- Les interventions visent à améliorer le fonctionnement de la famille dans divers domaines (cognitif, affectif ou comportemental) ; elles ne constituent pas une liste d'interventions normatives qui limitent la créativité des professionnels de la santé.

- Les connaissances, fondées sur des données probantes, font également partie intégrante du processus.

- Les professionnels doivent appuyer leurs interventions sur des recherches et des données scientifiques reconnues.

Calgary suggère neuf types d'interventions auprès des familles (*voir l'encadré 20.2, page suivante*).

Les questions à caractère d'intervention

Les questions figurent parmi les interventions possibles du professionnel de la santé. Elles peuvent apporter à la famille une réflexion susceptible d'aider ses membres à trouver des solutions.

Les questions systémiques ou circulaires   Les questions systémiques aident à cerner le problème (Duhamel, 2006). Elles sont axées sur l'investigation et servent à explorer les perceptions des membres de la famille concernant le problème à résoudre et leur façon de les décrire. Les questions circulaires favorisent le changement ; elles sont plus productives et proposent de nouveaux liens ouvrant la voie à des comportements nouveaux ou différents (Wright et Leahey, 2014). Les questions peuvent être de quatre types : elles peuvent porter sur les différences entre les personnes, les relations, le temps, les idées et les croyances ; sur l'effet d'un comportement ; sur l'avenir (d'ordre hypothétique) et sur une triade (père, mère et enfant). Voici un exemple de questions circulaires qui peut aider la famille à prendre conscience du comportement de chacun et peut éclairer le professionnel de la santé et lui fournir des pistes d'amélioration : comment vous expliquez-vous que votre mari ne rende pas visite à votre fils à l'hôpital ? (cognitif) ; que ressentez-vous quand votre fils pleure à la suite de ses traitements ? (affectif) ; que faites-vous quand votre mari ne rend pas visite à votre fils à l'hôpital ? (comportemental).

Les interventions visant à modifier le domaine cognitif du fonctionnement de la famille

Le professionnel de la santé peut utiliser ses connaissances pour aider les membres de la famille. En voici quelques exemples.

La mise en valeur des forces individuelles et familiales   Il est important pour les professionnels de la santé de faire la différence entre mettre des forces en valeur et faire des compliments à la famille. Un compliment est fait sur des observations tandis que la mise en valeur d'une force est faite après avoir observé un modèle de comportements. Par exemple, on peut souligner les efforts que la famille a déployés pour changer une situation. Selon McElheran et Harper-Jaques (1994), les études ont démontré que, souvent, les professionnels de la santé ne font aucune remarque pour souligner les forces de la famille. Cela devient du renforcement négatif, car la famille ne sait pas ce qu'elle fait de bien. Il semble donc plus efficace de mettre l'accent sur ses forces plutôt que sur ses limites.

L'approche de soins fondés sur les forces (ASFF) a été développée davantage dans les dernières années par Gottlieb et Gottlieb (2014) et semble prendre de plus en plus de place dans les soins donnés aux personnes et aux familles en santé et en voie de guérison. Il est à conseiller de concentrer son approche sur les points positifs, sur ce qui fonctionne bien, plutôt que sur les déficits.

L'ASFF est une approche holistique qui se concentre sur ce que la personne fait de mieux et sur les ressources dont elle dispose pour faire face plus efficacement aux événements de la vie, à sa situation de santé et aux défis qu'elle rencontre. Afin d'aider la famille à cerner ses forces, le professionnel de la santé doit bien connaître la famille ainsi que ses préoccupations en les évaluant dans le contexte où elle évolue et en tenant compte de la situation.

L'évaluation de la famille sous tous ces angles est pertinente afin de l'aider plus efficacement.

La présentation de l'information, les diverses opinions sur le sujet et l'enseignement des soins   Pour la famille, le besoin d'être informé par les professionnels de la santé sur les moyens à adopter pour prendre en charge la maladie d'un de ses membres, promouvoir la santé et favoriser le développement de ses membres est primordial (Hickey, 1990). Lorsqu'il veut présenter de l'information à la famille, le professionnel de la santé doit utiliser un langage pertinent, clair et précis, et offrir des textes faciles à lire. Il peut également inscrire sur une fiche les points essentiels afin d'aider la famille à les reconnaître facilement. Il est nécessaire que l'intervenant renseigne la famille sur les groupes de soutien et les autres ressources communautaires. Si la famille exprime des réticences à consulter ces groupes, le professionnel de la santé peut préciser de quelle manière ils ont aidé d'autres familles.

L'enseignement de soins particuliers est parfois nécessaire. Il faut alors élaborer un plan, tout comme pour la démarche de soins. L'intervenant doit déterminer les besoins, les objectifs et les moyens qu'il utilisera pour atteindre ces objectifs (*voir le chapitre 13*).

Les interventions visant à modifier le domaine affectif du fonctionnement de la famille

Les interventions sur le domaine affectif peuvent être variées et laissées au jugement du professionnel de la santé.

La légitimation ou la normalisation des réactions affectives Cette intervention permet d'alléger le sentiment d'isolement et de solitude qu'éprouve la famille. L'intervenant peut aider la famille à reconnaître l'expérience qu'elle vit, lui donner de l'espoir et décrire la situation comme étant normale.

Cependant, l'intervenant ne doit pas exagérer. Par exemple, une phrase du genre « Ne vous en faites pas, ce que vous vivez est très normal et tout va rentrer dans l'ordre » peut empêcher les membres de la famille d'exprimer ce qu'ils ressentent vraiment.

L'invitation à la personne de faire le récit de l'expérience de la maladie Il faut encourager les familles à parler de leur façon d'affronter la maladie plutôt que de leur expérience médicale. Les professionnels de la santé ont tendance à se fier à l'histoire médicale rapportée dans le dossier plutôt que d'écouter la famille. Or, le fait de décrire son expérience permet à la famille de parler non seulement de la maladie et de la souffrance, mais aussi du courage et de la ténacité de ses membres. Ce type d'intervention permet aux professionnels de la santé de recueillir beaucoup de renseignements utiles, mais il leur faut d'abord établir une relation de confiance avec la famille. Cette approche favorise un climat propice à l'expression des sentiments telles la peur, la colère et la tristesse. Chaque membre de la famille doit pouvoir s'exprimer dans un contexte où il sent qu'il a droit à ses émotions, aussi intenses soient-elles.

La promotion de l'entraide au sein de la famille Le professionnel de la santé peut jouer un rôle de catalyseur en facilitant la communication entre les membres de la famille afin qu'ils partagent leurs préoccupations et leurs sentiments (Craft et Willadsen, 1992). Cette approche est particulièrement bénéfique lorsqu'un des membres a des croyances culturelles qui dictent son comportement envers un autre membre ou encore envers la problématique de santé. En les aidant à exprimer leurs émotions, le professionnel de la santé favorise un début d'entraide entre les membres de la famille.

Les interventions visant à modifier le domaine comportemental du fonctionnement de la famille

Après avoir évalué les comportements susceptibles d'aider le fonctionnement de la famille, le professionnel de la santé peut intervenir en proposant du soutien, du répit ou d'autres suggestions.

Le soutien des membres de la famille dans leur rôle de soignants Souvent, la timidité ou la peur empêchent les membres de la famille de participer aux soins du malade.

Pourtant, une fois qu'ils ont surmonté ces sentiments, l'expérience montre qu'ils sont habituellement heureux de faire quelque chose pour lui. Cette intervention les rassure et leur permet de se sentir utiles. Et comme ils réussissent à vaincre partiellement leur sentiment d'impuissance devant la maladie, ils ont l'impression d'avoir une plus grande maîtrise de la situation. Bien entendu, le professionnel de la santé doit demeurer vigilant pour éviter que les aidants naturels s'épuisent en cherchant à en faire trop,.

L'encouragement des membres de la famille à s'accorder un répit Par culpabilité ou parce qu'ils ont l'impression de faillir à la tâche, les soignants naturels éprouvent beaucoup de difficulté à s'accorder du répit. Le besoin de repos varie d'une famille à l'autre (selon la gravité de la maladie, les ressources financières et les autres ressources des membres de la famille). Le professionnel de la santé doit tenir compte de ces facteurs avant de recommander des périodes de répit, mais ces périodes sont indispensables aux familles.

La proposition de rituels (suggérer des comportements, faire des essais) Le professionnel de la santé peut proposer de nouveaux rituels thérapeutiques car, souvent, les problèmes obligent la famille à renoncer aux rituels auxquels elle est habituée. Par exemple, les parents dont les méthodes d'éducation diffèrent finissent par créer de la confusion chez leurs enfants (messages contradictoires). Dans ce cas, on peut suggérer aux parents de jouer leur rôle en alternance auprès des enfants afin de diminuer cette confusion.

Bien entendu, il existe une multitude d'autres interventions auxquelles le professionnel de la santé peut avoir recours en accord avec la famille. Il peut utiliser des méthodes visant à modifier le comportement, du counseling et des stratégies de prise en charge ; il peut aussi, en collaboration avec le client, travailler à modifier l'environnement, les habitudes de vie, etc. Le professionnel de la santé se doit de faire des lectures et des recherches dans ce domaine et utiliser sa créativité pour aider les partenaires à trouver des solutions qui conviennent aux familles en difficulté.

20.3.4 La quatrième étape : la mise en œuvre des interventions

Après avoir cerné les besoins, les objectifs à atteindre et les interventions, le professionnel de la santé doit accomplir la tâche. Plusieurs types d'actions peuvent être nécessaires en fonction des décisions qui ont été prises. Le professionnel peut être appelé à coordonner, à déléguer, à collaborer, à coopérer ou à compléter les interventions :

• Le professionnel de la santé doit réunir les différents éléments afin qu'ils fonctionnent ensemble de façon efficace. Dans le respect des attributions et des limitations de chacun, le professionnel de la santé principal collaborera avec les autres membres de l'équipe ainsi qu'avec la famille pour offrir des soins de qualité.

- Il est possible que des interventions soient en dehors des champs de pratique du professionnel qui est consulté et qu'il doive ainsi déléguer à qui de droit les responsabilités.

- La coopération entre les membres d'une équipe soignante à l'égard de la prise de décisions partagée dans le domaine de la santé et des services sociaux est essentielle à l'atteinte des objectifs fixés. Par exemple, le professionnel consulté ne peut pas retenir de l'information parce que c'est lui qui l'a recueillie, si cette dernière est nécessaire à un autre professionnel.

- Enfin, s'il manque un élément dans la mise en œuvre des interventions, le professionnel de la santé consulté pourra l'ajouter.

20.3.5   La cinquième étape : l'évaluation des interventions

L'évaluation consiste à observer les signes qui démontrent que l'objectif a été atteint. Il s'agit donc d'évaluer l'atteinte des objectifs. Quand l'objectif n'a pas été atteint ou que la famille estime qu'elle n'a pas surmonté ses difficultés, il est nécessaire d'évaluer et de remettre en question les interventions. Le professionnel de la santé peut retourner aux données de départ ou encore examiner le problème à nouveau en collaboration avec la famille.

20.3.6   Les habiletés et les attitudes requises pour développer la confiance

Le professionnel de la santé dirige ses efforts afin de satisfaire les besoins de santé prioritaires définis chez la famille. La pratique du professionnel de la santé inclut, dans le partenariat avec la famille, des habiletés et des attitudes qu'il est appelé à développer.

Les attitudes et les habiletés de communication

L'établissement d'une relation de confiance et de collaboration est un élément crucial de toute la démarche auprès d'une famille. Le professionnel de la santé doit démontrer chaleur, courtoisie, écoute active et impartialité à l'égard des valeurs et des croyances de chaque membre de la famille (Duhamel, 2006). Le professionnel de la santé devra prêter une attention particulière à son langage non verbal, qui peut trahir sa partialité à l'égard de certains membres. La pratique est un atout à cette fin.

L'écoute active, les relations égalitaires et l'autonomisation-responsabilisation

Les professionnels de la santé doivent utiliser la relation authentique dans son ensemble lors de leur démarche auprès de la famille. Nous souhaitons attirer plus particulièrement l'attention des étudiantes sur quelques habiletés. Par l'écoute active, on entend être attentif à ce qui est dit et au comportement non verbal ainsi qu'aux émotions et aux idées que la personne exprime. Le professionnel de la santé doit être attentif à l'entièreté du message. Cependant, il y a des erreurs à éviter lors de l'entretien. Minimiser le problème, conseiller, juger, défier, poser trop de questions et émettre des commentaires superficiels peut briser le lien de confiance (Phaneuf, 2002).

Une relation est égalitaire lorsque les partenaires sont consultés et que leurs opinions comptent dans toutes les étapes de la démarche. Les données, les hypothèses, les interventions, tout doit être validé par les partenaires.

Enfin, et surtout, il importe d'aider la famille à trouver ses propres solutions et à se prendre en charge. La démarche que le professionnel de la santé entreprend avec la famille doit avoir comme but d'aider les gens à s'aider eux-mêmes et à exercer un contrôle sur ce qu'ils jugent important et qui a une incidence sur leur santé. Le principe d'autonomisation s'appuie sur la conviction que chaque personne, chaque famille et chaque communauté a la possibilité, la capacité, les habiletés, les compétences et le potentiel d'assumer la responsabilité de sa santé et d'exercer un certain contrôle sur sa propre vie. Elle suppose que la personne se donne le pouvoir d'agir (Organisation mondiale de la santé [OMS], 1986), et que cette tâche n'incombe pas aux professionnels de la santé. Les professionnels de la santé créent les conditions qui permettront aux personnes d'acquérir des habiletés qui favoriseront leur autonomisation (Gibson, 1991).

La résolution de problème

Selon un proverbe des Premières Nations, « avant de juger quelqu'un, chausse ses mocassins pendant trois lunes ». Lorsqu'un professionnel de la santé aide une famille, il doit y voir des pistes de solution, être positif dans la recherche de solutions et semer l'espoir. Il doit aussi apprécier et reconnaître les personnes, ainsi que valider leurs sentiments, leurs points de vue et leurs expériences, même s'ils sont « négatifs ». L'intervenant devra être disposé à tolérer la douleur, la souffrance et les problèmes sans tenter de les réparer ou de les rendre plus « positifs ». Il nous incombe de renoncer au besoin absolu de dénouement heureux ou d'histoires rédemptrices (Gros-Louis, 2011).

L'évaluation de l'entretien et l'autoévaluation

Après chaque entretien, le professionnel de la santé fait le point sur celui-ci avec la famille. L'autoévaluation se fonde sur le principe selon lequel l'apprentissage continu est essentiel au maintien de la compétence. L'autoréflexion constitue la première étape vers l'amélioration de ses compétences. À cet égard, les infirmières font office de modèles en ce qui concerne l'autoévaluation. En effet, elles font état de leur engagement envers l'amélioration continue de leur pratique, quel que soit leur milieu de travail, en réfléchissant à leur pratique et en établissant et en atteignant des objectifs d'apprentissage (Ordre des infirmières et infirmiers de l'Ontario [OIIO], 2013). L'autoévaluation permet au professionnel de la santé de perfectionner sa façon de mener les entretiens et d'aider d'autres familles. Cet exercice lui permet également d'accroître sa confiance en ses capacités d'aider les familles.

Conclusion

Les professionnels de la santé occupent une place privilégiée dans la vie des clients qu'ils côtoient. Lors des visites à domicile, notamment auprès des familles les plus à risque, l'intervention des professionnels de la santé peut aider les membres à améliorer leur santé et, surtout, à la prendre en charge. Certaines études démontrent que les visites effectuées auprès des familles à des périodes précises de la grossesse ont grandement contribué à améliorer la santé de la mère et du fœtus, et ont aidé à maintenir cet état jusqu'à l'accouchement (Fetrick, Christensen et Mitchell, 2003).

En général, les professionnels de la santé jouissent de la confiance du public en ce qui a trait à leurs compétences et aux soins dispensés. Le professionnel de la santé qui travaille auprès d'une famille doit toujours se poser deux questions fondamentales : y a-t-il eu une évaluation ? De quelle façon la famille participe-t-elle aux soins donnés au client ? Il doit également se demander si cette famille reçoit un soutien adéquat et si elle possède les ressources nécessaires dans son propre contexte communautaire pour répondre à ses besoins. L'avenir de la santé de la population appartient aux futurs professionnels de la santé et à leur détermination à offrir des soins de qualité.

À retenir

- Une approche centrée sur la famille exige un partenariat entre une équipe soignante et une famille, où cette dernière détient le contrôle de ses soins et peut, grâce à l'accès au savoir et aux compétences des membres de l'équipe, proposer un plan de soins réaliste partagé avec l'équipe et avoir accès aux ressources qui lui permettront de mettre le plan à exécution. La famille est une source de soins de santé. Lorsqu'une maladie ou une blessure touche un membre, elle affecte la famille. En travaillant avec la famille, le professionnel de la santé obtient une vision plus holistique de la situation.

- Les interventions auprès des familles peuvent être d'ordre cognitif, affectif ou comportemental. Pour choisir une intervention, le professionnel de la santé doit s'entendre avec la famille. Une démarche systématique aide le professionnel de la santé à structurer son approche thérapeutique auprès de la famille. La pratique régulière du génogramme et de l'écocarte auprès des familles est une bonne façon de commencer l'entretien avec elles.

- Les interventions auprès d'une famille exigent du professionnel de la santé des habiletés et des attitudes visant à atteindre l'objectif établi. Des habiletés de communication telles qu'une écoute présente et la capacité de développer une relation égalitaire sont nécessaires. De plus, le professionnel doit vouloir améliorer la situation de la famille et chercher les forces de cette dernière. Le professionnel qui agit auprès d'une famille doit toujours s'interroger à la suite de ses entretiens. Faire une autoévaluation de l'entretien conclut le travail avec la famille.

Activités d'apprentissage

1. Expliquez la place de la famille dans les soins ou les interventions en communauté.

2. Prenez l'exemple de votre famille. À quelle étape du cycle de vie est-elle ? Expliquez les tâches à accomplir.

3. Avez-vous déjà vécu une situation de soins où votre famille a été impliquée ? Si oui, comment le professionnel de la santé s'y est-il pris ? Si non, que croyez-vous qui devrait être fait ?

4. Comme professionnel de la santé, comment démontrer des soins centrés sur la famille ? Comment la famille est-elle impliquée dans les soins du client ? Comment le professionnel de la santé peut-il défendre les soins centrés sur la famille dans sa pratique ?

5. Expliquez comment le professionnel de la santé peut soutenir le membre de la famille qui soigne dans son rôle d'aidant naturel. Donnez un exemple.

6. Expliquez comment vous pourriez intégrer l'évaluation systématique de la famille dans votre rôle de professionnel de la santé auprès de clients.

Pour en savoir plus

Agence de la santé publique du Canada (ASPC): www.phac-aspc.gc.ca

Association des infirmières et infirmiers du Canada (AIIC): www.cna-aiic.ca

Association canadienne des écoles de sciences infirmières (ACESI): www.casn.ca

Association des infirmières et infirmiers de l'Ontario (AIIO): http://rnao.ca

Consortium pancanadien pour l'interprofessionnalisme en santé (CPIS): www.cihc.ca

Institut Vanier de la famille: www.vanierinstitute.ca

International Family Nursing Association: http://internationalfamilynursing.org

Ministère de la Famille: www.mfa.gouv.qc.ca

Ministère de la Santé et des Services sociaux du Québec: www.msss.gouv.qc.ca

Ordre des infirmières et infirmiers de l'Ontario (OIIO): www.cno.org

Réseau québécois des Villes et des Villages en santé: www.rqvvs.qc.ca

Santé Canada: www.hc-sc.gc.ca

Services Canada – Famille: www.servicecanada.gc.ca

CHAPITRE 21

La santé mère-enfant

Roseline Galipeau et Gisèle Carroll

Objectifs

À la fin de ce chapitre, vous serez en mesure :

1. d'expliquer les facteurs qui influent sur le développement du fœtus et le bien-être de la femme durant la grossesse ;

2. de décrire les changements physiologiques et émotionnels chez la mère durant la période postnatale ;

3. de discuter des défis les plus souvent associés à l'adaptation du père à son nouveau rôle ;

4. de discuter des recommandations en matière de sécurité suggérées pour les nouveau-nés et les nourrissons ;

5. d'expliquer les principales mesures de promotion de la santé proposées pour les trottineurs et les enfants d'âge préscolaire.

Introduction

Bien que la plupart des couples attendent avec impatience le moment où ils deviendront parents, à l'approche de l'accouchement, certains doutent de leur capacité à assumer ce rôle, parfois très exigeant. Plusieurs facteurs tels que le niveau socioéconomique, les exigences sur le plan de l'emploi, la culture et le type de famille influent sur les capacités d'adaptation à l'arrivée de l'enfant et à l'apprentissage des diverses tâches de parentage. La manière dont les soins seront donnés à l'enfant et l'approche disciplinaire choisie sont influencées, notamment, par la maturité des parents, leur relation, leurs valeurs, leur culture et leur gestion du stress. Les parents doivent revoir leurs priorités et investir le temps nécessaire afin de créer une relation solide avec l'enfant.

Ce chapitre discute d'abord de la période prénatale, incluant le développement du fœtus et les facteurs susceptibles d'influer sur son développement, ainsi que de la santé de la mère. Dans la section sur la période postnatale sont abordés les tâches parentales, l'adaptation des parents, le rôle du père et celui de la mère, l'attachement parental et les types de familles. Une brève description du développement de l'enfant, suivie des risques pour la santé, des soins préventifs et des interventions en promotion de la santé propres à chaque groupe d'âge complète le chapitre.

21.1 La période prénatale

La période prénatale est une phase cruciale du développement humain. Son bon déroulement peut être affecté par une diversité de facteurs tels que l'âge des parents ou certaines complications, par exemple le diabète gestationnel. Le rôle de l'infirmière est déterminant, tant sur le plan de la prévention que sur celui de la promotion de la santé.

21.1.1 Les phases du développement humain

La période de gestation chez l'humain est de 266 jours ou de 38 semaines à partir du moment de la conception (Larsen, 2003), ou encore de 280-283 jours ou 40 semaines à partir du premier jour de la dernière menstruation (Moore, Persaud et Torchia, 2013). Elle se compose de trois phases de développement : la phase préembryonnaire, la phase embryonnaire et la phase fœtale (Moore et collab., 2013).

21.1.2 Les facteurs de risque

Le déroulement de la grossesse peut être affecté par une diversité de facteurs de risque, susceptibles de nuire au développement de l'enfant à naître ou encore à la santé de la mère et des membres de la famille.

L'âge des parents

L'âge des parents est un important facteur d'influence sur le bon déroulement de la grossesse et le développement de l'enfant à naître, que ce soit l'âge tardif ou encore le jeune âge. L'âge avancé des parents ou encore la grossesse à un âge tardif, c'est-à-dire à partir de 35 ans pour les femmes et de 40 ans pour les hommes, n'est pas sans conséquence (Johnson et Tough, 2012). L'âge maternel avancé, tout comme l'âge paternel avancé, peut entraîner des problèmes d'infertilité et, de ce fait, un recours accru aux méthodes de procréation assistée (Johnson et Tough, 2012). De plus, l'âge maternel avancé a été associé à un risque accru d'aneuploïdie chromosomique, telle que la trisomie 21, ou encore de malformations congénitales (Johnson et Tough, 2012). En outre, l'âge maternel avancé augmente le risque de différentes complications obstétricales et périnatales tels l'avortement spontané, l'hypertension, le diabète, l'accouchement prématuré, la grossesse multiple, ou encore la césarienne (Institut canadien d'information sur la santé, 2011).

En contrepartie, la grossesse à un jeune âge ou la grossesse à l'adolescence peuvent entraîner un risque accru de problèmes de santé tels l'anémie, l'hypertension, l'éclampsie et des troubles dépressifs, en plus du risque plus grand d'avoir un bébé de faible poids à la naissance (Ministère de la Santé et des Soins de longue durée de l'Ontario, 2010).

L'obésité parentale

L'obésité prénatale (être obèse avant la conception ou prise de poids excessive pendant la grossesse) [Adamo et Ferraro, 2013] est un autre facteur de risque important pour la santé de la mère et de l'enfant durant la grossesse, et même au-delà. L'obésité prénatale se définit comme un indice de masse corporelle (IMC) de prégrossesse supérieur à 30 (McLeod, Davies et Maxwell, 2010).

L'obésité liée à la prégrossesse augmente le risque d'infertilité, tant chez la mère que chez le père. L'obésité prénatale accroît le risque d'avortement spontané, d'anomalies du tube neural chez le bébé, de diabète gestationnel, de prééclampsie, d'un gain de poids gestationnel excessif, ainsi que de complications lors du travail et de l'accouchement, telles qu'un accouchement médicalement assisté ou encore une césarienne. En période postnatale, on observe certaines difficultés à l'allaitement telles qu'une montée laiteuse retardée ou encore une mise au sein non efficace. L'enfant à naître peut aussi présenter un risque accru d'anomalies congénitales, de macrosomie ou encore d'obésité infantile (Adamo et Ferraro, 2013 ; Maisonneuve et Rey, 2011 ; McLeod et collab., 2010).

Un poids de prégrossesse insuffisant est également une source de préoccupations pour le bon déroulement de la grossesse. Une femme présentant un IMC de prégrossesse inférieur à 18,5 a un risque accru de connaître un travail prématuré ou de donner naissance à un bébé de petit poids (Santé Canada, 2009c). De même, les femmes dont la prise de poids pendant la grossesse est insuffisante peuvent connaître un risque accru de donner naissance prématurément ou d'avoir un bébé de petit poids à la naissance. Le faible poids à la naissance est associé à la morbidité et à la mortalité néonatale, à des handicaps physiques et cognitifs ainsi qu'à des problèmes de santé chroniques par la suite (Ministère de la Santé et des Soins de longue durée de l'Ontario, 2010).

Le tabagisme, la consommation d'alcool et de drogues

Le tabagisme peut également entraîner des problèmes de santé chez la mère et augmenter, durant la grossesse, les risques de travail prématuré et de naissance d'un bébé de petit poids pour l'âge gestationnel. Ceci s'explique par la présence accrue de monoxyde de carbone et la diminution de l'apport subséquent d'oxygène au fœtus (Lévesque et Tremblay, 2011). La présence d'agents carcinogènes dans le tabac augmente également le risque d'avortement spontané, de mortinaissance, d'anomalies de développement ou encore de retard de croissance intra-utérine (Schneider et Schütz, 2008 ; Société canadienne du cancer, 2014). L'exposition à la fumée secondaire pourrait également augmenter le risque de fausse couche et de mortinaissance en plus de ralentir le développement du fœtus (Association pulmonaire du Canada, 2012 ; Société canadienne du cancer, 2014).

La consommation d'alcool durant la grossesse peut entraîner divers troubles du spectre du syndrome d'alcoolisation fœtale. De plus, la prise d'alcool augmente le risque d'avortement spontané, d'hématome rétroplacentaire, de naissance d'un bébé de petit poids, de retard de croissance intra-utérine et d'anomalies congénitales (Carson et collab., 2010 ; Powers et collab., 2013).

Bien qu'on puisse penser que les risques de complications sont en relation avec une forte dose d'alcool, la dose minimale selon laquelle il n'y aurait aucun effet n'est pas connue ; même une dose minime d'alcool pourrait augmenter le risque d'effets cognitifs et comportementaux délétères. En ce sens, l'abstinence est recommandée durant la grossesse (Carson et collab., 2010 ; Powers et collab., 2013).

L'utilisation de drogues durant la grossesse, en particulier la cocaïne, les opioïdes ou encore le cannabis en prise régulière et en dose élevée, augmente le risque de travail prématuré, de bébé de petit poids, de retard de croissance *in utero* ou encore de mort *in utero,* en plus de différents symptômes de sevrage appelés « syndrome de retrait néonatal » (Chan, 2011). Il peut être particulièrement difficile de procurer des soins aux femmes consommatrices de drogues durant la grossesse, car elles peuvent craindre d'être jugées ou de perdre la garde légale de l'enfant lorsque ce dernier sera né (Baker, 2014 ; Chan, 2011).

L'exposition à des agents tératogènes

L'exposition à des agents tératogènes durant la grossesse est à éviter. Un agent tératogène, par exemple un médicament, un virus, une maladie ou un vaccin vivant, entraîne une anomalie permanente dans la structure, le fonctionnement ou la croissance de l'embryon, ou chez le fœtus (Brucker et King, 2014). La période de développement embryonnaire est particulièrement vulnérable, comme l'est la période fœtale (Moore et collab., 2013). À ce titre, le tabac, l'alcool et les drogues sont considérés comme des agents tératogènes, tout comme certaines maladies infectieuses telles que la rubéole ou encore les infections transmises sexuellement et par le sang, telle la syphilis. Le vaccin vivant contre la rubéole ne devrait donc pas être administré durant la grossesse et fera l'objet d'une vaccination en postnatal si le statut vaccinal maternel le requiert.

De la même façon, l'exposition à un stress intense devrait être évitée. En effet, un stress intense, durant la grossesse, a été associé à un risque accru de changements cognitifs et comportementaux chez l'enfant tels que l'anxiété, l'impulsivité ou encore le trouble du déficit de l'attention (Glover, 2011). Il peut aussi entraîner chez la mère de l'anxiété ou de la dépression (Tremblay et Côté, 2011). Ces effets délétères seraient causés par la présence accrue de cortisol chez la mère, une hormone libérée en situation de stress (Tremblay et Côté, 2011).

21.1.3 Les problèmes de santé

Les problèmes de santé à la prégrossesse, par exemple le diabète de type 1 ou 2, l'hypertension ou encore les problèmes de santé mentale telle la dépression peuvent influer sur le bon déroulement de la grossesse (Allen et Armson, 2007 ; Association canadienne du diabète, 2013 ; Baker, 2014). Tout problème de santé chez les futurs parents devrait faire l'objet d'une évaluation préconceptionnelle. Ainsi, ceux-ci pourront non seulement être informés des risques courus, mais également apporter les changements nécessaires, comme la modification d'une ordonnance pour un médicament susceptible d'être incompatible avec la grossesse à cause d'un effet tératogène (Baker, 2014).

21.1.4 Les complications de grossesse

La grossesse est une période normale du développement humain. Cependant, il peut arriver que certaines complications surviennent. Parmi les plus fréquentes ou les plus importantes en ce qui a trait aux impacts ou aux conséquences, on trouve le diabète gestationnel, le travail prématuré ou encore la violence conjugale.

Le diabète gestationnel

Le diabète gestationnel est une complication fréquente de la grossesse. Il est défini comme une hyperglycémie qui apparaît ou qu'on remarque pour la première fois durant la grossesse (Association canadienne du diabète, 2013). Durant la grossesse, l'augmentation de l'hormone chorionique somatotropique (lactogène placentaire), des œstrogènes, de la progestérone, de la prolactine, du cortisol et de l'insulinase accroît l'insulinorésistance, ce qui entraîne une augmentation des besoins maternels en insuline. Le dépistage du diabète gestationnel se fait chez toutes les femmes enceintes, entre la 24e et la 28e semaine de grossesse. Le diabète gestationnel peut entraîner, notamment, un risque accru d'avortement spontané, de mort *in utero,* de macrosomie et d'hypoglycémie néonatale. Le traitement consiste le plus souvent en une diète et, occasionnellement, en l'administration d'insuline, ce qui nécessite de donner aux futurs parents enseignement et conseils (Association canadienne du diabète, 2013).

Le travail prématuré

Le travail prématuré est une complication fréquente de la grossesse pour laquelle il n'existe malheureusement pas de traitement. Le travail prématuré se définit par la présence de contractions pouvant mener à la naissance de l'enfant après la 20e semaine, mais avant la 37e semaine de grossesse. Les facteurs de risque sont nombreux et multifactoriels : âge maternel jeune ou avancé, IMC insuffisant, usage de tabac, de drogues ou d'alcool, infections diverses et contexte de vulnérabilité sont au nombre de ceux-ci (Jordan, 2014). La meilleure intervention demeure la prévention, notamment la cessation tabagique, l'abstinence en ce qui concerne l'alcool et les drogues, une saine alimentation, un poids de prégrossesse normal. Les symptômes inquiétants pouvant se produire durant la grossesse et devant être rapportés sont des crampes menstruelles, des contractions régulières, une douleur au bas du dos, de la diarrhée ou encore un sentiment de plénitude au niveau pelvien (Jordan, 2014).

La violence conjugale

La violence conjugale est un grave problème de santé publique, qui est malheureusement bien présent en période périnatale. Bien qu'il soit difficile de déterminer son incidence précise durant la grossesse, il est rapporté qu'entre 4 et 10 % des femmes auraient subi de la violence durant la grossesse (Daoud et collab., 2012 ; Jahanfar et collab., 2013). Par « violence durant la grossesse », on entend la violence physique, soit frapper, pousser, donner des coups de pied ou violer, ou encore la violence psychologique et verbale (Harris, 2014). La violence durant la grossesse est une menace non seulement pour la santé de la mère, mais également pour celle de l'enfant en devenir. Parmi les risques courus, on trouve un risque accru d'avortement spontané, de saignement vaginal aux deuxième et troisième trimestres, de travail prématuré, d'*abruptio placentae* et de décès néonatal (Harris, 2014 ; Scribano, Stevens et Kaizar, 2013). La violence conjugale devrait faire l'objet de dépistage chez toutes les femmes durant la grossesse (Klima, 2014), et ce, en l'absence du partenaire.

21.1.5 La prévention et la promotion

La prévention et la promotion sont au cœur des soins et des interventions de la période prénatale. En fait, plus ces interventions de prévention ou de promotion s'insèrent tôt dans la trajectoire des parents en devenir, meilleures seront les issues, tant pour la mère et le père que pour l'enfant (Ministère de la Santé et des Services sociaux [MSSS], 2008). C'est à ce titre que des interventions en période préconceptionnelle seraient souhaitables (Baker, 2014). Ces interventions comprennent de l'enseignement et des conseils afin de favoriser l'adoption ou le maintien de bonnes habitudes de vie telles une saine alimentation, la prise d'acide folique et la pratique d'activité physique (Ordre des infirmières et infirmiers du Québec [OIIQ], 2011). Il est important que ces soins ou ces interventions préconceptionnelles s'adressent autant à la future mère qu'au futur père (Baker, 2014).

La nutrition

L'évaluation de la diète de la future mère devrait se faire idéalement avant la grossesse, en concomitance avec la détermination de l'IMC afin que des mesures soient prises par celle-ci pour perdre ou gagner du poids avant le début de la grossesse (Santé Canada, 2009c).

L'alimentation de la femme enceinte devrait correspondre aux recommandations du *Guide alimentaire canadien* en y ajoutant 2 ou 3 portions additionnelles parmi les 4 groupes alimentaires, ce qui représente de 350 à 450 calories supplémentaires, à partir du deuxième trimestre (Santé Canada, 2011a).

L'acide folique est la forme synthétique du folate, vitamine du complexe B. Cette vitamine est essentielle à la formation de la colonne vertébrale et du cerveau du futur bébé lors de la période embryonnaire. La prise d'acide folique réduit ainsi les risques d'anomalies du tube neural telles que le spina bifida ou encore l'anencéphalie (Santé Canada, 2009b). L'acide folique devrait se prendre sous forme de multivitamine, laquelle devrait contenir également de 16 à 20 mg de fer (Santé Canada, 2009a). La prise d'acide folique devrait idéalement être commencée trois mois avant la conception et se poursuivre tout au long de la grossesse. Cette dose est de 0,4 mg, mais pourrait être supérieure chez les femmes avec une histoire antérieure d'anomalies du tube neural ou encore en présence de diabète, d'épilepsie ou d'obésité (Allen et Armson, 2007 ; Santé Canada, 2006).

Le gain de poids durant la grossesse est un indicateur d'une grossesse en santé. La femme a tout avantage à avoir un poids santé avant le début de la grossesse. Lors de soins préconceptionnels, si la femme n'a pas un poids santé, elle pourrait être conseillée sur les moyens à sa disposition pour atteindre ce poids à l'aide, par exemple, de la pratique d'activités physiques. La recommandation du gain de poids durant la grossesse se fait selon la plage d'IMC de prégrossesse. Par exemple, pour un IMC de prégrossesse normal, soit entre 18,5 et 24,9, la prise de poids recommandée est de 11,5 à 16 kg (Davies, Maxwell et McLeod, 2010). La répartition du gain pondéral durant la grossesse se fera en grande partie chez le fœtus de même que dans le placenta et le liquide amniotique, ainsi que chez la mère, où il y aura expansion du volume sanguin, du tissu mammaire et des réserves en vue de la période postnatale. Ce gain pondéral se fera de manière graduelle, soit environ 1 kg à 2,5 kg pendant le premier trimestre, puis de 0,4 kg par semaine aux deuxième et troisième trimestres (Santé Canada, 2009c).

L'activité physique durant la grossesse

La pratique d'activités physiques est souhaitable et devrait être encouragée chez la femme enceinte. En effet, la sédentarité augmenterait les risques de fatigue plus intense, de gain de poids excessif, de problèmes de santé gestationnels tels le diabète ou l'hypertension, de même que de maux de dos (Davies et collab., 2003 ; Kino-Québec, 2012). En l'absence de contre-indications, les femmes devraient être encouragées à pratiquer une activité aérobique et musculaire d'intensité modérée durant la grossesse, soit de 30 minutes, au minimum trois fois par semaine. Les activités à risque de chute ou de coups telles que l'équitation, le hockey, le ski alpin ne sont pas recommandées durant la grossesse. Lors de la pratique d'activité, la femme enceinte devrait éviter de faire des efforts intenses et de se fatiguer excessivement, d'avoir trop chaud et de se déshydrater (Davies et collab., 2003 ; Kino-Québec, 2012).

L'éducation prénatale

La grossesse est un moment propice à l'enseignement et à la promotion de la santé périnatale. Cet enseignement peut se faire de manière individuelle, aux deux parents, ou encore en groupe, lors de rencontres prénatales. L'enseignement doit se faire selon les besoins exprimés par les parents et pourrait se rapporter aux sujets suivants : les malaises courants de la grossesse, les facteurs de risque pour la santé de la mère et de l'enfant, les signes de complications devant être rapportés, la préparation à l'accouchement, la gestion de la douleur, l'alimentation, l'allaitement, l'adaptation à la parentalité, etc. (Klima, 2014)

21.2   La période postnatale

La période postnatale débute à la naissance de l'enfant et se termine six semaines après l'accouchement. Cette période est considérée comme nécessaire pour permettre à la femme de retrouver son état physique d'avant la grossesse. De nombreux changements physiques se manifestent, tels que le retour à la grosseur normale de l'utérus, du col utérin et du vagin, l'arrêt des lochies et la modification des seins en préparation à l'allaitement (Perry et collab., 2013). La mère peut aussi se sentir fatiguée, irritable, émotive et anxieuse ; elle a grandement besoin de repos. Le soutien social informel et formel est très important durant cette période afin de favoriser l'adaptation de la mère, du père et de la fratrie à l'arrivée du bébé.

21.2.1   Les tâches parentales

La venue d'un enfant apporte de grands changements auxquels les membres de la famille doivent s'adapter. Pour maintenir un état de santé optimal, la famille doit accomplir les neufs tâches suivantes : 1. prévoir un espace pour le nouveau-né ; 2. s'assurer d'un soutien financier adéquat ; 3. assumer une responsabilité partagée par rapport aux besoins du nouveau-né ; 4. faciliter l'apprentissage des rôles des divers membres de la famille ; 5. adapter les modes de communication ; 6. examiner les options de planification familiale ; 7. réorganiser les relations intergé-

nérationnelles ; 8. maintenir la motivation et le moral des membres de la famille ; et 9. établir de nouveaux rituels (Kaakinen et collab., 2010). Le partage des responsabilités pour répondre aux besoins du nouveau-né s'avère une des tâches particulièrement importantes puisqu'elle apporte des changements majeurs dans le fonctionnement de la famille, principalement lors de la venue du premier enfant.

L'arrivée de l'enfant influe également sur les rôles des divers membres de la famille. La fratrie peut aussi avoir à assumer de nouveaux rôles tels que jouer avec l'enfant, le distraire, le surveiller, le garder ou participer aux soins, selon l'âge. Le soutien de la famille étendue, des grands-parents, des oncles, des tantes et parfois des amis est souvent nécessaire pour aider les parents à s'adapter à l'ensemble de leurs nouveaux rôles. Ils doivent notamment négocier le partage des tâches, accepter du soutien et harmoniser leurs approches pour élever les enfants.

La venue d'un enfant amène souvent des changements dans les routines et les rituels établis. Les professionnels de la santé peuvent encourager les parents à trouver des moyens pour continuer les routines déjà établies ou les adapter à leur nouvelle réalité.

21.2.2   L'adaptation des parents

Il est fréquent pour la mère de présenter des changements d'humeur (souvent appelés *baby blues*) quatre ou cinq jours après la naissance ; en général, ils ne durent pas plus de deux semaines (American Pregnancy Association, 2013). Les symptômes souvent rapportés incluent le fait d'être impatiente, irritable et anxieuse. La mère peut aussi pleurer sans cause apparente, souffrir d'insomnie et se sentir fatiguée (American Pregnancy Association, 2013). Bien que la cause soit inconnue, on attribue généralement ces variations de l'humeur aux changements hormonaux liés à l'accouchement. Cependant, plusieurs autres facteurs tels que le manque de sommeil, l'adaptation à de nouvelles routines et les émotions liées à l'accouchement peuvent aussi contribuer à cet état émotionnel (American Pregnancy Association, 2014). Il est important d'encourager la mère à parler de ces changements d'humeur afin de déterminer si elle risque de présenter des problèmes plus sérieux et de l'adresser à une ressource appropriée au besoin.

La dépression *post-partum* est un problème de santé plus sérieux que les *baby blues* et peut survenir durant l'année suivant l'accouchement chez environ 8 % des mères canadiennes (Dennis, Heaman et Vigod, 2012). Ce taux est plus élevé chez les adolescentes (McCracken et Loveless, 2014).

Les principaux facteurs contribuant à la survenue d'une dépression postnatale comprennent, entre autres, une

> **! Les principaux symptômes de la dépression postnatale**
>
> Le sentiment d'être inadéquate
> La difficulté à se concentrer
> L'insomnie
> La perte d'appétit
> Les peurs irrationnelles
> La fatigue
> La perte de contrôle
> Le sentiment de culpabilité
> L'irritabilité
> L'anxiété
> L'incapacité de faire face à la situation

Source : American Pregnancy Association, 2014.

histoire de dépression, une relation conjugale difficile, des complications obstétriques antérieures, un soutien social inadéquat et le stress lié à des événements pré et post natal (Association canadienne pour la santé mentale, 2014).

Plusieurs outils ont été développés pour aider les professionnels de la santé à dépister la dépression postnatale, dont l'échelle de dépression postnatale d'Édimbourg, conçue en anglais et traduite en 58 langues, y compris le français (*voir l'échelle de dépression postnatale d'Édimbourg dans la boîte à outils, page 335*). En plus de participer au dépistage des cas de dépression postnatale, les infirmières œuvrant en santé communautaire doivent adresser les mères à la ressource professionnelle appropriée afin qu'elles reçoivent les soins requis, évaluer le fonctionnement familial et faire un suivi afin de s'assurer que la mère répond bien aux interventions et que les effets néfastes sur les autres membres de la famille sont minimisés.

En effet, la dépression postnatale peut avoir divers effets négatifs sur la famille, notamment rendre difficile l'adaptation à l'arrivée de l'enfant, mettre en danger la relation mère-enfant et, à long terme, nuire à son développement (Nasreen et collab., 2013). Il a aussi été démontré que les dépressions postnatales chez les pères étaient souvent liées à celles de la mère (Paulson et Bazemore, 2010). Les facteurs augmentant le risque d'une dépression postnatale chez le père sont principalement les dépressions antérieures, les relations tendues dans le couple, la dépression chez la mère et les difficultés à s'adapter au rôle de père (De Montigny et collab., 2013). Lorsque les deux parents souffrent de dépression postnatale, ils sont moins susceptibles de suivre les conseils des pédiatres relatifs aux soins à donner au nouveau-né et à lui procurer une stimulation positive (Paulson, Dauber et Leiferman, 2006).

21.2.3 Le rôle de père et le rôle de mère

Les rôles de père et de mère ont beaucoup évolué pendant les dernières décennies. Aussi, le père occupe une place de plus en plus grande dans les soins à l'enfant tandis que la mère travaille souvent à l'extérieur du foyer, contribuant au revenu familial. Pour la majorité des pères, la venue de l'enfant est un événement heureux et ils montrent une grande ouverture à prendre la responsabilité de certains soins.

La mère aussi a besoin de temps pour s'adapter à son nouveau rôle. Après l'accouchement, la femme cherche à obtenir de l'information concernant son nouveau-né, elle peut avoir des doutes vis-à-vis de ses compétences maternelles, elle est généralement très fatiguée et il lui arrive d'avoir des inconforts physiques (Towle et Adams, 2008). Toutefois, en général, elle reprend graduellement le contrôle et est capable de répondre aux besoins du nouveau-né.

Certains pères et certaines mères ont besoin d'aide à établir des attentes plus réalistes, à acquérir des connaissances sur les caractéristiques et les besoins des nouveau-nés ainsi que sur les activités et approches qu'ils peuvent utiliser pour établir des contacts avec l'enfant. Ils ont également besoin de connaître les ressources présentes dans leur communauté. Il leur faut du soutien et des encouragements de la part de leur partenaire, de la famille étendue, des amis ainsi que des professionnels de la santé. On doit mettre l'accent sur leurs compétences et les aider à surmonter les difficultés éprouvées. Le programme Initiative Amis des pères au sein des familles (IAP) a été créé par un groupe de chercheurs québécois afin d'aider les pères à s'engager auprès de leur enfant.

21.2.4 L'attachement

L'attachement est le lien affectif qui se crée entre l'enfant et les parents. Plusieurs comportements de la part des parents favorisent l'établissement de cette relation, tels que le toucher, le sourire, le langage utilisé, les soins donnés, la réponse aux pleurs, le contact visuel et les jeux (Murray et collab., 2006). La sensibilité des parents à interpréter les signes de l'enfant et à y répondre est un élément clé dans l'établissement de cette relation. Bien qu'il existe des différences culturelles dans les manifestations de l'attachement, il est important pour l'enfant de développer cette relation affective avec au moins une personne significative (Murray et collab., 2006).

L'attachement parent-enfant a des effets considérables sur le développement cognitif, social et affectif de l'enfant et sur sa capacité à établir des relations affectives à l'âge adulte (Giustardi, Stablum et De Martino, 2011 ; Société canadienne de pédiatrie, 2014a). « C'est le premier moyen pour le bébé d'apprendre à organiser ses sentiments et ses actions, car il sait qu'il peut compter sur la personne qui lui offre soins et confort. » (Société canadienne de pédiatrie,

2014a, p. 1) Un lien d'attachement sain donne confiance à l'enfant, le sécurise, et lui permet d'explorer son environnement et d'établir des relations (Duhn, 2010). Le rôle des parents est de bien interpréter les différents signes ou indices émis par le nouveau-né pour exprimer ses besoins. Ce rôle est particulièrement difficile à accomplir durant les premiers mois de vie de l'enfant, mais au fil des jours, les parents s'habituent graduellement à différencier les signes non verbaux et à reconnaître les besoins exprimés. Bell (2008) propose un modèle de la sensibilité parentale pour guider les professionnels de la santé dans leurs interventions auprès des parents (*voir le modèle de la sensibilité parentale, dans la boîte à outils, page 333*). Pour une discussion plus approfondie de l'attachement parent-enfant, consultez le chapitre 9.

21.3 Le nouveau-né et le nourrisson

Le développement physique du nouveau-né se manifeste par une augmentation rapide de son poids – celui-ci double à six mois et triple à un an – et de sa taille, qui augmente d'un pouce (2,5 cm) par mois, jusqu'à six mois (Ward et Hisley, 2009). Au début, ses mouvements sont involontaires, mais son développement moteur progresse rapidement. Par exemple, vers le troisième mois, le nourrisson peut lever la tête et se rouler sur le côté ; puis, vers neuf mois, il commence à se traîner (Ward et Hisley, 2009), déjà prêt à explorer son environnement.

L'enfant commence à développer ses habiletés sociales et émotives dès sa naissance. Selon Reddy et Trevarthen (2004), il est important que les parents partagent leurs émotions et répondent à celles de l'enfant. Même le bébé de quelques semaines réagit aux paroles qui lui sont adressées, par exemple par le mouvement des bras, des lèvres ou de la langue, tandis que celui de deux mois peut exprimer de la timidité ou de la fausse timidité (Reddy et Trevarthen, 2004). Les interactions avec le bébé permettent de mieux le connaître et le comprendre, d'avoir une meilleure image de ce qu'il ressent et de suivre son développement (Reddy et Trevarthen, 2004). Non seulement ces interactions contribuent au développement des habiletés sociales et émotionnelles de l'enfant, mais elles favorisent également l'attachement entre l'enfant et les parents.

Le nouveau-né et le nourrisson dépendent entièrement de leurs parents pour satisfaire leurs besoins physiques et émotionnels. À cet âge, ils expriment leurs besoins, tels que la faim et l'inconfort, d'abord par les pleurs. Grâce à leurs interactions positives et sensibles avec leurs parents, les bébés développent, au cours de cette première année, la confiance envers leurs parents et le sentiment de sécurité (Towle et Adams, 2008).

21.3.1 L'alimentation et l'allaitement

Une alimentation saine et adaptée à l'âge et aux besoins de l'enfant est essentielle à son bon développement, particulièrement durant la première année de vie. L'allaitement est la norme d'alimentation chez le nourrisson (Santé Canada, 2012). La recommandation internationale est un allaitement exclusif pendant les six premiers mois de vie de l'enfant, auquel s'ajoute ensuite l'apport de compléments appropriés, jusqu'à l'âge de 2 ans ou tant que la mère et l'enfant le désirent (Santé Canada, 2012 ; World Health Organization [WHO], 2009). L'apport de compléments se fait lorsque l'enfant démontre qu'il est prêt à des aliments solides par des signes tels que la capacité de se tenir assis, de saisir les aliments avec ses doigts, etc., ce qui se produit vers l'âge de six mois (Critch, Société canadienne de pédiatrie et Comité de nutrition et de gastroentérologie, 2013). La prise quotidienne d'un supplément de 10 μg (400 UI) de vitamine D est recommandée chez les nourrissons qui sont allaités exclusivement ou partiellement, à partir de la naissance jusqu'à l'âge d'un an (Santé Canada, 2012).

L'allaitement et les contre-indications

L'allaitement exclusif signifie que l'enfant ne reçoit que du lait maternel, et qu'aucun autre liquide ou solide, hormis vitamines, médicaments ou solution de réhydratation orale, ne lui est donné (Comité canadien pour l'allaitement, 2012 ; Organisation mondiale de la santé [OMS], 2008).

Il y a peu de contre-indications à l'allaitement. Parmi ces dernières, on trouve la galactosémie et la phénylcétonurie chez l'enfant ainsi que, chez la mère, la tuberculose infectieuse non traitée, des HTLV types I et II positifs, ou encore le VIH, dans les pays industrialisés. Certains médicaments ou traitements, par exemple un traitement de chimiothérapie, peuvent entraîner un arrêt temporaire ou complet de l'allaitement (Santé Canada, 2012 ; Walker, 2014 ; WHO, 2009).

La prise d'alcool et le tabagisme ne sont pas des contre-indications absolues en ce qui concerne l'allaitement (Santé Canada, 2012 ; Walker, 2014). Cependant, les femmes sont encouragées à ne pas consommer d'alcool ou encore à cesser de fumer durant la période d'allaitement. S'il est prévu une ingestion occasionnelle d'alcool, certaines précautions sont recommandées, comme limiter la quantité d'alcool ingéré et éviter de donner le sein pendant environ deux heures après en avoir consommé (Centre de ressources Meilleur départ et l'Initiative Amis des bébés Ontario, 2013 ; Walker, 2014). En ce qui concerne le tabagisme, il est reconnu que la nicotine et les multiples autres produits contenus dans le tabac se retrouvent dans le lait maternel. De plus, la production lactée peut en être affectée. Cependant, même si la femme ne peut cesser de fumer, l'allaitement est encouragé chez la mère fumeuse, car il protège l'enfant du syndrome de mort subite du nourrisson (Santé Canada, 2012 ; Walker, 2014). La femme fumeuse doit également être encouragée à ne pas fumer durant la tétée, en présence de son nouveau-né, dans le foyer et, autant que possible, dans l'automobile quand l'enfant est présent.

Les risques associés au non-allaitement

Les bienfaits de l'allaitement sont nombreux et bien documentés. Plus l'exclusivité de l'allaitement est préservée, plus l'effet de ses bienfaits sera important. En contrepartie, le non-allaitement augmente le risque de certaines maladies et affections, tant chez la mère que chez l'enfant (Centre de ressources Meilleur départ et Initiative Amis des bébés Ontario, 2013). Pour ce qui est de l'enfant, ces risques comprennent une incidence accrue d'infections respiratoires et gastro-intestinales, un risque d'obésité infantile, de diabète de type 1 et 2, de leucémie de l'enfant et de syndrome de mort subite du nourrisson (Ip et collab., 2007 ; Stuebe, 2009). Pour la mère, on observe une incidence accrue de cancer du sein préménopausique, du cancer de l'ovaire, du maintien de poids gagné pendant la grossesse, du diabète de type 2, d'un infarctus du myocarde et du syndrome métabolique (Ip et collab., 2007 ; Stuebe, 2009). On doit aussi tenir compte des coûts associés à l'achat et à la manipulation des préparations commerciales pour nourrissons et le risque que celles-ci aient été contaminées ou le soient durant leur préparation.

La promotion de l'allaitement et le soutien

Au Canada, de plus en plus de femmes optent d'abord pour l'allaitement, soit 89 % d'entre elles en 2011-2012 (Gionet, 2013). Cependant, seulement 26 % maintiennent un allaitement exclusif pour une durée de six mois (Gionet, 2013). Il est bien documenté que les femmes plus instruites, plus âgées, d'un niveau socioéconomique élevé, mariées, ne fumant pas, présentant une attitude positive envers l'allaitement, motivées et confiantes, soutenues par leur partenaire et leur famille, choisissent l'allaitement exclusif, en amorcent la pratique et la maintiennent (Meedya, Fahy et Kable, 2010 ; Thulier et Mercer, 2009).

Au Canada, parmi les raisons associées au choix du non-allaitement, on trouve des problèmes d'ordre physique chez la mère ou l'enfant, ou encore la perception que l'allaitement artificiel est plus aisé (Gionet, 2013). En contrepartie, les raisons les plus fréquentes pour la cessation de l'allaitement ou de son exclusivité sont la perception d'un manque de lait et que l'enfant est prêt pour des aliments solides (Gionet, 2013), ce qui concorde avec les constats d'études effectuées dans des pays industrialisés (Meedya et collab., 2010).

L'Initiative Ami des bébés

L'Initiative Ami des bébés (IAB) développée par l'OMS et l'UNICEF (1989) est une stratégie probante en ce qui concerne la promotion du choix et de l'amorce de la pratique de l'allaitement ainsi que le soutien lié à sa pratique exclusive (Semenic et collab., 2012). Cependant, il est important de prendre note que l'IAB s'adresse aux intervenants qui gravitent autour de tous les nouveau-nés et de leur famille, que les bébés soient allaités ou non. En effet, le choix du mode d'alimentation par une prise de décision éclairée, le contact peau à peau, le fait de nourrir l'enfant lorsqu'il démontre des signes de faim ou encore la continuité des soins et le soutien sont des exemples de pratiques exemplaires bénéfiques pour toutes les familles (Centre de ressources Meilleur départ et Initiative Amis des bébés Ontario, 2013). L'Initiative Ami des bébés repose sur les 10 conditions de réussite de l'allaitement de même que sur le respect du Code international de commercialisation des substituts de lait maternel (OMS, 1981). L'Initiative a été révisée en 2009, à la lumière de résultats probants. Au Canada, le Comité canadien pour l'allaitement a intégré à l'IAB la dimension communautaire en appuyant les sept conditions qui favorisent et soutiennent l'allaitement (Semenic et collab., 2012).

21.3.2 La sécurité des nouveau-nés

L'environnement familial ainsi que des autres milieux de vie de l'enfant doivent lui permettre de se développer en toute sécurité. Plusieurs mesures ont été proposées pour prévenir les traumatismes non intentionnels, notamment placer l'enfant sur le dos pour dormir, s'assurer que le lit est conforme aux normes canadiennes en vigueur et ne jamais laisser le bébé sans surveillance sur une table à langer, un lit ou un sofa. Le siège d'auto doit être conforme et installé selon les normes canadiennes en vigueur. Selon la Société canadienne de pédiatrie, « les chutes, les brûlures, la noyade, l'étouffement, la suffocation ou la strangulation et les accidents de voiture font partie des plus graves dangers que courent les bébés » (2014b, p. 1) ; l'organisme propose d'ailleurs un ensemble de mesures pour les protéger de ces dangers.

Une préoccupation importante pour la santé des bébés, principalement pour ceux âgés de 2 à 6 mois, est le syndrome de la mort subite du nourrisson – le décès d'un enfant de moins d'un an, apparemment en bonne santé, qui survient subitement et de façon inexpliquée (Moon et Fu, 2012). La cause de ce syndrome est toujours inconnue, mais plusieurs facteurs de risque lui ont été associés, tels que le fait de placer le bébé sur le ventre pour dormir, l'exposition à la fumée de cigarette et un environnement trop chaud. En plus des mesures visant à réduire les risques mentionnés, il est recommandé de placer le lit de l'enfant dans la chambre des parents pour au moins les six premiers mois et de ne pas laisser des duvets, des douillettes ou d'autres articles de literie mous dans le lit durant le sommeil de l'enfant (Agence de la santé publique du Canada [ASPC], 2014b).

21.3.3 Le traumatisme violent à la tête (syndrome du bébé secoué)

Le traumatisme violent à la tête, communément appelé « syndrome du bébé secoué », survient lorsqu'un jeune enfant est secoué violemment, habituellement avant l'âge d'un an. Les blessures sont causées par la force de la secousse, la violence avec laquelle le bébé est tiré, frappé, lancé ou l'ensemble de ces actions (Gordy et Huns, 2013).

Lorsque l'enfant est secoué, sa tête, très grosse par rapport au reste de son corps, est ballottée d'avant en arrière (Gordy et Huns, 2013). Les muscles du cou du bébé n'ont pas la force nécessaire pour contrôler les mouvements de la tête (Stoll et Anderson, 2013). De plus, les tissus de son cerveau sont encore mous et en pleine croissance, ce qui rend l'enfant plus vulnérable.

Le diagnostic est souvent difficile à établir puisque, très souvent, aucun signe externe de blessure n'est apparent (Laurent-Vannier, 2012). Il est généralement posé en présence d'« hémorragie subdurale, d'une hémorragie rétinale et de l'encéphalopathie » (traduction libre, Alaska, 2013, p. 66).

Les conséquences pour l'enfant sont sérieuses : en moyenne, 20 % des bébés décèdent à la suite d'un traumatisme de la tête (Laurent-Vannier, 2012). Les séquelles sont souvent définitives et sont « avant tout intellectuelles, comportementales, visuelles, mais aussi motrices » (Laurent-Vannier, 2012, p. 232).

Compte tenu de la gravité de ces cas, l'accent doit être mis sur la prévention. Bien qu'en général, ces interventions commencent durant la période prénatale lors des cours prénataux et des suivis de grossesse, elles doivent continuer durant la période postnatale afin de sensibiliser tous les membres de la famille, le personnel des garderies et la communauté en général à la fragilité du nouveau-né et du nourrisson.

La principale raison invoquée par les personnes qui causent un traumatisme violent à la tête chez un bébé est les pleurs incessants de l'enfant. Les parents et le personnel des garderies doivent être informés sur les pleurs normaux des nouveau-nés, sur les façons d'intervenir lorsque les pleurs sont incontrôlables et sur des façons de gérer leur stress dans ces situations.

21.3.4 La prévention et la promotion

Les enfants de moins d'un an souffrent parfois de maladies infectieuses, dont certaines peuvent être prévenues par la vaccination, telles que la coqueluche, la diphtérie, le tétanos, la polio et la grippe (ASPC, 2009). La rougeole et les infections à méningocoques sont deux maladies fréquentes chez les bébés (ASPC, 2009), mais en général, les vaccins ne sont pas donnés avant l'âge d'un an. Les professionnels de la santé doivent rassurer les parents qui s'inquiètent des dangers liés à la vaccination. Les recherches n'ont pas permis d'établir de lien entre la vaccination et une maladie quelconque, y compris l'autisme (ASPC, 2009).

Les bébés doivent aussi être protégés de la fumée secondaire, car celle-ci est plus nocive pour les bébés et les jeunes enfants. En effet, ceux-ci ont une respiration plus rapide que les adultes et ils absorbent donc une plus grande quantité de fumée secondaire. En outre, ils sont plus exposés à la fumée tertiaire puisqu'ils jouent par terre et touchent aux tapis, aux poussières et aux autres objets contaminés à leur portée. Les parents doivent être encouragés à ne pas fumer ou à fumer à l'extérieur de la maison, et à ne jamais fumer dans la voiture lorsque l'enfant est présent.

La quantité et les types d'aliments varient avec le temps et doivent être adaptés aux besoins de l'enfant. Les parents doivent être capables de reconnaître lorsque l'enfant n'a plus faim, par exemple lorsqu'il tourne la tête ou pince les lèvres.

Les parents doivent aussi encourager le nourrisson à être actif, par exemple à passer du temps sur le ventre, à jouer sur le sol, ou encore à atteindre un ballon ou à saisir un objet (Canadian Society for Exercise Physiology, 2014). Les jeux favorisent non seulement l'activité physique de l'enfant, mais aussi son développement social : il découvre le monde qui l'entoure. Il est fortement recommandé de ne pas mettre un enfant de moins de 2 ans devant un écran (Tremblay et collab., 2012).

Un sommeil adapté aux besoins du bébé favorise le développement d'une bonne hygiène de sommeil. Établir une routine à l'heure du coucher aide l'enfant à apprendre à s'endormir seul et à développer une durée de sommeil appropriée à ses besoins (Gaffeye et collab., 2014).

21.4 Les trottineurs et les enfants d'âge préscolaire

Le développement des enfants de 1 à 5 ans progresse très rapidement, que ce soit sur le plan de son langage, de sa locomotion, de ses émotions ou de ses relations sociales. L'apprentissage du langage débute dès la naissance ; à 13 mois, le nourrisson dit quelques mots ; à 3 ans, l'enfant commence à parler avec les autres et, à 5 ans, il fait déjà des phrases complètes (Gedaly-Duff et collab., 2010). La lecture est un des moyens préconisés pour favoriser le développement des habiletés linguistiques, d'où l'importance pour les parents de faire souvent la lecture à leurs jeunes enfants (Shaw et Canadian Paediatric Society, 2011). De plus, les livres procurent aux parents un langage adapté au niveau de développement de leur enfant (Shaw et Canadian Paediatric Society, 2011).

L'enfant commence aussi à marcher, habituellement entre 12 et 15 mois ; puis, à 2 ans, il est déjà plus agile et commence à grimper et à monter les escaliers. Ensuite, il améliore graduellement sa coordination et sa dextérité, et il apprend à mieux contrôler ses mouvements (Towle et Adams, 2008). Le trottineur fait des gains considérables dans son développement émotionnel, social et comportemental. Le concept de soi se développe ; l'enfant se forme une opinion de lui-même ; il devient conscient de son corps et peut avoir honte lorsqu'il est puni (Gedaly-Duff et collab., 2010). L'enfant cherche aussi à devenir autonome ; il peut faire des crises et des colères lorsqu'il est mécontent. Les parents peuvent aider l'enfant à développer un sentiment de sécurité en établissant des routines. C'est le moment d'établir des règles et d'introduire la discipline appropriée à l'âge de l'enfant.

Durant la période de 2 à 3 ans, l'enfant fait également l'apprentissage de la propreté. Les parents doivent s'assurer que l'enfant est physiquement et psychologiquement prêt avant de l'encourager à utiliser le pot.

21.4.1 La sécurité des trottineurs et des enfants d'âge préscolaire

Les blessures accidentelles sont une menace pour la santé des trottineurs et des enfants d'âge préscolaire. Les principales causes de décès dus à des blessures non intentionnelles sont celles provenant de la noyade, celles causant des troubles respiratoires (par exemple, la suffocation) ou celles survenant lors d'un accident de la circulation, tandis que les chutes, l'empoisonnement et les brûlures sont les principales raisons d'hospitalisations (Yanchar et collab., 2012). Les parents doivent être informés des diverses mesures à utiliser afin de prévenir les accidents (par exemple, installer des barrières afin de prévenir les chutes dans les escaliers), assurer une supervision adéquate et enseigner aux enfants des mesures de sécurité adaptées à leur âge (Morrongiello, Ondejko et Littlejohn, 2004).

21.4.2 La prévention et la promotion

Les maladies infectieuses les plus fréquentes chez les enfants de 1 à 5 ans sont la rougeole et les infections aux méningocoques (ASPC, 2009). Ces maladies peuvent être prévenues par des vaccins. Plusieurs autres vaccins sont recommandés pour ce groupe d'âge ; toutefois, le calendrier des vaccins peut varier selon la province et l'état de santé de l'enfant.

Certaines maladies chroniques se manifestent parfois en très bas âge, notamment divers cancers, le diabète, l'asthme, l'embonpoint et l'obésité. Au Canada, on estime qu'environ 17 % des enfants de 2 à 11 ans font de l'embonpoint alors que 7 % seraient obèses (ASPC, 2009). De plus, il a été démontré que ces enfants avaient tendance à continuer à faire de l'embonpoint ou à rester obèses durant l'adolescence, et même à l'âge adulte (ASPC, 2009). Les causes de l'embonpoint et de l'obésité sont multiples et complexes. Bien que les gènes fassent partie des interactions complexes entre les divers facteurs de risque, ils sont la cause directe de moins de 1 % des cas d'obésité chez les enfants (Ellis et collab., 2005). Parmi les autres facteurs qui influent sur la survenue de l'embonpoint et de l'obésité, on trouve, entre autres, la sédentarité, les facteurs culturels, le temps passé devant un écran, les habitudes alimentaires, le coût des aliments, les connaissances et les pratiques nutritionnelles des parents (ASPC, 2012 ; Langley-Evans et Moran, 2014). Selon Ventura et Worobey (2013), les prédispositions biologiques sont à la base des préférences nutritionnelles uniques à chaque individu, mais ces préférences peuvent être cultivées ou modifiées en réponse à des facteurs sociaux et environnementaux. Puisque les trottineurs et les enfants d'âge préscolaire dépendent de leurs parents pour la nourriture qu'ils consomment, les choix des parents relatifs à l'alimentation ont un impact décisif sur leurs habitudes alimentaires (Ventura et Birch, 2008). L'association entre les pratiques parentales et le poids des enfants a par ailleurs été démontrée dans plusieurs études (Ventura et Birch, 2008).

Bien que l'efficacité des interventions pour prévenir l'obésité chez les trottineurs et les enfants d'âge préscolaire n'a pas été démontrée de façon concluante, des résultats encourageants ont été obtenus pour certaines mesures telles que créer un environnement favorisant une bonne nutrition, encourager l'enfant à faire de l'activité physique et éviter la sédentarité en limitant le temps passé devant un écran (télévision, ordinateur ou jeux vidéo) [Waters et collab., 2011].

Selon la Société canadienne de physiologie de l'exercice (SCPE, 2014), les enfants âgés de 1 à 4 ans bénéficieraient de faire au moins 180 minutes d'activité physique chaque jour. Le temps que les jeunes enfants passent devant un écran devrait aussi être limité ; on recommande de permettre moins d'une heure par jour à ceux âgés de deux à quatre ans (Tremblay et collab., 2012). Non seulement l'activité physique contribue à la prévention de l'obésité, mais elle aurait aussi plusieurs autres bénéfices physiologiques (par exemple, le développement osseux et des habiletés motrices) et psychologiques (par exemple, le développement social) [Tucker et collab., 2011].

21.5 La maltraitance des enfants

La maltraitance des enfants, incluant la violence psychologique, la négligence, les sévices sexuels, l'exposition à la violence conjugale et la négligence, est un autre problème qui touche un grand nombre d'enfants canadiens (Tonmyr et Hovdestad, 2013). Parmi les cas rapportés, les trottineurs étaient les plus représentés, suivis des enfants d'âge préscolaire ; les nombres étaient similaires pour les garçons et les filles (ASPC, 2010).

Pour l'ensemble des enfants canadiens (0 à 11 ans), la négligence (34 %) et l'exposition à la violence conjugale (34 %) étaient les deux principales catégories de mauvais traitements corroborés, suivies de la violence physique (20 %), de la violence psychologique (9 %) et des sévices sexuels (3 %) [ASPC, 2010]. Selon l'OMS (2006), les nourrissons et les enfants d'âge préscolaire sont plus à risque d'être victimes d'homicide « du fait de leur dépendance, de leur vulnérabilité et de leur relative invisibilité sociale » (p. 11).

Plusieurs facteurs de risque associés à la maltraitance ont été rapportés dans la littérature, notamment des facteurs chez les parents et les autres membres de la famille (par exemple, l'abus d'alcool ou de drogue, la dépression), des facteurs chez l'enfant (par exemple, un bébé qui a de grands besoins ou qui est mentalement ou physiquement handicapé), des facteurs relationnels (par exemple, la violence conjugale, l'absence d'un réseau de soutien), des facteurs communautaires (par exemple, le chômage élevé, la pauvreté) ou encore des facteurs sociétaux (les facteurs liés aux normes sociales et culturelles, les politiques économiques et les inégalités) [OMS, 2006]. Quelques facteurs protecteurs ont aussi été rapportés. Ces derniers visent principalement à diminuer les effets néfastes de la maltraitance sur l'enfant victime (OMS, 2006). Les facteurs susceptibles de protéger l'enfant incluent

> le solide attachement du jeune enfant envers l'adulte membre de la famille ; des soins parentaux attentifs durant l'enfance ; l'absence de relation avec des pairs délinquants, alcooliques ou toxicomanes ; des rapports chaleureux et d'un grand secours avec un parent non délinquant et l'absence du stress créé par des rapports de violence (OMS, 2006, p. 17).

Les programmes de prévention de la maltraitance des bébés, des trottineurs et des enfants d'âge préscolaire visent principalement la négligence et la violence physique. Lors des cours prénataux, des visites à domicile postnatales et des appels téléphoniques, les infirmières ont l'occasion d'évaluer les risques de maltraitance, de faire de l'enseignement aux parents et de leur offrir du soutien. Il existe aussi d'autres types d'interventions, tels que les rencontres organisées par les services de santé publique, dont le but est de répondre aux questions des parents, et des groupes de soutien pour les familles à risque.

Conclusion

Généralement, la grossesse est une expérience heureuse, riche en émotions ; c'est aussi une période de découvertes et d'incertitudes. Plusieurs facteurs peuvent influer sur le développement du fœtus et mettre en danger sa vie ou celle de sa mère. Certains changements dans le style de vie de la mère sont parfois recommandés, en particulier en ce qui a trait aux relations interpersonnelles, au soutien social, ainsi qu'à l'usage de drogues, de tabac et d'alcool.

Bien que l'arrivée de l'enfant soit généralement une source de joie et d'excitation, c'est également une adaptation importante pour les parents à leur nouveau rôle. Ils ont la responsabilité du bien-être et du développement optimaux de l'enfant. Les parents doivent répondre à ses multiples besoins, tout en lui assurant un environnement sécuritaire.

Les professionnels de la santé ont la responsabilité de renseigner les parents dès la préconception et de soutenir leurs efforts visant à assurer le meilleur développement de leur enfant.

À retenir

- L'état de santé des futurs parents, une relation respectueuse, une nutrition saine, l'activité physique de même que l'abstinence en ce qui a trait au tabac, à l'alcool et aux drogues favorisent une grossesse en santé. La grossesse est un moment propice à l'enseignement ; toutefois, il est important qu'il soit fait selon les besoins exprimés par les parents.

- Le corps de la femme subit plusieurs transformations durant les six premières semaines après l'accouchement, mais cette période peut aussi s'avérer un défi sur le plan émotionnel. La dépression postnatale est un problème de santé sérieux qui touche de nom-

breuses femmes. L'infirmière joue un rôle décisif dans son dépistage, la provision de soins appropriés, l'évaluation du fonctionnement familial et un suivi adéquat.

- Le père trouve parfois difficile de participer aux soins du bébé, d'interagir et d'établir un lien avec l'enfant. Il est nécessaire de bien évaluer les raisons derrière ces sentiments et de déterminer comment le père peut avoir une relation privilégiée avec son enfant. Il importe aussi de l'aider à établir des attentes réalistes et à acquérir des connaissances sur les caractéristiques et les besoins du nouveau-né.

- Le nouveau-né est un être fragile, et la responsabilité de le protéger incombe aux parents. Ils doivent ainsi prendre diverses mesures pour assurer sa sécurité, par exemple, le placer sur le dos pour dormir, utiliser un siège d'auto et un lit d'enfant qui sont conformes aux normes établies, et s'assurer qu'il reçoit les vaccins appropriés à son âge, ne pas l'exposer à la fumée de cigarette et obtenir du soutien quand ils sont eux-mêmes fatigués. Le développement d'un lien affectif parent-enfant permet enfin de répondre aux besoins de sécurité et de protection du nouveau-né.

- Les enfants de 1 à 4 ans doivent être encouragés à pratiquer au moins 180 minutes d'activité physique par jour et à manger des aliments nutritifs, selon une quantité adaptée à leurs besoins. Compte tenu des dangers de blessures accidentelles auxquels les trottineurs et les enfants d'âge préscolaire sont exposés, il est essentiel d'informer les parents des diverses mesures qu'ils peuvent prendre pour les prévenir.

Activités d'apprentissage

1. Réalisez des entrevues avec huit femmes qui ont allaité au moins un enfant afin de comprenre les raisons qui ont motivé ce choix, les difficultés éprouvées, l'aide reçue et les besoins non comblés. À partir des données recueillies, discutez en classe d'interventions que l'infirmière en santé communautaire pourrait utiliser afin de mieux répondre aux besoins des femmes qui allaitent.

2. Selon Goodman (2005), les hommes traversent quatre phases pendant leur expérience de paternité. Réalisez des entrevues avec cinq hommes, pères d'au moins un enfant de 0 à 5 ans, afin de savoir comment ils se sont adaptés à ces quatre phases.

3. Préparez un calendrier de vaccination pour un nourrisson prématuré (36 semaines) en bonne santé, en prenant en considération les recommandations du Comité consultatif national de l'immunisation de l'Agence de la santé publique du Canada (ASPC, 2014a).

4. Compte tenu des besoins, des principales étapes de développement et des risques de blessures accidentelles auxquels sont exposés les jeunes enfants, quelles recommandations donneriez-vous à des parents qui désirent choisir une garderie pour leur petit garçon de 3 ans et demi ?

Pour en savoir plus

Lowdermilk, D. L., Perry, S. E. et Cashion, K. (2012). *Soins infirmiers*: *périnatalité*. Montréal, Québec: Chenelière Éducation.

Programme Initiative Amis des pères au sein des familles: iap.uqo.ca

Salvadori, M. et Le Saux, N. (2010). Des recommandations quant à l'usage des vaccins antirotavirus chez les nourrissons. *Paediatrics & Child Health, 15*(8), p. 524-528.

Santé Canada. (2014). *Votre enfant est-il en sécurité ? À l'heure du coucher* (texte et vidéo). Repéré à www.hc-sc.gc.ca

Société de l'assurance automobile du Québec (SAAQ). (2013). *Sécurité routière: siège de nouveau-né* (texte et vidéo). Repéré à www.saaq.gouv.qc.ca

CHAPITRE 22

La pratique infirmière auprès des enfants d'âge scolaire et des adolescents

Sonia Dubé et Jacqueline Roy

Introduction

La réussite éducative des enfants d'âge scolaire et des adolescents est tributaire de leur état de santé physique et mental. Bien que la majorité des jeunes soient en bonne santé, quelques groupes de jeunes adoptent des habitudes de vie malsaines, présentent divers facteurs de risque pour leur santé, ont des problèmes de santé mentale et des maladies chroniques, sans oublier les problèmes mineurs qui peuvent nuire à leur état de santé et à leur capacité d'apprentissage. Dès l'enfance, il est possible de percevoir différents facteurs de risque ou de protection au sein des familles. C'est avec ce bagage que les jeunes font leur entrée à l'école.

L'école est un milieu privilégié pour mettre en œuvre des politiques et des actions en santé visant le bien-être des jeunes. Dans ce contexte, l'infirmière en milieu scolaire joue un rôle indispensable. Elle s'assure que sont mises en place des actions de promotion de la santé et de prévention de la maladie. Les interventions de l'infirmière tiennent compte des déterminants de la santé physique et mentale des jeunes afin de s'assurer de leur bien-être et des effets sur leur réussite scolaire (Bouffard, Maillé et Durant, 2012).

Ce chapitre porte un regard sur la santé des enfants et des adolescents fréquentant un milieu scolaire, et décrit les actions à privilégier en prévention de la maladie et en promotion de la santé. La première partie présente les déterminants de la santé des enfants et des adolescents. La deuxième décrit les principaux problèmes de santé au sein de ces groupes d'âge. La dernière partie du chapitre présente des stratégies en prévention de la maladie et en promotion de la santé, et explique le travail de l'infirmière en santé scolaire.

22.1 Les déterminants de la santé des enfants et des adolescents

Les enfants et les adolescents canadiens sont-ils en santé ? Il s'agit là d'une question dont la réponse peut sembler plus complexe qu'on pourrait le croire. L'état de santé des enfants et des adolescents dépend en grande partie des expériences vécues au cours de leur vie (Mikkonen et Raphael, 2011). Ces expériences influent sur l'état de santé en fonction des conditions de vie dans lesquelles se développe un enfant, la sécurité du quartier où il habite, l'accessibilité aux ressources du réseau de la santé et des services sociaux, la qualité des relations dans la famille, les habitudes de vie apprises, pour ne nommer que ces facteurs. Ce sont de multiples déterminants de la santé qui entrent en interaction de façon cumulative et qui peuvent avoir des effets néfastes sur l'état de santé (Davey Smith, 2003 ; Poirier et Maranda, 2007).

Les déterminants de la santé sont des facteurs qui influent de près ou de loin sur l'état de santé d'une population (Mikkonen et Raphael, 2011 ; Ministère de la Santé et des Services sociaux [MSSS], 2012). Le développement des enfants est un déterminant majeur pour lequel des politiques et des actions de prévention de la maladie et de promotion de la santé sont mises de l'avant par les gouvernements. Ces facteurs déterminant la santé des jeunes sont répartis en plusieurs catégories selon une perspective écologique. Il s'agit de facteurs socioéconomiques et environnementaux, et de facteurs liés au mode de vie (MSSS, 2012).

22.1.1 Les facteurs socioéconomiques

En ce qui a trait aux déterminants relatifs aux facteurs socioéconomiques, la majorité des jeunes présentent des trajectoires de développement convenables pour un état de santé optimal. Cependant, certaines inégalités sociales semblent persister dans le temps, et c'est au cours de la période de l'adolescence que ces inégalités en matière de santé sont le plus marquées (Barnekow et collab., 2012). Ainsi, l'enfance est une période cruciale qui, dans une situation de pauvreté, aura des conséquences sur la santé toute la vie durant. L'enfant défavorisé sur le plan socioéconomique court un plus grand risque de souffrir plus tard de problèmes de santé et de vivre moins longtemps. La pauvreté se traduit par un manque de ressources financières, de l'isolement, une marginalisation et un sentiment d'impuissance. Une situation de pauvreté persistante tend à influer négativement sur la santé physique et mentale des enfants et des adolescents. Sans supposer que tous les enfants vivant une situation de pauvreté auront inévitablement des problèmes de santé, le risque qu'une telle situation influe négativement sur leur état de santé une fois qu'ils seront adultes s'en trouve augmenté. Les jeunes vivant sous le seuil de la pauvreté sont souvent issus de familles prestataires de l'aide de dernier recours, de familles immigrantes, de familles autochtones, de familles fréquentant les banques alimentaires ; il existe aussi une faible proportion de jeunes itinérants (Poirier et Maranda, 2007). Dans ces conditions économiques difficiles, les enfants issus de milieux défavorisés ont ainsi tendance à adopter de mauvaises habitudes de vie et à éprouver des problèmes de santé mentale.

22.1.2 Les facteurs environnementaux

Les contextes de vie des enfants ont une forte incidence sur leur développement physique et mental (Freeman et collab., 2010). La famille, l'école, le quartier et les amis façonnent les expériences de vie de manière à accentuer ou non les facteurs de risque et de protection. Ainsi, les facteurs familiaux et sociaux qui caractérisent les milieux défavorisés, non favorables à un sain développement chez l'enfant, nuisent à l'émergence des précurseurs de la résilience (Steinhauer, 1998). On peut penser à la négligence, à la violence familiale, aux sévices sexuels, à la toxicomanie, aux parents souffrant de troubles mentaux, etc. Bien que ces problèmes psychosociaux ne soient pas nécessairement associés à un statut précaire sur le plan économique, ces enfants sont aussi défavorisés sur le plan social. La présence de plusieurs stress environnementaux nuisibles à l'enfant diminue l'apport des facteurs protecteurs nécessaires au développement de son potentiel de résilience, lequel contribue à un bon état de santé physique et mental. On entend par facteurs protecteurs, les liens d'attachement de type sécurisant au sein de la famille, des parents qui répondent aux besoins de l'enfant (Steinhauer, 1998), des amis et des habiletés sociales, le fait d'être en santé et de vivre dans un quartier sécuritaire au capital social élevé (Elgar, Trites et Boyce, 2010). Ces enfants défavorisés éprouvent plus de problèmes d'apprentissage et de comportement (Steinhauer, 1998). Il importe donc de favoriser les liens sociaux adéquats ainsi que de saines habitudes de vie chez ces enfants, dans l'environnement stimulant qu'offre l'école.

22.1.3   Les facteurs liés au mode de vie

Le mode de vie renvoie aux choix en matière de comportements liés à la santé. Chez les enfants, les comportements liés à la santé s'apprennent majoritairement dans la famille (Duhamel, 2007). Chez les adolescents, les comportements favorables à la santé tendent à diminuer tandis que les comportements nuisibles à la santé augmentent (Barnekow et collab., 2012). L'adolescence est une période de changements multiples au cours de laquelle les relations interpersonnelles, les valeurs et les rôles sociaux évoluent (Institut canadien d'information sur la santé [ICIS], 2002), d'où l'importance d'intervenir auprès des jeunes en prévention de la maladie et en promotion de la santé en milieu scolaire. Les comportements liés à la santé les plus ciblés par les actions de promotion de la santé sur le plan physique sont l'alimentation, l'activité physique, le tabagisme, la consommation d'alcool, de drogues et de jeux de hasard, ainsi que les pratiques sexuelles. En ce qui a trait à la santé mentale, les actions visent la promotion de l'estime de soi et la prévention de l'intimidation et de toute autre forme de violence.

L'alimentation

Une saine alimentation chez les enfants et les adolescents revêt une importance capitale pour un état de santé optimal et la réussite scolaire. Plusieurs déterminants d'ordre individuel et environnemental d'une saine alimentation ont été observés chez les enfants et les adolescents (Boucher et Côté, 2008 ; Taylor, Evers et McKenna, 2005).

Les déterminants d'une saine alimentation d'ordre individuel   Les déterminants d'une saine alimentation d'ordre individuel comprennent habituellement l'âge et le sexe, les préférences alimentaires, les connaissances et les attitudes en matière de nutrition ainsi que certains facteurs psychologiques. Selon Taylor et ses collaborateurs (2005), les études distinguent cependant les différences en regard des comportements alimentaires, notamment chez les enfants. Chez les adolescents, les déterminants d'ordre individuel sont plus documentés (Boucher et Côté, 2008).

Ainsi, les enfants choisissent principalement les aliments en fonction du goût et des préférences alimentaires. Ces préférences ne guident pas nécessairement l'enfant ou l'adolescent vers des choix alimentaires favorables à la santé. Par conséquent, la consommation de fruits et de légumes peut sembler problématique chez les enfants et les adolescents selon le sexe et l'âge. Durant la transition de l'enfance à l'adolescence, la consommation de fruits et de légumes décline (Larson et collab., 2008). Certaines études ont révélé une détérioration de la consommation d'aliments sains au profit d'aliments de type « repas-minute », autant chez les enfants que chez les adolescents (Organisation mondiale de la santé [OMS], 1999 ; Taylor et

collab., 2005). Les filles seraient plus nombreuses que les garçons à manger souvent des fruits et des légumes, bien que cette consommation semble inférieure aux portions recommandées par le *Guide alimentaire canadien* (Boyce, King et Roche, 2008). En outre, les enfants et les adolescents ont peu de connaissances concernant la relation entre l'alimentation, l'exercice physique et le maintien d'une bonne santé (Edwards et Hartwell, 2002).

Parmi d'autres comportements alimentaires observés chez les jeunes, mentionnons la diminution de la fréquence du déjeuner et de la prise régulière de collations, qui décline avec l'âge (Taylor et collab., 2005). Plus précisément, un jeune Québécois sur sept omet principalement de déjeuner. Chez les jeunes de plus de 9 ans, cette proportion semble augmenter, et c'est dans la strate des 14-18 ans qu'une proportion significative d'adolescents, garçons et filles, omettent le plus souvent de déjeuner. De plus, les jeunes âgés de 9 à 18 ans sont plus nombreux à sauter le repas du midi, comparativement aux plus jeunes. En ce qui concerne la prise de collations, elle tend à diminuer en nombre avec l'âge pour atteindre 25 % seulement chez les adolescentes et les adolescents. Ces collations contribuent aux apports nutritionnels quotidiens des enfants et des adolescents, mais comme le choix des aliments se fait surtout en raison du goût et des préférences, des études démontrent que les aliments riches en gras, en énergie et à faible densité nutritionnelle, comme les boissons gazeuses, les jus sucrés et les sucreries, font partie des collations que les jeunes préfèrent, peu importe l'âge (Bédard et collab., 2010).

Les déterminants d'une saine alimentation d'ordre environnemental   Les habitudes alimentaires des enfants sont d'abord influencées par les pratiques alimentaires apprises au sein de la famille. Les parents sont les premiers modèles pour les enfants. Ils mettent à leur disposition des aliments santé et les exposent à la variété (Haire-Joshu et Nanney, 2002). La revue de littérature de Taylor et ses collaborateurs (2005) révèle une association significative entre la disponibilité des fruits et des légumes à la maison et la consommation de ceux-ci. Dans un même ordre d'idée, les repas pris en famille semblent influer positivement sur la consommation d'aliments santé chez les enfants (Boucher et Côté, 2008 ; Larson et collab., 2008 ; Larson et collab., 2007). La fréquence des repas en famille est associée positivement à la prise du déjeuner, à une absence de gain de poids et à un meilleur sentiment d'efficacité personnelle envers la saine alimentation (Woodruff et Hanning, 2009).

Toutefois, la famille peut aussi contribuer au développement de comportements alimentaires déviants chez les adolescents (Polivy et Herman, 2005 ; Raine, 2005). Parmi d'autres facteurs familiaux qui ont une influence sur la consommation d'aliments sains, notons la présence parentale lors du souper (Videon et Manning, 2003) et les pratiques éducatives des parents (Berge et collab., 2010). Ainsi, les parents ayant un style autoritaire/autocratique ou permissif peuvent engendrer des problèmes de comportements alimentaires chez l'enfant en raison de règles rigides en matière de nutrition ou de l'absence totale de règles (Orlet Fisher et collab., 2002). Le style parental autoritaire/démocratique crée des expériences culinaires plus agréables (Berge et collab., 2010 ; Haire-Joshu et Nanney, 2002 ; Jackson, Henriksen et Foshee, 1998). La solidarité familiale (Franko et collab., 2008), l'implication des jeunes à la préparation des repas (Larson et collab., 2008) et le fait pour eux de participer à l'épicerie (Bassett, Chapman et Beagan, 2008) sont des facteurs qui permettent aux jeunes de mieux se nourrir. Avec l'avancée en âge, les pairs exercent une influence plus forte sur le choix des aliments (Boucher et Côté, 2008 ; Raine, 2005), d'où l'importance de maintenir une bonne communication parent-enfant.

L'environnement physique, comme l'école, ainsi que les médias sont des véhicules essentiels de messages et de disponibilité en matière d'alimentation. Les médias, accessibles dans les écoles, ciblent les jeunes enfants par des messages publicitaires qui influent sur leurs habitudes alimentaires en misant sur leurs préférences : les aliments gras et sucrés (Raine, 2005 ; Taylor et collab., 2005). Les machines distributrices d'aliments camelote sont de bons exemples d'une industrie alimentaire accessible aux jeunes et axée sur le profit (Taylor et collab., 2005). L'école rend accessible le repas du midi pour tous les jeunes à l'école. Ainsi, les politiques de l'école en matière d'alimentation sont déterminantes pour la santé et la réussite des élèves. Les menus santé, le faible coût des aliments et les aliments sains vendus dans les magasins scolaires sont des actions directes pour offrir aux enfants un environnement favorable à une saine alimentation (Raine, 2005 ; Wordell et collab., 2012). Les médias influencent les jeunes en matière de nutrition et peuvent renforcer l'idée de recourir à des régimes amaigrissants et favoriser l'apparition de problèmes liés à l'image corporelle (Taylor et collab., 2005).

L'environnement économique, particulièrement celui des enfants et des adolescents, joue un rôle crucial pour la détermination d'une saine alimentation. La principale barrière pour une saine alimentation au Canada est un revenu insuffisant (Power, 2005). Selon la revue des écrits de Power (2005), plusieurs études révèlent l'existence de gradients socioéconomiques en matière de nutrition. Les familles plus favorisées sur le plan du revenu s'alimentent mieux que les groupes moins favorisés socialement. Par ailleurs, il est démontré que les familles à faible revenu font preuve de débrouillardise quant à la gestion de leur épicerie. Cependant, chez ces familles, le niveau de scolarité, les connaissances en matière de nutrition ainsi que les habiletés culinaires n'influent pas sur les choix alimentaires plus sains. Le faible revenu de certaines familles demeure insuffisant pour leur permettre de se procurer les aliments sains. C'est le principal déterminant de l'insécurité alimentaire.

Les implications pour la pratique infirmière en milieu scolaire La promotion d'une saine alimentation auprès d'une clientèle d'âge scolaire devient incontournable pour la pratique infirmière. Le soutien éducatif auprès de la clientèle scolaire est utile, mais peut sembler inefficace lorsque l'intervention est appliquée seule. L'infirmière tiendra alors compte des facteurs psychosociaux et pourra appliquer les interventions selon une perspective écologique (intervenir sur les plans individuel, social, et environnemental). L'article de Boucher et Côté (2008) détaille bien les interventions infirmières concernant la saine alimentation auprès des adolescents.

En plus d'intervenir sur les déterminants de la saine alimentation auprès des jeunes, les stratégies de promotion de la santé alimentaire incluent, entre autres, des clubs de petits déjeuners, des cafétérias proposant des menus santé, des politiques favorisant le choix d'aliments sains dans les sacs-repas, l'éducation des parents sous forme d'ateliers et de communications écrites, le suivi des familles ayant des besoins particuliers, la promotion des programmes de boîtes vertes et d'autres ressources communautaires telles les banques alimentaires.

L'activité physique

L'adoption d'un mode physiquement actif chez les jeunes comporte de nombreux bienfaits pour leur santé. Être physiquement actif améliore la condition physique ainsi que la santé cardiovasculaire et osseuse, prévient le risque de cancer et assure un bien-être psychologique en agissant sur l'anxiété, les symptômes de dépression, l'image et l'estime de soi. Être physiquement actif contribue également à améliorer les fonctions cognitives permettant la réussite et la persévérance scolaires (Comité scientifique de Kino-Québec, 2011 ; OMS, 2010). L'OMS (2010) recommande aux jeunes âgés de 5 à 17 ans de pratiquer au moins 60 minutes par jour d'activité physique d'intensité modérée à soutenue, essentiellement une activité d'endurance, afin de profiter de ces bienfaits. Ces activités peuvent se pratiquer par le jeu, le sport, les déplacements, les activités récréatives, l'éducation physique au sein d'une institution comme l'école, la famille et les services de garde. Des activités destinées à renforcer le système musculaire et l'état osseux devraient aussi être intégrées à la routine des jeunes au moins trois fois par semaine. Pour les jeunes dont l'activité physique ne fait pas partie de leur quotidien, l'OMS recommande de commencer une activité et d'augmenter progressivement sa durée, sa fréquence et son intensité.

L'activité physique est une habitude de vie que l'enfant doit développer tôt. Pourtant, bien des jeunes ne parviennent pas à satisfaire aux recommandations de l'OMS. Selon l'Agence de la santé publique du Canada (ASPC, 2008a), les garçons auraient un mode de vie physiquement plus actif que les filles, soit 56 à 64 % pour les garçons contre 39 à 56 % chez les filles. Pour toutes les années d'études, 40 à 46 % des garçons et 33 % des filles consacrent quatre heures ou plus par semaine à des activités physiques d'intensité modérée à vigoureuse. Cette tendance à la pratique d'une activité physique semble diminuer à mesure que le jeune grandit. Les habitudes sédentaires sont perçues comme un risque pour la santé des jeunes, soit le quatrième facteur de risque de mortalité au niveau mondial après l'hypertension, le tabagisme, le taux élevé de glucose sanguin et l'obésité (OMS, 2009, 2010). Beaucoup de jeunes mènent une vie sédentaire et cette tendance semble s'accroître en fonction du faible statut socioéconomique (Poirier et Maranda, 2007). Environ 60 % des jeunes, garçons et filles, passent deux heures ou plus par jour à regarder la télévision. Un plus grand pourcentage de filles (60 %) passeraient plus de temps libre, deux heures ou plus par jour, devant l'ordinateur, contre 56 % chez les garçons. Les jeux vidéo rejoignent davantage les garçons (la moitié) que les filles (un tiers) [ASPC, 2008a].

Les déterminants de la pratique de l'activité physique
Plusieurs déterminants de la pratique de l'activité physique permettent de mieux comprendre ce qui incite ou non les jeunes à adopter un mode de vie physiquement actif. Ces déterminants s'inscrivent sur les plans individuel, socioculturel, environnemental et politique. L'avis du comité scientifique de Kino-Québec (2011) décrit bien, par les études recensées, l'ensemble des déterminants de la pratique de l'activité physique chez les jeunes. Ainsi, sur le plan individuel, ce qui détermine l'intention pour un jeune d'adopter un mode de vie actif est sa capacité à surmonter les obstacles à la pratique de l'activité physique et le fait de se sentir capable de l'exercer. Ensuite, connaître les bienfaits de la pratique d'un sport et croire en ses bienfaits contribue à développer une attitude favorable envers celle-ci. Cependant, la majorité des jeunes pratiquent une activité physique pour le plaisir plus que pour la santé. La motivation à entreprendre la pratique d'un sport n'est pas fondée sur les aspects de la santé, mais plutôt sur l'apparence physique, la perte de poids, l'amélioration de la musculature, le maintien de la forme, la détente, la possibilité de rencontrer des gens, etc. Cela explique le non-maintien de cette pratique dans le temps (Comité scientifique de Kino-Québec, 2011). Sur le plan socioculturel, les éléments de l'environnement social influent de près ou de loin sur l'intention de pratiquer ou non une activité physique : il s'agit de la culture, de l'encouragement des parents et des pairs, de

la diversité et de la nature des installations sportives scolaires ainsi que des messages publicitaires. Sur les plans environnemental et politique, les structures aménagées dans les quartiers, les sentiers piétonniers et les voies cyclables sont tous des déterminants facilitant la pratique d'une activité physique. Les politiques, particulièrement à l'école, permettent d'accéder à des installations sportives et intègrent à même le programme de cours des périodes d'activité physique (Comité scientifique de Kino-Québec, 2011).

Les implications pour la pratique infirmière en milieu scolaire
Les actions à entreprendre pour promouvoir la pratique d'une activité physique chez les jeunes ciblent comme point d'ancrage les déterminants. Il importe que les actions en promotion de la santé visent tous les acteurs, tels que les parents, les amis et les enseignants, ayant une influence sur la pratique d'une activité physique. Aussi, pour être plus efficaces, les interventions en promotion de la santé devraient tenir compte de l'influence des environnements physique et social selon une perspective écologique. Par exemple, l'infirmière scolaire peut offrir un programme de counseling et remettre de la documentation sur les bienfaits liés à l'adoption d'un mode de vie physiquement actif. Elle peut cibler les jeunes sédentaires, leurs amis et leurs parents, et élaborer une activité parascolaire afin de cerner les facteurs d'abandon d'une activité sportive et de trouver avec eux une activité qui pourrait leur donner envie de pratiquer un autre sport en fonction de leurs habiletés, de leur goût, etc. Par la suite, s'il y a un problème d'accès à des installations sportives, l'infirmière peut, avec l'aide de sa nouvelle équipe d'élèves, créer un comité dont le mandat serait de justifier auprès de la direction la nécessité d'élargir la plage horaire de disponibilité des installations sportives.

Le tabagisme
Les conséquences du tabagisme sont bien connues. Pour les jeunes, les effets à court terme sont la toux, la fréquence et la gravité accrue de maladies comme l'asthme, la grippe et la bronchite, la dépendance à la nicotine et les signes avant-coureurs des maladies cardiovasculaires, pour n'en nommer que quelques-uns (Santé Canada, 2008). La fumée de tabac ambiante (FTA), celle qui se dégage de la cigarette et qui est exhalée par un fumeur, entraîne chez les fumeurs et les non-fumeurs les mêmes conséquences que celles du tabagisme comme tel. Plus particulièrement, les enfants qui sont exposés à la fumée de tabac ambiante dans leur maison sont plus sujets aux infections des voies respiratoires supérieures (rhumes et maux de gorge) et inférieures (laryngite, bronchite, pneumonie), aux otites moyennes, à une réduction de la fonction respiratoire, à une augmentation des crises d'asthme et à toute autre maladie liée au tabac (Santé Canada, 2007).

Au Canada, le pourcentage des jeunes fumeurs atteint 4 % entre la 6ᵉ et la 12ᵉ année ou la 5ᵉ année du niveau secondaire. C'est le pourcentage le plus bas depuis les premières mesures sur le tabagisme en 1994. La moyenne d'âge des jeunes ayant fumé leur première cigarette entière est de 13,6 ans en 2012-2013. Le pourcentage de jeunes ayant déjà fumé la cigarette varie d'une province à l'autre. Par exemple, en Saskatchewan, le pourcentage s'élève à 33 % ; au Québec, il atteint 31 %, et en Ontario, 21 % (Santé Canada, 2013). Au Canada, le taux de tabagisme chez les jeunes Canadiens n'a pas atteint plus de 15 % depuis 2003 (Santé Canada et ASPC, 2012).

Cette baisse de la prévalence du tabagisme auprès des jeunes depuis les années 1960 est la conséquence heureuse de la stratégie nationale de lutte contre le tabagisme lancée par Santé Canada et ses partenaires au début des années 2000. Plusieurs rapports présentent les grandes orientations portant sur les politiques mises en place et les actions concrètes pour la lutte au tabagisme au Canada. De ces rapports, on constate à quel point les jeunes sont la première clientèle cible visée par ces orientations. Les jeunes profitent des stratégies visant la protection, la prévention, l'abandon et la dénormalisation (Santé Canada et ASPC, 2012).

L'infirmière et les autres professionnels de la santé œuvrant auprès des jeunes d'âge scolaire jouent un rôle important sur tous ces plans. Les activités de protection consistent à éliminer les effets de la fumée de tabac ambiante. Elles comprennent l'action politique visant à soutenir les lois antitabac ainsi que des activités éducatives et de marketing social à l'intention des élèves, des parents et des enseignants. Les activités de prévention visent surtout les enfants du primaire et ont pour but de les encourager à rester non-fumeurs. Les activités d'abandon de l'usage du tabac visent les jeunes fumeurs et consistent notamment en des groupes d'entraide ainsi que des campagnes et des concours incitant à l'abandon du tabagisme. Finalement, la dénormalisation a pour but de contrer l'image de marque de l'industrie du tabac, qui se présente comme étant légitime et normale et commercialisant un produit légitime et normal (Santé Canada et ASPC, 2012).

La consommation d'alcool

Au Canada, l'âge légal pour consommer de l'alcool est 18 ou 19 ans, selon la province ou le territoire. Pourtant, bon nombre de mineurs consomment de l'alcool. En 2012, les autorités ont observé une baisse de la consommation d'alcool chez les jeunes âgés de 15 à 24 ans, comparativement à 2004. Toutefois, un jeune sur quatre consomme de l'alcool au-delà des directives de consommation d'alcool à faible risque émises par Santé Canada (2012). La consommation excessive d'alcool constitue toujours une problématique chez les jeunes. L'adolescence correspond à une période de changements majeurs, dont le développement

de la pensée formelle. Le raisonnement est donc en processus de consolidation et cette phase de développement ne permet pas toujours, chez l'adolescent, d'anticiper les conséquences de ses actes (Cloutier et Drapeau, 2008), ce qui explique ce comportement d'abus. Par conséquent, il survient généralement des problèmes de santé, de la violence, des accidents, des décès, des comportements sexuels à risque, des difficultés à l'école et, parfois, le suicide chez les adolescents faisant usage d'alcool de façon abusive (Léonard et Amar, 2002). Aussi, les effets d'un usage abusif d'alcool sont sans contredit néfastes pour le cerveau en raison d'une interruption du développement cortical et de l'altération des fonctions supérieures. Cette consommation abusive peut aussi engendrer des comportements impulsifs, sans oublier la présence d'un risque accru de dépendance (Crews, He et Hodge, 2007). Santé Canada recommande de retarder l'usage de l'alcool chez les adolescents. Advenant un début de consommation, il est recommandé de discuter avec les parents et de consommer au maximum une à deux consommations par occasion, et jamais plus d'une ou deux fois par semaine (Butt et collab., 2011).

La consommation de drogue

En matière de consommation de drogues ou de substances psychoactives, *l'Enquête de surveillance canadienne de la consommation d'alcool et de drogues* de 2011 et 2012 a estimé que les jeunes âgés de 15 à 24 ans sont le groupe ayant la consommation autodéclarée de drogues illicites la plus élevée de toute la population canadienne. La prévalence de méfaits signalés en raison de la consommation de drogues était quatre fois plus élevée chez les 15-24 ans que chez les adultes de 25 ans et plus (Centre canadien de lutte contre les toxicomanies, 2014 ; Santé Canada, 2012). Parmi les comportements à risque chez les adolescents, on observe la consommation de cannabis, l'abus de produits pharmaceutiques psychotropes, de stimulants, d'analgésiques opioïdes, de sédatifs et d'autres substances (Santé Canada, 2012).

Plusieurs raisons sont à même d'expliquer pourquoi les adolescents peuvent être tentés de faire usage de substances psychoactives. Par exemple, les jeunes du secondaire consomment ces substances parce que leurs amis en consomment, par curiosité, pour s'enivrer, parce que c'est « cool », pour relaxer, pour être populaires, parce que les parents en consomment, pour défier l'autorité et pour passer le temps (Dubé et collab., 2007 ; Gagnon et Rochefort, 2010). Aussi, plusieurs facteurs de risque tels que les facteurs liés à la famille, comme les conflits familiaux, à l'environnement, comme l'école et l'influence des amis, et le contexte, comme les lois et normes régissant l'accès aux drogues, peuvent inciter un jeune à consommer (Gagnon et Rochefort, 2010 ; Hawkins, Catalano et Miller, 1992).

La prévention est de mise en ce qui concerne l'usage de drogues. L'intervention infirmière visera les facteurs prédictifs de l'usage des substances psychoactives chez les jeunes pour élaborer une ou des stratégies de marketing social. Les croyances des jeunes à l'endroit de la consommation de drogues, leurs attitudes, les normes et la perception de contrôle sont toutes des variables sur lesquelles l'infirmière peut baser son message destiné aux jeunes de l'école. Les interventions individuelles destinées aux utilisateurs de drogues viseront à dépister les infections transmissibles sexuellement et par le sang (ITSS) ainsi que les grossesses non désirées, et à les éduquer à propos des conséquences sur leur état de santé physique et mental. L'infirmière adresse également l'élève vers d'autres professionnels de la santé, au besoin, et assure un suivi infirmier.

Les jeux de hasard

Les jeunes qui s'adonnent à des jeux de hasard présentent un indice de gravité plus élevé d'usage de substances psychoactives que les non-joueurs non problématiques ou les non-joueurs (Brunelle et collab., 2009 ; Gagnon et Rochefort, 2010). Selon le *Manuel diagnostique et statistique des troubles mentaux, 5e édition* (*DSM-V*), la personne doit satisfaire quatre critères sur neuf pour qu'un diagnostic de problème de jeu soit posé. Afin d'éviter un tel diagnostic de dépendance au jeu, il est utile de faire de la prévention. Trois approches préventives peuvent être utilisées : la prévention universelle, la prévention sélective et la prévention indiquée (Ferland et collab., 2013).

Les pratiques sexuelles

La sexualité se développe tout au long de la vie. Vers l'âge de six ans, l'identité du genre, c'est-à-dire le sentiment d'appartenir au sexe masculin ou au sexe féminin, se manifeste. À partir de son modèle familial et de la culture, l'enfant est nettement conscient des différences entre les hommes et les femmes, et des stéréotypes qui s'y rattachent (Germain et Langis, 1990). Par crainte de faire partie d'un groupe marginal, l'adolescent qui se pense homosexuel tente de vérifier son orientation en vivant une expérience hétérosexuelle (Brink, 1987).

La puberté fait partie de l'évolution sexuelle naturelle. L'étape physique de la puberté débute vers l'âge de 10 ans et se termine avec la maturité sexuelle, vers 13 ou 14 ans, lorsque l'individu est prêt à se reproduire. L'étape psychosocioculturelle de la puberté est un processus de maturation où l'adolescent recherche une plus grande autonomie, affirme sa personnalité et s'engage dans ses premières relations amoureuses et sexuelles (Germain et Langis, 1990).

Cette période de changements majeurs chez les adolescents peut s'accompagner de pratiques sexuelles à risque.

Des rapports sexuels précoces, des relations non protégées et de multiples partenaires sont des comportements sexuels qui augmentent le risque de contracter le VIH et d'autres ITSS, et de grossesses non désirées (Rotermann, 2012). Selon l'Enquête sur la santé dans les collectivités canadiennes (ESCC) de 2009 et 2010, 9 % des jeunes ont eu leur première relation sexuelle avant l'âge de 15 ans. En 2009 et 2010, le tiers des jeunes âgés de 15 à 24 ans ont eu des relations sexuelles avec plus d'un partenaire au cours de l'année précédente. Aussi, parmi les jeunes sexuellement actifs, 68 % des jeunes âgés de 15 à 24 ans ont mentionné avoir utilisé le condom lors de leur dernière relation sexuelle (Rotermann, 2012). L'usage du condom diminue avec l'âge pour les deux sexes et aussi avec la prise de contraceptifs oraux (Rodrigues, Dedobbeleer et Turcot, 2005 ; Rotermann, 2012).

L'infirmière est souvent consultée pour des questions liées à la sexualité. Pour promouvoir une sexualité saine, l'infirmière joue un rôle d'éducatrice et de conseillère auprès des parents et des enseignants. Elle peut aussi être appelée à faire de l'enseignement en classe. L'intervention ne doit pas être axée seulement sur l'enseignement et l'information. Elle doit viser les facteurs de motivation, les attitudes et les croyances, les normes sociales et les habiletés à utiliser le condom (Rodrigues et collab., 2005). L'infirmière est appelée à promouvoir une sexualité saine et responsable en visant aussi à contrer l'hypersexualisation en milieu scolaire (Duquet et Quéniart, 2009). Elle évalue l'état de santé des élèves en matière de sexualité, contribue à prévenir les grossesses non désirées en initiant les jeunes à la prise de contraceptifs oraux, et aide ces derniers à prendre leurs décisions. Elle effectue des tests de dépistage des ITSS et en assure le suivi.

La santé mentale et le bien-être des jeunes

L'Association canadienne pour la santé mentale définit l'estime de soi comme étant la valeur que l'on s'accorde (ACSM, 1993). L'estime de soi se bâtit graduellement, mais les années formatrices de la moyenne enfance sont particulièrement importantes. Ainsi, une fois formée, l'estime de soi est difficile à modifier (Clarke-Stewart et Friedman, 1987). Les parents ont la plus grande influence sur l'estime de soi des enfants, mais ceux-ci sont aussi marqués par les autres membres de leur famille, leurs enseignants, leurs amis et d'autres adultes dans leur entourage (ACSM, 1993). Sept facteurs influent sur l'estime de soi des jeunes : l'amour et l'acceptation de la part des parents, un sentiment d'appartenance familiale et communautaire, un environnement sécuritaire, un climat de confiance, le respect de soi et des autres, le sentiment d'être spécial et la confiance en soi (ACSM, 1993).

Comme l'école est un milieu qui contribue à forger l'estime de soi chez les jeunes, l'intimidation et la violence à l'école ne sont plus tolérées. Les gouvernements ont instauré des lois, et les écoles ont mis en place un plan d'action ainsi que des programmes de prévention. L'intimidation est un acte grave et est « une activité délibérée et hostile qui vise à blesser » (ASPC, 2011a). L'intimidation peut prendre plusieurs formes : la cyberintimidation, la discrimination, l'homophobie, les formes de violence physique et sexuelle, le taxage et la criminalité au sein d'un gang de rue (Ministère de l'Éducation, du Loisir et du Sport [MELS], 2014). Les conséquences sont indéniablement profondes et affectent la santé mentale de l'enfant. Celui-ci a une faible estime de lui-même, peut ressentir de la culpabilité, est incapable de régler ses problèmes, peut vivre un état dépressif, se sentir exclus et même, parfois, se suicider (ASPC, 2011a ; Association canadienne de la santé publique [ACSP], 2004).

Le programme Vers le Pacifique est un exemple de programme de prévention efficace. Instauré dans les écoles du Québec par l'Institut Pacifique, il mise sur la promotion et l'acquisition de conduites pacifiques. L'implantation se fait en deux volets : la résolution de conflits et la médiation par les pairs. Le programme cible les élèves du primaire et est appliqué chaque année.

22.2 Les principaux problèmes de santé chez les jeunes

Au Canada, en 2005, les blessures non intentionnelles demeuraient une des trois principales causes d'hospitalisation chez les jeunes de cinq à neuf ans tandis que les maladies respiratoires occupaient toujours le premier rang, et les maladies du système digestif, le troisième (ASPC, 2008b). Les enfants de 10 à 14 ans étaient hospitalisés en raison de blessures, et de troubles du système digestif et du système respiratoire (ASPC, 2008b). Chez les garçons et les filles âgés de 15 à 19 ans, les troubles mentaux étaient la principale cause d'hospitalisation, suivie des blessures non intentionnelles et des troubles digestifs (ASPC, 2008b).

Il convient de noter que les blessures non intentionnelles sont également la principale cause de décès chez les enfants et adolescents âgés de 5 à 19 ans (ASPC, 2008b). Ces statistiques démontrent la nécessité des interventions de prévention auprès de cette clientèle. Le cancer est la seconde cause de décès chez les enfants de 5 à 14 ans alors que c'est le suicide qui arrive en deuxième place chez les 15 à 19 ans (ASPC, 2008b). Les suicides occupent toutefois la troisième place chez les enfants de 10 à 14 ans, tandis que les enfants de 5 à 9 ans décèdent en raison de troubles du système nerveux et que les jeunes de 15 à 19 ans succombent au cancer (ASPC, 2008b).

L'asthme, le diabète et le cancer sont les principales maladies chroniques dont souffrent les enfants d'âge scolaire et les adolescents (ASPC, 2009, 2011c). Au Canada, environ 15 % des enfants et des adolescents présentent des troubles mentaux (ASPC, 2009). Les plus fréquents chez les enfants d'âge scolaire sont l'anxiété, le trouble déficitaire de l'attention et le trouble de l'hyperactivité. Quant aux jeunes de 12 à 19 ans, ils sont plus à risque de souffrir de trouble de l'humeur ou d'anxiété, et d'avoir des idées suicidaires (ASPC, 2011c).

22.2.1 Les accidents et les blessures

Les blessures chez les enfants d'âge scolaire et les adolescents sont la principale cause de décès et de morbidité. La prévention est de mise, surtout lorsque la majorité des blessures sont considérées comme étant évitables. Bien que les causes de blessures chez les enfants varient avec l'âge, les trois causes principales de décès sont liées aux collisions d'automobiles (17 %), aux noyades (15 %) et aux étouffements (11 %). Les chutes seraient la principale cause d'hospitalisation chez les enfants (37 %) [Yanchard, Warda et Fuselli, 2012]. Outre les causes liées aux blessures, certains facteurs environnementaux comme le capital social, le niveau de sécurité du quartier et le faible statut socioéconomique contribueraient aussi aux risques de blessures (Vafaei, Pickett et Alvarado, 2014 ; Yanchard et collab., 2012).

Les stratégies de prévention efficaces en santé publique visent des actions conjointes en éducation, en fonction des changements de pratiques sécuritaires et de la législation (Yanchard et collab., 2012). On peut penser aux interventions éducatives misant sur les attitudes et les croyances vis-à-vis de l'adoption de normes de sécurité dans les sports et les transports, aux changements de perceptions à l'endroit des pratiques sécuritaires comme le port du casque à vélo, l'ajustement adéquat du siège d'auto pour enfant, les protecteurs requis dans les sports, et la législation dans les provinces faisant pression pour l'adoption de comportements sécuritaires comme l'obligation du port de la ceinture de sécurité en voiture, l'obligation de porter un casque à vélo, etc. Pour éviter les accidents, plusieurs activités peuvent être organisées dans les écoles. Par exemple, une randonnée à bicyclette, au printemps, pourrait toucher des aspects tels que la sécurité routière, l'entretien du vélo ainsi que le port et l'ajustement du casque.

22.2.2 L'obésité et l'embonpoint

Le surpoids et l'obésité chez un enfant sont définis comme un excès de graisse qui présente un risque pour la santé (OMS, 2012). Il s'agit principalement d'un déséquilibre entre les apports caloriques consommés et dépensés. Les effets psychosociaux de l'obésité chez les enfants sont également indéniables. Les enfants qui accusent un problème de poids peuvent souffrir d'une image de soi négative, d'une faible estime de soi et de stigmatisation, et vivre un sentiment dépressif. Ils peuvent en outre percevoir une mauvaise santé émotionnelle et une diminution du bien-être social (Danielsen et collab., 2012 ; Harriger et Thompson, 2012 ; Reilly et collab., 2003).

Selon le cinquième rapport du gouvernement du Canada sur le bien-être des jeunes, le surplus de poids chez les enfants dès l'âge de quatre ou cinq ans tend à persister au cours de la vie (Gouvernement du Canada, 2011). Fait inquiétant, la prévalence de l'obésité chez les enfants canadiens a considérablement augmenté au cours des années 1978 à 2004. En 2004, les données statistiques estimaient que 26 % des enfants âgés de 2 à 17 ans avaient un surplus de poids et que 8 % étaient obèses (Shields, 2006). Selon les résultats de l'Enquête canadienne sur les mesures de la santé de 2009 à 2011, 19,8 % des jeunes de 5 à 17 ans étaient classés comme faisant de l'embonpoint et 11,7 % étaient considérés comme étant obèses. C'est une estimation totale de 31,5 %, soit 1,6 million des jeunes Canadiens considérés comme étant à risque (Roberts et collab., 2012). La prévalence de l'obésité augmente avec l'âge et se présente davantage chez les garçons que chez les filles (ASPC, 2011b).

Certains facteurs individuels, sociaux et environnementaux ont une incidence sur le poids de l'enfant. Par exemple, les habitudes de vie malsaines de la mère enceinte, l'usage de la cigarette, son poids et, s'il y a lieu, la présence de diabète, ainsi que le fait que l'enfant ait été allaité ou non sont des facteurs pouvant contribuer à un excès de poids et à l'obésité chez l'enfant (ASPC, 2011b ; Seipel et Shafer, 2013). Sur les plans social et environnemental, les facteurs familiaux tels que les comportements alimentaires transmis par la famille, le style parental dans l'éducation des comportements alimentaires et les médias jouent aussi un rôle prépondérant dans la problématique de l'obésité (Escobar-Chaves et Anderson, 2008 ; Haire-Joshu et Nanney, 2002). En outre, une étude longitudinale récente a contribué à démontrer une association entre la pauvreté au cours de la petite enfance et l'obésité à l'adolescence (Lee et collab., 2014).

La prévention de l'embonpoint et de l'obésité repose surtout sur les programmes et les interventions qui visent les déterminants d'une saine alimentation, accompagnés d'un programme d'activité physique chez les jeunes fréquentant l'école. Pour les facteurs environnementaux, les transports publics, l'aménagement urbain, l'accessibilité des aliments et même l'accès à proximité d'un environnement propice à pratiquer une activité physique régulière sont tributaires des politiques en matière de prévention de l'obésité (Lachance, Pageau et Roy, 2012). Il s'agit pour l'infirmière de tenir compte des déterminants en cause pour élaborer ses stratégies d'intervention éducative tant sur le plan individuel qu'auprès de la population, de dépister les jeunes à risque et d'assurer un suivi auprès de ceux ayant un surplus de poids significatif et auprès de leur famille. De plus, les problèmes liés au poids amènent une perception de l'image corporelle négative. L'infirmière pourra prévenir les effets négatifs en aidant les jeunes à développer une image corporelle positive d'eux-mêmes.

22.3   La prévention de la maladie et la promotion de la santé auprès des enfants et des adolescents

La promotion de la santé vise notamment le changement des habitudes de vie et des conditions de vie par l'utilisation de stratégies comme l'éducation pour la santé, le marketing social, la communication de masse, l'action politique et les changements organisationnels (O'Neill et Stirling, 2006). Les études démontrent amplement que les comportements liés à la santé sont influencés par l'environnement. Pour intervenir sur les habitudes de vie des jeunes, il importe de travailler au développement d'un environnement favorable à l'adoption de ceux-ci. À cet effet, l'école demeure le milieu par excellence pour rejoindre une masse d'enfants et d'adolescents. L'infirmière élabore une démarche visant l'adoption de saines habitudes de vie et contribue à l'application des politiques visant un environnement scolaire favorable au changement des comportements liés à la santé. Cette section présente quelques stratégies de prévention de la maladie et de promotion de la santé utilisées en contexte scolaire et décrit le rôle de l'infirmière en milieu scolaire.

22.3.1   Les modèles de prévention de la maladie et de promotion de la santé en contexte scolaire

Plusieurs cadres de référence existent en milieu scolaire pour appliquer des stratégies de promotion de la santé. Des approches comme celle du programme Health Promoting Schools (HPS) ou les approches Écoles en santé (AÉS), Coordinated School Health Program (CSHP) ou Healthy Schools sont utilisées dans le monde pour promouvoir la santé des jeunes fréquentant l'école. Ces approches visent l'intégration d'interventions globales au milieu scolaire et promeuvent la santé par le changement des attitudes et des comportements des jeunes ainsi que de leur milieu. Elles permettent d'agir sur les déterminants sociaux de la santé des jeunes et sur leur réussite éducative (Deschesnes, Martin et Hill, 2003 ; Simard et Deschesnes, 2011).

Par exemple, le programme Health Promoting Schools (HPS) est une approche milieu qui, en s'appuyant sur le modèle écologique, prend en compte les facteurs personnels, proximaux et distaux des individus pour agir sur leur santé. De cette façon, cette approche agit sur plusieurs déterminants de la santé (Simard et Deschesnes, 2011). Son but est de promouvoir des modes de vie sains chez les jeunes par le développement d'environnements favorables à la santé et au bien-être des jeunes sur les plans physique et social (Deschesnes et collab., 2003). Selon les écrits, cette approche vise six domaines d'intervention, soit les politiques de santé, l'environnement physique de l'école, l'environnement social de l'école, les compétences personnelles en matière de santé, les liens entre l'école et la communauté, et les services de santé à l'école (Simard et Deschesnes, 2011).

Autre approche répandue principalement aux États-Unis ainsi qu'au Canada, le Coordinated School Health Program (CSHP) englobe un ensemble de stratégies et de services intégrés et planifiés qui visent à promouvoir la santé et le développement physique, émotionnel, social et cognitif de l'élève pour sa réussite éducative. Cette approche comporte huit domaines d'intervention : l'éducation pour la santé, l'éducation physique, les services de santé, les services alimentaires, les services psychologiques et de counseling, l'environnement scolaire, la promotion de la santé du personnel ainsi que l'implication de la famille et de la communauté (Simard et Deschesnes, 2011).

Au Canada, deux approches sont largement utilisées. La première est l'Approche globale de la santé en milieu scolaire (AGS), une expression équivalente à l'approche du Health Promoting Schools (Écoles santé) et à l'approche du Coordinated School Health (Programme coordonné de promotion de la santé en milieu scolaire) [Veugelers et Schwartz, 2010]. La seconde, l'approche École en santé (AÉS), adoptée au Québec, est préconisée pour appliquer les stratégies de promotion de la santé des jeunes Québécois.

L'approche globale de la santé en milieu scolaire

Selon le Consortium conjoint pour les écoles en santé (CCES), l'approche globale de la santé en milieu scolaire (AGS) est un modèle de référence qui aide les élèves à améliorer leurs résultats scolaires et qui aborde la santé de façon holistique, intégrée et planifiée. Cette approche comprend quatre champs d'action interreliés : l'environnement social et physique, l'enseignement et l'apprentissage, les politiques de santé dans les écoles ainsi que les partenariats et services (Bassett-Gunter et collab., 2012 ; Veugelers et Schwartz, 2010). Dans cette approche, les milieux social et physique

représentent un environnement où l'on considère comme essentiels les relations interpersonnelles ainsi que le bien-être émotif des élèves et du personnel dans le contexte scolaire (Bassett-Gunter et collab., 2012). Les actions relatives au milieu social pris en compte dans cette approche peuvent se traduire par la participation des élèves à l'élaboration de projets en santé qui les concernent. Il peut s'agir d'activités supervisées par les élèves eux-mêmes, de cours de cuisine offerts aux élèves, d'un projet sur le leadership étudiant, etc. (Veugelers et Schwartz, 2010). L'environnement physique est marqué par des affiches santé fixées sur les murs, et comprend des aires de jeux et d'activité physique suffisantes pour l'adoption de modes de vie sains, sans oublier des espaces adéquats et propices à déguster les collations et le repas du midi (Veugelers et Schwartz, 2010). Un milieu physique sain et sûr comprend également des mesures de sécurité dans les écoles et les cours d'école, de bonnes conditions de salubrité, ainsi que la qualité de l'air et de l'eau (Bassett-Gunter et collab., 2012 ; McCall, 1999).

L'enseignement et l'apprentissage signifient l'offre de programmes en éducation de la santé à l'intérieur des activités scolaires et des cours. Les provinces au Canada conçoivent les programmes en fonction des besoins des élèves (Veugelers et Schwartz, 2010). L'éducation doit permettre d'acquérir des connaissances et de vivre des expériences en fonction de l'âge, ce qui permettra le développement des habiletés essentielles à l'amélioration de la santé, du bien-être et de la réussite scolaire (Bassett-Gunter et collab., 2012). Les formations portant sur l'éducation à la sexualité à l'intérieur de certains cours offerts dans les programmes constituent un bon exemple d'application.

Les politiques de santé dans les écoles renvoient aux pratiques de gestion et aux stratégies visant à soutenir les actions de promotion de la santé. Les politiques adoptées relativement à une saine alimentation dans les écoles en sont de bons exemples (Bassett-Gunter et collab., 2012 ; Veugelers et Schwartz, 2010).

Les partenariats et services comprennent les liens entre le secteur de la santé et de l'éducation et les autres partenaires leur permettant de se concerter en regard des stratégies de promotion de la santé mises en place. Les liens avec les familles, la communauté et l'école constituent aussi un partenariat incontournable pour la mise en œuvre des stratégies. Les services comprennent l'accès à des services de santé et à des services psychosociaux dans l'école ainsi que l'accès à des professionnels qualifiés en éducation spécialisée et autres. Ces partenariats facilitent l'utilisation de certaines installations ou ressources communautaires dans le but d'offrir un ensemble d'activités pour l'adoption d'un mode de vie sain et la réussite éducative (Bassett-Gunter et collab., 2012 ; Veugelers et Schwartz, 2010).

L'approche École en santé

L'approche École en santé (AÉS) est un cadre de référence en promotion de la santé et en prévention de la maladie centré sur l'école et ses environs. Historiquement, c'est dans la foulée du concept Villes et Villages en santé qu'est apparu le projet École en santé, lancé à Toronto en 1984 lors de la conférence « Au-delà des soins de santé ». Depuis, les cadres de référence ont évolué et le Québec a adopté, depuis 2004, l'approche École en santé (AÉS). Selon Martin, Arcand et Rodrigue (2005), l'École en santé vise le développement des jeunes en permettant l'acquisition des compétences et des comportements liés à la santé et à la réussite scolaire, la promotion d'un environnement scolaire et communautaire sain, ainsi que des liens harmonieux entre l'école, la famille et la communauté.

Cette approche intégrée s'inscrit dans une entente de complémentarité entre le réseau de la santé et des services sociaux et celui de l'éducation (Martin et collab. 2005). Selon l'approche AÉS, l'intervention en promotion de la santé se doit d'être globale et concertée à partir de l'école. L'intervention est dite « globale », car certains facteurs clés du développement des jeunes sont ainsi ciblés sur les plans individuel et environnemental. Ainsi, on a déterminé que l'estime de soi, la compétence sociale, les habitudes de vie, et les comportements sains et sécuritaires constituent des facteurs clés sur lesquels les actions de promotion de la santé sont déployées sur le plan individuel. Sur le plan environnemental, on a désigné l'environnement scolaire, l'environnement familial, l'environnement communautaire et les services préventifs comme étant des facteurs clés sur lesquels il est possible d'agir. Comme l'AÉS repose sur le modèle conceptuel écologique, les actions en promotion de la santé se déploient sur différents plans, soit auprès du jeune, de l'école, de la famille et de la communauté.

L'intervention est dite « concertée », car elle convie plusieurs partenaires comme la direction de l'école, les membres du conseil d'établissement, les gestionnaires et professionnels de la commission scolaire, les parents, ainsi que les gestionnaires et intervenants du Centre de santé et de services sociaux (CSSS) et de la Direction de santé publique à travailler ensemble afin de planifier des actions cohérentes, coordonnées et harmonieuses. La mise en œuvre de l'intervention à partir de l'école signifie que l'école joue un rôle central dans l'implantation des stratégies et qu'elle en est le maître d'œuvre. De plus, l'école collabore avec le CSSS, qui a le mandat d'assurer un service de première ligne en santé et en services sociaux auprès des enfants d'âge scolaire et des adolescents. Le CSSS a donc la responsabilité d'élaborer et d'implanter un projet clinique local dans lequel seront définies les activités de promotion de la santé et de prévention de la maladie mises en œuvre dans les écoles. Les commissions scolaires et les écoles sont appelées à travailler avec le CSSS pour conclure une entente sur ces projets cliniques locaux et les autres programmes en place (Martin et collab., 2005).

22.3.2 L'infirmière en milieu scolaire

L'infirmière de santé communautaire travaillant dans les écoles joue un rôle privilégié pour favoriser la santé et le bien-être des enfants et des adolescents. L'infirmière fait partie du comité École en santé de son milieu. Elle est responsable de l'évaluation des besoins auprès des élèves, des parents et des enseignants. Elle peut guider le comité dans le choix des interventions et dans la mise en œuvre et l'évaluation du projet École en santé. Enfin, elle joue un rôle clé dans la planification des interventions en promotion de la santé. L'implication de l'infirmière dans un tel partenariat contribue à l'amélioration de la pratique infirmière en santé scolaire. Elle permet l'étude approfondie d'une question de santé et son élaboration, du début à la fin, en s'appuyant sur la théorie et la recherche. Elle permet aussi l'utilisation d'approches novatrices en soins infirmiers communautaires.

Selon l'Association des infirmières et infirmiers du Canada (AIIC), l'infirmière en santé scolaire évalue l'état de santé des populations telles que les jeunes, tient compte des déterminants de la santé et de la prévention à tous les niveaux : primaire, secondaire et tertiaire, et intervient sur plusieurs plans : la collectivité, le milieu scolaire, et la personne ou la famille (Ashley et Atkins, 2014). À ce titre, le rôle de l'infirmière en santé scolaire est majoritairement axé sur la promotion de la santé et la prévention de la maladie. Les pratiques infirmières plus spécifiques diffèrent d'une région à l'autre en fonction des lois professionnelles émises par les instances et les ordres professionnels. Le tableau 22.1, page suivante, donne un aperçu général du rôle de l'infirmière dans trois régions différentes.

L'infirmière est appelée à planifier, à mettre en œuvre et à évaluer les interventions en promotion de la santé. Pour ce faire, le modèle conceptuel Precede-Proceed s'applique bien au contexte scolaire en matière de promotion de la santé et de prévention de la maladie (Green et Kreuter, 1999, 2005). L'infirmière est régulièrement appelée à intervenir en éducation pour la santé sur le plan individuel et auprès de groupes de jeunes, à élaborer des stratégies de marketing social, à contribuer à l'application des politiques de santé à l'intérieur de l'école et à s'impliquer dans les actions politiques afin de promouvoir la santé des jeunes fréquentant un milieu scolaire.

TABLEAU 22.1 Un aperçu général du rôle de l'infirmière dans trois régions différentes

Groupe d'intérêt en soins infirmiers communautaires de l'Ontario	Ordre des infirmières et des infirmiers du Québec	Rôle de l'infirmière scolaire selon la National Association of School Nurses (É.-U.)
• Promouvoir la santé auprès des personnes • Promouvoir la santé auprès de petits groupes ou de petites classes • Promouvoir la santé dans les écoles • Promouvoir la santé au sein du conseil d'administration ou de la collectivité	• Promouvoir la santé • Éduquer à la santé • Contrôler des maladies infectieuses et parasitaires • Fournir des services préventifs individuels • Répondre aux besoins de santé des jeunes ayant des problèmes de santé courants ou ponctuels • Répondre aux besoins de santé des jeunes ayant des problèmes de santé complexes ou chroniques • Offrir de la documentation sur les soins et les services • Assurer la qualité et la sécurité des services	• Prodiguer des soins de santé directs aux étudiants et au personnel • Fournir des services de dépistage et d'orientation selon l'état de santé • Faire preuve de leadership dans la prestation de services de santé • Assurer le lien entre le personnel scolaire, la famille, la collectivité et les soins de santé • Promouvoir un milieu scolaire sain • Promouvoir un environnement social et matériel sain • Assurer un rôle de leadership dans les politiques et les programmes de santé

Source : Tiré de Ashley et Atkins, 2014.

Conclusion

Les interventions en promotion de la santé peuvent être variées pour l'infirmière en santé scolaire. Le rôle de l'infirmière clinicienne œuvrant en milieu scolaire permet aux jeunes fréquentant l'école d'avoir accès à une ressource indispensable pour favoriser un état de santé optimal et la réussite éducative. L'école est un milieu de vie essentiel pour le développement des jeunes. Elle doit répondre aux besoins de santé et tout mettre en œuvre pour favoriser la réussite scolaire. Prévenir les problèmes de santé et promouvoir la santé des jeunes demande une grande collaboration de la part des professionnels de la santé. Comme l'infirmière intervient sur la santé globale du jeune, elle est appelée à faire preuve de leadership auprès des travailleurs de l'école. Il en va de la santé des jeunes.

À retenir

- Les principaux déterminants de la santé des jeunes sont constitués de facteurs socioéconomiques, de facteurs familiaux et sociaux, et de facteurs liés au mode de vie. Ces facteurs sont multiples, entrent en interaction de façon cumulative et influent de près ou de loin sur la santé physique et mentale des jeunes. Parmi eux figurent les conditions socioéconomiques, l'organisation des soins de santé et des services sociaux, les milieux de vie (famille, école), les relations interpersonnelles et les comportements liés à la santé.

- Les milieux de vie dans lesquels s'inscrivent les comportements de santé des jeunes sont le contexte familial, l'école, le quartier et les amis. Des milieux de vie défavorisés sont nuisibles à l'enfant et diminuent l'apport des facteurs protecteurs nécessaires au développement de son potentiel de résilience, lequel contribue à un bon état de santé physique et mental. Pour que l'enfant se développe de façon optimale, l'environnement dans lequel il vit et les relations qu'il entretient avec sa famille et le monde extérieur sont d'autant plus dépendants d'une trajectoire développementale saine et en santé.

- Pour être efficaces, les interventions en promotion de la santé selon l'approche École en santé doivent répondre à certains critères. L'action en promotion de la santé doit agir sur plusieurs plans (jeunes, école, famille et communauté), inclure des stratégies, respecter le stade de développement des jeunes et agir sur de nombreux déterminants. L'intervention doit être globale, concertée et intégrée.

- Les interventions infirmières en santé scolaire pour prévenir les maladies et promouvoir la santé sont l'éducation à la santé sur une base individuelle et auprès de groupes de jeunes, le marketing social, la communication de masse, l'action politique et l'application des politiques publiques. Le rôle infirmier, bien que très large, vise à répondre aux besoins de santé multiples des jeunes fréquentant un milieu scolaire.

Activités d'apprentissage

1. Vous venez d'obtenir un nouveau poste comme infirmière en santé scolaire. Vous savez que votre rôle sera d'intervenir en prévention de la maladie et en promotion de la santé auprès des jeunes. Vos interventions infirmières devront ainsi agir sur les déterminants de la santé. Quels sont les déterminants qui influent sur la santé physique et mentale des jeunes et comment ces déterminants influent-ils sur leur santé ?

2. Vous avez élaboré une intervention préventive sur le problème des blessures à l'école. Les installations sont toutes dans les normes et la sécurité est de mise. Cependant, la direction d'école vous indique que selon les statistiques, les élèves ont toujours autant de blessures qu'avant et que le taux d'absentéisme associé à des blessures est resté élevé. Vous vous rendez compte alors que votre intervention n'a pas ciblé tous les contextes dans lesquels s'inscrivent les comportements à risque des jeunes. Quels sont les contextes dans lesquels s'inscrivent les comportements liés aux blessures ?

3. Vous travaillez à l'école secondaire comme infirmière scolaire. Lors d'une rencontre avec le comité École en santé, vous avez décidé d'élaborer une stratégie de promotion de la santé visant à réduire le taux de chlamydia, en hausse depuis quelques mois chez les jeunes âgés de 15 à 17 ans. Sur quels critères vous baserez-vous afin de rendre votre stratégie d'intervention efficace ?

4. Pour faire suite à l'élaboration de votre stratégie visant à réduire le taux de chlamydia chez les jeunes de 15 à 17 ans, vous élaborez plusieurs interventions en promotion de la santé. Dans ce contexte, quelles interventions en promotion de la santé seraient pertinentes ?

Pour en savoir plus

Approche École en santé : http://ecoleensante.inspq.qc.ca

Approche globale de la santé en milieu scolaire : www.jcsh-cces.ca

Conseil québécois sur le tabac et la santé : www.cqts.qc.ca

Lignes directrices de la pratique de l'activité physique : www.csep.ca

CHAPITRE 23

La santé des adultes

Gisèle Carroll

Objectifs

À la fin de ce chapitre, vous serez en mesure :

1. de décrire les facteurs susceptibles d'influer sur les choix de santé des femmes et des hommes ;

2. de discuter des changements biologiques et physiques qui se manifestent chez les personnes d'âge mûr ;

3. d'expliquer les problèmes de santé associés à l'obésité chez les personnes d'âge moyen ;

4. de décrire les défis psychosociaux que doivent affronter les femmes et les hommes obèses ;

5. de discuter des principales habitudes de vie que les personnes d'âge mûr doivent adopter ou modifier afin de maintenir et d'améliorer leur santé.

Introduction

À l'âge adulte, les femmes et les hommes jouissent généralement d'une bonne santé, et l'adoption de saines habitudes de vie leur permet d'en assurer le maintien. Toutefois, à cette période de leur vie, le temps et l'énergie qu'ils consacrent au travail et à la famille peuvent parfois les amener à négliger certains aspects de leur santé. Arrivés à l'âge mûr (vers 40 ans), lorsque leurs enfants ont grandi et que leur carrière est bien établie, les femmes et les hommes ont l'occasion de s'arrêter pour réfléchir à leurs besoins en matière de santé et prendre les mesures qui s'imposent.

Le présent chapitre porte sur les besoins des femmes et des hommes à l'âge adulte en ce qui a trait à leur santé. Nous discutons d'abord des différences ou des écarts observés entre la santé des femmes et celle des hommes, puis nous abordons les explications que proposent les écrits. Nous examinons l'état de santé des femmes et des hommes ainsi que certains facteurs de risque auxquels ils sont exposés. Finalement, nous passons en revue les diverses interventions ayant pour but de les aider à maintenir une bonne santé et à prévenir les maladies.

23.1   Les différences entre la santé des femmes et la santé des hommes

Depuis plusieurs années, les femmes réclament des soins de santé mieux adaptés à leurs besoins. Avant le mouvement d'émancipation des femmes, la santé de celles-ci était ignorée à la faveur de celle des hommes par les organisations médicales et scientifiques (Morrow, Hankivsky et Varcoe, 2007). Au Canada, le mouvement pour la santé des femmes est apparu lors de la deuxième vague de féminisme, durant les années 1960 à 1980. Les principales revendications des femmes en matière de santé comprenaient les questions liées à la reproduction, à la violence faite aux femmes, à la sexualité et aux rôles des femmes dans le domaine de la santé (Morrow et collab., 2007). Depuis, le traitement de plusieurs maladies chroniques touchant les femmes, notamment l'ostéoporose et le cancer, a fait l'objet d'études diverses qui ont permis d'apporter des améliorations importantes dans les soins (Lundy et Janes, 2003). Selon Nichols (2000), le mouvement pour la santé des femmes a entraîné quatre retombées importantes : 1. les femmes peuvent exercer un meilleur contrôle de leurs droits en matière de reproduction ; 2. les recherches portant sur les maladies chroniques touchant les femmes progressent ; 3. les différentes études biomédicales tiennent compte du sexe ; 4. les problèmes de violence et de discrimination à l'endroit des femmes sont maintenant reconnus. Malgré ces progrès, sur le plan social, les femmes continuent d'être désavantagées à plusieurs égards par rapport aux hommes, notamment en ce qui concerne le revenu et la promotion professionnelle en milieu de travail (Williams, 2003).

Récemment, des études ont fait ressortir la nécessité de prêter également attention à certains besoins qui concernent spécifiquement la santé des hommes. On ne sait pas exactement quand le mouvement pour la santé des hommes a commencé, mais selon Porche et Willis (2004), deux groupes américains, le Men's Liberation et le Men against Sexism, auraient contribué à son essor. Le groupe Men's Liberation cherchait à protéger les hommes contre diverses formes d'oppression associées à la race et au niveau socioéconomique (Porche et Willis, 2004). L'autre groupe, Men against Sexism, dénonçait le sexisme, croyant qu'il était dommageable pour l'homme, tout en reconnaissant que les hommes en avaient tiré profit et qu'ils devaient accepter la responsabilité de l'enrayer (Porche et Willis, 2004). Le mouvement en émergence à l'heure actuelle porte plutôt sur les différences entre la santé des hommes et celle des femmes (Porche et Willis, 2004). Les adeptes de ce mouvement font la promotion des questions relatives à la santé des hommes, sans sous-estimer l'importance des questions concernant la santé des femmes (Porche et Willis, 2004). Ces hommes visent principalement l'épanouissement personnel, le développement et la guérison (Porche et Willis, 2004).

23.2   Les écarts entre la santé des femmes et la santé des hommes

Au Canada, l'espérance de vie des femmes (84 ans) est supérieure à celle des hommes (80 ans) [Organisation mondiale de la santé (OMS), 2014a]. Selon l'infolettre *Harvard Men's Health Watch*, les raisons qui expliquent la longévité des femmes sont complexes et suscitent beaucoup de débats (Harvard Medical School, 2010). Des facteurs biologiques, socioculturels et comportementaux seraient responsables des écarts observés entre la santé des femmes et celle des hommes. Sur le plan biologique, les hormones ont été associées à des risques plus élevés de divers problèmes de santé, tant chez les femmes que chez les hommes. La testostérone, par exemple, contribue à une augmentation des maladies cardiovasculaires et des crises cardiaques chez les hommes (Brott et collab., 2011), tandis que le cancer du sein est le type de cancer le plus fréquent chez la femme (Agence de la santé publique du Canada [ASPC], 2014).

Plusieurs facteurs socioculturels ont des effets importants sur la santé et contribuent également aux écarts en matière de santé entre les hommes et les femmes. Entre autres, les croyances relatives à la masculinité et à la virilité, ancrées dans la culture et perpétuées par les institutions, influent sur les comportements des hommes en matière de santé (Williams, 2003). Dans la société nord-américaine, l'homme qui désire afficher des traits de virilité idéaux doit adhérer aux croyances typiquement masculines et rejeter tout ce qui est perçu comme étant « féminin » (Courtenay, 2000). Certains traits comme la domination ou le fait de prendre des risques physiques sont valorisés par les hommes, mais ces risques peuvent influer de façon négative sur leur santé (Courtenay, 2000). L'homme peut aussi faire valoir sa masculinité en cachant ses faiblesses et sa vulnérabilité, en n'exprimant pas ses émotions et en donnant l'impression d'être fort et robuste, d'où le recours moins fréquent des hommes aux services de santé (Courtenay, 2000).

En général, les pressions exercées sur les femmes pour qu'elles se comportent selon les normes sociales prescrites sont moins fortes que celles subies par les hommes (Courtenay, 2000). Cependant, tous s'accordent pour dire que les femmes font l'objet d'une plus grande pression sociale lorsqu'il s'agit de conserver une silhouette au goût du jour, c'est-à-dire caractérisée par la minceur (Kaiser, Hatton et Anderson, 2004). De plus, certains déterminants sociaux de la santé tels que l'emploi, le revenu et la discrimination au travail ont des effets défavorables plus importants sur la santé des femmes que sur celle des hommes.

L'intégration du sexe (caractéristiques biologiques et physiologiques) et du genre (différences psychosociales) à la recherche crée de nouvelles connaissances en santé. Selon l'Agence de la santé publique du Canada (ASPC, 2012, p, 3),

> examiner la question du genre peut s'avérer ardu en raison de la nature dynamique et changeante de l'environnement social et culturel des Canadiens. Les normes et les valeurs qui déterminent le genre diffèrent d'un endroit à un autre et évoluent au fil du temps. Ainsi, nos expériences en matière de santé sont le fruit d'un mélange complexe de masculinité et de féminité.

23.3 Les changements biologiques et physiques

Bien que le corps humain soit en perpétuel changement au cours de l'âge adulte, les changements d'ordre physique se manifestent en particulier chez la personne d'âge mûr. Des signes de vieillissement, notamment une diminution de l'acuité visuelle et auditive, une perte d'élasticité de la peau et la calvitie transforment l'apparence physique des femmes et des hommes (Brooks, 2002). En Amérique, l'adaptation à ces changements corporels est souvent difficile, car la société valorise surtout la beauté et la vigueur de la jeunesse (Brooks, 2002). Certains changements touchent aussi le fonctionnement des organes. On note, entre autres, une diminution de l'élasticité et un épaississement des vaisseaux sanguins (Brooks, 2002). Les problèmes cardiaques sont également plus fréquents chez les personnes d'âge mûr (Brooks, 2002).

Toutefois, la ménopause est le changement biologique le plus important chez la femme d'âge moyen. Il s'agit d'un stade naturel dans la vie d'une femme, qui correspond à l'arrêt définitif de l'ovulation et des menstruations, provoqué par des changements hormonaux. Chez la femme ménopausée, on note en particulier une production minimale d'œstrogène par les ovaires (Patrick, 2003). Habituellement, la ménopause se produit entre l'âge de 45 et 55 ans, la moyenne se situant autour de 51 ans. Il est à noter que la ménopause peut aussi être provoquée par l'ablation des ovaires. Dans ce cas, elle est appelée « ménopause chirurgicale » (Le réseau canadien pour la santé des femmes, 2012). L'hystérectomie non accompagnée d'une ovariectomie peut, dans certains cas, provoquer des symptômes de ménopause, s'il y a une diminution de la quantité de sang amenée jusqu'aux ovaires à la suite de l'opération (Le réseau canadien pour la santé des femmes, 2012).

Pendant la préménopause, c'est-à-dire la période qui précède la ménopause, il est possible que les fluctuations hormonales engendrent des changements parfaitement normaux et naturels, mais il faut, au besoin, évaluer certains symptômes afin de déceler des désordres sérieux. Certains changements dans les menstruations (cycles plus courts, saignements plus ou moins abondants, etc.), une fertilité réduite, des bouffées de chaleur, des changements urogénitaux (assèchement des muqueuses vaginales, incontinence, etc.), des changements sur le plan de la performance sexuelle et des changements psychologiques peuvent survenir à divers degrés (Clark, 2003 ; Patrick, 2003). Certains chercheurs suggèrent que les troubles de l'humeur (*mood disorders*) observés chez les femmes de ce groupe d'âge coïncident avec la ménopause sans y être vraiment liés (Patrick, 2003). Plusieurs autres changements se produisent à ce stade de la vie : changements dans les rôles familiaux, départ du conjoint ou d'un enfant, vieillissement et, parfois, apparition de maladies chroniques (Patrick, 2003).

La recherche de remèdes pour atténuer les malaises associés à certains de ces changements explique en partie la tendance à médicaliser cette étape naturelle de la vie des femmes (O'Grady et Bourrier-LaCroix, 2002). Jusqu'à tout récemment, le traitement hormonal de substitution (THS), composé d'œstrogène et de progestatifs, était souvent utilisé pour traiter certains de ces malaises et pour diminuer le risque de certaines maladies telles l'ostéoporose et les maladies cardiaques, ou retarder leur apparition (Santé Canada, 2006). Toutefois, les résultats inquiétants de plusieurs études d'envergure, en particulier la Women's Health Initiative (WHI), ont sensiblement changé notre compréhension des effets de l'hormonothérapie (Woods et Mitchell, 2004). Cette étude a démontré qu'il y avait effectivement une diminution du nombre de fractures associées à l'ostéoporose et une diminution des risques de cancer colorectal, mais elle a également révélé qu'il y avait plus de risques de maladies cardiaques, d'accidents vasculaires cérébraux et de formation de caillots de sang. Elle a en outre révélé une augmentation non significative du cancer du sein chez les femmes qui utilisaient le THS combiné (œstrogène et progestérone) à long terme, comparativement aux femmes à qui on avait prescrit des placebos (O'Grady, 2003 ; O'Grady et Bourrier-LaCroix, 2002 ; Woods et Mitchell, 2004). À la lumière de ces résultats, l'usage préventif systématique du THS à long terme n'est généralement plus recommandé (Santé Canada, 2006). Cependant, le THS à court terme (moins de cinq ans) peut s'avérer utile pour soulager certains malaises sérieux attribuables aux changements associés à la ménopause (Blake et collab., 2002). Depuis 2001, une diminution rapide du taux d'utilisation du THS a été rapportée au Canada (Institut canadien d'information sur la santé des femmes, 2008).

Par ailleurs, d'autres approches sont proposées, notamment la médecine parallèle, les pratiques d'autosoins et d'autres types de médicaments dont certains antidépresseurs et antiépileptiques (Woods et Mitchell, 2004). Plusieurs préparations de fines herbes, par exemple l'actée à grappe noire (*cimicifuga racemosa* ou *actaea racemosa*), sont utilisées pour réduire les bouffées de chaleur, mais leur efficacité n'a pu être démontrée de façon certaine (Woods et Mitchell, 2004). Si, au Canada, ces produits sont généralement vendus dans les pharmacies, on conseille aux femmes de consulter leur médecin avant de les utiliser. Il est également possible de réduire les bouffées de chaleur en ayant recours à des pratiques d'autosoins, par exemple en augmentant la ventilation, en pratiquant la respiration lente, en évitant les boissons chaudes et les plats épicés, et en gardant des boissons froides à sa portée (Woods et Mitchell, 2004).

Chez les hommes, on note une réduction graduelle de la production d'hormones sexuelles dès l'âge de 19 ans, à raison d'environ 1 % par année (Mooradjan et Korenman, 2006). L'andropause est une condition associée à la diminution de testostérone et à la présence de signes cliniques (Samaras et collab., 2012). Certains hommes présentent des symptômes tels que de l'irritabilité, des changements dans leur désir sexuel et des signes de dépression, mais ils hésitent à en parler et, souvent, les ignorent (Brooks, 2002). Certains hommes se plaignent également de bouffées de chaleur, d'un manque d'énergie, de difficulté à dormir ou à se concentrer ainsi que d'autres problèmes d'ordre sexuel (Richard, 2013 ; Samaras et collab., 2012).

La diminution du taux de testostérone liée à l'âge peut être influencée par certaines habitudes de vie telles que la consommation d'alcool, l'indice de masse corporelle et le tour de taille, ainsi que l'activité physique (Samaras et collab., 2012). L'abus d'alcool et un indice de masse corporelle élevé ont été associés à une diminution plus marquée du niveau de testostérone, tandis qu'une pratique rigoureuse d'activité physique serait associée à des niveaux plus élevés (Samaras et collab., 2012).

L'andropause peut être soignée au moyen d'un traitement de remplacement de testostérone. L'utilisation de certains produits de remplacement de testostérone a été approuvée au Canada, mais tenant compte des risques cardiovasculaires associés à leur administration, ils sont destinés seulement aux hommes souffrant de conditions médicales liées à un bas niveau de testostérone (Santé Canada, 2014).

Selon Eddey (2010), le taux de testostérone peut aussi être amélioré de manière naturelle, en perdant du poids, en faisant de l'exercice et par la nutrition. Certains aliments, entre autres le lin, les raisins, les arachides ainsi que des aliments riches en zinc (par exemple, certains fruits de mer, de même que certaines noix et viandes) stimulent la production de testostérone naturelle. Il est important

d'encourager les hommes à parler de leurs symptômes et à choisir des comportements susceptibles de favoriser le maintien du niveau optimal de testostérone pour leur âge.

23.4 La prévention de la maladie et la promotion de la santé

En 2008, les maladies cardiaques et le cancer étaient les deux principales causes de décès chez les femmes et chez les hommes au Canada (Statistique Canada, 2014b). Les hommes subissent leur première crise cardiaque plus jeunes que les femmes, mais les femmes sont plus susceptibles d'en mourir (Kanusky, 2003). Parmi les types de cancer chez les femmes canadiennes, le cancer du sein demeure le plus courant, mais le cancer du poumon est celui qui cause le plus de décès (Statistique Canada, 2013a). Chez les hommes, le cancer de la prostate vient au premier rang, suivi du cancer du poumon puis, au troisième rang, du cancer colorectal, mais comme chez les femmes, le cancer du poumon est celui qui cause le plus de décès (Statistique Canada, 2013a). Les causes de décès chez les jeunes adultes de sexe féminin (de 20 à 44 ans) sont le cancer, les accidents et le suicide (Statistique Canada, 2013e). Chez les jeunes hommes, ce sont, dans l'ordre, les accidents, le suicide et le cancer (Statistique Canada, 2013f).

En 2008, les décès prématurés représentaient 39 % de tous les décès rapportés au Canada (Institut canadien d'information sur la santé, 2012). Le taux de décès prématurés chez les hommes a diminué davantage que celui des femmes durant les 30 dernières années, mais demeure quand même plus élevé (le taux des hommes est 1,6 fois plus élevé que celui des femmes) [Institut canadien d'information sur la santé, 2012]. Les principales causes des décès évitables incluent les maladies circulatoires, les cancers et les blessures (Institut canadien d'information sur la santé, 2012).

Beaucoup de décès prématurés et de maladies chroniques pourraient être évités en apportant des changements dans le mode de vie et en réduisant les facteurs de risque. Les facteurs liés aux comportements comprennent une mauvaise alimentation, la sédentarité, ainsi que l'usage du tabac, de l'alcool et d'autres drogues. Les mauvaises habitudes de vie ne relèvent pas uniquement d'un choix personnel ; elles dépendent aussi de l'environnement dans lequel l'individu travaille et vit.

23.4.1 L'alimentation

Malgré les messages nutritionnels sur l'importance d'une alimentation saine et équilibrée, « l'apport énergétique est supérieur aux besoins énergétiques chez cinq femmes sur dix et chez sept hommes sur dix » (Santé Canada, 2012a,

p. 1.). Chez les jeunes adultes (de 25 à 44 ans), les principaux obstacles à l'acquisition de saines habitudes alimentaires sont liés au temps et au choix des aliments. La majorité des femmes et des hommes de ce groupe d'âge travaillent à l'extérieur du foyer et ont peu de temps à consacrer à la préparation des repas. Les repas-minute deviennent une solution de rechange facile pour le repas du midi et même pour celui du soir. L'aspect financier peut aussi jouer un rôle dans la qualité et la quantité des aliments consommés, particulièrement au sein des familles monoparentales ou à faible revenu. De plus, ces adultes doivent répondre aux besoins de leurs parents vieillissants en même temps qu'à ceux de leur famille. Les changements physiologiques associés à cet âge obligent les femmes et les hommes à réévaluer leurs besoins alimentaires.

Plusieurs autres raisons peuvent expliquer les mauvaises habitudes alimentaires. Beaucoup d'adultes ne connaissent pas les bonnes pratiques alimentaires, particulièrement en ce qui a trait aux portions de fruits et de légumes nécessaires à une bonne santé (Brooks, 2002). Les diverses sources d'information sur les bienfaits et les effets nocifs des différents aliments sont parfois contradictoires et peuvent contribuer à la confusion ainsi qu'à la frustration du public à ce sujet (Morin, Stark et Searing, 2004). Il faut reconnaître que ces éléments d'information sont souvent le reflet du discours scientifique sur les bienfaits et les risques liés à la consommation de certains aliments (Morin et collab., 2004). Il est donc important que les professionnels œuvrant en santé communautaire soient bien informés sur les bienfaits des divers aliments pour aider les personnes à adopter de saines habitudes alimentaires et à prévenir ainsi l'embonpoint et l'obésité.

L'indice de masse corporelle (IMC) [poids en kg/taille en m²] est habituellement utilisé pour calculer le poids santé. Un IMC se situant entre 18,5 et 24,9 dénote un poids normal, alors qu'entre 25,0 et 29,9, il montre un excès de poids (embonpoint). Un indice de 30 et plus traduit un problème d'obésité à des degrés divers (Santé Canada, 2012a).

Actuellement, l'obésité constitue un grave problème, car elle est associée à l'hypertension, aux maladies de la vésicule biliaire, au diabète de type 2, aux maladies cardiovasculaires, à une lipidémie anormale, à certaines difficultés respiratoires tels que l'apnée obstructive du sommeil et, chez les femmes, au cancer du sein et de l'utérus ainsi qu'aux problèmes de reproduction (Klauer et Aronne, 2002). Les statistiques canadiennes révèlent que plus de 60 % de la population adulte souffre d'embonpoint ou d'obésité, que le taux d'obésité décroît chez les femmes et chez les hommes à mesure que leur revenu et leur niveau de scolarité augmentent ainsi que chez les femmes ayant un prestige professionnel élevé (ASPC, 2011). Le taux d'obésité augmente avec l'âge, mais diminue après l'âge de 65 ans (ASPC, 2011). La prévalence d'obésité est plus élevée chez les hommes que chez les femmes. Cependant, c'est l'inverse pour le groupe des 20 à 30 ans, où 19 % des hommes sont obèses comparativement à 21 % des femmes (ASPC, 2011).

Le nombre de décès liés à l'excès de poids et à l'obésité est passé de 2415 en 1985 à 4321 en 2000 (Kartzmarzyk et Arden, 2004). On estime que depuis 2000, presque une personne sur 10 parmi les adultes âgés de 20 à 64 ans meurt à cause d'un excès de poids ou de l'obésité (Kartzmarzyk et Arden, 2004). La proportion de femmes canadiennes qui font de l'embonpoint est passée de 23 % en 1996-1997 à 26,9 % en 2012 (Statistique Canada, 2013b). Toutefois, les hommes canadiens sont presque deux fois plus susceptibles que les femmes d'avoir un excès de poids ; leur taux en 1996-1997 était de 35 %, comparativement à 45 % en 2012 (Statistique Canada, 2013b). Même s'il faut faire preuve de discernement dans les comparaisons entre les divers groupes, cette information demeure nécessaire pour guider les efforts des professionnels de la santé qui visent à améliorer la santé de la population.

La minceur de la silhouette est devenue une obsession pour beaucoup de femmes et pour un nombre croissant d'hommes. Cette obsession de la minceur vient des médias et de la mode, qui créent des pressions sur les personnes (adolescents et adultes) pour qu'elles se conforment à l'image d'un corps idéal. Les messages voulant que toute personne puisse atteindre cet idéal de minceur sont nuisibles à l'image corporelle, c'est-à-dire à l'image que la personne se fait de son propre corps, et potentiellement dommageables pour la santé. Les personnes obèses peuvent aussi souffrir de préjugés et de discrimination. En effet, elles reçoivent régulièrement des messages concernant leurs poids et les risques auxquels elles s'exposent (Bombak, 2014). De plus, elles sont perçues comme étant responsables de leur obésité ou de leur embonpoint ainsi que des solutions à prendre pour réduire leur poids (Bombak, 2014). Les femmes et les jeunes adultes rapportent plus fréquemment subir de la discrimination liée à leur poids (Bombak, 2014). Il a été démontré que la discrimination associée au poids peut occasionner des difficultés sur les plans de la santé émotionnelle, des relations interpersonnelles, de la réussite scolaire, de l'emploi et des soins de santé (Kyle et Puhl, 2014).

Les hommes préoccupés par leur image corporelle sont susceptibles de faire de l'exercice de façon compulsive et d'utiliser des suppléments pour augmenter leur musculature ou perdre du poids (Leone, Sedory et Gray, 2005). Beaucoup d'adultes, principalement des femmes, cherchent à perdre du poids en adoptant différents régimes proposés dans des revues populaires ou publiés par une variété d'auteurs. Pourtant, les études ont démontré qu'un programme multidimensionnel est nécessaire pour perdre du poids. Selon Dennis (2004), les meilleurs résultats sont obtenus lorsque le programme englobe les cinq dimensions suivantes : les techniques de changement de comportement, les stratégies cognitives, le soutien social, la nutrition et l'activité physique. Les techniques de modification de comportement et les stratégies cognitives comprennent, entre autres, l'établissement de buts à court et à moyen terme, la documentation relative aux efforts déployés et aux résultats (par exemple, la mesure du poids, les modifications alimentaires ou la pratique de l'activité physique), la résolution des problèmes, la promotion de l'efficacité personnelle et la gestion efficace du stress (Dennis, 2004).

L'éducation visant l'adoption de saines habitudes alimentaires doit mettre l'accent sur la valeur nutritive des aliments et l'adaptation des recettes préférées. Les repas en famille doivent être préparés non seulement en fonction de leur valeur nutritive, mais aussi en fonction des goûts et des besoins de chacun des membres de la famille. La connaissance de la valeur nutritive des aliments aide à choisir des aliments sains et à réduire les portions (Dennis, 2004).

23.4.2 La sédentarité

Bien que la sédentarité constitue un risque réel pour la santé, au Canada, les femmes consacrent en moyenne 9,9 heures par jour et les hommes 9,6 heures par jour à des activités sédentaires (Colley et collab., 2011). Selon l'OMS (2014c, p. 1), les niveaux actuels de sédentarité sont en partie dus à un manque de pratique de l'activité physique pendant les temps de loisir et à une augmentation des comportements sédentaires au cours des activités professionnelles et domestiques, ainsi qu'à l'utilisation de modes de transport passifs. En effet, les adultes passent de plus en plus de temps devant la télévision ou l'écran de l'ordinateur (Spence-Jones, 2003). Au Canada, en 2005, les statistiques révèlent qu'un peu plus de 52 % de la population était modérément active durant ses loisirs (Statistique Canada, 2014a). L'inactivité est associée à une augmentation du risque de développer le diabète, l'obésité, le cancer et les maladies cardiovasculaires (Booth et Lees, 2007 ; Santé Canada, 2011)

L'activité physique est une habitude de vie qui peut aider au maintien du poids, à la prévention de plusieurs maladies chroniques (par exemple, l'hypertension et le diabète de type 2), à la gestion du stress et au maintien de la santé en général. Selon les directives canadiennes en matière d'activité physique, les adultes (18 à 64 ans) devraient « pratiquer 150 minutes par semaine d'activité physique aérobique d'intensité modérée à élevée » (Société canadienne de physiologie de l'exercice, 2011, p. 1). Afin de prévenir un gain de poids, on recommande de faire quotidiennement 60 minutes d'activité physique d'intensité modérée (Blair, LaMonte et Nichman, 2004).

En général, les hommes font plus d'activité physique que les femmes et ils pratiquent davantage de sports (Clark, 2003). Le sport est reconnu comme un moyen efficace de promouvoir la santé, mais chez les hommes, il reflète aussi une image de masculinité (Robertson, 2003). Selon Robertson (2003), la décision de pratiquer ou non un sport ne relève pas d'un choix individuel ; les raisons sous-jacentes à la pratique d'un sport ne sont pas liées à la santé, mais plutôt à l'image de masculinité qu'il projette. On doit donc tenir compte de la signification du sport dans la vie des hommes pour que sa pratique devienne un moyen de promouvoir la santé (Robertson, 2003).

Les femmes pratiquent généralement moins de sports et font moins d'exercice que les hommes durant leurs loisirs, mais elles font plus d'activités physiques liées aux tâches ménagères et aux soins des enfants (Belza et Warms, 2004). Pour la plupart des femmes, le manque de temps constitue le principal obstacle à l'activité physique régulière (Dennis, 2004). Pour encourager les femmes à acquérir l'habitude de faire de l'activité physique de façon régulière, il est préférable de leur suggérer d'intégrer 30 minutes d'activités modérées à leurs tâches journalières (Belza et Warms, 2004 ; Speck et Harrell, 2003). On doit aussi prendre en considération que la marche est l'activité préférée d'un grand nombre de femmes (Speck et Harrell, 2003). Selon Dennis (2004), les bienfaits de la marche sont souvent sous-estimés.

23.4.3 L'usage du tabac

Dans plusieurs pays industrialisés, l'usage du tabac constitue encore l'un des principaux facteurs de risque de mortalité et de morbidité. Au Canada, la cessation de l'usage du tabac est une des principales interventions préventives susceptibles de réduire le taux de mortalité et de morbidité.

Santé Canada (2013) rapporte une tendance à la baisse de l'usage du tabac chez les Canadiens âgés de 15 ans et plus (49 % n'ont jamais fumé en 1999, comparativement à 56 % en 2012). Chez la population adulte, les gros fumeurs sont les hommes et les personnes âgées de 20 à 34 ans (Statistique Canada, 2013d). De plus, le niveau de scolarité est inversement proportionnel au taux de tabagisme : les personnes ayant terminé des études de niveau secondaire ou moins sont deux fois plus à risque de fumer que celles qui ont obtenu un diplôme universitaire (Reid et collab., 2012).

L'abandon du tabagisme pose généralement des problèmes aux adultes, car les personnes acquièrent souvent cette habitude à l'adolescence. Lorsqu'elles arrivent à l'âge adulte, elles ont déjà développé une tolérance à la nicotine (Brooks, 2002). En matière de prévention secondaire, l'accent est mis sur des stratégies visant à rompre l'habitude. Selon Kenford et Fiore (2004), toutes les interventions auprès des fumeurs devraient inclure un traitement pharmacologique, un soutien social et de l'information sur la résolution de problèmes, sur les effets du tabac et sur les bienfaits de l'abandon du tabagisme. Les moyens proposés pour cesser de fumer comprennent le timbre de nicotine, la gomme à mâcher, la pastille, l'inhalateur et le vaporisateur nasal. Une combinaison du timbre et de la gomme à mâcher ou de la vaporisation nasale augmente le taux de réussite à long terme comparativement à l'usage d'un seul agent pharmaceutique (Kenford et Fiore, 2004). De nouveaux produits, tels que le cigare, la pipe et la cigarette électroniques sont proposés aux fumeurs pour les aider à cesser de fumer. Ces produits contiennent de l'eau, une quantité moindre de nicotine que dans le tabac et certains produits chimiques, mais en quantité et en nombre moindres que les produits du tabac (Farsalinos et Polosa, 2014). Certains voient ces produits comme une solution de rechange pour les personnes qui souhaitent continuer de fumer ou celles qui éprouvent beaucoup de difficulté à cesser de fumer (Farsalinos et Polosa, 2014). Des études ont démontré que l'exposition aux produits toxiques provenant des cigarettes électroniques était beaucoup moins dommageable pour la santé que le tabagisme (Farsalinos et Polosa, 2014). Toutefois, des inquiétudes subsistent concernant les effets des vapeurs émanant de ces produits pour les personnes exposées, en particulier les enfants et les femmes enceintes, et l'adoption de ces produits par les adolescents et les non-fumeurs. Tenant compte des effets potentiellement néfastes pour la santé de ces produits électroniques, Santé Canada recommande aux Canadiens de ne pas les utiliser (Gouvernement du Canada, 2013). À l'année 2013, la vente de ces produits n'était pas approuvée au Canada (Gouvernement du Canada, 2013).

L'efficacité des groupes d'entraide est une autre intervention démontrée comme étant efficace pour aider les personnes qui désirent cesser de fumer (Pisinger et collab., 2005). L'étude menée par Pisinger et ses collaborateurs (2005) indique que même les fumeurs peu motivés à perdre cette habitude peuvent parvenir à cesser de fumer en participant à un programme d'abandon du tabagisme parallèlement à une consultation sur le style de vie. La décision de plus en plus fréquente d'interdire aux membres de la famille de fumer à l'intérieur de la maison incite souvent les fumeurs à perdre leur habitude (Pizacani et collab., 2004). Finalement, il est utile de rappeler aux fumeurs les nombreux bienfaits associés à l'abandon du tabagisme, peu importe l'âge de la personne et la durée de l'habitude.

Les lois antitabac incitent plusieurs fumeurs à rompre avec leur habitude (Mackay, 2003). L'interdiction complète de l'usage du tabac a plus d'effet sur la réduction de son usage et sur l'abandon du tabagisme que la tolérance mitigée des milieux de travail où l'on met une salle à la disposition exclu-

sive des fumeurs (Fichtenberg et Glantz, 2002). Au Canada, la *Loi sur le tabac*, adoptée en 1997, vise « la fabrication, la vente, l'étiquetage et la promotion des produits du tabac » (Santé Canada, 2010a). Cette loi, administrée par Santé Canada, a été modifiée en 2009 dans le but de contrer les pratiques de marketing de l'industrie du tabac qui encouragent les jeunes à fumer (Santé Canada, 2010b).

Plusieurs lois et règlements provinciaux et municipaux ont également été mis en vigueur dans les diverses provinces canadiennes. Le Québec a notamment adopté une loi visant l'usage du tabac dans les endroits publics, la vente du tabac, la promotion et la publicité de ces produits, tandis que l'Ontario a élaboré la stratégie « Ontario sans fumée », qui comprend de l'éducation, des règlements et des programmes (Ministère de la Santé et des Services sociaux [MSSS], 2014a ; Ministère de la Santé et des Soins de longue durée, 2013). Notons que dans la majorité des pays, les lois antitabac actuellement en vigueur n'incluent pas les produits électroniques puisqu'il n'y a ni fumée ni combustion (Stimson, Thom et Costall, 2014).

23.4.4 La consommation d'alcool et d'autres drogues

La consommation régulière et excessive d'alcool est une habitude malsaine qui peut mettre la qualité de vie et la santé en péril. Au Canada, l'âge moyen de la première consommation d'alcool est de 16 ans, et 92 % des Canadiens de 15 ans et plus consomment de l'alcool au cours de leur vie (Santé Canada, 2012b). Depuis 2004, la proportion de jeunes âgés de 15 à 24 ans qui consomment de l'alcool a diminué de 82,9 % à 70,8 % ; les femmes sont aussi moins susceptibles de consommer de l'alcool que les hommes (Santé Canada, 2012b). Toutefois, les femmes sont plus vulnérables que les hommes aux effets négatifs de l'alcool. De fait, on observe chez elles une progression plus rapide vers l'alcoolisme et une incidence plus élevée de complications médicales, entre autres les maladies du foie, l'hypertension artérielle, les maladies cardiovasculaires, et les accidents de la route (Cyr et McGarry, 2002). Les femmes les plus exposées sont célibataires, divorcées ou séparées, et elles assument peu de rôles sociaux. Celles qui boivent à l'excès ont entre 21 et 30 ans, et celles qui ont développé une dépendance ont entre 35 et 49 ans (Becker et Walton-Moss, 2001). Alors que les hommes boivent pour socialiser, les femmes boivent pour gérer leurs sautes d'humeur et leur stress (Becker et Walton-Moss, 2001).

Il a été démontré que l'usage modéré et non abusif d'alcool peut avoir des effets bénéfiques sur la santé, en particulier un moindre risque de certaines maladies cardiaques et métaboliques, de diabète et de décès prématuré (Butt et collab., 2011 ; Standridge, Sylstra et Adams, 2004). Cependant, l'usage abusif d'alcool peut aussi augmenter le risque de problèmes de santé graves tels que certaines maladies du cœur et du foie, et certains types de cancers (Butt et collab., 2011). La consommation excessive d'alcool augmente également le risque de problèmes familiaux ou légaux, ainsi que la toxicomanie et des problèmes au travail (Midanik et Greenfield, 2000).

Au Canada, la consommation de cannabis a diminué de façon significative chez les personnes âgées de 15 ans et plus, soit de 10,7 % en 2010 à 9,1 % en 2011 (Santé Canada, 2012b). Cette diminution a été observée chez les femmes comme chez les hommes, et dans tous les groupes d'âge (Santé Canada, 2012b). Toutefois, la prévalence de la consommation du cannabis est beaucoup plus élevée chez les jeunes (21,6 %) que chez les adultes (6,7 %) [Santé Canada, 2012b]. En 2011, l'utilisation d'autres drogues illicites était inférieure à 1 % pour chaque drogue (Santé Canada, 2012b). Ces drogues peuvent avoir sur la santé des effets néfastes tels que la dépendance psychologique et physique ainsi que la surdose.

Les professionnels de la santé œuvrant dans la communauté ont un rôle important à jouer dans le dépistage des cas d'abus d'alcool et de drogues, tant chez les femmes que chez les hommes, et ils doivent orienter ces personnes vers les ressources appropriées. L'efficacité des groupes d'entraide et de soutien est bien établie, comme le démontrent les groupes Alcooliques anonymes (AA).

23.5   La santé mentale

L'Organisation mondiale de la santé (OMS, 2014b, p. 1) définit la santé mentale comme un « état de bien-être dans [lequel] une personne peut se réaliser, surmonter les tensions normales de la vie, accomplir un travail productif et contribuer à la vie de sa communauté ». Plusieurs facteurs, entre autres le niveau de scolarité, le faible revenu, les conditions de travail difficiles, le chômage, la violence conjugale, des causes biologiques et certains profils psychologiques spécifiques ont une influence sur le niveau de santé mentale et peuvent prédisposer les personnes à certaines maladies mentales (OMS, 2014c ; MSSS, 2014b).

En 2012, bon nombre de Canadiens (71,7 %) évaluaient leur santé mentale comme étant excellente ou très bonne (Emploi et Développement social Canada, 2014). L'état de santé mentale ne diffère pas entre les femmes et les hommes, mais il se détériore avec l'âge (Emploi et Développement social Canada, 2014). Aussi, 17 % des Canadiens âgés de 15 ans et plus ont rapporté avoir besoin d'aide pour maintenir leur santé mentale (Statistique Canada, 2013c). La dépression, le suicide et l'anxiété constituent trois des principaux problèmes de santé mentale chez les adultes dont nous discutons brièvement dans ce chapitre. (*Pour plus d'information sur la santé mentale, consulter le chapitre 9*).

23.5.1   La dépression et le suicide

La dépression clinique est un état invalidant caractérisé par un ensemble de symptômes liés à l'humeur dépressive, à la perte d'intérêt ou de plaisir, aux sentiments de culpabilité ou de faible estime de soi, à la perturbation du sommeil ou de l'appétit, au manque d'énergie, aux changements dans les mouvements (agitation ou mouvements ralentis), à une mauvaise concentration et aux pensées suicidaires ou associées à la mort (Patten et Juby, 2008). Lors d'une enquête menée par Statistique Canada en 2002, 4 % des personnes interrogées ont rapporté avoir été dépressives au cours des 12 derniers mois et 12,2 % ont déclaré avoir souffert d'une dépression à un moment dans leur vie (ASPC, 2013). Les femmes en sont plus souvent atteintes que les hommes.

Bien que des gènes puissent contribuer à l'apparition de la maladie, plusieurs facteurs de risque, entre autres les maladies chroniques et les événements stressants comme un divorce, la perte d'un emploi ou d'un être cher, ont aussi été liés à la dépression (ASPC, 2013 ; Patten et Juby, 2008). Selon Desai et Jann (2000), les changements des niveaux d'estrogène chez la femme pourraient aussi accroître le risque de dépression.

Les personnes souffrant de dépression font partie des groupes chez qui le risque de suicide est élevé (Statistique Canada, 2012). Toutefois, plusieurs facteurs de risque tels que les difficultés financières et une perte importante ont été reliés au suicide, et un seul de ces facteurs, même la maladie mentale, ne suffit pas à provoquer un suicide (Statistique Canada, 2012). Au Canada, le suicide est une des principales causes de mortalité chez les jeunes adultes et il est plus fréquent chez les hommes que chez les femmes (Statistique Canada, 2012).

La prévention du suicide doit commencer dans les écoles afin de sensibiliser les élèves, les enseignants et les parents aux dangers et à la nécessité d'un traitement précoce (Patten et Juby, 2008). Aussi, il est important de contribuer à réduire le stigmate associé aux maladies mentales afin d'encourager les personnes souffrant de symptômes graves d'aller chercher de l'aide. Les professionnels de la santé peuvent aussi orienter les femmes ou les hommes chez qui ils décèlent certains signes de dépression vers des groupes d'entraide ou des services spécialisés offerts par leur communauté.

23.5.2   L'anxiété

L'anxiété généralisée, la forme la plus répandue des troubles anxieux, est caractérisée par une manifestation de sentiments excessifs et irrationnels relatifs à certaines situations, ce qui influe sur la qualité de vie et le fonctionnement habituel de la personne (O'Brien et Fleming, 2012). Les symptômes les plus fréquemment rapportés incluent la fatigue, l'irritabilité, la difficulté à se concentrer et à dormir, ainsi que de la tension musculaire (O'Brien et Fleming, 2012).

La prévalence de l'anxiété généralisée au Canada n'est pas connue; on estime qu'elle touche environ 1,1 % de la population (Gouvernement du Canada, 2006). De plus, cette maladie est plus répandue chez les femmes et les personnes de moins de 65 ans.

Les personnes atteintes de troubles de l'anxiété hésitent souvent à demander de l'aide même si, en général, les interventions sont reconnues comme étant efficaces (O'Brien et Fleming, 2012). Outre les médicaments, plusieurs interventions, entre autres la relaxation, l'exercice physique, la méditation et le soutien social peuvent contribuer à réduire les symptômes (O'Brien et Fleming, 2012). Les professionnels de la santé jouent un rôle important dans le dépistage des personnes atteintes de troubles anxieux et dans la sensibilisation de la population à leurs effets néfastes sur la santé.

23.5.3 Le stress

Le stress est un concept subjectif souvent utilisé pour signifier la tension que les personnes ressentent lorsqu'elles ont à composer avec plusieurs responsabilités à la fois, notamment avec le travail, la famille et d'autres responsabilités personnelles. Chaque personne perçoit les événements de manière différente et répond de façon individuelle, une réponse influencée par les expériences antérieures.

De nombreux adultes cherchent à obtenir de l'aide sur une base individuelle pour contrer le stress, mais certaines interventions de groupe peuvent aussi être bénéfiques, principalement en tant que stratégies visant à réduire le stress professionnel. Des séances sur la gestion du stress peuvent être utilisées non seulement pour trouver des solutions aux facteurs de stress liés au milieu du travail, mais également pour aider les travailleurs à trouver de meilleures méthodes d'adaptation.

L'enseignement de stratégies visant à gérer le stress et à apprendre à s'affirmer ainsi que les groupes de soutien peuvent aussi contribuer à prévenir la dépression chez les femmes (Kaiser, Hatton et Anderson, 2004). Les groupes d'entraide favorisent les échanges concernant l'adoption de moyens efficaces pour affronter les multiples exigences de la vie quotidienne. Les hommes sont moins portés que les femmes à se joindre à des groupes de soutien (Barton, 2000), mais certains hommes acceptent, par exemple, de se joindre à des groupes d'hommes divorcés.

23.6 Les interventions: prévention des maladies et promotion de la santé

Le dépistage de l'hypertension artérielle, d'un taux de cholestérol élevé, de l'embonpoint et de l'obésité, ainsi qu'une vérification de l'immunisation, s'avèrent cruciaux pour tous les adultes, femmes et hommes.

Le dépistage de problèmes de santé propres aux femmes et aux hommes peut aussi permettre la détection précoce de maladies, avant l'apparition des symptômes. Chez les femmes, on prône avec insistance l'examen des seins et la mammographie pour le dépistage du cancer du sein, et le test de Papanicolaou (test de Pap), pour celui du col utérin. Au Canada, on recommande le dépistage systématique par mammographie tous les 2 ou 3 ans chez les femmes de 50 à 74 ans (Groupe d'étude canadien sur les soins de santé préventifs, 2011) et celui du cancer du col de l'utérus, tous les 3 ans, chez les femmes âgées de 25 à 69 ans (Groupe d'étude canadien sur les soins de santé préventifs, 2013).

Le dépistage du cancer de la prostate est généralement recommandé chez les hommes de 40 ans et plus. Deux mesures, soit l'examen rectal et le test sanguin (antigène prostatique spécifique) sont généralement utilisées. Le cancer des testicules, bien que moins fréquent, peut souvent être traité lorsqu'il est dépisté tôt (Atav, Janes et Farmer, 2003). Il est suggéré que l'autoexamen des testicules soit enseigné aux garçons dès l'âge de 13 ans (Atav, Janes et Farmer, 2003).

Pour répondre aux besoins des adultes en matière de santé, les professionnels œuvrant en santé communautaire doivent planifier les programmes en prévention des maladies et en promotion de la santé en tenant compte de plusieurs facteurs, notamment du stade de développement de la personne, du contexte familial, du travail, du milieu socioculturel et de l'environnement physique. Chez les jeunes adultes, l'accent est généralement mis sur le maintien de la santé, alors qu'à l'âge mûr, la prévention des maladies chroniques devient une priorité. Au Canada, les programmes qui ont l'appui des services de santé publique visent habituellement les comportements à risque élevé (par exemple, les programmes d'abandon du tabagisme) et les maladies chroniques prioritaires (par exemple, les programmes de prévention des maladies cardiaques).

Le milieu de travail est souvent l'endroit idéal pour faire de l'éducation sur le maintien de la santé et la prévention des maladies chez les adultes. Selon Barton (2000), les programmes de promotion de la santé offerts en milieu de travail sont généralement bien utilisés par les hommes. C'est aussi le milieu idéal pour organiser des activités visant à réduire le stress professionnel. La diminution du stress au travail, l'acquisition de la maîtrise de soi et l'amélioration de l'estime de soi peuvent contribuer à réduire la détresse psychologique chez les travailleurs (Cole et collab., 2002).

Les adultes ont tendance à choisir des programmes d'activités bien structurés, comprenant des objectifs clairs et une durée déterminée. Ils tiennent aussi compte des coûts, ainsi que de l'énergie et du temps requis pour participer aux activités.

Un effort doit être également déployé pour aller vers les nouveaux arrivants. Des programmes d'information sur l'immunisation et les soins de santé au Canada sont particulièrement utiles et offrent aux professionnels de la santé l'occasion de mieux connaître cette population et ses besoins en matière de santé.

Les interventions les plus souvent utilisées en promotion de la santé peuvent être classées dans quatre grandes catégories : l'éducation et la sensibilisation, les outils et les stratégies de changement de comportement, les lois et les politiques et le soutien social. Les professionnels de la santé jouent un rôle essentiel dans l'éducation et la sensibilisation de la population en général, particulièrement auprès des parents et des groupes à risque élevé, pour tout ce qui concerne l'obésité, la sédentarité, la minceur, l'usage du tabac ou d'autres substances nocives, ainsi que d'autres risques pour la santé. Plusieurs moyens peuvent être utilisés pour diffuser l'information, entres autres les médias (télévision, radio, journaux ou Internet), les rassemblements dans divers établissements, par exemple les centres communautaires, et les consultations entre le professionnel de la santé et le client.

L'éducation et la sensibilisation peuvent ne pas suffire à provoquer un changement de comportement. Il est alors nécessaire d'utiliser des outils ou des stratégies visant un tel but. Par exemple, lorsqu'une personne essaie de perdre du poids, un des moyens pour l'aider à maintenir sa motivation et à reconnaître ses points faibles relativement à cette initiative est de prendre des notes sur son alimentation, ses exercices quotidiens, son poids et son tour de taille, afin de mesurer les progrès au fil du temps (Sizer et Whitney, 2003).

Il faut dire que les lois et les politiques se sont souvent avérées utiles pour inciter les personnes à modifier leurs comportements. Il suffit de penser aux lois antitabac, au port obligatoire de la ceinture de sécurité dans les voitures ou encore à l'interdiction de conduire après avoir consommé de l'alcool. Toutefois, l'adoption ou la modification de lois et de politiques doit être précédée de mesures d'éducation et de sensibilisation, et de stratégies de changement des comportements. Les professionnels de la santé peuvent ensuite exercer des pressions sur les gouvernements afin que ceux-ci mettent en place des lois et des règlements à l'échelle municipale, provinciale ou nationale afin de soutenir les initiatives personnelles ou communautaires visant l'adoption de saines habitudes de vie.

Le rôle du soutien social en promotion de la santé est bien établi. Les professionnels de la santé peuvent aider les personnes isolées à créer des liens avec les autres en les mettant en contact avec divers groupes communautaires, des groupes de soutien ou des groupes religieux. Ils peuvent aussi participer à la formation de groupes d'entraide et soutenir ces personnes dans leurs efforts visant à changer certains comportements. Souvent, il est nécessaire d'inciter les adultes à accepter l'aide offerte par des membres de leur famille ou des amis.

Conclusion

Au Canada, comme dans plusieurs pays occidentaux, l'espérance de vie de la population s'améliore avec les années. La prévention des décès prématurés, en particulier ceux causés par les maladies cardiaques et le cancer, est la meilleure stratégie pour favoriser une bonne santé et augmenter son espérance de vie. Les interventions proposées visent principalement l'adoption d'un mode de vie sain comprenant une nutrition adaptée aux besoins individuels, de l'activité physique régulière, l'abstinence en ce qui concerne le tabac et les drogues illicites et une consommation modérée d'alcool. En plus d'offrir du soutien aux individus afin de les aider à modifier leurs comportements néfastes, il est essentiel de modifier l'environnement pour leur permettre d'améliorer leur style de vie. De plus, plusieurs interventions sont proposées pour dépister tôt les maladies et promouvoir l'état de santé des adultes.

À retenir

- Plusieurs facteurs socioculturels, tels que les croyances et les normes associées à la masculinité et à la féminité, sont liés aux choix santé des femmes et des hommes.

- Plusieurs signes de vieillissement, ainsi que la ménopause chez les femmes et l'andropause chez les hommes, sont des manifestations biologiques et physiques chez les personnes d'âge mûr.

- Plusieurs maladies chroniques ont été associées à l'obésité chez les personnes d'âge mûr, notamment l'hypertension artérielle, les maladies de la vésicule biliaire, le diabète de type 2, les maladies cardiovasculaires, l'hyperlipidémie anormale et l'apnée du sommeil.

- Les pressions sociales pour le corps idéal, les préjugés et la discrimination ont des effets néfastes non seulement sur la santé psychologique des personnes qui font de l'embonpoint et des personnes obèses, mais aussi sur leurs choix nutritionnels et leurs efforts pour perdre du poids.

- Les professionnels de la santé doivent être en mesure de conseiller les personnes d'âge mûr sur leurs habitudes de vie telles que la nutrition, l'activité physique, l'usage du tabac et de l'alcool, selon les changements physiologiques et physiologiques survenant durant cette période.

Activités d'apprentissage

1. Préparez une liste de stratégies de prévention que vous conseilleriez aux hommes âgés de 30 à 40 ans.

2. Tenant compte des principales causes de décès discutées dans ce chapitre, préparez des recommandations alimentaires pour une femme de 45 ans présentant un début d'embonpoint et une tension artérielle légèrement élevée.

3. Faites des entrevues avec 5 hommes de 40 à 50 ans afin de vérifier leurs habitudes de vie relativement à l'activité physique et à la sédentarité.

4. Nommez trois agences ou organismes situés dans votre communauté offrant des services de prévention susceptibles d'être utiles aux femmes de 50 à 60 ans. Décrivez comment ces services pourraient diminuer leurs risques associés aux principales causes de décès.

Pour en savoir plus

Chau, J. Y., van der Ploeg, H. P., Meron, D., Chey, T. et Bauman, A. G. (2012). Cross-sectional association between occupational and leisure-time sitting, physical activity and obesity in working adult. *Preventive Medicine*, *54*, p. 195-200.

Kosmider, I. et collab. (2014). Carbonyl compounds in electronic cigarette vapors: Effects of nicotine solvent and battery output voltage. *Nicotine and Tobacco Research*, *16*(10), p. 1319-1326.

Puhl, R. M., et Heuer, C. A. (2009). The stigma of obesity: A review and update. *Obesity, 17,* p. 941-964.

Robertson, S., Galdas, P. M., McCreary, D. R., Oliffe, J. L. et Tremblay, G. (2009). Men's health promotion in Canada: Current context and future direction. *Health Education Journal, 68*(4), p. 266-272.

CHAPITRE 24

La santé des aînés

Nicole Ouellet

Objectifs

À la fin de ce chapitre, vous serez en mesure :

1. d'expliquer le vieillissement biologique selon les théories énoncées dans le chapitre ;

2. de dresser le portrait de la santé des aînés canadiens ;

3. de connaître les pratiques de promotion de la santé auprès des aînés afin de pouvoir les utiliser ;

4. de connaître quelques programmes en promotion de la santé utilisés auprès des aînés.

Introduction

Les **aînés** occupent une place de plus en plus grande au Canada, et ce, tant sur le plan démographique que sur le plan politique et social. Dans une société vieillissante, les autorités de la santé publique doivent avoir la préoccupation d'améliorer la qualité de vie et de favoriser des actions de promotion et de prévention pour accroître le nombre d'aînés en bonne santé. Les professionnels de la santé, notamment les infirmières, ont donc tout avantage à promouvoir des comportements qui favorisent la santé. Il va de soi qu'améliorer la santé et le bien-être de la population âgée doit être au cœur des préoccupations des infirmières œuvrant en santé communautaire.

Le présent chapitre trace un portrait de la santé des aînés et propose des pistes d'intervention en promotion de la santé auprès de cette population. La première partie présente un aperçu du vieillissement de la population canadienne, traite de l'effet du vieillissement sur la santé et analyse les facteurs déterminants en matière de santé chez les aînés. La deuxième partie offre une perspective de la promotion

---

Aîné Personne âgée de plus de 65 ans.

de la santé et propose des exemples auprès des aînés, soit la prévention des chutes et la promotion d'une saine gestion de la consommation de médicaments ainsi que l'autogestion de la santé.

24.1 La santé des aînés au Canada

La santé des aînés est un enjeu important pour le système de santé des pays industrialisés qui voient leur population vieillir. Mais qu'en est-il de la santé des aînés au Canada? Les aînés se perçoivent-ils comme étant en bonne santé? Quels sont les principaux problèmes de santé qui touchent la population âgée?

24.1.1 La démographie et le vieillissement

Les développements majeurs qu'ont connus les sociétés industrialisées au cours de l'après-guerre ont amené la plupart des gouvernements à établir l'âge de la population aînée à 65 ans. L'âge de la retraite est le pilier des politiques de la vieillesse, car il donne droit aux prestations de vieillesse et aux avantages sociaux s'y rattachant. Les appellations sont nombreuses pour désigner les aînés: personnes du troisième âge, personnes retraitées, jeunes vieux (les moins de 75 ans), et personnes du quatrième âge, personnes âgées, ou vieux vieux (les plus de 75 ans). Pour certains, les vieux les plus âgés ou les très vieux sont les personnes ayant 85 ans ou plus. Ces découpages chronologiques sont critiquables puisqu'ils regroupent au sein de mêmes catégories d'âge des personnes qui diffèrent sous plusieurs aspects (état de santé, qualité de vie, statut socioéconomique, etc.) et qui, de plus, n'ont pas les mêmes besoins (Adam, 1996b).

En 2013, le Canada comptait plus de 35 millions d'habitants, dont plus de cinq millions âgés de 65 ans et plus, ce qui représentait 15,3 % de la population totale (Statistique Canada, 2014). Statistique Canada (2014) rapporte qu'entre 1983 et 2013, le nombre d'aînés a plus que doublé et constitue l'un des segments de la population qui devrait poursuivre sa croissance au cours des prochaines années, en raison du vieillissement des *baby boomers*. Parmi les aînés, ceux qui ont plus de 85 ans affichent la croissance la plus forte. En 2013, on estime à plus de 702 000 le nombre de Canadiens âgés de plus de 85 ans, soit plus du double qu'en 1983 (Statistique Canada, 2014). Les estimations les plus récentes de Statistique Canada indiquent que les personnes âgées de plus de 65 ans atteindront une proportion d'environ 25 % en 2026 (Statistique Canada, 2010c). Cette tendance au vieillissement s'explique en grande partie par une espérance de vie plus grande pour les Canadiens et une diminution conséquente des naissances.

L'**espérance de vie** est un indicateur de santé largement utilisé dans les écrits scientifiques. L'espérance de vie à la naissance est l'indicateur le plus souvent rapporté; son calcul tient compte des taux de mortalité qui existent à ce moment. L'espérance de vie au Canada compte parmi les meilleures du monde. Statistique Canada (2013d) estime actuellement qu'un Canadien peut espérer vivre jusqu'à 81,1 ans. L'espérance de vie à la naissance chez les hommes se situe à 79,3 années et, chez les femmes, à 83,6 années, un écart de près de 4 années entre les deux sexes (Statistique Canada, 2013d).

L'espérance de vie en bonne santé ou l'espérance de vie sans limitation d'activité est un autre indicateur qualitatif de la santé qui permet d'estimer le nombre moyen d'années qu'une personne, à un âge donné, peut espérer vivre sans incapacité. Les démographes calculent cet indicateur en se basant sur les taux de mortalité et les taux d'incapacité selon l'âge. Statistique Canada (2012) estime l'espérance de vie en fonction de la santé à 68,9 ans chez les hommes et à 71,2 ans chez les femmes[1].

L'augmentation de l'espérance de vie et de l'espérance de vie en bonne santé reflète l'amélioration des conditions de vie et les progrès scientifiques accomplis dans plusieurs domaines. Dans la majorité des pays industrialisés et dans plusieurs pays en voie de développement, ces progrès permettent aux personnes de vivre plus longtemps, mais pas nécessairement en meilleure santé qu'auparavant.

24.1.2 Les théories relatives au vieillissement

Le vieillissement est un phénomène universel, progressif et délétère; il est l'inévitable conséquence de l'action du temps sur les êtres vivants. D'un point de vue médical ou biologique, le vieillissement est une suite programmée de mécanismes qui se succèdent et qui entraînent des altérations de l'organisme, à la fois sur les plans anatomique, histologique et physiologique. De nombreuses théories biologiques tentent d'expliquer le processus du vieillissement, mais dans les faits, elles ne font qu'expliquer une infime partie de ce phénomène excessivement complexe. En 1990, Medvedev a dénombré et classifié plus de 300 théories portant sur le vieillissement. Bon nombre de ces théories donnent des éléments d'information pertinents sur le processus du vieillissement. Le vieillissement biologique est un phénomène difficile à cerner qui diffère selon les espèces vivantes. C'est un phénomène multidimensionnel résultant de l'action de plusieurs mécanismes qui sont, eux aussi, fort complexes. Le vieillissement biologique s'explique en grande partie par l'action du temps sur les cellules et les tissus, les facteurs génétiques (horloge biologique) et l'ensemble des lésions environnementales ou externes.

Espérance de vie Nombre moyen d'années que devrait vivre une personne.

1. Les estimations sont calculées par Statistique Canada d'après des données sur les décès couvrant une période de trois ans, de 2005 à 2007.

De Jaeger et Cherin (2011) répartissent les théories du vieillissement en trois grandes catégories : 1. les théories génétiques du vieillissement ; 2. les théories non génétiques, comme les théories immunologiques et des radicaux libres ; et, finalement, 3. les théories mixtes telles que la théorie évolutionniste.

Les théories génétiques mettent l'accent sur le rôle joué par les gènes dans les changements associés au vieillissement. Selon ces théories, le vieillissement est lié aux facteurs génétiques et c'est notre héritage génétique (ADN) qui détermine en grande partie l'âge maximum que nous atteindrons (De Jaeger et Cherin, 2011). La fréquence des altérations de l'ADN et des anomalies de sa réparation serait ce qui augmente avec l'âge.

Les théories non génétiques associent le vieillissement aux différents facteurs externes ou internes qui altèrent les cellules et les tissus avec le temps. La théorie des radicaux libres de l'oxygène figure parmi les explications appartenant à cette catégorie. Cette théorie impute la majorité des détériorations physiologiques du vieillissement aux avaries intracellulaires causées par les radicaux libres. Certains aliments et vitamines ont une action protectrice et peuvent réduire l'effet néfaste des radicaux libres, alors que d'autres facteurs, comme la pollution ou le stress, peuvent faire augmenter cet effet. Cela nous amène à souligner l'importance de promouvoir de bonnes habitudes de vie dans la population, que celle-ci soit jeune ou âgée.

Plusieurs auteurs ont aussi tenté d'expliquer ou de décrire le vieillissement sur le plan psychosocial (en élaborant, par exemple, les théories développementales, la théorie de la maturation, la théorie du désengagement, etc.). Cependant, ces théories n'expliquent pas vraiment le processus de vieillissement, mais en traitent plutôt sous l'angle de la réussite de la vieillesse ou sous celui de l'environnement social.

24.1.3 Les modèles sur le vieillissement en santé

Vieillir en santé et un concept relativement nouveau dans les écrits scientifiques. Autrefois, la vieillesse semblait plus associée à la maladie et à la perte d'autonomie. Des modèles conceptuels récents mettent en valeur les aspects plus positifs du vieillissement en santé et insistent sur la capacité de bien vieillir en restant actif physiquement et socialement. Définir la santé n'est pas une chose simple, car le phénomène est très complexe et le vieillissement complexifie davantage le concept. La définition qui semble la plus connue est celle de l'Organisation mondiale de la santé (OMS), pour qui la santé est « un état de complet bien-être physique, mental et social, et ne consiste pas seulement en une absence de maladie ou d'infirmité » (Organisation mondiale de la santé [OMS], 2003). Aujourd'hui les définitions de la santé ne sont pas centrées sur la maladie ou l'absence de maladie, mais incluent les notions d'autonomie, de capacité fonctionnelle et de bien-être physique, mental et social.

L'Institut national de santé publique du Québec (INSPQ) présente un relevé des différents modèles conceptuels de la santé (Cardinal et collab., 2008). Ce relevé permet de revoir les différents modèles décrits dans la littérature et de déterminer leur utilité et leur complémentarité. Les modèles sont variés et font état des principaux déterminants de la santé des personnes âgées alors que d'autres sont plus axés sur les stratégies de promotion de la santé ou les processus d'adaptation. Ce travail d'analyse et de synthèse a permis aux auteurs de proposer un nouveau modèle conceptuel : « Vieillir en santé ». Ce modèle tient compte des facteurs permettant de maintenir ou d'améliorer la santé des aînés dans ses dimensions physique, mentale, cognitive et sociale. Le modèle, présenté à la figure 24.1, page suivante, a comme concept central « Vieillir en santé ». Quatre grands principes sont sous-jacents à l'action dans ce modèle : l'équité, la solidarité, l'indépendance et la dignité. De plus, le modèle conceptuel comporte neuf grands axes d'intervention. Cinq axes d'intervention concernent les grands déterminants de la santé, selon le niveau de santé des personnes visées, avec ou sans maladies, incapacités ou problèmes. Quatre autres axes visent la prévention de problèmes particuliers et l'optimisation des capacités restantes chez la personne en perte d'autonomie. Finalement, sont présentés dans ce modèle les différents niveaux d'influence où interviennent les principaux acteurs responsables d'un vieillissement en santé, y compris la personne âgée elle-même, sa famille et ses proches.

24.1.4 L'état de santé des Canadiens âgés

L'enquête sur la santé des Canadiens âgés de 45 ans et plus (Statistique Canada, 2010a) rapporte trois indicateurs de santé : l'évaluation personnelle de la santé, l'évaluation personnelle de la santé mentale et la satisfaction par rapport à la vie en général. Selon l'enquête, la majorité des personnes interrogées (53,8 %) considèrent leur santé comme étant très bonne ou excellente, 30,2 % la qualifient de bonne, et 15,9 %, de passable ou mauvaise (*voir la figure 24.2, page suivante*). Toujours selon cette enquête, 73,5 % des personnes interrogées considèrent leur santé mentale comme étant très bonne ou excellente, 20,8 % la trouvent bonne, et une minorité, soit 5,7 %, la qualifie de passable ou mauvaise. La satisfaction de vie en général est rapportée sur une échelle de 0 à 10, où 0 signifie très insatisfait, et 10, très satisfait. Selon cette échelle, la majorité des personnes (69,9 %) ont répondu qu'elles sont plutôt très satisfaites de leur vie, 28 %, qu'elles sont moyennement satisfaites, alors qu'une très faible minorité (2,2 %) rapporte des scores se rapprochant du « très insatisfaites ».

FIGURE 24.1 Les perspectives pour un vieillissement en santé : proposition d'un modèle conceptuel

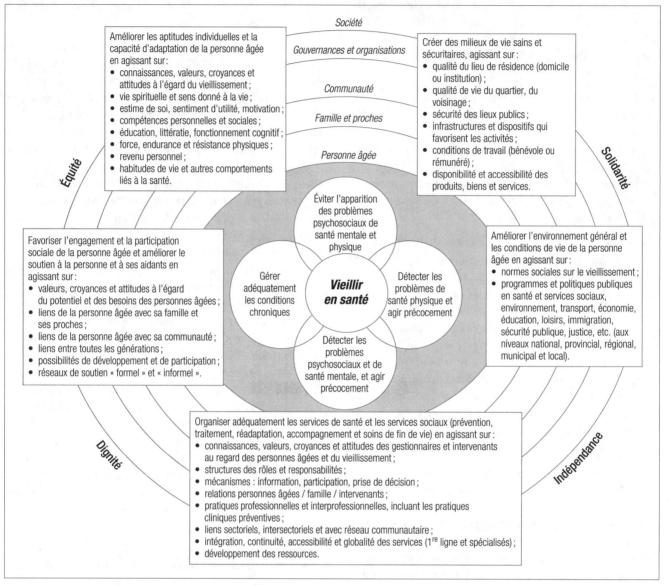

Améliorer les aptitudes individuelles et la capacité d'adaptation de la personne âgée en agissant sur :
- connaissances, valeurs, croyances et attitudes à l'égard du vieillissement ;
- vie spirituelle et sens donné à la vie ;
- estime de soi, sentiment d'utilité, motivation ;
- compétences personnelles et sociales ;
- éducation, littératie, fonctionnement cognitif ;
- force, endurance et résistance physiques ;
- revenu personnel ;
- habitudes de vie et autres comportements liés à la santé.

Société
Gouvernances et organisations
Communauté
Famille et proches
Personne âgée

Créer des milieux de vie sains et sécuritaires, agissant sur :
- qualité du lieu de résidence (domicile ou institution) ;
- qualité de vie du quartier, du voisinage ;
- sécurité des lieux publics ;
- infrastructures et dispositifs qui favorisent les activités ;
- conditions de travail (bénévole ou rémunéré) ;
- disponibilité et accessibilité des produits, biens et services.

Équité

Solidarité

Favoriser l'engagement et la participation sociale de la personne âgée et améliorer le soutien à la personne et à ses aidants en agissant sur :
- valeurs, croyances et attitudes à l'égard du potentiel et des besoins des personnes âgées ;
- liens de la personne âgée avec sa famille et ses proches ;
- liens de la personne âgée avec sa communauté ;
- liens entre toutes les générations ;
- possibilités de développement et de participation ;
- réseaux de soutien « formel » et « informel ».

Éviter l'apparition des problèmes psychosociaux de santé mentale et physique

Gérer adéquatement les conditions chroniques

Vieillir en santé

Détecter les problèmes de santé physique et agir précocement

Détecter les problèmes psychosociaux et de santé mentale, et agir précocement

Améliorer l'environnement général et les conditions de vie de la personne âgée en agissant sur :
- normes sociales sur le vieillissement ;
- programmes et politiques publiques en santé et services sociaux, environnement, transport, économie, éducation, loisirs, immigration, sécurité publique, justice, etc. (aux niveaux national, provincial, régional, municipal et local).

Organiser adéquatement les services de santé et les services sociaux (prévention, traitement, réadaptation, accompagnement et soins de fin de vie) en agissant sur :
- connaissances, valeurs, croyances et attitudes des gestionnaires et intervenants au regard des personnes âgées et du vieillissement ;
- structures des rôles et responsabilités ;
- mécanismes : information, participation, prise de décision ;
- relations personnes âgées / famille / intervenants ;
- pratiques professionnelles et interprofessionnelles, incluant les pratiques cliniques préventives ;
- liens sectoriels, intersectoriels et avec réseau communautaire ;
- intégration, continuité, accessibilité et globalité des services (1re ligne et spécialisés) ;
- développement des ressources.

Dignité

Indépendance

Source : Cardinal et collab., 2008.

FIGURE 24.2 L'autoévaluation de la santé par les Canadiens de plus de 45 ans

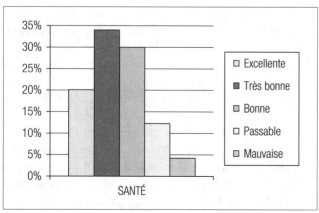

Légende :
- □ Excellente
- ■ Très bonne
- ▨ Bonne
- □ Passable
- ▨ Mauvaise

SANTÉ

Source : Données tirées de l'étude ESCC sur le vieillissement de Statistique Canada, 2010a.

Les principaux problèmes de santé

Le cancer, les maladies cardiaques, les accidents vasculaires cérébraux (AVC) et les maladies de l'appareil respiratoire représentent les quatre principales causes de mortalité au Canada (Statistique Canada, 2009). Ces problèmes de santé regroupent 63 % de tous les décès au Canada en 2009. Il faut souligner qu'au cours des dernières décennies, le taux de mortalité dû aux maladies du cœur a considérablement baissé chez les personnes âgées, alors que les décès dus au cancer et aux maladies respiratoires ont augmenté, le cancer étant la première cause de mortalité, suivi de près par les maladies du cœur et les maladies vasculaires cérébrales. Les maladies chroniques des voies respiratoires et la maladie d'Alzheimer viennent ensuite (Statistique Canada, 2009) [*voir le tableau 24.1*].

TABLEAU 24.1 Les 10 principales causes de décès chez les personnes âgées de 65 ans et plus

Rang	Cause du décès	Nombre de décès[a]
1	Tumeurs malignes et autres tumeurs	52 749
2	Maladies du cœur	41 634
3	Maladies vasculaires cérébrales	12 835
4	Maladies chroniques des voies respiratoires inférieures	9 925
5	Maladie d'Alzheimer	6 186
6	Diabète sucré	5 669
7	Blessures involontaires	5 387
8	Grippe et pneumopathie	4 988
9	Néphrite	3 315
10	Septicémie	1 878
	Ensemble des causes	185 378

a. Chiffres calculés à partir des données fournies par Statistique Canada pour l'année 2009.

Source : Statistique Canada, 2013a.

Selon les données de Statistique Canada (2009), les maladies du cœur et les maladies vasculaires cérébrales représentent à elles seules 29,4 % de la mortalité dans la population âgée. De bonnes habitudes de vie, la diminution du tabagisme, de meilleures conditions de vie, une meilleure alimentation et l'amélioration des traitements médicaux expliquent en grande partie la baisse des maladies cardiaques.

La mortalité par cancer atteint 28,5 % des aînés. Ceux-ci représentent la tranche d'âge la plus touchée par le nombre de cancers. En effet, 87 % des nouveaux cas de cancer et 92 % de toutes les mortalités associées au cancer se retrouvent chez les aînés. Les hommes sont plus touchés que les femmes par le cancer : les hommes âgés constituent près des deux tiers des nouveaux cas et des décès par cancer. Le cancer du poumon demeure le cancer qui fait le plus de victimes, chez les deux sexes, suivi par les cancers de l'appareil digestif (Institut de la statistique du Québec, 2013). Bien que le cancer de la prostate chez les hommes et le cancer du sein chez les femmes soient les cancers les plus fréquents, ils se traitent plus facilement et ne sont pas parmi les principales causes de décès.

Au quatrième rang des problèmes de santé causant des décès viennent les maladies chroniques des voies respiratoires inférieures, qui touchent beaucoup les aînés. Selon les estimations de l'Agence de la santé publique du Canada, près de 3,5 millions de Canadiens doivent faire face à de graves maladies respiratoires (ASPC, 2011). La maladie pulmonaire obstructive chronique (MPOC) et l'asthme sont les deux maladies respiratoires les plus répandues. L'Institut canadien d'information sur la santé (ICIS) rapporte que la MPOC est la première cause d'hospitalisation au Canada (2,7 % des hospitalisations) et qu'elle est associée à un taux de réhospitalisation beaucoup plus élevé que les autres maladies chroniques. Le rapport de l'ICIS nous apprend que 18 % des patients admis à l'hôpital pour cause de MPOC ont été hospitalisés une autre fois, et 14 %, deux autres fois au cours de la même année (ICIS, 2008). Les MPOC arrivent au quatrième rang des causes de décès chez les aînés.

Les traumatismes

Les hospitalisations et les décès dus aux blessures augmentent de façon inquiétante avec l'âge. En effet, les chutes sont la principale cause d'hospitalisation pour blessures chez les Canadiens âgés, et 20 à 30 % des aînés en sont victimes (ASPC, 2014). En raison de la fragilité physique qui augmente avec l'âge, les chutes provoquent de plus graves fractures chez les personnes âgées, elles occasionnent une récupération plus longue, des hospitalisations plus fréquentes, voire des décès plus nombreux. D'ailleurs, les chutes et les traumatismes ont des conséquences sérieuses sur la qualité de vie des aînés. À long terme, plusieurs d'entre eux subissent une perte d'autonomie et doivent recourir à des soins prolongés ou de l'aide à domicile. L'ostéoporose est en lien direct avec l'augmentation des blessures accidentelles et de leur gravité chez les aînés. Elle entraîne une dégénérescence de la structure osseuse et peut ainsi provoquer des fractures à la suite d'impacts légers, particulièrement au poignet, à la colonne vertébrale et à la hanche.

Statistique Canada estime à 19,2 % le nombre de femmes et à 3,4 % le nombre d'hommes âgés de plus de 50 ans souffrant d'ostéoporose (Santé Canada, 2009b). Les fractures de la hanche et de la colonne vertébrale sont associées à un risque accru de décès dans l'année suivant la fracture (Ioannidis et collab., 2009). Une étude récente rapporte que chez les aînés de plus de 60 ans, les fractures liées à l'ostéoporose sont associées à une augmentation du risque de décès dans les 5 à 10 ans après une fracture (Bliuc et collab., 2009). Santé Canada (1997) estime que 75 % des personnes qui survivent à de telles fractures ne recouvrent pas leur statut fonctionnel. L'ampleur du problème des chutes explique les nombreux programmes de prévention qui s'adressent aux aînés (*voir la sous-section 24.2.2 – La prévention des chutes chez les aînés, page 313*).

Les problèmes de santé chroniques

Avec le vieillissement, les gens tendent à éprouver plus fréquemment des problèmes de santé chroniques. Même si la majorité des Canadiens âgés sont en bonne santé, plus du quart de ces personnes doivent restreindre leurs activités en raison de malaises ou de douleurs chroniques (Statistique Canada, 2006b). Les principales maladies chroniques dans la population générale sont les allergies alimentaires et non alimentaires, l'arthrite et le rhumatisme, l'asthme, le cancer, le diabète, l'hypertension, les maladies cardiaques, les MPOC et les problèmes de la thyroïde. Chez les personnes âgées, les problèmes les plus fréquents sont l'arthrite ou le rhumatisme (plus de 44 %), l'hypertension artérielle (plus de 40 %), les cataractes (28 %) et les allergies (22 %). Plus du quart des aînés doivent restreindre leurs activités en raison de malaises ou de douleurs chroniques, et les restrictions s'accentuent à mesure qu'ils avancent en âge. L'incapacité associée à la mobilité touche environ 44 % des personnes de 75 ans et plus. Également, on observe une augmentation de la prévalence des troubles de la mémoire et de la parole chez les aînés. En effet, 5 % des Canadiens de 75 ans et plus déclarent ces limitations (Statistique Canada, 2006a).

Quoique la majorité des Canadiens âgés se disent en bonne santé, plus du quart des aînés de 65 ans et plus doivent restreindre leurs activités en raison de malaises, de déficits ou de douleurs chroniques, et le vieillissement accentue ces restrictions. Statistique Canada (2010b) rapporte que plus de 50 % des personnes âgées de 65 ans et plus déclarent être limitées dans leurs activités.

La santé mentale

Pour ce qui est des problèmes de santé mentale, leur incidence ne semble pas plus élevée chez les personnes âgées que chez les personnes des autres groupes d'âge. Préville et ses collaborateurs (2008, 2009) estiment à 12,7 % la prévalence de troubles mentaux chez les personnes âgées (dépression majeure, troubles anxieux, etc.), en excluant les troubles cognitifs liés au vieillissement. Selon des données québécoises et canadiennes, on estime à 19 % le nombre de personnes âgées qui vivent une détresse élevée, à 10 %, celles qui éprouvent un stress quotidien ; 1,5 % des aînés rapportent avoir vécu un épisode dépressif majeur dans l'année précédente et 1,3 % des personnes âgées disent avoir songé au suicide (Association québécoise de prévention du suicide, 2014). Les facteurs qui semblent les plus associés à ces problèmes sont le veuvage, le fait de vivre seul, l'isolement social, la maladie physique, l'alcoolisme et le sentiment d'être rejeté.

La démence est un problème préoccupant chez la population âgée, particulièrement chez les personnes de plus de 75 ans. La Société Alzheimer du Canada (2010) estime à 500 000 le nombre de Canadiens atteints d'une forme quelconque de démence, ce qui représente 1,5 % de la population. On estime qu'en raison du vieillissement de la population, près de 1,1 million de Canadiens seront atteints de démence d'ici 2038, c'est-à-dire près de 3 %

de la population (Société Alzheimer du Canada, 2010). La maladie d'Alzheimer représente la cinquième cause de mortalité au Canada (Statistique Canada, 2013c). Tout comme en Europe, cette maladie constitue la cause de démence la plus commune au Canada, comptant pour plus de la moitié de tous les cas de démence chez les personnes âgées de plus de 65 ans. La Société Alzheimer du Canada rapporte que le nombre de Canadiens qui vivent avec des troubles cognitifs, y compris la maladie d'Alzheimer et les maladies apparentées, s'établit actuellement à 747 000 (Société Alzheimer du Canada, 2013). À ce jour, il ne semble pas exister d'autres études sur le nombre précis de personnes âgées souffrant de troubles dégénératifs. La souffrance occasionnée par les démences a des répercussions importantes chez les personnes touchées ainsi que sur la santé et le bien-être des aidants naturels, de même que sur les coûts des soins de santé.

24.1.5 Les facteurs déterminants en matière de santé

Plusieurs facteurs sont associés à la santé d'une population. Soulignons, entre autres, l'environnement social et économique, l'environnement physique ainsi que les caractéristiques et les comportements personnels. Ces facteurs ou déterminants de la santé ne sont pas isolés les uns des autres : ils fonctionnent en interaction dans un système complexe. Les situations dans lesquelles vivent les gens ont un effet sur leur santé et leur bien-être, et cela n'est pas différent pour les aînés. Nous discutons ici des principaux facteurs qui influent sur la santé et le bien-être des aînés. Dans la section suivante, nous traiterons des interventions relatives à la promotion de la santé que les infirmières peuvent mener auprès de la population âgée.

Le revenu des aînés

La preuve n'est plus à faire concernant la relation qui existe entre la classe sociale et l'état de santé. Le revenu des aînés a progressé depuis le début des années 1980. En 2008, le revenu annuel moyen atteignait 38 100 $ pour les hommes âgés et de 24 800 $ pour les femmes âgées, soit une différence de plus de 10 000 $ entre les deux sexes (Statistique Canada, 2013b). Au Canada, moins d'un aîné sur cinq vit dans une situation de faible revenu[2] et les femmes sont deux fois plus touchées que les hommes. La pauvreté amène souvent les aînés à vivre dans des logements modestes peu adaptés à leur situation. De plus, la pauvreté est souvent liée à des conditions de vie et à des habitudes qui ne favorisent pas la santé.

2. L'expression « faible revenu » s'applique aux familles et aux personnes seules dont le revenu total est inférieur au seuil de faible revenu de Statistique Canada. Les familles et les personnes seules dont le revenu est inférieur au seuil de faible revenu consacrent habituellement plus de 60 % de leur revenu à la nourriture, au logement et à l'habillement (Statistique Canada, 2013e).

Les habitudes de vie

Plusieurs habitudes et conditions de vie exercent une influence prépondérante sur la santé et le bien-être de la population âgée. Parmi ces déterminants de la santé, nous traiterons ici des facteurs suivants : l'usage du tabac, la consommation d'alcool et de médicaments, la pratique d'exercices physiques, l'alimentation, le sommeil et le sentiment d'isolement. Les dernières statistiques concernant les habitudes de vie des aînés démontrent que ceux-ci modifient leurs habitudes de vie en vieillissant.

Le tabagisme et la consommation d'alcool et de médicaments La prévalence du tabagisme est moins élevée chez les aînés que chez le reste de la population. Selon Santé Canada (2009a), les Canadiens de 65 ans et plus fument dans une proportion de 9 %, et 47 % des aînés sont d'anciens fumeurs. Les aînés sont moins nombreux à fumer que les plus jeunes et sont également moins nombreux à consommer de l'alcool régulièrement. Cependant, le pourcentage d'aînés qui ont des problèmes liés à l'alcool (de 6 à 10 %) est le même que chez les autres groupes d'âge adulte.

De plus, les aînés sont plus susceptibles de consommer des médicaments de toute sorte en raison de l'augmentation des problèmes de santé qui surviennent avec le vieillissement. Ils sont de grands consommateurs de médicaments sur ordonnance, de médicaments en vente libre et d'autres produits dits « naturels ». On rapporte que 76 % des personnes vivant à domicile consomment des médicaments et 13 % consomment en moyenne cinq médicaments différents ou plus, simultanément (Ramage-Morin, 2009). Les analgésiques sont les médicaments les plus couramment utilisés par les aînés, suivis des antihypertenseurs et des médicaments pour problèmes cardiaques (Régie de l'assurance-maladie du Québec [RAMQ], 2001). Malheureusement, cette tendance des aînés à prendre plus de médicaments ne va pas sans entraîner une certaine augmentation de la surconsommation et d'une mauvaise utilisation. Dans son rapport, l'Agence de la santé publique du Canada (ASPC, 2010) mentionne qu'environ 50 % des médicaments prescrits aux aînés ne sont pas pris de façon appropriée. De plus, plusieurs médicaments utilisés pour traiter l'anxiété, l'insomnie et l'inflammation sont prescrits de façon excessive aux aînés. On estime que 20 % des hospitalisations chez les personnes âgées surviennent en raison d'une consommation inadéquate de médicaments (ASPC, 2010).

La pratique d'exercices physiques Nous connaissons de plus en plus les bienfaits de l'activité physique sur la santé. L'activité physique permet de contrôler le poids, de réduire les risques de diabète, de cancer et d'ostéoporose, et de diminuer le stress. D'une manière générale, on observe une baisse de l'activité physique avec l'âge. En effet, près de la moitié des personnes de 65 à 74 ans sont actives ou modérément actives, alors que le tiers seulement des personnes

de 75 à 84 ans le sont et que la proportion diminue chez les plus de 85 ans (Camirand et Fournier, 2012). Plus les aînés sont actifs physiquement, meilleure est leur santé. Camirand et Fournier (2012) rapportent que les personnes de 65 ans et plus qui sont les plus actives physiquement sont celles qui rapportent être en bonne santé dans une proportion plus grande (83 %), comparativement aux personnes inactives, qui disent être en bonne santé dans une proportion plus minime (55 %). Cette relation entre l'activité physique et la santé s'observe autant chez les hommes que les femmes, et autant chez les aînés que les plus jeunes.

L'alimentation Une saine alimentation contribue également à améliorer la santé des aînés et les aide à contrôler leur poids. Au Canada, on remarque une augmentation de l'embonpoint chez les aînés et dans les autres tranches d'âge. Tout comme les adultes plus jeunes, les aînés ont besoin d'une alimentation équilibrée qui leur fournit les nutriments essentiels à leur santé. Plusieurs facteurs associés au vieillissement sont susceptibles d'agir sur l'alimentation des aînés : vieillissement biologique du goût et de l'odorat, vieillissement du système gastro-intestinal (réduction de la capacité de mastiquer et d'avaler, ralentissement de la digestion, etc.) et diminution des besoins caloriques. Une étude rapporte que la diminution calorique est d'environ 1100 kcal chez les hommes âgés de 80 ans par rapport aux hommes dans la vingtaine alors que, chez les femmes âgées, cette diminution est d'environ 700 kcal (Wakimoto et Block, 2001). La diminution des besoins caloriques associée à l'âge est attribuable à la diminution de l'activité physique ainsi qu'à la réduction de la masse musculaire et du métabolisme de base (Wakimoto et Block, 2001). La sous-alimentation et la malnutrition sont aussi présentes chez certains aînés. Plusieurs raisons peuvent amener les aînés à mal se nourrir : l'effort à déployer pour la préparation des repas, la perte d'autonomie, les changements physiologiques, la perte d'intérêt à bien se nourrir, le sentiment d'isolement, l'anxiété et la dépression (ASPC, 2010).

Le sommeil Le sommeil est aussi une préoccupation et un besoin important chez les aînés. Les changements qui apparaissent avec le vieillissement modifient le sommeil et entraînent l'insomnie chez plusieurs. Avec l'âge, les aînés prennent plus de temps à s'endormir, ils dorment d'un sommeil plus léger et s'éveillent plus souvent durant la nuit (Ouellet, 2013). Ces changements sont normaux et se produisent chez la plupart des adultes âgés. En plus de ces changements, les problèmes de santé qui se font plus nombreux avec le vieillissement risquent de nuire au sommeil. Parmi ceux-ci, on trouve les problèmes respiratoires, les problèmes cardiaques, le diabète et la dépression. Ces problèmes s'accompagnent souvent de symptômes (douleur, toux, difficultés respiratoires) qui peuvent, eux aussi, perturber le sommeil. En soulageant le problème de santé et les symptômes qui l'accompagnent, on améliore le sommeil

(Morin, 2009). De plus, certaines habitudes de vie et la consommation de somnifères ne sont pas toujours favorables au sommeil et peuvent avoir une influence négative sur la qualité de vie des aînés.

Le sentiment d'isolement Finalement, le dernier facteur lié à la santé et au bien-être des aînés traité ici est le sentiment d'isolement. Adam (1996a) mentionne que le sentiment d'isolement n'est pas propre aux aînés. Cependant, en raison de divers problèmes de santé physique et mentale, les aînés frêles ou malades sont plus susceptibles d'en souffrir. Selon les études, le sentiment d'isolement est associé à plusieurs facteurs tels que l'alcoolisme, les problèmes de santé chroniques, l'anxiété, la dépression, la perte d'autonomie, la perte d'un conjoint et le fait de vivre seul (De Filippi et collab., 1998; Ellaway, Wood, et Macintyre, 1999; Hagerty et Williams, 1999; Rokach et Brock, 1997; Tijhuis et collab., 1999). L'infirmière doit être en mesure de reconnaître et de repérer les aînés à risque.

24.2 La promotion de la santé auprès des aînés

La *Charte d'Ottawa pour la promotion de la santé* (OMS, 1986) mentionne que la promotion de la santé est un processus qui permet aux individus et aux communautés d'assurer un meilleur contrôle sur leur propre santé et de l'améliorer. L'approche préconisée par la Direction générale de la santé de la population et de la santé publique (Santé Canada, 2001) vise à améliorer l'état de santé de la population en général et à réduire les inégalités en matière de santé entre les différents groupes démographiques (*voir le chapitre 13*). La promotion de la santé doit viser les mêmes objectifs de bien-être et d'autonomie, qu'elle s'adresse aux personnes âgées ou au reste de la population.

Les approches utilisées doivent favoriser les capacités d'adaptation et l'autonomie des aînés; elles doivent aussi encourager l'exploitation de stratégies qui incitent les aînés à participer et à s'entraider. La promotion de la santé auprès des aînés présente des défis particuliers puisqu'une bonne proportion des aînés souffrent de problèmes de santé chroniques. Cependant, il faut compter sur la détermination morale des aînés et leur motivation à jouer un rôle actif dans la promotion de leur santé. Bon nombre d'aînés participent aux activités de promotion de la santé qui sont offertes dans leur communauté, et plusieurs modifient leurs comportements pour favoriser l'adoption de saines habitudes de vie. Les études démontrent qu'à long terme, ces efforts sont récompensés par une longévité accrue, une meilleure qualité de vie et moins de limitations dans les activités quotidiennes (Kahana et collab., 2002). Même à un âge avancé, les aînés bénéficient de l'adoption de bonnes habitudes de vie.

Dans le but de favoriser une meilleure santé chez les aînés, il est primordial que les infirmières en santé publique utilisent des stratégies d'éducation et de promotion de la santé auprès de cette clientèle. Des stratégies diverses peuvent être mises en place pour améliorer la santé. Dans cette perspective, la première partie de cette section donne un aperçu des différentes stratégies que les infirmières peuvent exploiter. La deuxième partie présente deux exemples de ce qui se fait en prévention des chutes, d'une part, et en promotion d'une saine gestion de la consommation de médicaments, d'autre part.

24.2.1 Les stratégies de promotion de la santé

L'acquisition de bons comportements sur le plan de la santé se fait tout le long de la vie et, même à un âge avancé, il n'est pas trop tard pour acquérir de saines habitudes de vie. Ainsi, les stratégies qui touchent les personnes dans la force de l'âge peuvent aussi être utiles pour les aînés. Plusieurs programmes visant la réduction du nombre de fumeurs au Canada et ailleurs ont produit des résultats encourageants et peuvent être adaptés aux aînés. Même à un âge avancé, il n'est pas trop tard pour cesser de fumer et ainsi améliorer sa qualité de vie. Pour ce qui est de la consommation d'alcool, il semble que le problème soit moins grave chez les aînés. Les programmes de sevrage ou de réduction de la consommation d'alcool peuvent être utilisés au sein de cette population et adaptés à ses besoins. Pour ce qui est de la consommation de médicaments, c'est un problème qui touche particulièrement les aînés, et ce problème s'accroît continuellement.

Pour qu'ils demeurent en santé, Santé Canada (2012) a publié une page Web à l'intention des aînés, qui traite de tout ce qui est relatif à l'activité physique. L'information qui s'y trouve peut être utilisée dans toutes les activités de promotion de la santé. Santé Canada recommande aux aînés de faire de l'activité physique régulièrement, de préférence chaque jour, pendant une durée allant de 30 à 60 minutes. Également, dans ses directives en matière d'activité physique et de comportement sédentaire, la Société canadienne de physiologie de l'exercice (SCPE, 2014) indique que « pour favoriser la santé et améliorer les capacités fonctionnelles, les adultes âgés de 65 ans et plus devraient faire chaque semaine au moins 150 minutes d'activité physique aérobie d'intensité modérée à élevée par séance d'au moins 10 minutes » (paragr. 1). Les activités physiques doivent mener au développement de l'endurance, de la souplesse, de la force et de l'équilibre. On suggère toute une gamme de conseils pratiques pour encourager l'activité physique et la pratiquer de façon structurée ou non. Les associations d'aînés offrent habituellement des activités physiques structurées.

La promotion d'une saine alimentation est tout aussi importante pour la population âgée que pour la population plus jeune. *Bien manger avec le Guide alimentaire canadien* (Santé Canada, 2011) peut servir de base à une saine alimentation dans tous les groupes d'âge. Les messages transmis aux aînés doivent insister sur l'apport de légumes et de fruits, de produits céréaliers, de lait et de substituts, de viandes et de substituts, d'aliments riches en calcium et en vitamine D, ainsi que sur la restriction des produits non nutritifs, notamment le sel, l'alcool, le sucre et les gras. Puisque l'apport calorique nécessaire aux aînés est habituellement moindre que celui requis par les autres tranches de la population, il est essentiel que les aliments choisis par les aînés soient nutritifs et suffisent aux besoins de l'organisme. Les campagnes de promotion s'adressant aux aînés doivent viser une alimentation équilibrée et le maintien d'un poids santé.

La prévention de l'insomnie passe par la promotion de saines habitudes de vie. On peut mentionner, parmi les habitudes de vie qui favorisent le sommeil, le contrôle de l'anxiété par diverses techniques de relaxation et de respiration, les bonnes habitudes de sommeil, la pratique d'activités physiques et sociales stimulantes et enrichissantes, et les bonnes habitudes alimentaires (Ouellet, 2004). La consommation de somnifères n'est pas souhaitable puisque ceux-ci sont inefficaces après une période d'environ deux semaines, sans compter la dépendance qu'ils créent (Ouellet, 2013). Même s'il existe des programmes efficaces de sevrage des somnifères, il semble qu'il soit difficile de cesser de consommer des benzodiazépines. Il est donc souhaitable de ne pas en consommer et de privilégier une bonne hygiène du sommeil.

La prévention de l'isolement peut réduire les risques de complications, notamment la dépression. Plusieurs activités de promotion de la santé visent à réduire le sentiment d'isolement chez les aînés, comme les activités sociales et celles qui encouragent le soutien social (McInnis et White, 2001). McInnis et White (2001) suggèrent le soutien téléphonique comme intervention pour prévenir l'isolement social. Les interventions en promotion de la santé visant la réduction du sentiment d'isolement chez les aînés sont peu décrites, voire inexistantes dans les écrits scientifiques. Les infirmières œuvrant dans le domaine de la santé publique ont donc la liberté d'élaborer des stratégies de soutien et des mécanismes d'adaptation pour les aînés souffrant de solitude ou d'isolement.

24.2.2 La prévention des chutes chez les aînés

Les chutes constituent la principale cause de blessures chez les aînés et entraînent des coûts énormes sur les plans économique et social. On estime que les chutes ont coûté aux Canadiens 2,4 milliards de dollars en coûts directs,

soit 3,7 fois plus que chez les jeunes adultes (ASPC, 2014). Les blessures qui surviennent à la suite d'une chute sont en hausse. En effet, entre 2003 et 2010, on rapporte une augmentation de 43 % des chutes chez les aînés (ASPC, 2014). Pourtant, les chutes constituent un problème pouvant être réduit par des actions de prévention adaptées à la population âgée. La promotion d'un environnement et de comportements sécuritaires est primordiale, et c'est pour cette raison que de nombreux programmes de prévention des chutes ont été élaborés par les infirmières travaillant en santé publique.

Les facteurs de risque des chutes se distinguent par leur origine intrinsèque ou extrinsèque. Les facteurs de risque intrinsèques dépendent de l'individu. Ils sont provoqués par une perturbation des mécanismes qui assurent l'équilibre nécessaire au maintien de la posture et qui permettent les déplacements. Ces facteurs peuvent être nombreux et comprennent tous les changements physiologiques entraînés par le vieillissement normal et pathologique. Les principaux facteurs associés aux chutes sont une diminution de la vision, un état de santé précaire, une condition physique déficiente (force musculaire, équilibre), des déficits cognitifs et une utilisation accrue de médicaments, particulièrement de benzodiazépines. Les personnes les plus à risque de faire des chutes sont les femmes, les personnes plus âgées, les personnes ayant des limitations fonctionnelles et celles qui consomment plusieurs médicaments. Les facteurs extrinsèques, quant à eux, ne dépendent pas de l'individu et sont liés à son environnement physique. Les chutes surviennent sur des planchers inégaux, sur des surfaces mouillées, glissantes ou glacées, lorsque la lumière est insuffisante ou quand des objets ont été placés dans des endroits inhabituels. Cependant, une bonne proportion de ces chutes se produit à l'extérieur de la maison. Le problème des chutes répétées est complexe et implique plusieurs facteurs ; il requiert aussi des interventions où les multiples aspects de la problématique doivent être évalués (ASPC, 2014).

Les programmes de prévention des chutes

Les programmes de prévention des chutes sont tributaires d'une bonne compréhension de la problématique relative aux aînés. Encore beaucoup trop de programmes de prévention des chutes destinés aux aînés sont orientés presque exclusivement vers l'information. Pourtant, les études démontrent que les connaissances, bien qu'essentielles, sont insuffisantes pour amener les aînés à procéder à des changements dans leurs habitudes de vie. Les comportements associés aux chutes peuvent être inscrits dans des habitudes bien ancrées et pas nécessairement faciles à modifier. D'ailleurs, les théories portant sur les changements de comportements le montrent bien : il faut plus que des connaissances théoriques pour changer un comportement (*voir le chapitre 17*). En effet, il est primordial que les programmes de prévention des chutes soient basés sur une très bonne compréhension de la problématique et que les stratégies proposées tiennent compte des facteurs qui influencent, facilitent et renforcent le changement de comportement. Les meilleures pratiques de prévention des chutes chez les aînés vivant dans la communauté incluent les programmes d'exercices, les modifications de l'environnement, les programmes d'éducation et la réduction de la consommation de benzodiazépines. Les programmes les plus efficaces combinent plusieurs stratégies et visent plusieurs facteurs de risque (ASPC, 2014).

Le programme provincial d'intervention multifactorielle personnalisée Le programme provincial d'intervention multifactorielle personnalisée (IMP) [Gillespie et collab., 2013] est un programme personnalisé qui vise les aînés vivant à domicile qui ont chuté dans la dernière année et qui sont à risque de chuter de nouveau. Le guide d'implantation de ce programme est disponible sur le site de l'Institut national de santé publique du Québec, et une version révisée est disponible sur le site de l'Agence de la santé et des services sociaux de Lanaudière (Bégin, 2013). En plus de contenir une intervention multifactorielle, ce programme comporte un volet de repérage, de dépistage et d'évaluation. L'intervention est personnalisée et découle de différents facteurs qui ont été évalués : capacités motrices, médicaments, environnement domiciliaire, dénutrition et hypotension orthostatique. Ce programme vise la promotion de la santé dans un continuum de services pour les aînés, que ceux-ci soient offerts à domicile, en hébergement ou à l'hôpital.

Le programme intégré d'équilibre dynamique Le programme intégré d'équilibre dynamique (PIED) est un programme communautaire qui a été élaboré et testé par la Direction de la santé publique de Montréal-Centre il y a plusieurs années (Laforest et collab., 1999). Ce programme vise la réduction de trois facteurs de risque de chute : l'altération de l'équilibre, les dangers dans l'environnement résidentiel et les comportements non sécuritaires. Il comporte trois volets : des exercices physiques en groupe (deux fois par semaine), des exercices à domicile (une fois par semaine) et des capsules de discussion sur la prévention des chutes (10 capsules de 30 minutes). La durée du programme est de 12 semaines et il est offert dans les centres communautaires par des professionnels. Les aînés qui participent au programme pratiquent des exercices en groupe et des exercices à la maison, assistent à des discussions et ont accès à des capsules d'information.

24.2.3 La promotion d'une saine gestion de la consommation de médicaments

La consommation de médicaments augmente de façon vertigineuse depuis les 10 dernières années, surtout chez les aînés, qui sont, de loin, les plus grands consommateurs de médicaments. Les femmes consomment généralement plus de médicaments que les hommes et elles sont aussi plus nombreuses à prendre des médicaments qui agissent sur le système nerveux central (des psychotropes : tranquillisants, antidépresseurs, anxiolytiques, somnifères).

Actuellement, l'administration des médicaments représente l'intervention médicale la plus courante dans le traitement de diverses maladies et le soulagement de symptômes comme la douleur ; cette intervention a aussi pour objectif de réduire le nombre et la durée des hospitalisations. Les conséquences néfastes des médicaments semblent plus remarquables chez les aînés en raison de l'action normale du vieillissement, qui affecte leur métabolisme, de leur recours plus fréquent aux produits pharmaceutiques et de leur tendance à faire une utilisation prolongée ou concomitante de plusieurs médicaments.

Certains risques pour la santé des aînés sont liés aux effets des médicaments eux-mêmes, alors que d'autres sont associés à de mauvaises pratiques de prescription ou de préparation des ordonnances (doses non appropriées, ordonnance fournie sans qu'on sache si la personne prend d'autres médicaments, contrôle inadéquat de l'efficacité du produit et des effets secondaires). Il existe, par ailleurs, des risques liés à un mauvais usage des médicaments (prise de doses insuffisantes ou excessives, utilisation à une fin autre que celle prescrite, interruption ou continuation indue, consommation concomitante d'alcool, automédication). On estime que de 10 à 20 % des hospitalisations chez les aînés seraient liées à un usage inapproprié de médicaments (OMS, 1987) et que la majorité de ces hospitalisations pourraient être évitées. Il apparaît qu'une meilleure diffusion d'information juste et pertinente pourrait réduire l'utilisation inappropriée de médicaments et, du même coup, le nombre d'hospitalisations s'y rattachant.

Les programmes visant la saine gestion de la consommation de médicaments

Tout comme les programmes de prévention des chutes, les programmes relatifs à la promotion d'une saine consommation de médicaments chez les aînés sont tributaires d'une bonne compréhension de la problématique. En plus de fournir une information juste et adéquate aux aînés, ces programmes doivent viser à modifier les comportements de ceux qui consomment des médicaments de façon inappropriée. La plupart des programmes de prévention sont axés principalement sur l'information et le changement de comportement, et peu de programmes s'intéressent au comportement des prescripteurs. Voici deux exemples de programmes élaborés au Canada et qui peuvent servir aux infirmières travaillant dans le milieu de la santé publique.

Les médicaments : Oui... Non... Mais ! « Les médicaments : Oui... Non... Mais ! » est un programme évalué en 2005, qui vise à augmenter la capacité des participants à utiliser adéquatement les médicaments (Viens et collab., 2005). L'intervention met l'accent sur les habitudes de vie propres à maintenir la santé et consiste en une série de 6 rencontres offertes à un groupe de 15 à 20 personnes, coanimées par une infirmière et un pair préalablement formés. Ces rencontres portent respectivement sur l'information générale concernant les médicaments, les somnifères, les analgésiques/anti-inflammatoires, les laxatifs, les anxiolytiques. Chaque rencontre comporte un bref rappel sur le vieillissement en fonction de la catégorie de médicaments dont il est question, de leurs effets dans l'organisme, et des options pour les remplacer ou compléter leur action, sur la préparation de l'entrevue avec le médecin ou le pharmacien et, enfin, sur les ressources disponibles dans le milieu pouvant être mises à profit pour résoudre le problème en cause. Ce programme a été évalué par la Direction de la santé publique de la Montérégie. L'étude démontre plusieurs résultats positifs, dont l'amélioration des connaissances des participants, l'adoption d'attitudes positives quant au rôle à jouer sur leur propre santé et l'amélioration dans l'autogestion de la santé (Viens et collab., 2005, 2007).

Les médicaments, parlons-en Voulant régler le problème de la mauvaise utilisation de médicaments, Santé Canada (2000) a conçu une trousse éducative intitulée «Les médicaments, parlons-en : Comment vous pouvez aider les aînés à utiliser des médicaments de façon sécuritaire». Même si elle a été élaborée il y a plusieurs années, cette trousse éducative est toujours très pertinente. Elle vise à fournir des outils éducatifs aux professionnels de la santé qui travaillent auprès des aînés. Elle porte surtout sur les sujets courants liés aux médicaments et fournit de l'information sur l'usage des médicaments par les aînés. Cette information est rédigée dans un style clair et simple, donc accessible tant aux professionnels de la santé qu'aux usagers ; les professionnels y trouveront des techniques de communication qui facilitent la diffusion de l'information auprès des aînés ayant un faible niveau d'alphabétisation.

La trousse est divisée en trois sections. La première renseigne les professionnels sur les techniques efficaces de la communication verbale et écrite. La deuxième contient les renseignements à donner aux aînés relativement à une consommation sécuritaire. Quant à la troisième, elle aide l'aîné à se préparer pour la visite auprès du médecin, de l'infirmière et du pharmacien, et met à la disposition des intervenants des feuillets pour guider l'aîné dans la gestion de ses médicaments.

Plusieurs autres programmes visent la gestion de la santé par les aînés. Quelques sites Web, présentés dans la section «Pour en savoir plus», font état de plusieurs programmes intéressants.

Conclusion

La promotion de la santé est l'affaire de tous les professionnels de la santé et elle doit viser tous les groupes d'âge, et plus particulièrement les groupes à risque. À ce titre, les aînés devraient faire l'objet d'un intérêt particulier de la part de l'infirmière en santé publique, car celle-ci occupe une place privilégiée pour promouvoir leur santé et leur bien-être. Afin d'améliorer la santé et le bien-être des aînés et de réduire les inégalités en matière de santé entre les différents groupes sociaux, l'infirmière se doit d'agir sur les éléments et les conditions ayant une incidence sur la santé des aînés, ainsi que sur les facteurs qui influencent, facilitent et renforcent leurs comportements par rapport à la santé.

Il est important de retenir que la promotion de la santé auprès des aînés vise des objectifs de bien-être et d'autonomie. À titre d'agent de changement, l'infirmière doit favoriser des approches qui encouragent la participation, l'autogestion et l'entraide entre les aînés. Les aînés qui se sentent touchés par les problématiques de la santé seront plus enclins à adopter de bons comportements et à influencer leurs pairs. La promotion de la santé et la prévention de la maladie sont donc des actions qui nécessitent beaucoup de concertation entre les différents acteurs impliqués, soit les aînés, étant les principaux intéressés, les professionnels de la santé ainsi que les différentes instances politiques.

À retenir

- Le vieillissement s'explique par trois grandes théories : les théories génétiques, qui associent le vieillissement à notre programmation génétique ; les théories non génétiques, comme les théories immunologiques qui attribuent le vieillissement à la détérioration du système immunologique, qui se défend moins efficacement contre les agents agresseurs et des radicaux libres qui occasionnent des détériorations physiologiques de plus en plus importantes ; et, finalement, les théories mixtes

telles que la théorie évolutionniste, qui associent le vieillissement à plusieurs facteurs.

- Le cancer, les maladies cardiaques, les accidents vasculaires cérébraux (AVC) et les maladies de l'appareil respiratoire représentent les quatre principales causes de mortalité chez les aînés au Canada. Les chutes sont la principale cause d'hospitalisation. Également, les problèmes de santé chronique touchent beaucoup les aînés et plus du quart doivent restreindre leurs activités en raison de malaises, de déficits ou de douleurs chroniques.

- Même à un âge avancé, les aînés bénéficient de l'adoption de bonnes habitudes de vie. Diverses stratégies peuvent être mises en place pour améliorer leur santé : éducation, soutien, autogestion, prévention et promotion en sont quelques-unes. La promotion de la santé à un âge avancé est toujours aussi pertinente pour préserver l'autonomie de la personne et lui assurer un minimum de bien-être.

- Les programmes en promotion de la santé pour les aînés sont nombreux. À titre d'exemple, on trouve les programmes de prévention des chutes et les programmes de promotion d'une saine gestion de la consommation de médicaments.

Activités d'apprentissage

1. Votre coordonnatrice vous demande de mettre en place des activités de prévention des chutes dans une résidence pour personnes âgées autonomes. Ces activités doivent toucher l'ensemble des personnes âgées de cette résidence qui pourraient être à risque de chute. Quels seront les objectifs à atteindre et quelles activités mettrez-vous en place ?

2. Beaucoup d'études rapportent les bienfaits des saines habitudes de vie, incluant l'activité physique, pour préserver l'autonomie des personnes âgées. Votre CLSC désire répondre à une demande du club des aînés de votre secteur pour promouvoir les saines habitudes de vie auprès de ses membres. Quel sera votre plan d'action pour mettre en place des stratégies gagnantes ?

3. Vous travaillez à domicile auprès des aînés dans un quartier pauvre où la plupart des personnes ont des revenus faibles. Le CLSC vous demande de planifier des interventions pour encourager la bonne utilisation des médicaments. Quels seront vos objectifs et stratégies de promotion de la santé auprès de cette clientèle ?

Pour en savoir plus

Agence de la santé et des services sociaux de la Montérégie. (2005). *En santé après 50 ans (Les médicaments : Oui… Non… Mais!)*. Repéré à http://extranet.santemonteregie.qc.ca

Agence de la santé publique du Canada. Vieillissement et aînés : www.phac-aspc.gc.ca

Centre de recherche et d'expertise en gérontologie sociale. Les programmes Prévention et promotion : santé et vieillissement : www.creges.ca

Comité RUIS de l'UdeM sur le vieillissement. (2012, décembre). *Répertoire des activités de prévention/promotion destinées aux personnes âgées sur le territoire du RUIS de l'Université de Montréal*, 2ᵉ éd. Repéré à http://catalogue.iugm.qc.ca

Info-tabac.ca : pour un Québec sans fumée : http://info-tabac.ca

Programme Mon arthrite je m'en charge : http://monarthrite.ca

Stratégies favorisant le sommeil

Ouellet, N., Beaulieu, M. et Banville, J. (2000). *Bien dormir sans somnifères : guide pour les personnes âgées*. Rimouski, Québec : Université du Québec à Rimouski.

Prévention des chutes

Sergerie, D. (dir.). (2009). *La prévention des chutes dans un continuum de services pour les aînés vivant à domicile guide d'implantation – IMP*, 2ᵉ éd. Repéré sur le site de l'INSPQ : www.inspq.qc.ca

CHAPITRE 25

Les groupes vulnérables : comprendre la vulnérabilité et agir

Dave Holmes et Amélie Perron

Introduction

Les soins aux personnes vulnérables font partie de l'exercice professionnel de tout le personnel infirmier, et ce, sans égard aux ambitions personnelles ou professionnelles de leurs membres. Ainsi le personnel infirmier entretient une relation privilégiée avec les personnes dont la condition de santé (physique, mentale, sexuelle ou sociale) est précaire. Le personnel infirmier, investi d'un mandat social clair (Johnson, 1959) de prévention de la maladie et de restauration de la santé, s'engage par le fait même à lutter contre les inégalités sociales qui influent directement sur la santé de la personne et des populations. Il est donc permis d'affirmer que le personnel infirmier manifeste (ou du moins devrait manifester) au quotidien son engagement au regard de la justice sociale, concept clé en santé communautaire. Par ailleurs, les notions de « vulnérabilité » et de « populations vulnérables » sont très à la mode, tout spécialement dans un contexte de recherche en sciences de la santé, notamment en sciences infirmières. Par contre, comme n'importe quel autre engouement, cet intérêt est susceptible de s'étioler étant donné le caractère peu prestigieux que l'on associe à ce domaine d'études. Cependant, il faut se rappeler que les personnes vulnérables, elles, seront toujours soignées par le personnel infirmier.

Les figures de la vulnérabilité sont polymorphes et évoquent des images mentales parfois fortes. Ces images peuvent être associées à des personnes ou à des groupes de personnes (agrégats et communautés) dont les conditions d'existence domestiques ou institutionnelles sont telles que divers aspects de la santé s'en trouvent affectés ou menacés. Quelques-unes de ces images renvoient aux personnes vivant dans des situations d'extrême pauvreté ou d'incarcération, ou aux personnes sans domicile fixe, aux victimes de violence, à celles atteintes de troubles mentaux, aux personnes âgées, immigrantes, autochtones, ou encore aux personnes stigmatisées en raison d'un état de santé particulier (handicap, VIH/sida, obésité, etc.). Mais toutes ces personnes partagent aussi diverses formes d'exclusion sociale qui prennent notamment racine dans nos institutions de santé. Plusieurs années de travail clinique auprès de personnes souffrant de troubles mentaux ou de toxicomanies et de personnes en contexte d'itinérance, de prostitution et de détention nous ont appris que le soin offert à ces personnes marginalisées ne peut passer outre la compréhension de la séquence stigmatisation-exclusion-vulnérabilité.

La complexité de cet agencement requiert une réflexion théorique approfondie qui dépasse l'objectif de ce chapitre. Nous nous limiterons donc à présenter certains concepts permettant de faire le lien avec les dimensions cliniques et politiques des soins infirmiers communautaires à la personne et aux populations vulnérables. La perspective critique sur certains concepts apparentés à la vulnérabilité tels que le risque, l'intervention experte et les technologies politiques du gouvernement s'appliquant à la personne et aux populations sera négligée au profit d'une présentation adaptée au lectorat. Ceci étant dit, certains écrits d'auteurs, respectés pour le contenu critique de leurs travaux, seront soulignés au passage afin de permettre aux lecteurs qui le souhaitent de consulter ces ouvrages déterminants qui ont influencé notre définition du soin infirmier à la personne et aux populations vulnérables. Ce chapitre est donc une entreprise professionnelle (pédagogique), mais aussi personnelle.

25.1 Une définition conceptuelle de la vulnérabilité

Dans le domaine de la santé communautaire, nous estimons nécessaire de considérer deux perspectives au regard du concept de vulnérabilité : la vulnérabilité dite « individuelle » et la vulnérabilité dite « collective ». Sachant que la conceptualisation de la première souffre encore aujourd'hui du peu d'attention qui lui est accordée au profit de la seconde, nous insistons sur le fait que la personne vulnérable en tant qu'entité existe en dehors d'une

conceptualisation plus large de la vulnérabilité populationnelle. Ainsi, tout comme de De Chesnay (2005), nous sommes d'avis que le personnel infirmier est en contact direct non seulement avec des populations vulnérables, mais aussi avec des personnes vulnérables.

Le concept de « vulnérabilité » s'apparente à celui de « susceptibilité », mais aurait, selon De Chesnay (2005), une connotation particulière dans le domaine de la santé, où il entretient des liens étroits avec le concept de « risque », de telle sorte que la vulnérabilité équivaut souvent à être « à risque de manifester des problèmes de santé », que ceux-ci soient physiques, mentaux ou sociaux (Aday, 2001). Il importe ici de souligner que les concepts de risque et de vulnérabilité ne sont pas synonymes. Une distinction s'impose donc.

25.1.1 Le concept de risque

Le concept de **risque** (ou l'expression « être à risque ») s'est d'abord développé dans les champs de l'actuariat et de l'épidémiologie, et peut être défini comme la possibilité ou la probabilité de subir un dommage ou une perte (Beck, 1986 ; Lupton, 1999). À partir de cette brève définition, il est permis de croire qu'il existe des facteurs de risque, c'est-à-dire des variables (ou déterminants) ou des caractéristiques de nature biologique, génétique, environnementale ou psychosociale (Santé Canada, 1997) qui, lorsqu'elles sont associées à une personne, augmentent les probabilités que cette dernière développe un problème de santé comparativement à une personne ne présentant pas ces caractéristiques. Ainsi, les facteurs de risques précèdent la manifestation d'un problème (Castel, 1981), peuvent être de durée variable, donc transitoires, et s'alimentent enfin à la personne même, à sa famille, à sa collectivité ou à son environnement immédiat. On pressent donc que les facteurs de risque jouent un rôle déterminant dans l'apparition d'un problème de santé lorsqu'ils ne sont tout simplement pas un indice de ce problème (Santé Canada, 1997).

Des domaines de recherche comme la santé publique, entres autres, cherchent à déterminer les facteurs de risque internes (génétiques, biologiques, comportementaux, etc.) et externes (environnementaux, sociopolitiques, démographiques, etc.) en vue d'en atténuer les effets négatifs sur la santé (Lupton, 1999). L'identification de ces facteurs de risque permet de formuler des recommandations dans le domaine sanitaire et de forger ainsi les paramètres des programmes de

---

Risque Éventualité d'un événement relativement prévisible dont les retombées potentielles sont jugées comme étant compromettantes, préjudiciables ou dangereuses. En santé, le concept de risque renvoie à la probabilité que survienne un événement dommageable pour la santé, la maladie ou la mort.

prévention et d'intervention dans lesquels le personnel infirmier prend une part active (Holmes et Gastaldo, 2002 ; O'Byrne, Holmes et Roy, 2014). Ajoutons que la notion de risque comporte à la fois un élément objectif (probabilité) et un élément subjectif (danger perçu).

Retenons ici que le risque n'est pas une certitude, mais bien une probabilité. Ce ne sont donc pas tous ceux qui sont exposés à une situation ou à un facteur de risque qui connaîtront une répercussion négative. Certains résultats négatifs de nature physiologique ou biochimique démontrent toutefois l'existence de relations de cause à effet (De Chesnay, 2005). Par contre, dans la plupart des cas, surtout ceux touchant la santé mentale et les problématiques d'ordre psychosocial, il serait inexact de présumer qu'il existe une relation directe de cause à effet entre un facteur de risque donné et un résultat négatif particulier. Le risque est donc un concept relatif, qui définit un « continuum de risques » : les facteurs de risque peuvent donc représenter des indices de situations peu nocives ou encore des indications de situations menaçant la vie. Il existe un continuum social de risques, allant de ceux que la société considère comme inévitables ou qu'elle est disposée à accepter (par exemple, prendre l'avion), à ceux qui sont considérés comme inacceptables ou déraisonnables (par exemple, avoir des relations sexuelles non protégées). Alors que le continuum de risque personnel repose sur un choix, le continuum social est plutôt fondé sur les notions sociales d'issues acceptables et inacceptables. Par conséquent, nous insistons sur le fait que le risque n'est pas un concept neutre ; il consiste à déterminer ce qui constitue des conséquences acceptables ou inacceptables. Ajoutons que les facteurs de risque multiples et persistants ont une valeur de prédiction plus forte que n'importe quel facteur de risque transitoire ou pris individuellement. C'est donc dire que les risques interagissent et s'additionnent. Dans bien des cas, non seulement les facteurs de risque sont cumulatifs, mais – et cela a été démontré – ils peuvent se multiplier dans leurs effets.

25.1.2 Le concept de vulnérabilité

En comparaison, les écrits scientifiques nous aident bien peu à définir clairement le concept de **vulnérabilité**. L'étiologie de ce concept provient du latin *vulnerare,* qui veut dire « blesser ». En 1997, Santé Canada proposait la définition suivante pour désigner la vulnérabilité : « Qui peut être blessé ou endommagé, exposé à des dommages, à une crise, etc. » (p. 3), et considérait qu'une personne ou un groupe de personnes sont vulnérables « s'ils sont prédisposés à la maladie, à un dommage ou à une issue

---

Vulnérabilité Caractéristique de quelque chose ou de quelqu'un qui présente une certaine fragilité, faiblesse ou précarité et qui, de ce fait, est susceptible de subir des atteintes à son intégrité physique, psychique, spirituelle, sexuelle, sociale, politique ou économique.

négative quelconque » (p. 4). Cette définition demeure pertinente de nos jours. Maurer (2013) soutient quant à elle qu'une personne vulnérable est plus encline à développer des problèmes de santé, et a plus de difficulté à évaluer et à résoudre ceux-ci de manière efficace et sécuritaire. Elle ajoute par ailleurs que les personnes vulnérables ont une espérance de vie plus courte que la population générale. Rappelons ici que la vulnérabilité est un état qui varie dans le temps et l'espace. Nous sommes donc tous potentiellement vulnérables, et ce, à l'intérieur d'un espace-temps et d'un contexte précis. Par ailleurs, être membre d'une population dite « vulnérable » ne signifie pas nécessairement être vulnérable à tous moments. En fait, plusieurs personnes préféreront que l'on s'attarde à leurs forces plutôt qu'à leurs faiblesses afin d'éviter d'exacerber la marginalisation dont elles font l'objet. Pour elles, l'expression « population vulnérable » est un jargon professionnel qui favorise la création d'un ghetto populationnel nécessitant une intervention experte (donc professionnelle) soutenue : une sorte de gestion biopolitique (à grande échelle) où la surveillance et les aspects policiers du soin priment sur ses dimensions caritatives (Holmes et Gastaldo, 2002 ; O'Byrne, Holmes et Roy, 2014 ; Perron, Fluet et Holmes, 2005).

25.2 La pertinence du thème de la vulnérabilité en santé communautaire

Le personnel infirmier qui exerce dans le domaine de la santé communautaire transige souvent avec des personnes ou des groupes de personnes dont la vulnérabilité est précipitée par des iniquités sociales qui se répercutent sur le plan sanitaire. La pratique infirmière en santé communautaire, par exemple, oblige le personnel infirmier à entrer en contact avec des groupes vulnérables et fortement marginalisés au sein de la communauté. Aday (2001) souligne que parmi l'ensemble des groupes vulnérables, les personnes ou populations suivantes sont particulièrement à risque de souffrir de problèmes de santé :

- Les mères adolescentes
- Les malades chroniques ou handicapés
- Les personnes vivant avec le VIH/sida
- Les personnes souffrant de troubles mentaux
- Les personnes alcooliques ou toxicomanes
- Les personnes suicidaires ou homicidaires
- Les personnes qui subissent de la violence familiale
- Les personnes sans domicile fixe
- Les personnes immigrantes ou réfugiées

À cette liste, il convient d'ajouter les personnes issues de minorités sexuelles ainsi que les personnes incarcérées et celles ayant des antécédents criminels.

Ces personnes sont vulnérables pour différentes raisons. Bon nombre d'entre elles connaissent souvent une forme ou une autre de discrimination ou d'isolement social qui les prive de multiples ressources (soutien psychologique, aide matérielle ou financière, etc.). Plusieurs ont des possibilités restreintes d'occuper certaines fonctions sociales ou professionnelles du fait d'une faible scolarité, de caractéristiques physiques ou mentales particulières ou des suites de mécanismes de discrimination. Dans un cas comme dans l'autre, cela limite généralement leurs perspectives d'emploi (ou les confine à des emplois comportant plus de risques pour la santé) et, par conséquent, leur niveau de revenu (Agence de la santé publique du Canada [ASPC], 2013). En raison de leur niveau socioéconomique plus faible, ces personnes vivent souvent dans des environnements physiques moins sécuritaires ou qui peuvent présenter un risque pour la santé (par exemple, la piètre qualité de l'air). De même, certains services, tels que les soins de santé, leur sont difficilement accessibles. Cette limite peut être imposée par un manque de moyens financiers, également par une barrière linguistique, comme c'est couramment le cas pour les personnes nouvellement immigrées. Pour certaines personnes, l'état de santé (physique ou mental) peut induire des comportements à risque pouvant entraîner des accidents. Ces comportements incluent par exemple la consommation de substances nocives ou des pratiques sexuelles à risque (Federman, Holmes et Tremblay, 2011; Holmes et Warner, 2005).

Par ailleurs, de nombreux problèmes de santé ont été associés au sexe biologique des personnes. Par exemple, les femmes sont plus à risque de violence sexuelle, physique ou psychologique, de souffrir de troubles dépressifs, d'être monoparentales et d'avoir de faibles revenus. Parallèlement, les hommes sont plus à risque de subir des traumatismes physiques et d'être impliqués dans des activités illégales pouvant mener à des épisodes de violence et des blessures (Statistique Canada, 2003). Ces problèmes sont en lien direct avec les rôles, les attentes, les valeurs, les traits de personnalité et les comportements socialement établis qui sont associés au sexe biologique et qui déterminent le sexe social (genre). Ceci est donc directement lié à la socialisation des personnes, notamment dans leur environnement familial. La stabilité et la cohésion de cet environnement, couplées aux valeurs véhiculées au sein de la famille, sont déterminantes dans l'état de santé ultérieur de ses membres. À ce titre, l'héritage culturel d'une famille joue un rôle prépondérant.

Les quelques exemples décrits ici ne donnent qu'un aperçu de la complexité des liens entre les divers facteurs de risque. Ceux-ci influent donc sur l'état de santé de multiples façons et peuvent induire des conditions de santé précaires menant à la vulnérabilité des personnes et, possiblement, à leur exclusion du tissu social (Castel, 1981; McCabe et Holmes, 2013).

25.3 De la stigmatisation à la vulnérabilité

Nous sommes d'avis qu'il existe un lien entre **stigmatisation,** exclusion sociale et vulnérabilité. Par conséquent, nous proposons dans cette section un survol théorique de la notion de stigmatisation telle que définie par le sociologue américain Erving Goffman, dont les travaux de recherche ont été abondamment cités en sciences humaines, mais peu en sciences de la santé. Tout comme Sibley (1999), nous croyons que la stigmatisation dont font l'objet certaines personnes, diverses communautés ou certains agrégats concourt au processus d'exclusion sociale dont ils sont victimes et, par là même, exacerbe la vulnérabilité qui les caractérise.

Dans son ouvrage intitulé *Stigmate,* Goffman (1996) s'emploie à décrire la situation sociale de personnes marquées par une empreinte les disqualifiant au sein de la société, tout en mettant en lumière les rapports existant entre le stigmate et la marginalité. Ce faisant, il conceptualise ce qu'il appelle « l'information sociale », à savoir un ensemble de données (codes, symboles, etc.) qu'une personne livre à son sujet à la disposition du reste du corps social. Les Grecs ont inventé le terme « stigmate » pour désigner des marques (corporelles) dont la fonction était d'exposer à autrui le statut inhabituel ou détestable de la personne qui les portait. Ainsi, l'histoire nous rappelle que le stigmate désigne une inscription marquée sur le corps d'une personne (tatouage, marquage au fer rouge, etc.) afin de révéler à autrui ses écarts de conduite, l'objectif étant de ramener dans la sphère du public, donc du visible, ce qui relevait de la sphère morale (privée, invisible). La personne ainsi signalée révélait alors sa disgrâce malgré elle, disgrâce perpétuée par l'ensemble du corps social qui s'appliquait à répudier et même à honnir l'incarnation de l'immoralité. Au fil du temps, la définition du terme « stigmate » a délaissé la manifestation corporelle et s'est fixée davantage sur la notion d'exclusion sociale qui en résulte. Les origines de cette exclusion ont depuis pris une tangente différente, beaucoup plus inclusive.

La notion de stigmate implique nécessairement celle d'attente sociale au regard d'un comportement donné ou d'une attitude particulière jugés « naturels ». Ces attentes constituent le résultat d'une catégorisation minutieuse (effet d'un processus normatif généralisé dans les grands dispositifs étatiques comme celui des services de santé) des personnes, dont découlent les impressions liminaires du groupe dominant vis-à-vis de ces « Autres ».

Stigmatisation Déqualification sociale d'une personne en raison de certaines de ses caractéristiques dont on juge qu'elles divergent des normes sociales courantes. La stigmatisation peut mener à l'ostracisation et à l'exclusion, réelle ou symbolique, par les autres membres du corps social.

Ces impressions marquent une empreinte sociale qui module les rapports sociaux et les rend routiniers dans le cadre d'interactions sociales bien établies et normées. Il faut préciser que ces attentes sociales constituent une exigence inconsciente au regard des performances sociales vis-à-vis d'un groupe précis, une exigence qui donne naissance aux stéréotypes, sortes de condensés de ces exigences. Les attentes sociales constituent en quelque sorte une norme construite – donc arbitraire – à laquelle se comparent les attributs de l'Autre. En cas d'écart, ces attributs peuvent générer des qualificatifs tels qu'« étrange », « bizarre », « mauvais », voire « dangereux », et induire chez cet Autre une destitution implicite de son rang social (Lupton, 1999). Ces attributs, qui caractérisent les stigmates, jettent un profond discrédit sur la personne et la précipitent en marge de la société. Les stigmates désignent donc la relation entre l'attribut et le stéréotype.

L'observation d'une différence chez les personnes stigmatisées laisse entendre un ensemble de qualités, réelles ou perçues, qui jette les bases d'un schème de référence ou d'une idéologie permettant de rationaliser et de justifier l'animosité qu'engendrent les stigmates chez les groupes dominants. Goffman (1996) a déterminé trois types de stigmates :

- Les monstruosités du corps (handicaps, malformations congénitales, certaines maladies telles que la lèpre, etc.)
- Les tares du caractère (folie, alcoolisme, criminalité, homosexualité, chômage, délinquance, vagabondage, itinérance, etc.)
- Les stigmates tribaux (race, ethnie, religion, etc.)

Une personne (ou un groupe de personnes) affligée d'un stigmate intériorise les critères propres à la catégorie à laquelle elle doit appartenir. Selon Goffman (1996), la personne stigmatisée perçoit du soutien de deux catégories de personnes : ses « semblables », qui partagent son stigmate, et les « initiés », à savoir les personnes qui pénètrent dans le monde du stigmatisé selon des circonstances particulières et qui « comprennent » sa réalité. Une façon d'être initié consiste à travailler auprès des stigmatisés, par exemple au sein d'un établissement de santé qui pourvoit à leurs besoins.

Toute personne appartenant à un groupe social particulier et qui ne met pas en œuvre les actions qu'on attend d'elle constitue un « déviant » social (Rose, 1999). Selon Goffman (1996), ces personnes, populairement désignées comme « prostituées », « drogués », « fous », « délinquants », « criminels », « clochards », « chômeurs », « homosexuels » ou « pauvres » peuvent motiver l'étude de la déviance sociale – étude qui alimente souvent leur exclusion du corps social par l'emploi de langage qui accentue la différence et l'**objectivation**.

Objectivation Processus déshumanisant selon lequel une personne ou un groupe de personnes est réduit à l'état d'objet.

Ces personnes sont perçues comme étant engagées dans un refus collectif de l'ordre social, dédaignant progresser dans les allées que leur ouvre la société, constituant ainsi l'emblème de l'échec social (Rose, 1999). Les personnes dites « déviantes » sont acceptées dans la mesure où leurs activités ne dépassent pas le cercle auquel elles appartiennent, quoique cela soit rarement le cas. C'est alors que la société, afin de préserver son intégrité, se charge de mettre en place des structures jugées nécessaires (souvent disciplinaires, comme la police, ou caritatives, comme les soins infirmiers) à la réhabilitation de ces personnes, dans l'espoir de voir éradiqués ces agrégats « dangereux ». Nous estimons au contraire que ces personnes dites « dangereuses » sont victimes d'une stigmatisation de tous les instants qui les précipite davantage en marge de la société, les confinant du coup dans un état de vulnérabilité dont elles ont peine à s'extirper. Nous soulignons au passage l'importance des travaux de Robert Castel (1981) et de Michel Foucault (1999) sur cette question.

25.4 Les déterminants de la santé et la vulnérabilité

À chaque étape de la vie, l'état de santé d'une personne est influencé par une série d'interactions complexes entre plusieurs facteurs désignés comme les déterminants de la santé (*voir le chapitre 4*). Au Canada, ces facteurs sont au nombre de 14 (Mikkonen et Raphael, 2011) :

Les déterminants de la santé

1. Le revenu et la répartition du revenu
2. L'éducation
3. Le chômage et la sécurité d'emploi
4. L'emploi et les conditions de travail
5. Le développement du jeune enfant
6. L'insécurité alimentaire
7. Le logement
8. L'exclusion sociale
9. Le filet de sécurité sociale
10. Les services de santé
11. Le statut d'Autochtone
12. Le sexe
13. La race
14. Un handicap

Ces facteurs n'opèrent pas de manière isolée. En effet, ce sont plutôt les combinaisons possibles entre ces variables qui influent sur l'état de santé d'une personne ou d'un groupe de personnes (agrégats, communautés, populations). Au Canada, les instances gouvernementales, par l'intermédiaire de diverses agences sanitaires, tentent de comprendre les effets de ces combinaisons sur l'état de santé des populations dans le but d'influencer l'opérationnalisation des combinaisons entre les déterminants de la santé. Les déterminants de la santé constituent donc des variables importantes qui peuvent expliquer la vulnérabilité de certaines personnes ou de certains groupes au regard de problématiques de santé diverses. Par exemple, une personne âgée vivant sous le seuil de la pauvreté et sans réseau de soutien social est plus vulnérable qu'une personne capable de subvenir aisément à ses besoins et pourvue d'un vaste réseau de soutien social. Le faible niveau socioéconomique de la première l'empêche de s'alimenter, de se vêtir et de se loger adéquatement. L'absence d'un réseau de soutien social bien articulé peut aussi exacerber sa situation déjà précaire puisqu'elle doit se déplacer seule pour ses divers rendez-vous médicaux ou autres obligations.

Les recherches actuelles dans le champ de la santé des populations ou de la santé publique sont orientées vers la découverte de moyens permettant de mieux connaître le fonctionnement des déterminants de la santé et aussi de mieux comprendre les impacts de ces combinaisons d'éléments qui affectent l'état de santé des personnes (Mikkonen et Raphael, 2011).

25.5 La justice sociale et les soins infirmiers

Les risques peuvent être le reflet d'inégalités sociales structurelles (Ewald, 1986, 1988). Il existe ainsi des situations de risque qui sont des circonstances générales, sur lesquelles les personnes ont peu d'emprise ou n'en ont pas du tout, et qui sont connues pour avoir une incidence sur leur état de santé (Santé Canada, 1997). Il s'agit habituellement d'une résultante de mesures d'intérêt public, qu'il est possible de modifier au moyen d'une action collective concertée en vue d'une réforme sociale. Sont à risque (donc vulnérables) les gens qui, du fait de leur situation économique et sociale, sont isolés et n'ont pas accès aux ressources et aux occasions de participer à la vie de leur collectivité. Sont à risque également les gens qui ont peu de capacités fonctionnelles et qui, de ce fait, n'ont pas l'impression d'avoir une emprise sur leur vie et leur milieu. Sont à risque enfin les gens qui, pour diverses raisons, dont un grand nombre découle de leur condition sociale, n'ont pas accès à des soins primaires et des services de santé préventifs convenables, ou ont des habitudes de vie dommageables pour la santé (Santé Canada, 1997).

Le personnel infirmier peut donc jouer un rôle de premier plan dans la création d'un lobby (ou dans la participation à un lobby) où les intérêts des populations plus fragiles (vulnérables) sont pris en compte. On définira la justice sociale comme l'ensemble des actions auxquelles participe le personnel infirmier en vue de:

- contester la discrimination négative lorsqu'elle se base sur des critères tels que le handicap, l'âge, la culture, le sexe, l'état civil, les opinions politiques, la couleur de la peau ou d'autres caractéristiques physiques, l'orientation sexuelle de même que les croyances religieuses ou spirituelles;

- reconnaître et respecter la diversité raciale et culturelle (entendue ici au sens large) des sociétés dans lesquelles elles interviennent, et de prendre en compte les différences individuelles, familiales, des agrégats et des communautés;

- s'assurer que les ressources sanitaires qui sont à leur disposition sont distribuées équitablement, en fonction des besoins des personnes, des agrégats ou des communautés à desservir;

- contester les pratiques et les politiques sociosanitaires et économiques injustes risquant de causer un préjudice à l'endroit des personnes et des populations vulnérables, et de porter à l'attention de leurs employeurs, des législateurs, des politiciens et du grand public les situations dans lesquelles les ressources sont inadéquates ou lorsque les politiques ou les pratiques sont injustes ou nocives pour la santé (physique, mentale, sociale);

- travailler vers une solidarité sociale en dénonçant les conditions sociopolitiques et économiques qui contribuent à l'exclusion sociale, à la stigmatisation ou à la soumission, afin de tendre vers une société plus accueillante et juste pour tous (International Federation of Social Workers, 2012).

Les travailleurs sociaux constituent un groupe socioprofessionnel déjà très engagé sur le plan sociopolitique. Du côté des soins infirmiers, certains diront qu'il reste beaucoup à faire. Toutefois, depuis toujours, le personnel infirmier a été interpellé par ce concept de justice sociale. En effet, le code déontologique du Conseil international des infirmières et des infirmiers inclut les éléments de droits de la personne et de dignité humaine (Conseil international des infirmières, 2012). Ce sont d'ailleurs ces éléments d'éthique qui ont poussé Nightingale (1859) à travailler avec les plus pauvres et les plus démunis. La justice sociale constitue une base importante sur laquelle les soins infirmiers se sont développés au fil du temps (Barnes, 2005). Les valeurs associées au soin de l'autre, comme les notions d'autonomisation (*empowerment*) et de défense des droits (*advocacy*), ainsi que l'engagement du personnel infirmier à travailler pour un système de santé publique centré sur les besoins des patients, contribuent à la réalisation de cette justice sociale.

Cela étant dit, on est en droit de se demander quelles formes prennent les actions entreprises par le personnel infirmier contemporain en vue de participer à l'édification d'une société équitable et respectueuse de la diversité des personnes et des groupes de personnes. À cet égard, l'Association canadienne des écoles de sciences infirmières (ACÉSI, 2014) soutient que l'enseignement au niveau universitaire en sciences infirmières doit inclure la notion de justice sociale et s'attend à ce que les nouveaux professionnels (tout comme leurs collègues déjà investis dans la profession infirmière) défendent les politiques de soins de santé justes qui respectent la diversité et combattent toutes formes de discrimination, promeuvent l'accès universel aux soins de santé et encouragent les décideurs à légiférer afin de maintenir la concordance entre politiques sociosanitaires et avancement des soins infirmiers. Ces éléments de justice sociale sont aussi partagés par l'Association des infirmières et des infirmiers du Canada (AIIC, 2010).

25.6 L'urgence d'agir : de l'éthique du soin à la *parrhèsia*

Le soin infirmier est une pratique professionnelle qui dépasse le cadre de la technique de soin. Nous estimons que la pratique du soin infirmier est une pratique sociale et que l'acte professionnel du personnel infirmier trouve un juste équilibre entre les obligations privées (soin aux personnes, aux agrégats et aux communautés) et les obligations publiques (bien commun, prendre part aux débats publics en matière d'allocation et de distribution des services de santé). Ce juste équilibre suppose un processus de conscientisation qui devrait faire partie de la socialisation de toutes les étudiantes inscrites à des programmes de sciences infirmières. La représentation des groupes vulnérables dans la sphère publique suppose donc une éthique professionnelle et une éthique personnelle strictes basées sur les valeurs énoncées plus haut au regard de la justice sociale.

La définition de l'excellence en soins infirmiers doit dépasser l'engouement actuel pour les données probantes et s'étendre à la capacité du personnel infirmier à prendre part aux grands débats de société. On s'attend à ce que le personnel infirmier se positionne en matière de soins de santé, et ce, à l'intérieur des institutions qui l'embauchent, mais aussi lors de débats provinciaux, nationaux et internationaux. Cette prise de position publique permettra au personnel infirmier de remettre en question divers fonctionnements institutionnels cristallisés dans la répétition des discours en vogue alors que certains d'entre eux, hissés au rang de vérités, vont tout simplement à l'encontre d'une société juste et équitable pour tous (Holmes, Kennedy et Perron, 2004 ; Malherbe, 2003). Il s'agit donc pour le personnel infirmier de mieux comprendre les rapports de pouvoir à l'œuvre dans les institutions de santé afin de les court-circuiter (Leuning, 2001).

La mise en lumière des rapports de pouvoir nécessite pour le personnel infirmier qu'il fasse preuve de *parrhèsia*. Il s'agit ici d'une prise de position publique, dans l'arène politique, qui ouvre un espace de risque pour celle ou celui qui prend la parole (Gros, 1996). La *parrhèsia* est une parole franche et critique qui s'oppose aux régimes ou aux idéologies en place (Foucault, 1991). Il y a *parrhèsia* quand la prise de parole est risquée (par exemple, congédiement possible) pour la personne alors que cette dernière fait preuve d'un courage exemplaire aux yeux des autres. Il s'agit pour la personne de se donner un espace de liberté afin de manifester un rapport à soi structuré par la liberté de dire, même si cela dérange. Cette tactique politique est tout à fait adaptée au rôle de défenseur des droits que doit remplir le personnel infirmier au regard de populations vulnérables.

25.7 Les soins infirmiers aux personnes vulnérables

Le personnel infirmier exerçant dans le domaine de la santé communautaire et de la santé publique est fréquemment en contact avec les personnes et les groupes vulnérables. Les besoins de ces personnes ou groupes en matière de soins de santé sont souvent très complexes puisqu'ils sont touchés par de multiples problèmes de santé concomitants. Ceux-ci résultent la plupart du temps de déficits sur le plan socioéconomique (Maurer, 2013). Il importe donc que le personnel infirmier s'outille en la matière afin de mieux comprendre les aspects socioéconomiques et politiques des soins de santé.

Ainsi, une connaissance des politiques économiques et sanitaires en vigueur ou futures est fondamentale pour le personnel infirmier qui œuvre auprès de cette population. Il importe aussi que le personnel soit très bien informé relativement aux ressources publiques et communautaires disponibles. Une connaissance approfondie des programmes ainsi que des objectifs et résultats attendus est également souhaitable. Par conséquent, le personnel infirmier doit entretenir des relations professionnelles avec les agences qui font partie du réseau public, parapublic et communautaire (Maurer, 2013), et être au courant des ressources disponibles pour les personnes vulnérables afin de pouvoir les orienter vers celles-ci lorsque nécessaire, dans une optique de continuité des soins.

Mais au-delà de toutes ces considérations, le personnel infirmier doit faire preuve de sensibilité à l'égard des personnes vulnérables et de leurs différences, et être en mesure de reconnaître les facteurs pouvant induire une situation de précarité. De même, il doit tolérer certaines formes de marginalité et reconnaître en quiconque le potentiel d'agir positivement sur sa santé.

Conclusion

La profession infirmière est impliquée au quotidien auprès de personnes qui peuvent vivre des expériences de vulnérabilité et de stigmatisation. Il importe pour le personnel infirmier de reconnaître autant les contextes de vie uniques des personnes à qui il prodigue des soins que les mécanismes sociopolitiques plus larges qui touchent de manière semblable certains pans de la population. En ce sens, bien que les soins prodigués prennent précisément place entre un membre du personnel infirmier et une personne, le présent chapitre permet de réitérer l'importance des processus plus globaux (sociopolitiques, économiques, environnementaux, etc.) auxquels les individus sont sou-mis sur une base quotidienne et qui ont des répercussions directes et indirectes sur leur santé. Ce chapitre permet également d'illustrer la contribution essentielle d'ouvrages théoriques, tels que ceux de Goffman, Lupton, Castel et Foucault, dans la compréhension de phénomènes complexes (par exemple, le risque) et dans le développement d'une réflexion professionnelle en matière d'éthique, d'action politique et de justice sociale. Bien qu'elles soient essentielles dans tout domaine de pratique infirmière, les notions de risque, de vulnérabilité et d'exclusion sociale sont donc des notions clés en santé communautaire, qui permettent d'articuler efficacement, sur les plans de la théorie et de la pratique clinique, la personne avec son environnement de vie.

À retenir

- Bien que souvent utilisés de manière interchangeable, les termes « risque » et « vulnérabilité » diffèrent, dans la mesure où le premier s'appuie sur des notions épidémiologiques de probabilité, alors que le deuxième, plus congruent en santé communautaire, est étroitement lié aux notions d'iniquité sociale et de stigmatisation. De même, bien qu'on reconnaisse l'existence de populations vulnérables, il importe de rappeler que des états de vulnérabilité individuelle sont non seulement possibles, mais aussi communs.

- La vulnérabilité et la stigmatisation dépendent de rapports sociaux en vertu desquels des personnes font l'objet d'une dévalorisation par rapport à un groupe dominant. La vulnérabilité rend possibles des états de santé précaire par la mutualité de ce concept avec ceux de marginalisation et d'exclusion sociale, de telle sorte que vulnérabilité sociale et vulnérabilité sanitaire deviennent indissociables.

- Le personnel infirmier joue un rôle de premier plan dans l'identification, l'accompagnement et la repré-sentation des groupes vulnérables ou potentiellement vulnérables. Il doit donc tenir compte des différents déterminants sociaux de la santé qui peuvent progressivement déboucher sur des états de vulnérabilité ultérieurs.

- Les interventions du personnel infirmier au regard des populations vulnérables doivent cibler des problèmes de santé déclarés, et également se déployer en amont, de manière à empêcher ou à mitiger les processus sociaux, économiques et politiques qui conduisent des personnes vers une situation de vulnérabilité en les y maintenant.

- La notion de justice sociale est une valeur essentielle qui implique la compréhension des rapports de pouvoir à l'œuvre dans les institutions sociales et sanitaires. Le soin infirmier est une pratique professionnelle qui dépasse le cadre de la technique de soin et implique une prise de parole courageuse pour défendre ou représenter les intérêts de celles et ceux qui sont incapables de le faire.

Activités d'apprentissage

1. En équipe de trois ou quatre personnes, prenez position concernant l'allocation de fonds publics aux programmes d'échange de seringues pour les utilisateurs de drogues injectables. Partagez votre position avec vos collègues de classe à la lumière des discours scientifiques et politiques courants au sujet de l'approche de la réduction des méfaits.

2. La recrudescence des cas des VIH, notamment chez les hommes ayant des rapports sexuels avec d'autres hommes, est une préoccupation constante pour les directions de santé publique. Comment expliquez-vous cette réalité malgré le déploiement continu de campagnes de prévention ? Quels facteurs, individuels ou systémiques, peuvent être à l'œuvre dans ce phénomène ?

3. Plusieurs efforts sont déployés de manière à contrer les jugements sociaux qui induisent des états marginalisés et précaires. C'est le cas par exemple des attitudes dites « sérophobiques » envers les personnes atteintes du VIH/sida. Visionnez la vidéo *Stop sérophobie* (utilisateur « Stophomophobieinfos ») sur le site YouTube. Comment la vulnérabilité est-elle évoquée et représentée dans cette vidéo ? D'après vous, ce type de campagne est-il utile dans la lutte contre la sérophobie et, de manière plus large, contre les préjugés sociaux ?

Pour en savoir plus

Carricaburu, D. et Ménoret, M. (2005). *Sociologie de la santé : institutions, professions et maladies.* Paris, Fance : Armand Colin.

Fondation canadienne pour l'amélioration des services de santé (FCASS). (2012). *Mythe : redéfinir la maladie mentale comme une « maladie du cerveau » réduit la stigmatisation.* Ottawa, Ontario : Auteur.

Gold, F. et collab. (2007). *Bevel up : Drugs, users and outreach nursing.* Documentaire et guide pour enseignants. Ottawa, Ontario : Office national du film.

Lightfoot, B. et collab. (2009, avril). Réduction des méfaits en pratique infirmière. *Infirmière canadienne, 19*(4), p. 12-18.

Link, B. et Phelan, J. (2006). Stigma and its public health implications. *Lancet, 367,* p. 528-529.

Organisation mondiale de la santé (OMS). (2008). *Les soins de santé primaires : maintenant, plus que jamais.* Genève, Suisse : OMS.

Petersen, A. et Wilkinson, I. (dir.). (2008). *Health, risk and vulnerability.* Londres, Royaume-Uni : Routledge.

Roy, B. (2009). Peut-on attribuer le mauvais état de santé des Autochtones à leur exclusion du système de soins de santé ? Dans É. Gagnon et R. Édouard (dir.), *Responsabilité, justice et exclusion sociale : quel système de santé pour quelles finalités ?* (p. 164-185). Québec, Québec : Presses de l'Université Laval.

Roy, B., De Koninck, M., Clément, M. et Couto, É. (2012). Inégalités de santé et parcours de vie : réflexions sur quelques déterminants sociaux de l'expérience d'hommes considérés comme vulnérables. *Service social, 58*(1), p. 1-23.

Stuart, H., Koller, M., Christie, R. et Pietrus, M. (2011). Reducing mental health stigma : A case study, *Healthcare Quarterly, 14*(2), p. 40-49.

Turner, B. (2006). *Vulnerability and human rights.* University Park, PA : Pennsylvania State University Press.

Boîte à outils
Compléments aux chapitres

Cette boîte à outils comprend :

Chapitre 2 Les savoirs et les savoir-faire essentiels en santé communautaire

Une mesure du niveau de lisibilité d'un texte

La formule SMOG donne un résultat approximatif du niveau de scolarité nécessaire pour lire un texte. Elle est souvent utilisée dans le domaine de la santé, en particulier lors du prétest d'un dépliant ou d'un feuillet d'information en promotion de la santé.

Cette formule, présentée dans l'encadré 2.A, a été créée pour des textes écrits en anglais. À défaut d'une formule en français, la mesure SMOG peut donner un aperçu du niveau de scolarité requis pour lire votre texte. Cette mesure est fiable et facile à utiliser. L'écart type du niveau de scolarité estimé est de plus ou moins un an. La formule est différente selon que vous avez un texte de 30 phrases ou plus.

ENCADRÉ 2.A La formule SMOG

Texte de *plus* de 30 phrases
- Choisir 3 passages de 10 phrases
- Compter 10 phrases consécutives du début, du milieu et de la fin du texte
- Encercler les mots polysyllabiques (3 syllabes ou plus) de ces 30 phrases et les compter
- Calculer la racine carrée de ce nombre
- Additionner 3

Résultat: le niveau de scolarité nécessaire pour lire le texte

Texte de *moins* de 30 phrases
- Encercler tous les mots polysyllabiques
- Compter le nombre de phrases
- Calculer la moyenne du nombre de mots polysyllabiques par phrase
- Additionner le nombre de mots polysyllabiques
- Calculer la racine carrée de ce nombre
- Additionner 3

Résultat: le niveau de scolarité nécessaire pour lire le texte

Source : McKenzie, Neiger et Smeltzer, 2005 ; McLaughlin, 2008.

Chapitre 4 La promotion de la santé

Le modèle transthéorique de changement de comportement

Le changement de comportement comprend plusieurs étapes, car il s'agit d'un processus continu, et non d'un événement isolé (*voir la figure 4.A ci-contre et le tableau 4.A, page suivante*). Le changement n'est pas non plus linéaire. De plus, les individus ont des niveaux de motivation variables.

FIGURE 4.A Le modèle transthéorique de changement de comportement

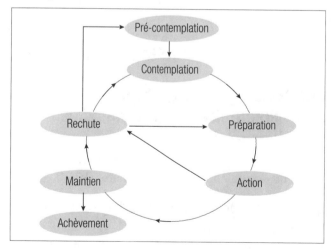

Sources: McKenzie, Neiger et Smeltzer, 2005, p. 164 ; Prochaska et DiClemente, 1983.

TABLEAU 4.A Une description des étapes du modèle transthéorique de changement de comportement

Description	Interventions
Pré-contemplation	
À l'horizon de six mois, nulle intention de renoncer au comportement nocif ou d'adopter un comportement bénéfique pour la santé. Estime son comportement adéquat et refuse toute intervention.	Semer le doute ; donner de l'information ; introduire l'idée d'un changement en exposant les avantages ; peser le pour et le contre ; proposer des activités de sensibilisation
Contemplation	
À l'horizon de six mois, envisage la modification d'un comportement nocif pour la santé, sans toutefois être prêt à un engagement concret.	Parler du pour et du contre ; montrer les avantages en regard des inconvénients
Préparation	
Décide de passer à l'action à l'horizon de 30 jours. Certains gestes ont déjà été posés dans l'année qui a précédé.	Planifier la date et la mise en œuvre du changement ; proposer de l'aide pour réduire les obstacles et renforcer la décision et l'auto-efficacité
Action	
S'engage concrètement dans un changement de comportement. Cette étape peut durer autour de six mois.	Insister sur les effets bénéfiques du changement ; offrir de l'aide dans le choix et l'apprentissage de stratégies et d'action de changement qui réduisent le risque de maladie (par exemple, restructurer son environnement) ; planifier les prochaines étapes qui éviteront une rechute
Maintien	
Pas de rechute depuis plus de six mois. Est confiant. Désire poursuivre le changement sur le long terme tout en étant conscient des difficultés à venir. Pense aux stratégies qui permettront d'y faire face.	Aider à prévenir la rechute ; faire nommer les bienfaits du changement ; proposer différentes stratégies de maintien du changement
Rechute	
Le défi du maintien se pose pour éviter la rechute.	En cas de rechute, aider à comprendre ce qui y a mené et à reprendre le processus de changement sans être découragé
Achèvement	
N'a plus aucune tentation ni intention de revenir au comportement antérieur (100 % d'autoefficacité). Quelques cycles de changement ont peut-être été nécessaires.	Le comportement sain est pleinement intégré ; aucun désir de revenir en arrière

Source : Adapté de McKenzie, Neiger et Smeltzer, 2005.

Chapitre 8 Les maladies chroniques : prévention et autogestion

Une fiche de renseignements complémentaires sur les maladies cardiovasculaires

Cette section présente diverses précautions à prendre relativement aux maladies cardiovasculaires (MCV).

Des mesures de réduction des risques d'hypertension artérielle

Les écrits fournissent plusieurs mesures efficaces pour diminuer les risques ou pour réduire l'hypertension artérielle (HTA) [voir le tableau 8.A].

L'activité physique

L'activité physique réduit non seulement le risque de MCV, mais aussi celui du diabète de 60 % (Anderson et collab.,

2013 ; Durstine et collab., 2013). Ces bénéfices pour la santé augmentent lorsque le temps d'activité passe de 150 à 300 minutes par semaine.

L'embonpoint et l'obésité

L'embonpoint et l'obésité créent un risque cardiométabolique augmentant la probabilité de développer non seulement une MCV, mais aussi le diabète (Anderson et collab., 2013).

Le sodium

Les plus grandes sources de sodium se trouvent dans les aliments transformés, prêts-à-servir et les aliments des restaurants (Joffres, Campbell et Manns, 2007). Les diététistes du Canada (2014) proposent plusieurs façons de réduire l'apport en sel :

TABLEAU 8.A Les mesures de réduction de l'hypertension artérielle (HTA)

Mesures de réduction de l'HTA	Explications
Faire de l'activité physique	L'activité physique contribue à la perte de poids et à la diminution de la pression artérielle.
Perdre du poids	L'embonpoint ou l'obésité, en particulier abdominale, augmente le risque d'HTA.
Réduire l'apport en matières grasses, y compris les gras trans	Les matières grasses contribuent à long terme au blocage des artères.
Réduire sa consommation d'alcool	L'alcool peut augmenter la pression artérielle lorsque consommée en quantité excessive.
Réduire sa consommation de sel (sodium)	Le sel, consommé en trop grande quantité, augmente le risque d'HTA. Saler lors de la cuisson seulement ; remplacer le sel par des herbes aromatiques, de l'ail ou du jus de citron ; éviter les aliments de restauration rapide ou transformés.
Suivre le *Guide alimentaire canadien* concernant les portions recommandées de légumes et de fruits	Les légumes et les fruits procurent un effet antioxydant qui freine le développement de blocage artériel.

Sources : Agence de la santé publique du Canada (ASPC), 2009 ; Fondation des maladies du cœur et de l'AVC, 2014 ; Furie et collab., 2011.

- Rechercher les produits contenant moins de 360 mg de sodium par portion ou représentant moins de 15 % de la valeur quotidienne ;
- Préparer ses propres soupes, sauces, etc. ;
- Privilégier les aliments frais ou surgelés aux aliments en conserve ;
- Faire cuire les pâtes, le riz ou les céréales sans ajouter de sel ;
- Rincer les légumes, les légumineuses ou autres aliments en conserve pour enlever une partie du sel ;
- Au restaurant, demander qu'on mette la vinaigrette ou la sauce à part et n'en verser qu'une petite quantité.

À titre d'information : 1 c. à thé de sel de table équivaut à 2373 mg de sodium (Source non publiée : A. Bouillon, diététiste de Santé publique Ottawa, 2014).

Les fibres solubles

L'apport en phytostérols, telles les fibres solubles (5-10 g), procure trois effets importants pour la prévention des MCV, de l'HTA et du diabète (Walker, 2013) :

1. Diminution du taux de cholestérol LDL ;
2. Rôle dans le contrôle de la glycémie en ralentissant la montée glycémique après le repas ;

3. Perte de poids en raison d'une sensation de satiété plus grande et plus longue.

D'autres aliments, notamment les noix sans huile ni sel ajouté (67 g ou environ ½ tasse) et le soya (500 ml de lait de soya ou 230 g de tofu), sont aussi à privilégier. Les études fournissent une preuve convaincante que l'augmentation de l'apport en légumes et en fruits diminue le risque d'hypertension artérielle, d'AVC et de MCV (Boeing et collab., 2012).

L'alcool

L'alcool pourrait avoir un effet protecteur contre certaines maladies cardiaques chez les personnes de plus de 45 ans, pourvu qu'elles limitent leur consommation moyenne de un demi à un verre standard par jour (Butt et collab., 2011).

L'autogestion des maladies chroniques : un programme et des outils d'intervention

Cette section décrit brièvement un programme d'autogestion des maladies chroniques et deux outils d'intervention.

Vivre en santé avec une maladie chronique

Le programme d'autogestion *Chronic Disease Self-Management Program* (Vivre en santé avec une maladie chronique) a été conçu pour aider les personnes vivant avec une maladie chronique à acquérir de la confiance dans leurs capacités de contrôler leurs symptômes et les problèmes de santé qui affectent leur vie quotidienne (Stanford School of Medicine, 2014). Le programme comprend six ateliers : 1. la gestion de problèmes (frustration, fatigue) ; 2. des exercices pour maintenir la force, la flexibilité et l'endurance ; 3. l'utilisation optimale des médicaments ; 4. une communication efficace avec son entourage et les professionnels de la santé ; 5. une saine alimentation ; et 6. l'évaluation de nouveaux traitements.

L'entretien motivationnel : un outil essentiel

La motivation au changement est un enjeu particulièrement important dans l'autogestion des maladies chroniques. Élaboré dans les années 1980 aux États-Unis et au Royaume-Uni par deux psychologues, W. Miller et S. Rollnick, l'entretien motivationnel (EM) vise le changement de comportement par l'exploration et la résolution de l'ambivalence. Les principes qui guident l'EM incluent le partenariat, le non-jugement, l'altruisme et l'évocation (Miller et Rollnick, 2013). Pour ce faire, il est suggéré que le professionnel de la santé exprime de l'empathie, soit en mesure de « rouler avec la résistance », puisse développer les divergences et soutienne le sentiment d'efficacité personnelle (Gache et collab., 2006). L'EM est basé sur la collaboration entre le professionnel de la santé et la personne voulant exercer un changement, et s'appuie sur la responsabilité du client dans son cheminement.

L'outil *Conversation Map*

Le *Conversation Map* est un outil interactif créé dans le but d'aider les personnes atteintes d'une maladie chronique à améliorer leurs connaissances sur la maladie (Healthy Interactions Inc., 2009). L'utilisation de cet outil permet de faire vivre aux participants une expérience amusante, interactive, stimulante et instructive, ce qui facilite la compréhension et la rétention des notions enseignées, en plus de favoriser des modifications comportementales (Healthy Interaction Inc., 2009). Il est destiné à être utilisé avec des groupes de participants plutôt qu'individuellement. Le matériel nécessaire comprend :

- le visuel *Conversation Map* : de grandes images sur divers thèmes, dont vivre avec le diabète, le mode de fonctionnement du diabète, etc. ;
- les questions de conversation : d'abord lues par l'animateur, elles incitent les participants à discuter de divers sujets ;
- les cartes de sujets de conversation, qui fournissent des renseignements complémentaires ;

- l'interaction de groupe : outil utilisé avec des groupes où chaque personne doit participer à l'apprentissage et à la démarche d'autogestion ;
- l'animateur : utilise le matériel pour guider les échanges du groupe et impliquer les participants dans un processus d'exploration et d'apprentissage. Son rôle est de créer un environnement stimulant et ouvert qui favorise l'apprentissage en groupe.
- le plan d'action : un processus permettant aux participants de planifier des modifications dans leur prise de décision et dans leurs comportements.

Des auteurs ont combiné les outils de *Conversation Map* avec les stratégies de communication de l'entretien motivationnel pour créer un programme sur le diabète (Mash et collab., 2012). Selon des études (Reany et collab., 2013 ; Sperl-Hillen et collab., 2011), l'éducation des patients au moyen de rencontres individuelles donne de meilleurs résultats que l'éducation de groupes. Par contre, à défaut de rencontres individuelles structurées, l'outil *Conversation Map* est tout indiqué (Reany et collab., 2013).

Chapitre 12   L'élaboration de programmes en santé communautaire

La théorie du comportement planifié

La théorie du comportement planifié, une variante de la théorie de l'action raisonnée élaborée par Fishbein et Ajzen en 1975, part du postulat que le comportement d'un individu est directement déterminé par son intention de réaliser celui-ci. Cette intention est définie en fonction de trois variables (*voir la figure 12.A*) : 1. L'attitude de l'individu envers le comportement ; 2. la norme subjective associée au fait d'adopter ce comportement ; et 3. la perception de contrôle sur le comportement. C'est cette troisième variable qui a été ajoutée à la théorie originale étant donné qu'un comportement n'est pas toujours sous le contrôle volontaire d'un individu.

FIGURE 12.A   **La théorie du comportement planifié (d'après Ajzen et Madden, 1986)**

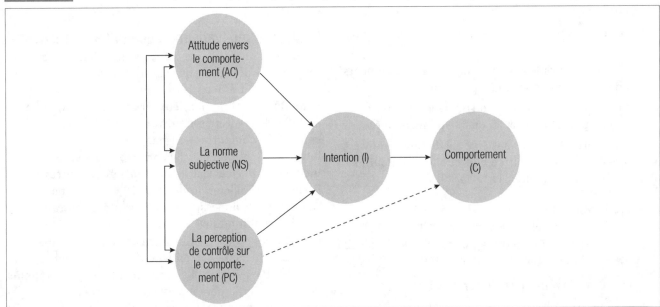

Sources : Tiré de Godin, 1991 ; adapté de Ajzen et Madden, 1986.

Le modèle logique

Plusieurs exemples d'application d'un modèle logique pour des programmes en santé communautaire ont fait l'objet d'une publication. La figure 12.B en présente un, consacré à la prévention, au soutien et à la recherche pour l'hépatite C.

FIGURE 12.B Le modèle logique du Programme de prévention, de soutien et de recherche pour l'hépatite C

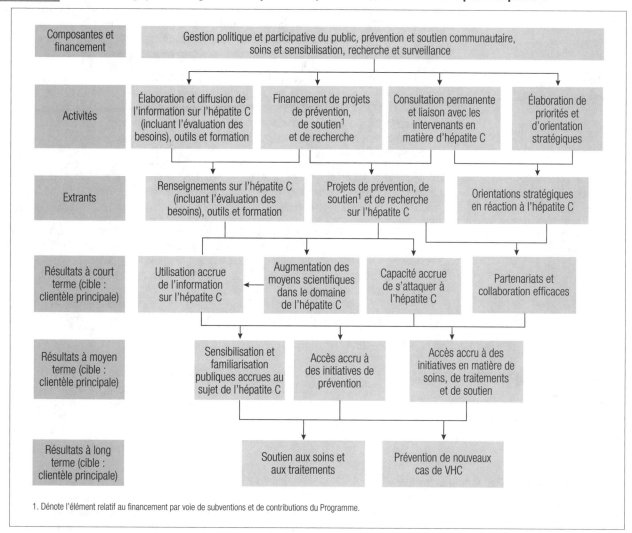

1. Dénote l'élément relatif au financement par voie de subventions et de contributions du Programme.

Chapitre 13 L'éducation pour la santé : une activité de terrain en santé communautaire

Un tableau de théories et de modèles fréquemment utilisés en éducation pour la santé

Toute méthode d'analyse des besoins repose sur un modèle explicatif ou une théorie des comportements de santé. Chaque modèle, ou théorie, expose différentes dimensions et aucun ne peut offrir à lui seul un cadre unique de référence pour agir. Le tableau 13.A, page suivante, dresse la liste des théories et des modèles fréquemment utilisés en éducation pour la santé.

TABLEAU 13.A Les théories, les modèles et leur description

Théories et modèles	Description
Health Belief Model ou « Modèle des croyances relatives à la santé » (Becker et Maiman, 1975 ; Rosenstock, Strecher et Becker, 1988)	Ce modèle considère que la maîtrise d'éléments d'information vérifiés sur la santé n'entraîne une attitude préventive que si l'individu a réellement le souci de sa santé. Il adoptera alors des conduites s'il perçoit une menace pour sa santé et s'il « croit » en l'efficacité de l'action à entreprendre pour réduire la menace.
Théorie sociale cognitive (Bandura, 1977, 1986)	Cette théorie met l'accent sur deux croyances : la croyance en l'efficacité du comportement préconisé (celui-ci provoquera-t-il les résultats escomptés ?) et la croyance en la capacité du sujet à l'adopter de manière efficace (constitue un bon indice du taux de persévérance). Bref, le sentiment d'efficacité personnelle est le fondement de la motivation et de l'action.
Modèle de Fishbein et Ajzen (1975, 2010) ou « théorie de l'action raisonnée »	Ce modèle pose deux ensembles de facteurs explicatifs du comportement. Le premier est que l'attitude d'une personne à l'égard d'un comportement est déterminée par le rapport entre les croyances de cette personne sur les conséquences du comportement et l'évaluation qu'elle fait de ces conséquences. Le second est déterminé par les normes subjectives : l'importance pour la personne de l'opinion des proches en la matière et la motivation à se conformer à leur opinion.
Théorie des comportements interpersonnels (Triandis, 1977)	Cette théorie limite l'importance de l'intention comme prédicteur du comportement en introduisant la force de l'habitude ou le degré d'automatisme d'un comportement et les conditions en facilitant l'action. Bref, un comportement possède trois déterminants : l'intention, l'habitude et les conditions en facilitant l'adoption.
Modèle PRECEDE-PROCEED (Green et Kreuter, 2005)	Ce modèle offre un cadre d'évaluation des besoins, de planification des actions et d'évaluation des résultats. Il a pour buts d'expliquer le comportement vis-à-vis de la santé, ainsi que de concevoir et d'évaluer les interventions mises en œuvre pour influencer le comportement et les conditions de vie. Le mot PRECEDE correspond à l'acronyme de *Predisposing, Reinforcing and Enabling Constructs in Ecosystem Diagnosis and Evaluation*. Le mot PROCEED correspond à l'acronyme de *Policy, Regulatory and Organizational Constructs in Educational and Environmental Development*.

Sources : Godin, 1991 ; Godin et Vézina-Im, 2012, p. 39 ; Hagan et Bujold, 2014.

Un exemple d'approche lors de choc culturel

L'exemple présenté dans l'encadré 13.A en est un de communication et de compétence culturelle en édu-cation pour la santé. Il expose une approche pour aller au-delà du choc culturel. Cette approche englobe la réflexion, la compréhension et la négociation (Lacourse, 2006).

ENCADRÉ 13.A Le cas de « la maman cajoleuse »

Valentine est une mère haïtienne de trois enfants, dont elle est bien fière. Étudiante en soins infirmiers, elle entame son stage en pédiatrie auprès de Rosalie, une enfant de 10 ans, asthmatique, plutôt renfrognée et aux cheveux longs bien emmêlés. Valentine se présente et, pour briser la glace, elle lui raconte une anecdote assez drôle que sa fille lui a racontée la veille. Elle lui explique ensuite les soins prévus ce matin-là ; voyant l'enfant faire la moue, elle propose de lui faire des tresses après le traitement. La jeune malade accepte avec joie, change de mine et collabore activement aux soins pour avoir ses tresses. À la fin de la journée, Rosalie a bien hâte de montrer sa coiffure à sa mère et Valentine, elle, a bien hâte de rédiger son rapport de la journée. Elle considère qu'elle a soigné cette enfant avec affection, comme si c'était sa propre fille. Lorsqu'elle reçoit les commentaires de sa professeure sur son intervention, elle est d'abord étonnée, puis elle se sent profondément blessée. La professeure a écrit : « Attention : pas trop de familiarités. »

Voici des éléments de réponse permettant de s'engager dans la résolution de ce « choc culturel ».

La réflexion (Qu'est-ce qui cause le choc culturel ?) : Valentine fait face à un « choc culturel ». Son rôle de mère, central dans son identité personnelle, est critiqué. On peut parler d'un affrontement de cultures internes à partir du moment où certains aspects valables dans la culture d'origine de l'individu peuvent ne pas l'être dans la culture d'accueil. Quand on lui montre que son intervention auprès de l'enfant était déplacée, Valentine le ressent comme un jugement sur la façon haïtienne de s'occuper d'un enfant.

La compréhension (Quelles sont les valeurs en jeu ? Quel est le sens donné par chaque partie à la situation ?) : Valentine est étudiante, mais elle considère que son expérience de mère peut lui servir dans sa pratique professionnelle. La professeure se réfère aux normes concernant la « bonne distance » professionnelle à maintenir dans les soins. Les différences de statut social (professeure/étudiante) et les différences entre les normes de référence (normes familiales haïtiennes/normes professionnelles canadiennes) sont aussi en cause.

La négociation (Quel accommodement serait possible ?) : Valentine devrait questionner sa professeure sur les « dangers » associés à sa trop grande familiarité avec les enfants, mais cela supposerait qu'elle distingue ses rôles de mère et d'infirmière. Les professeures devraient aussi être sensibilisées à cette dimension de l'expérience de leurs étudiantes adultes.

Source : Lacourse, 2006.

Les mythes courants et les faits sur le suicide chez les jeunes Autochtones

Des informations erronées sur les idées et les comportements suicidaires peuvent interférer avec la capacité des professionnels de la santé à répondre de manière appropriée aux signes d'un jeune à risque. Le tableau des mythes et des faits sur le suicide (*voir le tableau 13.B*) peut servir de porte d'entrée pour discuter d'une problématique en santé communautaire qui touche une population entière comme celle des Premières Nations, des Inuits et des Métis.

TABLEAU 13.B Les mythes et les faits sur le suicide chez les jeunes autochtones

Mythes	Faits
Fournir aux élèves des éléments d'information sur le suicide et sur les méthodes de suicide ou leur demander s'ils songent au suicide peut leur mettre dans la tête l'idée du suicide, leur suggérer des moyens de le faire et augmenter la probabilité d'une tentative de suicide.	Les recherches montrent que c'est faux. Donner des renseignements de manière appropriée et demander à l'élève dans quel état d'esprit il se trouve montre de la compassion et une sensibilité dont l'élève a peut-être grand besoin.
Si une personne qui n'a jamais tenté de se suicider parle de suicide, cela signifie qu'elle ne va pas faire de tentative de suicide.	Faux. Une discussion qui indique qu'une personne pense au suicide devrait être prise très au sérieux, parce que c'est un des plus importants avertissements. Selon les recherches, le fait de parler souvent de sa propre mort est un sérieux signe avant-coureur.
La majorité des suicides chez les jeunes arrive de façon inattendue, sans avertissement.	Ce n'est pas nécessairement vrai. Les signes précurseurs peuvent être difficiles à détecter, mais d'après les recherches, 9 fois sur 10, il y a des facteurs de risque ou des signes qui précèdent une tentative de suicide.
Tous les adolescents qui ont un comportement suicidaire souffrent de maladie mentale.	Faux. Toutefois, il est vrai qu'environ 90 % de tous les adolescents qui meurent par suicide ont eu vraisemblablement un trouble mental (dépression, trouble déficitaire de l'attention avec hyperactivité, trouble de comportement, état de stress post-traumatique, toxicomanie).
Un comportement suicidaire dépend des gènes d'une personne.	Faux. Aucun gène n'a été associé à une prédisposition au suicide jusqu'à présent. Toutefois, un taux élevé de comportements suicidaires a été détecté chez les vrais jumeaux (identiques) lorsqu'un des jumeaux meurt à la suite d'un suicide. Il faudrait étudier des jumeaux identiques élevés séparément pour comprendre le rôle de la génétique et les influences du milieu. Les facteurs de risque liés à certains problèmes de maladie mentale et qui augmentent le risque de comportement suicidaire, comme la dépression, ont une composante génétique.
Le comportement suicidaire se retrouve seulement chez les jeunes des milieux défavorisés.	Faux. On trouve le comportement suicidaire chez des gens de tous les milieux socioéconomiques.

Sources: Doan, Roggenbaum et Lazear, 2012; Gouvernement de l'Ontario, 2013, p. 139; Sellen, 2010.

Chapitre 21 La santé mère-enfant

Le modèle de la sensibilité parentale

Les parents doivent établir des liens affectifs avec leur enfant durant la première année de sa vie. Afin de développer ces liens, ils doivent être sensibles et attentifs à ses besoins. Le modèle de la sensibilité parentale proposé par Bell, 2008 (*voir la figure 21.A, page suivante*), vise à guider l'infirmière dans son évaluation de « la qualité de la réponse parentale aux besoins de l'enfant » (p. 40) et à favoriser des interventions efficaces.

L'attachement parents-enfant:
Au cœur de l'intervention auprès de la famille à la période périnatale

Points de repère à l'intention des intervenantes et intervenants ayant suivi la Formation sur l'attachement parents-enfant[1]

Observer et favoriser la sensibilité dans les 5 dimensions des soins parentaux:

PARENTS

DÉCOUVERTE
- Connaissance des stades de développement de l'enfant
- Intérêt/curiosité à connaître l'enfant

CONTACT AFFECTIF
- Échanges affectifs positifs
- Qualité de la régulation socioémotionnelle

ENGAGEMENT
- Sentiment de responsabilité à l'égard de l'enfant
- Disponibilité physique et émotionnelle
- Adaptation personnelle et familiale
- Stimulation de l'enfant
- Sécurité de l'environnement

SENSIBILITÉ
- Détecter les signaux émis par l'enfant
- Interpréter avec précision
- Sélectionner une réponse appropriée
- Appliquer rapidement la réponse

COMMUNICATION
- Cohérence dans la réponse à l'enfant
- Initiation et maintien des interactions
- Contenu verbal adéquat et chaleureux
- Souplesse dans les échanges

PROXIMITÉ PHYSIQUE
- Contacts physiques chaleureux et fréquents
- Contact physique lors des moments de détresse

PARENTS SENSIBLES… à 100 % ?

Un enfant n'est pas fragile au point d'avoir besoin d'interactions sensibles 100 % du temps. Ce n'est que lorsque les interactions sensibles ne sont plus majoritaires que la relation parents-enfant et le développement de l'enfant sont affectés (Lacharité, 2003).

[1]Bell et collab., 2005.

LES 3 PRINCIPAUX FACTEURS INFLUENÇANT LA QUALITÉ DES SOINS PARENTAUX

- Représentations mentales de l'attachement antérieur
- Santé psychologique des parents (dépression postnatale)
- Réseau social (relation conjugale et soutien de l'entourage)

Source: Bell, 2008.

L'échelle de dépression postanale d'Édimbourg

Dans un objectif de dépistage, de prévention et de traitement de la dépression postnatale, l'échelle de dépression postanatale d'Édimbourg est un outil mis au point afin d'évaluer la composante dépressive des mères après leur accouchement. Il permet de mesurer la sévérité de leurs symptômes et d'intervenir pour les traiter. Cet outil traduit en de nombreuses langues est d'administration aisée et il est utilisé dans de nombreuses études scientifiques.

FIGURE 21.B Les 10 énoncés de l'échelle de dépression postanale d'Édimbourg

Soulignez la réponse qui correspond le plus précisément à vos sentiments depuis les sept derniers jours.

1. J'ai pu rire et prendre les choses du bon côté.

a) Aussi souvent que d'habitude
b) Pas tout à fait autant
c) Vraiment beaucoup moins souvent ces jours-ci
d) Absolument pas

2. Je me suis sentie confiante et joyeuse en pensant à l'avenir.

a) Autant que d'habitude
b) Plutôt moins que d'habitude
c) Vraiment moins que d'habitude
d) Pratiquement pas

3. Je me suis reproché, sans raison, d'être responsable quand les choses allaient mal*.

a) Oui, la plupart du temps
b) Oui, parfois
c) Pas très souvent
d) Non, jamais

4. Je me suis sentie inquiète ou soucieuse sans motifs.

a) Non, pas du tout
b) Presque jamais
c) Oui, parfois
d) Oui, très souvent

5. Je me suis sentie effrayée ou paniquée sans vraiment de raisons*.

a) Oui, vraiment souvent
b) Oui, parfois
c) Non, pas très souvent
d) Non, pas du tout

6. J'ai eu tendance à me sentir dépassée par les événements*.

a) Oui, la plupart du temps, je me suis sentie incapable de faire face aux situations
b) Oui, parfois, je ne me suis pas sentie aussi capable de faire face que d'habitude
c) Non, j'ai pu faire face à la plupart des situations
d) Non, je me suis sentie aussi efficace que d'habitude

7. Je me suis sentie si malheureuse que j'ai eu des problèmes de sommeil*.

a) Oui, la plupart du temps
b) Oui, parfois
c) Pas très souvent
d) Non, pas du tout

8. Je me suis sentie triste ou peu heureuse*.

a) Oui, la plupart du temps
b) Oui, très souvent
c) Pas très souvent
d) Non, pas du tout

9. Je me suis sentie si malheureuse que j'en ai pleuré*.

a) Oui, la plupart du temps
b) Oui, très souvent
c) Seulement de temps en temps
d) Non, jamais

10. Il m'est arrivé de penser à me faire du mal*.

a) Oui, très souvent
b) Parfois
c) Presque jamais
d) Jamais

FIGURE 21.C L'échelle de dépression postanale d'Édimbourg

Instructions aux utilisateurs :

1. Demandez à la mère de souligner la réponse qui est la plus près de ce qu'elle a ressenti durant les sept derniers jours.
2. Les 10 items doivent être complétés.
3. Évitez la possibilité que la mère discute de ses réponses avec d'autres personnes.
4. La mère devrait remplir le questionnaire elle-même, à moins que sa compréhension du français soit limitée ou qu'elle ait de la difficulté à lire.

L'échelle de dépression *post-partum* d'Édimbourg a été élaborée dans les centres de santé de Livingston et d'Édimbourg. Elle consiste en 10 courts énoncés.

La mère souligne laquelle des quatre réponses possibles est la plus près de ce qu'elle a ressenti durant la dernière semaine.

La plupart des mères répondent aux énoncés sans difficulté en moins de cinq minutes.

L'étude de validation a démontré qu'une notation au-dessus du seuil était une indication possible de dépression. Malgré tout, la notation EPDS ne devrait pas passer outre à un jugement clinique.

Une évaluation clinique plus poussée devrait être effectuée pour confirmer le diagnostic.

L'échelle indique comment la mère s'est sentie durant la semaine précédente et, dans les cas douteux, il peut être utile de la répéter une ou deux semaines plus tard. L'échelle ne détectera pas les mères avec des névroses d'angoisse, des phobies ou des troubles de la personnalité.

Sources : Cox, Holden et Sagovsky, 1987. Une permission écrite du Royal College of Psychiatrists est nécessaire pour copier ou distribuer ce questionnaire à des tiers ou le publier (version papier, en ligne ou sous tout autre format).

Les catégories de réponses sont notées 0, 1, 2 et 3, selon la gravité des symptômes. Les items ayant un astérisque sont notés inversement (c'est-à-dire 3, 2, 1, et 0). Le total est calculé en additionnant les résultats des 10 items. Une femme qui obtient un résultat de 10 ou plus devrait être aiguillée vers un médecin ou un spécialiste de la santé mentale à des fins d'évaluation plus poussée.

Une note de 13 ou plus pourrait indiquer une dépression majeure. Tout résultat positif à l'item 10 nécessite une évaluation clinique plus poussée. Quelques femmes ayant une note de moins de 10 pourraient aussi avoir une dépression post-partum ou vont bénéficier de services de soutien. Ces notes ne sont pas applicables à toutes les populations.

Bibliographie

Chapitre 1

Agence de la santé publique du Canada. (2014, 11 février). *À propos de l'Agence*. Repéré à www.phac-aspc.gc.ca

Allemang, M. M. (2000). Development of community health nursing in Canada. Dans M. Stewart (dir.), *Community nursing: Promoting Canadians' health* (2ᵉ éd., p. 4-32). Toronto, Ontario: Harcourt Canada.

Amyot, G. F. (1967). Some historical highlights of public health in Canada. *Canadian Journal of Public Health, 58*(8), p. 337-341.

Beaulet, N., Richard, L., Gendron, S. et Boivert, N. (2001). Advancing population-based health promotion and prevention practice in community health nursing. *Advances in Nursing Sciences, 34*(4), p. E1-E12.

Bettcher, D. W., Sapirie, S. A. et Goon, E. H. T. (1998). Essential of public health functions. *World Health Statistics Quarterly, 51*(1), p. 44-54.

Canadian Public Health Association (CPHA). (1969). Half a century of health care. *Canadian Journal of Public Health, 60*(2), p. 41-43.

Canadian Public Health Association (CPHA). (1984). Canada's amazing health history: Let's murder the medical officer. *Canadian Journal of Public Health, 75*(5), p. 344-347.

Cassel, J. (1994). Public Health in Canada. *Clio Medica, 26*, p. 276-312.

CESBES. (1970). *Rapport de la Commission d'enquête sur la santé et le bien-être social.*

Chevalier, P. et Gosselin, P. (2003). La planète et nous. Dans M. Gérin, P. Gosselin, S. Cordier, C. Viau, P. Quénel et É. Dewailly (dir.), *Environnement et santé publique: fondements et pratiques* (p. 3-38). Acton Vale, Québec: Edisem / Paris, France: Tec & Doc.

Colin, C. (2004). La santé publique au Québec à l'aube du XXIᵉ siècle. *Santé publique, 2*(16), p. 185-196. doi: 10.3917/spub.042.0185

Desrosiers, G. (1996). Évolution des concepts et pratiques modernes en santé publique 1945-1992. *Ruptures, revue transdisciplinaire en santé, 3*(1), p. 18-28.

Duncan, S., Leipert, B. D. et Mill, J. E. (1999). Nurses as health evangelists: The evolution of public health nursing in Canada, 1918-1939. *Advances in Nursing Science, 22*(1), p. 40-51.

Emory, F. (1953). *Public health nursing in Canada.* Toronto, Ontario: Macmillan.

Epp, J. (1986). La santé pour tous: plan d'ensemble pour la promotion de la santé. Repéré sur le site de Santé Canada: www.hc-sc.gc.ca

Evans, R. G., Barer, M. L. et Marmor, T. R. (1994). *Why are some people healthy and others not?* New York, NY: Aldine De Gruyter.

Fierlbeck, K. (2012). *Health care in Canada: A citizen's guide to policy and politics.* Toronto, Ontario: University of Toronto.

Fleury, M.-J., Tremblay, M., Nguyen, H. et Bordeleau, L. (2007). *Le système sociosanitaire au Québec.* Montréal, Québec: Gaëtan Morin.

Frankish, J., Veenstra, G. et Moulton, G. (1999). Population health in Canada: Issues and challenges for policy, practice and research. *Canadian Journal of Public Health, 90*(1), p. S71-S75.

Garett, L. (2001). The collapse of global public health and why it matters for New York. *Journal of Urban Health: Bulletin of New York Academy of Medicine, 78*(2), p. 403-409.

Gaumer, B. et Desrosiers, G. (2004). L'histoire des CLSC au Québec: reflet des contradictions et des luttes à l'intérieur du système. *Ruptures, revue transdisciplinaire en santé, 10*(1), p. 52-70.

Gaumer, B. et Fleury, M.-J. (2008). CLSCs in Quebec: Thirty years of community action. *Social Work in Public Health, 23*(4), p. 89-106.

Gough, A. (1967, janvier). Public health in Canada, 1867 to 1967. *Medical Services Journal*, p. 32-41.

Gouvernement du Québec. (1997). Des priorités nationales de Santé publique 1997-2002. Repéré à http://publications.msss.gouv.qc.ca

Hancock, T. (1986). Lalonde and beyond: Looking back at "a new perspective on the health of Canadians". *Health Promotion, 1*(1), p. 93-100.

Hancock, T. (1999). Future directions in population health. *Canadian Journal of Public Health, 90*(1), p. S68-S70.

Harding le Riche, W. (1979). Seventy years of public health in Canada. *Canadian Journal of Public Health, 70*(3), p. 155-163.

Health Canada. (2012). *Canada health care system*. Repéré à www.hc-sc.gc.ca

Horton, F. (1998). The new public health of risk and radical engagement. *The Lancet, 352*(9124), p. 251-252.

Laframboise, H. (1973). Une approche conceptuelle à l'analyse et à l'évaluation du domaine de la santé. *Union médicale du Canada, 102*(5), p. 1128-1133.

Lalonde, M. (1974a). Valeurs sociales et hygiène publique. *Canadian Journal of Public Health, 65*, p. 260-265.

Lalonde, M. (1974b). *Nouvelles perspectives de la santé des Canadiens.* Document de travail. Gouvernement du Canada.

Last, J. M. (1983). *A dictionary of epidemiology.* New York, NY: Oxford University Press.

MacDermot, H. E. (1968). Pioneering in public health. *Canadian Medical Association Journal, 99*, p. 267-273.

McKenzie, J. F., Pinger, R. R. et Kotecki, J. E. (2002). *An introduction to community health*, 4ᵉ éd. Toronto, Ontario: Jones and Bartlett.

McMicheael, A. J et Beaglehole, R. R. (2000). The changing global context of public health. *The Lancet, 356*(9228), p. 495-499.

Mikkonen, J. et Raphael, D. (2011) *Déterminants sociaux de la santé: les réalités canadiennes.* Centre de collaboration nationale des déterminants de la santé. Repéré à www.thecanadianfacts.org

Ministère de la Santé et des Services sociaux (MSSS). (1997). *Des priorités nationales de santé publique 1997-2002.* Gouvernent du Québec. Repéré à http://publications.msss.gouv.qc.ca

Ministère de la Santé et des Services sociaux (MSSS). (2014, 10 avril). Système de santé et de services sociaux en bref. Repéré à www.msss.gouv.qc.ca

O'Neill, M. et Cardinal, L. (1994). Health promotion in Quebec: Did it ever catch on? Dans A. Pederson, M. O'Neil et I. Rootman (dir.), *Health promotion in Canada: Provincial, national and international perspectives* (p.262-283). Toronto, Ontario: W. B. Saunders.

Organisation mondiale de la santé (OMS). (1978). *Les soins de santé primaires.* Genève, Suisse: OMS (Série «Santé pour tous », nᵒ 1).

Organisation mondiale de la santé (OMS). (1986). *Charte d'Ottawa pour la promotion de la santé: Une conférence internationale pour la promotion de la santé: vers une nouvelle santé publique,* (17-21 novembre). Ottawa, Ontario: OMS, Santé et Bien-être social Canada et Association canadienne de santé publique. Repéré à www.phac-aspc.gc.ca

Ostry, A. (1995). Differences in the history of public health in the 19ᵗʰ century: Canada and Britain. *Canadian Journal of Public Health, 86*(1), p. 5-6.

Réseau pancanadien de santé publique. (2013, 22 octobre). *Au sujet du Réseau.* Repéré à www.phn-rsp.ca

Rothstein, M. A. (2002). Rethinking the meaning of public health. *The Journal of Law, Medicine & Ethics, 30*(2), p. 144-149.

Santé Canada. (1996). *Pour une compréhension commune: une clarification des concepts clés de la santé de la population.* Document de travail. Gouvernement du Canada.

Schwenger, C. W. (1973). Santé publique ou communautaire? *Canadian Journal of Public Health, 64,* p. 119-120.

Skretkowicz, V. (dir.). (1992). *Florence Nightingale's notes on nursing.* Londres, Royaume-Uni: Scutari Press.

Stanhope, M. et Lancaster, J. (1999). *Community and public health practice* (5e éd.). Toronto, Ontario: Mosby.

Terris, M. (1984). Newer perspectives on the health of Canadians: Beyond the Lalonde report. *Journal of Public Health Policy, 5*(3), p. 327-337.

Vekeman Masson, J. (1993). *Grand-maman raconte La Grosse-Île.* Ottawa, Ontario: Corporation pour la mise en valeur de Grosse Île inc.

Chapitre 2

Agence de la santé publique du Canada (ASPC). (2008). *Compétences essentielles en santé publique au Canada,* version 1.0. Repéré à www.phac-aspc.gc.ca

Agence de la santé publique du Canada (ASPC). (2010). *Pratique en santé publique: glossaire.* Repéré à www.phac-aspc.gc.ca

André, P., Martin, P., Lanmafankpotin, G. (2012). Participation citoyenne. Dans L. Côté et J.-F. Savard (dir.), *Le dictionnaire encyclopédique de l'administration publique.* Repéré à www.dictionnaire.enap.ca

Association canadienne de santé publique (ACSP). (2010, mai). *La pratique infirmière en santé publique – en santé communautaire au Canada. Rôles et activités,* 4e éd. Ottawa, Ontario. Repéré à www.cpha.ca

Association canadienne des écoles de sciences infirmières (ACESI). (2014). *Compétences en santé publique pour accéder à la pratique en vue de la formation en sciences infirmières de premier cycle.* Ottawa, Ontario: ACESI. Repéré à www.casn.ca

Association des infirmières et infirmiers du Canada (AIIC). (2005). *Les soins de santé primaires et les soins infirmiers: résumé des enjeux.* Document d'information de l'AIIC. Repéré à http://cna-aiic.ca

Association pour la santé publique du Québec (ASPQ). (n.d.). *Mission et vision.* Repéré à www.aspq.org

Bartfay, W. J. (2010a). Introduction to community health nursing in Canada. Dans J. E. Hitchcock, P. E. Schubert, S. A. Thomas et W. J. Bartfay (dir.), *Community health nursing: Caring in action* (1re éd. canadienne, p. 1-10). Toronto, Ontario: Nelson Education.

Bartfay, W. J. (2010b). Perspectives on health and its promotion and preservation. Dans J. E. Hitchcock, P. E. Schubert, S. A. Thomas et W. J. Bartfay (dir.), *Community health nursing: Caring in action* (1re éd. canadienne, p. 98-116). Toronto, Ontario: Nelson Education.

Bisaillon, A. et collab. (2010). L'approche populationnelle au quotidien. *Perspective infirmière, 7*(1), p. 58-62.

Blais, M. (2006). *Changement de paradigme de la santé publique et transformations de la forme de l'État* (Mémoire de maîtrise). Université du Québec à Montréal, Montréal, Québec. Repéré à www.archipel.uqam.ca

Bouchard, P. et Vézina, S. (2009, mai). Réduire les inégalités sociales de santé: atelier «participation citoyenne». *Éducation santé 245* (numéro spécial), p. 14-16.

Breslow, L. (1999). Health status measurement in the evaluation of health promotion. *Medical Care, 27,* p. S205-S216.

Butler-Jones, D. (2009). Grandir sainement: priorités pour un avenir en santé. *Rapport de l'administrateur en chef de la santé publique sur l'état de la santé publique au Canada.* Repéré sur le site de l'ASPC: www.phac-aspc.gc.ca

Cohen, B. (2012). Population health promotion models and strategies. Dans L. L. Stamler et L. Yiu (dir.), *Community health nursing: A Canadian perspective* (p. 88-108). Toronto, Ontario: Pearson Canada.

Conseil canadien sur l'apprentissage (CCA). (2007). *Littératie en santé au Canada: résultats initiaux de l'Enquête internationale sur l'alphabétisation et les compétences des adultes.* Repéré à www.ccl-cca.ca

Conseil canadien sur l'apprentissage (CCA). (2008, 20 fév.). *La littératie en santé au Canada: une question de bien-être.* Repéré à www.ccl-cca.ca

Frolich, K. L. et Poland, B. (2006). Les points d'intervention dans la pratique de la promotion de la santé: l'intérêt d'une approche du contexte social en termes de «modes de vie collectifs». Dans M. O'Neill, S. Dupéré, A. Pederson et I. Rootman (dir.), *Promotion de la santé au Canada et au Québec: perspectives critiques* (p. 62-80). Lévis, Québec: Presses de l'Université Laval (PUL).

Fry, D., Gleeson, S. et Rissel, C. (2010). Health promotion and secondary prevention: Response to Milat, O'Hara and Develin. *Health Promotion Journal of Australia, 21*(2), p. 86-91.

Gallagher, F. et Dallaire, C. (2010). Promouvoir la santé et le bien-être. Dans P. A. Potter, A. G. Perry, C. Dallaire et S. LeMay (dir.), *Soins infirmiers: fondements généraux* (tome 1, p. 18-39). Montréal, Québec: Chenelière Éducation.

Green, L. W. et Kreuter, M. W. (2005). *Health program planning: An educational and ecological approach,* 4e éd. New York, NY: McGraw-Hill.

Infirmières et infirmiers en santé communautaire du Canada (IISCC). (2009a). *Énoncé de vision: définition de la pratique des soins infirmiers en santé communautaire au Canada.* Repéré à www.chnc.ca

Infirmières et infirmiers en santé communautaire du Canada (IISCC). (2009b). *Compétences des soins infirmiers de santé publique,* version 1.0. Repéré à www.iiscc.ca

Infirmières et infirmiers en santé communautaire du Canada (IISCC). (2010). *Compétences en soins infirmiers à domicile,* version 1.0. Repéré à www.iiscc.ca

Infirmières et infirmiers en santé communautaire du Canada (IISCC). (2011, mars). *Modèles et normes de pratique des soins infirmiers en santé communautaire au Canada.* Repéré à www.iiscc.ca

Laverack, G. et Labonte, R. (2000). A planning framework for community empowerment goals within health promotion. *Health Policy and Planning, 15*(3), p. 255-262.

Marteau, H., Peltier, É. et Thomas, F. (2010). L'apprentissage de la démarche éducative en institut de formation en soins infirmiers. *Soins cadres, 19*(73), p. 42-44. doi: SCAD-02-2010-19-73-0183-101019-201000061

Masson, D. J., Barker, B. A. et Georges, C. D. (1991). Towards a feminist model for political empowerment of nurses. *Image: Journal of Nursing Scholarship, 23*(2), p. 72-77.

McGuire, S. L. (2002). Community as partner. Dans S. Clemen-Stone, S. L. McGuire et D. G. Eigsti (dir.), *Comprehensive community health nursing family, aggregate and community practice* (6e éd., p. 59-78). Toronto, Ontario: Mosby.

McKay, M. (2012). The history of community health nursing in Canada. Dans L. L. Stamler et L. Yiu (dir.), *Community health nursing: A Canadian perspective* (3e éd., p. 1-20). Toronto, Ontario: Pearson Canada.

Office québécois de la langue française. (2011). *Fiche terminologique: définition.* Repéré à http://gdt.oqlf.gouv.qc.ca

O'Neill, M., Pederson, A., Dupéré, S. et Rootman, I. (2006). La promotion de la santé au Canada et à l'étranger: bilan et perspectives. Dans M. O'Neill, S. Dupéré, A. Pederson et I. Rootman (dir.), *Promotion de la santé au Canada et au Québec: perspectives critiques* (p. 3-24). Lévis, Québec: Presses de l'Université Laval (PUL).

O'Neill, M. et Stirling, A. (2006). Travailler à promouvoir la santé ou en promotion de la santé? Dans M. O'Neill, S. Dupéré, A. Pederson et I. Rootman (dir.), *Promotion de la santé au Canada et au Québec: perspectives critiques* (p. 42-61). Lévis, Québec: Presses de l'Université Laval (PUL).

Ordre des infirmières et infirmiers du Québec (OIIQ). (2010). *L'exercice infirmier en santé communautaire – Soutien à domicile,* 2e éd. Repéré à www.oiiq.org

Ordre des infirmières et infirmiers du Québec (OIIQ). (2012). *Standards de pratique pour l'infirmière en santé scolaire.* Repéré à www.oiiq.org

Organisation mondiale de la santé (OMS). (1978). *Déclaration d'Alma-Ata sur les soins de santé primaires.* Repéré à www.who.int

Organisation mondiale de la santé (OMS). (1986). *Charte d'Ottawa pour la promotion de la santé.* Genève, Suisse: OMS. Repéré sur le site de l'ASPC: www.phac-aspc.gc.ca

Organisation mondiale de la santé (OMS). (1999). *Glossaire de la promotion de la santé.* Repéré à www.quebecenforme.org

Organisation mondiale de la santé (OMS). (2008). *Combler le fossé en une génération. Instaurer l'équité en santé en agissant sur les déterminants sociaux de la santé.* Genève, Suisse: OMS. Repéré à www.who.int

Petch, E., Ronson, B. et Rootman, I. (2004). *La littératie en santé et la santé au Canada: Ce que nous avons appris et ce qui pourrait aider dans l'avenir. Un rapport de recherche.* Édition en langage clair et simple. Repéré à www.cpha.ca

Peter, E., Sweatman, L. et Carlin, K. (2012). Advocacy, ethical, and legal considerations. Dans L. L. Styamler et L. Yiu (dir.), *Community health nursing: A Canadian perspective* (3ᵉ éd., p. 61-75). Toronto, Ontario: Pearson Canada.

Ragin, D. F. et collab. (2008). Defining the "community" in community consultation for emergency research: Findings from the community VOICES study. *Social Sciences & Medicine, 66*(6), p. 1379-1392.

Raphael, D. (2006). Les inégalités de santé au Canada: faible préoccupation, actions insatisfaisantes, succès limité. Dans M. O'Neill, S. Dupéré, A. Pederson et I. Rootman (dir.), *Promotion de la santé au Canada et au Québec, perspectives critiques* (p. 138-159). Lévis, Québec: Presses de l'Université Laval (PUL).

Raphael, D. (2009). *Social determinants of health: Canadian perspectives,* 2ᵉ éd. Toronto, Ontario: Canadian Scholars' Press Inc. Repéré à http://jasper.yorku.ca

Ridde, V., Guichard, A. et Houeto, D. (2007). Social inquities in health care from Ottawa to Vancouver: Action for fair equality of opportunity. *Promotion & Education,* hors-série, *2,* p. 44-47.

Rifkin, S., Muller, F. et Bichmann, W. (1988). Primary health care: On measuring participation. *Social Sciences & Medicine, 26*(9), p. 931-940.

Rissel, C. (1994). Empowerment: The holy grail of health promotion? *Health Promotion International, 9,* p. 39-47.

Rodwell, C. M. (1996). An analysis of the concept of empowerment. *Journal of Advanced Nursing, 23,* p. 305-313.

Santé Canada. (2002). La promotion de la santé – Efficace? *Bulletin de recherche sur les politiques de santé, 1*(3), p. 1-39. Repéré à www.hc-sc.gc.ca

Santé publique Ottawa (SPO). (2009). *Réduction des méfaits.* Présentation aux étudiants en sciences infirmières de l'Université d'Ottawa. Document inédit.

Schubert, P. E. et Bartfay, W. J. (2010). Fundamentals of epidemiology for community health nursing practice. Dans J. E. Hitchcock, P. E. Schubert, S. A. Thomas et W. J. Bartfay (dir.), *Community health nursing: Caring in action* (1ʳᵉ éd. canadienne, p. 173-190). Toronto, Ontario: Nelson Education.

Simich, L. (2009, 30 mars). *Littératie en matière de santé et population immigrantes* [sic]. Repéré à canada.metropolis.net

Smith, D., van Herk, K. et Rahaman, Z. (2012). Primary health care. Dans L. L. Stamler et L. Yiu (dir.), *Community health nursing: A Canadian perspective* (3ᵉ éd., p. 109-123). Toronto, Ontario: Pearson Canada.

Stafanson, D. et Bartfay, W. J. (2010). Varied roles and practice specialties in community health nursing. Dans J. E. Hitchcock, P. E. Schubert, S. A. Thomas et W. J. Bartfay (dir.), *Community health nursing: Caring in action* (1ʳᵉ éd. canadienne, p. 59-97). Toronto, Ontario: Nelson Education.

Stanhope, M. et Lancaster, J., Jessup-Falcioni, H. et Viverais-Dresler, G. A. (2008). *Community health nursing in Canada.* Toronto, Ontario: Mosby Elsevier.

Warren, C., Heale, R., Battle Haugh, E. et Yiu, L. (2012). Nursing roles, functions, and practice settings. Dans L. L. Stamler et L. Yiu (dir.),

Community health nursing: A Canadian perspective (3ᵉ éd., p. 43-60). Toronto, Ontario: Pearson Canada.

World Health Organisation (WHO). (2002). *Community participation in local health and sustainable development: Approaches and techniques.* Repéré à www.euro.who.int

Yiu, L. (2012). Community care. Dans L. L. Stamler et L. Yiu (dir.), *Community health nursing: A Canadian perspective* (3ᵉ éd., p. 213-235). Toronto, Ontario: Pearson Canada.

Young, T. K. (2005). *Population health concepts & methods.* New York, NY: Oxford University Press.

Zakus, J. D. L. et Lysack, C. (1998). Revisiting community participation. *Health Policy and Planning, 13*(1), p. 1-12.

Chapitre 3

Affara, F. A. (2000). Correspondence from abroad: when tradition maims. *American Journal of Nursing, 100*(8), p. 52-57.

Agence de la santé publique du Canada. (2013). *Pourquoi les Canadiens sont-ils en santé ou pas?* Repéré à www.phac-aspc.gc.ca

Giger, J. N. (2013). *Transcultural nursing: Assessment and intervention,* 6ᵉ éd. St-Louis, MO: Mosby.

Giger, J. N. et Davidhizar, R. E. (2004). *Transcultural nursing: Assessment and intervention,* 4ᵉ éd. St-Louis, MO: Mosby.

Hunt, E. et Muray, K. (2009). Compétence culturelle dans les soins, au service de l'atténuation des stéréotypes et des préjugés. *Perspective soignante, 34,* p. 108-119.

Leininger, M. (1995). *Transcultural nursing: Concepts, theories, research, and practice.* Columbus, OH: McGraw-Hill College Custom Series.

Leininger, M. et McFarland, M. R. (2002). *Transcultural nursing: concepts, theories, research and practice,* 3e éd. New York, NY: McGraw-Hill.

Machado, G. A. (2001). Cultural sensitivity and stereotypes. *Journal of Multicultural Nursing & Health, 7*(2), p. 13-15.

Ordre des infirmières et infirmiers de l'Ontario. (2009). *La prestation des soins adaptés à la culture.* Repéré à www.cno.org

Organisation Mondiale de la Santé. (2014). *Mutilations sexuelles féminines.* Repéré à www.who.int

Popiea, E. et Moreau, D. (2004). Les soins infirmiers et les mutilations génitales féminines. *Perspective infirmière, 1*(3), p. 30-36.

Srivastava, R. (2007). *A health professional's guide to clinical cultural competence.* Toronto, Ontario: Mosby Elsevier.

Statistique Canada. (2013a). *Enquête nationale auprès des ménages de 2011: Immigration, lieu de naissance, citoyenneté, origine ethnique, minorités visibles, langue et religion.* Repéré à www.statcan.gc.ca

Statistique Canada. (2013b). *Immigration et diversité ethnoculturelle au Canada.* Repéré à www12.statcan.gc.ca

Chapitre 4

Agence de la santé publique du Canada (ASPC). (2001). *Promotion de la santé de la population: modèle d'intégration de la santé de la population et de la promotion de la santé,* figure 2. Repéré à www.phac-aspc.gc.ca

Agence de santé publique du Canada (ASPC). (2011). *Qu'est-ce qui détermine la santé?* Repéré à www.phac-aspc.gc.ca

Agence de la santé du Canada (ASPC). (2012). *Rapport de l'administrateur en chef de la santé publique sur l'état de la santé publique au Canada 2012.* Repéré à www.phac-aspc.gc.ca

Agence de la santé du Canada (ASPC). (2013). *Pourquoi les Canadiens sont-ils en santé ou pas?* Repéré à www.phac-aspc.gc.ca

Baird, P. A. (1994). The role of genetics in population health. Dans R. G. Evans, M. L. Barer et T. R. Marmor (dir.), *Why are some people healthy and others not? The determinants of health* (p. 378). New York, NY: Aldine De Gruyter.

Barnett, E. et Casper, M. (2001). A definition of "social environment". *American Journal of Public Health, 91*(3), p. 465.

Berkman, L. F., Glass, T., Brissette, I. et Seeman, T. E. (2000). From social integration to health: Durkheim in the new millennium. *Social Science & Medicine, 51*, p. 843-857.

Blaxter, M. (1990). *Health and lifestyles.* Londres, Royaume-Uni: Tavistock / Routledge.

Bourque, D. (2009). *Concertation et partenariat: entre levier et piège du développement des communautés.* Québec, Québec: Presses de l'Université du Québec.

Breslow, L. (1989). Health status measurement in the evaluation of health promotion. *Medical Care, 27*, p. S205-S216.

Centre de collaboration nationale des déterminants de la santé. (2010). *L'intégration des déterminants sociaux de la santé et de l'égalité face à la santé dans les pratiques de santé publique au Canada: analyse du contexte en 2010.* Repéré à http://nccdh.ca

Clark, M. J. (2003). *Community health nursing caring for populations.* Upper Saddle River, NJ: Prentice Hall.

Cohen, B. (2012). Population health promotion models and strategies. Dans L. L. Stamler et L. Yiu (dir.), *Community health nursing: A Canadian perspective* (p. 88-108). Toronto, Ontario: Pearson Canada.

Cohen, S. et Wills, T. A. (1985). Stress, social support, and buffering hypothesis. *Psychological Bulletin, 98*(2), p. 310-357.

Comité consultatif fédéral-provincial-territorial sur la santé de la population. (1999). *Pour un avenir en santé: deuxième rapport sur la santé de la population canadienne.* Repéré à http://publications.gc.ca

De Grève, J., Sermijn, E., De Brakeleer, S., Ren, Z. et Teugels, E. (2008). Hereditary breast cancer: From bench to bedside. *Current Opinion in Oncology, 20*, p. 605-613. doi: 10.1097/CCO.0b013e3283139173

Epp, J. (1986). *La santé pour tous: plan d'ensemble pour la promotion de la santé.* Ottawa, Ontario: Santé et Bien-être social Canada. Repéré sur le site de Santé Canada: www.hc-sc.gc.ca

Esposito, S. et collab. (2014). Possible molecular mechanism linking air pollution and asthma in children. *BMC Pulmonary Medicine, 14*(31). doi: 10.1186/1471-2466-14-31

Evans, R. G. et Stoddart, G. L. (1994). Producing health, consuming health. Dans R. G. Evans, M. L. Barer et T. R. Marmor (dir.), *Why are some people healthy and others not? The determinants of health* (p. 27-64). New York, NY: Aldine De Gruyter.

Fadia, T., Chirikov, V. V., Mullins, C. D. et Shematek, J. (2013). Social networks help control hypertension. *The Journal of Clinical Hyertension, 15*(1), p. 34-40.

Freeman, E. W. et collab. (2004). Hormones and menopausal status as predictors of depression in women transition to menopause. *Archives of General Psychiatry, 61*(1), p. 62-70.

Gallagher, F. et Dallaire, C. (2010). Promouvoir la santé et le bien-être. Dans P. A. Potter, A. G. Perry, C. Dallaire et S. LeMay (dir.), *Soins infirmiers: fondements généraux* (tome 1, p. 18-39). Montréal, Québec: Chenelière Éducation.

Gillies, P. (1998). Effectiveness of alliances and partnerships for health promotion. *Health Promotion International, 13*(2), p. 99-118.

Glouberman, S. et Millar, J. (2003). Evaluation of the determinants of health, health policy, and health information systems in Canada. *American Journal of Public Health, 93*(3), p. 388-392.

Green, L. W. et Kreuter, M. W. (1991). *Health promotion planning: An educational and environmental approach,* 2ᵉ éd. Mountain View, CA: Mayfield Publishing.

Haggart, M. (2000). Promoting the health of communities. Dans J. Kerr (dir.), *Community health promotion challenges for practice* (p. 97-113). London, UK: Baillière Tinball.

Hamilton, N. et Bhatti, T. (1996). *Promotion de la santé: modèle d'intégration de la santé de la population et de promotion de la santé.* Santé Canada – Division du développement de la promotion de la santé. Repéré à www.phac-aspc.gc.ca

Hancock, T. (1999). Future directions in population health. *Revue canadienne de santé publique, 90*, suppl. 1, p. S68- S70.

Headey, D. (2013, novembre). *The global landscape of poverty, food insecurity, and malnutrition and implications for agricultural development strategies* (Document de travail 01303). Washington, DC: International Food Policy Research Institute (IFPRI).

Helman, C. G. (2007). *Culture, health and illness,* 5ᵉ éd. Londres, Royaume-Uni: Hodder Arnold.

Huber, M. et collab. (2011, 26 juillet). How should we define health? *British Medical Journal, 343*, p. d4163. doi: 10.1136/bmj.d4163

Huff, R. M. et Kline, M. V. (1999). *Promoting health in multicultural populations: A handbook for practitionners.* Thousand Oaks, CA: Sage Publications.

Institut national de prévention et d'éducation pour la santé (INPES). (2012). *Qu'est-ce qui détermine notre état de santé?* Repéré à www.inpes. sante.fr

Instituts de recherche en santé du Canada. (2012). *Institut de la santé des femmes et des hommes: critères d'examen de la pertinence.* Repéré à www.cihr-irsc.gc.ca

Kawachi, I. et Berkman, L. F. (2001). Social ties and mental health. *Journal of Urban Health: Bulletin of the New York Academy of Medicine, 78*(3), p. 458-467.

Keleher, H. (2004). Why build a health promotion evidence base about gender? *Health Promotion International, 19*(3), p. 277-279.

Kieffer, C. (1984). Citizen empowerment: A developmental perspective. *Prevention in Human Services, 3*, p. 9-36.

Labonte, R. (1994). Health promotion and empowerment: Reflections on professional practice. *Health Education Quarterly, 21*(2), p. 253-268.

Lalonde, M. (1974). *Nouvelles perspectives de la santé des Canadiens* (nᵒ au H31-1374 catalogue). Ottawa, Ontario: Gouvernement du Canada. Repéré sur le site de l'ASPC: www.phac-aspc.gc.ca

Larson, J. S. (1999). The conceptualization of health. *Medical Care Research and Review, 56*(2), p. 123-136.

Laverack, G. et Labonte, R. (2000). A planning framework for community empowerment goals within health promotion. *Health Policy and Planning, 15*(3), p. 255-262.

Laverack, G. et Wallerstein, N. (2001). Measuring community empowerment: A fresh look at organizational domains. *Health Promotion International, 16*(2), p. 179-183.

McGibbon, E., Etowa, J. et McPherson, C. (2008, septembre). Health care access as a social determinant of health. *Canadian Nurse,* p. 23-27.

Mendrek, A. (2012). Les différences entre les sexes et les genres dans la recherche en santé mentale. Dans Instituts de recherche en santé du Canada (IRSC) et Institut de la santé des femmes et des hommes (dir.), *L'influence du genre et du sexe: un recueil de cas sur la recherche liée au genre, au sexe et à la santé* (p. 1-8). Repéré sur le site des IRSC: www.cihr-irsc.gc.ca

Mikkonen, J. et Raphael, D. (2011). *Déterminants sociaux de la santé: les réalités canadiennes.* Repéré à www.thecanadianfacts.org

Milio, N. (2001). Glossary: Healthy public policy. *Journal of Epidemiology Community Health, 55*, p. 622-623.

Naidoo, J. et Wills, J. (2005). *Public health and health promotion: Developing practice.* Londres, Royaume-Uni: Baillière Tindall.

O'Neill, M. (1997). Promotion de la santé: enjeux pour l'an 2000. *Canadian Journal of Nursing Research, 30*(4), p. 249-256.

O'Neill, M. et Pederson, A. (1994). Two analytic paths for understanding Canadian developments in health promotion: Provincial, national and international perspectives. Dans A. Pederson, M. O'Neill et I. Rootman (dir.), *Health promotion in Canada* (p. 40-56). Toronto, Ontario: W. B. Saunders.

O'Neill, M., Pederson, A. et Rootman, I. (2001). La promotion de la santé au Canada: déclin ou mutation? *Ruptures, revue transdisciplinaire en santé, 7*(2), p. 50-59.

O'Neill, M. et Stirling, A. (2006). Travailler à promouvoir la santé ou en promotion de la santé? Dans M. O'Neill, S. Dupéré, A. Pederson et I. Rootman (dir.), *Promotion de la santé au Canada et au Québec: perspectives critiques* (p. 42-61). Lévis, Québec: Presses de l'Université Laval (PUL).

Organisation mondiale de la santé (OMS). (1986). *Charte d'Ottawa pour la promotion de la santé.* Genève, Suisse: OMS. Repéré sur le site de l'ASPC: www.phac-aspc.gc.ca

Organisation mondiale de la santé (OMS). (2003). *La définition de la santé de l'OMS.* Repéré à www.who.int

Organisation mondiale de la santé (OMS). (2008). *Combler le fossé en une génération: instaurer l'équité en santé en agissant sur les déterminants sociaux de la santé.* Genève, Suisse: OMS. Repéré à www.who.int ou à whqlibdoc.who.int

Organisation mondiale de la santé (OMS). (2014). *Déterminants sociaux de la santé.* Repéré à www.who.int

Petch, E., Ronson, B. et Rootman, I. (2004). *La littératie en santé au Canada: ce que nous avons appris et ce qui pourrait aider dans l'avenir. Un rapport de recherche* (édition en langage clair et simple). Repéré à www.cpha.ca

Philibert, K. et Kulwicki, A. (2010). S'adapter à la culture et à l'ethnicité. Dans P. A. Potter, A. G. Perry, C. Dallaire, et S. LeMay (dir.), *Soins infirmiers: fondements généraux* (tome 1, p. 294-309). Montréal, Québec: Chenelière Éducation.

Potvin, L., Fayard, A. et Géry, Y. (2010). Avant-propos: concepts clés. Dans L. Potvin, M.-J. Moquet et C. M. Jones (dir.), *Réduire les inégalités sociales de santé* (p. 23-30). Saint-Denis, France: Institut national de prévention et d'éducation pour la santé (INPES).

Raphael, D. (2003). Barriers to addressing the societal determinants of health: Public health units and poverty in Ontario, Canada. *Health Promotion International, 18*(4), p. 397-405.

Raphael, D. (dir.). (2009). *Social determinants of health: Canadian perspectives,* 2e éd. Toronto, Ontario: Canadian Scholar's Press.

Rifkin, S., Muller, F. et Bichmann, W. (1988). Primary health care: On measuring participation. *Social Sciences and Medicine, 26*(9) p. 931-940.

Rissel, C. (1994). Empowerment: The holy grail of health promotion? *Health Promotion International, 9,* p. 39-47.

Rootman, I. et Gordon-El-Bihbety, D. (2008). *Vision d'une culture de la santé au Canada. Rapport du Groupe d'experts sur la littératie en matière de santé.* Association canadienne de santé publique. Repéré à www.cpha.ca

Santé Canada. (1996). *Pour une compréhension commune: une clarification des concepts clés de la santé de la population* (Document de travail). Ottawa, Ontario: Santé Canada.

Santé Canada. (2010). *Analyse comparative fondée sur le sexe et le genre.* Repéré à www.hc-sc.gc.ca

Santé Canada. (2011). *Analyse comparative fondée sur le sexe et le genre.* Repéré à www.hc-sc.gc.ca

Saracci, R. (1997). The World Health Organization needs to reconsider its definition of health. *British Medical Journal, 314,* p. 1409-1410.

Smith, K. P. et Christakis, N. A. (2008). Social networks and health. *Annual Review of Sociology 34,* p. 405-429.

Stahl, T. et collab. (2001). The importance of the social environment for physically active lifestyle: Results from an international study. *Social Sciences and Medicine, 52,* p. 1-10.

Sudore, R. L. et collab. (2006). Limited literacy in older people and disparities in health and healthcare access. *Journal of the American Geriatrics Society, 54,* p. 770-776.

The National Bureau of Economic Research. (2014, avril). The effects of education on health. *The Digest.* Repéré à www.nber.org

Tones, K. et Green, J. (2004). *Health promotion planning and strategies.* Londres, Royaume-Uni: Sage Publications.

Wilkinson, R. G. (1997). Health inequalities: Relative or absolute material standards? *British Medical Journal, 314*(7080), p. 591-594.

Yaya, H. S. (2010). *Les déterminants sociaux de la santé: une synthèse.* Montréal, Québec: Guérin Éditeur.

Yen, I. H. et Syme, S. L. (1999, mai). The social environment and health: A discussion of the epidemiology literature. *Annual Review of Public Health, 20,* p. 287-308. doi: 10.1146/annurev.publhealth.20.1.287

Young, L. E. et Higgins, J. W. (2012). Concepts of health. Dans L. L. Stamler, L.Yiu (dir.). *Community health nursing: A Canadian perspective* (3e éd., p. 76-88). Toronto, Ontario: Pearson Canada.

Young, T. K. (2005). *Population health concepts & methods.* New York, NY: Oxford University Press.

Chapitre 5

Adelson, N. (2005). The embodiment of inequity: Health disparities in Aboriginal Canada. *Canadian Journal of Public Health, 96*(2), p. 45-61.

Alvaro, C. et collab. (2010). Moving Canadian governmental policies beyond a focus on individual lifestyle: Some insights from complexity and critical theories. *Health Promotion International, 26*(1), p. 91-99.

Anis, A. H. et collab. (2010). Obesity and overweight in Canada: An updated cost-of-illness study. *Obesity Reviews, 11*(1), p. 31-40.

Aronson, N. (1982). Nutrition as a social problem: A case study of entrepreneurial strategy in science. *Social Problems, 29*(5), p. 474-487.

Bah, S. M. et Rajulton, F. (1991). Has Canadian mortality entered the fourth stage of the epidemiologic transition? *Canadian Studies in Population, 18*(2), p. 18-41.

Beaubry, M. et Delisle, H. (2005). Public('s) nutrition. *Public Health Nutriton, 8*(6A), p. 743-748.

Beaulac, J., Kristjansson, E. et Cummins, S. (2009). A systematic review of food deserts, 1966-2007. *Preventing Chronic Disease, 6*(3), p. 1-10.

Beaumont, J., Lang, T., Leather, S. et Mucklow, C. (1995). *Report from the Policy Sub-Group to the Nutrition Task Force: Low Income Project Team Institute of Grocery Distribution.* Letchmore Heath, Watford.

Bertrand, L. (2006). *Les disparités dans l'accès à des aliments santé à Montréal.* Montréal, Québec: Agence de la santé et des services sociaux de Montréal.

Bertrand, L., Thérien, F., Goudreau, S. et Fournier, M. (2013). *Étude sur l'accès aux aliments santé à Montréal.* Montréal, Québec: Agence de la santé et des services sociaux de Montréal.

Blackstock. C, Trocmé, N. et Bennett, M. (2004). Child maltreatment investigations among Aboriginal and Non-Aboriginal Families in Canada. *Violence Against Women, 10,* p. 901-916.

Cairney, J. et Ostbye, T. (1999). Time since immigration and excess body weight. *Canadian Journal of Public Health, 90*(2), p. 120-124.

Cannon, G. (2005). The rise and fall of dietetics and of nutrition science – 4000BCE-2000CE. *Public Health Nutrition, 8*(6), p. 701-705.

Carpenter, K. J. (2003). A short history of nutritional science. *Journal of Nutrition, 133,* p. 638-645 part 1, 975-984 part 2, 3023-3032 part 3, 3331-3342 part 4.

Chan, L. et collab. (2011). *First Nations food, nutrition and environment study (FNFNES): Results from British Columbia (2008/2009).* Prince George, Colombie-Britanique: University of Northern British Columbia.

Chan, L. et collab. (2012). *First Nations food, nutrition and environment study (FNFNES): Results from Manitoba (2010)*. Prince George, Colombie-Britannique: University of Northern British Columbia.

Chan, L. et collab. (2014). *First Nations food, nutrition and environment study (FNFNES): Results from Ontario (2011/2012)*. Ottawa, Ontario: University of Ottawa.

Chen, J., Ng, E. et Wilkins, R. (1996). The health of Canada's immigrants in 1994-1995. *Health Rep/Statistics Canada, 7*(4), p. 33-46.

Chui, T., Tran, K. et Maheux, H. (2006). *Immigration in Canada: A portrait of the foreign-born population – 2006 Census* (n° 97-557-XIF au catalogue). Repéré sur le site de Statistics Canada: www12.statcan.gc.ca

Clarke, J. E. (1998). Taste and flavour: Their importance in food choice and acceptance. *Proceedings of the Nutrition Society, 57*, p. 639-643.

Colonna, P., Fournier, S. et Touzard, J.M. (2013) *Food Systems*. Dans C. Esnouf, M. Russel, et N. Bricas (dir.). *Food System Sustainability: insights from duALIne* (p. 69-100). Cambridge, Angleterre: Cambridge University Press.

Contento, I. R. (2011). *Nutrition education: Linking research, theory, and practice*, 2ᵉ éd. Sudbury, MA: Jones and Bartlett Publishers.

Cook, J. et collab. (2004). Food insecurity is associated with adverse health outcomes among human infants and toddlers. *Journal of Nutrition, 134*(6), p. 1432-1438.

Darnton-Hill, I. et Coyne, E. T. (1997). Feast and famine: Socioeconomic and health disparities in global nutrition. *Public Health Nutrition, 1*(1), p. 23-31.

De Schutter, O. (2012, mai 16). Canada: National food strategy can eradicate hunger amidst plenty – UN rights expert. Repéré à www.srfood.org

Downs, S. M., Arnold, A., Marshall, D., McCargar, L. J., Raine, K. D. et Willows, N. D. (2009). Associations among the food environment, diet quality and weight status in Cree children in Québec. *Public Health Nutrition 12(9)*, p. 1504–1511.

Drenowski, A. et Darmon, N. (2005). Food choices and diet costs: An economic analysis. *Journal of Nutrition, 135*(4), p. 900-904.

Drenowski, A. et Specter, S. E. (2004). Poverty and obesity: The role of energy density and energy costs. *American Journal of Clinical Nutrition, 79*(1), p. 6-16.

Eisenberg, M. J., Atallah, R., Grandi, S. M., Windle, S. B. et Berry, E. M. (2011). Legislative approaches to tackling the obesity epidemic. *Canadian Medical Association Journal, 183*(13), p. 1496-1500.

Frohlich, K. L., Ross, N. et Richmond, C. (2006). Health disparities in Canada today: Some evidence and a theoretical framework. *Health Policy, 79*, p. 132-143.

Galesloot, S., McIntyre, L., Fenton, T. et Tyminski, S. (2012). Food insecurity in Canadian adults receiving diabetic care. *Canadian Journal of Dietetic Practice and Research, 73*(e), p. 261-266.

Gee, E. M., Kobayashi, K. M., Prus, S. G. (2004). Examining the healthy immigrant effect in mid- to later life: Findings from the Canadian community health survey. *Canadian Journal of Aging, 23*(suppl. 1), p. S 61-69.

Giessen Declaration, The. (2005). *Public Health Nutrition, 8*(6A), p. 783-786.

Gorton, D., Bullen, C. R., Ni Mhurchu, C. (2010). Environmental influences on food security in high-income countries. *Nutrition Reviews, 68*(1), p. 1-29.

Gucciardi, E., Vogt, J. A., DeMelo M. et Stewart, D. E. (2009). Exploration of the relationship between household food insecurity and diabetes care in Canada. *Diabetes Care, 32*, p. 2218-2224.

Gussow, J. D. et Clancy, K. L. (1986). Dietary guidelines for sustainability. *Journal of Nutrition Education, 18*, p. 1-4.

Habicht, J. P. (1999). Why public nutrition? *Food and Nutrition Bulletin, 20*(3), p. 286-287.

Haman, F. et collab. (2010). Obesity and type 2 diabetes in northern Canada's remote 5 First Nations communities: The dietary dilemma. *International Journal of Obesity, 34*, p. S24–S31.

Hawkes, C., Chopra, M., Friel, S., Lang, T. et Thow, A. M. (2007). *Globalization, food and nutrition transitions*. WHO Commission on Social Determinants of Health. Repéré à www.who.int

Hawkes, C., Chopra, M. et Friel, S. (2009). Globalization, trade, and the nutrition transition. Dans R. Labonté, T. Schrecker, C. Packer et V. Runnels (dir.), *Globalization and health: Pathways, evidence and policy* (p. 235-262). New York, NY: Routledge.

Johnson, K. L. et collab. (2011). The life course "connection": An exploration of women's dietary choices in a Northern First Nations Community. *Pimatisiwn, 8*(3), p. 27-59.

Kazemipur, A. et Halli, S. (2001). Immigrants and "new poverty": The case of Canada. *International Migration Review, 35*(4), p. 1129-1156.

Kestens, Y. et Daniel, M. (2010). Social inequalities in food exposure around schools in an urban area. *American Journal of Preventive Medicine, 39*(1), p. 33-40.

King, M., Smith, A. et Gracey, M. (2009). Indigenous health, part 2: The underlying causes of the health gap. *The Lancet, 374*, p. 76-85.

Kirkpatrick, S. I. et Tarasuk, V. S. (2008). Food insecurity is associated with nutrient inadequacies among Canadian adults and adolescents. *The Journal of Nutrition, 138*(3), p. 604-612.

Kuhnlein, H. V. et Receveur, O. (1996). Dietary change and traditional food systems of Indigenous People. *Annual Review of Nutrition, 16*, p. 417-442.

Kuhnlein, H. V. et Receveur, O. (2007). Local cultural animal food contributes high levels of nutrients for Arctic Canadian indigenous adults and children. *Journal of Nutrition 137*(4), p. 1110-1114.

Lappé, F. M. (1971). *Diet for a small planet*. New York, NY: Ballantines Books.

Larsen, K. et Gilliland, J. (2008) Mapping the evolution of "food deserts" in a Canadian city: Supermarket accessibility in London, Ontario, 1961-2005. *International Journal of Health Geographics, 7*(16). Repéré à www.ncbi.nlm.nih.gov

Lix, L. M., Bruce, S., Sarkar, J. et Young, T. K. (2009). Risk factors and chronic conditions among Aboriginal and Non-Aboriginal populations. *Health Reports, 20*(4), p. 1-10.

Low Income Project Team. (1996). *Low income, food, nutrition and health: Strategies for improvement*. Nutrition Task Force. Londres, Royaume-Uni: UK Department of Health.

Luo, Z. C. et collab. (2010). Birth outcomes in the Inuit-inhabited areas of Canada. *Canadian Medical Association Journal, 182*(3), p. 235-242.

Mac Evilly, C. et Kelly, C. (2001). Conference report on "Mood and Food". *Nutrition Bulletin, 26*(4), p. 325-329.

Margetts, B. M., Thompson, R. L., Speller, V. et McVey, D. (1998). Factors which influence "healthy" eating patterns: Results from the 1993 Health Education Authority health and lifestyle survey in England. *Public Health Nutrition, 1*(3), p. 193-198.

McDonald, J. T. et Kennedy, S. (2004). Insights into the "healthy immigrant effect": Health status and health service use of immigrants to Canada. *Social Science and Medicine, 59*(8), p. 1613-1627.

McDonald, J. T. et Kennedy, S. (2005). Is migration to Canada associated with unhealthy weight gain? Overweight and obesity among Canada's immigrants. *Social Science and Medicine, 61*(12), p. 2469-2481.

Mendelson, M. (2004). Aboriginal people in Canada's labour market: Work and unemployment, today and tomorrow. Ottawa, Ontario: The Caledon Institute of Social Policy. Repéré à www.jobs.envision.ca

Monteiro, C. A., Moubarac, J.-C., Cannon, G., Ng, S. W. et Popkin, B. M. (2013). Ultra-processed products are becoming dominant in the global food system. *Obesity Reviews, 14*(suppl. 2), p. 21-28.

Montgomery, E. (1978). Anthropological contributions to the study of food-related cultural variability. Dans S. Margen et R. A. Ogar (dir.), *Progress in human nutrition* (vol. 2, p. 42-56). Westport, CO: Avi Publishing Inc.

Moubarac J.-C. et collab. (2012). Consumption of ultra-processed foods and likely impact on human health: Evidence from Canada. *Public Health Nutrition*. 16(12), p. 2240–2248. doi: 10.1017/S1368980012005009

Moubarac, J.-C. et collab. (2014). Processed and ultra-processed food products: Consumption trends in Canada from 1938 to 2011. *Canadian Journal of Dietetic Practice and Research*, 7(1), p. 15-21.

Nagnur, D. et Nagrodski, M. (1990). Epidemiologic transition in the context of demographic change: The evolution of Canadian mortality patterns. *Canadian Studies in Population*, 17(1), p. 1-24.

Nestle, M. et collab. (1998). Behavioural and social influences on food choice. *Nutrition Reviews*, 56(5), p. S50-S64.

Newbold, K. B. (2004). Self-rated health within the Canadian immigrant population: Risk and the healthy immigrant effect. *Social Science and Medicine*, 60, p. 1359-1370.

Newbold, K. N. et Danforth, J. (2003). Health status and Canada's immigrant population. *Social Science and Medicine*, 57, p. 1981-1995.

Ng, E., Wilkins, R., Gendron, F. et Berthelot, J.-M. (2005). Dynamics of immigrants' health in Canada: Evidence from the national population health survey. Statistics Canada, Catalogue. 1(2), p. 82-618.

Nowotny, H., Scott, P. et Gibbons, M. (2001). *Re-thinking science: Knowledge and the public age of uncertainty*. Cambridge, Royaume-Uni: Polity Press.

Oliver, G. et Wardle, J. (1999). Perceived effects of stress on food choice. *Physiology and Behavior*, 66, p. 511-515.

Omran, A. R. (1971). The epidemiologic transition: A theory of epidemiology of population change. *Milbank Memorial Fund Quarterly, 49*, p. 507-537.

Omran, A. R. (1983) Epidemiologic transition: The theory. Dans J. Ross (dir.), *International encyclopedia of population* (p. 172-183). New York, NY: Collier Macmilllian.

Ordre professionnel des diététistes du Québec (OPDQ). (2014). *Histoire de la profession*. Repéré à http://opdq.org

Organisation mondiale de la santé (OMS). (2009). *Combler le fossé en une génération: instaurer l'équité en santé en agissant sur les déterminants sociaux de la santé: rapport final de le Commission des Déterminants Sociaux de la Santé*. Genève, Suisse: OMS. Repéré à http://whqlibdoc.who.int

Organisation mondiale de la santé (OMS). (1986). *Charte d'Ottawa pour la promotion de la santé*. Genève, Suisse: OMS. Repéré à www.phac-aspc.gc.ca

Patton, M. (2011). Development evaluation: Applying complexity concepts to enhance innovation and use. New York, NY: Guilford Press.

Pelletier, D. L., Porter, C. M., Aarons, G. A., Wuehler, S. A. et Neufeld, L. M. (2013). Expanding the frontiers of population nutrition research: New questions, new methods, and new approaches. *Advances in Nutrition, 4*, p. 92-114.

Perez-Escamilla, R. et King, J. (2007). Evidence-based public nutrition: An evolving concept. *Journal of Nutrition, 137*, p. 478-479.

Perez-Escamilla, R. et Putnik, P. (2007). The role of acculturation in nutrition, lifestyle, and incidence of type 2 diabetes among Latinos. *The Journal of Nutrition, 137*, p. 860-870.

Pigford, A. E. et Willows, N. D. (2010). Promoting optimal weights in Aboriginal children in Canada through ecological research. Dans J. A. O'Dea et M. Eriksen (dir.), *Childhood obesity prevention: International research, controversies and interventions* (p. 309-321). Oxford, Royaume-Uni: Oxford University Press.

Pimentel, D. et Pimentel, M. (1985). Energy use in food processing for nutrition and development. *Food and Nutrition Bulletin*, 7(2), p. 36-45.

Popkin, B. M., Adair, L. S. et Ng, S. W. (2012). Now and then – The global nutrition transition: The pandemic of obesity in developing countries. *Nutrition Reviews, 70*(1), p. 3-21.

Popkin, B. M. et Gordon-Larsen, P. (2004). The nutrition transition: Worldwide obesity dynamics and their determinants. *International Journal of Obesity, 28*, p. S2-S9.

Power, E. (2008). Conceptualizing food security for aboriginal people in Canada. *Canadian Journal of Public Health, 99 (2)*, p. 95-97.

Ricciuto, L. E. et Tarasuk, V. S. (2007). An examination of income-related disparities in the nutritional quality of food selections among Canadian households from 1986–2001. *Social Science and Medicine, 64*, p. 186-198.

Richmond, C. A. M. et Ross, N. A. (2008). The determinants of First Nation and Inuit health: A critical population health approach. *Health and Place, 15*, p. 403-411.

Rickman, G. E. (1980). The grain trade under the Roman Empire. Dans J. H. D'Arms et E. C. Kopff (dir.), *The seaborne commerce of ancient Rome: Studies in archaeology and history. Memoirs of the American Academy in Rome* (vol. 36, p. 261-275).

Sanou, D. et collab. (2014). Acculturation and nutritional health of immigrants in Canada: A scoping review. *Journal of Immigrant and Minority Health (JOIH), 16*(1), p. 24-34.

Santé Canada. (2005). *Modèle conceptuel du Système canadien des aliments et de la nutrition*. Repéré à www.hc-sc.gc.ca

Santé Canada. (2007). *Enquête sur la santé dans les collectivités canadiennes, cycle 2.2, Nutrition (2004): sécurité alimentaire liée au revenu dans les ménages canadiens*. Sa Majesté la Reine du chef du Canada, représentée par la ministre de la Santé, Ottawa, Canada. (SC publ. n° 4697). Repéré à www.hc-sc.gc.ca

Santé Canada. (2013). *Mesure de l'environnement alimentaire au Canada*. Sa Majesté la Reine du chef du Canada, représentée par la ministre de la Santé, Ottawa, Canada. (SC publ. n° 120183). Repéré à www.hc-sc.gc.ca

Seligman, H. K., Jacobs, E. A., López, A., Tschann, J. et Fernandez, A. (2012). Food insecurity and glycemic control among low-income patients with type 2 diabetes. *Diabetes Care, 35*(2), p. 233-238.

Setia, M. S., Quesnel-Vallee, A., Abrahamowicz, M., Tousignant, P. et Lynch, J. (2009). Convergence of body mass index of immigrants to the Canadian-born population: Evidence from the national population health survey (1994-2006). *European Journal of Epidemiology, 24*(10), p. 611-623.

Skinner, K., Hanning, R. et Tsuji, L. (2006). Barriers and supports for healthy eating and physical activity for First Nation youths in Northern Canada. *International Journal of Circumpolar Health, 65*(2), p. 148-161.

Smith, N. R., Kelly, Y. J. et Nazroo, J. Y. (2011). The effects of acculturation on obesity rates in ethnic minorities in England: Evidence from the health survey for England. *European Journal of Public Health, 22*(4), p. 508-513.

Smylie, J., Fell, D. et Ohlsson, A. (2010). Joint working group on First Nations, Indian, Inuit, and Métis infant mortality of the Canadian perinatal surveillance system – A review of Aboriginal infant mortality rates in Canada: Striking and persistent Aboriginal/Non-Aboriginal inequalities. *Canadian Journal of Public Health, 101*(2), p. 143-148.

Sommet mondial de l'alimentation. (1996, 13-17 novembre). Food and agriculture organization (FAO). Rome, Italie. Repéré à www.fao.org

Sorensen, L. B., Moller, P., Flint, A., Martens, M. et Raben, A. (2003). Effect of sensory perception of foods on appetite and food intake: A review of studies on humans. *International Journal of Obesity Related Metabolic Disorders, 27*, p. 1152-1166.

Statistics Canada. (2008). *Aboriginal Peoples in Canada in 2006: Inuit, Métis and First Nations, 2006 Census* (n° 97-558-XIE au catalogue). Ottawa, Ontario.

Steffen, P. R., Smith, T. B., Larson, M. et Butler, L. (2006). Acculturation to western society as a risk factor for high blood pressure: A metaanalytic review. *Psychosomatic Medicine, 68*(3), p. 386-397.

Stubbs, R. J., Van Wyk, M. C., Johnstone, A. M. et Harbron, C. G. (1996). Breakfasts high in protein, fat or carbohydrate: Effect on within-day appetite and energy balance. *European Journal of Clinical Nutrition, 50*, p. 409-417.

Travers, K. D. (1996). The social organization of nutritional inequities. *Social Science and Medicine, 43*(4), p. 543-553.

Trentmann, F. (2009). Crossing Divides: Consumption and globalization in history. *Journal of Consumer Culture, 9*(2), p. 187-220.

Vahabi, M., Damba, C., Rocha, C. et Montoya, E. C. (2011). Food insecurity among Latin American recent immigrants in Toronto. *Journal of Immigrant and Minority Health, 13*(5), p. 929-39.

Victora, C. G., Habicht, J. P. et Bryce, J. (2004). Evidence-based public health: Moving beyond randomized trials. *American Journal of Public Health, 94*(3), p. 400-405.

Viswanath, K. et Bond, K. (2007). Social determinants and nutrition: Reflections on the role of communication. *Journal of Nutrition Education and Behavior, 39,* p. S20-S24.

Vozoris, N. et Tarasuk, V. (2003). Household food insufficiency is associated with poorer health. *Journal of Nutrition, 133,* p. 120-126.

Waldram, J. B., Herring, D. A. et Young, T. K. (1995). *Aboriginal health in Canada: Historical, cultural and epidemiological perspectives.* Toronto, Ontario: University of Toronto Press.

Waldram, J. B., Herring, D. A. et Young, T. K. (dir.). (2006). *Aboriginal health in Canada: Historical, cultural, and epidemiological perspectives,* 2ᵉ éd. Toronto, Ontario: University of Toronto Press.

Walks, R. A. et Bourne, L. S. (2006). Ghettos in Canada's cities? Racial segregation, ethnic enclaves and poverty concentration in Canadian urban areas. *The Canadian Geographer / Le géographe canadien, 50*(3), p. 273-297.

Wallace, P. M., Pomery, E. A., Latimer, A. E., Martinez, J. L. et Salovey, P. (2010). A review of acculturation measures and their utility in studies promoting Latino health. *Hispanic Journal of Behavioral Sciences, 32*(1), p. 37-54.

Wardle, J., Steptoe, A., Oliver, G. et Lipsey, Z. (2000). Stress, dietary restraint and food intake. *Journal of Psychosomatic Research, 48,* p. 195-202.

Wilkins, R., Tjepkema, M., Mustard, C. et Choinière, R. (2008). The Canadian census mortality follow-up study, 1991 through 2001. Statistics Canada (n° 82-003-XPE au catalogue). *Health Reports,* vol. 19, n° 3, septembre 2008, p. 24-43

Willows, N. et Batal, M. (2013). Nutritional concerns of Aboriginal infants and children in remote and northern Canadian communities: Problems and therapies. Dans R. R. Watson, V. R. Preedy et G. Grimble (dir.), *Nutrition in infancy* (p. 39-49). New York, NY: Springer.

Willows, N. D. (2005). Determinants of healthy eating in Aboriginal peoples in Canada: The current state of knowledge and research gaps. *Canadian Journal of Public Health / Revue canadienne de santé publique, 96*(S3), p. S32-S36.

Wilson, K. et Rosenberg, M. W. (2002). Exploring the determinants of health for First Nations peoples in Canada: Can existing frameworks accommodate traditional activities? *Social Science and Medicine, 55,* p. 2017-2031.

Chapitre 6

Andermann, A., Blancquaert, I., Beauchamps, S. et Déry, V. (2008). Revisiting Wilson and Jungner in the genomic age: A review of screening criteria over the past 40 years. *Bulletin of the World Health Organization.* Repéré à http://who.int

Aschengrau, A. et Seage, G. R. (2008). *Esssentials of epidemiology in public health.* Boston, MA: Jones and Bartlett Publishers.

Bonita, R., Beaglehole, R. et Kjellström, T. (2006). *Basic epidemiology,* 2ᵉ éd. Inde: World Health Organization.

Bouyer, J., Cordier, S., Levallois, P. (2003). Épidémiologie. Dans M. Gérin, P. Gosselin, S. Cordier, C. Viau, P. Quénel et É. Dewailly (dir.). *Environnement et santé publique - Fondements et pratiques* (p. 89-118). Québec: Éditions Edisem Inc.

Colin, C. et Rocheleau, L. (2004). Les infirmières de santé publique au Québec: une contribution essentielle et... méconnue. *Santé publique, 16*(2), p. 263-272.

Coquidé, M. et Lange, J.-M. (2006). Introduction. Dans M. Coquidé, J.-M. Lange et S. Tirard (dir.), *Épidémiologie: Pour une éducation raisonnée à l'incertitude* (p. 7-10). Paris, France: Vuibert ADAPT-SNES.

Dabis, F. et Desenclos, J.-C. (2012). *Épidémiologie de terrain, méthodes et applications.* France: Éditions John Libbey Eurotext.

Essex-Sorlie, D. (1995). *Medical biostatistics and epidemiology.* Norwalk, CT: Appleton & Lange.

Friis, R. H et Sellers, T. A. (2004). *Epidemiology for health practice.* Boston, MA: Jones and Bartlett Publishers.

Gray, J. A. M. (2004). New concepts in screening. *British Journal of General Practice, 54,* p. 292-298.

Hill, A. B. (1965). The Environment and disease: Association or causation? *Proceedings of the Royal Society of Medicine, 58*(5), p. 295-300.

Jenicek, M. (1976). *Introduction à l'épidémiologie.* St-Hyacinthe, Québec: Edisem Inc.

Lepage, M., Dumas, L. et Saint-Pierre, C. (2014). L'intervention en cessation tabagique dans la formation infirmière au Québec: enquête auprès des responsables de programmes. *Santé publique, 1*(26), p. 45-53.

Macdonald, G. (2002). Violence and health: The ultimate public health challenge. *Health Promotion International, 17*(4), p. 293-295.

MacMahon, B. et Trichopoulos, D. (1996). *Epidemiology: Principles and methods,* 2ᵉ éd. New York, NY: Little, Brown and Company.

Mayrand, M. H., Trottier, H., Nkosi, T. M. et Ntetu, A. L. (2009). Les examens diagnostiques. Dans A. Simpson, C. Beaucage, et Y. B. Viger (dir.). *Épidémiologie appliquée* (2ᵉ éd., p. 106-127). Montréal, Québec: Les Éditions Chenelière.

Ministère de la Santé et des Services sociaux. (2009a). *Code des professions. L.R.Q., chapitre C-26.* Québec, Québec: Gouvernement du Québec.

Ministère de la Santé et des Services sociaux. (2009b). *Loi sur les infirmières et infirmiers. L.R.Q., chapitre I-8.* Québec, Québec: Gouvernement du Québec.

Ness, R. B. et collab. (2009). The future of epidemiology. *Academic Medicine, 84*(11), p. 1631-1637.

Polit, D. F. (2010). *Statistics and data analysis for Nursing research,* 2ᵉ éd. New Jersey: Pearson Education Inc.

Prescott, A. et Kendler, K. S. (1999, janvier). Age at first drink and risk for alcoholism: A noncausal association. *Alcoholism: Clinical and Experimental Research, 23*(1), p. 101-107.

Simpson, A. et Nkosi, T. M. (2009). Les mesures d'association et la causalité. Dans A. Simpson, C. Beaucage, et Y. B. Viger. *Épidémiologie appliquée* (2ᵉ éd., p. 69-87). Montréal, Québec: Les éditions de la Chenelière.

Stanhope, M., Lancaster, J., Jessup-Falcioni, H. et Veverais-Fresler, G. A. (2011). *Community Health Nursing in Canada,* 2ᵉ éd. Toronto, Ontario: Elsevier Canada.

Valanis, B. (1999). *Epidemiology in health care,* 3ᵉ éd. Stamford, CT: Appleton & Lange.

Webb, P., Bain, C. et Pirozzo, S. (2005). Essential epidemiology: An introduction for students and health professionals. New-York, NY: Cambridge University Press.

Whitehead, D. (2000). Is there a place for epidemiology in nursing? *Nursing Standard, 14*(42), p. 35-39.

Wilson, J. M. G. et Jungner, G. (1968). Principles and practice of screening for disease. *Public Health Paper, 34,* p. 1-163. Genève, Suisse: World Health Organization. Repéré à http://whqlibdoc.who.int

Young, T. K. (2005). *Population health - Concepts and methods,* 2ᵉ éd. New York, NY: Oxford University Press.

Chapitre 7

Agence de la santé publique du Canada (ASPC). (2006a). *Canadian national report on immunization, 2006 (CCDR), 32*(S3), p. 1-44. Repéré à www. phac-aspc.gc.ca

Agence de la santé publique du Canada (ASPC). (2006b). Comment vous protéger contre les piqûres de moustiques et le virus du Nil occidental? *Protégez-vous contre les piqûres de moustiques* (Bulletin d'informations). Repéré à www.phac-aspc.gc.ca

Agence de la santé publique du Canada (ASPC). (2007). *Plan stratégique de l'Agence de la santé publique du Canada: 2007-2012. Information. Savoir. Action.* Repéré à www.phac-aspc.gc.ca

Agence de la santé publique du Canada (ASPC). (2013a). *Rapport de l'administrateur en chef de la santé publique sur l'état de la santé publique au Canada, 2013: les maladies infectieuses – Une menace perpétuelle.* Repéré à www.phac-aspc.gc.ca

Agence de la santé publique du Canada (ASPC). (2013b). *Virus de l'immunodéficience humaine guide pour le dépistage et le diagnostic de l'infection par le VIH.* Repéré à www.phac-aspc.gc.ca

Agence de la santé publique du Canada (ASPC). (2014a). *Rappel de santé publique: maladie de Lyme.* Repéré à www.phac-aspc.gc.ca

Agence de la santé publique du Canada (ASPC). (2014b). *Guide canadien d'immunisation – partie 1.* Repéré à www.phac-aspc.gc.ca

Agence de la santé publique du Canada (ASPC). (2014c). *Guide canadien d'immunisation – partie 5: Agents d'immunisation passive.* Repéré à www. phac-aspc.gc.ca

Agence de la santé publique du Canada (ASPC). (2014d). *Comité consultatif national de l'immunisation (CCNI): À propos du CCNI.* Ottawa, Ontario. Repéré à www.phac-aspc.gc.ca

Agence ontarienne de protection et de promotion de la santé. (2014). *Pratiques exemplaires d'hygiène des mains dans tous les établissements de soins de santé,* 4ᵉ éd. Toronto, Ontario: Comité consultatif provincial des maladies infectieuses.

Allender, J. A. et Spradley, B. W. (2005). *Community health nursing: Concepts and practice,* 6ᵉ éd. Philadelphia: Lippincott Williams & Wilkins.

Association canadienne de santé publique (ACSP). (2011). Dédicace en l'honneur du 25ᵉ anniversaire de la *Charte d'Ottawa pour la promotion de la santé. CPHA-ACSP: sélection santé, XXV*(4). Repéré à www.cpha.ca

Association des facultés de médecine du Canada (AFMC). (2014). *Notions de santé des populations: un cybermanuel sur les concepts de santé publique à l'usage des cliniciens.* Repéré à http://phprimer.afmc.ca

Bélanger, D. (2014). Le système tégumentaire. Dans M. P. McKinley, V. D. O'Loughlin, T. S. Bidle (dir.), *Anatomie et physiologie* (p. 217-249). Montréal, Québec: Chenelière/McGraw-Hill.

Carroll, G. (2006). La prévention des maladies infectieuses. Dans G. Carroll (dir.), *Pratiques en santé communautaire* (p. 12-28). Montréal, Québec: Chenelière Éducation.

Comité consultatif national de l'immunisation (CCNI). (2014). *Déclaration sur la vaccination antigrippale pour la saison 2014-2015.* Agence de la santé du Canada. Repéré à http://phac-aspc.gc.ca

Devito, M. (2014). Le système immunitaire et la défense de l'organisme. Dans M. P. McKinley, V. D. O'Loughlin, T. S. Bidle (dir.), *Anatomie et physiologie* (p. 997-1050). Montréal, Québec: McGraw-Hill Education et Chenelière Éducation.

Dielissen, P. W., Teunissen, D. et Lagro-Janssen, A. (2013). Chlamydia prevalence in the general population: is there a sex difference? A systematic review. *BMC infectious diseases, 13,* p. 534-564. Repéré à www. biomedcentral.com

Dummer, T., Cui, Y., Strang, R. et Parker, L. (2012). Immunization completeness of children under two years of age in Nova Scotia, Canada. *Canadian Journal of Public Health, 103*(5), p. e363-e367.

El Sahly, H. M. et collab. (2012). Higher antigen content improves the immune response to 2009 H1N1 influenza vaccine in HIV-infected adults: A randomized clinical trial. *The Journal of Infectious Diseases, 205,* p. 703-712. doi: 10.1093/infdis/jir837

Fauci, A. S. et Marston, H. D. (2014). The perpetual challenge of antimicrobial resistance. *JAMA, 311*(18), p. 1853. doi: 10.1001/jama.2014.2465

Fondation Lucie et André Chagnon. (2011). *La varicelle.* Repéré à http://naitreetgrandir.com

Fournier, C., Buttet, P. et Le Lay, E. (2011). Prévention, éducation pour la santé et éducation thérapeutique en médecine générale. Dans A. Gauthier (dir.), *Baromètre santé médecins généralistes 2009* (p. 45-83). Saint-Denis, France: INPES. Repéré à www.inpes.sante.fr

Gilbert, M. et collab. (2014). Predicting the risk of avian influenza A H7N9 infection in live-poultry markets across Asia. *Nature Communications, 5,* p. 1-7. doi: 10.1038/ncomms5116

Gordis, L. (2009). The dynamic of disease transmission. Dans L. Gordis (dir.), *Epidemiology* (4ᵉ éd., p. 19-39). Philadelphia, PA: Saunders Elsevier.

Gouvernement du Canada. (2007). *L'eau embouteillée.* Repéré à www. science.gc.ca

Gouvernement du Québec. (2011). *Prévention et contrôle des infections nosocomiales: plan d'action 2010-2015.* Repéré à http://publications.msss. gouv.qc.ca

Institut national de santé publique du Québec (INSPQ). (2014). *Les infections nosocomiales.* Repéré à www.inspq.qc.ca

Katona, P. et Katona-Apte, J. (2008). The interaction between nutrition and infection. *Clinical Practice, 46*(10), p. 1582-1588. doi: 10.1086/587658

Keystone, J. S. et Hershey, J. H. (2008). The underestimated risk of hepatitis A and hepatitis B: Benefits of an accelerated vaccination schedule. *International Journal of Infectious Diseases, 12,* p. 3-11. doi: 10.1016/ j.ijid.2007.04.012

Khalil, N. J. et Allard, R. (2012). Examining the association between neighbourhood characteristics and gonorrhea rates among women aged 15 to 24 years in Montreal, Canada. *Canadian Journal of Public Health, 103*(5), p. e390-e394.

Last, J. M. (dir.). (2001). *A dictionary of epidemiology,* 4ᵉ éd. New York, NY: Oxford University Press.

Ligon, B. L. (2004, juillet). Emerging and re-emerging infectious diseases: Review of general contributing factors and of West Nile virus. *Seminars in Pediatric Infectious Diseases, 15*(3), p. 199-205.

MacDonald, N. E. et Bortolussi, R. (2014). Un calendrier de vaccination harmonisé au Canada: un appel au Canada. *Société canadienne de pédiatrie: Comité des maladies infectieuses et d'immunisation, 16*(1), p. 32-34.

Mill, J. E. et collab. (2012). Aids' is something scary: Canadian Aboriginal youth and HIV testing. *Pimatisiwin: A Journal of Aboriginal & Indigenous Community Health, 9*(2), p. 277-299.

Ministère de l'Agriculture, des Pêcheries et de l'Alimentation (MAPAQ). (2014). *Zoonoses.* Repéré à www.mapaq.gouv.qc.ca

Ministère de la Santé et des Services sociaux du Québec (MSSS). (2013a). *Protocole d'immunisation du Québec,* 6ᵉ éd. Repéré à http://publications. msss.gouv.qc.ca

Ministère de la Santé et des Services sociaux du Québec (MSSS). (2013b). *Prévention et contrôle des infections dans les services de garde à l'enfance.* Québec, Québec: Direction des communications du Ministère. Repéré à http://publications.msss.gouv.qc.ca

Ministère de la Santé et des Services sociaux du Québec (MSSS). (2013c). *Déclaration d'une maladie/infection/intoxication à déclaration obligatoire (MADO) selon la Loi sur la santé publique.* Repéré à http://msssa4.msss. gouv.qc.ca

Monsel, G. et collab. (2011). Rougeole de l'adulte: une maladie émergente n'épargnant pas le personnel médical. *Annales de dermatologie et de vénéréologie, 138*(2), p. 107-110. doi: 10.1016/j.annder.2010.12.015

Muslmania, M., Gilsona, M., Sudrea, A., Juvina, R. et Gaudin, P. (2012). Maladie de Lyme avec hépatite et corticothérapie: à propos d'une observation. *La revue de médecine interne, 33*, p. 339-342. doi: 10.1016/j.revmed.2012.01.016

Nishiura, H., Wilson, N. et Baker, M. G. (2009). Quarantine for pandemic influenza control at the borders of small island nations. *BMC Infectious Diseases, 9*(27), p. 1-14. doi: 10.1186/1471-2334-9-27

Obomoser, G. et collab. (2013). Systems scale interactive exploration reveals quantitative and qualitative differences in response to influenza and pneumococcal vaccines, *Immunity, 38*(4), p. 831-844.

Oliffe, J. et Greaves, L. (2012). *Designing and conducting gender, sex and health research.* Thousand Oaks, CA: Sage publications.

Ordre des infirmières et des infirmiers du Québec (OIIQ). (2007). *Protéger la population par la vaccination: Une contribution essentielle de l'infirmière.* Westmount, Québec. Repéré à www.oiiq.org

Organisation mondiale de la santé (OMS). (1986, novembre). *Charte d'Ottawa pour la promotion de la santé – Une conférence internationale pour la promotion de la santé: vers une nouvelle santé publique.* Ottawa, Ontario: OMS, Santé et Bien-être social Canada et Association canadienne de santé publique. Repéré à www.phac-aspc.gc.ca

Organisation mondiale de la santé (OMS). (2009). *Vaccins et vaccination: la situation dans le monde,* 3ᵉ éd. Genève, Suisse: Fonds des Nations Unies pour l'enfance, Banque mondiale. Repéré à http://whqlibdoc.who.int

Organisation mondiale de la santé (OMS). (2014a). *Antimicrobial resistance: Global report on surveillance.* Repéré à http://apps.who.int

Organisation mondiale de la santé (OMS). (2014b). *Maladie à virus Ebola.* Repéré à www.who.int

Parker, J., Jackson, L., Dykeman, M., Gahagan, J. et Karabanow, J. (2012). Access to harm reduction services in Atlantic Canada: Implications for non-urban residents who inject drugs. *Health and Place, 18*(2), p. 152-162. doi: 10.1016/j.healthplace.2011.08.016

Powell, N. D., Allen, R. G., Hufnagle, A. R., Sheridan, J. F. et Bailey, M. T. (2011). Stressor-induced alterations of adaptative immunity to vaccination and viral pathogens. *Immunology and Allergy Clinics of North America, 31*(1), p. 69-79.

Rote, N. S. et Huether, S. E. (2014). Infection. Dans K. L. McCance, S. E. Huether, V. L. Brashers et N. S. Rote (dir.), *Pathophysiology: The biologic basis for disease in adults and children* (7ᵉ éd., p. 298-337). St-Louis, Missouri: Mosby Elsevier.

Salvadori, M. I. et collab. (2009). Factors that led to the Walkerton tragedy, *Kidney International, 75*(suppl. 112), p. S33-S34.

Santé publique Ontario. (2014). *Pratiques exemplaires d'hygiène des mains: Dans tous les établissements de soins de santé,* 4ᵉ éd. Repéré à www. publichealthontario.ca

Société de pathologie infectieuse de langue française. (2007). 16ᵉ conférence de consensus en thérapeutique anti-infectieuse – borréliose de Lyme: démarches diagnostiques, thérapeutiques et préventives. *Médecine et maladies infectieuses, 37*, p. 153-174.

Stamler, L. L. (2012). Epidemiology. Dans L. L. Stamler et L. Yiu (dir.), *Community health nursing* (p. 129-154). Toronto, Canada: Pearson Canada.

Statistique Canada. (2011). Chapitre 31: Voyages et tourisme. *Annuaire du Canada, 11*, p. 448-459. Repéré à www.statcan.gc.ca

Steens, A., Eriksen, H. M. et Blystad, H. (2014). What are the most important infectious diseases among those ≥ 65 years: A comprehensive analysis on notifiable diseases, Norway, 1993-2011. *BMC Infectious Diseases, 14*(57), p. 1-9. Repéré à www.biomedcentral.com

Sy, F. S. et Long-Marin, S. C. (2012). Infectious disease prevention and control. Dans M. Stanhope et J. Lancaster (dir.), *Public Health Nursing: Population-Centered Health Care in the Community* (8ᵉ éd., p. 285-314). St-Louis, MO: Mosby Elsevier, Inc.

Tissot-Dupont, H. (2009). Climat, environnement et infections respiratoires. *Médecine et maladies infectieuses, 39* (3), p. 200-202. doi: 10.1016/j. medmal.2008.12.002

Vanslyke, J. G. et collab. (2008). HPV and cervical cancer testing and prevention: Knowledge, beliefs, and attitudes among hispanic women. *Qualitative Health Research, 18*(5), p. 584-596. doi: 10.1177/1049732308315734

Villella, C., Bellomo, A. et Bria, P. (2011). Spreading information for primary, secondary and tertiary prevention. *Journal of Public Health, 19,* p. 495-496. doi: 10.1007/s10389-011-0444-0

Worthington, C. et collab. (2010). HIV testing experiences of Aboriginal youth in Canada: Service implications. *Aids Care, 22*(10), p. 1269-1276.

Chapitre 8

Aarsland, D., Sardahaee, F. S., Anderssen, S., Ballard, C. et Alzheimer's Society Systematic Review Group. (2010). Is physical activity a potential preventive factor for vascular dementia? A systematic review. *Aging & Mental Health, 14*(4), p. 386-395.

Agence de la santé publique du Canada (ASPC). (2009). *Réduire les risques de la maladie cardiovasculaire au minimum.* Repéré à www.phac-aspc. gc.ca

Agence de la santé publique du Canada (ASPC). (2010). *Arthrite: facteurs de risque.* Repéré à www.phac-aspc.gc.ca

Agence de la santé publique du Canada (ASPC). (2011). *Système canadien de surveillance de la sclérose en plaques. Qu'est-ce que la sclérose en plaques?* Repéré à www.phac-aspc.gc.ca

Agence de la santé publique du Canada (ASPC). (2013a). *Maladies respiratoires chroniques.* Repéré à www.phac-aspc.gc.ca

Agence de la santé publique du Canada (ASPC). (2013b). *Prévention des maladies chroniques. Plan stratégique 2103-2016: des Canadiens menant des vies plus saines et productives.* Repéré à http://publications.gc.ca

Agence de la santé publique du Canada (ASPC). (2014). *L'ostéoporose.* Repéré à www.phac-aspc.gc.ca

Ahn, S. et collab. (2013). The impact of chronic disease self-management programs: Healthcare savings through a community-based intervention. *BMC Public Health, 13*(1141), p. 1-6. doi: 10.1186/1471-2458-13-1141

Anderson, T. J. et collab. (2013). 2012 update of The Canadian Cardiovascular Society guidelines for the diagnosis and treatment of dyslipidemia for the prevention of cardiovascular disease in the adult. *Canadian Journal of Cardiology, 29*(2), p. 151-167.

Angevaren, M., Aufdenkampe, G., Verhaar, H. J. J., Aleman, A. et Vanhees, L. (2008). Physical activity and enhanced fitness to improve cognitive function in older people without cognitive impairment (Review). *The Cochrane Library, 3*, p. 1-69.

Arshad, S. H. (2010). Allergy avoidance and prevention of allergy. Dans R. H. Pawankar, S. T. Holgate et L. J. Rosenwasser (dir.), *Allergy frontiers, vol. 5: Therapy and prevention* (p. 3-17). Londres, Royaume-Uni: Springer. Université d'Ottawa.

Association pulmonaire du Canada. (2014). *Asthme.* Repéré à www. poumon.ca

Barnes, D. E. et Yaffe, K. (2011). The projected effect of risk factor reduction on Alzheimer's disease prevalence. *Lancet Neurology, 10*, p. 819-828.

Béliveau, R. et Gingras, D. (2014). *Prévenir le cancer: comment réduire les risques.* Montréal, Québec: Les Éditions du Trécarré.

Bessette, L. et collab. (2008). The care gap in diagnosis and treatment of women with fragility fracture. *Osteoporosis International, 19*, p. 79-86.

Butt, P., Beirness, D., Gliksman, L., Paradis, C. et Stockwell, T. (2011). *L'alcool et la santé au Canada: résumé des données probantes et directives de consommation à faible risque.* Ottawa, Ontario: Centre canadien de lutte contre l'alcoolisme et les toxicomanies. Repéré à www.educalcool.qc.ca

Camicioli, R. (2013). Diagnosis and differential diagnosis. Dans J. F. Quinn (dir.), *Dementia* (p. 1-13). John Wiley and Sons. doi: 10.1002/9781118656082

Cancer Research UK. (2013). *How activity reduces cancer risk.* Repéré à www.cancerresearchuk.org

Centers for Disease Control and Prevention (CDC). (2009). *Chronic Diseases. The power to prevent, the call to control: at a glance 2009.* Repéré à www.cdc.gov

Centers for Disease Control and Prevention (CDC). (2011). *Asthma: A presentation of asthma management and prevention.* Repéré à www.cdc.gov (PPT Risk Factors)

Centers for Disease Control and Prevention (CDC). (2013). *Prostate cancer rates by race and ethnicity: Breast cancer rates by race and ethnicity.* Repéré à www.cdc.gov

Cheng, A. Y. Y. (2013). Lignes directrices de pratique clinique: Introduction. *Canadian Journal of Diabetes, 37,* suppl. 5, p. S361-S362.

Czoli, C. D., Hammond, D. et White, C. M. (2014). Electronic cigarettes in Canada: Prevalence of use and perceptions among youth and young adults. *Canadian Journal of Public Health, 105*(2), p. e97-e102.

Davey, D. (2014). Alzheimer's disease and vascular dementia: One potentially preventable and modifiable disease? Part II: Management, prevention and future perspective. *Neurodegenerative Disease Management, 4*(3), p. 261-270.

De Lau, L. M. et Breteler, M. M. B. (2006). Epidemiology of Parkinson disease. *Lancet Neurology, 5,* p. 525-535.

De Neckere, C. (2010). Entretien motivationnel - EM (2e partie). *Psychologos, 1.*

De Silva, D. (2011). *Evidence: Helping people help themselves. A review of the evidence considering whether it is worthwhile to support self-management.* Londres, Royaume-Uni: The Health Foundation.

Discacciati, A. et Wolk, A. (2014). Lifestyle and dietary factors in prostate cancer prevention. Dans J. Cuzick et M. A. Thorat (dir), *Prostate Cancer Prevention* (p. 27-37). Heidelberg: Springer.

Durstine, J. L., Gordon, B., Wang, Z. W. et Luo, X. (2013). Chronic disease and the link to physical activity. *Journal of Sport and Health Science, 2*(1), p. 3-11.

Eckel, R. H., Alberti, K. G. M. M., Grundy, S. M. et Zimmet, P. Z. (2010, janvier). The metabolic syndrome. *The Lancet, 375,* p. 181-183.

Ekoé, J.-M., Punthakee, Z., Ransom, T., Prebtani, A. P. H. et Goldenberg, R. (2013). Lignes directrices de pratique clinique. Dépistage du diabète de type 1 et 2. *Canadian Journal of Diabetes, 37,* suppl. 5, p. S373-S376.

Ellison, L. et Wilkins, K. (2012, mars). Tendances de la prévalence du cancer au Canada. *Rapports sur la santé, 23*(1) (no 82-003-XPF au catalogue p. 1-10.). Repéré sur le site de Statistique Canada: www.statcan.gc.ca

Fondation des maladies du cœur et de l'AVC. (2014). *Maladies du cœur: AVC.* Repéré à www.fmcoeur.com

Forbes, D. A., Morgan, D. et Janzen, B. L. (2006). Rural and urban Canadians with dementia: Use of health care services. *Canadian Journal on Aging, 25*(3), p. 321-330.

Frater, J. (2012, 29 mai). Lung cancer campaign targets the diagnosis: Encouraging patients to present earlier would save lives. *Nursing Standard, 26*(37), p. 29.

Friedenreich, C. M. et Orenstein, M. R. (2002). Physical activity and cancer prevention: Etiologic evidence and biological mechanisms. *The Journal of Nutrition, 132*(11), suppl., p. 3456S-3464S.

Goldenberg, R., Mikalachki, A., Prebtani, A. P. H. et Punthakee, Z. (2013). Lignes directrices de pratique clinique: réduction du risque de diabète. *Canadian Journal of Diabetes, 37,* suppl. 5, p. S377-S380.

Goldenberg, R. et Punthakee, Z. (2013). Lignes directrices de pratique clinique: définition, classification et diagnostic du diabète, du prédiabète et du syndrome métabolique. *Canadian Journal of Diabetes, 37,* suppl. 5, p. S369-S372.

Goodin, D. S. (2014). The epidemiology of multiple sclerosis: Insights to disease pathogenesis. *Handbook of Clinical Neurology, 122,* p. 231-266.

Goodson, A. G. et Grossman, D. (2009). Strategies for early melanoma detection: Approaches to the patient with nevi. *Journal of American Academy of Dermatology, 60*(5), p. 719-735.

Gouvernement du Canada. (2014). *Cadre d'indicateurs des maladies chroniques.* Repéré à http://infobase.phac-aspc.gc.ca

Healthy Interactions Inc. (2009). *Conversations sur le diabète, ressources de l'outil: Conversation Map destinées à l'animateur.* Diabetes Conversations. En collaboration avec International Diabetes Federation. Parrainé par Lilly.

Holmes, M. D., Chen, W. Y., Feskanich, D., Kroenke, C. H. et Colditz, G. A. (2005). Physical activity and survival after breast cancer diagnosis. *Journal of American Medical Association (JAMA), 293,* p. 2479-2486. (2011).

Holmes, C. (2012). Dementia. *Medicine, 40*(11), p. 628-631.

Jenicek, M. (1976). *Introduction à l'épidémiologie.* Saint-Hyacinthe, Québec: Edisem.

Jones, A. et Doherty, M. (2012). *Osteoarthritis: Visual guide for Clinicians.* New York, NY: Ovid Technologies.

Kachuri, L., Ellison, L. F., Semenciw, R. et Comité consultatif des statistiques sur le cancer. (2013). Tendances concernant l'incidence du cancer, la mortalité par cancer et la survie au cancer au Canada entre 1970 et 2007. *Maladies chroniques et blessures au Canada, 33*(2), p. 80-92.

Kirshner, H. S. (2009). Vascular dementia: A review of recent evidence for prevention and treatment. *Current Neurology and Neuroscience Reports, 9*(6), p. 437-442.

LeMone, P., Burke, K. et Bauldoff, G. (2011). *Medical surgical nursing critical thinking in patient care, 5e éd.* Toronto, Ontario: Pearson Education.

Ley, S. H., Hamdy, O., Mohan, V. et Hu, F. B. (2014). Prevention and management of type 2 diabetes: Dietary components and nutritional strategies. *The Lancet, 383*(9933), p. 1999-2007.

Lim, T.-G. et collab. (2014). Curcumin suppresses proliferation of colon cancer cells by targeting CDK2. *Cancer Prevention Research, 7*(4), p. 466-474. doi: 10.1158/1940-6207.CAPR-13-0387

Lima, N., Cavaliere, H., Knobel, M., Halpern, A. et Medeiros-Neto, G. (2000). Decreased androgen levels in massively obese men may be associated with impaired function of the gonadostat. *International Journal of Obesity Related Metabolic Disorder, 24*(11), p. 1433-1437.

Lorig, K., Ritter, P. L., Villa, F. J. et Armas, J. (2009). Community based peer-led diabetes self-management: A randomized trial. *Diabetes Educator, 35,* p. 641-651. doi: 10.1177/0145721709335006

Lougheed, D. M. et collab. (2012). Mise à jour des lignes directrices de la Société canadienne de thoracologie: diagnostic et gestion de l'asthme chez les enfants d'âge préscolaire, les enfants et les adultes. *Revue canadienne de pneumologie, 19*(2), p. 127-164.

Marcus, R., Dempster, D., Lukey, M. et Cauley, J. (2013). *Osteoporosis, 4e éd.* Waltham, MA: Academic Press.

Margereson, C. et Sibindi, I. (2010). Older people. Dans C. Margereson et S. Trenoweth (dir.), *Developing holistic care for long-term conditions* (p. 293-314). New-York, NY: Routledge Taylor & Francis Group.

Miller, W. et Rollnick, S. (2013). *L'entretien motivationnel: aider la personne à engager le changement.* Paris, France: InterEdition (Ouvrage original publié en 2013 sous le titre *Motivational Interviewing: Helping People Change.* New York, NY: The Guilford Press).

National Cancer Institute (2012). *Obesity and cancer risk.* Repéré à www.cancer.gov

Navaneelan, T. et Janz, T. (2011). Le cancer au Canada: cancers du poumon, du côlon et du rectum, du sein et de la prostate. *Coup d'œil sur la santé* (no 82-624-X au catalogue). Repéré sur le site de Statistique Canada: www.statcan.gc.ca

Ninot, G. (2014). Définir la notion de maladie chronique (Lexique). *Blog en santé,* L3. Repéré à http://blogensante.fr

O'Donnell, D. E. et collab. (2008). Recommandations de la Société canadienne de thoracologie au sujet de la prise en charge de la maladie pulmonaire obstructive chronique. Mise à jour de 2008: points saillants pour les soins primaires. *Canadian Respiratory Journal, 15*, suppl. A, p. 1A-8A.

Organisation mondiale de la santé (OMS). (2012). *La démence*. Repéré à www.who-int

Organisation mondiale de la santé (OMS). (2014). *Cancer*. Centre des médias. Aide-mémoire n° 297. Repéré à www.who.int

Ory, M. G. et collab. (2013). National study of chronic disease self-management: Six-month outcome findings. *Journal of Aging and Health, 25*(7), p. 1258-1274. doi: 10.1177/0898264313502531

Otaegui-Arrazola, A., Amiiano, P., Elbusto, A., Urdaneta, E. et Matinez-Lage, P. (2014). Diet, cognition, and Alzheimer's disease: Food for thought. *European Journal of Nutrition, 53*(1), p. 1-23. doi: 10.1007/s00394-013-0561-3

Papaioannou, A. et collab. (2010). Lignes directrices de pratique clinique 2010 pour le diagnostic et le traitement de l'ostéoporose au Canada: sommaire. *Journal de l'Association médicale canadienne (JAMC)*, Analyse, p. 1-12.

Parkinson Society Canada. (2003). Parkinson's disease: Social and economic impact. Repéré à www.parkinson.ca

Peate, I., Nair, M., Hemming, L. et Wild, K. (2012). LeMone and Buke's adult nursing acute and ongoing care. Édimbourg, Royaume-Uni: Edingburgh Gate, Pearson Education Limited.

Peled, N., Keith, R. L. et Hirsch, F. R. (2010). Lung cancer prevention. Dans D. J. Stewart (dir.), *Lung cancer: Prevention, management, and emerging therapies* (p. 107-138). New York, NY: Humana Press.

Pickering-Brown, S. et Hutton, M. (2008). The genetics of frontotemporal dementia. *Handbook of Clinical Neurology, 89*, p. 383-392.

Polidori, M. C., Nelles, G. et Pientka, L. (2010). Prevention of dementia: Focus on lifestyle. *International Journal of Alzheimer's Disease, 2010*. Article 393579, p. 1-9.

Poppe, A. Y., Wolfson, C. et Zhu, B. (2008). Prevalence of multiple sclerosis in Canada: A systematic review. *Canadian Journal of Neurological Sciences, 35*, p. 593-601.

Propel Centre for Population Health Impact. (2013). *Chronic disease prevention primer. Version 1.0*. University of Warerloo's chronic disease prevention initiative. Repéré à https://uwaterloo.ca

Raghvan, A. et Shah, Z. A. (2014). Neurodegenerative disease. Dans A. C. Murray (dir.), *Diet, exercise, and chronic disease: The biological bases of prevention* (p. 339-390). Londres, Royaume-Uni: CRC Press.

Ross, C. J. M. (2007). Management of patients with chronic obstructive pulmonary disease. Dans R. R. Day, P. Paul, B. Williams, S. C. Smeltzer et B. Bare (dir.), *Brunner and Suddarth's textbook of medical-surgical nursing* (1re éd. canadienne), p. 572-603. Philadelphie, PA: Lippincott Williams & Wilkins.

Rossignol, V. (2001). *L'entrevue motivationnelle: un guide de formation*. Repéré à www.motivationalinterview.net

Santé Canada. (2012). *Le sodium au Canada*. Repéré à www.hc-sc.gc.ca

Scarmeas, N., Stern, Y., Mayeux, R. et Luchsinger, J. A. (2006). Mediterranean diet, Alzheimer disease, and vascular mediation FREE. *Archives of Neurology, 63*(12), p. 1709-1717.

Société Alzheimer du Canada. (2014). Qu'est-ce que la maladie d'Alzheimer? Repéré à www.alzheimer.ca

Société canadienne de thoracologie. (2012). *2012 SCT Feuillet d'information: réadaptation pulmonaire*. Repéré à www.lignesdirectricesrespiratoires.ca

Société canadienne du cancer. (2014a). *Information sur le cancer*. (5 feuillets d'information). Repéré à www.cancer.ca

Société canadienne du cancer. (2014b). *Statistiques canadiennes sur le cancer 2014*. Comité consultatif de la Société canadienne du cancer. Toronto, Ontario. Repéré à www.cancer.ca

Société de l'arthrite. (2011). *Arthrose*. Repéré à www.arthrite.ca

Société de l'arthrite. (2014). *Ostéoporose*. Repéré à www.arthrite.ca

Sofi, F., Abbate, R., Gensini, G. F. et Casini, A. (2010). Accruing evidence on benefits of adherence to the Mediterranean diet on health: An updates systematic review and meta-analysis. *American Journal of Clinical Nutrition, 92*(5), p. 1189-1196.

Statistique Canada. (2011). *Mortalité: Liste sommaire des causes 2008*. Repéré à www.statcan.gc.ca

Statistique Canada. (2012). *Syndrome métabolique chez les Canadiens, 2009 à 2011*. Repéré à www.statcan.gc.ca

Statistique Canada. (2013a). *Étude: ostéoporose, calcium et vitamine D*. Repéré à www.statcan.gc.ca

Statistique Canada. (2013b). *Tendances de la santé: diabète*. Repéré à www12.statcan.gc.ca

Storheim, K. et Zwart, J.-A. (2014). Musculoskeletal disorders and the global burden of disease study. *Annals of Rheumatoid Disorders, 73*(6), p. 989-950.

Thomas, S. (2010). Long-term neurological conditions. Dans C. Margereson et S. Trenoweth (dir.), *Developing holistic care for long-term conditions* (p. 179-196). New-York, NY: Routledge Taylor & Francis Group.

Wade, J. P. (2001). Rheumatology: 15. Osteoporosis. *CMAJ, 165*(1), p. 45-50.

Weinstock, M. A. et Moses, A. M. (2009). Skin cancer meets vitamin D: The way forward for dermatology and public health. *Journal of Americam Academy of Dermatology, 61*(4), p. W.

Chapitre 9

Agence de la santé publique du Canada (ASPC). (2006). *Aspect humain de la santé mentale et de la maladie mentale au Canada* (n° HP5-19/2006F au catalogue). Ottawa, Ontario: Ministre des Travaux publics et Services gouvernementaux Canada.

American Psychiatric Association (APA). (2013). *Diagnostic and statistical manual of mental disorders DSM-5*, 5e éd. Arlington, VA: Auteur.

Association canadienne pour la santé mentale (ACSM). (2014). *Information rapide: la santé mentale / la maladie mentale*. Repéré à www.cmha.ca

Association des infirmières et infirmiers du Canada (AIIC). (2013). *Certification infirmière en santé du travail: plan directeur de l'examen et compétences de la spécialité*. Ottawa, Ontario: Auteur.

Auxéméry, Y. (2010). Risque et utilité du Web en santé mentale chez l'adolescent, évolutions et perspectives. *Neuropsychiatrie de l'enfance et de l'adolescence, 58*(8), p. 500-506. doi: 10.1016/j.neurenf.2010.05.009

Barlow, J. et Parsons, J. (2010). Group-based parent-training programmes for improving emotional and behavioural adjustment in 0-3 year old children. *The Cochrane Database of Systematic Reviews*, (3), CD003680.

Bergeron-Leclerc, C. et Dallaire, B. (2011). Entre la présence et l'intégration sociale: les modes de vie des personnes recevant des services de suivi intensif en équipe dans la communauté. *Canadian Journal of Community Mental Health (Revue canadienne de santé mentale communautaire), 30*(1), p. 139-156.

Boisjoli, R., Vitaro, F., Lacourse, E., Barker, E. D. et Tremblay, R. E. (2007). Impact and clinical significance of a preventive intervention for disruptive boys: 15-year follow-up. *British Journal of Psychiatry, 191*, p. 415-419. doi: 10.1192/bjp.bp.106.030007

Bowlby, J. (1982). Attachment and loss: Retrospect and prospect. *American Journal of Orthopsychiatry, 52*(4), p. 664-678.

Bowman, T. et collab. (2011). *Core prevention and intervention for the early years: Best practice guidelines*. Toronto, Ontario: Infant Mental Health Promotion (IMHP), The Hospital for Sick Children. Repéré à www.imhpromotion.ca

Brun, J.-P., Biron, C. et Ivers, H. (2007). *Démarche stratégique de prévention des problèmes de santé mentale au travail*. Montréal, Québec: Institut de recherche Robert-Sauvé en santé et en sécurité du travail. Repéré à www.irsst.qc.ca

Bryant, C., Jackson, H. et Ames, D. (2008). The prevalence of anxiety in older adults: Methodological issues and a review of the literature. *Journal of Affective Disorders, 109*(3), p. 233-250.

Centre canadien de lutte contre l'alcoolisme et les toxicomanies (CCLAT). (2010). *Consolider nos forces: normes canadiennes de prévention de l'abus de substances en milieu scolaire (version 2.0)*. Ottawa, Ontario: Auteur. Repéré à www.ccsa.ca

Centre for Addiction and Mental Health (CAMH). (2012). *Statistics on mental illness and addictions*. Repéré à www.camh.ca

Chabrol, H., Teissèdre, F., Saint-Jean, M., Teisseyre, N. et Rogé, B. (2003). Prévention et traitement des dépressions du post-partum: une étude contrôlée. *Devenir, 15*(1), p. 5-25. doi: 10.3917/dev.031.0005

Clarke, S. et Cooper, C. L. (2004). *Managing the risk of workplace stress: Health and safety hazards*. Londres, Royaume-Uni/New York, NY: Routledge.

Coalition canadienne pour la santé mentale des personnes âgées (CCSMPA). (2006, mai). *Lignes directrices nationales: la santé mentale de la personne âgée – Évaluation du risque suicidaire et prévention du suicide*. Repéré à www.ccsmh.ca

Commission de la santé mentale du Canada (CSMC). (2012). *Changer les orientations, changer des vies: stratégie en matière de santé mentale pour le Canada*. Repéré à www.mentalhealthcommission.ca

Commission de la santé mentale du Canada (CSMC). (2013). *Santé et sécurité psychologiques en milieu de travail: prévention, promotion et lignes directrices pour une mise en œuvre par étapes*. CAN/CSA-Z1003-F13/BNQ 9700-803/F2013. Québec, Québec: Groupe CSA, Bureau de normalisation du Québec. Repéré à http://shop.csa.ca

Cotton, P. et Hart, P. M. (2003). Occupational wellbeing and performance: A review of organisational health Research. *Australian Psychologist, 38*(1), p. 118-127.

Denny, K. et Elgar, F. (2013). Santé mentale: des perspectives axées sur la santé de la population. *Canadian Journal of Community Mental Health, 32*(1), p. 4-7. doi: 10.7870/cjcmh-2013-002

Desjardins, N., D'Amours, G., Poissant, J. et Manseau, S. (2008, mai). *Avis scientifique sur les interventions efficaces en promotion de la santé mentale et en prévention des troubles mentaux: développement des individus et des communautés*. Institut national de santé publique du Québec (INSPQ), Gouvernement du Québec. Repéré à www.inspq.qc.ca

Faulkner-Gibson, L. et Wong, K. (2015a). Mental health promotion with children and adolescents. Dans W. Austin et M. A. Boyd (dir.), *Psychiatric nursing for Canadian practice* (p. 668-690). Philadelphie, PA: Wolters Kluwer.

Faulkner-Gibson, L. et Wong, K. (2015b). Psychiatric disorders diagnosed in children and adolescents. Dans W. Austin et M. A. Boyd (dir.), *Psychiatric nursing for Canadian practice* (p. 718-751). Philadelphie, PA: Wolters Kluwer.

Foxcroft, D. R., Ireland, D., Lister-Sharp, D. J., Lowe, G. et Breen, R. (2011). Primary prevention for alcohol misuse in young people. *Cochrane Database of Systematic Reviews*, (9), p. 1-71, CD003024.

Freeman, J. G. et collab. (2011). *La santé des jeunes Canadiens: un accent sur la santé mentale*. Repéré à www.phac-aspc.gc.ca

Gagnon, H. (2009, juin). *L'usage de substances psychoactives chez les jeunes québécois: portrait épidémiologique*. Québec, Québec: Institut national de santé publique du Québec. Repéré à www.inspq.qc.ca

Germain, M. et collab. (2013, octobre). *DEP-ADO grille de dépistage de consommation problématique d'alcool et de drogues chez les adolescents et les adolescentes*, version 3.2a. Québec, Québec: Recherche et intervention sur les substances psychoactives – Québec (RISQ). Repéré à www.risqtoxico.ca

Germond-Burquier (de), V., Haller, D. M. et Narring, F. (2010). «J'te dis si tu m'demandes». Repérage de la consommation de substances auprès d'adolescents et jeunes adultes. *Revue médicale suisse, 6*(253), p. 1242-1245.

Hains, A. A. (1992). A stress inoculation training program for adolescents in a high school setting: A multiple baseline approach. *Journal of Adolescence, 15*(2), p. 163-175. doi: 10.1016/0140-1971(92)90045-7

Heisel, M. J. et collab. (2006). National guidelines for seniors' mental health: The assessment of suicide risk and prevention of suicide. *The Canadian Journal of Geriatrics, 9,* suppl. 2, p. S65-S70. Voir aussi le site de *Canadian Coalition for Seniors' Mental Health* (CCSMH).

Joffres, M. et collab. (2013). Canadian task force on preventive health care: Recommendations on screening for depression in adults. *Canadian Medical Association Journal, 185*(9), p. 775-782.

Jorm, A. M. (2000). Mental health literacy: Public knowledge and belief about mental disorders. *British Journal of Psychiatry, 177*, p. 396-402. doi: 10.1192/bjp.177.5.396

Jouet, E., Moineville, M., Favriel, S., Leriche, P. et Greacen, T. (2013). Impact significatif auprès des conseillers à l'emploi d'une action de sensibilisation à la santé mentale et de déstigmatisation incluant des usagers-formateurs. *L'encéphale, 40*(2), p. 136-142. doi: 10.1016/j.encep.2013.06.007

Lamboy, B., Clément , J., Saïas, T. et Guillemont, J. (2011). Interventions validées en prévention et promotion de la santé mentale auprès des jeunes. *Santé publique, 23*, suppl. n° 6, p. 113-125.

Lanes, A., Kuk, J. L. et Tamim, H. (2011). Prevalence and characteristics of postpartum depression symptomatology among Canadian women: A cross-sectional study. *BMC Public Health, 11,* p. 302. doi: 10.1186/1471-2458-11-302

Langlois, K. A., Samokhvalov, A. V., Rehm, J., Spence, S. T. et Gorber, S. C. (2013). *Description des états de santé au Canada: maladies mentales*. Statistique Canada. Repéré à www.statcan.gc.ca

Leka, S., Griffiths, A. et Cox, T. (2003). *Protecting workers' health series no 3: Work organization and stress*. Genève, Suisse: World Health Organization.

MacCourt, P., Wilson, K et Tourigny-Rivard, M.-F. (2011). *Lignes directrices relatives à la planification et la prestation de services complets de santé mentale pour les aînés canadiens*. Commission de la santé mentale du Canada. Repéré à www.mentalhealthcommission.ca

McDonald, L. et collab. (1997). Families and schools together (FAST): Integrating community development with clinical strategies. *Families in Society, 78*(2), p. 140-155. doi: 10.1606/1044-3894.754

Millear, P. M., Liossis, P., Shochet, I. M., Biggs, H. C. et Donald, M. (2007). *Promoting adult resilience in the workplace: Synthesising mental health and work-life balance approaches*. Actes du 42e colloque annuel de la Société des psychologues de l'Australie, Brisbane, Queensland, Australie.

Ministère de la Santé et des Services sociaux (MSSS). (2004). *Les services intégrés en périnatalité et petite enfance à l'intention des familles vivant en contexte de vulnérabilité: cadre de référence*. Repéré à http://publications.msss.gouv.qc.ca

Ministère de la Santé et des Services sociaux (MSSS). (2014). *Comprendre et prévenir*. Repéré à www.msss.gouv.qc.ca

Mirkovic, B. et collab. (2014). Stratégies de prévention du suicide et des conduites suicidaires à l'adolescence: revue systématique de la littérature. *Neuropsychiatrie de l'enfance et de l'adolescence, 62*(1), p. 33-46. doi: 10.1016/j.neurenf.2013.11.008

Moore, S. (2015). Mental health promotion with older persons. Dans W. Austin et M. A. Boyd (dir.), *Psychiatric nursing for Canadian practice* (p. 752-764). Philadelphie, PA: Wolters Kluwer.

Morin, A. J. S. et Chalfoun, C. (2003). La prévention de la dépression: l'état actuel des connaissances. *Canadian Psychology/Psychologie canadienne, 44*(1), p. 39-60. doi: 10.1037/h0085816

Mrazek P. J. et Haggerty R. J. (1994). *Reducing risks for mental disorders: Frontiers for preventive intervention research* (New directions in definitions, p. 19-30). Washington, DC: National Academy Press. Repéré à www.nap.edu

National Eating Disorders Collaboration (NEDC). (2014a). *Eating disorders protective factors*. Repéré à http://nedc.com.au

National Eating Disorders Collaboration (NEDC). (2014b). *Eating disorders risk factors: What causes an eating disorder?* Repéré à www.nedc.com.au

Navaneelan, T. (2012). *Coup d'œil sur la santé – Les taux de suicide: un aperçu*. Ottawa, Ontario: Statistique Canada. Repéré à www.statcan.gc.ca

Nikolova, R., Carignan, M., Moscovitz, N. et Demers, L. (2004). The psychogeriatric and risk behavior assessment scale (PARBAS): A new measure for use with older adults living in the community. *Archives of Gerontology and Geriatrics, 39*(2), p. 187-200.

Nour, K., Brown, B., Moscovitz, N., Hébert, M. et Regenstreif, A. (2009). Le projet PIE: une stratégie prometteuse de dépistage des aînés qui présentent des problèmes de santé mentale. *Santé mentale au Québec, 34*(2), p. 217-235.

Opler, M., Sodhi, D., Zaveri, D. et Madhusoodanan, S. (2010). Primary psychiatric prevention in children and adolescents. *Annals of Clinical Psychiatry, 22*(4), p. 220-234.

Organisation mondiale de la santé (OMS). (2001). *Rapport sur la santé dans le monde 2001. La santé mentale: nouvelle conception, nouveaux espoirs.* Repéré à www.who.int

Organisation mondiale de la santé (OMS). (2014, août). *La santé mentale: renforcer notre action.* Repéré à www.who.int

Organisation mondiale de la santé (OMS). (1994). *Lexique terminologique de l'OMS sur l'alcool et les drogues - en anglais.* Repéré à www.who.int

Paré, J.-R. (2013). *Trouble de stress post-traumatique et santé mentale du personnel militaire et des vétérans.* Ottawa, Ontario: Bibliothèque du Parlement.

Pearson, C., Janz, T. et Ali, J. (2013, sept.). *Coup d'œil sur la santé: troubles mentaux et troubles liés à l'utilisation de substances au Canada.* Statistique Canada, ISSN 1925-6507. Repéré à www5.statcan.gc.ca

Réseau de santé des enfants et des adolescents de l'est de l'Ontario. (2006). *Transitions saines: promouvoir la résilience et la santé mentale chez les jeunes adolescents.* Repéré à https://secure.cihi.ca

Richardson, T., Stallard, P. et Velleman, S. (2010). Computerised cognitive behavioural therapy for the prevention and treatment of depression and anxiety in children and adolescents: A systematic review. *Clinical Child and Family Psychology Review, 13*(3), p. 275-290. doi: 10.1007/s10567-010-0069-9

Santé publique Ottawa (SPO). (2014). *Programme Bébés en santé, enfants en santé.* Repéré à http://ottawa.ca

Shain, M. (2009). *Le stress au travail et les dommages psychologiques dans le contexte juridique canadien: un document de travail à l'intention de la Commission de la santé mentale au Canada.* Calgary, Alberta: Commission sur la santé mentale du Canada. Repéré à www.mentalhealthcommission.ca

Sigfússdóttir, I. D., Thorlindsson, T., Kristjánsson, A. L., Roe, K. M. et Allegrante, J. P. (2009). Substance use prevention for adolescents: The Icelandic model. *Health Promotion International, 24*(1), p. 16-25. doi: 10.1093/heapro/dan038

Société pour les troubles de l'humeur du Canada (STHC). (2012, mars). *L'état du stress post-traumatique: loin des yeux, non loin du cœur – Rapport au gouvernement du Canada.* Guelph, Ontario: Auteur.

Southwick, S. M., Litz, B. T., Charney, D. et Friedman, M. J. (2011). *Resilience and mental health: Challenges across the lifespan.* New York, NY: Cambridge University Press. doi: 10.1017/CBO9780511994791

Statistique Canada. (2008). *Annuaire du Canada: travail.* Repéré à www.statcan.gc.ca

Statistique Canada. (2012a). *La population canadienne en 2011: âge et sexe – Recensement de 2011.* Ottawa, Ontario: Ministre de l'Industrie. Repéré à www12.statcan.gc.ca

Statistique Canada. (2012b). *Tableau 3: classement, nombre et pourcentage de décès masculins et féminins pour les 10 principales causes, Canada, 2009.* Repéré à www.statcan.gc.ca

Statistique Canada. (2013a). *Description du graphique 6: la mortalité par âge ainsi que le taux de suicide et d'accident, pour 100 000 personnes âgées de 15 à 19 ans, de 1974 à 2009.* Repéré à www.statcan.gc.ca

Statistique Canada. (2013b). *Section D: troubles des conduites alimentaires.* Repéré à www.statcan.gc.ca

Statistique Canada. (2013c). *Stress perçu dans la vie, 2012.* Repéré à www.statcan.gc.ca

Stice, E., Becker, C. B. et Yokum, S. (2013). Eating disorder prevention: Current evidence-base and future directions. *International Journal of Eating Disorders, 46*(5), p. 478-485. doi: 10.1002/eat.22105

St-Laurent, D., Larin, S., Tarabulsy, G. M., Moss, E., Bernier, A., Dubois-Comtois, K. et Cyr, C. (2008). Intervenir auprès de familles vulnérables selon les principes de la théorie de l'attachement. *L'Infirmière clinicienne, 5*(2), 22-29.

Surault, P. (2010). Santé mentale et déterminants sociaux. *L'encéphale, 36*(3), suppl. 1, p. 27-32.

Thombs, B. D. et Ziegelstein, R. C. (2013). Depression screening in primary care: Why the Canadian task force on preventive health care did the right thing. *Canadian Journal of Psychiatry, 58*(12), p. 692-696.

Thompson, A. H., Jacobs, P., Moffatt, J. et Waye, A. (2013). *Delivery and evaluation of a mental health promotion intervention for Alberta workplace supervisors and managers.* Edmonton, Alberta: Institute of Health Economics.

Vézina, M., Bourbonnais, R., Brisson, C. et Trudel, L. (2004). Workplace prevention and promotion strategies. *Healthcare Papers, 5*(2), p. 32-44.

Vincent, A., Proulx, S.-P. et Lemelin, S. (2013). TDAH, vérités et mensonges. *Le médecin du Québec, 48*(8), p. 29-34.

Waddell, C., McEwan, K., Shepherd, C. A., Offord, D. R. et Hua, J. M. (2005). A public health strategy to improve the mental health of Canadian children. *Canadian Journal of Psychiatry, 50*(4), p. 226-233.

Wilksch, S. M. (2014). Where did universal eating disorder prevention go? *Eating Disorders, 22*(2), p. 184-192. doi: 10.1080/10640266.2013.864889

World Health Organization (WHO). (2004). *Prevention of mental disorders: Effective intervention and policy options. Summary report.* Repéré à www.who.int

Chapitre 10

Agence canadienne d'inspection des aliments. (2014). *Résidus chimiques dans les aliments.* Repéré à www.inspection.gc.ca

Agence de la santé publique du Canada (ASPC). (2011). *Qu'est-ce qui détermine la santé?* Repéré à www.phac-aspc.gc.ca

Agence de la santé publique du Canada (ASPC). (2013). *Les maladies infectieuses: une menace perpétuelle.* Rapport de l'administrateur en chef de la santé publique sur l'état de santé publique au Canada. Repéré à www.phac-aspc.gc.ca

American Lung Association. (2014). *Fighting for air: Carbon monoxide indoors.* Repéré à www.lung.org

Assemblée des Premières Nations. (2008). État actuel de la recherche en santé environnementale des Premières nations. Repéré à www.afn.ca

Association pulmonaire du Canada. (2012). *Amiantose.* Repéré à www.poumon.ca

Association pulmonaire du Canada. (2014a). *Tabagisme: fumée secondaire.* Repéré à http://sct.poumon.ca

Association pulmonaire du Canada. (2014b). *Protégez vos poumons: tabagisme.* Repéré à http://sct.poumon.ca

Barn, P., Zitouni, A. et Kosatsky, T. (2011). *Radon in household well water: Contributions in indoor air radon.* British Columbia Center for Disease Control. Repéré à http://ncceh.ca

Bassil, K. L. et collab. (2007). Cancer health effects of pesticides. *Canadian Family Physician, 53*(10), p. 1704-1711.

Boyd, D. (2010). *Dodging the toxic bullet: How to protect yourself from everyday environmental health hazards.* Nanoose Bay, Colombie-Britannique: Greystone Books.

Canadian Cancer Society. (2014). *Second-hand smoke.* Repéré à www.cancer.ca

Canadian Lung Association. (2014). *Carbon Monoxide*. Repéré à www.lung.ca

Canada Mortgage and Housing Corporation. (2005a). *About your house: Asbestos*. Repéré à www.chatham-kent.ca

Canada Mortgage and Housing Corporation. (2005b). *About your house: Lead in older homes*. Repéré à www.cmhc-schl.gc.ca

Canadian Nurses Association. (2007). *The environment and health: An introduction for nurses*. Repéré à www.cna-aiic.ca

Centre canadien d'hygiène et de sécurité au travail (CCHST). (2006). *Qualité de l'air intérieur: moisissures et champignons*. Repéré à www.cchst.ca

Centre canadien d'hygiène et de sécurité au travail (CCHST). (2014a). *Bruits en milieu de travail: notions de base*. Repéré à www.cchst.ca

Centre canadien d'hygiène et de sécurité au travail (CCHST). (2014b). *Limite d'exposition au bruit au Canada*. Repéré à www.cchst.ca

Chaudrey, R. V. (2008). The precautionary principle, public health, and public health nursing. *Public Health Nursing, 25*(3), p. 261-268.

Chen, T.-M., Shofer, S., Gokhale, J. et Kushner, W. G. (2007). Outdoor air pollution: Overview and historical perspective. *The American Journal of American Sciences, 333*(4), p. 230-234.

Chevalier, P. et Gosselin, P. (2003). La planète et nous. Dans M. Gérin, P. Gosselin, S. Cordier, C. Viau, P. Quénel et É. Dewailly (dir.), *Environnement et santé publique: fondements et pratiques* (p. 3-38). Montréal, Québec: Edisem inc.

Environnement Canada. (2012). *Gestion des produits chimiques et de déchets*. Repéré à http://ec.gc.ca

Environnement Canada. (2013a). *À propos de la cote air santé*. Repéré à www.ec.gc.ca

Environnement Canada. (2013b). *Oxydes d'azote (NO$_x$)*. Repéré à www.ec.gc.ca

Environnement Canada. (2014). *Le méthane et sites d'enfouissement*. Repéré à www.ec.gc.ca

Environmental Protection Agency (EPA). (2012a). *Drinking water: Treatment wastes*. Repéré à www.epa.gov

Environmental Protection Agency (EPA). (2012b). *Indoor air quality guide to airs cleaners in the home*. Repéré à www.epa.gov

Environnemental Protection Agency (EPA). (2012c). *What are the six common air pollutants?* Repéré à www.epa.gov

Environmental Protection Agency (EPA). (2014). *Ozone and your patients' health*. Repéré à www.epa.gov

Etter, J.-F. et Bullen, C. (2011). Electronic cigarette: Users profile, utilization, satisfaction and perceived efficacy. *Addiction, 106*, p. 2017-2028.

Festy, B. et collab. (2003). Qualité de l'eau. Dans M. Guérin, P. Gosselin, S. Cordier et C. Zmirou (dir.), *Environnement en santé: fondements et pratiques* (p. 333-368). Montréal, Québec: Edisem inc.

Gouvernement du Canada. (2012a). *Champs électriques et magnétiques générés par les lignes électriques et les appareils électroménagers*. Repéré à www.healthycanadians.gc.ca

Gouvernement du Canada. (2012b). *Qu'est-ce que le rayonnement ultra-violet?* Repéré à http://canadiensensante.gc.ca

Gouvernement du Canada. (2012c). *Risques pour la santé associés à l'amiante*. Repéré à http://canadiensensante.gc.ca

Gouvernement du Canada. (2014). *Mesurer le radon dans votre maison*. Repéré à www.canadiensensante.gc.ca

Gouvernement du Québec. (2013). *Bronzage*. Repéré à http://sante.gouv.qc.ca

Goyer, R.A., Bachmann, J., Clarkson, T.W., Ferris, B.G., Graham, J., Mushak, P., Perl, D.P., Schlesinger, R., Sharpe, W. et Wood, J.M. (1985).

Potential Human Health Effectsof acid rain: Report of a Workshop. *Environmmental health Perspectives, 60*, p. 355-368.

Guénel, P., De Guire, L., Gauvin, D. et Rhaindsm, M. (2003). Rayonnements non ionisants. Dans M. Guérin, P. Gosselin, S. Cordier, C. Viau, P. Quénel et É. Dewailly (dir.), *Environnement et santé publique: fondements et pratiques* (p. 441- 462). Montréal, Québec: Edisem inc.

Guidotti, T. L. et Gosselin, P. (1999). *The Canadian guide to health and the environnement*. Edmonton, Alberta: The University of Alberta Press.

Herro, E. M., Elsaie, M. L., Nijhawan, R. I. et Jacob, S. E. (2012). Recommendations for a screening series for allergic contact eyelid dermatitis. *Dermatitis, 23*(1), p. 17-21.

Hulin, M., Simorin, M., Viegi, G. et Annesi-Maesano, I. (2012). Respiratory health and indoor air pollutants based on quantitative exposure assessments. *European Respiratory Journal, 40*(4), p. 1033-1045.

Industrie Canada. (2012). *Les communications sans fil et la santé: un aperçu*. Repéré à www.ic.gc.ca

Institut national de santé publique du Québec (INSPQ). (2003). *Cadre de référence en gestion des risques pour la santé dans le réseau québécois de la santé publique*. Repéré à www.inspq.qc.ca

Lalonde, M. (1974). *Nouvelle perspective de la santé des Canadiens*. Ottawa, Ontario. Repéré à www.phac-aspc.gc.ca

Laroche, C., Vallet, M. et Aubrée, D. (2003). Bruit. Dans M. Guérin, P. Gosselin, S. Cordier, C. Viau, P. Quénel et É. Dewailly (dir.), *Environnement et santé publique: fondements et pratiques* (p. 479-497). Montréal, Québec: Edisem inc.

McEwen, M. et Pullis, B. (2009). *Community-based nursing: An introduction*. Saint-Louis, MO: Saunders Elsevier.

Ministère de la Santé et des Services sociaux du Québec (MSSS). (2014). *Ma santé et la pollution de l'air*. Repéré à www.msss.gouv.qc.ca, p. « Air extérieur/cote air santé ».

Ministère de la Santé et des Soins de longue durée de l'Ontario. (2004). *Le smog et la santé*. Repéré à www.health.gov.on.ca

National Centre for Atmospheric Research. (2014). *Pollution*. Repéré à http://ncar.ucar.edu

Organisation des Nations Unis (ONU). (1992). *Déclaration de Rio sur l'environnement et le développement*. Repéré à www.un.org

Organisation mondiale de la santé (OMS). (2007). *Prévenir la maladie grâce à un environnement sain: une estimation de la charge de morbidité imputable à l'environnement – Résumé*. Repéré à http://whqlibdoc.who.int

Organisation mondiale de la santé (OMS). (2014a). *Eau, assainissement et santé: produits pharmaceutiques dans l'eau potable*. Repéré à www.who.int

Organisation mondiale de la santé (OMS). (2014b). *Qualité de l'air ambiant (extérieur) et santé*. Repéré à www.who.int

Organisation mondiale de la santé (OMS) (2014c). *Salubrité de l'environnement*. Repéré à www.who.int

Organisation Mondiale de la santé (2015). *Eau , assainissement et santé – Produits pharmaceutiques dans l'eau potable*. Repéré à www.who.int

Panisset, J. C., Dewailly, É., Doucer-Leduc, H. (2003). Contamination alimentaire. Dans M. Guérin, P. Gosselin, S. Cordier et C. Zmirou (dir.), *Environnement en santé: fondements et pratiques* (p. 369-396). Montréal, Québec: Edisem inc.

Pope, C. A. (2004). Air pollution and health: Good news and bad. *The New England Journal of Medicine, 351*(11), p. 1132-1134.

Quénel, P., Dab, W., Festy, B., Viau, C. et Zmirou, D. (2003). Qualité de l'air ambiant. Dans M. Guérin, P. Gosselin, S. Cordier et C. Zmirou (dir.), *Environnement en santé: fondements et pratiques* (p. 291-315). Montréal, Québec: Edisem inc.

Ragan, P., et Turner, T. (2009). Working to prevent lead poisoning in children: Getting the lead out. *Journal of the American Academy of Physician Assistants, 22*(7), p. 40-45.

Sandel, M. et collab. (2010). Housing interventions and control of health: Related chemical agents. A review of evidence. *Journal of Public Health Management Practice, 16*(5), E-supp., p. S24-S33.

Santé Canada. (2006). *Vie saine: dioxines et furanes.* Repéré à www.hc-sc.gc.ca

Santé Canada. (2009). *Santé de l'environnement et du milieu du travail – Trousse d'information sur le plomb: questions couramment posées sur les effets de l'exposition au plomb sur la santé humaine.* Repéré à www.hc-sc.gc.ca

Santé Canada. (2010). *Recommandations pour la qualité de l'eau potable au Canada – Document technique: paramètres radiologiques.* Repéré à http://hc-sc.gc.ca

Santé Canada. (2012a). *Perte d'audition due au bruit.* Repéré à www.hc-sc.gc.ca

Santé Canada. (2012b). *Santé de l'environnement et du milieu de travail: du radon dans votre maison?* Repéré à www.hc-sc.gc.ca

Santé Canada. (2013a). *Enquête de surveillance de l'usage du tabac au Canada (ESUTC).* Repéré à www.hc-sc.gc.ca

Santé Canada. (2013b). *Santé de l'environnement et du milieu de travail: qu'est-ce que le plomb?* Repéré à www.hc-sc.gc.ca

Sattler, B. (2003a). Air pollution. Dans B. Sattler et J. Lipscomb (dir.), *Environmental health nursing practice* (p. 135-142). New York, NY: Springer Publishing Company, Inc.

Sattler, B. (2003b). Environmental hazards in the home. Dans B. Sattler et J. Lipscomb (dir.), *Environmental health nursing practice* (p. 219-228). New York, NY: Springer Publishing Company, Inc.

Stanhope, M. et Lancaster, J. (2014). *Foundations of nursing in the community: Community-oriented practice*, 4e éd. Saint-Louis, MO: Mosby/Elsevier.

Stanhope, M., Lancaster, J., Jessup-Falciono, H. et Viverais-Dresler, G. (2011). *Community health nursing in Canada*, 2e éd. Toronto, Ontario: Mosby/Elsevier.

Swenberg, J. A., Moeller, B. C., Lu, K., Roger, J. E., Fry, R. C. et Starr., T. B. (2013) Formaldehyde Carcinogenicity Research: 30 years and counting for mode of action, epidemiology, and cancer risk assessment. *Toxicology Pathology, 41*(8), p. 181-189.

Tan, C. E. et Glantz, S. A. (2012). Association between smoke-free legislation and hospitalizations for cardiac, cerebrovascular, and respiratory diseases. *Circulation, 126*(18), p. 2177-2183.

Wagner, T. L., Siegel, M. et Borrelli, B. (2012). Electronic cigarettes: Achieving a balanced perspective. *Addiction, 107*, p. 1545-1548.

Weitzman, M. et collab. (2013). Housing and child health. *Current Problems in Pediatric and Adolescent Health Care, 43*, p. 187-224.

World Health Organization (WHO). (2009). *WHO guidelines for indoor air quality: Dampness and mould.* Repéré à www.euro.who.int

Chapitre 11

Autorité canadienne pour les enregistrements Internet (ACEI). (2014). *Les Canadiens et leur Internet.* Repéré à http://cira.ca

Avarguez, S. (2011). *Le dit des conseillers à l'emploi de l'Anpe ou la mise en mots d'une violence institutionnelle et organisationnelle.* Dans M. Dressen et J.-P. Durand (dir.), *La violence au travail.* Toulouse, France: Éditions Octares.

Axelrod, E. (2009). *Violence goes to the Internet.* Springfield, IL: Charles C. Thomas Publisher Ltd.

Baron, R. A., Richardson, D. R. (1994). *Human aggression*, 2e éd. New York: Plenum Press.

Bertaux-Wiame, I., Fortino, S. et Linhart, D. (2011). Des salariés à bout de souffle: quand le management réquisitionne la subjectivité au travail des hommes et des femmes. Dans M. Dressen et J.-P. Durand (dir.), *La violence au travail* (p. 187-198). Toulouse, France: Éditions Octares.

Buss, A. (1961). *The psychology of aggression.* New York, NY: Wiley.

Catz, C. et Barnetz, Z. (2014). The behavior patterns of abused children as described their testimonies. *Child Abuse & Neglect, 38*, p. 1033-1040.

Center for Disease Control (CDC). (2013). *Understanding school violence.* Repéré à www.cdc.gov

Center for Disease Control (CDC). (2014). *Preventing child maltreatment.* Repéré à www.cdc.gov

Chesler, P. et Bloom, N. (2012). Hindu vs. Muslim honor killings. *Middle East Quarterly, 19*(3), p. 43-52.

Chesler, P. (2010). Worldwide trends in honor killings. *Middle East Quarterly.* Repéré à www.meforum.org

Clark, C. (2009). Faculty field guide for promoting student civility. *Nurse Educator, 34*(5), p. 194-197.

Cooper, C., Selwood, A. et Livingston, G. (2008). The prevalence of elder abuse and neglect: A systematic review. *Age and Ageing, 37*(2), p. 151-160.

Courcy, F. et Savoie, A. (2003). L'agression en milieu de travail: qu'en est-il et que faire? *Gestion, 28*(2), p. 19-25.

Craig, W. et McCuaig Edge, H. (2012). *L'intimidation et les bagarres.* Repéré sur le site de l'Agence de la santé publique du Canada: www.phac-aspc.gc.ca

De Becker, E. (2011). L'enfant et le conflit de loyauté: une forme de maltraitance psychologique. *Annales médico-psychologiques, 169*, p. 339-344.

Deslauriers, J.-M. et Cusson, F. (2014). Typologie des conjoints ayant des comportements violents et ses conséquences sur l'intervention. *Revue internationale de criminologie et de police technique et scientifique, 2*, p. 140-157

Di Martino, V. (2005). A cross-national comparison of workplace violence and response strategies. Dans V. Bowie, B. Fisher et C. Cooper (dir.), *Workplace violence: Issues, trends, strategies* (p. 15-36). Portland, OR: Willan Publishing.

Eurofound (European Foundation for the Improvement of Living and Working Conditions). (2010). *Foundation findings: Physical and psychological violence at the workplace.* Repéré à www.eurofound.europa.eu

Fauteux, M.-H. (2013). *Les mauvais traitements psychologiques caractérisés par des conflits entre les parents en contexte de centre jeunesse.* Thèse de doctorat, Université Laval, Québec, Canada.

Flocco, G. (2011). Violences nouvelles exigences managériales. Dans M. Dressen et J.-P. Durand (dir.), *La violence au travail* (p. 171-186). Toulouse, France: Éditions Octares.

Gendarmerie royale du Canada (GRC). (2012). *Guide de sécurité à l'intention des aînés.* Repéré à www.rcmp-grc.gc.ca

Gouvernement du Canada (2014). *Code Criminel 1985.* Repéré à http://laws-lois.justice.gc.ca

Gouvernement de l'Ontario. (2010). *Bienveillance et sécurité dans les écoles de l'Ontario: La discipline progressive à l'appui des élèves ayant des besoins particuliers, de la maternelle à la 12e année.* Repéré à www.edu.gov.on.ca

Gouvernement du Québec. (2012). *Maltraitance envers les aînés, un problème de société.* Repéré à http://maltraitanceaines.gouv.qc.ca

Gouvernement du Québec. (2013). *Criminalité dans un contexte conjugal au Québec: faits saillants.* Repéré à www.scf.gouv.qc.ca

Institut national de santé publique du Québec (INSPQ). (2013). *Recherche de cas de maltraitance envers des personnes aînées par des professionnels de la santé et des services sociaux en première ligne.* Repéré à www.rpcu.qc.ca

International Labour Office (ILO). (2013). *Work-related violence and its integration into existing surveys.* Repéré à www.ilo.org

Jespersen, A. F., Lalumière, M. L. et Seto, M. C. (2009). Sexual abuse history among adult sex offenders and non-sex offenders: A meta-analysis. *Child Abuse & Neglect, 33*, p. 179-192.

Justice Manitoba. (2014). *Le cycle de la violence: apprenez comment vous pouvez le rompre.* Repéré sur le site du gouvernement du Manitoba: www.gov.mb.ca

Knighton, L., Simon, A., Kelly, J. et Kimball, A. (2012). *Cyberbulling: Reality check*. Kids Help Phone Research Update. Repéré à http://org.kidshelp-phone.ca

Korteweg, A. C. (2012). Understanding honour killing and honour-related violence in the immigration context: Implications for the legal profession and beyond. *Canadian Criminal Law Review, 16*(2), p. 135-160.

KRC Research. (2013). *Civility in America 2013*. Weber Shandwick and Powell Tate. Repéré à www.webershandwick.com

Laporte, J. et Rouat, S. (2011). Impasses conflictuelles. Dans Y. Grasset, M. Debout, S. Rouat et O. Bachelard. *Risques psychosociaux au travail: vraies questions, bonnes réponses, 2ᵉ éd.* France: Éditions Liaisons.

Le Run, J. L. (2013). Les séparations conflictuelles: du conflit parental au conflit de loyauté. *Enfances & Psy*, (3), p. 57-69.

Ministère de la Santé et des Services sociaux (MSSS). (2013). *Brisons le silence*. Gouvernement du Québec. Repéré à http://violenceconjugale.gouv.qc.ca

Mishna, F., Cook, C., Gadalla, T., Daciuk, J. et Solomon, S. (2010). Cyber bullying behaviors among middle and high school students. *American Journal of Orthopsychiatry, 80*(3), p. 362-374.

Mussely-Gosselin, S. (2013). *Harcèlement psychologique et enjeux relationnels: comprendre et savoir agir*. Cowansville, Québec: Édition Yvon Blais.

Observatoire sur la maltraitance envers les enfants. (2014). *Définition de la maltraitance*. Repéré à http://observatoiremaltraitance.ca

Organisation des Nations Unies (ONU). (2010). *Impunity for domestic violence, "honour killings" cannot continue*. Repéré à www.un.org

Organisation mondiale de la santé (OMS). (2002). *Rapport mondial sur la violence et la santé*. Repéré à www.who.int

Organisation mondiale de la santé (OMS). (2011). *Maltraitance des personnes âgées*. Aide-mémoire nº 357. Repéré à www.who.int

Organisation mondiale de la santé (OMS). (2012). *Fact sheet on child maltreatment*. Repéré à www.who.int

Organisation mondiale de la santé (OMS). (2013). *Violence d'un partenaire intime et violence sexuelle à l'encontre des femmes*. Aide-mémoire nº 239. Repéré à www.who.int

Organisation mondiale de la santé (OMS). (2014). *Plan d'action pour la Campagne mondiale pour la prévention de la violence 2012-2020*. Repéré à www.who.int

Perreault, S. et Brennan, S. (2010). Criminal victimization in Canada, 2009. *Juristat, 30*(2), nº 85-002-X. Repéré sur le site de Statistique Canada www.statcan.gc.ca

Public Health Agency of Canada (PHAC). (2010). *Canadian incidence study of reported child abuse and neglect 2008 (CIS-2008): Major findings*. Ottawa, Ontario. Repéré à www.phac-aspc.gc.ca

Savard, N. et Zaouche Gaudron, C. (2014). Violence conjugale, stress maternel et développement de l'enfant. *Revue canadienne des sciences comportementales, 46*(2), p. 216-225.

Sinha, M. (2013). Family violence in Canada: A statistical profile, 2011. *Juristat, 34*(1), nº 85-002-X. Repéré sur le site de Statistique Canada: www.statcan.gc.ca

Smith, M. et J. Segal. (2014). *Domestic violence and abuse*. Helpguide.org. Repéré à www.helpguide.org

State of New Jersey. (2014). *Indicators of child abuse / neglect*. Department of Children and Families. Repéré à www.nj.gov

Statistique Canada. (2013). *General social survey on victimization (GSS)*. Repéré à www23.statcan.gc.ca

St-Pierre, I. (2012). How nursing managers respond to intraprofessional aggression: Novel strategies to an ongoing challenge. *The Health Care Manager, 31*(3), p. 247-258.

Suarez-Orozco, C. (2007). Identities under siege: Immigration stress and social mirroring among the children of immigrants. Dans C. Suarez-Orozco et A. C. G. M. Robben (dir.), *Cultures under siege: Collective violence and trauma* (p. 13). Cambridge, Royaume-Uni: Cambridge University Press.

Thibault, C. (2004). *Dépister la violence conjugale pour mieux la prévenir*. Repéré sur le site de l'Ordre des infirmières et infirmiers du Québec: www.oiiq.org

Todd, P. (2014). *Extreme mean: Trolls, bullies and predators online*. s.l.: Signal by McClelland & Stewart.

University of Iowa Injury Prevention Research Center (UIIPRC). (2001). *Workplace violence: A report to the nation*. Repéré à www.public-health.uiowa.edu

Waddington, P. A. J., Badger, D. et Bull, R. (2005). Appraising the inclusive definition of workplace "violence". *British Journal of Criminology, 45*, p. 141-164.

Wortsman, A. et Crupi, A. (2009). *Des manuels aux messageries texte: aborder les problèmes de diversité intergénérationnelle dans le milieu de travail infirmier*. Repéré sur le site de la Fédération canadienne des syndicats d'infirmières et d'infirmiers: https://fcsii.ca

Chapitre 12

Anderson, E. T. et McFarlane, J. M. (2011). *Community as partner: Theory and practice in nursing*. Philadelphia, PA: Lippincott.

Bradshaw, J. (1977). The concept of social need. Dans R. Pineault et C. Daveluy, *La planification de la santé: concepts, méthodes, stratégies*. Montréal, Québec: Éditions Nouvelles, (p 76-77).

Dykeman, M., McIntosh, J., Seaman, P. et Davidson, P. (2003). Development of a program logic model to measure the processes and outcomes of a nurse managed community health clinic. *Journal of Professional Nursing, 19*(3), p. 197-203.

Green, L. W. et Kreuter, W. M. (1991). *Health promotion planning: An educational and environmental approach*. Mountain View, CA: Mayfield.

Green, L. W. et Kreuter, W. M. (1999). *Health promotion planning: An educational and ecological approach*, Mountain View, CA: Mayfield.

Hancock, T. et Minkler, M. (2005). Community health assessment or healthy community assessment. Dans M. Minkler (dir.), *Community organizing and building for health* (p. 138-157). New Brunswick, NJ: Rutgers University Press.

Maurer, F. A. et Smith, C. M. (2005). *Community / Public health nursing practice: Health for families and populations*. Saint Louis, MO: Elsevier Saunders.

McKenzie, J. F., Neiger, B. L. et Smeltzer, J. L. (2005). *Planning, implementing and evaluating health promotion programs: A primer*. Toronto, Ontario: Pearson.

McKnight, J. L. et Kretzmann, J. P. (2005). Mapping community capacity. Dans M. Minkler (dir.), *Community organizing and building for health* (p. 158-172). New Brunswick, NJ: Rutgers University Press.

Moyer, A., Verhovsek, H. et Wilson, V. L. (1997). Facilitating the shift to population-based health programs: Innovation through the use of framework and logic model tools. *Canadian Journal of Public Health, 88*(2), p. 95-98.

Neuwan, B. et Fawcett, J. (1970). *The Neuman system model*. Boston, MA: Pearson Education, Inc.

Neuman, B. et Fawcett, J. (2011). *The Neuman system model, 5ᵉ éd.* Boston, MA: Pearson Education, Inc.

Parkinson, R. S. et collab. (1982). *Managing health promotion in the workplace: Guidelines for implementation and evaluation*. Palo Alto, CA: Mayfield.

Pineault, R. et Daveluy, C. (1995). *La planification de la santé: concepts, méthodes, stratégies*. Montréal, Québec: Éditions Nouvelles.

Renaud, L. et Lafontaine, G. (2011). *Guide pratique: Intervenir en promotion de la santé à l'aide de l'approche écologique*. Montréal, Québec: Édition Partage, RÉFIPS-section des Amériques. Repéré sur le site du RÉFIPS: http://refips.org

Roy, J. (1998). Pour une saine alimentation. Un projet de promotion de la santé dans une école primaire urbaine de langue française. Rapport de projet non publié.

Santé publique Ontario (2013). Planification de programmes de santé: Outils de gestion de projet. Repéré à www.publichealthontario.ca

Snelling, S. J. (2014). Program logic models. Repéré sur le site de santé publique Ontario: www.health.gov.on.ca

Timmreck, T. C. (2003). *Planning, program development, and evaluation: A handbook for health promotion, aging, and health services.* Sudbury, MA: Jones and Barlett.

Chapitre 13

Aboriginal Nurses Association of Canada. (s.d.). *A.N.A.C. objectives.* Repéré à http://anac.on.ca

Agence de la santé publique du Canada (ASPC). (2014). *Journée mondiale de prévention du suicide.* Repéré à www.phac-aspc.gc.ca

Arwidson, P. (1997). Le développement des compétences psychosociales. Dans B. Sandrin Berthon (dir.), *Apprendre la santé à l'école* (p. 73-83). Paris, France: ESF éditeur.

Association des infirmières et infirmiers autochtones du Canada, Association canadienne des écoles de sciences infirmières et Association des infirmières et infirmiers du Canada (AIIC). (2009). *Compétence culturelle et sécurité culturelle en enseignement infirmier des Premières Nations, des Inuits et des Métis.* Ottawa, Ontario: AIIC. Repéré à www.anac.on.ca

Association des infirmières et infirmiers autorisés de l'Ontario. (2010). *Guide de formation à l'intention des facultés de sciences infirmières: risques pour la santé associés à l'usage du tabac.* Toronto, Ontario: AIIAO. Repéré à http://tobaccofreernao.ca

Association des infirmières et infirmiers du Canada (AIIC). (2010). *Énoncé de position: encourager la compétence culturelle dans les soins infirmiers.* Repéré à http://cna-aiic.ca

Babin, P., Bagot, J. P., Baptiste, A. et Bélisle, C. (1968). *Photolangage.* Lyon, France: Éditions du Chalet.

Baeza, C. (2009). Les grands principes de la formation d'adultes en éducation pour la santé. Dans V. Lorto et M.-J. Moquet (dir.), *Formation en éducation pour la santé: repères méthodologiques et pratiques* (p. 21-29). Repéré à http://fr.calameo.com

Bélisle, C. et Douiller, A. (2013). Photolangage «Jeunes et alimentation»: un outil pour penser ce que manger veut dire. *Santé publique, 25*(3), p. 187-194.

Billon, J. (2000). Essai de théorisation des modèles explicatifs de l'éducation appliquée à la santé. *SPIRALE – Revue de Recherches en Éducation, 25,* p. 17-30. Repéré à http://spirale-edu-revue.fr

Boileau, L. (2014). *L'obésité demeure un problème de santé publique.* Institut national de santé publique du Québec et Centre d'expertise et de référence en santé publique. Repéré à www.inspq.qc.ca

Bourdieu, E. (1998). *Savoir-faire: contribution à une théorie dispositionnelle de l'action.* Paris, France: Seuil.

Breton, É. (2013). Du changement de comportement à l'action sur les conditions de vie. *Santé publique, 25*(2), p. 119-123.

Bury, J. A. (1988). *Éducation pour la santé: concepts, enjeux, planifications.* Bruxelles, Belgique: De Boeck Université.

Consortium national de formation en santé (CNFS). (2013). *«Animer» une présentation à un groupe.* Ottawa, Ontario: Université d'Ottawa.

Coppé, M. et Schoonbroodt, C. (1992). *Guide pratique d'éducation pour la santé: réflexion, expérimentation et 50 fiches à l'usage des formateurs.* Bruxelles, Belgique: De Boeck-Wesmael.

Debliquy, P.-Y. (2010). *L'art de la présentation PowerPoint.* Liège, Belgique: Éditions Édipro.

Eggerston, L. (2013). La perception du public, la réalité du travail infirmier. *Infirmière canadienne, 14*(4), p. 16-19.

Fédération canadienne des syndicats d'infirmières et infirmiers (FCSII). (2012). *La main-d'œuvre infirmière: fiche d'information.* Repéré à https://fcsii.ca

Fergus, S. et Zimmerman, M. A. (2005). Adolescence resilience: A framework for understanding health development in the face of risk. *Annual Review of Public Health, 26,* p. 399-419.

Ferron, C. (2008). Les jeunes, les médias et la politique. *Horizon Pluriel, 15,* Instance régionale d'éducation et de promotion de la santé (IREPS). Bretagne. Repéré à www.cresbretagne.fr

Foucaud, J. et Hamel, E. (2014). Éducation pour la santé: un référentiel de compétences pluriprofessionnel. *Santé publique, 26*(2), p. 173-182.

Gagné, C. et Godin, G. (2012). La mesure des variables théoriques et des comportements. Dans G. Godin (dir.), *Les comportements dans le domaine de la santé: comprendre pour mieux intervenir* (p. 231-292). Montréal, Québec: Les Presses de l'Université de Montréal.

Gagnon, H. et Valentini, H. (2013). L'évolution du champ de l'éducation à la santé au Québec ces dix dernières années et perspectives actuelles. *Santé publique, 25*(2), p. 139-147.

Gallo, C. (2010). *Les secrets de présentation de Steve Jobs.* Paris, France: Éditions Télémaque.

Gélinas, A., Schoonbroodt, C., Fortin, R. et Vanasse, A. (1997). L'éducation pour la santé: vers une gestion appropriative de la santé. Dans R. Féger (dir.), *L'éducation face aux nouveaux défis* (p. 355-364). Montréal, Québec: Éditions Nouvelles.

Godin, G. (dir.). (2012). *Les comportements dans le domaine de la santé: comprendre pour mieux intervenir.* Montréal, Québec: Les Presses de l'Université de Montréal.

Gouvernement de l'Ontario. (2013). *Vers un juste équilibre: pour promouvoir la santé mentale et le bien-être des élèves – Guide du personnel scolaire.* Repéré à www.edu.gov.on.ca

Gueguen, F., Fauvel, G., Luhmann, N. et Bouchon, M. (2010, juin). *Éducation pour la santé: guide pratique pour les projets de santé.* Service d'analyse, appui et plaidoyer (S2AP): Médecins du monde. Repéré à www.medecinsdumonde.org

Guimond-Plourde, R. (1999). *Étude d'une expérience vécue de visualisation: une histoire de sens pour des jeunes du secondaire deuxième cycle* (Mémoire de maîtrise inédit). Université du Québec à Rimouski, Canada.

Guimond-Plourde, R. (2004). *Le stress-coping chez des jeunes de 15 à 17 ans dans une perspective d'éducation pour la santé* (Thèse de doctorat inédite). Université du Québec à Montréal en association avec l'Université du Québec à Rimouski, Canada.

Guimond-Plourde, R. (2012). Projet en gestion du stress chez l'enfant: maillage santé et éducation. Dans Réseau francophone international pour la promotion de la santé (dir.), *25 ans d'histoire: les retombées concrètes de la Charte d'Ottawa dans différents pays francophones* (p. 68-74). Montréal, Québec: RÉFIPS et Direction générale de la santé publique du ministère de la Santé et des Services sociaux du Québec. Repéré à www.refips.org

Guimond-Plourde, R. (2013). Une «randonnée» phénoménologique-herméneutique au cœur de l'expérience vécue du stress-coping chez des jeunes en santé. *Recherches qualitatives, 32*(1), p. 181-202.

Hagan, L. et Bujold, L. (2014). *Éduquer à la santé: l'essentiel de la théorie et des méthodes – Manuel de formation,* 2e éd. revue et augmentée. Québec, Québec: Presses de l'Université Laval.

Halterman, J. S., Conn, K. M., Hernandez, T. et Tanski, S. E. (2010). Parent knowledge, attitudes, and household practices regarding SHS exposure: A case control study of urban children with and without asthma. *Clinical Pediatrics, 49*(8), p. 782-789.

Hyppolite, S. R et O'Neill, M. (2003). Les conséquences pour les interventions en promotion de la santé d'un nouveau modèle d'empowerment. *Promotion & éducation, 10*(3), p. 137-142.

Kabir, Z. et collab. (2009). Second-hand smoke exposure in cars and respiratory health effects in children. *European Respiratory Journal, 34*(3), p. 629-633.

Lacourse, M.-T. (2006). *Sociologie de la santé*, 2ᵉ éd. Montréal, Québec: Chenelière Éducation.

Lamboy, B. (2013). Synthèses de connaissances sur les interventions de prévention auprès des jeunes: enjeux et méthodes. *Santé publique, 25*(1), p. 9-11.

Lamour, P. et Brixi, O. (2007). Éducation pour la santé: entre conceptions dominantes et conceptions alternatives. Dans F. Bourdillon., G. Brocher et D. Tabuteau (dir.), *Traité de santé publique* (p. 203-208). Paris, France: Flammarion.

Lannes, L. (2012). Éditorial. Dans RÉFIPS (dir.), *25 ans d'histoire: les retombées de la Charte d'Ottawa pour la promotion de la santé dans divers pays francophones* (p. 11-17). Montréal, Québec: RÉFIPS et Direction générale de la santé publique du ministère de la Santé et des Services sociaux du Québec. Repéré à www.refips.org

Lhoste, Y. (2010). L'éducation à la santé à l'école: quels problèmes en formation des enseignants? Dans D. Berger, L. Dedieu, D. Loizon, et M. Stallaerts-Simonot (dir.), *Éducation à la santé: enjeux et dispositifs à l'école* (p. 403-422). Actes du 2ᵉ colloque national du Réseau des IUFM pour la formation à la santé et prévention des conduites addictives 2008. Toulouse, France: Éditions Universitaires du Sud.

Loiselle, C. G. et Delvigne-Jean, Y. (1998). L'éducation pour la santé: éléments d'une critique. *The Canadian Nurse/L'infirmière canadienne, 94*(3), p. 42-46.

Montreuil, A. et collab. (2014). *Fumer dans la voiture en présence d'enfants: comportements de fumeurs québécois et croyances au sujet d'une éventuelle loi.* Québec, Québec: Institut national de santé publique du Québec. Repéré à www.inspq.qc.ca

Nelson, J. (2008). Ethical, legal, and economic foundations of educational process. Dans S. B. Bastable (dir.), *Nurse as educator: Principles of teaching and learning for nursing practice* (p. 25-46). Sudbury, MA: Jones and Barlett.

Nguyen, H. V. (2013). Do smoke-free car laws work? Evidence from a quasi-experiment. *Journal of Health Economics, 32*(1), p. 138-148.

Non-smokers' rights association (2014). *Second-hand smoke in cars.* Repéré à www.nsra-adnf.ca

Northcross, A. L. et collab. (2014). Particulate mass and polycyclic aromatic hydrocarbons exposure from secondhand smoke in the back seat of a vehicle. *Tobacco Control, 23*(1), p. 14-20.

Organisation mondiale de la santé (OMS). (1986). *Charte d'Ottawa pour la promotion de la santé.* Genève, Suisse: OMS. Repéré à www.phac-aspc.gc.ca

Organisation mondiale de la santé (OMS). (1999). *Glossaire de la promotion de la santé.* Genève, Suisse: OMS. Repéré à www.quebecenforme.org

Organisation mondiale de la santé (OMS). (2003). *Obésité: prévention et prise en charge de l'épidémie mondiale.* Genève, Suisse: OMS. Repéré à http://whqlibdoc.who.int

Organisation mondiale de la santé (OMS). (2011). *Charge mondiale des troubles mentaux et nécessité d'une réponse globale coordonnée du secteur de la santé et des secteurs sociaux au niveau des pays: Rapport du secrétariat.* Repéré à http://apps.who.int

Regroupement des intervenantes et intervenants francophones en santé et en services sociaux de l'Ontario (RIFSSSO). (2011). *Fiche-conseils: communiquer pour se faire comprendre.* Repéré à www.rifssso.ca

Reid, M.-A. (2014). La santé mentale. Dans J. Freeman, H. Coe et M. King (dir.), *Les comportements de santé des jeunes d'âge scolaire: rapport sur les tendances 1990-2010* (p. 7-20). Ottawa, Ontario: Agence de la santé publique du Canada. Repéré à www.phac-aspc.gc.ca

Réseau francophone international pour la promotion de la santé (RÉFIPS). (2012). *Recueil de textes – 25 ans d'histoire: les retombées de la Charte d'Ottawa pour la promotion de la santé dans divers pays francophones.* Montréal, Québec: RÉFIPS et Direction générale de la santé publique du ministère de la Santé et des Services sociaux du Québec. Repéré à www.refips.org

Rohmer, O., Bonnefond, A., Muzet, A. et Tassi, P. (2004). Étude du rythme veille/sommeil, de l'activité motrice générale et du comportement alimentaire de travailleurs postés obèses: l'exemple des infirmières. *Le travail humain, 67*(4), p. 359-376.

Rush, K. L., Kee, C. C. et Rice, M. (2005). Nurses as imperfect role models for health promotion. *Western Journal of Nursing Research, 27*(2), p. 166-183.

Rush, K. L., Kee, C. C. et Rice, M. (2010). The self as role model in health promotion scale: development and testing. *Western Journal of Nursing Research, 32*(6), p. 814-832.

Sandrin Berton, B. (1997). *Apprendre la santé à l'école.* Paris, France: ESF éditeur.

Santé Canada. (2013a). *Santé des Premières Nations et des Inuits.* Repéré à www.hc-sc.gc.ca

Santé Canada. (2013b). *Savoir et AGIR: la prévention du suicide chez les jeunes des Premières Nations.* Repéré à www.hc-sc.gc.ca

Simeone, A. (2005). Sciences de l'éducation: deux actions d'éducation pour la santé. *La santé de l'homme, 377*, p. 39-42.

Smetanin, P. et collab. (2011). *The life and economic impact of major mental illnesses in Canada: 2011-2041.* Risk Analytica, pour Mental Health Commission of Canada. Repéré à www.mentalhealthcommission.ca

Statistique Canada, Santé Canada et Institut canadien d'information sur la santé (ICIS). (2006). *Enquête nationale sur le travail et la santé du personnel infirmier de 2005: résultats.* Repéré à www23.statcan.gc.ca et https://secure.cihi.ca

St-Léger, L., Young, I., Blanchard, C. et Perry, M. (2010). *Promouvoir la santé à l'école: des preuves à l'action.* France: Union internationale de promotion de la santé et d'éducation pour la santé (UIPES). Repéré à www.iuhpe.org

Synyshyn, M. et Middendorp, L. (2012). Manitoba Adolescent Treatment Center (MATC) service de télésanté dans les régions rurales et du nord: une composante de la Stratégie de prévention du suicide chez les jeunes – Retrouver l'espoir. *Canada's Children/Les enfants du Canada, 18*(3), p. 82-85.

Tardif, J. (2003). Développer un programme par compétences: de l'intention à la mise en œuvre. *Pédagogie collégiale, 16*(3), p. 36-44.

Turcotte, S. (2010). Problématisation: l'éducation à la santé et l'éducation physique. Dans J. Grenier, J. Otis et G. Harvey (dir.), *Faire équipe pour l'éducation à la santé en milieu scolaire* (p. 25-48). Québec, Québec: Presses de l'Université du Québec.

Twells, L. K., Gregory, D. M., Reddigan, J., et Midodzi, W. K. (2014). Current and predicted prevalence of obesity in Canada: A trend analysis. *Canadian Medical Association, 2*(1). Repéré à http://cmajopen.ca

UNESCO Institute for Lifelong Learning (2013). *Apprentissage tout au long de la vie: politiques et stratégies.* Repéré à http://uil.unesco.org

World Health Organization (WHO). (1993). *Life skills education for children and adolescents in schools: Introduction and guidelines to facilitate the development and implementation of life skills programmes.* Genève, Suisse: WHO. Repéré à http://whqlibdoc.who.int

World Health Organization (WHO). (2009). *Global standards for the initial education of professional nurses and midwives.* Genève, Suisse: WHO. Repéré à http://whqlibdoc.who.int

Chapitre 14

Andreasen, A. R. (2002). Marketing social marketing in the social change marketplace. *Journal of Public Policy & Marketing, 21*(1), p. 3-13.

Andreasen, A. R. (2006). *Social marketing in the 21ˢᵗ century.* Thousand Oaks, CA: Sage.

Basil, M. D. (2001). Teaching and modeling ethics in social marketing. Dans A. R. Andreasen (dir.), *Ethics in social marketing* (p. 184-200), Washington, DC: Georgetown University Press.

Bryant, C. A. et collab. (2007). Community-based prevention marketing: Organizing a community for health behavior intervention. *Health Promotion Practice, 8*(2), p. 154-163.

Clay Wayman, J. J., Beall, T., Thackeray, R. et McCormack Brown, K. R. (2007). Competition: A social marketer's friend or foe? *Health Promotion Practice, 8*, p. 134-139.

Davis, S. M. (2000). *Brand asset management*. San Francisco, CA: Jossey-Bass.

De Guise, J. (1991). Le marketing social. Dans M. Beauchamp (dir.), *Communication publique et société: repères pour la réflexion et l'action* (p. 285-333). Boucherville, Québec: Gaëtan Morin Éditeur.

Evans, W. D. et Hastings, G. (2008). *Public health branding: Applying marketing for social change*. Oxford, Royaume-Uni: Oxford University Press.

French, J. et Blair-Stevens, C. (2006). *Social marketing: National benchmark criteria*. Londres, Royaume-Uni: National Social Marketing Centre.

Guttman, N. (2000). *Public health communication interventions: Values and ethical dilemmas*. Thousand Oaks, CA: Sage.

Hastings, G. (2007). *Social marketing: Why should the devil have all the best tunes?* Oxford, Royaume-Uni: Butterworth Heinemann.

Hastings, G. (2013). *The marketing matrix: How the corporation gets its power – and how we can reclaim it*. New York, NY: Routledge.

Hayden, D. et Deng, F. (2013). The science of goal setting: A practitioner's guide to goal setting in the social marketing of conservation. *Social Marketing Quarterly, 19*(1), p. 13-25.

Hornik, R. C. (2002). Exposure: Theory and evidence for behavior change. *Social Marketing Quarterly, 8*(3), p. 30-37.

Hutton, J. G. (2001). Narrowing the concept of marketing. *Journal of Nonprofit & Public Sector Marketing, 9*(4), p. 5-24.

International Social Marketing Association (2013). *Social marketing definition*. Repéré à www.i-socialmarketing.org

Kassirer, J. et Lagarde, F. (2010). *Modification des habitudes de transport: guide de planification de marketing social*. Ottawa, Ontario: Transport Canada. Repéré à www.tc.gc.ca

Kotler, P. et Zaltman, G. (1971). Social marketing: An approach to planned social change. *Journal of Marketing, 35*(7), p. 3-12.

Kotler, P., Roberto, N. et Lee, N. (2002). *Social marketing: Improving the quality of life*, 2ᵉ éd. Thousand Oaks, CA: Sage.

Lagarde, F. (2002). *L'éthique en marketing social et en communications dans le secteur de la santé*. Université de Toronto, Ontario: The Health Communication Unit.

Lagarde, F. (2011, mars-avril). Marketing social et santé publique: deux exemples canadiens. *La santé de l'homme*, (412), p. 6-7.

Lagarde, F. (2012a). Insightful social marketing leadership. *Social Marketing Quarterly, 18*(1), p. 77-81.

Lagarde, F. (2012b). Notre relation amour-haine avec le marketing. *Investir pour l'avenir, 4*(4), p. 2.

Lagarde, F. (2013, 23 avril). *The Canadian social marketing experience: From early adoption to sustained use*. The 3ʳᵈ World Social Marketing Conference, Toronto, Canada.

Lagarde, F., Kassirer, J. et Doner Lotenberg, L. (2012). Budgeting for evaluation: Beyond the 10% rule of thumb. *Social Marketing Quarterly, 18*(3), p. 247-251.

Lee, N. R. et Kotler, P. (2011). *Social marketing: Influencing behaviors for good*, 4ᵉ éd. Thousand Oaks, CA: Sage.

Lee, N. R., Rothschild, M. L. et Smith, W. A. (2011). A declaration of social marketing's unique principles and distinctions. Dans N. R. Lee et P. Kotler (dir.), *Social marketing: Influencing behaviors for good* (4ᵉ éd., p. 18-19), Thousand Oaks, CA: Sage.

Lefebvre, R. C. (2013). *Social marketing and social change: Strategies and tools for improving health, well-being, and the environment*. San Francisco, CA: Jossey-Bass.

Maibach, E. W. (2002). Explicating social marketing: What is it, and what isn't it? *Social Marketing Quarterly, 8*(4), p. 6-13.

McKenzie-Mohr, D. (1996). *Promoting a sustainable future: An introduction to community-based social marketing*, Ottawa, Ontario: Renouf publishing Co Ltd.

Porteous, N. L. (2009). La construction d'un modèle logique d'un programme. Dans V. Ridde et C. Dagenais (dir.), *Approches et pratiques en évaluation de programme* (p. 87-105). Montréal, Québec: Les presses de l'Université de Montréal.

Prochaska, J. O., Norcross, J. C. et DiClemente, C. C. (1994). *Changing for good*. New York, NY: William Morrow and Company, Inc.

Ries, A. et Trout, J. (1986). *Positioning: The battle for your mind*. New York, NY: Warner Books.

Slater, M. D., Kelly, K. J. et Thackeray, R. (2006). Segmentation on a shoestring: Health audience segmentation in limited-budget and local social marketing interventions. *Health Promotion Practice, 7*(2), p. 170-173.

Smith, W. A. (1999). Marketing with no budget. *Social Marketing Quarterly, 5*(2), p. 6-11.

Smith, W. A. (2002). Social marketing and its potential contribution to a modern synthesis of social change. *Social Marketing Quarterly, 8*(2), p. 46-48.

Snyder, L. B. (2007). Meta-analysis of mediated health campaigns. Dans R. W. Preiss (dir.), *Mass media effects research: Advances through meta-analysis* (p. 327-344). New York, NY: Lawrence Erlbaum Associates.

Stead, M., Gordon, R., Angus, K. et McDermott, L. (2007). A systematic review of social marketing effectiveness. *Health Education, 107*(2), p. 126-191.

The Health Communication Unit. (2002). *Aperçu des campagnes de communication dans le secteur de la santé*. Repéré à www.thcu.ca

Truong, V. D. (2014). Social marketing: A systematic review of research 1998-2002. *Social Marketing Quarterly, 20*(1), p. 15-34.

Chapitre 15

Adler, A. (1949). *Connaissance de l'homme*. Paris, France: Payot.

Anderson, J. E. (1985). *Public-policy-making*, 3ᵉ éd. New York, NY: Holt, Rinehart and Winston.

Banks, P. (1988). Lobbying: A legitimate critical nursing intervention. *RNABC NEWS, 20*(5), p. 31-32.

Bélanger, A.-J. et Lemieux, V. (1996). *Introduction à l'analyse politique*. Montréal, Québec: Les Presses de l'Université de Montréal.

Boudon, R. et Bourricaud, F. (1982). *Dictionnaire critique de la sociologie*. Paris, France: Presses universitaires de France.

Brewer, G. D. et De Leon, P. (1983). *The foundations of policy analysis*. Homewood, IL: The Dorsey Press.

Chapdelaine, A. et Gosselin, P. (dir.). (1986). *La santé contagieuse: petit manuel pour rendre la santé communautaire*. Montréal, Québec: Boréal Express.

Chinn, P. L. (2008). *Peace and power*, 7ᵉ éd. Boston, MA: Jones and Bartlett.

Crozier, M. et Friedberg, E. (1977). *L'acteur et le système: les contraintes de l'action collective*. Paris, France: Seuil.

Dahl, R. A. (1973). *L'analyse politique contemporaine*. Paris, France: Laffont.

Dallaire, C. (1989). L'action politique. *L'appui, 6*(3), p. 3-6.

Dallaire, C. (1990a). L'influence politique. *L'appui, 7*(1), p. 3-5.

Dallaire, C. (1990b). Les groupes de pression. *L'appui, 8*(1) p. 3-5.

Dallaire, C. (1990c). Le lobbying. *L'appui, 7*(3), p. 5-7.

Dallaire, C. (1990d). Les réseaux de relations. *L'appui, 7*(2), p. 3-5.

Dallaire, C. (2002). Le sens politique en soins infirmiers. Dans O. Goulet et C. Dallaire (dir.), *Les soins infirmiers, de nouvelles perspectives* (p. 199-224). Boucherville, Québec: Gaëtan Morin.

Dallaire, C. (2008). L'action politique: une stratégie pour l'engagement professionnel. Dans C. Dallaire (dir.), *Le savoir infirmier: au cœur de la discipline et de la profession infirmière* (p. 455-480). Boucherville, Québec: Gaëtan Morin.

Dallaire, C. (2013). Entre sens politique des infirmières et réceptivité de la société, quelles voies envisager? Dans V. Chagnon, C. Dallaire, C. Espinasse et E. Heurgon (dir.), *Prendre soin: savoirs pratiques, nouvelles perspectives*, Colloque de Cérisy (p.121-132). Québec, Québec: Presses de l'Université Laval.

Dallaire, C., O'Neill, M. et Lessard, C. (1994). Les enjeux majeurs pour la profession infirmière. Dans V. Lemieux et collab. (dir.), *Le système de santé au Québec: organisations, acteurs, enjeux* (p. 245-272). Sainte-Foy, Québec: Presses de l'Université Laval.

Davies, L. (1983). Gender, resistance and power. Dans S. Walker et L. Barton (dir.), *Gender, class and education* (p. 39-52). Lewes, Royaume-Uni: Falmer Press.

Denquin, J.-M. (1992). *Science politique*. Paris, France: Presses universitaires de France.

Douglass, L.-M. (1984), *The Effective Nurse: Leader and Manager*. 2ᵉ éd., St-Louis, MO: C.V. Mosby.

Easton, D. (1953). *The political system*. New York, NY: Knopf.

Easton, D. (1965). *A framework for political analysis*. Englewood Cliffs, NJ: Prentice-Hall.

Forest, P.-G. (1997a). Les régimes d'équité dans le système de santé du Québec. *Canadian Public Policy-Analyse de politique, 13*(1), p. 55-68.

Forest, P.-G. (1997b). Six leçons sur l'analyse normative des politiques sociales. *Les cahiers du CERVL* (Rapport de recherche nᵒ 3). Bordeaux, France: Institut d'études politiques de Bordeaux.

Gagnon, F. et Dallaire, C. (2002). Savoir infirmier et promotion de la santé: quelle contribution? Dans O. Goulet et C. Dallaire (dir.), *Les soins infirmiers, de nouvelles perspectives* (p. 255-278). Boucherville, Québec: Gaëtan Morin

Kingdon, J. W. (1984). *Agendas, alternatives and public policies*. Boston, MA: Little Brown.

Lacasse, F. (1995). *Mythes, savoirs et décisions politiques*. Paris, France: Presses universitaires de France.

Larsen, J. (1980, hiver). The Nursing Profession Viewed as a Political Pressure Group: Selected Review of the Literature. *Nursing Papers, 12*(4), p. 17-33.

Laverack, G. et Wallerstein, N. (2001). Measuring community empowerment: A fresh look at organizational domains. *Health Promotion International, 16*(2), p. 179-185.

Le Bossé, Y. D. et Lavallée, M. (1993). *Empowerment* et psychologie communautaire: aperçu historique et perspectives d'avenir. *Les cahiers internationaux de psychologie sociale, 18*, p. 7-20.

Lemieux, V. (1988, juin). Le pouvoir dans les décisions conjointes. *Revue canadienne de science politique, 21*(2), p. 227-247.

Lemieux, V. (1989). *La structuration du pouvoir dans les systèmes politiques*. Québec, Québec: Les Presses de l'Université Laval.

Lemieux, V. (1994). Les politiques publiques et les alliances d'acteurs. Dans V. Lemieux et collab. (dir.), *Le système de santé au Québec: organisations, acteurs et enjeux* (p. 107-128). Sainte-Foy, Québec: Les Presses de l'Université Laval.

Lemieux, V. (1998). *Les coalitions: liens, transactions et contrôles*. Paris, France: Presses universitaires de France.

Lomas, J. (1997). *Pour améliorer la diffusion et l'utilisation des résultats de la recherche dans le secteur de la santé: la fin des dialogues de sourds*. Rapport préparé pour le Comité consultatif sur les services de santé relevant de la Conférence fédérale-provinciale-territoriale des sous-ministres de la Santé. Ottawa, Ontario: Santé-Canada.

Maioni, A. (1999). Les normes centrales et les politiques de santé. Dans C. Bégin et collab. (dir.), *Le système de santé québécois: un système en transformation* (p. 53-76). Montréal, Québec: Les Presses de l'Université de Montréal.

Mason, D. J. et Talbott, S. W. (1985). *Political action: Handbook for nurses*. Menlo Park, CA: Addison-Wesley Publishing Co.

McClelland, D. C. (1975). *Power: The inner experience*. New York, NY: Halstead.

Meny, Y. et Thoenig, J.-C. (1989). *Politiques publiques*. Paris, France: Presses universitaires de France.

Minkler, M. (1994). Challenges for health promotion in the 1990s: Social inequities, empowerment negative consequences and the common good. *American Journal of Health Promotion, 8*(6), p. 403-413.

Moraldo, P. (1985). Politics is people. Dans D. J. Mason et S. W. Talbott (dir.), *Political action: Handbook for nurses* (p. 81-87). Menlo Park, CA: Addison-Wesley.

Muller, P. (1990). *Les politiques publiques*. Paris, France: Presses universitaires de France.

Neighbors, H. W., Braithwaite, R. L. et Thompson, E. (1995). Health promotion and African-Americans: From personal empowerment to community action. *American Journal of Health Promotion, 9*, p. 281-287.

North, D. C., Wallis, J. J. et Weingast, B. R. (2009). *Violence and social orders: A conceptual framework for interpreting recorded human history*. Cambridge, Royaume-Uni: Cambridge University Press.

O'Neill, M. (1997). Promotion de la santé: enjeux pour l'an 2000. *Canadian Journal of Nursing Research, 29*(1), p. 63-70.

O'Neill'M, Lemieux, V., et G. Groleau. (1997). Coalition theory as a framework to understand and analyze intersectoral health related interventions. *Health Promotion International, 12*(1), p. 79-88.

O'Neill, M. Gagnon, F. et Dallaire, C., (2006). La politique, les politiques, le politique: trois manières d'approcher l'intervention politique en santé communautaire. Dans G. Carroll (dir.), *Pratiques en santé communautaire* (p. 113-128). Montréal, Québec: Chenelière Éducation.

O'Neill, M., Gosselin, B. et Boyer, M. (1997). *La santé politique*. Les monographies du centre québécois, collaborateur de l'Organisation mondiale de la santé pour le développement des Villes et Villages en santé (Monographie nᵒ 3). Québec, Québec.

O'Neill, M., Roch, G. et Boyer, M. (dir.). (2011). *La santé politique*, 2ᵉ éd. Québec, Québec: Les presses de l'Université Laval.

Organisation mondiale de la santé (OMS). (1986, novembre). *Charte d'Ottawa pour la promotion de la santé – Une conférence internationale pour la promotion de la santé: vers une nouvelle santé publique*. Ottawa, Ontario: OMS, Santé et Bien-être social Canada et Association canadienne de santé publique. Repéré à www.phac-aspc.gc.ca

Pal, L. A. (1992). *Public policy analysis: An introduction*, 2ᵉ éd. Scarborough, Ontario: Nelson.

Piron, F. (2003). La production politique de l'indifférence dans le nouveau management public. *Anthropologie et société, 27*(3), p. 47-71.

Puetz, B. (1982). *Networking for nurses: intra and interprofessional relations*. Rockville, MD: Aspen.

Sabatier, P. A. (1987). Knowledge, policy-oriented learning, and policy change: An advocacy coalition framework. *Knowledge: Creation, Diffusion, Utilization, 8*(4), p. 649-692.

Sabatier, P. A. (1988). An advocacy coalition framework of policy change and the role of policy learning therein. *Policy Sciences, 21*, p. 129-168.

Sabatier, P. A. et Jenkins-Smith, H. C. (dir.). (1993). *Policy change and learning: An advocacy coalition approach.* Boulder, CO: Westview Press.

Shamian, J., Skeleton-Green, J. et Villeneuve, M. (2002). La politique est le moteur du changement. Dans C. Viens, M. Lavoie-Tremblay et M. Mayrand Leclerc (dir.), *Optimisez votre environnement de travail en soins infirmiers* (p. 179-207). Cap-Rouge, Québec: Presses Inter-universitaires.

Sullivan, E. J. (2004). *Becoming influential: A guide for nurses.* Upper Saddle River, NJ: Pearson Prentice Hall.

Travers, K. D. (1997). Reducing inequities through participatory research and community empowerment. *Health Education and Behavior, 24,* p. 344-356.

Vance, C. N. (1985). *Political influence: Building effective interpersonal skills.* dans Mason, D. J, Talbot, S. W. (eds). *Political action handbook for Nurses: Changing the workplace, government, organizations, and community* (p. 165-180). Menlo Park: Addison Wesley.

Walters, L. C. et Sudweeks, R. R. (1995). Public policy analysis: The next generation of theory. *Journal of Socio-Economics, 25*(4), p. 425-452.

Wilkinson, R. et Pickett, K. (2009). *The spirit Level: Why more equal societies almost always do better.* Londres, Royaume-Uni: Allen Lane.

Chapitre 16

Akoun, A. (2014). Individu & Société. *Encyclopædia Universalis.* Repéré à www.universalis.fr

Ampleman, G. et collab. (1994). La conscientisation, définition et principes d'action. *Les cahiers de la conscientisation,* (1), Québec, Québec: Collectif québécois d'édition populaire.

Association canadienne de santé publique (ACSP). (2010). *La pratique infirmière en santé publique – en santé communautaire au Canada. Rôles et activités,* 4e éd. Repéré à www.chnc.ca

Association canadienne des travailleurs sociaux (ACTS). (2005). *Lignes directrices pour une pratique conforme à la déontologie.* Repéré à www.casw-acts.ca

Association des infirmières et infirmiers du Canada (AIIC). (2008). *Code de déontologie des infirmières et infirmiers.* Ottawa, Ontario: Édition du centenaire.

Association des infirmières et infirmiers du Canada (AIIC). (2010). *La justice sociale... un moyen de parvenir à une fin, une fin en soi,* 2e éd. Ottawa Ontario.

Association des infirmières et infirmiers du Canada (AIIC). (2013). *Énoncé de position: Les déterminants sociaux de la santé.* Repéré à www.cna-aiic.ca

Bouquet, B. (2004). *Éthique et travail social.* Paris, France: Dunod.

Bourque, D. (2007). De l'« hyperconcertation » à une nouvelle gouvernance locale. *Développement social, 8*(2), p. 46-47.

Bourque, D. (2008). *Concertation et partenariat: entre levier et piège du développement des communautés.* Québec, Québec: Presses de l'Université du Québec.

Bourque, D., Comeau, Y., Favreau, L. et Fréchette, L. (dir.). (2007). *L'organisation communautaire: fondements, approches et champs de pratique.* Québec, Québec: Presses de l'Université du Québec.

Bourque, D. et Favreau, L. (2003a). Développement des communautés, santé publique et CLSC. *Cahier du CÉRIS,* Série Conférences.

Bourque, D. et Favreau, L. (2003b). Le développement des communautés et la santé publique au Québec. *Service social, 50*(1), p. 295-308.

Caillouette, J., Garon, S., Dallaire, N., Boyer, G. et Ellyson, A. (2009). Étude de pratiques innovantes de développement des communautés dans les sept Centres de services de santé et de services sociaux de l'Estrie: analyse transversale de sept études de cas. *Cahiers du CRISES,* (ET0903).

Castel, R. (1995). *Les métamorphoses de la question sociale.* Paris, France: Fayard.

Centre de recherche Léa-Roback sur les inégalités sociales de santé de Montréal. (2014). *Les inégalités sociales de santé: Qu'est-ce que c'est?* Repéré à www.centrelearoback.ca

Cohen, B. (2010). Défendre la justice sociale: de la parole au geste. *Infirmière canadienne, 11*(7). Repéré a http://infirmiere-canadienne.com

Comeau, Y. (2009). Intervention et développement des communautés: enjeux, défis et pratiques novatrices. Actes du colloque tenu dans le cadre du 76e Congrès de l'ACFAS. *Cahier CRIDÉS,* (09-01), *Cahier ARUC-ISDC,* Série Recherches, (24).

Conseil de la santé et du bien-être. (2001). *L'appropriation par les communautés de leur développement.* Repéré à www.msss.gouv.qc.ca

De Gaulejac, V. et Mercier, A. (2013). *Manifeste pour sortir du mal-être au travail.* Paris, France: Desclée de Brouwer.

Dubet, F. (2010). *Les places et les chances: repenser la justice sociale.* Paris, France: Seuil.

Dufresne, J., Dumont, F. et Martin, Y. (1985). *Traité d'anthropologie médicale.* Québec, Québec: Presses de l'Université du Québec, Institut québécois de recherche sur la culture (IQRC) et Presses universitaires de Lyon.

Duhamel, A. Mouelhi, N. (2001). *Éthique, histoire, politique, application.* Boucherville, Québec: Gaëtan Morin.

Duperré, M. (2007). L'organisation communautaire: une méthode d'intervention du travail social. Dans J.-P. Deslauriers et Y. Hurtubise (dir.), *Introduction au travail social* (2e éd., p. 193-218). Québec, Québec: Presses de l'Université Laval.

Duval J.-F. et Bourque, D. (2007). Développement des communautés, approche territoriale et intervention de quartier: deux pratiques probantes. *Cahier du CÉRIS,* Série Pratiques sociales, (14), Université du Québec en Outaouais.

Favreau, L. et Fréchette, L. (2003). Le développement des communautés: le défi des nouvelles générations de travailleurs sociaux. *Cahier du CÉRIS,* Série Recherche, (23), p. 11.

Fortin, P. (2003). L'identité professionnelle des travailleurs sociaux. Dans G.-A. Legault (dir.), *Crise d'identité professionnelle et professionnalisme* (p. 85-104). Québec, Québec: Presses de l'Université du Québec.

Geller, L. (2014). Priorité au logement. *Infirmière canadienne, 15*(5), p. 22-27.

Goering, P. et collab. (2014). *Rapport final du projet Chez Soi.* Calgary, Alberta: Commission de la santé mentale du Canada.

Hesnard, A. (1957). *Psychanalyse du lien interhumain.* Paris, France: PUF.

Institut national de santé publique du Québec (INSPQ). (2002). *La santé des communautés: perspectives pour la contribution de la santé publique au développement social et au développement des communautés.* Document résumé. Repéré à www.inspq.qc.ca

Institut national de santé publique du Québec (INSPQ). (2008). *Santé: Pourquoi ne sommes-nous pas égaux? Comment les inégalités sociales de santé se créent et se perpétuent.* Repéré à www.inspq.qc.ca

Kempf, H. (2011). *L'oligarchie ça suffit, vive la démocratie.* Paris, France: Seuil.

Labbe, E. et collab. (2007). Un indicateur de mesure de la précarité et de la « santé sociale »: le score ÉPICES. L'expérience des Centres d'examens de santé de l'Assurance maladie. *La revue de l'Ires, 1*(53), p. 3-49.

Lachapelle, R., Mercier, C. et Bourque, D. (2014). *Développement territorial intégré: contribution des acteurs et des agents de développement. La démarche de la MRC du Haut-Saint-François.* Cahier n° 14-01, Chaire de recherche en organisation communautaire du Canada.

Lane, G. (1996). *Conscience et lien social.* Québec, Québec: Éditions Bellarmin.

Le Monde diplomatique. (2014). *Pauvreté.* Repéré à www.monde-diplomatique.fr

Mercier, C. et Bourque, D. (2012). *Approches et modèles de pratique en développement des communautés: approche de développement intégré.* Cahier n° 1207, Chaire de recherche en organisation communautaire du Canada.

Mikkonen, J. et Raphael, D. (2011). *Déterminants sociaux de la santé: les réalités canadiennes*. Toronto, Ontario: École de gestion et de politique de la santé de l'Université York.

Morin, P., Benoît, M., Dallaire, N., Doré, C. et Leblanc, J. (2012). *L'intervention de quartier au CSSS-IUGS: une recherche évaluative*. Sherbrooke, Québec: Direction de la recherche du centre affilié universitaire, CSSS-IUGS.

Muntaner, C., Ng, E. et Chung, H. (2012). *Meilleure santé: une analyse des politiques et des programmes publics qui sont fondés sur les déterminants et les résultats de santé et qui sont efficaces pour avoir des populations en santé*. Série de rapports de l'AIIC et de la FCRSS pour informer la Commission nationale d'experts de l'AIIC, *La santé de notre nation, l'avenir de notre système de santé*. Document n° 1, Fondation canadienne de la recherche sur les services de santé. Repéré à www.fcass-cfhi.ca

Ninacs, W.-A. (2002). *Types et processus d'empowerment dans les initiatives de développement économique communautaire au Québec* (Thèse de doctorat). Université Laval, Québec, Canada.

Organisation mondiale de la santé (OMS). (2003). La définition de la santé de l'OMS. Repéré à www.who.int

Organisation mondiale de la santé (OMS). (2008). *Les inégalités «tuent à grande échelle»*. Communiqué de presse, 28 août. Genève, Suisse: OMS. Repéré à www.who.int

Organisation mondiale de la santé (OMS). (2014). *Combler le fossé en une génération: instaurer l'équité en santé en agissant sur les déterminants sociaux de la santé*. Commission des déterminants sociaux de la santé – rapport final. Repéré à www.who.int

Palier, B. et Viossat, L.-C. (dir.) (2001). *Politiques sociales et mondialisation*. Paris France: Futuribles.

Poissant, C. (2013). *L'action intersectorielle favorable à la santé et au bien-être: quelques balises conceptuelles et contextuelles*. Service de surveillance, recherche et évaluation, Direction de santé publique, p. 1-15.

Westera, D. (2009). *Community Development in Community Health Nursing*. Vidéo mise en ligne sur *Youtube* le 29 octobre 2009 et provenant d'un DVD produit par Doreen Westera, *Memoral University*. Repéré à www.youtube.com

Roth, W. et Peters, S.-J. (2014). *The assault on social policy*, 2ᵉ éd. New York, NY: Colombia University Press.

Yaya, H.-S. (2010). *Les déterminants sociaux de la santé: une synthèse*. Montréal, Québec: Guérin Universitaire.

Chapitre 17

Agence de la santé publique du Canada. (2012). *Intégration du sexe et du genre dans les interventions en santé* (Rapport de l'administrateur en chef de la santé publique sur l'état de la santé publique au Canada 2012, p. 1-47). Repéré à www.publications.gc.ca

Agence de la santé publique du Canada. (2013). *Pourquoi les Canadiens sont-ils en santé ou pas?* Repéré à www.phac-aspc.gc.ca

Andrew, M. K. (2005). Le capital social et la santé des personnes âgées, *Retraite et société, 3*(46), p. 131-145. Repéré à www.cairn.info

Arbuthnot, E., Dawson, J. et Hansen-Ketchum, P. (2007). Senior women and rural living. *Online Journal of Rural Nursing and Health Care, 7*(1), p. 35-46. Repéré à http://rnojournal.binghamton.edu

Bourdieu, P. (1986). The forms of capital. Dans J. Richardson (dir.), *Handbook of theory and research for the sociology of education* (p. 241-258). New York, NY: Greenwood. Repéré à www.marxists.org

Campanile, D. (2007). L'organisation communautaire au sein des communautés culturelles. Dans D. Bourque, Y. Comeau, L. Favreau et L. Fréchette (dir.), *L'organisation communautaire: fondements, approches et champs de pratique* (p. 265-278). Québec, Québec: Presses de l'Université du Québec.

Campéon, A. (2011, mars). Vieillesses ordinaires en solitude. *Gérontologie et société*, (138), p. 217-229. doi:10.3917/gs.138.0217

Chapman S. A. et Peace, S. (2008). Rurality and ageing well: "a long time here". Dans N. Keating (dir.), *Rural ageing: A good place to grow old* (p. 21-31). Bristol, Royaume-Uni: The Policy Press.

Devault, A. (2011). La santé des hommes au Québec. Dans D. Welzer-Lang et C. Zaouche Gaudron (dir.), *Masculinités: état des lieux* (p. 199-209). Toulouse, France: Érès.

Devault, A. et Fréchette, L. (2002). Le soutien et l'intervention de nature psychosociale ou communautaire. *Cahier du GÉRIS*, série: Recherches, (19), Université du Québec en Outaouais. Repéré à https://depot.erudit.org

DiNitto, D. M. et McNeece, C.A. (1997). *Social Work Issues and Opportunities in a Challenging Profession*, 2ᵉ éd. Needham Heights, Massachussetts: Allyn & Bacon.

Furman, R. et collab. (2009). Social work practice with Latinos: Key issues for social workers. *Social Work, 54*(2), p. 167-174. Repéré à www.ncbi.nlm.nih.gov

Grenier, C. (2013). L'innovation: une approche stratégique et sociale. Dans B. Hervy et R. Vercauteren (dir.), *Innover dans l'animation et l'accompagnement de la personne âgée* (p. 13-17). Toulouse, France: Éditions Érès.

Grenier, J. (2011). Regards d'aînés sur le vieillissement. Autonomie, reconnaissance et solidarité. *Nouvelles pratiques sociales, 24*(1), p. 36-50. Repéré à http://id.erudit.org

Houle, J., Mishara, B. L. et Chagnon, F. (2005). Le soutien social peut-il protéger les hommes de la tentative de suicide? *Santé mentale au Québec, 30*(2), p. 61-84. doi:10.7202/012139ar

Keating, N. (dir.). (2008). *Rural ageing: A good place to grow old*. Bristol, Royaume-Uni: The Policy Press.

Keating, N., Eales, J. et Phillips, E. (2013). Age-friendly rural communities: Conceptualizing "best-fit". *Canadian Journal on Aging/La revue canadienne du vieillissement, 32*(4), p. 319-332.

Kempeneers, M. et Van Pevenage, I. (2011). Les espaces de la solidarité familiale. *Recherches sociographiques, 52*(1), p. 105-119.

Klein, J.-L. et Champagne, C. (2011). La lutte contre la pauvreté et l'exclusion sociale: Approches et stratégies institutionnelles. Dans J.-L. Klein et C. Champagne (dir.), *Initiatives locales et lutte contre la pauvreté et l'exclusion*. Québec, Québec: Presses de l'Université du Québec.

Marshall, K. (1998). Les couples qui travaillent par postes. *Perspectives*. Repéré sur le site de Statistique Canada: www.statcan.gc.ca

Milan, A. et Vézina, M. (2011). Les femmes âgées. *Femmes au Canada: rapport statistique fondé sur le sexe*, p. 5-41. Statistique Canada: Gouvernement du Canada.

Nadasen, K. (2008). Life without line dancing and the other activities would be too dreadful to imagine: An increase in social activity for older women. *Journal of Women & Aging, 20*(3/4), p. 329-342. doi: 10.1080/08952840801985060

Observatoire régional de la santé Nord–Pas-de-Calais. (2009). *Genre et santé*. Repéré à www.orsnpdc.org

Organisation mondiale de la santé. (2006). *Constitution de l'Organisation mondiale de la santé*. Repéré à www.who.int

Organisation mondiale de la santé. (2009). *Résumé d'orientation: Les femmes et la santé. La réalité d'aujourd'hui les programmes de demain*. Repéré à www. whqlibdoc.who.int

Reading, J. (2009). *Les déterminants sociaux de la santé chez les Autochtones: Approche fondée sur le parcours de vie* (Rapport présenté au sous-comité sénatorial sur la santé de la population). Ottawa, Canada. Repéré à www.parl.gc.ca

Ryser, L. et Halseth, G. (2011). Informal support networks of low-income senior women living alone: Evidence from Fort St-John, BC. *Journal of Women and Aging, 23*(3), p. 185-202. doi: 10.1080/08952841.2011.587734

Scharf, T. et Bartlam, B. (2008). Ageing and social exclusion in rural communities. Dans N. Keating (dir.) *Rural ageing: A good place to grow old* (p. 109-120). Bristol, Royaume-Uni: The Policy Press.

Shenk, D. (1998). *Someone to lend a helping hand women, growing old in rural America.* Charlotte, NC: Gordon and Breach.

Siltanen, J. et Doucet, A. (2008). *Gender relations in Canada: Intersectionality and beyond.* Don Mills, Ontario: Oxford Press University.

Simard, M., Dupuis-Blanchard, S. et Villalon, L. (2011). *Les défis et les enjeux liés au maintien à domicile des aînés en situation minoritaire francophone en milieu rural: le cas de Saint-Isidore dans le comté de Gloucester au Nouveau-Brunswick.* Moncton, Nouveau-Brunswick: Université de Moncton.

Simard, M. et Savoie, E. (2009). L'impact socioterritorial d'un «nouveau chez-soi» dans la vie des personnes âgées: une étude de cas dans un milieu rural fragile du Nouveau-Brunswick. *Revue de l'Université de Moncton, 40*(2), p. 133-159.

Statistique Canada (2011). *Définition de « Soutien social ».* Repéré à www.statcan.gc.ca

Statistique Canada (2012). *La population canadienne en 2011: âge et sexe.* Ottawa, Ontario: Ministère de l'Industrie. Repéré à www12.statcan.gc.ca

Van de Sande, A., Beauvolsk, M.-A. et Renault, G. (2002). *Le travail social: théorie et pratique.* Montréal: Gaëtan Morin éditeur.

Chapitre 18

Abraham, C., Kok, G., Schaalma, H. et Luszczynska, A. (2010). Health promotion. Dans P. R. Martin, F. Cheung, M. Kyrios, L. Littlefield, L. Knowles, M. Overmier et J. Prieto (dir.), *International association of applied psychology Handbook of applied psychology* (p. 83-111). Oxford, Royaume-Uni: Wiley-Blackwell.

Abraham, C. et Michie, S. (2008). A taxonomy of behavior change techniques used in interventions. *Health psychology, 27*(3), p. 379.

Ajzen, I. (1991). The theory of planned behavior. *Organizational behavior and human decision processes, 50*(2), p. 179-211.

Ajzen, I. (2002). Perceived behavioral control, self-efficacy, locus of control, and the theory of planned behavior. *Journal of applied social psychology, 32*, p. 665-683.

Armitage, C. J. et Conner, M. (2001). Efficacy of the theory of planned behaviour: A meta-analytic review. *British journal of social psychology, 40*(4), p. 471-499.

Bandura, A. (1986). *Social foundations of thought and action.* Englewood Cliffs, NJ: Prentice Hall.

Bartholomew, L. K, Parcel, G. S., Kok, G., Gottlieb, N. H. et Fernandez, M. E. (2011). *Planning health promotion programs: An intervention mapping approach.* San Francisco, CA: Jossey-Bass.

Bastable, S., Gramet, P., Jacobs, K. et Sopczyk, D. (2008). *Nurses as educator: Principles of teaching and learning.* Sudburay, MA: Jones & Bartlett Publishers.

Bélanger-Gravel, A., Godin, G. et Amireault, S. (2013). A meta-analytic review of the effect of implementation intentions on physical activity. *Health Psychology Review, 7*(1), p. 23-54.

Cane, J., O'Connor, D. et Michie, S. (2012). Validation of the theoretical domains framework for use in behaviour change and implementation research. *Implementation Science, 7*(1), p. 37.

Cohen, J. (1988). *Statistical power analysis for the behavioral sciences.* Hillsdale, NJ: L. Erlbaum Associates

Craig, P., Dieppe, P., Macintyre, S., Michie, S., Nazareth, I. et Petticrew, M. (2008). Developing and evaluating complex interventions: the new Medical Research Council guidance. *British medical journal, 337*, p.1655.

Fishbein, M. et Ajzen, I. (2011). *Predicting and changing behavior: The reasoned action approach.* New York: Taylor & Francis.

Gagné, C. et Godin, G. (2012). La mesure des variables théoriques et des comportements. Dans G. Godin (dir.), *Les comportements dans le domaine de la santé: comprendre pour mieux intervenir* (p. 231-292). Montréal, Québec: Presses de l'Université de Montréal.

Gagnon, H., Côté, J. et Godin, G. (2012). La planification des interventions. Dans G. Godin (dir.), *Les comportements dans le domaine de la santé: comprendre pour mieux intervenir* (p. 109-134). Montréal, Québec: Presses de l'Université de Montréal.

Godin, G. (2002). Le changement des comportements de santé. Dans G. N. Fischer (dir.), *Traité de psychologie de la santé* (p. 375-388). Paris: Dunod.

Godin, G. et Conner, M. (2008). Intention-behavior relationship based on epidemiologic indices: An application to physical activity. *American journal of health promotion, 22*(3), p. 180-182.

Godin, G. et Kok, G. (1996). The theory of planned behavior: A review of its applications to health-related behaviors. *American journal of health promotion, 11*(2), p. 87-98.

Godin, G., Lambert, L.-D., Owen, N., Nolin, B. et Prud'homme, D. (2004). Stages of motivational readiness for physical activity: A comparison of different algorithms of classification. *British journal of health psychology, 9*(2), p. 253-267.

Godin, G., Shephard, R. J. et Colantonio, A. (1986). The cognitive profile of those who intend to exercise but do not. *Public health reports, 101*(5), p. 521.

Godin, G., Valois, P. et Desharnais, R. (2001). A typology of stages of adherence to exercise behaviour: A cluster analysis. *Journal of Applied Social Psychology, 31*, p. 1979-1994.

Godin, G. et Vézina-Im, L.-A. (2012). Les théories de prédiction. Dans G. Godin (dir.), *Les comportements dans le domaine de la santé: comprendre pour mieux intervenir* (p. 13-40). Montréal, Québec: Presses de l'Université de Montréal.

Gollwitzer, P. M. (1999). Implementation intentions: Strong effects of simple plans. *American psychologist, 54*(7), p. 493.

Gollwitzer, P. M. et Sheeran, P. (2006). Implementation intentions and goal achievement: A meta-analysis of effects and processes. *Advances in experimental social psychology, 38*, p. 69-119.

Heckhausen, H. (1991). *Motivation and action.* New York, NY: Springer-Verlag Publishing.

Michie, S., Fixsen, D., Grimshaw, J., et Eccles, M. (2009). Specifying and reporting complex behaviour change interventions: the need for a scientific method. *Implementation science, 4*, p. 40.

Michie, S., Atkins, L. et West, R. (2014). *The Behaviour Change Wheel: A guide to designing interventions.* Londres, Royaume-Uni: Silverback Publishing.

Michie, S. et collab. (2005). Making psychological theory useful for implementing evidence based practice: a consensus approach. *Quality and safety in health care, 14*(1), p. 26-33.

Michie, S. et collab. (2011). A refined taxonomy of behaviour change techniques to help people change their physical activity and healthy eating behaviours: the CALO-RE taxonomy. *Psychology & health, 26*(11), p. 1479-1498.

Michie, S. et collab. (2012). Identification of behaviour change techniques to reduce excessive alcohol consumption. *Addiction, 107*(8), p. 1431-1440.

Michie, S. et collab. (2013). The behavior change technique taxonomy (v1) of 93 hierarchically clustered techniques: Building an international consensus for the reporting of behavior change interventions. *Annals of behavioral medicine, 46*(1), p. 81-95.

Michie, S., Hyder, N., Walia, A. et West, R. (2011). Development of a taxonomy of behaviour change techniques used in individual behavioural support for smoking cessation. *Addictive behaviors, 36*(4), p. 315-319.

Michie, S., Johnston, M., Francis, J., Hardeman, W. et Eccles, M. (2008). From theory to intervention: Mapping theoretically derived behavioural determinants to behaviour change techniques. *Applied psychology, 57*(4), p. 660-680.

Michie, S., West, R., Campbell, R., Brown, J. et Gainforth, H. (sous presse). *ABC of behaviour change theories*. Londres, Royaume-Uni: Silverback Publishing.

Rodgers, W. M., Conner, M. et Murray, T. C. (2008). Distinguishing among perceived control, perceived difficulty, and self-efficacy as determinants of intentions and behaviours. *British journal of social psychology, 47*(4), 607-630.

Schwarzer, R. (1992). Self-efficacy in the adoption and maintenance of health behaviors: Theoretical approaches and a new model. Dans R. Schwarzer (dir.), *Self-efficacy: Thought control of action* (p. 217-243). Londres, Royaume-Uni: Hemisphere Publishing Corp.

Sniehotta, F. F., Scholz, U. et Schwarzer, R. (2006). Action plans and coping plans for physical exercise: A longitudinal intervention study in cardiac rehabilitation. *British journal of health psychology, 11*(1), p. 23-37.

Triandis, H. C. (1980). Values, attitudes and interpersonal behavior. Dans M. M. Page (dir.), *Nebraska symposium on motivation: Beliefs, attitudes and values* (p. 195-269). Lincoln, NE: University of Nebraska Press.

Webb, T. L. et Sheeran, P. (2006). Does changing behavioral intentions engender behavior change? A meta-analysis of the experimental evidence. *Psychological bulletin, 132*(2), p. 249.

Chapitre 19

Allender, J., et B.W. Spradley (2005). Values and ethics in Community health nursing. Dans J. Allender et B. W. Spradley (dir.), *Community Health Nursing: Promoting and Protecting the Public's Health*. Philadelphie, PA: Lippincott Williams & Wilkins, p. 92-106.

Allender, J., C. Rector, et K.D. Warner dir.(2014). *Community and Public Health Nursing. Promoting the Public's Health*. Philadelphie, PA: WoltersKluwer/Lippincott Williams & Wilkins.

Association canadienne des infirmières et infirmiers en santé communautaire (ACIISC). (2003). *Normes canadiennes de pratique des soins infirmiers en santé communautaire*. Repéré à www.communityhealthnursescanada.org

Association des infirmières et infirmiers du Canada (AIIC). (2002). *Code de déontologie des infirmières et infirmiers*. Repéré à www.cna-aiic.ca

Association canadienne des soins de santé, Association médicale canadienne, Association des infirmières et infirmiers du Canada (AIIC), Association catholique canadienne de la santé. (1999). *Déclaration conjointe sur la prévention des conflits éthiques entre les prestataires de soins de santé et les personnes recevant les soins*. Repéré à http://cna-aiic.ca

Beauchamp, T. L. (1995). Paternalism. Dans W. T. Reich (dir.), *Encyclopedia of bioethics*, (4), (p. 1917). New York, NY: Simon et Schuster; Toronto, Ontario: Prentice Hall International.

Beauchamp, T. L. et Childress, J. F. (1978, 2001, 2009). *Principles of biomedical ethics*. New York, NY: Oxford University Press.

Bégin, L. (1995). *L'éthique par consensus?* Dans M.-H. Parizeau (dir.), *Hôpital et éthique: rôles et défis des comités d'éthique clinique* (p. 177-189). Sainte-Foy, Québec: Les Presses de l'Université Laval.

Bergum, V. et Dossetor J. (2005), *Relational ethics. The full meaning of respect*. Hagerstown, MD: University Publishing Group.

Bishop, A. et Scudder J. (2001), *Nursing ethics: Holistic caring practice*. Sudbury, MA: Jones and Bartlett.

Blondeau, D. et Hébert, M. (2002). La responsabilité professionnelle de l'infirmière. Dans O. Goulet et C. Dallaire (dir.), *Les soins infirmiers: vers de nouvelles perspectives* (p. 143-160). Boucherville, Québec: Gaëtan Morin.

Blustein, J. (1998). The family in medical decision making. Dans J. F. Monagle et D. C. Thomasma (dir.), *Health care ethics: Critical issues for the 21th century* (p. 81-101). Gaithersburg, MD: Aspen Publication (tiré de *Hastings Center Report*. (1993). *23*(3), p. 6-13).

Brody, J. K. (1988). Virtue ethics, caring, and nursing. *Scholarly Inquiry for Nursing Practice: An International Journal, 2*(2), p. 87-96.

Brusselaers, G. et Saint-Arnaud, J. (2006). La pratique du barebacking et le VIH sida: la mort dans tous ses états. *Frontières, 18*(2), p. 57-62.

Buchanan, A. E. (2003). The right to a decent minimum of health care. Dans T. L. Beauchamp et L. Walters (dir.), *Contemporary issues in bioethics* (p. 59-64). Belmont, CA: Thomson-Wasdworth.

Cadoré, B. (1997). Une éthique de la prise de décision. *Soins formation pédagogie encadrement*, (21), p. 12-17.

Calman, K. C. et Downie, R. S. (2002). Ethical principles and ethical issues in public health. Dans R. Detels et collab. (dir.), *Oxford textbook of public health* (p. 387-399). Oxford, Royaume-Uni: Oxford University Press.

Campbell, C. et Eid, P. (2009). *La judiciarisation des personnes itinérantes à Montréal: un profilage social*. Québec, Québec: Commission des droits de la personne et des droits de la jeunesse.

Case, N. K. (2003). Philosophical and ethical perspectives. Dans J. E. Hitchdock, P. E. Schubert et S. A. Thomas (dir.), *Community health nursing: Caring in action* (p. 140-160). Clifton Park, NJ: Thomson Delmar Learning.

Center for Disease Control and Prevention (CDC). (2011). *Public Health Ethics*. Repéré à www.cdc.gov

Code des professions (2014), Publications du Québec, Gouvernement du Québec.

Coughlin, S. S. et Beauchamp, T. L. (1996). Historical foundations. Dans S. S. Coughlin et T. L. Beauchamp (dir.), *Ethics and epidemiology* (p. 5-23). Oxford, Royaume-Uni: Oxford University Press.

Dickens, B. M. (1997). Human research beyond the medical model: Legal and ethical issues. *Medicine and Law*, (16), p. 687-703.

Federico, B., Costa, G., Ricciardi, W. et Kunst, A. E. (2009). Educational inequalities in smoking cessation trends in Italy 1982-2002. *Tobacco Control, 18*(5), p. 393-398.

Feinberg, J. (1971). Legal paternalism. *Canadian Journal of Philosophy*, (1), p. 105-124.

Folmar, J., Coughlin, S. S., Bessinger, R. et Sacknoff, D. (1997). Ethics in public health practices: A survey of public health nurses in Southern Louisiana. *Public Health Nursing, 14*(3), p. 156-160.

Frankena, W. K. (1973). *Ethics*. Englewood Cliffs, NJ: Prentice-Hall. (Ouvrage original publié en 1963.)

Frolich, K. L. et Potvin, L. (2008). Transcending the known in public health practice. The inequality paradox: The population approach and vulnerable populations. *American Journal of Public Health, 98*(2), p. 216-221.

Fry, S. T., Harvey, A. M., Hurley, A. C. et Foley, B. J. (2002). Development of a model of moral distress in military nursing. *Nursing Ethics, 9*(4), p. 373-387.

Fry, S. T. et Johnstone, M. J. (2008). *Ethics in nursing practice: A guide to ethical decision making*. Melbourne, Australie: Blackwell Publishing.

Gadow, S. (1985). Nurse and patient: The caring relationship. Dans A. Bishop et J. Scudder (dir.), *Caring, curing, coping: Nurse, physician, patient relationships* (p. 31-43). Bermingham, AL: University of Alabama Press.

Gastmans, C., Dierckx de Casterlé, B. et Schotsmans, P. (1998). Nursing considered as moral practice. *Kennedy Institute of Ethics Journal, 8*(1), p. 43-69.

Gewirth, A. (1982). *Human rights: An essay on justification and applications*. Chicago, IL: The University of Chicago Press.

Gilligan, C. (1982). *In a different voice: Psychological theory and women's development*. Cambridge, MA: Harvard University Press.

Hamric, A. B. et Delgado, S. F. (2014). Ethical decision making. Dans A. B. Hamric, C. M. Hanson, M. F. Tracy et E. T. O'Grady (dir.), *Advanced practice nursing: An integrative approach* (p. 328-357). St-Louis, MO: Elsevier.

Harding, J. (1990). What about family. *Hastings Center Report, 20*(2), p. 5-10.

Hart, H. L. A. (1955). Are there any natural rights? *The Philosophical Review, 64*(2), p. 175-191.

Hume, D. (1962 [1751]). *Traité de la nature humaine: essai pour introduire la méthode expérimentale dans les sujets moraux* (2 tomes). Paris, France: Aubier-Montaigne.

Jameton, A. (1984). *Nursing practice: The ethical issues.* Englewood Cliff, NJ: Prentice Hall.

Jameton, A. (1993). Dilemmas of moral distress: Moral responsibility and nursing practice. *AWHONNS Clinical Issues Perinatal Women Health Nursing, 4,* p. 542-551.

Kant, E. (1988 [1785]). *Fondements de la métaphysique des mœurs.* Paris, France: Bordas.

Kohlberg, L. (1981). *The philosophy of moral development: Moral stages and the ideas of justice.* New York, NY: Harper & Row.

Laabs, C. A. (2005). Moral problems and distress among nurse practitioners in primary care. *Journal of the American Academy of Nurse Practitioners, 17*(2), p. 76-84.

Laabs, C. A. (2007). Primary care nurse practitioner's integrity when faced with moral conflict. *Nursing Ethics, 14*(6), p. 795-809.

MacIntyre, A. (1984). *After virtue.* Notre Dame, IN: University of Notre Dame Press.

Maoni, A. (1999). Les normes centrales et les politiques de santé. Dans C. Bégin et collab. (dir.), *Le système de santé québécois: un modèle en transformation* (p. 53-76). Montréal, Québec: Presses de l'Université de Montréal.

Massé, R. (2000). «Les enjeux éthiques liés à l'autonomie et à la justice sociale: analyse préliminaire du discours des professionnels des directions de santé publique du Québec», dans *Les actes du colloque: Les enjeux éthiques en santé publique,* Québec, Association pour la santé publique du Québec, p. 57-77.

Massé, R., avec la collaboration de J. Saint-Arnaud. (2003). *Éthique et santé publique: enjeux, valeurs et normativité.* Québec, Québec: Presses de l'Université Laval.

Mill, J. S. (1988). *L'utilitarisme* (G. Tanesse, trad.). Paris: Flammarion.

Moody, H. R. (1992). *Ethics in an aging society.* Baltimore, MD; Londres, Royaume-Uni: John Hopkins University Press.

Noddings, N. (1984). *Caring: A feminine approach to ethics and moral education.* Berkeley, CA: University of California Press.

Oberle, K. et Tenove, S. (2000). Ethical issues in public health nursing. *Nursing Ethics, 7*(5), p. 425-437.

Old, P. et Montgomery, J. (1992). Law, coercion, and public health. *British Medical Journal,* (304), p. 891-892.

Olick, R. S. (2004). Ethics in public health: Codes, principles, laws and other sources of authority. *Journal of Public Health Management Practice, 10*(1), p. 88-89.

Organisation mondiale de la santé (OMS). (1978). *Alma-Ata: Report of the International Conference on Primary Health Care.* Genève, Suisse: OMS.

Pauly, B., Varcoe, C., Storch, J. et Newton, L. (2009). Registred nurses perceptions of moral distress and ethical climate. *Nursing Ethics, 16*(5), p. 561-573.

Pellegrino, E. (1995). Toward a virtue-based normative ethics for the health professionals. *Kennedy Institute of Ethics Journal, 5,* p. 253-277.

Purtilo, R. B. et Doherty, R. F. (2011). *Ethical dimensions in the health professions.* St-Louis, MO: Elsevier/Saunders.

Rector, C. et Polivka, B. (2014). Evidence-based practice and ethics in community health nursing. Dans J. A. Allender, C. Rector et K. D. Warner (dir.), *Community and public health nursing: Promoting the public's health* (p. 71-114). Philadelphie, PA: Kluwer & Lippincott Willians & Wilkins.

Reigle, J. (1996). *Ethical decision-making skills.* Dans A.B. Hamric, J. A. Spross et C. Hanson (dir), *Advance nursing practice: An integrative approach* (p. 273-275). Philadelphie, W.B. Saunders Company.

Reigle, J. et Boyle, R. J. (2000). Ethical decision-making skills. Dans A. B. Hamrick, J. A. Spross et C. M. Hanson (dir.), *Advanced nursing practice: An integrative approach* (p. 349-377). Philadelphie, PA: Saunders.

Rice, E. M., Rady, M. Y., Hamrick, A., Verheijde, J. L. et Pendergast, D. K. (2008). Determinants of moral distress in medical and surgical nurses at an adult acute tertiary care hospital. *Journal of Nursing Management, 16,* p. 360-373.

Rodney, P. (1988). Moral distress in critical care nursing. *Canadian Critical Care Nursing Journal, 5*(2), p. 9-11.

Rodney, P., Varcoe, C., Storch, J. L., McPherson, G., Mahoney, K., Brown, H. et collab. (2002). Navigating towards a moral horizon: A multisite qualitative study of ethical practice in nursing. *Canadian Journal of Nursing Research, 34*(3), p. 75-102.

Ross, W. D. (1939). *The foundation of ethics.* Oxford: Clarendon Press.

Saint-Arnaud, J. (2000). Dilemmes éthiques reliés à l'application des principes de bienfaisance et de non-malfaisance en santé publique. Dans *Les actes du colloque: les enjeux éthiques en santé publique* (p. 139-148). Québec, Québec: Association pour la santé publique du Québec.

Saint-Arnaud, J. (2001). La désinstitutionnalisation des services offerts aux personnes atteintes de troubles mentaux: quelques réflexions sur les aspects éthiques de la question. *Éthique publique, 3*(1), p. 95-106.

Saint-Arnaud, J. (2003a). Le système de santé québécois et l'accès aux soins, *Éthique publique, 6*(1), p. 112-120.

Saint-Arnaud, J. (2003b). Enjeux éthiques et juridiques liés aux critères médicaux de sélection des candidats à l'hémodialyse en milieux hospitaliers. Dans C. Hervé et collab. (dir.), *Éthique médicale, bioéthique et normativités* (p. 83-104). Paris, France: Dalloz.

Saint-Arnaud, J. (2009). *L'éthique de la santé: un guide pour une intégration de l'éthique dans les pratiques infirmières.* Montréal, Québec: Chenelière Éducation/Gaëtan Morin.

Silva, M. C., Sorrell, J. M. et Fletcher, J .J. (2014). Application of ethics in the community. Dans M. Stanhope et J. Lancaster (dir.), *Public health nursing: Population-centered health care in the community* (p. 125-140). Maryland Heights, MO: Elsevier.

Smith, K. V. et Godfrey, N. S. (2002). Being a good nurse and doing the right thing: A qualitative study. *Nursing Ethics, 9*(3), p. 301-311.

Starzomski, R. (1995). What does ethics have to do with lifestyle change? *Canadian Journal of Cardiology,* (11), p. 4a-7a (suppl. A).

Storch, J. L., Rodney, P. et Starzomski, R. (dir.). (2004). *Toward a moral horizon: Nursing ethics for leadership and practice.* Toronto, Ontario: Pearson, Prentice Hall.

Svensson, T. et Sandlund, M. (1990). Ethics and preventive medicine. *Scandinavian Journal of Social Medicine,* (18), p. 275-280.

Taylor, C. (1998). *Les sources du moi: la formation de l'identité moderne.* Trois-Rivières, Québec: Boréal.

Tong, R. (1995). What's distinctive about feminist bioethics? Dans F. Baylis, J. Downie, B. Freedman, B. Hoffmaster et S. Sherwin (dir.), *Health care ethics in Canada* (p. 22-30). Montréal, Québec: Harcourt Brace Canada.

Vollman, A. R., Anderson, E. T. et McFarlane, J. (dir.). (2012). *Canadian community as partner: Theory & multidisciplinary practice.* Philadephie, PA: Wolters Kluwer/Lippincott Williams & Wilkins.

Weed, D. L. et McKeown, R. E. (2003). Sciences, ethics, and professional public health practice. *Journal of Epidemiology and Community Health Online,* (57), p. 4-5. Repéré à www.jech.com

Yeo, M., Moorhouse, A. et Donner, G. (1996). Justice in the distribution of health resources. Dans M. Yeo et A. Moorhouse (dir.), *Concepts and cases in nursing ethics* (p. 212-266). Peterborough, Ontario: Broadview Press.

Yeo, M., Moorhouse, A., Khan, P. et Rodney, P. (2010). *Concepts and cases in nursing ethics.* Toronto, Ontario: Broadview Press.

Chapitre 20

Allmond, B. W., Buckman, W. et Gofman, H. F. (1979). *The family is the patient.* St-Louis, MO: C.V. Mosby.

Ashby, W. (1969). *Design for a brain.* Londres, Royaume-Uni: Chapman & Hall, Science and Behavior Books.

Association canadienne des écoles de sciences infirmières (ACESI). (2014). *Compétences en santé publique pour accéder à la pratique en vue de la formation en sciences infirmières de premier cycle.* Ottawa (Ontario), Repéré à www.casn.ca

Association des infirmières et infirmiers de l'Ontario (AIIO). (2006). *Supporting and strengthening families through expected and unexpected life events-supplement.* Toronto, Ontario: AIIO.

Association des infirmières et infirmiers du Canada (AIIC). (2013). Partenariat infirmière-famille, une intervention efficace. *Infirmière de la santé publique collaboration intersectorielle fondée sur les données probantes.* Repéré à www.cna-aiic.ca

Bavelas, J. B. (1992). Research into the pragmatics of human communication. *Journal of Strategic and Systemic Therapies, 11*(2), p. 15-29.

Becvar, D. S. (1997). Soul healing and the family. Dans D. S. Becvar (dir.), *The family, spirituality and social work* (p. 1-11). Binghamton, NY: Harworth Press.

Boss, P. (1980). Normative family stress: Family boundary changes across the life-span. *Family Relationship, 29,* p. 445-450.

Carpenito, L. J. (2012). *Manuel de diagnostics infirmiers.* Adaptation française par Lina Rahal, Saint-Laurent, Québec: Éditions du renouveau pédagogique inc.

Carter, B. et McGoldrick, M. (1999). *The expanded family life cycle: Individual, family, and social perspectives,* 3ᵉ éd. Boston, MA: Allyn & Bacon.

Clark, M. J. (2008). *Community health nursing advocacy for population health,* 5ᵉ éd. Upper Saddle River, NJ: Pearson Education.

Consortium pancanadien pour l'interprofessionnalisme en santé (CPIS). (2010). *Référentiel national de compétences en matière d'interprofessionnalisme.* Repéré à www.cihc.ca

Craft, M. J. et Willadsen, J. A. (1992). Interventions related to family. *Nursing Clinics of North America, 27*(2), p. 517-540.

Daneshpour, M. (1998). Muslim families and family therapy. *Journal of Marital and Family Therapy, 24*(3), p. 355-368.

Duffy, M. E. (1988). Health promotion in the family: Current findings and directives for nursing research, *Journal of Advanced Nursing, 13*(1), p. 109-117.

Duhamel, F. (2006). *La santé et la famille: une approche systémique en soins infirmiers,* 2ᵉ éd. Montréal, Québec: Chenelière.

Duvall, E. et Miller, B. (1990). *Marriage and family development,* 6ᵉ éd. New-York, NY: Haper College.

Epstein, N., Sigal, J., et V. Rakoff, V. (1968). *Family categories schema* (manuscrit inédit). Hôpital juif, service de psychiatrie, Montréal, Québec.

Fetrick, A., Christensen, M. et Mitchell, C. (2003). Does public health nurse home visitation make a difference in the health outcomes of pregnant clients and their offspring? *Public Health Nursing, 20*(3), p.184-189.

Friedman, M. M., Bowden, V. R. et Jones, E. (2003). *Family nursing: Research, theory and practice,* 5ᵉ éd. Upper Saddle River, NJ: Prentice Hall.

Gibson, C. H. (1991). A concept analysis of empowerment. *Journal of advanced Nursing, 16*(3), p. 354-361.

Gottlieb, L. N. et Gottlieb, B. (2014). *Les soins infirmiers fondées sur les forces: la santé et la guérison de la personne et de la famille.* Traduit par V. Pollak de l'édition anglaise 2013. Montréal: ERPI.

Gros-Louis, Y. (2011). *Pour installer une forte alliance, rejoindre le monde du client.* Repéré à www.ordrepsy.qc.ca

Harmon Hanson, S. M., Gedaly-Duff, V. et Rowe Kaakinen, J. (2005). *Family health care nursing: Theory, practice and research,* 3ᵉ éd. Philadelphie, PA: Davis.

Hickey, M. (1990). What are the needs of families of critically ill patients? A review of the literature since 1976. *Heart and Lung, 19,* p. 401-415.

Kelly Martell, L. (1996). Family nursing with childbearing families. Dans S. M. Harmon Hanson et S. Thalman Boyd (dir.), *Family health care nursing* (p. 215-236).

Kuehl, B. (1995). The solution-oriented genogram: A collaborative approach. *Journal of Marital and Family Therapy, 21*(3), p. 239-250.

Lepage, M., Essiembre, L. et Coutu-Wakulczyk, G. (1996). Variations sur le thème de la famille. *L'infirmière canadienne, 92*(7), p. 40-44.

Malo, D., Côté, S., Giguère, V. et O'Reilly, L. (1998). Modèle de McGill et CLSC: une combinaison gagnante. *L'infirmière du Québec, 6*(2), p. 28-35.

Maturana, H. (1978). *Biology of language: The epistemology of reality.* Dans G. Millar et E. Lennenberg, Psychology and biology of language and thought, New York, NY: Academic Press, p.27-63.

Maturana, H. et Varela, F. (1992). *The three of knowledge: The biological roots of human understanding,* Boston, MA: Shambhala Publications.

McElheran, N. et Harper-Jaques, S. (1994). Commendations: A resource intervention for clinical practice. *Clinical Nurse Specialist, 8*(1), p. 7-10.

McGoldrick. M, Gerson, B. et Garcia-Preto, N. (2010). *The Expanded family life cycle: Individual, Family, and Social Perspectives.* New York, NY: Allyn & Bacon.

McGoldrick, M., et Gerson, R. (1985). *Genograms in family assessment.* New York, NY: W.W. Norton.

Mellor, S. (1990). How do only children differ from other children? *Genetic Psychology, 151*(2), p. 221-230.

Meunier , J. P. et Peraya, D. (2010). *Introduction aux théories de la communication: analyse sémio-pragmatique de la communication médiatique,* 3ᵉ éd. Bruxelles, Belgique: De Boeck.

Miller, L. L., Hornbrook, M. C., Archbold, P. G. et Stewart, B. J. (1996). Development of use and cost measures in nursing interventions for family caregivers and frail elderly patients. *Research in Nursing & Health, 19*(4), p. 273-285.

Minuchin, S. (1974). *Families and family therapy.* Cambridge, MA: Harvard University Press.

Neabel, B., Fothergill-Bourbonnais, F. et Dunning, J. (2000). Family assessment tools: A review of the literature from 1978-1997. *Heart and Lung: The Journal of Acute and Critical Care, 29*(3), p. 196-209.

Ordre des infirmières et infirmiers de l'Ontario (OIIO). (2013). *Survol, le programme d'assurance de la qualité.* Repéré à www.cno.org

Organisation mondiale de la santé (OMS). (1986). *Charte d'Ottawa pour la promotion de la santé.* Genève, Suisse: OMS. Repéré sur le site de l'ASPC: www.phac-aspc.gc.ca

Phaneuf, M. (2002). *Communication, entretien, relation d'aide et validation.* Montréal, Québec: Chenelière Éducation.

Plutchik, R. (1980). *Emotion: A psycho-evolutionary synthesis.* New York, NY: Harper and Row.

Potter, P. A. et Perry., A. G. (2010). *Soins infirmiers: théorie et pratique.* Montréal, Québec: Chenelière Éducation.

Purnell, L. D. (2012). *Transcultural health care: A culturally competent approach,* 4ᵉ éd. Philadelphie, PA: F.A. Davis.

Rankin, S. (1989). Family transitions: Expected and unexpected. Dans C. L. Gillis, B. L. Highly, B. M. Roberts et I. M. Martinson (dir.), *Towards a science of family nursing.* Don Mills, Ontario: Addison Wesley. Dans Registered Nurses Association of Ontario (2002). *Supporting and Strengthening FamiliesThrough Expected and Unexpected Life Events.* (p. 19).Toronto, Canada: Registered Nurses Association of Ontario.

Richard, C. et Lussier, M. T. (2005). *Communication professionnelle en santé*. Saint-Laurent, Québec: Éditions du renouveau pédagogique.

Roy, C. et Andrews, H.S. (2009). *The Roy adaptation model*. Upper Saddle River, NJ: Pearson.

Saucier L., K. et Sharyn, J. (2001). *Community health nursing-caring for the public's health*. Sudbury, MA: Jones & Barlett publishers.

Schaffer, M. A., Garcia, C. M. et Schoon, P. M. (2011). *Population-based public health clinical manual: The Henry Street model for nurses*. Indianapolis, IN: Sigma Theta Tau International.

Simon, R. (1988). Family life cycle issues in the therapy system. Dans B. Carter et M. McGoldrick (dir.), *The changing family life cycle: A framework for family therapy*, 2ᵉ éd. New York, NY: Gardner Press.

Skemp Kelley, L., Pringle Specht, J. K. et Maas, M. L. (2000). Family involvement in care for individuals with dementia protocol. *Journal of Gerontological Nursing, 8*(3), p. 13-21.

Smith, L. (2002). Caring for the family. *Australian Nursing Journal, 10*(1), p. S1-7.

Statistiques Canada. (2011). *Recensement en bref, famille, ménage et état matrimonial*. Repéré à www12.statcan.gc.ca

St-Denis, Y., Poplea, E. et Coutu-Wakulczyk, G. (2000). La famille-cliente en services de santé: une approche systématique. *Reflets, 6*, p. 180-190.

Toman, W. (1988). Basics of family structure and sibling position. Dans M. D. Kahn et K. G. Lewis (dir.), *Sibling in therapy: Life span and clinical issues* (p. 46-65). New York, NY: W.W. Norton.

Tomm, M. K. et Sanders, G. (1983). Family assessment in a problem oriented record. Dans J. C. Hansen et B. F. Keeney (dir.), *Diagnosis and assessment in family therapy*. Londres, Royaume-Uni: Aspen Systems Corporation.

Von Bertalanffy, L. (1974). General system theory and psychiatry. Dans S. Arieti (dir.), *American handbook of psychiatry* (p. 1095-1117). New York, NY: John Wiley & Sons.

Watt, S. et Norton, D. (2004). Culture, ethnicity, race: What's the difference? *Pediatrics Nursing, 16*(8), p. 37-42.

Watzlawick, P., Beavin, J. H. et Jackson, D. D. (1967). *Pragmatic of human communication*, New York, NY: W. W. Norton.

Whall, A. L. (1986). The Family as the unit of care in nursing: A historical review. *Public Health Nursing, 3*(4), p. 240-249.

Wright, L. M. (1999). Spirituality, suffering and beliefs: The soul of healing with families. Dans F. Walsh (dir.), *Spiritual resources in family therapy* (p. 61-75). New York, NY: Guilford Press.

Wright, L. M. et M. Leahey. (2014). *L'infirmière et la famille*. Adaptation française de la 4ᵉ édition par Lyne Campagna. Saint-Laurent, Québec: Éditions du renouveau pédagogique inc.

Chapitre 21

Adamo, K. B. et Ferraro, Z. M. (2013). *Obesity in preconception and pregnancy*. Toronto, Ontario: Best Start Resource Centre. Repéré à www.beststart.org

Agence de la santé publique du Canada (ASPC). (2009). *Guide des parents sur la vaccination*. Repéré à www.santepublique.gc.ca

Agence de la santé publique du Canada (ASPC). (2010). *Étude canadienne sur l'incidence des signalements de cas de violence et de négligence envers les enfants, 2008*. Repéré à www.phac-aspc.gc.ca

Agence de la santé publique du Canada (ASPC). (2012). *Curbing childhood obesity: A federal, provincial and territorial framework for action to promote health weights*. Repéré à www.phac-aspc.gc.ca

Agence de la santé publique du Canada (ASPC). (2014a). *Calendriers de vaccination: recommandations du Comité consultatif national de l'immunisation (CCNI)*. Repéré à www.phac-aspc.gc.ca

Agence de la santé publique du Canada (ASPC). (2014b). *Sommeil sécuritaire*. Repéré à www.phac-aspc.gc.ca

Alaska, T. L. (2013). All eyes on shaken baby syndrome, *Nursing, 43*(5), p. 66-66.

Allen, V. M. et Armson, B. A. (2007). Teratogenicity associated with pre-existing and gestational diabetes. *JOGC, 29*(11), p. 927-934.

American Pregnancy Association. (2014). *Baby blues*. Repéré à http://americanpregnancy.org

Association canadienne du diabète. (2013). Diabète et grossesse. *Canadian Journal of diabetes, 37*(5), p. S548-S566.

Association pulmonaire du Canada. (2012). *Fumée secondaire: enfants et fumée secondaire*. Repéré à http://sct.poumon.ca

Association canadienne pour la santé mentale (2014). La dépression post-partum. Repéré à www.cmha.ca

Baker, V. L. (2014). Preconception care. Dans R. G. Jordan, J. L. Engstrom, J. A. Marfell et C. L. Farley (dir.), *Prenatal and postnatal care: A woman-centered approach* (p. 51-72). Ames, IA: Wiley-Blackwell.

Bell, L. (2008). L'établissement de la relation parents-enfant. *L'infirmière clinicienne, 5*(2). Repéré à http://revue-infirmiereclinicienne.uqar.ca

Brucker, M. C. et King, T. L. (2014). Medication use during pregnancy. Dans R. G. Jordan, J. L. Engstrom, J. A. Marfell et C. L. Farley (dir.), *Prenatal and postnatal care: A woman-centered approach* (p. 223-237). Ames, IA: Wiley-Blackwell.

Canadian Society for Exercise Physiology. (2014). *Directives canadiennes en matière d'activité physique: pour la petite enfance de 0 à 4ans*. Repéré à www.csep.ca

Carson, G., Cox, L.V., Crane, J., Croteau, P., Graves, L., Kluka, S. et Wood, R. (2010). Alcohol use and pregnancy consensus clinical guidelines. *JOGC, 32*(8), S1-S33. Repéré à http://sogc.org

Centre de ressources Meilleur départ et Initiative Amis des bébés Ontario. (2013). *L'Initiative Amis des bébés: principaux messages et ressources*. Toronto, Ontario. Repéré à www.meilleurdepart.org

Chan, A. (2011). *Portail d'information prénatale: drogues*. Québec, Québec: Gouvernement du Québec. Repéré à www.inspq.qc.ca

Comité canadien pour l'allaitement. (2012). *Indicateurs de résultats pour les dix conditions pour le succès de l'allaitement, intégrés pour les hôpitaux et les services de santé communautaire du CCA: résumé*. Repéré à http://breastfeedingcanada.ca

Critch, J. N., Société canadienne de pédiatrie, Comité de nutrition et de gastroentérologie. (2013). La nutrition du nourrisson né à terme et en santé, de la naissance à six mois: un aperçu. *Paediatrics and Child Health, 18*(4), p. 208-209.

Daoud, N. et collab. (2012). Prevalence of abuse and violence before, during, and after pregnancy in a national sample of Canadian women. *American Journal of Public Health, 102*(10), p. 1893-1901.

Davies, G. A. L., Wolfe, L.A., Mottola, M.F. et MacKinnon, C. (2003). L'exercice physique pendant la grossesse et le postpartum. *JOGC, 129*, 1-7. Repéré à http://sogc.org

Davies, G. A. L., Maxwell, C. et McLeod, L. (2010). Obesity in pregnancy. *JOGC, 32*(2), p. 165-173. Repéré à http://sogc.org

De Montigny, F., Girard, M. E., Lacharité, C., Dubeau, D. et Devault, A. (2013). Psychosocial factors associated with paternal postnatal depression. *Journal of Affective Disorders, 150*(1), p. 44-49.

Dennis, C. L., Heaman, M. et Vigod, S. (2012). Epidemiology of postpartum depressive symptoms among Canadian women: Regional results from a cross-sectional survey. *Canadian Journal of Psychiatry, 57*(9), p. 537-546.

Duhn, L. (2010). The importance of touch in the developpement of attachement. *Advances in Neonatal Care, 10*(6), p. 294-300.

Ellis, L, J., Campbell, K., Lidstone, J., Kelly, S., Lang, R. et Summerbell, C., (2005). Prevention of childhood obesity. *Best Research and Practice Clinical Endocrinology & Metabolism*, 19(3), p. 441-454.

Gaffey, K. F., Kitsantas, P., Brito, A. et Kastello, J. (2014). Bay steps in the prevention of childhood obesity: IOM guidelines for pediatric practice. *Journal of Pediatric Nursing, 29,* p. 108-113.

Gedaly-Duff., V., Neilsen, A., Heims, M. L. et Pate, M. F. D. (2010). Family Child Health Nursing. Dans V. Rowe Kaakinnen, J. Gedaly-Duff, D. P. Coehlo., S. M. Harmon Hanson . *Family Health Care Nursing. Theory, Practice & Research* (pp. 332-378), Philadelphia, PA: F.A. Davis.

Gionet, L. (2013). *Tendances de l'allaitement au Canada: coup d'œil sur la santé – novembre* (n° de catalogue 82-624-X). Repéré sur le site de Statistique Canada: www.statcan.gc.ca

Giustardi, A., Stablum, M. et De Martino, A. (2011). Mother infant relationship and bonding myths and facts. *The Journal of Maternal-Fetal and Neonatal Medicine, 24*(1), p. 59-60.

Glover, V. (2011). Annual research review. Prenatal stress and the origins of psychopathology: An evolutionary perspective. *Journal of Child Psychology and Psychiatry, 52*(4), p. 356-367.

Goodman, J. H. (2005). Becoming an involved father of an infant. *JOGNN, 34*(2), p. 190- 200.

Gordy, C. et Huns, B. (2013). Pediatric abusive head trauma. *Nursing Clinics of North America, 48,* p. 193-201.

Harris, N. R. (2014). Social issues in pregnancy. Dans R. G. Jordan, J. L. Engstrom, J. A. Marfell et C. L. Farley (dir.), *Prenatal and postnatal care: A woman-centered approach* (p. 261-273). Ames, IA: Wiley-Blackwell.

Institut canadien d'information sur la santé mentale (ICIS). (2011). *Le moment propice: pourquoi l'âge de la mère est déterminant.* Ottawa, Ontario: Institut canadien d'information sur la santé. Repéré à https://secure.cihi.ca

Ip, S., Chung, M., Raman, G., Chew, P., Magula, N., DeVine, D., Trikalinos, T. et Lau, J. (2007). *Breastfeeding and Maternal and Infant Health Outcomes in Developed Countries.* Evidence Report/Technology Assessment No. 153. AHRQ Publication No. 07-E007. Rockville, MD: Agency for Healthcare Research and Quality.

Jahanfar, S., Janssen, P. A., Howard, L. M. et Dowswell, T. (2013). Interventions for preventing or reducing domestic violence against pregnant women. *Cochrane Database of Systematic Reviews, 2*(CD009414), p. 1-52. doi: 10.1002/14651858.CD009414.pub2

Johnson, J. A. et Tough, S. (2012). Report de la grossesse. *JOGC, 34*(1), p. S1-S17.

Jordan, R. G. (2014). Preterm labor and birth. Dans R. G. Jordan, J. L. Engstrom, J. A. Marfell et C. L. Farley (dir.), *Prenatal and postnatal care: A woman-centered approach* (p. 365-374). Ames, IA: Wiley-Blackwell.

Kaakinen, J. R., Cachlo, D. P., Gedaly-Duff, V. et Hanson, S. M. H. (2010). *Family health care, nursing theory, practice and research,* 4e éd. Philadelphie, PA: F.A. Davis Company.

Kino-Québec. (2012). *Active pour la vie: activité physique pendant et après la grossesse.* Repéré à www.mels.gouv.qc.ca

Klima, C. S. (2014). Prenatal care: Goals, structure, and components. Dans R. G. Jordan, J. L. Engstrom, J. A. Marfell et C. L. Farley (dir.), *Prenatal and postnatal care: A woman-centered approach* (p. 73-98). Ames, IA: Wiley-Blackwell.

Langley-Evans, S. C. et Moran, V. H. (2014). Childhood obesity: Risk factors, prevention and management. *Journal of Human Nutrition and Dietetics, 27,* p. 411-412.

Larsen, W. J. (2003). *Embryologie humaine,* 2e éd. Bruxelles, Belgique: De Boeck.

Laurent-Vannier, A. (2012). Syndrome du bébé secoué: quoi de nouveau sur le diagnostic de secouement, le mécanisme en jeu et l'aspect judiciaire. *Archives de pédiatrie, 10*(3), p. 231-234.

Lévesque, S. et Tremblay, M. (2011). *Portail d'information prénatale: tabac.* Québec, Québec: Gouvernement du Québec. Repéré à www.inspq.qc.ca

Maisonneuve, E. et Rey, E. (2011). Obésité et grossesse: revue des risques et de la prise en charge obstétricale. *Revue de médecine périnatale, 3*(1), p. 11-18.

McCracken, K. A. et Loveless, M. (2014). Teen pregnancy: An update. *Current Opinion in Obstetrics and Gynecology, 26,* p. 355-359.

McLeod, L., Davies, G. et Maxwell, C. (2010). Obesity in pregnancy. *JOGC, 32*(2), p. 165-173.

Meedya, S., Fahy, K. et Kable, A. (2010). Factors that positively influence breastfeeding duration to 6 months: A literature review. *Women and Birth, 23*(4), p. 135-145.

Ministère de la Santé et des Services sociaux (MSSS). (2008). *Politique de périnatalité 2008-2018.* Gouvernement du Québec. Repéré à www.scf.gouv.qc.ca

Ministère de la Santé et des Soins de longue durée de l'Ontario. (2010). *Document d'orientation sur la santé génésique.* Repéré à www.mhp.gov.on.ca

Moon, R. Y. et Fu, L. (2012). Sudden infant death syndrome: An update. *Pediatrics in Review, 33*(7), p. 314-320.

Moore, K. L., Persaud, T. V. N. et Torchia, M. G. (2013). *The developing human: Clinically oriented embryology,* 9e éd. Philadelphie, PA: Elsevier Saunders.

Morrongiello, B. A., Ondejko, L. et Littlejohn, A. (2004). Understanding toddlers' in-home injuries: Examining parental strategies, and their efficacy, for managing child injury risk. *Journal of Pediatric Psychology, 29*(6), p. 433-446.

Murray, R. B., Sentner, J. P., Pangman, V. et Pangman, C. (2006). *Health promotion strategies through the lifespan.* Toronto, Ontario: Pearson Education Canada Inc.

Nasreen, H.-E., Kabir, Z. N., Forsell, Y. et Edhborg, M. (2013). Impact of maternal depressive symptoms and infant temperament on early infant growth and motor development: Results from a population based study in Bangladesh. *Journal of Affective Disorders, 146*(2), p. 254-261.

Ordre des infirmières et infirmiers du Québec (OIIC). (2011). *Contribuer au suivi de grossesse, à la pratique des accouchements et au suivi postnatal.* Repéré à www.oiiq.org

Organisation mondiale de la santé (OMS). (1981). *Code international de commercialisation des substituts du lait maternel.* Genève, Suisse: OMS.

Organisation mondiale de la santé (OMS). (2006). *Guide sur la prévention de la maltraitance des enfants: intervenir et produire des données.* Repéré à http://whqlibdoc.who.int

Organisation mondiale de la santé (OMS). (2008). *Indicateurs pour évaluer les pratiques d'alimentation du nourrisson et du jeune enfant.* Genève, Suisse: OMS. Repéré à www.who.int

Organisation mondiale de la santé/UNICEF. (1989). *Protection, encouragement et soutien de l'allaitement maternel: le rôle spécial des services liés à la maternité.* Genève, Suisse: OMS.

Paulson, J. F. et Bazemore, S. D. (2010). Prenatal and postpartum depression in fathers and its association with maternal depression: A meta-analysis. *Journal American Medical Association (JAMA), 303*(19), p. 1961-1969.

Paulson, J. F., Dauber, S. et Leiferman, J. A. (2006). Individual and combined effects of postpartum depression in mothers and fathers behavior. *Pediatrics, 118*(2), p. 659-668.

Perry, S. E., Lowdermilk, D. L., Wilson, D., Keenan-Lindsay, L. et Sams, C. A. (2013). *Maternal child nursing in Canada.* Toronto, Ontario: Elsevier Canada,

Powers, J., McDermott, L., Loxton, D. et Chojenta, C. (2013). A prospective study of prevalence of alcohol and tobacco use during pregnancy. *Maternal Child Health Journal, 17,* p. 76-84.

Reddy, V. et Trevarthen, C. (2004). *What we learn about babies from engaging with their emotions.* Repéré à http://cspeech.ucd.ie

Santé Canada. (2006). *L'acide folique et les anomalies congénitales.* Repéré à www.hc-sc.gc.ca

Santé Canada. (2009a). *Lignes directrices sur la nutrition pendant la grossesse à l'intention des professionnels: fer.* Repéré à www.hc-sc.gc.ca

Santé Canada. (2009b). *Lignes directrices sur la nutrition pendant la grossesse à l'intention des professionnels: folate.* Repéré à www.hc-sc.gc.ca

Santé Canada. (2009c). *Lignes directrices sur la nutrition pendant la grossesse à l'intention des professionnels: gain de poids durant la grossesse.* Repéré à www.hc-sc.gc.ca

Santé Canada. (2011a). *Aliments et nutrition: grossesse et allaitement.* Repéré à www.hc-sc.gc.ca

Santé Canada. (2011b). *La nutrition des nourrissons nés à terme et en bonne santé: recommandations pour l'enfant de 6 à 24 mois.* Repéré à www.hc-sc.gc.ca

Santé Canada. (2012). *Nutrition for healthy term infants: Recommendations from birth to six months.* A joint statement of Health Canada, Canadian Paediatric Society, Dietitians of Canada, and Breastfeeding Committee for Canada. Repéré à http://hc-sc.gc.ca

Schneider, S. et Schütz, J. (2008). Who smokes during pregnancy? A systematic literature review of population-based surveys conducted in developed countries between 1997 and 2006. *The European Journal of Contraception and Reproductive Health Care, 13*(2), p. 138-147.

Scribano, P. V., Stevens, J. et Kaizar, E. (2013). The effects of intimate partner violence before, during and after pregnancy in nurse visited first time mothers. *Maternal Child Health, 17,* p. 307-318.

Semenic, S., Childerhose, J.E., Lauzière, J. et Groleau, D. (2012). Barriers, facilitators, and recommendations related to implementing Baby-Friendly Initiative (BFI). *Journal of Human Lactation, 28*(3), 317-334.

Shaw, A. et Canadian Paediatric Society. (2011). *Read, speak, sing: Promoting literacy in the physician's office.* Énoncé de position 2006 – Réaffirmée le 1 février 2011. Repéré à www.cps.ca

Stuebe, A. (2009). The risks of not breastfeeding for mothers and infants. *Reviews in Obstetrics and Gynecology, 2*(4), p. 222-231.

Société canadienne de pédiatrie. (2014a). *Soins de nos enfants – L'attachement: un lien pour la vie.* Repéré à www.soinsdenosenfants.cps.ca

Société canadienne de pédiatrie. (2014b). *Soins de nos enfants: Maintenir votre bébé en sécurité.* Repéré à www.soinsdenosenfants.cps.ca

Société canadienne de physiologie de l'exercice (SPCE). (2014). *Directives canadiennes en matière d'activité physique: pour la petite enfance de 0 à 4 ans.* Repéré à www.csep.ca

Société canadienne du cancer. (2014). *Fumée secondaire – Effets sur la santé: les enfants et la fumée secondaire.* Repéré à www.cancer.ca

Stoll, B. et Anderson, J. K. (2013). Prevention of abusive head trauma: A literature review. *Pediatric Nursing, 39*(6), p. 300-308.

Thulier, D., et Mercer, J. (2009). Variables associated with breastfeeding duration. *Journal of Obstetric, Gynecologic, & Neonatal Nursing, 38*(3), p. 259-268.

Tonmyr, L. et Hovdestad, W. E. (2013). Public health approach to child maltreatment, *Paediatrics, 18*(8), p. 411-413.

Towle, M. A. et Adams, E. D. (2008). *Maternal-child nursing care.* Upper Saddle Valley, NJ: Pearson Education Inc.

Tremblay, M. S. et collab. (2012). Directives canadiennes en matière de comportement sédentaire pour la petite enfance (enfants âgés de 0 à 4 ans). *Applied Physiology, Nutrition, and Metabolism, 37,* p. 381-391.

Temblay, P., et Côté, E. (2011). *Santé mentale.* Repéré à www.inspq.qc.ca

Tucker, P., Zandvoort, M. M., Burke, S. M. et Irwin, J. D. (2011). The influence of parents and the home environment on preschoolers' physical activity behaviours: A qualitative investigation of childcare providers' perspectives. *BMC Public Health, 11,* p. 168.

Ventura, A. K. et Birch, L. L. (2008). Does parenting affect children's eating and weight status? *International Journal of Behavioral Nutrition and Physical activity, 5*(15), p. 1-15.

Ventura, A. K. et Worobey, J. (2013). Early influences on the development of food preferences, *Current Biology, 23*(9), p. 01-408.

Walker, M. (2014). Lactation and breastfeeding. Dans R. G. Jordan, J. L. Engstrom, J. A. Marfell et C. L. Farley (dir.), *Prenatal and postnatal care: A woman-centered approach* (p. 478-498). Ames, IA: Wiley-Blackwell.

Ward, S.L. et Hisley, S.M. (2009). *Maternal-child nursing care, optimizing outcomes for mothers, children and families.* Philadelphia, F.A. Davis Co.

Waters, E. et collab. (2011). *Cochrane database of systematic reviews,* (12), CD001871, p. 1-127.

World Health Organization. (2009). *Acceptable medical reasons for use of breast-milk substitutes.* Genève, Suisse: WHO Press. Repéré à http://whqlibdoc.who.int

Yanchar, N. L., Warda, L. J., Fuselli, P. et Canadian Paediatric Society. (2012). Child and youth injury prevention: A public Health Aproach. *Paediatric & Child Health, 17*(9), p. 511-521.

Chapitre 22

Agence de la santé publique du Canada (ASPC). (2008a). *Des cadres sains pour les jeunes du Canada.* Ottawa: Santé Canada.

Agence de la santé publique du Canada (ASPC). (2008b). *Principales causes de décès et d'hospitalisation au Canada.* Repéré à www.phac-aspc.gc.ca

Agence de la santé publique du Canada (ASPC). (2009). *The state of public health in Canada 2009: The health of the Canadian children.* Repéré à www.phac-aspc.gc.ca

Agence de la santé publique du Canada (ASPC). (2011a). *L'intimidation: composer avec un vieux problème.* Repéré à www.phac-aspc.gc.ca

Agence de la santé publique du Canada (ASPC). (2011b). *Obésité au Canada: déterminants et facteurs contributifs.* Repéré à www.phac-aspc.gc.ca

Agence de la santé publique du Canada (ASPC). (2011c). *The chief public health officer's report on the state of public health in Canada, 2011. Chapter 3: The health and well-being of Canadian youth and young adults.* Repéré à www.phac-aspc.gc.ca

Ashley, L. et Atkins, J. (2014). *En apprendre davantage sur l'évolution du rôle des soins infirmiers en santé publique dans les écoles.* Communication présentée à la Série de webinaires de l'Association canadienne des infirmières et infirmiers du Canada: Progrès de la pratique.

Association canadienne de santé publique (ACSP). (2004). *Trousse d'évaluation de l'intimidation, du harcèlement et des relations entre enfants du même âge en milieu scolaire.* Repéré à www.cpha.ca

Association canadienne pour la santé mentale (ACSM). (1993). *Les enfants et l'estime de soi.* Repéré à www.cmha.ca

Barnekow, V. et collab. (2012). *Déterminants sociaux de la santé et du bien-être chez les jeunes: rapport internationnal de l'enquête réalisée en 2009/2010.* Genève, Suisse: Organisation mondiale de la santé.

Bassett, R., Chapman, G. E. et Beagan, B. L. (2008). Autonomy and control: The co-construction of adolescent food choice. *Appetite, 50*(2-3), p. 325-332. doi: 10.1016/j.appet.2007.08.009

Bassett-Gunter, R., Yessis, J., Manske, S. et Stockton, L. (2012). *Healthy school communities concept paper.* Ottawa, Ontario: Physical and Health Education Canada. Repéré à www.phecanada.ca

Bédard, B. et collab. (2010). *Les jeunes québécois à table: regard sur les repas et collations: Enquête sur la santé dans les collectivités canadiennes – nutrition (2004).* Québec, Québec: Institut de la statistique du Québec.

Berge, J.M., Wall, M., Loth, K. et Neumark-Sztainer, D. (2010). Parenting style as a predictor of adolescent weight and weight-related behaviors. *Journal of Adolescent Health, 46*(4), p. 331-338. doi: 10.1016/j.jadohealth.2009.08.004

Boucher, D. et Côté, F. (2008). Facteurs influençant une saine alimentation chez des adolescents: revue de littérature destinée à l'infirmière en milieu scolaire. *L'infirmière clinicienne, 5*(1), p. 62-73.

Bouffard, L., Maillé, M. et Durant, S. (2012). *Standards de pratique pour l'infirmière en santé scolaire.* Montréal, Québec: Ordre des infirmières et infirmiers du Québec.

Boyce, W. F., King, M. A. et Roche, J. (2008). *Des cadres sains pour les jeunes du Canada.* Ottawa, Ontario: Agence de la santé publique du Canada.

Brink, P. J. (1987). Cultural aspects of sexuality. *Holistic Nursing Practice, 1*(4), p. 12-20.

Brunelle, N. et collab. (2009). *Trajectoires d'adolescents joueurs adeptes du jeu par Internet en lien avec la consommation de substances psychoactives et la délinquance.* Rapport final remis au FRSC.

Butt, P., Beirness, D., Gliksman, L., Paradis, C. et Stockwell, T. (2011). *L'alcool et la santé au Canada: résumé des données probantes et directives de consommation à faible risque.* Ottawa, Ontario: Centre canadien de lutte contre les toxicomanies.

Centre canadien de lutte contre les toxicomanies. (2014). *Enfants et jeunes.* Repéré à www.ccsa.ca

Clarke-Stewart, A. et Friedman, S. (1987). *Child development: Infancy through adolescence.* New-York, NY: John Wiley & Sons.

Cloutier, R., et Drapeau, S. (2008). *Psychologie de l'adolescence,* 3 éd. Boucherville: Gaëtan Morin Éditeur.

Comité scientifique de Kino-Québec. (2011). *L'activité physique, le sport et les jeunes: savoir et agir.* Secrétariat au loisir et au sport, ministère de l'Éducation, du Loisir et du Sport, gouvernement du Québec. Avis rédigé sous la coordination de Gaston Godin, Ph. D., Suzanne Laberge, Ph. D., et François Trudeau, Ph. D.

Crews, F., He, J. et Hodge, C. (2007). Adolescent cortical development: A critical period of vulnerability for addiction. *Parmacology, Biochemistry of Behavior, 86,* p. 189-199.

Danielsen, Y. S. et collab. (2012). Factors associated with low self-esteem in children with overweight. *Obesity Facts, 5*(5), p. 722-733. doi: 10.1159/000338333

Davey Smith, G. (2003). *Inequalities in health: Life course perspectives.* Bristol, Royaume-Uni: Policy Press.

Deschesnes, M., Martin, C. et Hill, A. J. (2003). Comprehensive approaches to school health promotion: How to achieve broader implementation? *Health Promotion International, 18*(4), p. 387-396. doi: 10.1093/heapro/dag410

Dubé, G. et collab. (2007). *Enquête québécoise sur le tabac, l'alcool, la drogue et le jeu chez les élèves du secondaire, 2006.* Québec, Québec: Institut de la statistique du Québec.

Duhamel, F. (2007). *La santé et la famille: une approche systémique en soins infirmiers.* Montréal, Québec: Gaëtan Morin Éditeur.

Duquet, F. et Quéniart, A. (2009). *Perceptions et pratiques de jeunes du secondaire face à l'hypersexualisation et à la sexualisation précoce: rapport de recherche.*

Edwards, J. S. A. et Hartwell, H. H. (2002). Fruit and vegetables: Attitudes and knowledge of primary school children. *Journal of Human Nutrition & Dietetics, 15*(5), p. 365-374.

Elgar, F. J., Trites, S. J. et Boyce, W. F. (2010). Le capital social réduit les écarts socioéconomiques dans la santé de l'enfant: données probantes de l'étude « Les comportements de santé des jeunes d'âge scolaire » au Canada. *Revue canadienne de santé publique, 101*(suppl. 3), p. S24-S28.

Escobar-Chaves, S. L. et Anderson, C. A. (2008). Media and risky behaviors. *Future of Children, 18*(1), p. 147-180.

Ferland, F., Blanchette-Martin, N., Savard, C. et Légaré, A. A. (2013). La prévention des problèmes de jeu de hasard et d'argent chez les jeunes. *Drogues, santé et société, 12*(2), p. 47-65.

Franko, D. L., Thompson, D., Bauserman, R., Affenito, S. G. et Striegel-Moore, R. H. (2008). What's love got to do with it? Family cohesion and healthy eating behaviors in adolescent girls. *International Journal of Eating Disorders, 41*(4), p. 360-367. doi: 10.1002/eat.20517

Freeman, J.G., King, M., Pickett, W., Craig, W. (2010). *La santé des jeunes Canadiens: un accent sur la santé mentale.* Agence de la santé publique du Canada.

Gagnon, H. et Rochefort, L. (2010). *L'usage de substances psychoactives chez les jeunes Québécois, conséquences et facteurs associés.* Québec, Québec: Institut national de santé publique du Québec.

Germain, B. et Langis, P. (1990). *La sexualité: regards actuels.* Montréal, Québec: Éditions Études Vivantes.

Gouvernement du Canada. (2011). *Le bien-être des jeunes enfants au Canada.* (HS1-7/2012F-PDF). Ressources humaines et Développement social Canada, Agence de la santé publique du Canada et Affaires indiennes et du Nord Canada.

Green, L. W. et Kreuter, M. W. (1999). *Health promotion planning: An educational and ecological approach,* 3ᵉ éd. Moutain View, CA: Mayfield Publishers.

Green, L. W. et Kreuter, M. W. (2005). *Health programm planning: An educational and ecological approach,* 4ᵉ éd. New-York, NY: McGraw Hill.

Haire-Joshu, D. et Nanney, M. S. (2002). Prevention of overweight and obesity in children: Influences on the food environment. *Diabetes Educator, 28*(3), p. 415-423.

Harriger, J. A. et Thompson, J. K. (2012). Psychological consequences of obesity: Weight bias and body image in overweight and obese youth. *International Review Of Psychiatry (Abingdon, England), 24*(3), p. 247-253. doi: 10.3109/09540261.2012.678817

Hawkins, J. D., Catalano, R. F. et Miller, J. Y. (1992). Risk and protective factors for alcohol and other drug problems in adolescence and early adulthood: Implications for substance abuse prevention. *Psychological Bulletin,* (112), p. 64-105.

Institut canadien d'information sur la santé (ICIS). (2002). *Sommaire: améliorer la santé des jeunes Canadiens.* Repéré à www.icis.ca

Jackson, C., Henriksen, L. et Foshee, V. A. (1998). The authoritative parenting index: Predicting health risk behaviors among children and adolescents. *Health Education & Behavior, 25*(3), p. 319-337. doi: 10.1177/109019819802500307

Lachance, B., Pageau, M. et Roy, S. (2012). *Investir pour l'avenir: plan d'action gouvernemental de promotion des saines habitudes de vie et de prévention des problèmes reliés au poids 2006-2012.* Québec, Québec: Gouvernement du Québec.

Larson, N. I., Neumark-Sztainer, D., Hannan, P. J. et Story, M. (2007). Family meals during adolescence are associated with higher diet quality and healthful meal patterns during young adulthood. *Journal Of The American Dietetic Association, 107*(9), p. 1502-1510.

Larson, N. I. et collab. (2008). Fruit and vegetable intake correlates during the transition to young adulthood. *American Journal Of Preventive Medicine, 35*(1), p. 33-37. doi: 10.1016/j.amepre.2008.03.019

Lee, H., Andrew, M., Gebremariam, A., Lumeng, J. C. et Lee, J. M. (2014). Longitudinal associations between poverty and obesity from birth through adolescence. *American Journal of Public Health, 104*(5), p. e70-76. doi: 10.2105/AJPH.2013.301806

Léonard, L. et Amar, B. (2002). *Les psychotropes: pharmacologie et toxicomanie.* Montréal, Québec: Les Presses de l'Université Laval.

Martin, C., Arcand, L. et Rodrigue, Y. (2005). *École en santé: guide à l'intention du milieu scolaire et de ses partenaires, pour la réussite éducative, la santé et le bien-être des jeunes.* Québec, Québec: Ministère de l'Éducation, du Loisir et du Sport.

McCall, D. (1999). Comprehensive school health: Help for teachers from the community. *Cahperd journal,* printemps, p. 4-9.

Mikkonen, J. et Raphael, D. (2011). *Déterminants sociaux de la santé: les réalités canadiennes*. Toronto, Ontario: École de gestion et de politique de la santé de l'Université York.

Ministère de l'Éducation du Loisir et du Sport (MELS). (2014). *La lutte contre l'intimidation et la violence à l'école*. Repéré à www.mels.gouv.qc.ca

Ministère de la Santé et des Services sociaux (MSSS). (2012). *La santé et ses déterminants: mieux comprendre pour mieux agir*. Québec, Québec: Ministère de la Santé et des Services sociaux.

O'Neill, M. et Stirling, A. (2006). Travailler à promouvoir la santé ou travailler en promotion de la santé? Dans M. O'Neill, S. Dupéré, A. P. Pederson et I. Rootman (dir.), *Promotion de la santé au Canada et au Québec: perspectives critiques* (p. 42-61). Québec, Québec: Les Presses de l'Université Laval.

Organisation mondiale de la santé (OMS). (1999). *La santé des jeunes: tendances au Canada*. Repéré à www.hc-sc.gc.ca

Organisation mondiale de la santé (OMS). (2009). *Global health risks: Mortality and burden of disease attributable to selected major risks*. Genève, Suisse: Organisation mondiale de la santé.

Organisation mondiale de la santé (OMS). (2010). *Recommandations mondiales sur l'activité physique pour la santé*. Genève, Suisse: Organisation mondiale de la santé.

Organisation mondiale de la santé (OMS). (2012). *Stratégie mondiale pour l'alimentation, l'exercice physique et la santé*. Repéré à www.who.int

Orlet Fisher, J., Mitchell, D. C., Wright, H. S. et Birch, L. L. (2002). Parental influences on young girls' fruit and vegetable, micronutrient, and fat intakes. *Journal Of The American Dietetic Association, 102*(1), p. 58-64. doi: 10.1016/S0002-8223(02)90017-9

Poirier, A. et Maranda, M. A. (2007). *Troisième rapport sur l'état de santé des jeunes québécois*. Québec, Québec: Ministère de la Santé et des Services sociaux du Québec.

Polivy, J. et Herman, P. C. (2005). La santé mentale et les comportements alimentaires. *Revue canadienne de santé publique, 96*(suppl. 3), p. S49-S53.

Power, E. M. (2005). Les déterminants de la saine alimentation chez les Canadiens à faible revenu. *Revue canadienne de santé publique, 96*(suppl. 3), p. S42-S48.

Raine, K. D. (2005). Les déterminants de la saine alimentation au Canada. *Revue canadienne de santé publique, 96*(suppl. 3), p. S8-S14.

Reilly, J. J. et collab. (2003). Health consequences of obesity. *Archives of Disease in Childhood, 88*(9), p. 748-752.

Roberts, K. C., Shields, M., Groh, M., Aziz, A. et Gilbert, J. (2012). *L'embonpoint et l'obésité chez les enfants et les adolescents: résultats de l'Enquête canadienne sur les mesures de la santé de 2009 à 2011*. (82-003-X). Statistique Canada.

Rodrigues, I., Dedobbeleer, N. et Turcot, C. (2005). L'usage du condom chez les adolescentes consultant pour une contraception orale dans la région de Montréal. *Revue canadienne de santé publique, 96*(6), p. 438-442.

Rotermann, M. (2012). *Comportement sexuel et utilisation du condom chez les 15 à 24 ans en 2003 et en 2009-2010*. Rapports sur la santé. Statistique Canada.

Santé Canada. (2007). *Fumée secondaire: le tabagisme et votre corps*. Repéré à www.hc-sc.gc.ca

Santé Canada. (2008). *En primeur de tabagisme: zone des jeunes*. Repéré à www.hc-sc.gc.ca

Santé Canada. (2012). *Enquête de surveillance canadienne de la consommation d'alcool et de drogues*. Repéré à www.hc-sc.gc.ca

Santé Canada. (2013). *Enquête sur le tagagisme chez les jeunes*. Repéré à www.hc-sc.gc.ca

Santé Canada et Agence de la santé publique du Canada (ASPC). (2012). *Stratégie fédérale de lutte contre le tabagisme 2001-2011: évaluation horizontale. Rapport final*. Canada.

Seipel, M. O. et Shafer, K. (2013). The effect of prenatal and postnatal care on childhood obesity. *Social Work, 58*(3), p. 241-252. doi: 10.1093/sw/swt025

Shields, M. (2006). Overweight and obesity among children and youth. *Health reports, 17*(3), p. 27-42.

Simard, C. et Deschesnes, M. (2011). *Recension des écrits publiés entre 2000 et 2009 sur les résultats d'évaluation des approches globales en promotion de la santé en contexte scolaire*. Québec, Québec: Institut national de santé publique du Québec.

Steinhauer, P. D. (1998). Développer la résilience chez les enfants des milieux défavorisés. Dans Forum national sur la santé (dir.), *Les déterminant de la santé: les enfants et les adolescents* (vol. 1). Sainte-Foy, Québec: Éditions MultiMondes.

Taylor, J. P., Evers, S. et McKenna, M. (2005). Les déterminants de la saine alimentation chez les enfants et les jeunes. *Revue canadienne de santé publique, 96*(suppl. 3), p. s22-s29.

Vafaei, A., Pickett, W. et Alvarado, B. E. (2014). Neighbourhood environment factors and the occurence of injuries in Canadian adolescents: A validation study and exploration of structural confounding. *BMJ Open, 4*. doi:10.1136/bmjopen-2014-004919

Veugelers, P. J. et Schwartz, M. E. (2010). Approche globale de la santé un milieu scolaire au Canada. *Revue canadienne de santé publique, 101*(suppl. 2), p. S5-S8.

Videon, T. M. et Manning, C. K. (2003). Influences on adolescent eating patterns: The importance of family meals. *Journal of Adolescent Health, 32*(5), p. 365-373. doi: 10.1016/S1054-139X(02)00711-5

Woodruff, S. J. et Hanning, R. M. (2009). Associations between family dinner frequency and specific food behaviors among grade six, seven, and eight students from Ontario and Nova Scotia. *Journal of Adolescent Health, 44*(5), p. 431-436. doi: 10.1016/j.jadohealth.2008.10.141

Wordell, D., Daratha, K., Mandal, B., Bindler, R. et Butkus, S. N. (2012). Changes in a middle school food environment affect food behavior and food choices. *Journal of the Academy of Nutrition & Dietetics, 112*(1), p. 137-141. doi: 10.1016/j.jada.2011.09.008

Yanchard, N., Warda, L. J. et Fuselli, P. (2012). La prévention des blessures chez les enfants et les adolescents: une démarche de santé publique. *Société canadienne de pédiatrie, comité de prévention des blessures, 17*(9), p. 1-9.

Chapitre 23

Agence de santé publique du Canada (ASPC). (2011). *Obésité au Canada: Rapport conjoint de l'Agence de la santé publique du Canada et de l'institut canadien d'information sur la santé*. Repéré à www.phac-aspc.gc.ca

Agence de la santé publique du Canada (ASPC). (2012). *Rapport de l'administrateur en chef de la santé publique sur l'état de santé publique au Canada 2012*. Repéré à www.phac-aspc.gc.ca

Agence de la santé publique du Canada (ASPC). (2013). *Qu'est-ce que la dépression?* Repéré à www.phac-aspc.gc.ca

Agence de la santé publique du Canada (ASPC). (2014). *Cancer du sein*. Repéré à www.phac-aspc.gc.ca

Atav, A. S., Janes, S. et Farmer, J. E. (2003). Men's health. Dans K. Saucier Lundy et S. Janes (dir.), *Community health nursing: Caring for the public's health* (2e éd., p. 425-432). Toronto, Ontario: Jones and Bartlett Publishers.

Barton, A. (2000). Men's health: A cause for concerns. *Nursing Standards, 15*(10), p. 47-49.

Becker, K. L. et Walton-Moss, B. (2001). Detecting and addressing alcohol abuse in women. *The Nurse Practitioner, 26*(10), p. 13-16 et 19-23.

Belza, B. et Warms, C. (2004). Physical activity and exercise in women's health. *Nursing Clinics of North America, 39*, p. 181-193.

Blair, S. N., LaMonte, M. J. et Nichaman, M. Z. (2004, mai). The evolution of physical activity recommendations: How much is enough? *American Journal of Clinical Nutrition, 79*(suppl.), p. 913S-920S.

Blake, J., Collins, J., Reid, R., Fedorkowet, D. et Lalonde, A. (2002). Énoncé de principe de la SOGC au sujet du rapport WHI sur l'utilisation d'œstrogènes et de progestatifs par les femmes post-ménopausées. *Journal of Obstetricians and Gynecologists of Canada, 24*(10), p. 793-798.

Bombak, A. E. (2014). The contribution of applied social sciences to obesity stigma-related public health approaches. *Journal of Obesity.* doi: 10.1155/2014/267286

Booth, F. W. et Lees, S. J. (2007). Fundamental questions about genes, inactivity, and chronic diseases. *Physiological Genomics, 28*(2), p. 146-157.

Brooks, E. M. (2002). Health promotion concerns of adult men and women. Dans S. Clemen-Stone, S. L. McGuire et D. G. Eigsti (dir.), *Comprehensive community health nursing, family and community practice* (6e éd., p. 563-598). St-Louis, MO: Mosby.

Brott, A. et collab. (2011). The economic burden shouldered by public entities as a consequence of health disparities between men and women. *American Journal of Men's Health, 5*(6), p. 528-539.

Butt, P., Beirness, D., Stockwell, T., Gliksman, L. et Paradis, C. (2011). *Alcohol and health in Canada: A summary of evidence and guidelines for low risk drinking.* Ottawa, Ontario: Canadian Centre on Substance Abuse.

Clark, M. J. (2003). *Community health nursing: Caring for population,* 4e éd. Upper Saddle River, NJ: Prentice Hall.

Cole, D. C., Ibrahim, S., Shannon, H. S., Scott, F. E. et Eyles, J. (2002). Facteurs de stress professionnel et de stress personnel et détresse psychologique chez les travailleurs canadiens: analyse des données de l'Enquête nationale sur la santé de la population de 1994 par la modélisation d'équations structurelles. *Maladies chroniques au Canada, 23*(3), p. 102-111.

Colley, R. C. et collab. (2011). Physical activity of Canadian adults: Accelerometer results from 2007-2009. Canadian Health Measures Survey. *Health Reports, 22*(1), p. 7-14.

Courtenay, W. H. (2000). Constructions of masculinity and their influence on men's well-being: A theory of gender and health. *Social Science & Medicine, 20*(10), p. 1385-1401.

Cyr, M. G. et McGarry, K. A. (2002). Alcohol use disorders in women screening methods and approaches to treatment. *Postgraduate Medicine, 122*(6), p. 31-36.

Dennis, K. E. (2004). Weight management in women. *The Nursing Clinics of North America, 39,* p. 231-241.

Desai, H. et Jann, M. (2000). Major depression in women: A review of the literature. *Journal of the American Phamaceutical Association, 40*(4), p. 525-537.

Eddey, S. (2010). Andropause – the male menopause. *Australian Advanced Aesthetics, 4,* p. 20-21.

Emploi et Développement social Canada. (2014). Santé – Auto-évaluation de la santé mentale. Repéré à www4.rhdcc.gc.ca

Farsalinos, K. E. et Polosa, R. (2014). Safety evaluation and risk assessment of electronic cigarettes as tobacco cigarette substitutes: A systematic review. *Therapeutic Advances in Drug Safety, 5*(2), p. 67-86.

Fichtenberg, C. M. et Glantz, S. A. (2002). Effect of smoke-free workplaces on smoking behaviour: Systematic review. *British Medical Journal, 325*(7357), p. 188-198.

Gouvernement du Canada. (2006). *Aspect humain de la santé mentale au Canada 2006.* Ottawa, Ontario: Ministère de Travaux publics et Service Canada. (Une copie du rapport peut être obtenue à www.mooddisorderscanada.ca.)

Gouvernement du Canada. (2013). Canadiens en santé: Santé Canada déconseille l'usage des cigarettes électroniques. Repéré à www.healthy-canadians.gc.ca

Groupe d'étude canadien sur les soins de santé préventifs. (2011). *Dépistage du cancer du sein.* Repéré à http://canadiantaskforce.ca

Groupe d'étude canadien sur les soins de santé préventifs. (2013). *Dépistage du cancer du col de l'utérus.* Repéré à http://canadiantaskforce.ca

Harvard Medical School. (2010). Mars vs. Venus: The gender gap in health. *Harvard Men's Health Watch, 14*(6), p. 1-6.

Institut canadien d'information sur la santé. (2012). *Health indicators 2012.* Repéré à https://secure.cihi.ca

Institut canadien d'information sur la santé. (2008). *Hormone replacement therapy: An analysis focusing on drug claims by female seniors, 2000 to 2007.* Repéré à https://secure.cihi.ca

Kaiser, L. M., Hatton, D. C. et Anderson, D. G. (2004). Women's health. Dans M. Stanhope et J. Lancaster (dir.), *Community & public health nursing* (p. 652-679). St-Louis, MO: Mosby.

Kanusky, C. (2003). Health concerns of women in midlife. Dans E. T. Breslin et V. A. Lucas (dir.), *Women's health nursing: Towards evidenced-based practice* (p. 628-683). St-Louis, MO: Saunders.

Katzmarzyk, P. T. et Arden, C. I. (2004). Overweight and obesity mortality trends in Canada, 1985-2000. *Canadian Journal of Public Health, 95*(1), p. 16-20.

Kenford, S. L. et Fiore, M. C. (2004). Promoting tobacco cessation and relapse prevention. *The Medical Clinics of North America, 88,* p. 1553-1574.

Klauer, J. et Aronne, L. J. (2002). Managing overweight and obesity in women. *Clinical Obstetrics and Gynecology, 45*(4), p. 1080-1088.

Kyle, T. K. et Puhl, R. M. (2014). Putting people first in obesity. *Obesity Biology and Integrated Physiology, 22*(5), p. 1211.

Leone, J. E., Sedory, E. J. et Cray, K. A. (2005). Recognition and treatment of muscle dysmorphia and related body image disorders. *Journal of Athletic Training, 40*(4), p. 352-359.

Réseau canadien pour la santé des femmes, Le. (2012). *L'hystérectomie.* Repéré à www.cwhn.ca

Lundy, K. S. et Janes, S. (2003). *Essentials of community-based nursing.* Toronto, Ontario: Jones and Bartlett Publishers.

Mackay, B. (2003). Butting out in Canada: Five down, eight to go. *Canadian Medical Association Journal (CMAJ), 168*(11), p. 1459.

Midanik, L. T. et Greenfield, T. K. (2000). Trends in social consequences and dependence symptoms in the United States: The national alcohol surveys, 1984-1995. *American Journal of Public Health, 90*(1), p. 53-56.

Ministère de la Santé et des Services sociaux (MSSS). (2014a). *Loi sur le tabac.* Repéré à www.msss.qc.ca

Ministère de la Santé et des Services sociaux (MSSS). (2014b). *Santé mentale: comprendre et prévenir.* Repéré à www.msss.gouv.qc.ca

Ministère de la Santé et des Soins de longue durée. (2013). *Ontario sans fumée: loi.* Repéré à www.mhp.gov.on.ca

Mooradjan, A. et Korenman, S. G. (2006). Management of the cardinal features of andropause. *American Journal of Therapeutics, 13,* p. 145-160.

Morin, K. H., Stark, M. A. et Searing, K. (2004). Obesity and nutrition in women throughout adulthood. *Journal of Obstetrics and Neonatal Nursing, 33*(6), p. 823-832.

Morrow, M., Hankivsky, O. et Varcoe, C. (2007). Feminist methodology and health research: Bridging trends and debates. Dans O. Hankivsky, C. Varcoe et M. Morrow (dir.), *Women's health in Canada: Critical perspectives on theory and policy* (p. 93-123). Toronto, Ontario: University of Toronto Press.

Nichols, F. (2000). History of women's health movement in the 20th Century. *Journal of Obstetrics and Neonatal Nursing, 29*(1), p. 56-64.

O'Brien, P. et Flemming, L. (2012). Recognizing anxiety disorders. *The Nurse Practitioner, 37*(10), p. 35-42.

O'Grady, K. et Bourrier-LaCroix, B. (2002). *La médicalisation de la ménopause.* Le Réseau canadien pour la santé des femmes. Repéré à www.cwhn.ca

O'Grady, K. (2003). *L'hormonothérapie en vedette! L'étude « Women's health initiative » expliquée.* Le Réseau canadien pour la santé des femmes. Repéré à www.cwhn.ca

Organisation mondiale de la santé (OMS). (2014a). *Canada: statistiques.* Repéré à www.who.int

Organisation mondiale de la santé (OMS). (2014b). *La santé mentale: renforcer notre action.* Repéré à www.who.int

Organisation mondiale de la santé (OMS). (2014c). *La sédentarité: un problème de santé publique mondial.* Repéré à www.who.int

Patrick, T. (2003). Female physical development. Dans E. T. Breslin et V. A. Lucas (dir.), *Women's health nursing: Towards evidenced-based practice* (p. 170-193). St-Louis, MO: Saunders.

Patten, S. et Juby, H. (2008). *Profil de la dépression clinique au Canada.* Réseau des centres de données de recherche. Série de synthèse de recherche n° 1. Repéré à http://spers.ca.

Pisinger, C., Vestbo, J., Borch-Johsen, K. et Jorgensen, T. (2005). It is possible to help smokers in early motivational stages to quit. *Preventive Medicine, 40*(3), p. 278-248.

Pizacani, B. A. et collab. (2004). A prospective study of household smoking bans and subsequent cessation related behavior: The role of stage of change. *Tobacco Control, 13*, p. 23-28.

Porche, D. J. et Willis, D. C. (2004). Nursing and men's health movement: Considerations for the 21st Century. *Nursing Clinics of North America, 39*(2), p. 251-258.

Reid, J. L., Hammond, D. Burkhalter, R. et Ahmed. R. (2012). *Tobacco use in Canada: Patterns and trends.* Waterloo, Ontario: Propel Centre for Population Health Impact, University of Waterloo.

Richard, C. Y. T., (2013). Diagnozing and evaluating androgen deficiency, including andropause. Dans P. H. C. Lim (dir.), *Men's health* (p. 25-34). Londres, Royaume-Uni: Springer-Verlag.

Robertson, S. (2003). If I let a goal in, I'll get beat up: Contradictions in masculinity, sport and health, *Health Education Research, 18*(6), p. 706-716.

Samaras, N., Frangos, E., Forster, A., Lang, P.-O. et Samaras, D. (2012). Andropause: A review of the definition and treatment. *European Geriatric Medicine, 3*, p. 368-373.

Santé Canada. (2006). *Avantages et risques liés au traitement hormonal substitutif combiné (œstrogène et progestatif).* Repéré à www.hc-sc.gc.ca

Santé Canada. (2010a). *Préoccupations liées à la santé: lois fédérales.* Repéré à www.hc-sc.gc.ca

Santé Canada. (2010b). *Préoccupations liées à la santé: Loi modifiant la Loi sur le tabac.* Repéré à: www.hc-sc.gc.ca

Santé Canada. (2011). *Vie saine: activité physique.* Repéré à www,hc-sc,gc,ca

Santé Canada. (2012a). *Les adultes Canadiens comblent-ils leurs besoins en nutriments uniquement grâce à l'alimentation?* Repéré à www.hc-sc,gc,ca

Santé Canada. (2012b). *Enquête de surveillance de la consommation d'alcool et de drogues.* Repéré à www.hc-sc.gc.ca

Santé Canada. (2013). *Enquête de surveillance de l'usage du tabac au Canada (ESUTC) 2012.* Repéré à http://hc-sc.gc.ca

Santé Canada. (2014). *Résumé de l'examen d'innocuité – Produits de remplacement de la testostérone – risque cardiovasculaire.* Repéré à www.hc-sc.gc.ca

Sizer, F., Whitney, E. (2003). *Nutrition: Concepts and controversies* (chap. 9, 10 et 11). Belmont, CA: Thomson/ Wadsworth.

Société canadienne de physiologie de l'exercice. (2011). *Directives canadiennes en matière d'activité physique.* Repéré à www.csep.ca

Speck, B. J. et Harrell, J. S. (2003). Maintaining regular physical activity in women. *Journal of Cardiovascular Nursing, 18*(4), p. 289-291.

Spence-Jones, G. (2003). Overview of obesity. *Critical Care Nursing Quarterly, 26*(2), p. 83-88.

Standridge, J.B., Sylstra, R.G. et Adams, S.M., (2004). Alcohol consumption: An overview of benefits and risks. *Southern Medical association, 97*(7), p. 664-672.

Statistique Canada. (2012). *Coup d'œil sur la santé. Les taux de suicide: un aperçu.* Repéré à www.statcan.gc.ca

Statistique Canada. (2013a). *Coup d'œil sur la santé. Le cancer au Canada: cancers du poumon, du côlon et du rectum, du sein et de la prostate.* Repéré à www.ststcan.gc.ca

Statistique Canada. (2013b). *Embonpoint et obésité chez les adultes (mesures auto-déclarées).* Repéré à www.statcan.gc.ca

Statistique Canada. (2013c). *Enquête sur la santé dans les collectivités canadiennes: santé mentale 2012.* Repéré à www.statcan.gc.ca

Statistique Canada. (2013d). *Tabagisme, 2012.* Repéré à www.statcan.gc.ca

Statistique Canada. (2013e). *Tableau 4. Classement et nombre de décès pour les 10 principales causes de décès selon le groupe d'âge, hommes, Canada, 2009.* Repéré à www.statcan.gc.ca

Statistique Canada. (2013f). *Tableau 5. Classement et nombre de décès pour les 10 principales causes de décès selon le groupe d'âge, femmes, Canada, 2009.* Repéré à www.statcan.gc.ca

Statistique Canada. (2014a). *Les Canadiens physiquement actifs.* Repéré à www.statcan.gc.ca

Statistique Canada. (2014b). *Principales causes de décès selon le sexe.* Repéré à www.statcan.gc.ca

Stimson, G., Thom, B. et Costall, P. (2014, septembre). Disruptive innovations: The rise of the electronic cigarette. *International Journal of Drug Policy, 25*, p. 653-655.

Williams, D. R. (2003). The health of men: Structured inequalities and opportunities. *American Journal of Public Health, 93*(5), p.724-731

Woods, N. F. et Mitchell, E. S. (2004). Premenopause: an update. *Nursing Clinics of North America, 39*, p. 117-129.

Chapitre 24

Adam, E. (1996a). La personne âgée et son besoin de se récréer. Dans S. Lauzon et E. Adam (dir.), *La personne âgée et ses besoins: interventions infirmières* (p. 445-480). Saint-Laurent, Québec: Éditions du Renouveau Pédagogique.

Adam, E. (1996b). La personne âgée et son besoin de s'occuper de manière à se sentir utile. Dans S. Lauzon et E. Adam (dir.), *La pesonne âgée et ses besoins: interventions infirmières* (p. 5-10). Saint-Laurent, Québec: Édition du Renouveau Pédagogique.

Agence de la santé publique du Canada (ASPC). (2010). *Rapport de l'administrateur en chef de la santé publique sur l'état de la santé publique au Canada 2010. Vieillir: ajouter de la vie aux années.* Repéré à http://santepublique.gc.ca

Agence de la santé publique du Canada (ASPC). (2011). *Maladies respiratoires chroniques.* Ottawa, Ontario: Agence de la santé publique du Canada.

Agence de la santé publique du Canada (ASPC). (2014). *Chutes chez les aînés au Canada: deuxième rapport.* Repéré à www.phac-aspc.gc.ca

Association québécoise de prévention du suicide. (2014). *La prévention du suicide des aînés au Québec: comprendre, s'inspirer et agir.* Repéré à www.aqps.info

Bégin, C. (2013). *Intervention multifactorielle personnalisée en prévention des chutes pour les aînés vivant à domicile: cahier des procédures d'implantation régionale,* édition révisée. Joliette, Québec: Agence de la santé et des services sociaux de Lanaudière, Direction de santé publique.

Bliuc, D. et collab. (2009). Mortality risk associated with low-trauma osteoporotic fracture and subsequent fracture in men and women. *JAMA: The Journal Of The American Medical Association, 301*(5), p. 513-521. doi: 10.1001/jama.2009.50

Camirand, J. et Fournier, C. (2012). Vieillir en santé au Québec: portrait de la santé des aînés vivant à domicile en 2009-2010. Série Enquête sur la santé dans les collectivités canadiennes. *Zoom Santé, 34*, p. 1-12.

Cardinal, L., Langlois, M. C., Gagné, D. et Tourigny, A. (2008). *Perspectives pour un vieillissement en santé: proposition d'un modèle conceptuel.* Québec, Québec: ASSS de la Capitale-Nationale, Direction de santé publique et INSPQ.

De Filippi, F. et collab. (1998). Social status, alcohol consumption and affective disorders in non-institutionalized elderly. *Archives of Gerontology and Geriatrics, 26*(supp. 1), p. 111-116.

De Jaeger, C. et Cherin, P. (2011). Les théories du vieillissement. *Médecine & longévité, 3*(4), p. 155-174. doi: 10.1016/j.mlong.2011.10.001

Ellaway, A., Wood, S. et Macintyre, S. (1999). Someone to talk to? The role of loneliness as a factor in the frequency of GP consultations. *The British Journal of General Practice: The Journal of the Royal College of General Practitioners, 49*(442), p. 363-367.

Gillespie, L. D. et collab. (2013). Interventions pour la prévention des chutes chez les personnes âgées vivant dans la communauté. Repéré à http://fr.summaries.cochrane.org

Hagerty, B. M. et Williams, R. A. (1999). The effects of sense of belonging, social support, conflict, and loneliness on depression. *Nursing Research, 48*(4), p. 215-219.

Institut canadien d'information sur la santé (ICIS). (2008). *Tableau 2: Nombre, pourcentage et durée moyenne du séjour pour les dix principales causes d'hospitalisations à volume élevé par province ou territoire, BDMH, 2012-2013.*

Institut de la statistique du Québec. (2013). *Tableau statistique: Décès et taux de mortalité selon la cause et le sexe, Québec, 2009.* Québec, Québec: Institut de la statistique du Québec.

Ioannidis G. 1. et collab. (2009). Relation between fractures and mortality: Results from the Canadian multicentre osteoporosis study. *Canadian Medical Association Journal, 1*(181), p. 265-271. doi: 10.1503/cmaj.081720

Kahana, E. et collab. (2002). Lont-term impact of preventive proactivity on quality of life of the old-old. *Psychosomatic Medicine, 64*(3), p. 382-394.

Laforest, S., Trickey, F., Robitaille, Y., Gosselin, C. et Parisien, M. (1999). L'évaluation de capsules d'information pour réduire les risques de chute dans les logements des aînés. *Le gérontophile, 21*(1), p. 25-29.

McInnis, G. J. et White, J. H. (2001). A phenomenological exploration of loneliness in the older adult. *Archives of psychiatric nursing, 15*(3), p. 128-139.

Medvedev, Z. A. (1990). An attempt at a rational classification of theories of ageing. *Biological Reviews, 65,* p. 375- 398.

Morin, C. M. (2009). *Vaincre les ennemis du sommeil,* 2ᵉ éd. Québec, Québec: Les Éditions de L'Homme.

Organisation mondiale de la santé (OMS). (1986). *Charte d'Ottawa pour la promotion de la santé.* Genève, Suisse: OMS. Repéré sur le site de l'ASPC: www.phac-aspc.gc.ca

Organisation mondiale de la santé (OMS). (1987). *La prescription médicamenteuse aux personnes âgées.* Copenhague, Danemark: OMS, Bureau régionale de l'Europe.

Organisation mondiale de la santé (OMS). (2003). *La définition de la santé de l'OMS.* Repéré sur le site de l'OMS: www.who.int

Ouellet, N. (2004). Promouvoir de saines habitudes chez les personnes âgées présentant des problèmes de sommeil et de consommation de somnifères. *La gérontoise, 15,* p. 14-22.

Ouellet, N. (2013). L'hygiène du sommeil. Dans P. Voyer (dir.), *Soins infirmiers aux aînés en perte d'autonomie* (2ᵉ éd., p. 305-313). St-Laurent, Québec: Édition du Renouveau Pédagogique.

Préville M. et collab. (2008). The epidemiology of psychiatric disorders in Quebec's older adult population. *Revue canadienne de psychiatrie, 53*(12), p. 822-832.

Préville, M. et collab. (2009). Use of health services for psychological distress symptoms among community-dwelling older adults. *Revue canadienne du vieillissement, 28*(1), p. 51-61.

Ramage-Morin, P. (2009). Consommation de médicaments chez les Canadiens âgés (nᵒ 82-003 au catalogue). *Rapports sur la santé, 20*(1), p. 39-47.

Régie de l'assurance-maladie du Québec (RAMQ). (2001). *Portrait quotidien de la consommation médicamenteuse des personnes âgées non hébergées.* Québec, Québec: Régie de l'assurance-maladie du Québec.

Rokach, A. et Brock, H. (1997). Loneliness and the effects of life changes. *J Psychol, 131*(3), p. 284-298.

Santé Canada. (1997). *Analyse des données de décès (1997) de Statistique Canada: compilation par la Section des blessures.* Ottawa, Ontario: Division de la surveillance de la santé et de l'épidémiologie, CDSH, DGSPSP.

Santé Canada. (2000). *Les médicaments, parlons-en: comment vous pouvez aider les aînés à utiliser des médicaments de façon sécuritaire.* Division du vieillissement. Repéré à www.hc-sc.gc.ca

Santé Canada. (2001). *Le modèle de promotion de la santé de la population: éléments clés et mesures qui caractérisent une approche axée sur la santé de la population.* Ottawa, Ontario: Direction générale de la population et de la santé publique et Direction de la politique stratégique.

Santé Canada. (2009a). *Enquête de surveillance de l'usage du tabac au Canada 2009.* Repéré à www.hc-sc.gc.ca

Santé Canada. (2009b). *Étude: Ostéoporose, calcium et vitamine D.* Repéré à www.statcan.gc.ca

Santé Canada. (2011). *Bien manger avec le guide alimentaire canadien.* Ottawa: Santé Canada.

Santé Canada. (2012). *Conseils pratiques pour les aînés (65 ans et plus): conseils pour être actif.* Repéré à www.phac-aspc.gc.ca

Société Alzheimer du Canada. (2010). *Rising tide: The impact of dementia on Canadian society.* Toronto, Ontario: Société Alzheimer du Canada.

Société Alzheimer du Canada. (2013). *Faits sur la maladie.* Repéré à www.alzheimer.ca

Société canadienne de physiologie de l'exercice (SCPE). (2014). *Directives canadiennes en matière d'activité physique et en matière de comportement sédentaire.* Repéré à www.scpe.ca

Statistique Canada. (2006a). *L'enquête sur la participation et les limitations d'activités de 2006: rapport analytique* (nᵒ 89-628-XIF au catalogue, nᵒ 002). Montréal, Québec: Statistique Canada.

Statistique Canada. (2006b). *Un portrait des aînés au Canada* (nᵒ 89-519-XIF au catalogue). Ottawa, Ontario: Ministère de l'Industrie.

Statistique Canada. (2009). *Tableau 102-0561: principales causes de décès, population totale, selon le groupe d'âge et le sexe, Canada, annuel,* CANSIM (Base de données 2005). CANSIM. Repéré à www5.statcan.gc.ca

Statistique Canada. (2010a). *Enquête sur la santé dans les collectivités canadiennes, 2008-2009: vieillissement en santé.* Repéré à www.openmetadata.org

Statistique Canada. (2010b). *Pourcentage de personnes déclarant une limitation des activités, selon le groupe d'âge et le sexe, population à domicile de 12 ans et plus, Canada, 2008.* Repéré à www.statcan.gc.ca

Statistique Canada. (2010c). *Projections démographiques pour le Canada, les provinces et les territoires, 2009-2036, scénario croissance moyenne (M1)* (nᵒ 91-520-X au catalogue). Ottawa, Ontario: Ministère de l'Industrie. Repéré à www.statcan.gc.ca

Statistique Canada. (2012). *Tableau 102-0122: espérance de vie en fonction de la santé, selon le sexe* (nᵒ 82-221-X au catalogue). CANSIM. Ottawa, Ontario: Statistique Canada.

Statistique Canada. (2013a). *Principales causes de décès, population totale, selon le groupe d'âge et le sexe, Canada, annuel.* CANSIM (Base de données 2009). Repéré à www5.statcan.gc.ca

Statistique Canada. (2013b). *Tableau 2: revenu total moyen des femmes et des hommes, selon le groupe d'âge, 2008.* CANSIM 202-0407. Ottawa, Ontario: Statistique Canada.

Statistique Canada. (2013c). *Tableau statistique: taux normalisés selon l'âge avec intervalles de confiance – Maladie d'Alzheimer, décès.* Ottawa, Ontario: Statistique Canada.

Statistique Canada. (2013d). *Tables de mortalité, Canada, provinces et territoires 2009 à 2011.* Ottawa, Ontario: Statistique Canada. Repéré à www.statcan.gc.ca

Statistique Canada. (2013e). Les seuils de faible revenu. Repéré à www.statcan.gc.ca

Statistique Canada. (2014). *Estimations démographiques annuelles: Canada, provinces et territoires* (n° 91-215-X au catalogue, n° 2). Ottawa, Ontario: Ministère de l'Industrie. Repéré à www.statcan.gc.ca

Tijhuis, M. A., De Jong-Gierveld, J., Feskens, E. J. et Kromhout, D. (1999). Changes in and factors related to loneliness in older men: The Zutphen Elderly study. *Age Ageing, 28*(5), p. 491-495.

Viens, C., Leclerc, G., Moisan, S. et Lebeau, A. (2007). Efficacité d'un programme d'éducation des aînés à la santé. *Revue canadienne de santé publique/Canadian Journal of Public Health, 98*(4), p. 301-305.

Viens, C., Moisan, S., Pilote, F., Lebeau, A. et Leclerc, G. (2005). Évaluation des effets du programme Oui... Non... Mais ! En santé après 50 ans. *Faits saillants en santé publique.* Repéré à http://extranet.santemonteregie.qc.ca

Wakimoto, P. et Block, G. (2001). Dietary intake, dietary patterns, and changes with age: An epidemiological perspective. *The Journals of Gerontology. Series A, Biological sciences and medical sciences, 56*(A), p. 65-80.

Chapitre 25

Aday (2001). *At risk in America.* San Francisco, CA: Jossey-Bass.

Agence de la santé publique du Canada (ASPC). (2013). *Qu'est-ce que l'approche axée sur la santé de la population?* Ottawa, Ontario: Gouvernement du Canada. Repéré à www.phac-aspc.gc.ca

Association canadienne des écoles de sciences infirmières (ACÉSI). (2014). *Compétences en santé publique pour accéder à la pratique en vue de la formation en sciences infirmières de premier cycle.* Ottawa, Ontario: Auteur. Repéré à www.casn.ca

Association des infirmières et infirmiers du Canada (AIIC). (2010). *La justice sociale... un moyen de parvenir à une fin, une fin en soi,* 2ᵉ éd. Ottawa, Ontario: Auteur. Repéré à www.cna-aiic.ca

Barnes, C. (2005). The nature of social justice. Dans De Chesnay, M. (dir.). *Caring for the vulnerable: Perspectives in nursing theory, practice, and research* (p. 13- 18). Londres, Royaume-Uni: Jones and Bartlett.

Beck, U. (1986). *La société du risque.* Paris, France: Alto/Aubier.

Castel, R. (1981). *La gestion des risques.* Paris, France: Éditions de Minuit.

Conseil international des infirmières. (2012). *Code déontologique du CII pour la profession infirmière.* Genève, Suisse: Auteur.

De Chesnay, M. (2005). *Caring for the vulnerable: Perspectives in nursing theory, practice, and research.* Toronto, Ontario: Jones and Bartlett Publishers.

Ewald, F. (1986). *L'État-providence.* Paris, France: Grasset.

Ewald, F. (1988). Pouvoir sans dehors. Dans *Michel Foucault, philosophe: rencontre internationale Paris, 9, 10, 11 janvier 1988* (p. 196-202). Paris, France: Seuil.

Federman, C., Holmes, D. et Tremblay, F. (2011). Reflecting on HIV disclosure laws in the context of unsafe sex and the harm reduction strategy. *Social Theory & Health, 9*(3), p. 223-244.

Foucault, M. (1991). *Fearless speech.* New York, NY: Semiotext(e).

Foucault, M. (1999). *Les anormaux.* Paris, France: Gallimard/Seuil.

Goffman, E. (1996). *Stigmate: les usages sociaux des handicaps.* Paris, France: Éditions de Minuit.

Gros, F. (1996). *Michel Foucault.* Paris: Presses universitaires de France.

Holmes, D. et Gastaldo, D. (2002). Nursing as means of governmentality. *Journal of Advanced Nursing, 38*(7), p. 557-565.

Holmes, D. Kennedy, S. et Perron, A. (2004). The mentally ill and social exclusion: A critical examination of the use of seclusion from the patient's perspective. *Issues in Mental Health Nursing, 25,* p. 559-578.

Holmes, D. et Warner, D. (2005). The anatomy of a forbidden desire: Men, penetration and semen exchange. *Nursing Inquiry, 12*(1), p. 10-20.

International Federation of Social Workers. (2012). *Statement of ethical principles.* Repéré à http://ifsw.org

Johnson, D. E. (1959). A philosophy of nursing. *Nursing Outlook, 7,* p. 198-200.

Leuning, C. (2001). Advancing a global perspective: The world as classroom. *Nursing Science Quarterly, 14*(4), p. 298-303.

Lupton, D. (1999). *Risk.* Londres, Royaume-Uni: Routledge.

Malherbe, J. F. (2003). *Les ruses de la violence dans les arts du soin.* Montréal, Québec: Liber.

Maurer, F. (2013). Vulnerable populations. Dans F. Maurer et C. Smith (dir.), *Community/public health nursing practice: Health for families and populations* (5ᵉ éd., p. 527-551). St-Louis, MO: Elsevier.

McCabe, J. et Holmes, D. (2013). Nursing, sexual health, and youth with disabilities: A critical ethnography. *Journal of Advanced Nursing.* doi: 10.1111/jan.12167

Mikkonen, J. et Raphael, D. (2011). *Déterminants sociaux de la santé: les réalités canadiennes.* Toronto, Ontario: École de gestion et de politique de la santé de l'Université York. Repéré à www.thecanadianfacts.org

Nightingale, F. (1859). *Notes on nursing.* Londres, Royaume-Uni: Harrison & Sons.

O'Byrne, P., Holmes, D. et Roy, M. (2014). Counseling about HIV serological status disclosure: Nursing practice or law enforcement? A Foucauldian reflection. *Nursing Inquiry.* doi: 10.1111/nin.12075

Perron, A., Fluet, C. et Holmes, D. (2005). Agents of care and agents of the state: Bio-power and nursing practice. *Journal of Advanced Nursing, 50*(5), p. 1-9.

Rose, N. (1999). *Powers of Freedom: reframing political thought.* Cambridge: Cambridge University Press.

Santé Canada. (1997). *Risque, vulnérabilité, résilience: implications pour les systèmes de santé.* Ottawa, Ontario: Gouvernement du Canada.

Sibley, D. (1999). *Geographies of exclusion.* Londres, Royaume-Uni: Routledge.

Statistique Canada. (2003). *Examen des différences entre les sexes quant à la délinquance.* Ottawa, Ontario: Gouvernement du Canada. Repéré à http://publications.gc.ca

Boîte à outils

Chapitre 2

McKenzie, J. F., Neiger, B. L. et Smeltzer, J. L. (2005). *Planning, implementing & evaluating health promotion programs: A primer,* 4ᵉ éd. Toronto, Ontario: Pearson, Benjamin Cummings.

McLaughlin, G. H. (2008). *SMOG: Simple measure of gobbledygook.* Repéré à www.harrymclaughlin.com

Chapitre 4

McKenzie, J., Neiger, B. L. et Smeltzer, J. L. (2005). *Planning, implementing & evaluating health promotion programs: A primer,* 4ᵉ éd. Toronto, Ontario: Benjamin Cummings.

Prochaska, J. O. et DiClemente, C. C. (1983). Stages and processes of self-change in smoking: Toward an integrative model of change. *Journal of Consulting and Clinical Psychology, 51*(3), p. 390-395.

Chapitre 8

Agence de la santé publique du Canada (ASPC). (2009). *Réduire les risques de la maladie cardiovasculaire au minimum.* Repéré à www.phac-aspc.gc.ca

Anderson, T. J. et collab. (2013). 2012 update of The Canadian Cardiovascular Society guidelines for the diagnosis and treatment of dyslipidemia for the prevention of cardiovascular disease in the adult. *Canadian Journal of Cardiology, 29*(2), p. 151-167.

Boeing, H. et collab. (2012). Critical review: Vegetables and fruit in the prevention of chronic diseases. *European Journal of Nutrition, 51,* p. 637-663. doi: 10.1007/s00394-012-0380-y

Butt, P., Beirness, D., Gliksman, L., Paradis, C. et Stockwell, T. (2011). *L'alcool et la santé au Canada: résumé des données probantes et directives de consommation à faible risque.* Ottawa, Ontario: Centre canadien de lutte contre l'alcoolisme et les toxicomanies. Repéré à www.educalcool.qc.ca

Durstine, J. L., Gordon, B. Wang, Z. et Luo, X. (2013). Chronic disease and the link to physical activity. *Journal of Sport and Health Science, 2*(1), p. 3-11.

Fondation des maladies du cœur et de l'AVC. (2014). *Maladies du cœur: AVC.* Repéré à www.fmcoeur.com

Furie, K. L. et collab. (2011). Guidelines for the prevention of stroke in patients with stroke or transient ischemic attack. *Stroke, 42,* p. 7227-7276. doi: 10.1161/STR.0b013e3181f7d043

Gache, P., Fortini, C., Meynard, A., Reiner Meylan, M. et Sommer, J. (2006). L'entretien motivationnel: quelques repères théoriques et quelques exercices pratiques. *Revue médicale suisse, 80.* Repéré à revue.medhyg.ch

Healthy Interactions Inc. (2009). Conversations sur le diabète: ressources de l'outil Conversation Map destinées à l'animateur. *Diabetes Conversations.* En collaboration avec International Diabetes Federation. Parrainé par Lilly.

Joffres, M. R., Campbell, N. R. et Manns, B. (2007). Estimate of the benefits of a population-based reduction in dietary sodium additives on hypertension and its related costs in Canada. *Canadian Journal of Cardiology, 23*(6), p. 437-443.

Les diététistes du Canada. (2014). *Mangez-vous trop de sel?* Repéré à www.eatrightontario.ca

Mash, B., Levitt, N., Steyn, K., Zwarenstein, M. et Rollnick, S. (2012). Effectiveness of a group of diabetes education programme in underserved communities in South Africa: Pragmatic cluster randomized control trial. *BMC Family Practice, 13*(126). doi: 10.1186/1471-2296-13-126

Miller, W. et Rollnick, S. (2013). *L'entretien motivationnel: aider la personne à engager le changement.* Paris, France: InterÉditions.

Reaney, M. et collab. (2013). Impact of conversation map education tools versus regular care on diabetes-related knowledge of people with type 2 diabetes: A randomized, controlled study. *Diabetes Spectrum, 26*(4), p. 236-245.

Sperl-Hillen, J. et collab. (2011). Comparative effectiveness of patient education methods for type 2 diabetes. *Archives of Internal Medicine, 171*(22).

Stanford School of Medecine. (2014). *Stanford small-group self-management programs in English.* Repéré à www.patienteducation.stanford.edu

Walker, S. (2013). *Les fibres alimentaires: ce qu'il faut savoir.* Repéré à www.guidesurlediabete.com

Chapitre 12

Agence de la santé publique du Canada (ASPC). (2008). *Modèle logique du programme et correspondance avec le Centre de prévention et de contrôle des maladies infectieuses (CPCMI) – Division des infections acquises dans la collectivité (DIAC) Architecture des activités des programmes (AAP).* Repéré à www.phac-aspc.gc.ca

Ajzen, I., Madden, T. J. (1986). Prediction of goal-directed behavior: Attitudes, intentions and perceived control. *Journal of Experimental Social Psychology, 22,* p. 453-474.

Fishbein, M. et Ajzen, I. (1975). *Belief, attitude, intention, and behavior: An introduction to theory and research.* Reading, MA: Addison-Wesley.

Godin, G. (1991). *L'éducation pour la santé: les fondements psychosociaux de la définition des messages éducatifs.* Repéré à www.persee.fr

Chapitre 13

Bandura, A. (1977). *Social learning theory.* Englewood Cliffs, NJ: Prentice-Hall.

Bandura, A. (1986). *Social foundations of thought and action: A social cognitive theory.* Englewood Cliffs, NJ: Prentice-Hall.

Becker, M. H. et Maiman, L. A. (1975). Sociobehavioral determinants of compliance with health and medical care recommendations. *Medical Care, 13*(1), p. 10-24.

Doan, J., Roggenbaum, S. et Lazear, K. J. (2012). *Youth suicide prevention school-based guide – True/False checklist: Information dissemination in schools – The facts about adolescent suicide.* Tampa, FL: University of South Florida. (FMHI Series Publication #219-5-Rev 2012). Repéré à http://theguide.fmhi.usf.edu

Fishbein, M. et Ajzen, I. (1975). *Belief, attitude, intention, and behavior: An introduction to theory and research.* Reading, MA: Addison-Wesley.

Fishbein, M. et Ajzen, I. (2010). *Predicting and changing behavior: The reasoned action approach.* New York, NY: Psychology Press (Taylor & Francis).

Godin. G. (1991). L'éducation pour la santé: les fondements psychosociaux de la définition des messages éducatifs. *Sciences sociales et santé, IX*(1), p. 67-94. Repéré à www.persee.fr

Godin, G. et Vézina-Im. L.-A. (2012). Les théories de prédiction. Dans G. Godin (dir.). *Les comportements dans le domaine de la santé: comprendre pour mieux intervenir* (p. 15-40). Montréal, Québec: Les Presses de l'Université de Montréal.

Gouvernement de l'Ontario. (2013). *Vers un juste équilibre: pour promouvoir la santé mentale et le bien-être des élèves – Guide du personnel scolaire.* Repéré à www.ontario.ca

Green, L. W. et Kreuter, M. W. (2005). *Health promotion planning: An educational and ecological approach,* 4e éd. Mountain View, CA: Mayfield Publishers.

Hagan, L. et Bujold, L. (2014). *Éduquer à la santé: l'essentiel de la théorie et des méthodes – Manuel de formation,* 2e éd. revue et augm. Québec, Québec: Presses de l'Université Laval.

Lacourse, M.-T. (2006). *Sociologie de la santé,* 2e éd. Montréal, Québec: Chenelière Éducation.

Rosenstock, I. M., Strecher, V. J. et Becker, M. H. (1988). Social learning theory and the health belief model. *Health Education Behavior, 15*(2), p. 175-183.

Sellen, J. (2010). *Understanding self-harm and suicide amongst young people.* A West Sussex guide for professionals developed in collaboration with Horsham District Council, West Sussex Local Safeguarding Children Board. Repéré à www.westsussex.gov.uk

Triandis, H. C. (1977). *Interpersonal behavior.* Monterey, CA: Brook/Cole.

Chapitre 21

Bell, L. (2008). L'établissement de la relation parents-enfant: un modèle d'évaluation et d'intervention ayant pour cible la sensibilité parentale. *L'infirmière clinicienne, 5*(2), p. 39-44. Repéré à http://revue-infirmiereclinicienne.uqar.ca

Cox, J. L. et Holden, J. (2003). *Perinatal mental health: A guide to the Edimburgh Postnatal Depression Scale.* Londres, Royaume-Uni: Gaskell.

Cox, J. L., Holden, J. M. et Sagovsky, R. (1987). Detection of postnatal depression: Development of the 10-item Edimburgh Depression Scale. *British Journal of Psychiatry, 150,* p. 782-786.

Index